Tratamento das Complicações em Cirurgia Bucomaxilofacial

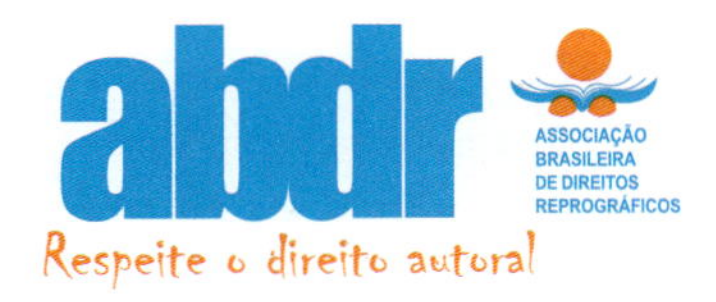

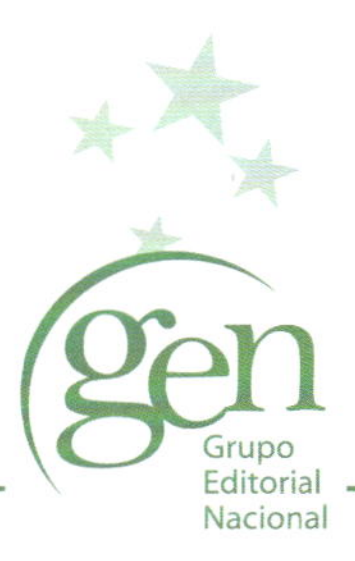
gen
Grupo
Editorial
Nacional

Tratamento das Complicações em Cirurgia Bucomaxilofacial

Editores

Michael Miloro, DMD, MD, FACS

Professor
Chefe de Departamento
Diretor de Programa
Departamento de Cirurgia Bucomaxilofacial
Faculdade de Odontologia
Universidade de Illinois em Chicago
Chicago, Illinois

Antonia Kolokythas, DDS, MS

Professora Assistente
Diretora Associada de Programa
Departamento de Cirurgia Bucomaxilofacial
Faculdade de Odontologia
Universidade de Illinois em Chicago
Chicago, Illinois

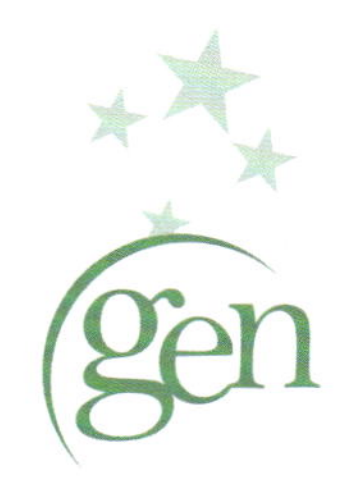

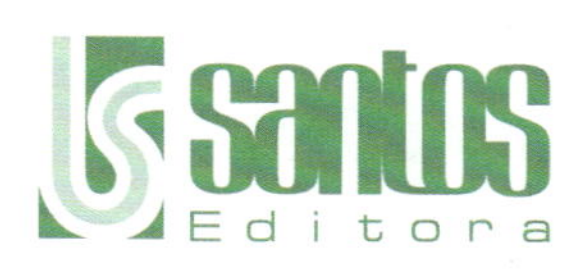

Título em inglês: Management of Complications in Oral and Maxillofacial Surgery
Título em português: Tratamento das Complicações em Cirurgia Bucomaxilofacial
Autores: Michael Miloro
Antonia Kolokythas
Revisão de texto: Marilda Ivanov
Tradução: Terezinha Oppido
Revisão científica: Paulo H. O. Rossetti
Diagramação: Luciano B. Apolinário
Capa: Gilberto R. Salomão

Traduzido de
MANAGEMENT OF COMPLICATIONS IN ORAL & MAXILLOFACIAL SURGERY, FIRST EDITION

ISBN: 978-0-8138-2052-1

CIP-BRASIL. CATALOGAÇÃO NA PUBLICAÇÃO
SINDICATO NACIONAL DOS EDITORES DE LIVROS, RJ

T643

Tratamento das complicações em cirurgia bucomaxilofacial / editores Michael Miloro, Antonia Kolokythas; [tradução Terezinha Oppido]. - 1. ed. - São Paulo : Santos, 2013.

376 p. : il. ; 28 cm.

Tradução de: Management of complications in oral and maxillofacial surgery

Inclui bibliografia e índice
ISBN 978-85-412-0292-3

1. Boca - Cirurgia. 2. Maxilares - Cirurgia. 3. Face - Cirurgia. I. Miloro, Michael. II. Kolokythas, Antonia. III. Título.

13-04588 CDD: 617.522059
CDU: 617.52

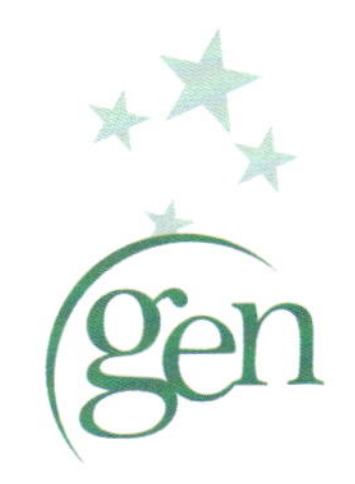

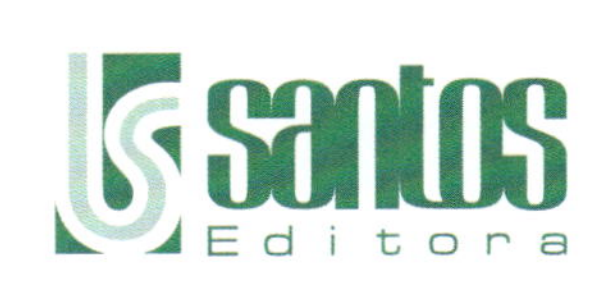

Rua Dona Brígida, 701 | Vila Mariana
Tel.: 11 5080-0770 | Fax: 11 5080-0789
04111-081 | São Paulo | SP
www.grupogen.com.br

Aos estudantes e residentes que trataram e aprenderam com as complicações comigo durante anos; e aos pacientes, que sofreram esses resultados adversos, que são parte essencial do processo educativo para qualquer cirurgião.

À minha esposa Beth e à nossa filha Macy, que fizeram com que tudo fosse possível e valesse a pena.

MM

Aos meus mentores, que me ensinaram que os pacientes com resultados inferiores ao ideal são os que "você lembrará sempre e com os que você mais aprenderá"; aos pacientes, cujos desfechos inferiores ao ideal tornaram-se recursos inestimáveis de aprendizado e ensino para mim, meus alunos e meus residentes.

Ao meu marido George, com muito amor e reconhecimento por seu apoio contínuo que tornou tudo possível.

AK

Colaboradores

Cole Anderson, DMD
Divisão de Cirurgia Bucomaxilofacial
Carle Foundation Hospital
Urbana, Illinois

Jonathan S. Bailey, DMD, MD, FACS
Professor Clínico Associado e Diretor de Programa
Divisão de Cirurgia Bucomaxilofacial
Divisão de Câncer de Cabeça e Pescoço
Carle Foundation Hospital
Urbana, Illinois

R. Bryan Bell, DDS, MD, FACS
Diretor Clínico
Programa de Câncer Oral, de Cabeça e Pescoço
Providence Cancer Center
Cirurgião Encarregado e Diretor Educativo de Residência
Serviço de Traumatismo/Cirurgia Bucomaxilofacial do Legacy Emanuel Medical Center
Professor Associado Afiliado
Oregon Health and Science University
Professor Assistente Afiliado
Universidade de Washington
Head e Neck Surgical Associates
Portland, Oregon

Carl Bouchard, DMD, MSc, FRCD(C)
Hospital Geral de Massachusetts
Boston, Massachusetts

Lauren Bourell, DDS
Residente em Cirurgia Bucomaxilofacial
Centro Médico da Universidade de New York
New York, New York

Vernon P. Burke, DMD, MD
Departamento de Cirurgia Bucomaxilofacial
Faculdade de Odontologia
Centro de Ciências da Saúde da Universidade de Estado de Louisiana
New Orleans, Louisiana

John F. Caccamese, Jr., DMD, MD, FACS
Professor Associado e Diretor de Programa
Departamento de Cirurgia Bucomaxilofacial
Universidade de Maryland
Baltimore, Maryland

Eric R. Carlson, DMD, MD, FACS
Professor e Presidente
Departamento de Cirurgia Bucomaxilofacial
Escola de Graduação em Medicina da Universidade do Tennessee
Chefe, Serviço de Cabeça e Pescoço
Instituto de Câncer da Universidade do Tennessee
Knoxville, Tennessee

Bernard J. Costello, DMD, MD, FACS
Professor e Diretor de Programa
Departamento de Cirurgia Bucomaxilofacial
Escola de Medicina Dental da Universidade de Pittsburgh
Chefe, Cirurgia Bucomaxilofacial Pediátrica
Hospital Pediátrico de Pittsburgh
Centro Médico da Universidade de Pittsburgh
Pittsburgh, Pensilvânia

Stephanie J. Drew, DMD
Clínica Particular
Centro New York para Cirurgia Ortognática e Maxilofacial
West Islip/Lake Success/Manhattan, New York
Professora Clínica Assistente
Departamento de Cirurgia Bucomaxilofacial
Escola de Medicina Dental Stony Brook
Stony Brook, Nova Iorque
Professora Clínica Assistente
Hofstra North Shore – Escola de Medicina LIJ na Universidade Hofstra
Hempstead, Nova Iorque

Rui Fernandes, DMD, MD, FACS
Professor Assistente
Chefe, Seção de Cirurgia de Cabeça e Pescoço
Divisões de Cirurgia Bucomaxilofacial e Oncologia Cirúrgica
Departamento de Cirurgia
Universidade da Florida, Faculdade de Medicina – Jacksonville
Jacksonville, Flórida

Savannah Gelesko, DDS
Residente
Departamento de Cirurgia Bucomaxilofacial
Oregon Health and Science University
Portland, Oregon
Helen E. Giannakopoulos, DDS, MD
Professora Clínica Assistente
Departamento de Cirurgia Bucomaxilofacial
Hospital da Universidade de Pennsylvania
Filadélfia, Pensilvânia

Robert Glickman, DMD
Professor e Presidente
Departamento de Cirurgia Bucomaxilofacial
Faculdade de Odontologia da Universidade de Nova Iorque
Nova Iorque, Nova Iorque

Kenneth C. Guffey, DMD, MD
Residente
Departamento de Cirurgia Bucomaxilofacial
Universidade do Alabama em Birmingham
Birmingham, Alabama

Pamela J. Hughes, DDS
Professora Assistente, Diretora do Programa de Graduação
Divisão de Cirurgia Bucomaxilofacial
Departamento de Ciências do Desenvolvimento e Cirúrgico
Universidade de Minnesota
Minneapolis, Minnesota

Leonard B. Kahan, DMD, MD
Professor de Cirurgia Bucomaxilofacial Walter C. Guralnick
Chefe de Departamento
Escola de Medicina Dental de Harvard
Universidade de Harvard
Chefe de Cirurgia Bucomaxilofacial
Hospital Geral de Massachusetts
Departamento de Cirurgia Bucomaxilofacial
Boston, Massachusetts

Vasiliki Karlis, DMD, MD, FACS
Professor Associado
Diretor de Programa
Departamento de Cirurgia Bucomaxilofacial
Faculdade de Odontologia
Universidade de Nova Iorque
Nova Iorque, Nova Iorque

Alexander Katsnelson, DMD, MS
Cirurgião Bucomaxilofacial
Clínica Particular
Chicago, Illinois

Dongsoo David Kim, DMD, MD, FACS
Professor Associado Diretor do Programa de Residência e Médico Interno
Departamento de Cirurgia Bucomaxilofacial/Cabeça e Pescoço
Centro de Ciências da Saúde Shreveport da Universidade do Estado de Louisiana
Shreveport, Louisiana

Antonia Kolokythas, DDS, MS
Professora Assistente Associada
Diretora de Programa
Diretora de Pesquisa
Departamento de Cirurgia Bucomaxilofacial
Centro de Câncer da Universidade de Illinois em Chicago
Faculdade de Odontologia
Universidade de Illinois em Chicago
Chicago, Illinois

Michael R. Markiewicz, DDS, MPH
Residente
Departamento de Cirurgia Bucomaxilofacial
Oregon Health and Science University
Portland, Oregon

Michael Miloro, DMD, MD, FAGS
Professor
Chefe de Departamento
Diretor de Programa
Departamento de Cirurgia Bucomaxilofacial
Faculdade de Odontologia
Universidade de Illinois em Chicago
Chicago, Illinois

Daniel Oreadi, DMD
Professor Assistente de Cirurgia Bucomaxilofacial
Escola de Medicina Dental
Centro Médico da Universidade Tufts
Boston, Massachusetts

Bonnie L. Padwa, DMD, MD
Cirurgiã Chefe
Seção de Cirurgia Bucomaxilofacial
Hospital Pediátrico
Boston, Massachusetts

Jon D. Perenack, DDS, MD
Professor Assistente e Diretor de Programa
Departamento de Cirurgia Bucomaxilofacial
Escola de Odontologia
Centro de Ciências da Saúde da Universidade do Estado de Louisiana
New Orleans, Louisiana

Daniel Petrisor, DMD, MD
Cirurgia Bucomaxilofacial Sunset
Portland, Oregon
Ex-interno de Oncologia Maxilofacial e Reconstrução Microvascular
Departamento de Cirurgia Bucomaxilofacial
Centro de Ciências da Saúde Shreveport da Universidade do Estado de Louisiana
Shreveport, Louisiana

Phillip Pirgousis, MD, DMD, FRCS, FRACDS (OMS)
Professor Assistente
Seção de Cirurgia de Cabeça e Pescoço
Divisão de Cirurgia Bucomaxilofacial
Departamento de Cirurgia
Universidade da Florida, Faculdade de Medicina – Jacksonville
Jacksonville, Flórida

Ramon L. Ruiz, DMD, MD
Diretor de Cirurgia Craniomaxilofacial e do Programa de Desordens Craniofaciais
Hospital Pediátrico Arnold Palmer
Orlando, Flórida

Thomas Schlieve, DDS
Residente
Departamento de Cirurgia Bucomaxilofacial
Universidade de Illinois em Chicago
Chicago, Illinois

Miller Smith, DDS, MD
Médico interno
Cirurgia Bucomaxilofacial
Hospital Geral Southern
NHS Greater Glasgow & Clyde
Glasgow, Reino Unido

David C. Stanton, DMD, MD
Professor Associado
Diretor de Programa
Departamento de Cirurgia Bucomaxilofacial
Universidade da Pensilvânia
Filadélfia, Pensilvânia

Maria J. Troulis, DDS, MSc
Professora Associada
Hospital Geral de Massachusetts
Departamento de Cirurgia Bucomaxilofacial
Boston, Massachusetts

Peter D. Waite, MPH, DDS, MD
Diplomado, American Board of Oral and Maxillofacial Surgery
Diplomado, American Board of Cosmetic Surgery
Charles A. McCallum Endowed Chair, Professor
Departamento de Cirurgia Bucomaxilofacial
Escola de Odontologia e Medicina
Universidade do Alabama
Birmingham, Alabama

Brent B. Ward, DDS, MD, FACS
Professor Assistente e Diretor de Programa
Departamento Cirurgia Bucomaxilofacial/Oncologia
Hospital da Universidade de Michigan
Ann Arbor, Michigan

Fayette Williams, DDS, MD
Acadêmico Clínico
Departamento de Cirurgia Bucomaxilofacial
John Peter Smith Hospital
Fort Worth, Texas

Prefácio

"Os anos ensinam muitas coisas que os dias nunca sabem."

Ralph Waldo Emerson

"Esperamos que a Medicina seja um campo organizado de conhecimentos e procedimentos. Mas ela não é. É uma ciência imperfeita, uma iniciativa de conhecimento em constante mudança, informações incertas, indivíduos falíveis e, ao mesmo tempo, com vidas em jogo. Existe, sim, ciência no que fazemos, mas há também o hábito, a intuição e, às vezes, o bom e velho palpite planejado, cauteloso. Persiste a lacuna entre o que sabemos e o que desejamos. E essa lacuna complica tudo o que fazemos."

Atul Gawande, Complications: A Surgeon's Notes on an Imperfect Science

Sem dúvida nenhuma, e infelizmente para o paciente, aprendemos mais com as complicações cirúrgicas; e é nosso reconhecimento, aceitação e conduta nessas complicações que resultam na redução da morbidade do paciente e que nos tornam cirurgiões melhores.

A especialidade Cirurgia Bucomaxilofacial é, talvez, uma das mais diversificadas em Medicina e Odontologia, com escopo de prática continuamente redefinido. Embora existam vários livros de consulta bem escritos e abrangentes, que cobrem todo o escopo de nossa especialidade, este texto, *Tratamento das Complicações em Cirurgia Bucomaxilofacial* é uma referência abrangente que se concentra principalmente nas possíveis complicações encontradas na prática de rotina de nossa especialidade. A consideração das complicações nos livros de consulta é limitada e esporádica e inclui o livro, *Complications of Oral and Maxillofacial Surgery,* publicado em 1997, e um volume do *Oral and Maxillofacial Surgery Clinics of North America*, que cobre complicações e foi publicado há quase duas décadas.

A finalidade deste livro é proporcionar consulta abrangente, bem organizada e atualizada para cirurgiões bucomaxilofaciais sobre a conduta nas complicações resultantes de procedimentos *realizados* e *escritos* por cirurgiões bucomaxilofaciais. *Conduta nas Complicações na Cirurgia Bucomaxilofacial* proporciona uma abordagem sistemática do reconhecimento da complicação e da conduta para residentes em treinamento e médicos que já praticam toda a gama e as ramificações da cirurgia bucomaxilofaciais. Além de sua função de texto de consulta, este livro é um excelente recurso para o preparo para exames, porque a base sólida do reconhecimento da complicação e a conduta são essenciais na prática clínica.

Os renomados colaboradores de cada capítulo foram escolhidos com base em seu treinamento e prática únicos no tópico específico da especialidade. Esses autores devem ser louvados por sua disposição de apresentar seus resultados ruins e as falhas de tratamento de maneira honesta e profissional nas páginas que seguem. Os autores tentam usar a modalidade baseada em evidências com avaliação crítica da literatura atual, assim como em sua própria experiência e especialização clínica, para orientar as recomendações sobre estratégias de conduta. As fotografias clínicas e as informações radiográficas dos pacientes usadas pelos autores quando ocorreram complicações servem para esclarecer a parte de texto do livro e fornecem um ponto de vista ilustrativo para o clínico. A contribuição excelente de cada um dos autores reflete sua experiência e profundo conhecimento em suas áreas clínicas de especialização. Cada capítulo salienta as possíveis complicações encontradas durante a prática da cirurgia bucomaxilofacial, das mais comuns às mais raras, e dos problemas simples aos mais complexos com os quais cada cirurgião bucomaxilofacial competente deve estar familiarizado. Os autores tentam concentrar-se no reconhecimento imediato de cada complicação, consideram medidas preventivas e descrevem estratégias precisas de conduta, considerando as circunstâncias clínicas já comprometidas. Os autores fizeram um trabalho impressionante de compilação das informações, de modo organizado, de modo que elas pudessem ser apresentadas ao leitor de forma fácil de ler. Somos gratos aos autores, assim como a seus pacientes, por terem proporcionado as apresentações de casos que são essenciais para este, com o objetivo de fornecer base de conhecimentos ampliada de todos os cirurgiões bucomaxilofaciais em treinamento e na prática, reduzindo, assim, a morbidade dos pacientes no futuro.

Michael Miloro
Antonia Kolokythas

Lista de Abreviaturas

CBM – cirurgião bucomaxilofacial
CRF – capacidade residual funcional
DMNID – diabetes melittus não insulino-dependente
DMID – diabetes melittus insulino-dependente
AVC – acidente vascular cerebral
IM – infarto do miocárdio
ICC – insuficiência cardíaca congestiva
DPOC – doença pulmonar obstrutiva crônica
DM – diabetes mellitus
HTN – hipertensão
HC – hemograma completo
ECG – eletrocardiograma
PANI – pressão arterial não invasiva
MDI – medidor dosimetrado inalatório
RGE – reflexo gastroesofágico
SDRA – síndrome do desconforto respiratório agudo
CZM – complexo zigomaticomaxilar
NOE – naso-orbitoetmoidal
DCR – dacriocistorrinoslomia
FTC – fístulas traqueocutâneas
FTI – fístulas traqueoinonimada
AOS – apneia obstrutiva do sono
IMC – índice de massa corporal
PSG – polissonografia
OVIR – osteotomia vertical intrabucal de ramo da mandíbula
OS – osteotomia sagital
OD – osteogênese por distração
RC – relação cêntrica
OC – oclusão cêntrica
UPFP – uvulopalatofaringoplastia
IAH – índice de apneia-hipopneia
DRGE – doença do refluxo gastroesofágico
CVP – contrações ventriculares prematuras
CAP – contrações atriais prematuras
OI – ostepite alveolar
ILC – infecção do local cirúrgico
MAV – má formação arteriovenosa
FBA – fístula bucoartral
NAI – nervo alveolar inferior
SVCA – suporte de vida cardíaca avançado
LPD – ligamento periodontal
SS – sangramento à sondagem
IV – intravenoso(a)
PCD – placa de compressão dinâmica
DNF – ducto nasofrontal
LCR – liquido cefalorraquidiano
TVP – trombose venosa profunda
ESD – extrema sonolência diurna
IMC – índice de massa corporal
AMM – avanço maxilomandibular
UPPAL – uvulopalatoplastia assistida com *laser*
IVF – insuficiência velofaríngea
AEG – avanço da espinha geniana

Sumário

	Colaboradores	vii
	Prefácio	xiii
1	**Anestesia Ambulatorial** *Vasiliki Karlis, Lauren Bourell e Robert Glickman*	3
2	**Cirurgia do Terceiro Molar** *Thomas Schlieve, Antonia Kolokythas e Michael Miloro*	25
3	**Cirurgia Implantar** *Pamela J. Hughes*	41
4	**Traumatismo Maxilofacial** *R. Bryan Bell, Michael R. Markiewicz e Savannah Gelesko*	55
5	**Cirurgia Ortognática** *Stephanie J. Drew*	109
6	**Distração Osteogênica** *Maria J. Troulis, Alexander Katsnelson, Carl Bouchard, Bonnie L. Padwa e Leonard B. Kaban*	137
7	**Apneia Obstrutiva do Sono** *Peter D. Waite e Kenneth C. Guffey*	149
8	**Fissuras e Cirurgia Craniofacial** *Bernard J. Costello, John F. Caccamese Jr. e Ramon L. Ruiz*	175
9	**Cirurgia Estética** *Jon D. Perenack e Vernon P. Burke*	203
10	**Cirurgia da Articulação Temporomandibular** *Helen E. Giannakopoulos e David C. Stanton*	233
11	**Cirurgia Ablativa Bucal da Cabeça e Pescoço** *Eric R. Carlson e Daniel Oreadi*	247
12	**Câncer Labial** *Cole Anderson e Jonathan S. Bailey*	267
13	**Reconstrução de Tecidos Duros** *Miller Smith, Fayette Williams e Brent B. Ward*	283
14	**Reconstrução de Tecidos Moles** *Dongsoo David Kim e Daniel Petrisor*	317
15	**Retalhos Ósseos (Compostos Microvasculares)** *Rui Fernandes e Phil Pirgousis*	335
Índice Remissivo		347

Tratamento das Complicações em Cirurgia Bucomaxilofacial

1

Anestesia Ambulatorial

Vasiliki Karlis, DMD, MD, FACS
Lauren Bourell, DDS
Robert Glickman, DMD

INTRODUÇÃO

A anestesia ambulatorial é um dos procedimentos complementares mais comum realizados por um cirurgião bucomaxilofacial (CBM) na prática privada ou acadêmica. Os estados anestésicos variam de leve sedação à anestesia geral, principalmente por meio de agentes intravenosos, mas, às vezes, também com agentes inalatórios. Quando indicada, a provisão de anestesia pode facilitar numerosos procedimentos dentoalveolares e outros de cirurgia ambulatorial, aumentando, com frequência, o conforto e a satisfação do paciente e a eficiência do cirurgião. A anestesia ambulatorial é recomendada aos pacientes como auxiliar para procedimentos específicos, como extração do terceiro molar, e muitos pacientes solicitam anestesia independentemente do procedimento cirúrgico planejado. No caso especial de pacientes pediátricos, nos quais a cooperação pode ser duvidosa e a ansiedade é alta, a utilidade da anestesia ambulatorial pode ser ainda maior. Em crianças e adultos, a anestesia ambulatorial permite a realização de mais procedimentos em ambiente de ambulatório que, ao contrário, exigiriam ida à sala de cirurgia.

Dados os muitos benefícios da anestesia ambulatorial, não é surpreendente que um grande número de anestésicos seja apresentado a cada ano pelos cirurgiões bucomaxilofaciais (CBM) em ambiente ambulatorial. A anestesia complementar é usada em milhares de pacientes por ano, e o número de complicações relatadas durante a provisão da anestesia ambulatorial continua bem abaixo de 1% dos casos.[1] Das complicações relatadas, os eventos adversos graves compõem um número ainda menor. Foram feitos muitos esforços criteriosos no sentido de garantir a segurança da anestesia ambulatorial, em especial nas áreas de treinamento cirúrgico, prevenção, monitoração do paciente e protocolos de emergência. Embora os CBM demonstrem confiança no uso e na segurança da anestesia ambulatorial, é preciso manter alto nível de vigilância para evitar complicações da anestesia e estabelecer a conduta adequada nos casos em que elas ocorrem.

Muitos CBM que aplicam anestesia em ambiente ambulatorial também realizam cirurgias em salas cirúrgicas (SC) hospitalares e, com frequência, há coincidência dos tipos de procedimentos cirúrgicos realizados em ambos os ambientes. Contudo, existem algumas diferenças notáveis entre anestésicos aplicados na SC ou em instalações ambulatoriais. Na SC, a anestesia é quase sempre realizada por outro profissional que não o cirurgião – um anestesiologista ou enfermeiro registrado certificado em anestesia (CRNA, do inglês *Certified Registered Nurse Anesthetist*). Isso permite que o cirurgião se concentre na cirurgia em questão. Ao contrário, na anestesia ambulatorial, o CBM em geral atua como médico-cirurgião ou no modelo "cirurgião-anestesista", tanto aplicando a anestesia quanto realizando a cirurgia. A confirmação desse duplo papel do CBM pode ser obtida nos dados que demonstram incidência muito baixa de complicações relacionadas à anestesia em instalações ambulatoriais nas quais os médicos-cirurgiões administraram anestesia. A administração da anestesia ambulatorial requer mais atenção do cirurgião, que precisa monitorar a anestesia e o procedimento

Management of Complications in Oral and Maxillofacial Surgery, First Edition. Edited by Michael Miloro, Antonia Kolokythas.

cirúrgico simultaneamente. A manutenção desse equilíbrio de atenção pode ser um desafio e exige uma série de habilidades distintas das necessárias na SC.

Outras diferenças importantes entre anestesia administrada na SC e em ambulatório podem contribuir para a segurança relativa da anestesia ambulatorial. Dois fatores importantes são o maior risco e a maior complexidade de procedimentos cirúrgicos realizados na SC e a maior distribuição de pacientes de menor risco (ASA I e II) nos ambientes ambulatoriais em relação aos pacientes de maior risco (ASA III e acima) tratados com mais frequência nas SC. Esses fatores enfatizam que a seleção cuidadosa do paciente e do procedimento contribui para a prevenção de complicações da anestesia ambulatorial.

Por último, o equipamento de emergência e de monitoração do paciente normalmente é mais completo no SC do que no ambulatório, embora essa diferença esteja diminuindo, em grande parte devido ao custo decrescente de equipamento e tecnologia. Determinadas modalidades invasivas de monitoração do paciente, como linhas arteriais ou venosas centrais, continuam limitadas à sala de cirurgia; contudo, existem muitas modalidades de monitoração da função cardíaca e respiratória para uso em SC e ambulatórios. Além disso, o equipamento de emergência da SC foi facilmente reproduzido para ser usado com eficiência em ambiente ambulatorial. A SC, em virtude da localização dentro do hospital, mantém vantagem em termos de prontidão para emergências, de acesso a profissionais treinados, sangue e tecidos e orientação especializada. No entanto, a anestesia na SC pode ter maior risco em virtude da maior complexidade de procedimentos cirúrgicos e/ou populações de pacientes de alto risco. Essas diferenças são importantes para o CBM que trata pacientes nos dois ambientes, porque elas têm implicações importantes para a prevenção e conduta nas complicações da anestesia.

PREVENÇÃO DE COMPLICAÇÕES NA ANESTESIA AMBULATORIAL

Características/seleção do pacientes

A melhor e mais eficaz conduta nas complicações da anestesia é evitar sua ocorrência. Existem evidências bem documentadas de que algumas características perioperatórias dos pacientes contribuem muito para o risco cirúrgico e da anestesia. Algumas dessas características, como idade do paciente, são fáceis de quantificar e têm padrões bastante previsíveis do risco da anestesia. Outras características dos pacientes, como problemas médicos subjacentes, medicamentos, história cirúrgica pregressa, alergias, reservas cardíaca e respiratória e índice de massa corporal, podem apresentar mais dificuldade quanto à determinação do risco. A anamnese e o exame físico detalhados com os exames laboratoriais apropriados no pré-operatório e a comunicação com o médico de atendimento primário são essenciais para a identificação dos pacientes que podem ser submetidos à anestesia ambulatorial com segurança.

Vários algoritmos e sistemas de classificação de risco da anestesia baseados nas características dos pacientes são de uso comum, sendo que os critérios da ASA (*American Society of Anesthesiology*) estão entre os mais difundidos (ver Tabela 1.1). A utilidade da classificação ASA tem sido apresentada na literatura científica, que demonstra associação clara entre o estado físico ASA (IV) e o risco de complicações da anestesia.[2] A classificação ASA é amplamente reconhecida e bastante simples de usar, sendo um ponto de início válido ao qual outros determinantes de risco do paciente podem ser incorporados. O Índice de Atividade de Duke é outra medida útil do estado físico do paciente. Apresenta avaliação funcional da capacidade física com base na tolerância ao exercício e na capacidade de realizar diversas atividades da vida diária do indivíduo (ver Tabela 1.2). A capacidade de se envolver em exercícios ou atividades físicas diárias é inversamente proporcional ao risco de complicações da anestesia e consiste em parâmetro adicional para triar os pacientes.

Uma medida complementar do risco do paciente para anestesia ambulatorial inclui a classificação específica das vias aéreas. A classificação de Mallampati é um sistema visual simples, dividido em quatro categorias, tenta avaliar a desobstrução das vias aéreas posteriores à parte oral da faringe, com base na visibilidade das estruturas da porção posterior dessa parte da faringe (úvula, fauces, palatos mole e duro). A distância entre o osso hioide e o mento pode ser estimada como indicador adicional, ainda que rudimentar, da desobstrução das vias aéreas e da facilidade de intubação, sendo que as distâncias mento-hioide menores indicam maior risco das vias aéreas. Além disso, as características específicas da compleição do paciente, como obesidade ou pescoço gordo e curto, podem ser preditores gerais do risco de colapso das vias aéreas durante a anestesia.

A obesidade, definida como índice de massa corporal superior a 30, é um fator de risco conhecido para complicações relacionadas à anestesia. A obesidade é associada à menor capacidade residual funcional

Tabela 1.1. Classificação de estado físico ASA.

ASA I	Sem doença sistêmica.
ASA II	Doença sistêmica leve a moderada, doenças bem controladas; por exemplo, DMNID, asma ou epilepsia; gravidez.
ASA III	Doença sistêmica grave que limita a atividade, mas não é incapacitante; por exemplo, DMID; história de AVC, IM ou ICC > 6 meses atrás; DPOC leve.
ASA IV	Doença sistêmica grave que limita a atividade e é ameaça constante à vida; por exemplo, história de angina instável, AVC ou IM nos últimos 6 meses; ICC grave, DPOC grave; DM não controlado, HTN ou epilepsia.
ASA V	Pacientes que não se espera que vivam 24 horas.
ASA VI	Doadores de órgãos.

DMNID: diabetes mellitus não insulino-dependente; DMID: diabetes mellitus insulino-dependente; AVC: acidente vascular cerebral; IM: infarto do miocárdio; ICC: insuficiência cardíaca congestiva; DPOC: doença pulmonar obstrutiva crônica; DM: diabetes mellitus; HTN: hipertensão.

Tabela 1.2. Índice da Escala de Atividade de Duke.

Classe Funcional	Equivalentes metabólicos	Escala de atividade específica.
I	> 7	Os pacientes podem realizar serviços domésticos pesados, como mover mobília ou esfregar chão, e podem participar de atividades recreativas moderadas como boliche, dança, patinar, tênis em dupla.
II	> 5	Os pacientes podem realizar serviços domésticos leves, como tirar o pó ou lavar a louça, podem subir um lance de escada e caminhar em terreno plano a 1,5 km/h.
III	> 2	Os pacientes podem vestir-se, tomar banho, arrumar a cama e andar dentro de casa.
IV	< 2	Os pacientes não podem realizar atividades da vida diária sem ajuda; podem estar presos à cama.

(CRF) e pode levar ao aumento da incidência de complicações respiratórias, em especial colapso das vias aéreas e dessaturação. Os pacientes obesos têm risco 4 vezes maior de complicações respiratórias durante os procedimentos de anestesia ambulatorial.[3] Na população pediátrica, a obesidade também é reconhecida como problema de crescimento. Um estudo de Selzer et al. constatou maior incidência de complicações respiratórias e internações noturnas inesperadas em um grupo de pacientes pediátricos obesos submetidos à anestesia ambulatorial para a realização de procedimentos cirúrgicos odontológicos (em comparação com os controles não obesos).[4] O posicionamento do paciente durante a cirurgia pode ter um papel na prevenção de complicações respiratórias em pacientes obesos, visto que um estudo recente demonstra aumento do tempo até a dessaturação, em pacientes obesos que foram pré-oxigenados em posição ereta (sentado em 90 graus) antes da indução da anestesia geral.[5] Manter os pacientes obesos do CBM em posição ereta durante a anestesia ajuda a evitar complicações respiratórias, porque maximiza a CRF e minimiza os efeitos da gravidade sobre o colapso das vias aéreas posteriores da parte oral da faringe.

A idade também é um determinante importante do risco de anestesia e cirurgia. É fácil de quantificar e há evidências de que o maior risco de complicações ocorre nos extremos etários. O risco associado à anestesia e à cirurgia é muito maior no primeiro mês e no primeiro ano de vida.[6] Em termos de aumento da idade e risco de complicações, permanece a forte correlação positiva, embora a associação seja mais gradual e progressiva. Nos indivíduos muito jovens, muito do aumento do risco da anestesia pode ser atribuído à imaturidade anatomofisiológica relativa de lactantes e crianças pequenas. Isso torna os mecanismos da anestesia mais difíceis (controle das vias aéreas, reposição de líquidos, monitoração do paciente), enquanto o índice terapêutico menor dos agentes anestésicos em crianças pequenas aumenta muito o potencial de toxicidade. No outro extremo do espectro, a idade avançada leva ao aumento das comorbidades médicas e à menor reserva fisiológica do processo normal de envelhecimento. Isso também reduz a tolerância às agressões fisiológicas e diminui o índice terapêutico de muitos medicamentos e intervenções.

Além das características do paciente, outro fator que pode ajudar a prevenir complicações no período pós-operatório é garantir que os pacientes tenham um adulto responsável que os acompanhem em sua casa e cuidem deles depois da anestesia e do procedimento cirúrgico.[7]

Característica do Procedimento

Além de fazer a triagem adequada dos pacientes para os procedimentos no consultório, é importante também ter em mente a complexidade cirúrgica e o tempo necessário para o procedimento planejado. Determinados procedimentos, como extração do terceiro molar, são quase sempre realizados em ambiente ambulatorial. Outros procedimentos cirúrgicos, como os minimamente invasivos na articulação temporomandibular (artroscopia da ATM e enxerto ósseo extenso ou implantes), podem ser realizados na SC ou em consultório. Isso depende muito da preferência do cirurgião e do paciente, da disponibilidade de instrumentos e equipamentos apropriados, assim como de questões financeiras. A consideração mais importante na prevenção das complicações é garantir que o procedimento cirúrgico planejado não seja mais complexo ou demorado do que se acomodar em um consultório particular. Os fatores de risco do paciente e do procedimento devem ser balanceados de modo a evitar procedimentos prolongados ou mais complexos em pacientes que já representam maior risco cirúrgico. Os procedimentos complexos ou demorados podem ser beneficiados com a presença de mais um profissional ou pessoa treinada para ajudar na anestesia do paciente. Isso ajuda a contrabalançar a maior atenção exigida pela própria cirurgia. Com o planejamento adequado, a maioria dos procedimentos cirúrgicos de CBM de rotina podem ser realizados em ambiente ambulatorial.

Triagem de Pacientes

A finalidade da seleção de pacientes para procedimentos com anestesia ambulatorial é determinar os fatores de risco de um paciente específico para anestesia e identificar os pacientes que podem ser submetidos ao procedimento, com segurança, em ambiente ambulatorial. O primeiro passo é realizar a anamnese abrangente e o exame físico direcionado. As informações a serem geradas incluem experiências anteriores com anestésicos, hospitalizações prévias, atendimentos em pronto-socorro, cirurgias pregressas, alergias ou reações adversas a medicamentos, e todo e qualquer medicamento usado (inclusive medicamentos de venda livre e vitaminas ou complementos fitoterápicos). Os medicamentos fitoterápicos são surpreendentemente comuns (usados por quase 25% dos pacientes) e alho, *ginkgo biloba* e *ginseng* (AGG) podem apresentar risco especial quando ingeridos no período perioperatório, porque afetam a função plaquetária e podem aumentar o risco de hemorragia.[8]

A revisão dos sistemas do organismo pode determinar se o paciente tem problemas médicos não diagnosticados que possam ter impacto no procedimento anestésico planejado. São de especial importância as perguntas que suscitam doenças respiratórias, neurológicas ou cardíacas subjacentes. A história de roncos, rinite alérgica, chiado, dificuldade de respirar (por esforço ou espontânea) e infecções respiratórias superiores ou inferiores recentes fornecem informações importantes sobre o possível risco de complicações respiratórias. Algumas afecções clínicas e fatores de risco a serem procurados são história de asma, doença pulmonar obstrutiva crônica (DPOC) e tabagismo. Chung et al. identificaram que asma causa o aumento de cinco vezes as complicações respiratórias durante a anestesia ambulatorial e que o tabagismo acarreta risco quatro vezes maior.[3] Os pacientes com DPOC têm o dobro do risco de complicações respiratórias durante a anestesia ambulatorial.[9] A confirmação da tolerância do paciente ao exercício pode dar muitas informações, também, inclusive sinais e sintomas de doença respiratória ou cardíaca, assim como as queixas musculoesqueléticas ou qualquer limitação da amplitude de movimento. Em pacientes que não fazem exercício regularmente, as perguntas podem ser substituídas por atividades diárias, como caminhar várias quadras, subir mais que um lance de escadas, fazer compras, lavar várias máquinas de roupa ou realizar trabalho doméstico vigoroso.

É bom obter a história familiar, em particular dos pacientes jovens ou que apresentam determinados achados na anamnese, especialmente verificar se alguém na família próxima do paciente já teve evento adverso relacionado a anestesia, doença genética incomum, defeito cardíaco congênito ou morte prematura ou repentina. É importante perguntar sobre história de tabagismo, alcoolismo e uso de drogas. Em pacientes que ingerem álcool regularmente, perguntar sobre o consumo usual e seus efeitos (p. ex., torpor, embriaguez) pode fornecer indicação geral da resposta à anestesia. Os sinais vitais devem ser registrados em todos os pacientes antes do dia do procedimento planejado, porque podem ser úteis para estabelecer os valores basais. Por exemplo, isso pode ajudar a diferenciar o paciente que, no dia da cirurgia, desenvolve hipertensão decorrente da ansiedade daqueles cuja pressão arterial basal é normalmente alta.

A anamnese e o exame físico são a base para decidir se o paciente precisa fazer mais exames e avaliações antes da anestesia programada. Outras avaliações podem ter muitas formas, inclusive exames de laboratório, ECG e radiografia de tórax ou orientação do médico do paciente, inclusive encaminhamento a especialistas, conforme a necessidade. Os pacientes com anamnese complexa e diversas afecções crônicas, cirurgias e hospitalizações recentes, várias hospitalizações no ano anterior justificam a realização de consulta com o médico do paciente. Esse tipo de paciente obviamente tem maior risco de poder ou não ser candidato adequado aos procedimentos com anestesia ambulatorial. O que mais preocupa, porém, são os pacientes cujo risco da anestesia ambulatorial não está claro ou é desconhecido. Nesse caso, o papel dos exames de laboratório e outras de outras investigações é esclarecer se o paciente pode ser sedado com segurança no ambiente ambulatorial. Os pacientes cuja anamnese não é clara ou é ambígua enquadram-se nessa categoria, assim como os que têm diversos achados positivos na revisão dos sistemas corporais ou afecções crônicas que parecem ser mal controladas. Além disso, é preciso ter cautela com os pacientes que não relatam problemas médicos e que não fizeram exames médicos rotineiramente nos últimos 3 anos ou mais, em especial os de meia-idade ou mais ou, ainda, os que têm fatores de risco clínicos evidentes. Esses pacientes podem ter doenças não diagnosticadas que podem causar grande impacto na segurança do procedimento ambulatorial planejado.

Numerosos exames de laboratório podem ser solicitados para o paciente, mas, relativamente poucos são necessários. O hemograma completo (HC) e os testes metabólicos básicos são os mais comuns. O HC fornece informações sobre a presença de infecção ou inflamação (contagem alta de leucócitos), proporções relativas de células sanguíneas, presença de anemia (hemoglobina e hematócrito) e tipo (tamanho e morfologia de eritrócitos) e verificam o número adequado de plaquetas para hemostasia. O HC não fornece informações sobre a função plaquetária ou de coagulação, para o que é necessário realizar tempo de tromboplastina parcial (TTP) e tempo de protrombina (TP, em geral relatada como Coeficiente Internacional Normatizado ou CIN). O exame de tempo de sangramento dá informações sobre a função plaquetária, mas raramente é usado. Os testes metabólicos básicos proporcionam informações sobre eletrólitos e equilíbrio ácido-básico, assim como sobre função renal (nitrogênio da ureia sanguínea [BUN, do inglês *Blood Urea Nitrogen*] e níveis de creatinina) e podem ser substituídos por um conjunto completo de exames metabólicos que inclua marcadores de função hepática (em geral, concentrações das enzimas hepáticas aspartato e alanina transaminase). Os marcadores de função renal e hepática devem ser considerados para os pacientes com diabetes e doença hepática ou renal, porque podem indicar a progressão da doença, assim como a possível necessidade de modificação das doses de anestésico. Nas mulheres em idade reprodutiva, alguns profissionais também solicitam teste de gonadotrofina coriônica humana beta (HCG-B) para verificar gravidez nas pacientes. A HCG-B sérica é mais sensível, mas os testes de HCG-B na urina são mais baratos e fáceis de fazer. Se o teste de HCG-B não for realizado, é importante perguntar sobre a possibilidade de gravidez e documentar a conversação no prontuário da paciente. Os exames de laboratório realizados nos últimos 30 dias são, em geral, considerados recentes e não precisam necessariamente ser repetidos. Os pacientes com afecções rapidamente mutáveis, como os que recebem warfarina, precisam de exames mais recentes. O ideal é realizar os exames de HCG-B uma semana antes da aplicação planejada do anestésico.

Existem considerações especiais para a triagem pré-operatória de pacientes com doença cardiovascular suspeita ou conhecida. A doença cardiovascular é cada vez mais comum e as complicações da anestesia estão entre as mais graves. Os métodos básicos de triagem da doença cardiovascular são ECG padrão de 12 derivações e radiografia de tórax. Os métodos mais avançados de diagnóstico são ecocardiografia e o eletrocardiograma de esforço. Dependendo da instituição e da preferência do cirurgião, algumas clínicas de cirurgia bucomaxilofacial solicitam rotineiramente ECG e radiografia de tórax para os pacientes acima de determinada idade. Às vezes, essa prática restringe-se aos pacientes que têm procedimento marcado em SC e, ocasionalmente, estende-se também aos procedimentos de anestesia ambulatorial. Nos procedimentos de alto risco em pacientes ASA I (e ASA II) com os quais se procedeu a anamnese e exame físico detalhados, o ECG e a radiografia de tórax são desnecessários. Os exames cardíacos podem ser considerados para os pacientes com fatores de risco clínicos de complicações cardíacas, segundo avaliação do American College of Cardiology e da American Heart Association contida no *Revised Cardiac Risk Index* de 2007. Esses fatores incluem história de doença cardíaca isquêmica, insuficiência cardíaca compensada ou insuficiência cardíaca anterior, doença vascular cerebral, diabetes mellitus ou insuficiência renal.[10] Os preditores de risco cardíaco secundário incluem idade superior a 70 anos, hipertensão não controlada, ECG anormal e ritmo não sinusal, mas eles não são úteis como marcadores independentes de risco cardíaco durante cirurgia não cardíaca.[10] A capacidade funcional dos pacientes medida por "equivalentes metabólicos" é um parâmetro importante avaliado nas diretrizes ACC/AHA de 2007 na avaliação cardiovascular perioperatória. Os pacientes com capacidade funcional insatisfatória apresentam risco mais alto de complicações cardíacas do que os que têm boa reserva funcional. As diretrizes ACC/AHA de 2007 recomendam ECG de 12 derivações e eletrocardiograma (ECG) de esforço não invasivo para os pacientes assintomáticos com fatores de risco cardíaco que serão submetidos a procedimentos cirúrgicos ou cirurgia vascular de risco intermediário, mas, em geral, não são recomendados para cirurgias de baixo risco, como as ambulatoriais. As diretrizes foram desenvolvidas com base no nível de evidências encontrado na literatura especializada, que indicam vantagem clínica da intervenção pré-operatória em vários grupos de pacientes antes da cirurgia não cardíaca.

Se houver indicação para exames adicionais, o médico do paciente deve ser contatado antes da anestesia planejada, porque os pacientes podem ter realizado ECG ou outro exame cardíaco recentemente. As radiografias de tórax ou ECG anormais são sempre indicação de outras investigações, ainda que outros exames possam não ser necessários. Se os ECG ou radiografias de tórax mostrarem anormalidade que permaneceu estável com o tempo e se o médico do paciente confirmar isso, é improvável que outros exames alterem a avaliação clínica. Contudo, qualquer achado anormal novo ou que tenha progredido desde os resultados de exames anteriores devem resultar em acompanhamento do médico do paciente e outros exames, conforme a indicação.

Os exames pré-operatórios podem ajudar a identificar anormalidades e quantificar o nível e tipo de doença do paciente, mas o profissional deve finalmente reunir esses dados e interpretá-los de forma clinicamente útil. Vários algoritmos e esquemas de classificação foram desenvolvidos para auxiliar a converter os dados clínicos em medida de risco da anestesia, que pode ajudar o cirurgião a determinar o risco relativo de determinado paciente em se submeter ao procedimento de anestesia ambulatorial. Uma das classificações mais populares, ASA, já foi mencionada. Existem diversos esquemas de estratificação para fatores de risco cardiovasculares em particular, inclusive as diretrizes mais recentes do *American College of Cardiology* e da *American Heart Association* (já descritas).

A triagem pré-operatória não só ajuda a identificar os pacientes que representam quase nenhum risco de anestesia ambulatorial, mas, também, nos que têm risco baixo e moderado, ajuda a identificar os riscos específicos dos indivíduos e auxilia o planejamento.

Monitoração Intraoperatória do Paciente

Os avanços tecnológicos produziram um número crescente de dispositivos novos e aprimorados para monitoração intraoperatória dos sinais vitais do paciente e do nível de sedação. Os monitores não só proporcionam a tranquilidade de que o paciente está estável, mas também fornecem o alerta inicial quando as complicações começam a ocorrer. De modo ideal, a monitoração intraoperatória efetiva pode permitir o reconhecimento de situações graves logo no início e a instituição de conduta eficaz. As mensurações básicas durante a anestesia ambulatorial são oximetria de pulso, monitor de frequência cardíaca e monitor intermitente de pressão arterial. Outros monitores podem ser capnógrafo, BIS (monitoração biespectral) e o estetoscópio pré-cordial (esofágico).

Oximetria de pulso

Os oxímetros de pulso destinam-se a estimar a saturação de oxigênio no sangue e a funcionar por meio de mensurações de transmissão de energia infravermelha. Em fumantes, as leituras de oximetria de pulso podem ser artificialmente aumentadas em decorrência do nível de carboxi-hemoglobina presente na circulação. Isso é especialmente verdadeiro para os que fumaram a poucas horas da aplicação da anestesia. O oxímetro de pulso não distingue entre carboxi-hemoglobina e hemoglobina transportadora de oxigênio no sangue de fumantes e, assim, fornece saturação de oxigênio superestimada no sangue.

A leitura fornecida pela oximetria de pulso é uma boa aproximação da pressão parcial de oxigênio no sangue, e 90% da saturação de oxigênio é o valor de corte padrão abaixo do qual a dessaturação começa a ter efeitos clínicos notáveis. Existe um intervalo entre a verdadeira saturação de oxigênio do paciente e a leitura do oxímetro de pulso, e muitos aparelhos emitem o alarme quando a leitura de saturação cai para menos de 93 ou 94% para acomodar esse intervalo. A maioria dos adultos saudáveis tem saturação de O_2 entre 98 e

100% no ar ambiente, mas, às vezes, os pacientes com comprometimento respiratório subjacente apresentam saturação basal de O_2 de 94 a 95%. É importante saber isso antes de iniciar o procedimento para evitar a suposição errônea de que o paciente com baixa saturação basal de O_2 esteja em depressão respiratória em decorrência da anestesia.

Monitoração de ritmo e frequência cardíacas

Um monitor simples de frequência cardíaca é suficiente em muitas circunstâncias; contudo, o monitor de ECG de três ou cinco derivações proporciona um traçado de ritmo cardíaco que pode ser indispensável se surgir alguma complicação que envolva arritmia cardíaca, depressão cardíaca ou isquemia e infarto.

Pressão arterial

As leituras de pressão arterial devem ser realizadas, no mínimo, antes e depois do procedimento com anestesia, bem como antes da alta. O manguito automático de pressão arterial que pode ser programado para fazer leituras em diferentes intervalos (pressão arterial não invasiva [PANI]) é uma opção eficaz. As medidas de rotina da pressão arterial em intervalos são úteis em todos os pacientes, porque mesmo os pacientes de baixo risco podem ter complicações da anestesia, que implicam alterações da pressão arterial. Nos pacientes de risco mais elevado, a monitoração da pressão arterial é especialmente importante, em particular quando há preocupação com hipertensão, hipotensão ou mudanças do débito cardíaco.

Capnografia

Os dispositivos de capnografia utilizam uma sonda química que mede o nível de dióxido de carbono expirado e pode ser usado para monitorar as respirações. A capnografia é muito utilizada na SC, mas é muito menos frequente em ambiente ambulatorial. Pode ser extremamente útil, porém, porque fornece a medida de volume corrente, frequência respiratória e profundidade da respiração. Embora não proporcione estimativas da saturação de oxigênio no sangue, é mais sensível que a oximetria de pulso para detectar depressão respiratória e apneia.

Estetoscópio pré-cordial (esofágico)

O estetoscópio pré-cordial ou esofágico tem forma de sino e é colocado na região pré-traqueal do tórax do paciente. Ao ouvir com as olivas ou em sistema de microfones, o profissional pode auscultar as respirações do paciente e será imediatamente alertado para qualquer alteração da frequência, profundidade ou qualidade respiratória. Ainda que esse método de monitoração intraoperatória seja sensível, não parece ser muito popular entre os CBMF. O estudo de D'Eramo relatou que apenas 36% dos profissionais usava o estetoscópio pré-cordial, em comparação com 93% de utilização de monitores de pressão arterial e oximetria de pulso. Os estetoscópios tornaram-se mais confiáveis em situações de maior ruído ambiental ou de movimento excessivo do paciente, que possa deslocar o auscultador. No entanto, o estetoscópio esofágico pode fornecer informações clínicas adicionais referentes ao estado respiratório do paciente. Pode ser mais útil ao tratar crianças pequenas (ou pessoas com maior risco de comprometimento respiratório rápido) e pacientes obesos, nos quais, às vezes, é difícil observar a elevação do peito e outros sinais de esforço ventilatório.

Monitor biespectral (BIS)

Dos monitores existentes, o BIS é único, porque quantifica o nível de sedação anestésica no âmbito da atividade do sistema nervoso central (SNC). Consistindo de uma tira adesiva posicionada na testa e um monitor que lê a atividade EEG, o monitor BIS é tipicamente usado nas SC. Pode ajudar a determinar o nível de sedação do paciente e é útil para manter um nível desejado de anestesia. Também é útil para acelerar a anestesia de emergência. Há certo indício de que o monitor BIS possa aumentar a segurança do paciente ao diminuir a quantidade de anestesia administrada, minimizando também as complicações da anestesia muito leve. Contudo, grande parte do benefício do monitor BIS pode ser superada pelo custo do sistema.

Prontidão da Equipe

Existem diretrizes específicas, além de especificações legais de cada local, referentes ao número apropriado de profissionais na equipe e pormenores das exigências de treinamento, que devem ser rigorosamente se-

Tabela 1.3. Medicamentos e equipamentos para emergência.

Equipamentos de emergência:	
Desfibrilador	
Sucção (portátil)	
Tanque de oxigênio com reserva	
Máscara facial (não reinalação com bolsa de ambulância)	
Laringoscópio com fonte luminosa, lâminas, baterias de reserva	
Sondas endotraqueais, com ou sem manguito	
Máscara laríngea	
Vias aéreas orais	
Vias aéreas nasais	
Pinça de MacGill	
Conjunto de traqueostomia/cricotireodotomia	
Medicamentos de emergência:	
Epinefrina	Atropina
Vasopressina	Succinilcolina
Nitroglicerina	Glicopirrolato
Adenosina	Lidocaína
Labetalol	Metoprolol
Esmolol	Difenidramina
Lorazepam ou Diazepam	Hidrocortisona
Glucagon	Dextrose a 50%
Naloxona	Flumazenil
Albuterol MDI	Aspirina

guidas ao administrar anestesia ambulatorial. A familiaridade com o equipamento usado para monitoração, assim como o equipamento de emergência e sua configuração, medicamentos e doses, são essenciais para a administração segura de anestesia ambulatorial. Além da configuração e do funcionamento do equipamento de emergência, a equipe deve praticar, em intervalos frequentes, a resposta em situações de emergência para garantir a prontidão e prever e evitar eventos adversos. Além disso, devem ser implementados exames frequentes, programados e não, do inventário de medicamentos e equipamentos, e verificação das datas de validade e funcionamento adequado.

Equipamento e Material de Emergência

Alguns dos equipamentos e agentes anestésicos mais comuns que podem ser necessários na anestesia estão listados na Tabela 1.3. Os agentes de emergência vêm do fabricante nas diluições apropriadas pré-embaladas em seringas para uso em um só paciente. Embora o custo dos agentes de emergência nessa forma seja mais alto, permitem que o profissional selecione e administre esses agentes conforme a necessidade, sem demora e erros de cálculo.

Monitoração Pós-operatória

Quando o procedimento cirúrgico e anestésico são concluídos, o paciente recebe alta para uma área pós-cirúrgica, onde se recupera da anestesia, sendo observado pelo cirurgião ou outro profissional. Em virtude da natureza de curta ação da maioria dos agentes anestésicos, grande parte dos pacientes começa a acordar no final do procedimento cirúrgico. Alguns pacientes podem ainda estar significativamente sedados ao chegarem à área de recuperação, devido às diferenças de resposta à anestesia. Os sinais vitais devem continuar a serem monitorados no pós-operatório. Um membro treinado da equipe deve estar presente na área de recuperação imediata o tempo todo, observando a condição do paciente, inclusive cor da pele, frequência respiratória e esforço (elevação do peito), resposta à estimulação verbal ou física e qualquer sinal de agitação ou incapacidade de ser acordado. Uma vez que o paciente esteja razoavelmente consciente, pode receber um familiar ou amigo se o espaço da área de recuperação permitir.

INCIDÊNCIA DE COMPLICAÇÕES NA ANESTESIA AMBULATORIAL

Embora existam poucos dados históricos, verifica-se que a anestesia ambulatorial tem aumentado quanto à segurança nas últimas décadas. Um grande estudo recente relatou incidência de complicações da anestesia ambulatorial de 1,45%, em comparação com 2,11% com a anestesia hospitalar.[11] O aprimoramento dos equipamentos de provisão de anestesia e de monitoração do paciente, assim como dos controles de Engenharia, das práticas de segurança e do treinamento dos profissionais contribuiu para a baixa taxa geral das complicações da anestesia. Algumas das complicações mais comuns da anestesia, como náusea e vômitos, têm morbidade relativamente baixa, ainda que os custos institucionais sejam altos. Outras complicações, como parada respiratória ou cardíaca, são tão mórbidas que foram envidados esforços substanciais para evitá-las e tratá-las apesar da incidência bastante baixa. Uma proporção das complicações são decorrentes de fatores subjacentes do paciente, como idade e comorbidades clínicas, sobre as quais o profissional tem pouco controle, mas as evidências também demonstraram que muitas complicações são resultado de erro do cirurgião, de mau funcionamento do equipamento ou falha de sistemas. As complicações passíveis de prevenção são uma oportunidade para cada profissional e para a especialidade como um todo realizarem melhorias que aumentem a segurança do paciente e o sucesso da anestesia.

COMPLICAÇÕES NEUROLÓGICAS

Síncope

A síncope, uma das complicações mais comuns da anestesia, normalmente ocorre no pré-operatório, mas pode ser verificada, às vezes, também no pós-operatório. É definida como perda de consciência transitória, com retorno espontâneo. Em um estudo de D'Eramo, a síncope foi a complicação mais frequente, ocorre em um em 240 casos de sedação parenteral e um em 521 casos de anestesia geral.[1] Via de regra, está relacionada à ansiedade do paciente no período pré-operatório e é mais frequente durante a punção venosa para o estabelecimento de acesso intravenoso.[12] A síncope responde bem a colocar o paciente na posição de Trendelenburg, visto que a cabeça do paciente fica abaixo da cavidade torácica e acelera o retorno de sangue para o cérebro. O oxigênio complementar é benéfico e deve sempre ser administrado; ele também é útil em casos de quase síncope. Também é benéfico cheirar sais de amônia, que em geral são aplicados em situações nas quais a posição de Trendelenburg e o suplemento de oxigênio não resultam em rápido retorno à consciência.

No período pós-operatório, os pacientes podem ter síncope decorrente da resposta vasovagal ou de hipotensão ortostática transitória ao levantarem rapidamente da posição sentada ou de decúbito. Essa complicação pode ser evitada ajudando todos os pacientes quando se levantam ou começam a andar, porque a síncope nessas circunstâncias acarreta risco de lesões por queda. A conduta consiste de posicionamento do paciente, suplementação de oxigênio e sais de amônia, quando necessário.

Qualquer período de inconsciência inesperado do paciente que dure vários minutos não é considerado síncope verdadeira. Se o episódio de perda de consciência durar mais que alguns minutos, outras causas devem ser investigadas sem demora, inclusive possibilidade de hipoglicemia, hipotensão, desidratação, convulsão parcial, supersedação ou acidente vascular cerebral (AVC).

Supersedação

A supersedação é um evento relativamente comum durante a anestesia ambulatorial, que pode tornar-se rapidamente uma possível complicação de gravidade variável. Inicialmente, manifesta-se como falta de resposta adequada do paciente aos estímulos. Por exemplo, o paciente antes respondia aos estímulos verbais altos ou físicos vigorosos e de repente deixa de responder. Em casos de supersedação profunda, o paciente pode não responder a estímulos cada vez mais dolorosos, e quando o plano da anestesia geral é atingido, o paciente terá perdido as respostas protetoras das vias aéreas. Se a supersedação progredir sem intervenção, pode chegar rapidamente a obstrução das vias aéreas, hipopneia ou apneia que leva à hipoxemia. Nos casos graves, a depressão respiratória pode levar à parada respiratória havendo depressão do débito cardíaco.

A supersedação na anestesia ambulatorial assume duas formas: sedação profunda ou anestesia geral não intencional durante o procedimento ou despertar prolongado ou demorado no período pós-operatório. No intraoperatório, a supersedação é produzida por dose muito alta do agente anestésico ou dose administrada muito rápido. Os fatores do paciente em geral são proeminentes nos casos de supersedação, porque os pacientes muito sensíveis aos efeitos de um anestésico ou cuja cinética de eliminação é muito demorada têm estreitamento de faixa terapêutica em relação ao paciente "médio". Pode ser bem difícil titular os agentes anestésicos nesse tipo de paciente, o que torna a supersedação mais provável.

A idade é um fator importante para a anestesia. É preciso conhecer a sensibilidade aos agentes anestésicos e as alterações de dose para atingir níveis específicos de sedação nos extremos etários. Embora isso pareça evidente nos idosos, a pesquisa mostra que a redução da dose de anestésico necessária começa aos 40 a 45 anos de idade.[13] A cada década decorrida depois dos 40 anos, há uma redução observada de 10% na dose de fentanil necessária, enquanto para o propofol, a redução da dose é cerca de 8%.[13] A população pediátrica tem resposta acentuadamente idiopática aos agentes anestésicos, e a titulação da sedação pode ser mais desafiante nesse grupo etário. Ironicamente, os pacientes com níveis muito altos de ansiedade podem ser propensos à supersedação, porque em geral precisam de alta dose inicial de anestésico para atingir a sedação, mas, com frequência, muito menos medicamento para manter um determinado nível de anestesia. A não redução da dose de anestesia de modo adequado depois da indução rápida inicial nesses pacientes pode resultar em supersedação.

A supersedação pode ser ocasionada quando as infusões rápidas de um agente são muito velozes ou muito próximas. Isso ocorre durante o procedimento anestésico, quando o paciente começa a despertar ou ficar agitado, quando se administram medicamentos adicionais para deprimir rapidamente a anestesia. Desde que todos os agentes anestésicos demoram algum tempo para exercer seu efeito, a falha ao esperar que o medicamento faça efeito pode significar que a dose foi insuficiente, determinando a administração de infusão rápida adicional. Subsequentemente, quando as infusões adicionais têm tempo de fazer efeito, o paciente pode ficar em um plano mais profundo de anestesia do que o pretendido. Isso pode ser parcialmente evitado pelo espaçamento das infusões adicionais e conhecendo o tempo até o início efetivo dos agentes anestésicos utilizados. Nem todos os agentes farmacológicos apresentam cinética de primeira ordem e a velocidade de início de efeito pode ser maior ou menor, dependendo da concentração plasmática do medicamento no paciente.

A supersedação pode resultar quando o nível de estimulação cirúrgica diminui rápida ou drasticamente. Desde que a estimulação cirúrgica tende a neutralizar os efeitos sedativos dos agentes anestésicos, uma dose maior de anestesia normalmente é necessária para os procedimentos cirúrgicos mais estimulantes. O paciente que tem nível adequado de anestesia pode ficar rapidamente com supersedação se a estimulação diminuir ou cessar. Em situações em que as mudanças de nível de estimulação cirúrgica podem ser previstas, dar tempo para que o anestésico se disperse ou reduzir a velocidade de infusão pode efetivamente evitar a supersedação nesses casos.

A supersedação é uma complicação relativamente comum da anestesia ambulatorial que pode passar a ser grave com rapidez. Inicialmente, manifesta-se como falta de resposta adequada do paciente aos estímulos apropriados. Por exemplo, o paciente antes respondia a estímulos verbais altos ou físicos vigorosos e de repente deixa de responder. Em casos de supersedação profunda, o paciente pode não responder a estímulos cada vez mais dolorosos, e quanto o plano da anestesia geral é atingido, o paciente terá perdido as respostas protetoras das vias aéreas. Se a supersedação progredir sem intervenção, pode chegar rapidamente a obstrução das vias aéreas, hipopneia ou apneia que leva à hipoxemia. Nos casos graves, a depressão respiratória pode levar à parada respiratória e sobrevirá depressão do débito cardíaco.

O tratamento da supersedação leve consiste de interromper brevemente a administração de agentes anestésicos e observar o retorno do paciente ao nível desejado de anestesia. Se qualquer grau de obstrução ou depressão respiratória for verificado, as manobras de abertura das vias aéreas, como elevação do mento ou manobra de elevação da mandíbula, devem ser realizadas. Em virtude da rápida redistribuição e da curta duração de efeitos de muitos agentes anestésicos, a supersedação leve é autocorrigida com medidas de apoio em questão de minutos.

Embora seja a base do tratamento, a administração de agentes de reversão pode ser considerada um tratamento complementar da supersedação. Poucos medicamentos usados na anestesia ambulatorial têm um agente de reversão, mas a naloxona é capaz de reverter os efeitos dos agonistas dos opiáceos, e o flumazenil é um antagonista eficaz da classe dos benzodiazepínicos. Esses agentes de reversão podem ser eficazes na reversão dos efeitos de supersedação decorrente de dose excessiva, mas podem reverter todas as ações do fármaco, inclusive os efeitos desejáveis, como analgesia, hipnose e contra a ansiedade. Podem ser considerados para o tratamento de supersedação e demora em despertar no pós-operatório e, em geral, são bem tolerados. As pesquisas não apoiaram o uso rotineiro de agentes de reversão para acelerar a recuperação da anestesia ambulatorial.

Convulsões

A atividade convulsiva, tanto convulsões parciais quanto tonicoclônicas, representa excitação anormal do SNC. Como os agentes anestésicos atuam deprimindo o SNC, é improvável que ocorra atividade convulsiva durante um procedimento com anestesia. Nos pacientes com transtornos convulsivos, porém, podem ocorrer convulsões nos períodos pré e pós-operatório. A conduta nas convulsões envolve posicionamento do paciente para evitar lesões e afrouxamento de roupas apertadas ou restritivas. A maioria dos ataques termina após alguns minutos e não requer tratamento, embora os benzodiazepínicos como midazolam, lorazepam ou diazepam possam ser administrados por via intravenosa ou intramuscular para deter a atividade convulsiva. Como os pacientes em geral ficam hipóxicos durante a fase clônica da convulsão tonicoclônica, a suplementação de oxigênio pode ser benéfica no período imediato após a crise.

COMPLICAÇÕES CARDIOPULMONARES

Depressão e Parada Respiratórias

Os efeitos dos agentes anestésicos são os mais comuns a causar depressão respiratória na anestesia ambulatorial. A dose excessiva de anestesia produz depressão respiratória em quase todos os casos, que pode progredir até a parada respiratória total se não for corrigida imediatamente. Mesmo as doses típicas de agentes anestésicos causam algum grau de depressão respiratória em uma proporção de pacientes.

A depressão respiratória primária, causada pela anestesia propriamente dita, refere-se a um déficit de ventilação ou oxigenação, ou ambos. A depressão respiratória pode assumir a forma de obstrução mecânica, causada por colapso dos tecidos da parte oral da faringe ou oclusão das vias aéreas pela língua ou por secreções. A depressão respiratória central, caracterizada por hipopneia ou apneia, também pode sobrevir em separado ou concomitantemente.

Em geral, a obstrução mecânica é mais frequente e em doses mais baixas de anestésico do que a apneia central, ocorrendo, em certa extensão, em pessoas suscetíveis. Os pacientes obesos, os que têm pescoço grosso e curto, retrognatismo mandibular e pacientes com apneia obstrutiva do sono estão entre os grupos mais suscetíveis. Nos casos graves, isso pode tornar os pacientes inadequados para procedimentos com anestesia ambulatorial. Na maioria dos casos, o posicionamento do paciente pode ter um papel na obstrução das vias aéreas. Obstrução respiratória decorrente de obstrução mecânica das vias aéreas pode ser resolvida com sucção cuidadosa, reposicionamento da língua para a frente e elevação do mento ou manobra de elevação da mandíbula. Se necessário, o nível de anestesia pode ser reduzido, porque o aumento dos níveis de sedação contribuem para o grau de coibição das vias aéreas. Raramente, alguma via aérea oral ou nasal pode ser necessária para superar a obstrução na parte posterior da faringe e manter as vias aéreas abertas. O suplemento de oxigênio é benéfico para diminuir qualquer dessaturação de oxigênio associada à obstrução leve ou moderada, embora o oxigênio por si só não alivie os mecanismos de obstrução.

A depressão respiratória também pode ser "central", caracterizada por redução da frequência respiratória ou períodos de apneia. Os medicamentos narcóticos são implicados com mais frequência em virtude de seus efeitos sobre o centro respiratório medular do tronco encefálico que resulta no aumento da força respiratória e resposta à hipercapnia. Em níveis moderados de efeito dos narcóticos, a redução da frequência respiratória é acompanhada por um aumento compensatório do volume corrente, que impede a dessaturação de oxigênio. Em níveis de sedação mais altos com narcóticos, a depressão respiratória pode progredir para apneia e parada respiratória. Um breve período de apoio respiratório na forma de suplementação de oxigênio com máscara facial, com cessação da administração do agente anestésico, pode ser tudo o que é necessário em termos de conduta – em especial com os medicamentos de curta ação em paciente com boa reserva respiratória. Sempre que houver dessaturação em quadro de apneia franca, porém, a ventilação do paciente deve ser assistida por máscara facial de pressão positiva, até que ele reassuma a respiração espontânea.

Às vezes, a ventilação com máscara com ou sem colocação de via aérea oral ou nasal não é suficiente para superar a obstrução das aéreas e fornecer oxigenação. Nesses casos, devem ser empregados outros meios para estabelecer uma via aérea e atingir a ventilação efetiva. Eles incluem inserção de máscara laríngea (LMA, de *laryngeal mask airway*) ou intubação endotraqueal para a administração de ventilação com pressão positiva com alto fluxo de oxigênio. Como a intubação endotraqueal é um procedimento de técnica complexa e requer equipamento especializado, está sujeita a altas taxas de falha, em especial em situações de emergência. A intubação só deve ser considerada em pacientes hipoxêmicos que não podem ser ventilados com eficiência por máscara. A LMA pode ser usada com êxito para assistir a ventilação como alternativa à intubação endotraqueal e tem várias vantagens sobre a sonda endotraqueal (SE) tradicional. A LMA é de inserção rápida e fácil, sem a necessidade de equipamento especializado. O uso de LMA acarreta o risco de intubação inadvertida no esôfago ou os brônquios principais ou, ainda, lesar as pregas vocais. A estimulação das vias aéreas é mínima e a remoção da LMA é fácil quando a respiração espontânea retorna. Independentemente do método usado para estabelecer vias aéreas o reconhecimento precoce, a prontidão e familiaridade com o equipamento disponível e a manutenção habilidosa são essenciais.

Além da depressão ou parada respiratória causada por agentes anestésicos, outras causas de complicações respiratórias são AVC ou infarto do miocárdio. Os sinais e sintomas de AVC ou síndrome coronariana aguda podem ser substancialmente mascarados em paciente submetido à anestesia ambulatorial, e a depressão ou parada respiratória podem ser diagnosticadas inicialmente como caso de supersedação. Qualquer complicação respiratória que não responda a intervenções moderadas ou progrida para a necessidade de estabelecimento de uma via aérea e ventilação assistida deve ser investigada quanto a fatores contribuintes adicionais ou problemas subjacentes.

Laringoespasmo, Broncoespasmo e Asma Aguda

Um segundo grupo de complicações respiratórias que pode surgir no curso da anestesia ambulatorial inclui afecções reativas das vias aéreas, como laringoespasmo, broncoespasmo e asma aguda. Uma análise de complicações na anestesia ambulatorial identificou laringoespasmo, estridor e obstrução como eventos adversos mais frequentes, responsáveis por 40% das complicações.[11] As crises de asma aguda são mais frequentes no pré-operatório e podem ser associadas à ansiedade do paciente. O laringoespasmo e o broncoespasmo normalmente resultam da combinação de irritação das vias aéreas e da sedação anestésica.

A asma aguda e o broncoespasmo manifestam-se clinicamente por chiado audível (mais proeminente durante a expiração), taquipneia, dificuldade de respirar e em geral são acompanhados por redução da saturação de oxigênio. Representam o processo hiper-reativo das grandes vias aéreas que resulta em broncoconstrição e obstrução do fluxo aéreo. Diversos fatores podem precipitar uma crise de asma ou broncoespasmo, mas em quadro de cirurgia oral qualquer coisa que cause irritação das vias aéreas pode ser o fator etiológico predominante. Alguns exemplos incluem a produção de aerossóis durante um procedimento ou menos liberação de secreções, o que pode irritar as vias aéreas e estimular a tosse. O laringoespasmo, ao contrário, é uma obstrução aguda das vias aéreas superiores que se apresenta com estridor (laringoespasmo incompleto) ou insuficiência ventilatória (laringoespasmo completo com fechamento total da glote). A obstrução das vias aéreas superiores devido à aspiração de corpo estranho também pode apresentar-se com estridor agudo e deve ser excluída clinicamente. O laringoespasmo resulta em fechamento reflexivo da glote à irritação e é um reflexo protetor das vias aéreas. Não ocorre em pacientes despertos nem durante anestesia geral, mas pode ocorrer em estágio de sedação leve ou moderado.[12]

As crises de asma aguda podem ser tratadas com broncodilatadores beta-2 agonistas inalatórios, como o albuterol. Esses medicamentos são administrados com medidor dosimetrado inalatório (MDI), com ou sem dispositivo espaçador. Os pacientes despertos e alertas podem autoadministrar o medicamento inalatório, enquanto os pacientes sedados precisam de ajuda. Nos pacientes sedados, o uso de espaçador pode ser especialmente benéfico para ajudar a administração do medicamento até os pulmões e evitar o excesso de deposição da substância na parte oral da faringe, onde não tem efeito terapêutico.

Os broncodilatadores inalatórios também são o tratamento de primeira escolha para broncoespasmo e a forma de administração é similar. Nos pacientes intubados, esses medicamentos inalatórios podem ser administrados por SE ou LMA, embora a dose deva ser bastante aumentada (até 10 a 20 jatos) para compensar a grande quantidade do medicamento que cobre a sonda nas vias aéreas e não atinge os pulmões. A asma aguda e o broncoespasmo melhoram com a suplementação de oxigênio. Em casos graves que não respondem aos beta-agonistas inalatórios, pode-se considerar a epinefrina intravenosa ou subcutânea como tratamento de resgate. Os efeitos adversos da epinefrina – em especial taquicardia e aumento da pressão arterial – limitam seu uso na doença das vias aéreas reativas. Deve ser usada com extrema cautela, quando muito, em pacientes com cardiopatia subjacente.

O tratamento do laringoespasmo difere do da asma ou do broncoespasmo. Como sobrevém em pacientes com níveis "mais leves" de anestesia, o aprofundamento desse nível ajuda a eliminar o reflexo protetor das vias aéreas e a relaxar as pregas vocais para permitir a passagem do ar. A ventilação com pressão positiva, em especial quando instituída precocemente no curso do laringoespasmo, com frequência é eficaz para "deter" o espasmo. Quando se suspeita que as secreções ou hemorragias na parte oral da faringe podem ser fatores contribuintes, um breve período de sucção com cânula tonsilar (de Yankauer) pode ser útil. É preciso ter cuidado para que isso não atrase a ventilação com pressão positiva, porém, e que a sucção não provoque mais reflexo de laringoespasmo. Se nem o aprofundamento da anestesia nem a ventilação com pressão positiva forem eficazes, o tratamento de escolha para o laringoespasmo é administração do agente bloqueador neuromuscular succinilcolina. A succinilcolina para o tratamento de laringoespasmo é administrada tipicamente em dose de 20-40 mg iniciais, com mais 20-30 mg administrados um ou dois minutos depois se a primeira dose for insuficiente.[14] Essa dose é menor que a "dose padrão de intubação" de succinilcolina, mas sempre que se administra uma agente paralisante, é mais seguro supor a ocorrência de paralisia completa, devendo o profissional estar preparado para fornecer ventilação assistida ao paciente até que o medicamento se dissipe e o paciente esteja ventilando normalmente sem assistência.

Aspiração

Aspiração refere-se à entrada de substâncias como sangue, saliva, conteúdo gástrico ou corpos estranhos nos pulmões, por inalação acidental. Ocorre por causa de redução ou ausência dos reflexos protetores das vias aéreas e é exacerbada pela diminuição do tônus gastroesofágico. Os pacientes com degeneração neuromuscular ou história de AVC têm maior risco, como os que são submetidos à sedação e anestesia geral. Outros fatores de risco são doenças gastroesofágica, como o RGE (refluxo gastroesofágico), hérnia de hiato ou acalasia, assim como história de cirurgia esofágica ou *bypass* gástrico.[15] O principal risco de aspiração é o do conteúdo gástrico, decorrente de complicações de pneumonia (a pneumonia química que danifica os pulmões com o baixo pH dos líquido gástricos e a presença de enzimas pépticas) ou síndrome do desconforto respiratório agudo (SDRA). A regurgitação passiva do conteúdo estomacal ou os vômitos ativos durante a anestesia podem levar à aspiração. Qualquer paciente que começa a ter ânsia de vômito ou vômitos durante um procedimento com anestesia deve ter a cabeça abaixada (posição de Trendelenburg) para evitar a aspiração para os pulmões, e o vômito deve ser removido com cuidado por sucção da boca e da parte oral da faringe. Os pacientes com aspiração suspeita ou declarada de vômito devem ser monitorados meticulosamente quanto ao estado respiratório, porque podem precisar de intubação eletiva e lavagem e sucção da árvore bronquial. O papel dos esteroides e dos antibióticos nesses pacientes tem sido questionado e não são administrados rotineiramente. Na ausência de sinais que indicam comprometimento respiratório, a conduta da aspiração é de espera e observação.

No caso de aspiração de corpo estranho, o cirurgião pode fazer uma tentativa cuidadosa de visualizar e remover o objeto, se possível. O laringoscópio e a pinça de MacGill são úteis nessa situação. Se o objeto não puder ser visualizado para a remoção, a respiração deve ser monitorada e assistida, conforme o necessário, e o paciente deve ser transferido para um hospital.

Período de Jejum Pré-operatório (Diretrizes de Jejum Absoluto)

Para reduzir o risco de aspiração, solicita-se um período de jejum pré-operatório para os pacientes que serão submetidos a procedimento com anestesia. A proibição comum é não comer nem beber nada depois da meia-noite do dia anterior à cirurgia, de modo que o paciente tenha o estômago completamente vazio para a realização do procedimento. Tem havido algum debate recentemente sobre as diretrizes de jejum pré-operatório, tanto no que se refere ao reconhecimento da necessidade de torná-lo mais confortável para o paciente quanto ao reconhecimento das diferenças individuais do esvaziamento gástrico, porque há situações em que os pacientes não apresentam estômago totalmente vazio, apesar de aderirem às diretrizes de jejum. Atualmente, a *American Society of Anesthesiologists* (ASA) recomenda alimentos sólidos "leves" até 6 horas antes e líquidos transparentes 2 a 3 horas antes da administração da anestesia. O objetivo é minimizar o risco de aspiração decorrente de estômago cheio, ao mesmo tempo em que se evita a desidratação e a hipoglicemia do jejum prolongado. Os pacientes diabéticos podem precisar de diretrizes individualizadas de jejum, porque são suscetíveis à hipoglicemia e também têm esvaziamento gástrico tardio causado pela gastroparesia. As crianças pequenas são outro grupo que requer considerações especiais ao se prescrever as diretrizes de jejum pós-operatório.

Eventos Vasculares Agudos

Os eventos vasculares agudos estão entre as complicações perioperatórias mais graves e incluem isquemia miocárdica, infarto do miocárdio (IM) e acidente vascular cerebral (AVC – derrame). Por causa da alta prevalência de doenças cardiovasculares e ateroscleróticas em adultos, as complicações dessa natureza devem ser previstas em qualquer plano de emergência em consultórios.

A isquemia miocárdica e o IM são os mais comuns no período pós-operatório[12] e podem ser relacionados ao procedimento cirúrgico, à anestesia ou a ambos. Em pacientes muito ansiosos, com história de doença cardíaca isquêmica, o período pré-operatório apresenta risco de angina aguda. Os fatores de risco de eventos vasculares agudos incluem história de cardiopatia ou doença vascular cerebral, tempo e invasividade da cirurgia e alterações significativas de frequência cardíaca, respiração, ou pressão arterial devidas aos agentes anestésicos ou à manipulação cirúrgica. Embora seja preciso evitar as flutuações profundas de frequência cardíaca, pressão arterial ou respiração em todos os pacientes, isso é essencial para os indivíduos com fatores de risco subjacentes de complicações coronarianas ou vasculares cerebrais agudas. Nesses pacientes, sinais vitais devem ser mantidos próximo aos valores basais para evitar a descompensação hemodinâmica.

A angina aguda é caracterizada por sensação de dor, aperto ou esmagamento na região subesternal do peito e pode ser acompanhada por dificuldade respiratória, ansiedade e diaforese. Pode ser difícil diferenciar a angina aguda de uma crise de pânico ou de RGE/gastrite aguda, a menos que o paciente tenha história de episódios de angina. A angina aguda deve ser tratada com a interrupção de qualquer procedimento estimulante, administração de dose sublingual de nitroglicerina, suplemento de oxigênio com máscara facial ou cânula nasal e monitoração contínua dos sinais vitais. Se a dor não passar completamente em 10 minutos, pode-se administrar uma segunda dose de nitroglicerina. Até três doses de nitroglicerina foram recomendadas para aliviar os sintomas de angina, mas o cirurgião deve considerar a história clínica do paciente e o nível de dor ao decidir quando chamar os serviços de emergência médica (SEM). Recomenda-se que o SEM seja notificado imediatamente e que os medicamentos e materiais de emergência estejam prontamente disponíveis (protocolo de suporte de vida cardiovascular avançado [AVCA]) em casos de dor torácica moderada a forte que dure 30 minutos ou mais, quando a dor piorar, se duas ou três doses de nitroglicerina não forem suficientes para proporcionar alívio e em qualquer paciente com instabilidade hemodinâmica.

Em situações em que se suspeita de IM, o paciente deve receber 325 mg de aspirina (é preferível que seja mastigada ou esmagada para acelerar a absorção), nitroglicerina sublingual e suplementação de oxigênio. Se houver disponibilidade de morfina, ela também deve ser administrada para o alívio da dor e porque causa vasodilatação periférica, que amplia o débito cardíaco. Os sinais vitais do paciente devem ser monitorados continuamente até que o SEM chegue, em especial ECG (as arritmias podem acompanhar a isquemia miocárdico e sinalizar parada cardíaca iminente) e pressão arterial. Se a situação do paciente deteriorar para parada cardíaca, o protocolo AVCA de ser iniciado sem demora. (Nota: agora se reconhece que as compressões torácicas adequadas e ininterruptas são essenciais nos esforços de ressuscitação. Se o paciente estiver na cadeira odontológica sem encosto duro e plano ou que não recline completamente, é preferível colocá-lo no chão para que as compressões vigorosas possam ser realizadas contra uma superfície firme.)

A conduta com um paciente com suspeita de AVC inclui notificação ao SEM e medidas de suporte. Deve-se administrar suplementação de oxigênio, monitorando-se os sinais vitais. Um breve exame neurológico pode distinguir complicações vasculares cerebrais verdadeiras de confusão ou desorientação que podem resultar dos agentes anestésicos. A aspirina não deve ser administrada a pacientes com suspeita de AVC, porque pode haver hemorragia intracerebral. Os pacientes que desenvolvem sinais de déficit neurocognitivo em presença de hipertensão grave (sistólica > 200, diastólica > 110 mmHg) devem ser tratados com medicamento para reduzir a pressão arterial. Dos agentes intravenosos, o labetalol (combinação de agentes alfa e betabloqueadores) é preferido para o tratamento da hipertensão aguda grave (ver seção sobre hipotensão e hipertensão).

Arritmias Cardíacas

As arritmias cardíacas podem surgir espontaneamente ou estar associadas a isquemia do miocárdio, depressão respiratória, transtornos metabólicos ou outros transtornos fisiológicos. Alguns agentes anestésicos podem causar ou contribuir para as arritmias, em especial nos indivíduos suscetíveis. As arritmias podem ser divididas com base na taxa, em taquiarritmias e bradiarritmias, ou com base na localização da geração do ritmo ectópico supraventricular com relação às arritmias ventriculares. Algumas anormalidades do ritmo cardíaco, como contrações ventriculares prematuras (CVP) e contrações atriais prematuras (CAP) são espontâneas em indivíduos sem outras afecções e não exigem intervenção. Da mesma forma, determinados casos de taquicardia (leve, associada à ansiedade) e bradicardia (devido ao tratamento crônico com betabloqueadores ou em atleta profissional) podem estar dentro de limites aceitáveis. Contudo, qualquer arritmia sintomática que acarrete risco de conversão para ritmo cardíaco mais perigoso ou que seja acompanhada por instabilidade hemodinâmica deve ser tratada de imediato. Se a arritmia for atribuível a uma perturbação fisiológica subjacente, devem-se envidar esforços para tratar esse problema. Caso contrário, as estratégias de conduta nas arritmias cardíacas incluem intervenções farmacológicas ou cardioversão/desfibrilação.

A taquicardia que se deve ao estresse, ansiedade ou dor, em geral responde ao aprofundamento da anestesia e analgesia adicional. A administração de bloqueadores beta-adrenérgicos pode ser considerada nos casos refratários. Os medicamentos beta-1 seletivos são preferidos para evitar broncoconstrição indesejável. O esmolol é um betabloqueador com início de ação rápido e curta duração. O metoprolol é outro medicamento beta-1 seletivo com maior duração de ação. Ambos são encontrados para uso intravenoso e podem ser titulados de acordo com o efeito desejado. Em geral, é melhor evitar os betabloqueadores em pacientes em estados de baixo débito cardíaco, como IM agudo ou exacerbação aguda de insuficiência cardíaca congestiva decorrente de efeitos inotrópicos negativos. Quando a taquicardia é secundária à hipotensão, hipovolemia ou febre, é preferível tratar o transtorno fisiológico subjacente.

Nos casos de taquicardia supraventricular paroxística, em geral, recomenda-se adenosina. As taquicardias supraventriculares que não respondem à farmacoterapia ou a taquicardia complexa (ventricular) devem ser tratadas com cardioversão sincronizada/não sincronizada (choque elétrico). A cardioversão também é preferida para a taquicardia associada à instabilidade hemodinâmica. Os ritmos cardíacos associados à parada cardíaca, isto é, fibrilação ventricular ou atividade elétrica sem pulso, devem ser tratados de acordo com os protocolos AVCA.

A bradicardia, definida como frequência cardíaca inferior a 60 batimentos por minuto (bpm), pode ocorrer em ritmo sinusal (bradicardia sinusal) ou em decorrência de bloqueio cardíaco (dissociação atrial-ventricular). Qualquer crise nova de bloqueio cardíaco é causa de avaliação por especialista (p. ex., o bloqueio cardíaco crônico pode ser uma afecção estável em pacientes com marcapasso). A bradicardia sinusal durante a anestesia ambulatorial pode ser um sinal de depressão do miocárdio e é preocupante. Pode ser tratada com atropina ou glicopirrolato (ambos vagolíticos) ou com fármacos simpaticomiméticos, como efedrina ou epinefrina.

Hipertensão e Hipotensão

Durante o curso do efeito do anestésico, podem ocorrer hipertensão e hipotensão. A hipertensão normalmente é associada à ansiedade do paciente, a estímulos dolorosos ou à anestesia muito leve. Pode também ser encontrada no paciente hipertenso que não toma o medicamento anti-hipertensivo regularmente no dia do procedimento cirúrgico. A hipertensão pode ser tratada com o aprofundamento da anestesia ou com o uso parcimonioso de medicamento anti-hipertensivo. O labetalol, a combinação de bloqueador alfa e beta-adrenérgico, é o preferido, mas os betabloqueadores seletivos, como o metoprolol, ou os agentes vasodilatadores, como a hidralazina, também podem ser usados. Em pacientes cuja pressão arterial basal é alta (acima de 120/80), é importante não reduzir a pressão muito rápido ou demais, para evitar a indução de redução do débito cardíaco.

A hipotensão também pode ser verificada no curso do efeito do anestésico. Vários medicamentos comuns, como o propofol, podem induzir redução transitória da pressão arterial, em particular quando aplicados por infusão rápida. Em um paciente jovem, sem cardiopatia subjacente, as reduções pequenas a moderadas da pressão arterial normalmente são bem-toleradas. Contudo, como a hipotensão também pode ser sinal de perda de volume ou de colapso cardiovascular iminente, deve ser monitorada de perto e tratada de modo agressivo quando indicado. Em pacientes pediátricos, em especial, é comum que a hipotensão preceda a parada cardíaca e é um sinal sentinela importante.[16] A redução da profundidade da anestesia, aumentando-se a velocidade da infusão de líquido IV ou a infusão rápida de líquidos IV são os primeiros passos adequados na conduta da hipotensão. Se esses passos não forem corretivos, pode-se administrar medicamento vasopressor, como a efedrina ou fenilefrina, enquanto se investigam os fatores causadores, como afecção subjacente, anafilaxia e reação alérgica ou aumento da estimulação vagal.

COMPLICAÇÕES GASTROINTESTINAIS

Náusea e vômitos

Náusea e vômitos pós-operatórios (NVPO) são citados com frequência como a complicação mais comum da anestesia, sendo o problema de que os pacientes mais se queixam. Muitos agentes usados em anestesia ambulatorial podem ocasionar náusea e vômitos, principalmente os gases halogenados (isoflurano, halotano, sevoflurano) e anticolinesterases. Os medicamentos narcóticos como morfina e fentanil também podem causar náusea e vômitos, como os barbituratos. Os benzodiazepínicos não têm sido citados como causa de NVPO, e o propofol têm propriedades antieméticas.

Além dos efeitos dos agentes anestésicos, existem vários fatores do paciente que sabidamente aumentam o risco de NVPO. Gênero feminino, obesidade, gastroparesia, história pregressa de NVPO e história de cinetose podem predispor a náusea e vômitos após a anestesia. A desidratação também pode ser um fator.

A prevenção de NVPO é importante, visto que é causa frequente de demora de alta depois de procedimentos com anestesia ambulatorial.[12] O tratamento de náusea e vômitos é mais difícil e menos bem-sucedido que os esforços profiláticos. Evitar a desidratação e hipoglicemia, mantendo um período razoável de jejum pré-operatório, e a administração de líquido IV durante a cirurgia beneficiam a maioria dos pacientes. Além disso, a triagem prospectiva dos pacientes para identificar os que têm risco de NVPO permite que o cirurgião considere métodos farmacológicos de profilaxia de náusea e vômitos. Existem vários medicamentos eficazes que podem ser administrados por via oral ou intravenosa antes do procedimento para evitar e tratar náuseas e vômitos (ver Tabela 1.4).

COMPLICAÇÕES ENDÓCRINAS

Hipoglicemia

A hipoglicemia é uma possível complicação da anestesia ambulatorial, sempre que se observa o período de jejum pré-operatório. Diabéticos, mulheres jovens magras e idosos têm risco mais alto, mas qualquer paciente pode ter sinais e sintomas de hipoglicemia. A minimização do período de jejum pré-operatório e a administração de líquidos IV (ou sua disponibilidade) podem ajudar a evitar a hipoglicemia. Além disso, o reconhecimento dos pacientes com risco (como os diabéticos) e a monitoração da glicemia por lancetamento do dedo é uma estratégia de conduta muito eficiente. A hipoglicemia pode apresentar sinais e sintomas inespecíficos, como tontura, taquicardia, hipotensão, sudorese, tremores ou náusea, mas pode ser facilmente diagnosticada com um simples medidor de glicose manual. A hipoglicemia é fácil de tratar com fonte de açúcar intravenosa ou oral. Nas situações de hipoglicemia sintomática grave, pode-se aplicar injeção de D50 (dextrose a 50%) ou de glucagon.

Tabela 1.4. Medicamentos antieméticos comuns.

Dolasetron	Antagonista do receptor S-HT3 (oral, IV)
Ondansetron	Antagonista do receptor S-HT3 (oral, IV)
Metoclopramida	Agente pró-motilidade (oral, IV, IM)
Proclorperazina	Derivados fenotiazínicos (oral, IV, IM, PR)
Trimetobenzamida	Age sobre a zona de gatilho do quimiorreceptor (IM, retal)
Escopolamina	Agente anticolinérgico (adesivo transdérmico)
Dexametasona	Adjunto (oral, IV, IM)

IV: intravenoso; IM: intramuscular; retal: supositório.

Crise Suprarrenal

A crise suprarrenal é uma complicação rara, porém grave, da supressão da liberação suprarrenal de cortisol e pode causar rapidamente colapso hemodinâmico se a deficiência de cortisol não for imediatamente diagnosticada e corrigida. Os fatores de risco de crise suprarrenal aguda incluem fatores do paciente e do procedimento. Os procedimentos cirúrgicos invasivos e que causam altos níveis de estresse fisiológico acarretam o maior risco. Os pacientes com risco mais alto de crise suprarrenal são os que têm história prolongada de complementação de corticosteroide exógena de dose moderada a alta, embora essa afecção tenha sido associada classicamente à doença de Addison (insuficiência adrenocortical primária). Como a maior parte dos procedimentos realizados em ambiente ambulatorial é minimamente invasiva e de curta duração, o risco de crise suprarrenal é baixo. Os pacientes devem ser triados quanto à história de doença de Addison ou uso de corticosteroide, e deve-se considerar a complementação de corticosteroide pré-operatório em todos os pacientes considerados em risco. De maneira aguda, a conduta na crise suprarrenal envolve administração intravenosa de cortisol e medidas de suporte.

COMPLICAÇÕES IMUNOLÓGICAS

Reações de Hipersensibilidade

A hipersensibilidade ou reações alérgicas são mais comuns na população geral e podem ser produzidas pela anestesia ambulatorial por uma variedade de substâncias comuns. Os pacientes com história de asma alérgica, atopia ou doença autoimune podem ter risco mais alto. As reações leves são urticária, rubor e prurido, enquanto as mais graves são caracterizadas por angioedema, chiado, náuseas e vômitos ou anafilaxia. A complicação mais comum é reação cutânea localizada, com frequência à fita adesiva que prende a linha IV, por exemplo. Alguns dos medicamentos usados em anestesia ambulatorial (propofol ou succinilcolina) foram implicadas em reações alérgicas, mas, em geral, são raras.[16] Da mesma forma, a alergia verdadeira a agentes anestésicos locais é bastante esporádica. A maioria das reações de hipersensibilidade é leve e tratada sintomaticamente. As reações mais graves que envolvem angioedema ou exantema cutâneo que cobre o corpo todo requer tratamento mais agressivo, como o uso de um anti-histamínico (p. ex., difenidramina) e possivelmente corticosteroides. O angioedema ou outra edemaciação facial alérgica aguda deve ser cuidadosamente monitorada quanto ao comprometimento das vias aéreas – sequela improvável, porém possível. A reação anafilática é uma emergência com risco de morte, que é tratada com epinefrina, corticosteroides, anti-histamínicos, agonistas beta-2 adrenérgicos inalatórios e ressuscitação cardiopulmonar, quando necessário.

COMPLICAÇÕES PSIQUIÁTRICAS E EMOCIONAIS

A ansiedade do paciente é a complicação emocional mais comum na anestesia ambulatorial, mas os pacientes também podem ter euforia, delírio, agitação ou alucinações. As crianças e os idosos têm risco mais alto e determinados medicamentos anestésicos, como a cetamina, foram associados à maior probabilidade de distúrbio emocional ou cognitivo. Esses tipos de complicação podem ser desgastantes para o paciente, mas, em geral, são autolimitados e leves. Prevenir que o paciente se machuque por causa da agitação ou do delírio é a meta primária da conduta e a supervisão rigorosa ainda é a melhor estratégia.

Muitos agentes anestésicos (em particular os benzodiazepínicos) produzem certo grau de amnésia. A amnésia com frequência é um efeito pretendido da anestesia e, portanto, não é uma complicação *per se*, mas o profissional deve estar alerta de que qualquer instrução ou informação dada ao paciente pode ser afetada por amnésia ou distorção cognitiva. Os pacientes podem não ser capazes de distinguir entre sonhos e eventos que realmente ocorreram durante a anestesia, o que leva a associações impróprias com a experiência anestésica. Não se conhece a frequência em que isso é uma complicação da anestesia ambulatorial, mas sempre que se aplicam medicamentos que alteram a consciência e a percepção do paciente, há risco de distorção cognitiva e emocional.

COMPLICAÇÕES RELACIONADAS AO POSICIONAMENTO DO PACIENTE

Em procedimento cirúrgico ambulatorial de duração limitada, o risco de lesão ao paciente por causa de posicionamento errado é relativamente pequeno. Em pacientes suscetíveis ou em procedimentos mais extensos, é prudente o cuidado especial com o posicionamento do paciente para evitar lesão musculoesquelética. A anestesia causa relaxamento do sistema musculoesquelético, que pode levar à hiperextensão das articulações. Ainda, a imobilidade prolongada do paciente pode contribuir com a estase venosa, o acúmulo de sangue periférico e a criação de pontos de pressão. Os pacientes idosos, os que têm história de lesões musculoesqueléticas ou artrite e os obesos têm maior risco de complicações relacionadas ao posicionamento do paciente. Os pacientes com síndrome de Marfan, de Ehlers-Danlos ou outros transtornos de hipermobilidade articular também correm riscos. Os pacientes com síndrome de Down (trissomia 21) têm maior amplitude de movimento nas vértebras cervicais e têm risco mais alto de deslocamento vertebral se a cabeça ou o pescoço ficarem hiperestendidos. Especificamente preocupante para os cirurgiões bucomaxilofaciais é a possibilidade de lesão da articulação temporomandibular (ATM) que pode ocorrer nos pacientes sedados por causa da abertura prolongada ou exagerada da boca durante a cirurgia. As principais medidas preventivas são colocar os pacientes em posições neutras, minimizar a extensão da cirurgia em indivíduos suscetíveis e garantir que a cadeira odontológica seja acolchoada e com tamanho próprio ao paciente.

COMPLICAÇÕES RELACIONADAS À COLOCAÇÃO DE ACESSO IV

As complicações relacionadas ao estabelecimento do acesso intravenoso são as mais comuns e problemáticas para o paciente. Dor, equimoses e infiltração no local da punção IV são as mais frequentes e podem ser tratadas sintomaticamente. As complicações mais sérias são flebite e tromboflebite no local da injeção e são associadas a determinados medicamentos (como diazepam intravenoso), em especial em pequenas veias ou em alta concentração. A flebite pode demorar várias semanas para se resolver completamente e pode requerer analgesia e anti-inflamatórios. Uma complicação rara, porém grave, é a injeção intra-arterial acidental de um medicamento, mais comumente um barbiturato, que resulta em dor extrema e necrose vascular. Com a técnica cuidadosa de estabelecimento de acesso IV e o uso de equipo completo, que permita a diluição adequada do medicamento, a incidência de complicações pode ser minimizada e ter impacto mensurável na satisfação do paciente e sua segurança.

COMPLICAÇÕES DA ANESTESIA EM PACIENTES PEDIÁTRICOS

As complicações da anestesia ambulatorial em populações pediátricas são semelhantes, de muitas maneiras, às encontradas nos adultos. As altas incidências de eventos adversos são relatadas em crianças com classificações ASA mais altas e as que têm menos de um mês de vida são particularmente propensas às complicações relacionadas à anestesia.[17] Para pacientes pediátricos e adultos, grande parte do risco de complicações da anestesia pode ser atribuída a estados patológicos subjacentes e fatores de risco cirúrgico. No entanto, há um elemento de risco adicional na população pediátrica devido à menor reserva fisiológica.

As crianças, longe de serem miniaturas dos adultos, são diferentes de maneiras anatômicas e fisiológicas fundamentais. Os sistemas cardíaco, hepático, renal e respiratório imaturos da criança significam que existem grandes diferenças nos efeitos e metabolismo dos fármacos e também na compensação cardíaca e respiratória. Algumas dessas diferenças são previsíveis, ao passo que outras, não. Em geral, a variabilidade interpacientes pode ser maior que nos adultos, requerendo mais cuidado na provisão de anestesia e complicando a titulação de agentes anestésicos comuns.

Já que as crianças são menores e têm menos peso que os adultos, as doses totais seguras dos agentes anestésicos serão menores. Devido à imaturidade das enzimas hepáticas ao nascimento, os lactentes não metabolizam os fármacos com tanta eficiência quanto os adultos, e a depuração (*clearance*) de muitos medicamentos pode ser expressivamente prolongada, considerando que a maioria dos indivíduos atinge função microssômica hepática total com cerca de um ano de vida.[12] Outros sistemas fisiológicos demoram mais tempo para amadurecer, em particular o cardiovascular e o respiratório.

As vias aéreas pediátricas caracterizam-se por posição mais cefálica da laringe, epiglote mais espessa e angulação das pregas vocais verdadeiras, o que pode dificultar ainda mais a visualização direta (ver Fig. 1.1).[16] Além disso, a parte mais estreita das vias aéreas pediátricas ocorre no nível das cartilagens cricóideas,

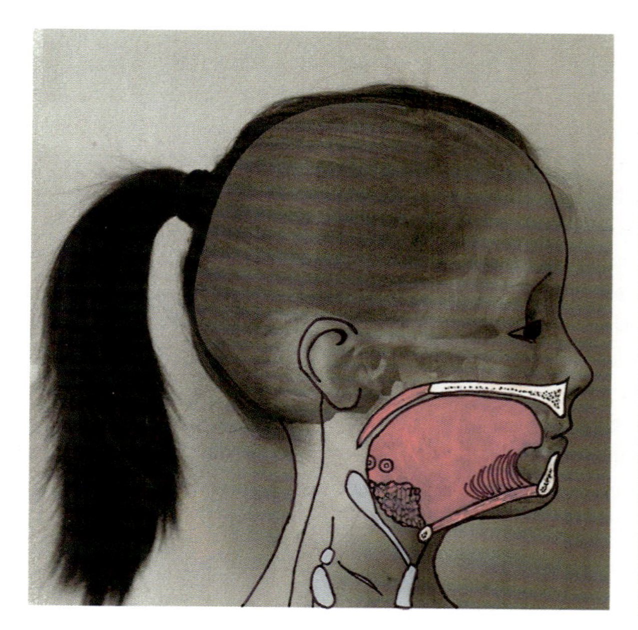

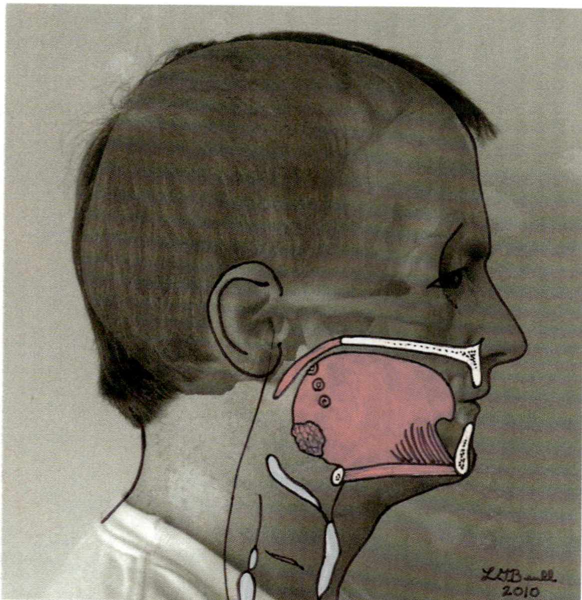

Fig. 1.1. Em comparação com as vias aéreas dos adultos, as pediátricas demonstram posição mais cefálica das pregas vocais, epiglote mais larga e angulada, e língua e tecido linfoide relativamente maiores (inclusive a tonsila lingual) e cartilagem cricóidea mais estreita e com forma afunilada.

logo abaixo das pregas vocais; ao contrário, a porção mais estreita das vias aéreas dos adultos é tipicamente a glote propriamente dita. A parede torácica e as vias aéreas superiores do lactente e das crianças pequenas são mais complacentes, de modo que o colapso das vias aéreas é mais fácil e leva à obstrução das vias aéreas.[16] As crianças não só são mais propensas à obstrução das vias aéreas, como também sua demanda de oxigênio e metabólica as tornam mais sensíveis à hipóxia. A parada respiratória pode levar rapidamente à parada cardíaca, caso não seja tratada imediatamente.

O sistema cardiovascular pediátrico também é diferente em relação ao dos adultos. Nas crianças, o débito cardíaco é mantido principalmente pela frequência cardíaca, em vez de pela resistência vascular sistêmica. A queda repentina ou sustentada da frequência cardíaca pode precipitar diminuição séria da pressão arterial e do débito cardíaco em crianças, em decorrência da falta relativa de compensação por meio do aumento da resistência vascular periférica. Na prática, isso significa que a maioria das paradas cardíacas em crianças é precedida por bradicardia.

As crianças também têm maior área de superfície corporal com relação a sua massa e são mais suscetíveis que os adultos à hipotermia e insensíveis às perdas de líquido. Podem ser mais propensas à hipoglicemia e desidratação e menos capazes de tolerar o jejum pré-operatório prolongado.

Com frequência, as crianças são menos capazes de se comunicar com eficiência, cooperam menos e são mais propensas a ansiedade e explosões emocionais. A maior labilidade emocional de algumas crianças pode torná-las mais difíceis de tratar no pré-operatório e podem complicar e prolongar o período de recuperação pós-operatória. A idade e o nível previsto de cooperação de determinadas crianças em geral ditam o plano anestésico e, às vezes, é preciso usar pré-medicamento oral antes do procedimento planejado.

A gama de complicações que pode ocorrer em pacientes pediátricos durante a anestesia ambulatorial é a mesma dos adultos, embora nem todas as complicações ocorram com frequência semelhante. Nas crianças, as complicações respiratórias estão entre os efeitos adversos graves mais relatados. A taxa geral de eventos adversos é maior nas crianças do que nos adultos, variando de 1,45% a 6% em diferentes estudos.[11,18,19]

Complicações Respiratórias Pediátricas

As complicações respiratórias na população pediátrica são o evento adverso mais frequente e sua natureza em geral é leve, respondendo bem à suplementação de oxigênio ou ao reposicionamento da cabeça. A complicação mais comum em crianças é a depressão respiratória com dessaturação de oxigênio e varia de menos de 1 a 11% dos indivíduos, dependendo do estudo.[19] A depressão respiratória com dessaturação mais frequente é observada com as combinações de medicamentos intravenosos, em especial de narcóticos e benzodiazepínicos ou narcóticos e propofol.[19] Em um estudo publicado recentemente pelo *Pediatric Sedation Research Consortium* sobre o uso de sedação/anestesia com propofol para procedimentos ambulatoriais, o número de complicações respiratórias superou o de outras complicações de maneira expressiva e incluiu os seguintes eventos específicos, em ordem decrescente de frequência: dessaturação inferior a 90% por mais de 30 segundos; obstrução das vias aéreas; tosse; secreção excessiva; apneia e laringoespasmo.[18] Os autores do estudo identificaram 65 anestésicos com complicações de eventos respiratórios, e 70 que exigiram intervenções nas vias aéreas, inclusive colocação de via aérea oral ou nasal, ventilação com pressão positiva ou intubação endotraqueal.[18] Um estudo de Kakavouli et al. relata incidência geral de complicações respiratórias intraoperatórias de 13%, com laringoespasmo e broncoespasmo identificados como os eventos adversos mais comuns.[17] Dois estudos sobre parada cardíaca perioperatória em crianças citam eventos respiratórios[6] e eventos relacionados às vias aéreas[2] como as principais causas de parada cardíaca atribuível à anestesia. Cravero relata dois casos de parada cardíaca em crianças, um decorrente de laringoespasmo e hipóxia profunda e o segundo que resultou de episódio apneico e bradicardia.[18] Esses casos enfatizam que a parada cardíaca em crianças é, com frequência, precedida de parada respiratória, ao passo que nos adultos, em geral, é parada cardíaca decorrente de IM ou arritmia.

Complicações Cardiovascular Pediátricas

As crianças normalmente não têm hipertensão sistêmica, doença coronariana, insuficiência cardíaca congestiva, como os pacientes adultos. Embora sempre exista a possibilidade de cardiopatia congênita não diagnosticada, a maioria das crianças que recebe anestesia ambulatorial não tem doença cardíaca. Independentemente disso, as complicações cardíacas ocorrem na população pediátrica, ainda que em taxas muito inferiores. No estudo de Kakavouli et al., as complicações cardíacas são responsáveis por 8,6% de todas as complicações.[17] Cravero et al. relataram uma taxa de complicações cardíacas (definidas como alteração superior a 30% de frequência cardíaca, pressão arterial ou frequência respiratória) de 60,8 eventos em 10.000 casos de anestesia.[18] A parada cardíaca, embora rara, ocorre em crianças submetidas à anestesia e tem incidência relatada entre 4,95 em 10.000[2] e 22,9 em 10.000.[6] Embora a maioria das causas de parada cardíaca relacionadas à anestesia seja devida a complicações respiratórias, o restante pode ser atribuído à bradicardia ou depressão cardíaca induzida pelo anestésico (agentes halogenados inalatórios).

Outras Complicações Pediátricas

Em muitos outros aspectos, as complicações da anestesia que podem ocorrer em crianças são semelhantes às que ocorrem em adultos. A taxa de aspiração (entre 1 e 4 em 10.000 casos) é semelhante em adultos e crianças, assim como a taxa de náuseas e vômitos pós-operatórios, embora as crianças possam ter maior emese com determinados medicamentos, como a cetamina. As crianças podem apresentar reação paradoxal e ficar estimuladas ou excitadas quando recebem sedativos hipnóticos. Além disso, podem ser propensas a agitação, delírio ou alucinações ao emergir da anestesia. Estudos clínicos estimaram que a incidência de agitação, pesadelos e/ou problemas comportamentais depois do procedimento em crianças que receberam cetamina é entre 4 e 17%.[18] A cetamina também é associada a taxas superiores de náuseas e vômitos pós-operatórios (6-12%).[19] A combinação de midazolam e cetamina parece reduzir a incidência de emese, mas não a de agitação pós-operatória.[19]

PREVENÇÃO E CONDUTA NAS COMPLICAÇÕES PEDIÁTRICAS DA ANESTESIA

A triagem pré-operatória do paciente pediátrico é mais simples, porque a maioria não tem complicações na história médica. Raramente exames laboratoriais são indicados nesses pacientes. É de interesse especial a história clínica de asma ou infecção recente das vias aéreas superiores, porque essas duas afecções podem predispor a complicações respiratórias durante a anestesia. As infecções do trato respiratório superior são notavelmente comuns em crianças pequenas e em idade escolar, e constatou-se que os efeitos adversos nas vias aéreas persistem por várias semanas após a resolução dos sintomas agudos.[16] Os pais devem ser perguntados sobre tosse, dor de garganta ou coriza, e o procedimento deve ser adiado se houver qualquer dúvida sobre o estado da criança.

A conduta nas complicações da anestesia em crianças é semelhante à dos adultos, com algumas diferenças. O protocolo de suporte de vida avançado pediátrico (AVAP) espelha-se no protocolo AVCA dos adultos, com exceção de que as diretrizes do AVAP recomendam o início das compressões torácicas em crianças com bradicardia expressiva (< 60 bpm) e sinais de hipoperfusão. As máscaras faciais de oxigênio (máscaras Ambu), as sondas endotraqueais, os laringoscópios, dispositivos para vias aéreas orais e nasais e as máscaras laríngeas com tamanho apropriado devem estar disponíveis para os pacientes pediátricos. A criança amedrontada pode cooperar menos e se machucar acidentalmente em vários estágios da anestesia ambulatorial. Pode ser preciso ter mais membros na equipe durante os procedimentos com anestesia ambulatorial para acalmar e distrair a crianças no início do procedimento e ajudar durante a recuperação.

A monitoração pós-operatória do paciente pediátrico é semelhante à dos adultos. As crianças beneficiam-se com a presença imediata de um dos pais ou cuidadores e é preciso envidar todos os esforços para que os pais estejam presentes na área de recuperação pós-operatória, logo após o procedimento. A presença de um dos pais ou familiares ajuda a acalmar a criança ansiosa e pode ajudar na resolução de agitação pós-operatória induzida pelo medicamento.

Em conclusão, a anestesia em ambiente ambulatorial para procedimentos cirúrgicos bucomaxilofaciais tem um histórico admirável de segurança, e os avanços recentes nesse campo aumentaram sua segurança e confiabilidade. As complicações, ainda que raras, ocorrem durante a anestesia ambulatorial, mas com conhecimento e preparo adequado, muitos eventos adversos graves podem ser evitados ou tratados com eficácia.

LEITURAS SUGERIDAS

1. D'Eramo EM. 1999. "Mortality and morbidity with outpatient anesthesia: The Massachusetts experience." *Journal of Oral and Maxillofacial Surgery* 57: 531–536.
2. Ahmed A, Ali M, and Khan M. 2009. "Perioperative cardiac arrests in children at a university teaching hospital of a developing country over 15 years." *Pediatric Anesthesia* 19: 581–586.
3. Chung F, Mezei G, and Tong D. 1999. "Preexisting medical conditions as predictors of adverse events in day-case surgery." *British Journal of Anaesth* 83: 262–270.
4. Setzer N, and Saade E. 2007. "Childhood obesity and anesthetic morbidity." *Pediatric Anesthesia* 17: 321–326.
5. Altermatt FR, Munoz HR, Delfino AE, et al. 2005. "Pre-oxygenation in the obese patient: Effects of position on tolerance to apnoea." *British Journal of Anaesthesia* 95: 706–709.
6. Gobbo Braz L, Braz JR, Módolo NS, do Nascimento P, Brushi BA, Raquel de Carvalho L. 2006. "Perioperative cardiac arrest and its mortality in children. A 9-year survey in a Brazilian tertiary teaching hospital." *Pediatric Anesthesia* 16: 860–866.
7. Borkowski RG. 2006. "Ambulatory anesthesia: Preventing perioperative and postoperative complications." *Cleveland Clinic Journal of Medicine* 73(Suppl 1): S57–S61.
8. Michota FA., Jr. 2006. "The preoperative evaluation and use of laboratory testing." *Cleveland Clinic Journal of Medicine* 73: S4–S7.
9. Arozullah AM, Khuri SF, Henderson WG, and Daley J. 2001. "Participants in the National Veterans Affairs Surgical Quality Improvement Program. Development and validation of a multi-factorial risk index for predicting postoperative pneumonia after major noncardiac surgery." *Annals of Internal Medicine* 135: 847–857.
10. Fleisher LA, Beckman JA, Brown KA, et al. 2008. "ACC/AHA 2007 guidelines on perioperative cardiovascular evaluation and care for noncardiac surgery: Executive summary." *Anesthesia & Analgesia* 106(3): 685–712.
11. Fecho K, Moore CG, Lunney AT, Rock P, Norfleet EA, Boysen PG. 2008. "Anesthesia-related perioperative adverse events during in-patient and out-patient procedures." *International Journal of Health Care Quality Assurance* 21(4): 396–412.
12. Dunn PF. 2007. *Clinical Anesthesia Procedures of the Massachusetts General Hospital,* 7th ed. Philadelphia: Lippincott Williams & Wilkins.
13. Martin G, Glass PS, Breslin DS, MacLeod DB, Sanderson IC, Lubarsky DA, Reves JG, Gan TJ. 2003. "A study of anesthetic drug utilization in different age groups." *Journal of Clinical Anesthesia* 15: 194–200.
14. American Association of Oral and Maxillofacial Surgeons. 2006. *Office Anesthesia Evaluation Manual,* 7th ed. Rosemont, IL: AAOMS.
15. Sakai T, Planinsic RM, Quinlan JJ, Handley LJ, Kim TY, Hilmi IA. 2006. "The incidence and outcome of perioperative pulmonary aspiration in a university hospital: A 4-year retrospective analysis." *Anesthesia & Analgesia* 103: 941–947.
16. Miller RD, Eriksson LI, Fleisher LA., et al. 2009. *Miller's Anesthesia,* 7th ed. Philadelphia, PA: Churchill Livingstone.
17. Kakavouli A, Li G, Carson MP, et al. 2009. "Intraoperative reported adverse events in children." *Pediatric Anesthesia* 19: 732–739.
18. Cravero JP, Beach ML, Blike GT, et al. 2009. "The incidence and nature of adverse events during pediatric sedation/anesthesia with propofol for procedures outside the operating room: A report from the Pediatric Sedation Research Consortium." *Anesthesia & Analgesia* 108(3): 795–804.
19. Mace SE, Barata IA, Cravero JP, et al. 2004. "Clinical policy: Evidence-based approach to pharmacologic agents used in pediatric sedation and analgesia in the emergency department." *Annals of Emergency Medicine* 44(4): 342–377.

2

Cirurgia do Terceiro Molar

Thomas Schlieve, DDS
Antonia Kolokythas, DDS, MS
Michael Miloro, DMD, MD, FACS

INTRODUÇÃO

Qualquer dente que não irromper na arcada no período esperado e que não se espera que irrompa, é, por definição, um dente incluso. O não irrompimento oportuno de um dente na arcada deve-se a vários fatores, como apinhamento decorrente de comprimento impróprio da arcada (discrepância de Bolton), amadurecimento atrasado do terceiro molar, dentes adjacentes mal posicionados, doença associada (cistos odontogênicos e tumores), traumatismo, cirurgia prévia, osso subjacente denso (posicionamento lateral) ou problemas com tecidos moles e sistêmicos (síndromes). Os terceiros molares inferiores e superiores são os dentes inclusos mais comuns, seguidos pelos caninos superiores e pré-molares inferiores. Não é surpresa que a extração dos terceiros molares, comumente inclusos, seja o procedimento mais realizado no dia a dia dos cirurgiões bucomaxilofaciais.

As indicações e o tempo de extração dos dentes inclusos, especificamente os terceiros molares, são estabelecidas pelos parâmetros de conduta da *American Association of Oral and Maxillofacial Surgeons* (AAOMS, Associação estadunidense de cirurgiões bucomaxilofaciais) e não são apresentados aqui. As taxas de complicação da extração de terceiros molares inclusos variam de 4,6% a 30,9%, com média de aproximadamente 10%.[1-6] A incidência dessas complicações varia com a experiência do cirurgião, idade do paciente e profundidade da inclusão. Sabe-se que vários fatores aumentam o risco de complicações, a saber idade, gênero feminino, presença de pericoronite, má higiene bucal, tabagismo, profundidade da inclusão e falta de experiência do cirurgião.[2,5,6] O objetivo deste capítulo é proporcionar uma revisão abrangente das complicações peri e pós-operatórias comuns e raras associadas à cirurgia do terceiro molar incluso e seu tratamento.

OSTEÍTE ALVEOLAR

A osteíte alveolar (OA) ou "alvéolo seco" é um diagnóstico clínico com incidência entre 1% e 37%.[1,4-6,7] Esse amplo intervalo pode ser melhor explicado pelas variadas definições da OA. Alguns estudos definem OA como dor que requer que o paciente volte ao consultório do cirurgião, enquanto outros a definem como simplesmente baseado no diagnóstico clínico de OA. Além disso, alguns estudos relatam apenas os dentes que precisaram de extração cirúrgica ou de vários protocolos cirúrgicos.[5-8] A incidência média de OA nos consultórios particulares, baseada em pesquisa dos membros da AAOMS, foi 6,5%.[6] Os fatores que contribuem para o desenvolvimento da OA são uso de anticoncepcionais orais, tabagismo, aumento da

Management of Complications in Oral and Maxillofacial Surgery, First Edition. Edited by Michael Miloro, Antonia Kolokythas.

idade, gênero feminino, presença de pericoronite, tempo de cirurgia, traumatismo cirúrgico e estado clínico comprometido.[6-8]

A OA em geral é descrita como perda, lise ou colapso de um coágulo sanguíneo totalmente formado antes do amadurecimento para tecido de granulação. Os pacientes apresentam grande quantidade de sintomas e sinais por cerca de 3 a 5 dias após a extração. As queixas mais comuns são dor, mau cheiro e odor nauseabundo que não respondem aos analgésicos orais e, com frequência, não deixam o paciente dormir à noite. Clinicamente, pode estar presente um coágulo cinza-amarronzado ou pode haver ausência completa de coágulo organizado no alvéolo da extração. Os resíduos alimentares podem ou não estar presentes e o tecido circundante pode ser eritematoso e edematoso. O local é extremamente sensível e, em geral, os pacientes têm dor reflexa em outras áreas da cabeça e do pescoço, inclusive ouvido, olhos ou regiões temporal e frontal.

A incidência de OA pode ser efetivamente reduzida por uma série de intervenções que se concentram na diminuição das contagens bacterianas no local cirúrgico. A irrigação pré-cirúrgica de gluconato de clorexidina a 0,12% com ou sem bochechos pós-operatórios mostrou ser benéfica para diminuir a incidência de OA.[7-9] Há relatos de que a irrigação copiosa e a lavagem do local cirúrgico com solução salina normal reduzem a OA. Em um estudo, o bochechos pré e pós-operatório com clorexidina, "Cepacol" e solução salina normal foi eficiente. Outros não demonstraram diferença significativa entre lavagem pulsátil e irrigação manual com seringa. Os antibióticos intra-alveolares, especificamente tetraciclina, lincomicina ou clindamicina também podem diminuir a incidência de OA.[8] Não se demonstrou consistentemente que os antibióticos pós-operatórios influenciam no desenvolvimento da OA e as evidências que apoiam os antibióticos sistêmicos pré ou intraoperatórios é controversa.[3,7,8] A maioria dos estudos não demonstra diferença significativa. No geral, a boa técnica cirúrgica com trauma mínimo, irrigação copiosa e uso de enxágues de clorexidina ou antibióticos tópicos demonstraram-se promissores para reduzir a OA.

A meta do tratamento da OA é aliviar a dor até o amadurecimento adequado do alvéolo em cicatrização. A maioria dos esquemas de tratamento se concentra na irrigação suave com ou sem desbridamento mecânico e colocação de curativos suavizantes. Curiosamente, há pouca evidência que apoie o uso de determinados curativos ou medicamentos em relação a outros. Em geral, a gaze com iodofórmio e eugenol é usada para "comprimir" o alvéolo e essa compressão é mudada todos os dias ou em dias alternados.[4,8] O eugenol é membro da classe dos fenilpropanoides de compostos químicos e é benéfico porque inibe a transmissão neural e a neurotoxicidade. O iodofórmio é um composto organoiodo com propriedades antibacterianas e é usado desde o início do século XX com curativo antisséptico para feridas. A maioria das pastas ou curativos encontrados no comércio para alvéolo seco inclui eugenol combinado com vários outros medicamentos, como guaiacol, clorobutanol, bálsamo-do-peru e butambeno. O uso de gelatina absorvível (Gelfoam) como curativo transportador ou suavizados também foi relatado. Os pacientes devem ter acompanhamento regular para garantir a eliminação de sintomas e ao se usar compactação com iodofórmio, para mudar ou remover o curativo. É importante evitar o uso de eugenol e outras substâncias químicas neurotóxicas quando há exposição do nervo alveolar inferior ou lingual. O uso de antibióticos sistêmicos não é recomendado para tratar a OA.[8] Classicamente, os sintomas resolvem-se em 3 a 5 dias; contudo, em alguns pacientes, pode demorar até 14 dias para a resolução completa.[4,8] Em resumo, a OA é uma das complicações mais comuns da cirurgia do terceiro molar. Sua incidência pode ser reduzida por meio de modalidade combinada de bochechos pré-operatórios e/ou aplicação de antibiótico local, e o tratamento é direto.

INFECÇÃO

As taxas de infecção da ferida cirúrgica decorrente da extração variam de 0,8% a 4,2%, e envolvem quase exclusivamente os terceiros molares inferiores.[1-6,10,11] De acordo com a maior parte da literatura sobre cirurgia geral e doenças infecciosas, todo procedimento cirúrgico dentro da parte oral da faringe é considerado uma ferida limpa-contaminada, ou seja, de Classe II, e acarreta risco inferior a 10% de infecção do local cirúrgico (ILC). Quando se observa inflamação sem purulência, como na pericoronite, a ferida é qualificada como contaminada ou de Classe III e acarreta taxa de ILC de 200/0. A presença de purulência ou tecido necrótico na ocasião da cirurgia resulta em 40% de risco de ILC. Existem dados da Classe I que apoiam o uso de profilaxia antibiótica pré-operatória para feridas limpas-contaminadas; contudo, não há dados que apoiem a administração continuada de antibiótico além das primeiras 24 horas após a cirurgia.[12-14] Em relação à cirurgia do terceiro molar, 50% das infecções são subperiósteas localizadas do tipo abscesso, que ocorrem cerca de 2 a 4 semanas após a cirurgia.[10] Esse tipo de infecção é atribuído aos resíduos deixados sob o retalho mucoperiósteo criado cirurgicamente e provavelmente não será evitada com o uso de profilaxia com antibióticos. O restante dos casos de ILC do terceiro molar raramente tem gravidade suficiente que exija outra cirurgia ou mais antibióticos. A ILC na primeira semana pós-operatória ocorre em apenas 0,5% a 1,0% das vezes.[10,11,15]

O risco de desenvolvimento de ILC associada à extração dos terceiros molares aumenta com o grau de inclusão, a necessidade de remoção de retirada de osso ou de corte do dente, com a presença de gengivite, doença periodontal e/ou pericoronite, experiência do cirurgião, aumento da idade e uso de antibiótico. O benefício da administração sistêmica de antibióticos para a incidência de ILC relacionada às extrações de terceiro molar é questionável e, no momento, ela não é recomendada, porque a incidência de complicações por administração de antibióticos é maior que a incidência de ILC: 11% e 0,8% para 4,2%, respectivamente.[10,11,15] Também é improvável que os antibióticos sistêmicos perioperatórios tenham algum benefício nas infecções tardias do tipo subperióstea devido à natureza dessas infecções, como já se descreveu.[10]

Os sinais de ILC variam de inchaço e eritema localizado a flutuação e trismo ou manifestações sistêmicas com febre, desidratação, etc.[10] O tratamento da ILC na cirurgia de terceiro molar envolve incisão cirúrgica e drenagem, além de administração de antibióticos sistêmicos. A penicilina é usada com frequência, porque a maioria das infecções é causada por microbiota mista de microrganismos sendo os estreptococos anaeróbios e Gram-positivos os mais comuns. A amoxicilina tem espectro de atividade ligeiramente maior e metronidazol pode ser acrescentado para cobrir os organismos anaeróbios. Para os pacientes alérgicos à penicilina, a clindamicina é uma boa escolha de antibiótico e pode também ser usada quando se deseja cobertura de aeróbios e anaeróbios. Frequentemente, os pacientes apresentam abscesso vestibular, no corpo da mandíbula ou subperiósteo localizado. Uma ocorrência rara é a disseminação da infecção ao longo dos planos de tecido fascial e comprometimento de diversos espaços possíveis. Essa situação requer drenagem cirúrgica, antibióticos IV e acompanhamento rigoroso, porque a progressão para os espaços parafaríngeos, submandibulares e retrofaríngeos pode levar à constrição das vias aéreas e até a formação de abscesso mediastínico com possibilidade de resultado fatal.[10,15]

SANGRAMENTO/HEMORRAGIA

A incidência de sangramento clinicamente significativa como resultado de cirurgia de terceiro molar varia de 0,2% a 5,8%.[4-6] De acordo com o AAOMS *Age-Related Third Molar Study* (estudo do terceiro molar relacionado com a idade da AAOMS), cerca de 0,7% ocorrem no intraoperatório e 0,1%, no pós-operatório.[1] O sangramento ou hemorragia expressiva é associado, com mais frequência, à cirurgia do terceiro molar inferior (80%), em comparação com a cirurgia do terceiro molar superior (20%).[16] Os fatores de risco específico são idade avançada, inclusões angulares distais e inclusões profundas.[6] O sangramento intraoperatório profuso é ocorrência rara e em geral é atribuído à má formação arteriovenosa (MAV).[16] Como tal, o exame do local cirúrgico em busca de manchas gengivais, vibração palpável ou ruído é necessário. Os exames por imagem podem demonstrar radiotransparência multilocular na área de MAV próxima do terceiro molar (Fig. 2.1). Nesses pacientes, a angiografia é essencial para confirmar o diagnóstico, e o tratamento com embolização em geral é necessário.

O transtorno hemorrágico hereditário mais comum, doença de von Willebrand, afeta cerca de 1% dos indivíduos. A hemofilia A ou B está presente para 1 em cada 5.000 nascimentos com vida. Dependendo da idade e do gênero do paciente, o primeiro procedimento cirúrgico a que o paciente é submetido pode ser a extração do terceiro molar, porque as formas leve a moderada de determinadas coagulopatias podem não ser diagnosticadas. Os pacientes com coagulopatia adquirida ou congênita requer mais exames antes da cirurgia. Dependendo da afecção específica, podem ser necessários exames laboratoriais recentes, terapia de reposição de fatores, consultas hematológicas ou cirurgia com internação hospitalar.

O tratamento antitrombótico com medicamentos como warfarina, tienopiridinas ou aspirina comumente é encontrado entre pacientes que precisam de extração. A warfarina e o clopidogrel são classificados entre os 100 medicamentos mais prescritos nos Estados Unidos; uma estimativa de 25% dos indivíduos com idade superior a 75 anos atualmente usa warfarina e, de acordo com a FDA, mais de 100 bilhões de aspirinas são consumidas por ano. A literatura atual não recomenda a suspensão desses medicamentos para a exodontia. O risco de evento trombótico supera o benefício de interromper a medicação. Nos pacientes que usam warfarina, o CIN (Coeficiente Internacional Normatizado) pré-operatório pode ser valioso. Segundo Potoski, o valor 4,0 é aceitável para procedimentos cirúrgicos menores, 3,0 é bom se houver ingestão de clopidogrel, aspirina ou outro medicamento antiplaquetário e 2,5 para cirurgia maior.[16]

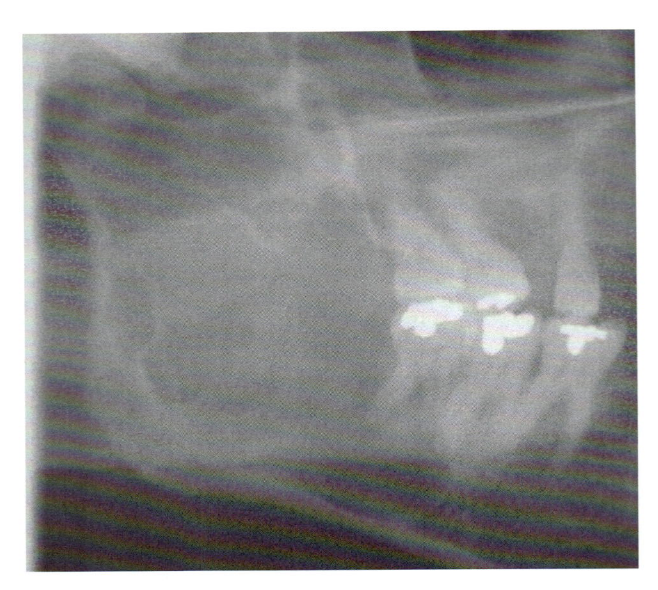

Fig. 2.1. Radiografia panorâmica demonstrando radiotransparência multilocular de má formação arteriovenosa (MAV) associada ao terceiro molar.

O tratamento de sangramento ou hemorragia começa com medidas locais, pressão com gaze e compressão. O sangramento intraoperatório dos tecidos moles em geral pode ser controlado com cautério, tendo-se o cuidado de evitar qualquer estrutura neurovascular. O sangramento ósseo ou nos alvéolos de extração podem ser controlados por várias medidas. Agentes hemostáticos intra-alveolares, como Gelfoam, Surgicel, Avitene, Collaplug, Collatape, trombina, Tisseel ou cera óssea podem ser usados sozinhos ou em várias combinações. A sutura reforçada e o fechamento primário da ferida também ajudam a hemostasia e a contenção dos vários agentes hemostáticos. O bochecho com antifibrinolítico, como Amicar® (ácido épsilon-aminocaproico) ou Cyclokapron® (ácido tranexâmico) pode auxiliar a manutenção de coágulo organizado.[16]

No caso de sangramento pós-operatório organizado, o paciente deve ser instruído para remover coágulos soltos e para morder firme e continuamente sobre uma compressa de gaze por 30 minutos. Se isso não tiver êxito, a exploração e o desbridamento da ferida devem ser realizados sob anestesia local sem vasoconstritor para permitir o diagnóstico da causa do sangramento. O tecido de granulação deve ser removido, assim como as bordas ósseas agudas, colocando-se agentes hemostáticos dentro do alvéolo para auxiliar o controle do sangramento. Como ocorre com o sangramento intraoperatório, a sutura reforçada e o fechamento primário da ferida podem ajudar na hemostasia e contenção dos vários agentes hemostáticos.

FRATURA MANDIBULAR

A fratura mandibular depois de cirurgia do terceiro molar é ocorrência rara e associada com mais frequência com terceiros molares profundamente inclusos em pacientes com mais de 40 anos de idade.[17] A incidência relatada de fratura mandibular intra e pós-operatória varia de 0,00490 a 0,00003%, sendo que o tempo médio até a fratura varia de 6,6 a 14 dias depois da cirurgia, de acordo com estudos de Iizuka e Krimmel respectivamente.[18,19] Há relatos de fraturas até 28 dias depois da cirurgia e não há relato delas 6 semanas após a cirurgia.[18,19] Esse intervalo correlaciona-se com o aumento das forças mastigatórias decorrentes da redução do trismo, da dor e do edema. Libersa, em sua revisão de 37 fraturas em 750.000 exodontias, constatou que 8 em 10 fraturas ocorreram em homens e seis delas, durante a mastigação.[17] Os fatores de risco de fratura incluem idade superior a 40 anos, gênero masculino, atrofia avançada, doença associada, como cistos ou tumores, osteoporose, dentição completa e bruxismo.[17-19] A região do ângulo da mandíbula tem risco especial de fratura por causa da área transversal relativamente diminuída. O terceiro molar totalmente desenvolvido e profundamente incluso pode ocupar uma porção significativa dessa área transversal, deixando pouco apoio depois da extração cirúrgica.[18] A fratura mandibular intraoperatória é quase exclusivamente

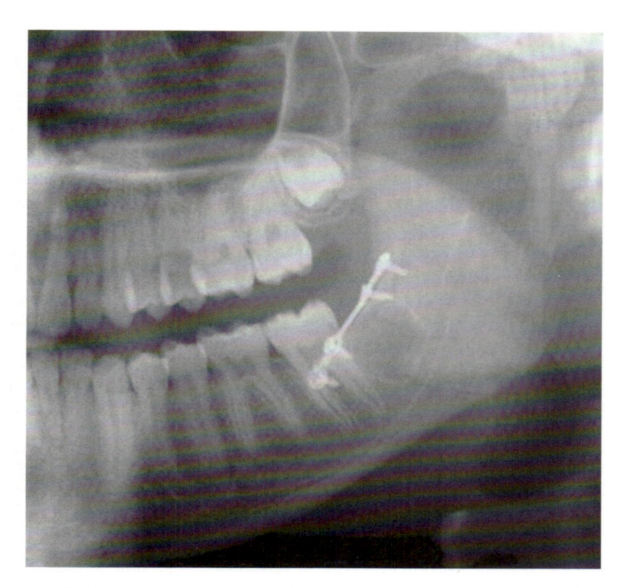

Fig. 2.2. Radiografia panorâmica mostrando redução a céu aberto e fixação da fratura mandibular depois de extração do terceiro molar.

devida à aplicação de força excessiva durante a cirurgia do terceiro molar. Com frequência, ocorre durante o uso de elevadores dentais em combinação com a aplicação de pressão forte além da necessária para extrair o dente.[4] Nos pacientes com mais de 40 anos de idade que apresentam inclusão óssea parcial (perda da crista oblíqua externa) e fatores de risco, mesmo pouca força pode causar fratura.[17]

Se a fratura ocorrer durante ou depois da cirurgia do terceiro molar, deve ser tratada imediatamente. A redução a céu aberto e a fixação interna podem ser facilmente conseguidas nessa região usando a técnica de Champy, com placa de banda de tensão (Fig. 2.2). Alternativamente, a redução fechada com fixação intermaxilar pode ser apropriada em certos casos. Independentemente da técnica, a complicação deve ser comunicada ao paciente e/ou responsável e o tratamento iniciado.

FÍSTULA BUCOANTRAL

A extração dos molares superiores pode levar à comunicação entre o seio maxilar e a cavidade bucal. Se sua comunicação não cicatrizar, ou se for tratada de modo impróprio, pode levar ao desenvolvimento de fístula bucoantral (FBA). A incidência de fístula bucoantral por extração do terceiro molar varia de 0,08 a 0,25%; contudo, os casos documentados podem representar menos que o número real de casos decorrentes da natureza autolimitante da maioria das comunicações e fechamento do retalho depois de extração de terceiro molar incluso.[1-6] É preciso observar que a FBA é mais comum no local do primeiro molar, seguida pelo local do segundo molar, e todos os pacientes devem ser alertados para a possibilidade de FBA, inclusive a que segue a remoção dos molares superiores.[3,4]

Ao extrair molares superiores muito próximos do seio maxilar, em especial quando se observam pneumatização e raízes amplamente divergentes à radiografia, a força excessiva deve ser evitada, considerando-se o seccionamento da raiz. Os fatores predisponentes são pneumatização ao redor das raízes do dente, infecção periapical, sinusite aguda/crônica, espaços edêntulos adjacentes e extração traumática (Fig. 2.3).[3,4,6] A avaliação da FBA abrange etiologia, localização e tamanho do defeito. A identificação de FBA pode ser auxiliada pelo paciente fazendo o teste de assoar o nariz. O paciente deve apertar as narinas para evitar que o fluxo de ar saia por elas. A seguir, o paciente tenta assoar suavemente pelo nariz, enquanto observa o local da extração. Se houver FBA, o ar passa através dela e as bolhas de sangue e/ou líquido são observadas no alvéolo. Outro método também usa o teste de assoar o nariz, mas em vez de observar o local diretamente, coloca-se um espelho perto do local e observa-se o embaçamento do espelho. Esse teste pode ser especial em FBA do terceiro molar, por causa da impossibilidade de visualizar a profundidade do alvéolo em alguns pacientes.

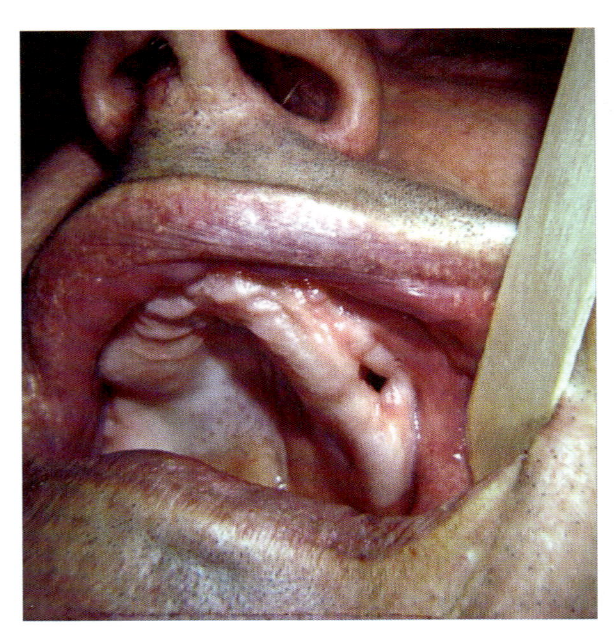

Fig. 2.3. Fístula bucoantral depois de extração.

Ainda, se à inspeção do dente extraído, houver um segmento ósseo ligado ao dente na direção do ápice da raiz, é provável que exista uma comunicação. Contudo, o fato de não haver osso não exclui a possibilidade de FBA. O cirurgião deve evitar a tentação de sondar ou explorar o local da extração, porque isso pode perfurar a membrana intacta e introduzir material estranho, inclusive bactérias, na cavidade sinusal.

Uma vez que o cirurgião determine a existência de FBA, o tamanho do defeito deve ser avaliado. Os defeitos com menos de 2 mm de diâmetro fecham-se espontaneamente. Se desejado, podem ser feitas medidas para garantir a estabilidade da qualidade do coágulo no local da extração. Um tampão de colágeno, Gelfoam e/ou suturas podem ser colocados para ajudar a formação e manutenção do coágulo. O defeito com tamanho moderado de 2 a 6 mm de diâmetro requer medidas adicionais para auxiliar o fechamento da FBA. Deve-se colocar um ponto em oito sobre o alvéolo do dente para ajudar a manutenção do coágulo, colocando-se ainda Gelfoam ou tampão de colágeno dentro do alvéolo para auxiliar a formação de coágulo estável. Além disso, devem ser prescritos vários medicamentos para evitar congestão e desenvolvimento de sinusite maxilar. Pode-se prescrever amoxicilina, cefalosporinas, augmentina ou clindamicina. Os descongestionantes nasais, como oximetazolina e pseudoefedrina, devem ser prescritos junto com um irrigador nasal (*spray* de solução salina nasal) para garantir a desobstrução do óstio e a drenagem normal do seio maxilar. A oximetazolina só deve ser usada durante 3 dias, porque pode ocorrer rinite medicamentosa. Ainda, os pacientes devem ser avisados para evitar pressão crescente ou decrescente dentro do seio maxilar. Devem ser dadas instruções específicas para que o paciente evite espirrar pelo nariz, fumar, beber com canudos ou assoar o nariz. Os fumantes que não são capazes de abstinência devem ser informados sobre o maior risco de desenvolvimento de FBA e devem fumar em pequenas baforadas para evitar as alterações de pressão sinusal. Um defeito grande, com 7 mm ou mais de diâmetro, requer procedimentos cirúrgicos adicionais. Os retalhos vestibulares ou palatais podem ser girados para permitir o fechamento primário. Deve-se colocar Gelfoam ou colágeno dentro do alvéolo, acompanhando-se o paciente de perto.

Os pacientes com FBA podem retornar semanas, meses e até anos depois das extrações. Pode haver sintomas de dor e pressão sinusal unilateral, congestão nasal, secreção e/ou purulência intrabucal, gosto ruim ou passagem de líquido entre a boca e o nariz. Ao exame, a área pode estar edematosa e eritematosa, com tecido de granulação protruindo do trato fistuloso. A sondagem suave da área e o exame radiográfico com material radiopaco dentro do trato podem confirmar a presença de FBA. O tratamento envolve um período inicial de antibióticos, descongestionante e irrigação nasais e cuidados com o seio maxilar. Após a resolução da infecção aguda e redução da inflamação sinusal, o reparo cirúrgico pode ser realizado. O tratamento deve incluir a excisão do trato sinusal com inversão para o seio maxilar, de modo a fechar o lado da comunicação. O lado oral pode, então, ser fechado com retalho de avanço vestibular ou retalho palatino em ilha, retalho de avanço do corpo adiposo da bochecha, retalho pediculado da língua, retalho mucoso da bochecha ou retalho miofascial temporal. A literatura descreve fontes excelentes com a descrição detalhada das técnicas.[4,20] Como material de interposição, pode-se usar enxerto ósseo, folha de ouro ou material bioabsorvível como terceira camada de fechamento. Recentemente, Watzak descreveu uma técnica de fechamento da FBA com enxerto ósseo autógeno colocado por pressão, com subsequente levantamento convencional do assoalho do seio maxilar e colocação de implante.[21] Depois da cirurgia, o paciente deve ser alertado sobre os cuidados com o assoalho do seio maxilar durante 3 semanas e continuar com os antibióticos, descongestionantes e irrigações nasais.

LESÃO EM DENTES ADJACENTES/EXTRAÇÃO DO DENTE ERRADO

A lesão mais comum em dente adjacente é desprendimento ou fratura de uma restauração grande.[3,4] Outras lesões podem incluir dentes soltos pelo uso impróprio de elevadores, fratura de coroa decorrente de cárie e extração inadvertida de um dente adjacente.[3,4] A incidência de lesão em segundo molar adjacente ao realizar a cirurgia do terceiro molar é entre 0,3 e 0,4%.[1,2,5,6] Há poucos dados limitados sobre extração acidental de dente adjacente especificamente durante cirurgia do terceiro molar; contudo, a incidência geral de extração de dente errado varia de 0,026 a 0,047%.[3]

Os dentes adjacentes com restaurações grandes, cáries ou cárie recorrente são risco de lesão acidental. A avaliação dos dentes adjacentes clínica e radiograficamente deve ser realizada antes de iniciar um procedimento, e os pacientes devem ser avisados sobre a possibilidade de lesão. Se um dente adjacente tem alto risco de lesão, devem ser feitas tentativas de evitar a luxação com elevadores ao lado do dente ou mesmo deixar de usar o elevador. Para evitar lesão na arcada oposta durante a extração, é preciso evitar as forças de tração excessivas. Se um dente subitamente se solta, pode fazer com que o instrumento danifique as cúspides opostas. Ainda, a colocação de um dedo ou ponta de sucção entre o alicate e a arcada oposta impede o contato com o instrumento ou absorve parte do impacto. A extração do dente errado nunca deve ocorrer quando se presta atenção adequada ao planejamento e ao intervalo estabelecido. O dente a ser extraído deve ser marcado na radiografia e confirmado com o paciente, e com o assistente, de modo que ele compreenda (Fig. 2.4). Os outros profissionais a quem o paciente foi encaminhado devem ser contatados se houver confusão quanto ao procedimento correto.[3]

Se ocorrer lesão, ela deve ser tratada de imediato, sendo todas as partes envolvidas notificadas. O tratamento de dente ou restauração fraturada pode ser adiado e o profissional a quem se encaminha o paciente, notificado. As coroas soltas ou com avulsão podem ser recimentadas se não houver cárie recorrente ou cimentadas temporariamente quando se verificam cáries. Se um dente adjacente estiver com mobilidade, deve ser reposicionado e estabilizado. Com frequência, o reposicionamento é mínimo e o dente pode ser deixado em posição. Com frequência, isso requer reposicionamento mínimo, e o dente pode ficar como está. Em caso de afrouxamento expressivo, a estabilização por 10 a 14 dias com o método menos rígido deve ser realizada para evitar risco de anquilose ou reabsorção da raiz. Se a extração do dente errado for percebida imediatamente, pode ser tratada como avulsão. O dente deve ser reimplantado no local da extração e estabilizado. Se o dente for extraído por motivos ortodônticos, os dentes restantes não devem ser extraídos e é preciso notificar o ortodontista.[3] Ocasionalmente, pode-se modificar o plano de tratamento para utilizar o

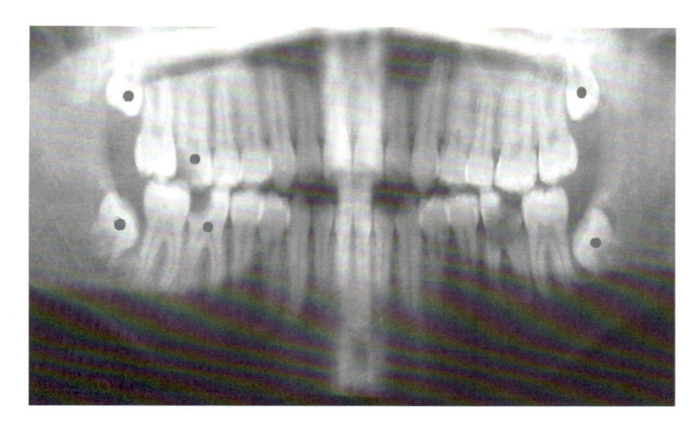

Fig. 2.4. Radiografia panorâmica com dentes marcados para extração.

dente que seria extraído e o tratamento pode progredir com o novo plano. Se o dente que se planejava extrair precisar ser removido, a saúde e a estabilidade do dente extraído por acidente deve ser confirmada antes de prosseguir com mais extrações. Quando o erro não é percebido no momento da extração, obviamente, o dente não pode ser mais reimplantado. É importante documentar todos os casos de extração de dente errado e informar todas as partes envolvidas. De acordo com os dados da *Oral and Maxillofacial Surgery National Insurance Company* (OMSNIC), 46% de todas as queixas por extração de dente errado são resolvidas por meio de indenização. Assim, a documentação e a comunicação com o paciente e o cirurgião-dentista de encaminhamento são importantes para evitar litígios.

LESÃO ÀS ESTRUTURAS ÓSSEAS ADJACENTES

Durante o processo de extração do terceiro molar e, mais especificamente, do terceiro molar superior, o osso subjacente corre risco de fratura. Os locais mais prováveis de fratura durante a remoção de terceiros molares superiores são a cortical óssea vestibular e o túber da maxila. A incidência de fratura do túber da maxila associada à extração do terceiro molar é aproximadamente 0,6% e é causada com mais frequência por força excessiva do alicate ou dos elevadores. A combinação de osso Tipo IV, ausência de suporte distal e o frequente envolvimento de espaço significativo pelo seio maxilar contribuem para a fratura do túber (Fig. 2.5).[3,22]

A fratura do túber da maxila ou da cortical óssea vestibular pode comprometer a futura reabilitação protética, porque o túber da maxila é um ponto de retenção anatômica importante para próteses totais. A fratura da cortical vestibular pode levar à ruptura do tecido mole e do osso alveolar remanescente irregular. Para evitar essas complicações, o cirurgião deve garantir a aplicação correta de força e remover o osso de maneira controlada quando precisar de força excessiva para a extração. Além disso, a colocação de elevador periósteo distal ao terceiro molar para levantar o dente e separá-lo do ligamento periodontal e do túber pode ajudar o cirurgião a evitar sua fratura.

Quando ocorre fratura da cortical óssea vestibular, o cirurgião deve avaliar estabilidade, tamanho e ligação de tecido mole ao segmento fraturado. Se o cirurgião apoiou o alvéolo com pressão digital durante a extração, a fratura anterior da cortical pode ser avaliada. Nesse ponto, a placa cortical deve ser dissecada do dente com elevador ou outro instrumento cortante, enquanto o dente é estabilizado com o alicate. Uma vez que o osso e o tecido mole são separados, o dente é extraído e os tecidos, coaptados e presos com suturas. Se um retalho de tecido mole for rebatido do osso, a irrigação sanguínea para o segmento fica comprometida, e esse segmento ficará necrótico se não for removido. As fraturas do túber da maxila devem ser tratadas de modo similar. Uma vez reconhecido, o segmento fraturado deve ser separado do dente. Usando a peça de mão, o segmento ósseo pode ser separado do dente e as raízes podem ser cortadas para permitir a extração atraumática. Se permanecer ligação adequada de tecido mole, o túber é estabilizado pelo fechamento do tecido mole sadio com suturas. No caso de o túber não poder ser dissecado do dente, o motivo da extração deve ser revisto. Se forem assintomáticos, o dente e o segmento do túber ligado a ele podem ser fixados por 6 a 8 semanas com uma barra de arco dental ou fixação ortodôntica seguida por extração cirúrgica com

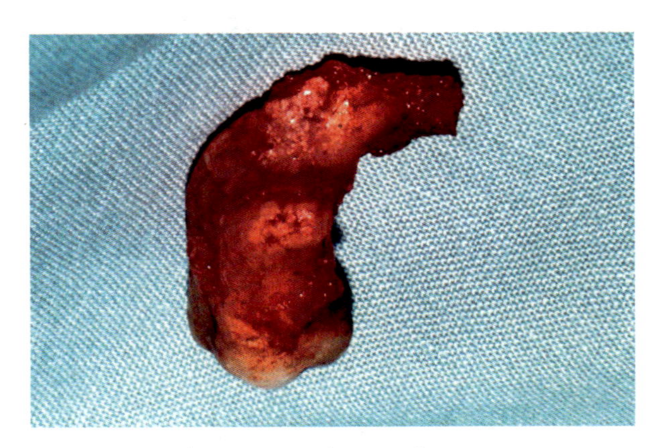

Fig. 2.5. Túber fraturado, com extração do terceiro molar superior.

remoção óssea controlada e seccionamento do dente em consulta posterior. Se forem sintomáticos, o dente deve ser extraído e, com isso, o túber deve ser removido. O osso remanescente deve ser alisado e os tecidos moles, coaptados com suturas. A meta global do tratamento em fratura de túber é manter o osso no lugar, a menos que sua remoção seja absolutamente necessária.[3,22]

DOR E EDEMA

A dor e o edema pós-operatórios em casos de extração do terceiro molar é consequência esperada e inevitável do processo inflamatório da cicatrização. O início de edema e dor é diretamente relacionado ao aumento dos níveis locais de prostaglandinas, leucotrienos e tromboxano A2. A dor em geral atinge o máximo em 3 a 5 horas depois da cirurgia. Por outro lado, o edema atinge o pico em 24 a 48 horas e, a seguir, normalmente começa a diminuir no dia 3 ou 4 de pós-operatório. Os fatores contribuintes no desenvolvimento de dor e edema são tempo de cirurgia, dificuldade da extração, retração excessiva e o grau de traumatismo cirúrgico.[3,4]

O "tratamento" de edema e dor pode começar antes da cirurgia. Numerosos estudos demonstraram que os esteroides IV pré-operatórios diminuem o edema e a dor, e melhora a qualidade de vida relacionada à saúde.[23] Durante a cirurgia, a boa técnica, a irrigação copiosa e o uso de anestésicos de longa duração, como bupivicaína, diminuem a dor e o edema. O uso pós-operatório programado de agentes anti-inflamatórios não esteroides (AINE) foi mais eficaz na redução da dor do que os medicamentos narcóticos e, assim, é melhor reservar os narcóticos para a dor intercorrente.[3,4]

LESÃO DA ATM

A ocorrência de lesão da articulação temporomandibular (ATM) em função da cirurgia do terceiro molar não tem suporte na literatura. Em um estudo de Threlfall, os pacientes com diagnóstico de deslocamento de disco anterior não tinham maior probabilidade do que o grupo controle de terem passado pela cirurgia do terceiro molar.[24] Ainda, só 9,5% dos pacientes com deslocamento de disco anterior relataram extrações do terceiro molar nos últimos 5 anos. As queixas de abertura limitada são devidas, com mais frequência, a traumatismo por injeções, inflamação dos músculos da mastigação e/ou a um mecanismo protetor do próprio corpo, que limita a função e o aumento do traumatismo.[24]

A lesão pode ocorrer quando se usa força excessiva, quando o bloco de mordida não está no lugar ao extrair terceiros molares inferiores ou quando a boca do paciente é aberta em excessivo.[4,24] Essa lesão transitória em geral se resolve com dieta mole, calor úmido, repouso da mandíbula e uso de AINE. O "disco paralisado" agudo pode ser tratado com eficiência com artrocentese.[24]

É importante avaliar todos os pacientes submetidos à cirurgia do terceiro molar quanto à doença articular pré-operatória ou dor miofascial e documentar todas as histórias desse tipo. Cliques, estalidos, crepitação, abertura e movimentos excursivos, assim como qualquer sensibilidade dos músculos da mastigação devem ser observados. Se houver disfunção da ATM, é preciso planejar muito bem a extração cirúrgica de dentes para evitar traumatismo na articulação.

DESLOCAMENTO DOS DENTES

O deslocamento iatrogênico dos terceiros molares superiores e inferiores para os espaços adjacentes é uma complicação rara, de incidência desconhecida.[25] Os terceiros molares superiores podem ser deslocados para o seio maxilar, vestíbulo da boca ou, posteriormente, pelo periósteo e para a fossa infratemporal (Fig. 2.6).[3,4] Os fatores contribuintes para o deslocamento dos terceiros molares superiores incluem impactação superior-distal, visualização e acesso precários, remoção imprópria de osso, falta de estrutura distal e elevação descuidada.[25] O deslocamento dos terceiros molares inferiores para os espaços submandibulares, sublinguais, pterigomandibulares e mesmo faríngeos laterais foi relatado em conjunto com deslocamento de raízes para o canal alveolar inferior.[3,4] O córtex lingual fica progressivamente mais fino nas regiões mais posteriores da mandíbula, e isso com frequência resulta em placa lingual extremamente fina e até mesmo deiscente. Qualquer força aplicada no sentido apical descola com facilidade os segmentos da raiz ou todo o dente para os espaços já mencionados.[3]

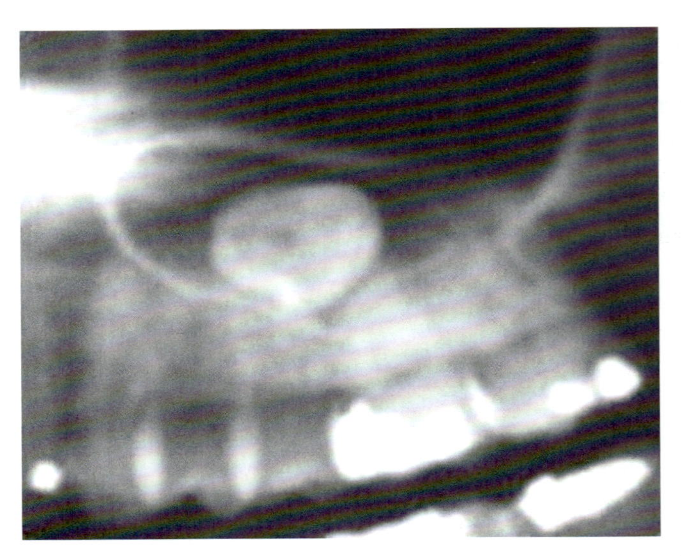

Fig. 2.6. Radiografia panorâmica demonstrando terceiro molar deslocado para o seio maxilar.

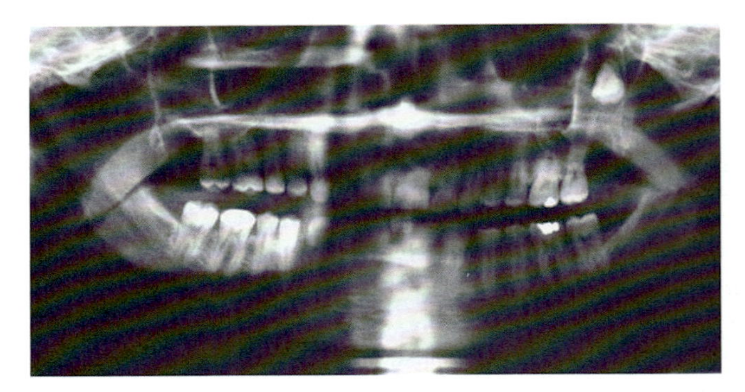

Fig. 2.7. Radiografia panorâmica demonstrando dente deslocado para a fossa infratemporal.

O tratamento do terceiro molar deslocado varia, dependendo do espaço envolvido. Os terceiros molares superiores deslocados para o seio maxilar devem ser removidos. As pontas da raiz com menos de 3 mm podem ser deixadas na mucosa do seio para formar fibrose, se não houver infecção prévia do dente ou do seio e as tentativas iniciais de recuperação não forem bem-sucedidas.[3] A morbidade dos procedimentos cirúrgicos adicionais pesa mais que os benefícios da remoção nesses casos. É possível tentar a remoção do dente através do alvéolo, colocando-se a ponta de sucção perto da abertura para o seio. Além disso, o seio pode ser irrigado através da FBA e a sucção é colocada na abertura, na tentativa de remover o dente ou o segmento de raiz com o fluxo. Se o segmento for visualizado, a abertura pode ser aumentada para permitir a recuperação. Se isso não tiver êxito, o cirurgião deve abandonar outras tentativas de remoção através do alvéolo e remover o segmento do dente pelo acesso de Caldwell-Luc ao seio maxilar. Essa manobra pode ser realizada no início da cirurgia ou em um segundo procedimento. Quando se planeja a recuperação tardia, o paciente deve receber antibióticos, descongestionantes e a FBA deve ser fechada, como já se descreveu.[3,4]

A recuperação do terceiro molar superior deslocado para a fossa infratemporal pode ser complicada por sangramento do plexo pterigóideo, visualização ruim ou incapacidade de localizar e estabilizar o dente.[25] Em geral, o dente situa-se lateral à placa pterigóidea e inferior ao músculo pterigóideo lateral. As radiografias cefalométricas lateral e PA (posteroanterior) podem ajudar a localizar o dente (Fig. 2.7). O cirurgião deve estender a incisão original distal para as fauces tonsilares e proceder à divulsão, tentando localizar o dente. Se essa tentativa não tiver êxito, o dente deve ser deixado no lugar e o paciente deve tomar antibióticos. Nunca se deve tentar agarrar ou sondar o dente, porque pode ocorrer lesão nas estruturas adjacentes ou maior deslocamento do dente. Se for assintomática, o dente pode ficar no lugar e o paciente acompanhado de perto. Dor, infecção, limitação de abertura e desejo do paciente são indicações para remoção. A remoção se conclui em 4 a 6 semanas para permitir que a fibrose ocorra, que o dente se estabilize e que se obtenha a imagem apropriada [TC, TC feixe cônico (CBCT, de *cone beam CT*)]. Há diversas modalidades descritas na literatura, inclusive a cirurgia guiada por TC, recuperação fluoroscópica guiada por agulha, recuperação transbucal e retalhos hemicoronais.[3,4,25]

Os terceiros molares inferiores deslocados localizam-se com mais frequência no espaço submandibular, inferior ao músculo milo-hióideo. As tentativas de remoção devem começar com pressão digital contra a face lingual da mandíbula para experimentar e forçar o segmento da raiz de volta para a boca ou local de extração. A abertura no assoalho da boca pode ser ligeiramente aumentada para auxiliar a recuperação; contudo, isso deve ser realizado com cuidado, para evitar lesão do nervo lingual. Um retalho lingual de espessura total pode ser rebatido cuidadosamente para se fazer a incisão no músculo milo-hióideo, de modo a ganhar acesso ao espaço submandibular. Em virtude do espaço limitado, da hemorragia e da má visibilidade, pode ser muito difícil remover o dente ou o segmento de raiz por esse método. Permitir a ocorrência de fibrose e remover o dente ou raiz em data posterior é aceitável. Em geral, isso se realiza por acesso extrabucal em sala de cirurgia e depois de varredura completa por TC. Yeh descreveu acesso intra e extrabucal, no qual se faz uma incisão de 4 mm na pele para permitir a inserção de hemostatos e/ou pinças de Kelly e a estabilização do dente quando for localizado e removido através de retalho lingual de espessura total intrabucal.[4]

O deslocamento de uma raiz para dentro do canal alveolar inferior deve ser abordado com cautela. As tentativas de recuperação pode danificar ainda mais o nervo ou deslocar mais a raiz. Se o segmento da raiz não estiver infeccionado e o paciente não tiver queixas neurológicas, é aceitável deixar o segmento da raiz no lugar. Se a raiz estiver infeccionada ou o paciente tiver queixas de comprometimento neurológico, ela precisa ser removida com cuidado e deve-se considerar o encaminhamento para um microneurocirurgião se o reparo neural for necessário.[4]

ASPIRAÇÃO/INGESTÃO

A incidência de aspiração ou ingestão de corpo estranho é, provavelmente, pouco relatada na literatura. Cerca de 92,5% dos objetos são ingeridos e os restantes 7,5% são aspirados.[3,4] Os pacientes submetidos à remoção cirúrgica dos terceiros molares em geral são sedados, o que resulta em embotamento do reflexo faríngeo ou do engasgo. Uma cortina faríngea deve ser utilizada em todos os pacientes para evitar a aspiração ou ingestão durante a cirurgia. Se o paciente não estiver tossindo nem tiver desconforto respiratório, é provável que o dente tenha sido ingerido e é preciso encaminhá-lo imediatamente ao pronto-socorro para fazer radiografia abdominal e de tórax para confirmar a localização do objeto. A tosse persistente ou que leva ao desconforto respiratório deve alertar o cirurgião para a provável aspiração. Deve-se tentar a sucção do objeto da parte oral da faringe e ativar todos os protocolos de SVCA (Suporte de Vida Cardíaca Avançado). A manobra de Heimlich deve ser usada para tentar deslocar o objeto. Se o paciente ficar cianótico ou inconsciente, pode-se tentar remover o objeto sob laringoscopia direta. Se isso falhar, pode ser preciso cricotireotomia para preservar as vias aéreas. O objeto que passa pelas pregas vocais mais provavelmente terminará no brônquio principal direito ou no pulmão direito, e o paciente deve ser transportado para o pronto-socorro para fazer broncoscopia e retirada do objeto (Fig. 2.8).

COMPLICAÇÕES NEUROLÓGICAS

A incidência de complicações neurológicas decorrentes de cirurgia do terceiro molar varia de 0,4 a 11%.[1,2,5,6,26] A lesão ao nervo alveolar inferior (NAI) é associada à recuperação espontânea em 96% dos casos e a recuperação espontânea da lesão ao nervo lingual é de aproximadamente 87%.[26] Os déficits sensoriais que duram mais de um ano, provavelmente, serão permanentes; a recuperação da sensibilidade deve começar nas primeiras 8 semanas posteriores à cirurgia.[26] Segundo o relatório oficial da AAOMS sobre terceiros molares, a incidência de lesão ao NAI 1-7 dias depois da cirurgia é 1 a 5% e a alteração persistente da sensação depois de 6 meses varia de 0,0 a 0,9%.[1] A lesão ao nervo lingual um dia depois da cirurgia foi relatada em 0,4 a 1,5% dos pacientes, com alteração sensorial persistente aos 6 meses, em 0,0 a 0,5% dos pacientes.[1] O uso de retração lingual aumentou a incidência de parestesia temporária; contudo, a incidência de achados persistentes continuou a mesma. Em um estudo de Tay et al., 192 nervos alveolares inferiores em 170 pacientes foram expostos durante cirurgia do terceiro molar. Vinte por cento relataram parestesia no acompanhamento após uma semana e 6% tinham parestesia persistente em um ano.[27]

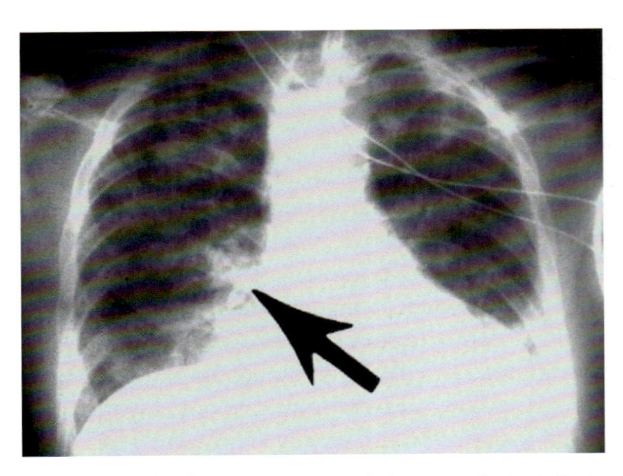

Fig. 2.8. Radiografia de tórax mostrando dente aspirado no brônquio principal direito.

O maior risco de lesão ao NAI é associado com idade avançada, impactação óssea completa, angulação horizontal, múltiplos seccionamentos do dente, remoção óssea, experiência do cirurgião e duração da cirurgia.[26] Além disso, Rood et al. descreveram vários preditores radiográficos de possível lesão nervosa.[26] Eles incluem desvio do canal do NAI, escurecimento da raiz e interrupção da linha branca. Um em cada três pacientes com desvio de canal e um em cada quatro pacientes com escurecimento da raiz ou interrupção da linha branca apresentaram deterioração da sensibilidade. Esses sinais são altamente sensíveis, mas não são muito específicos de risco de lesão, e a ausência de todos os sinais tem forte valor preditivo negativo.[28] Portanto, os pacientes sem indicadores expressivos de lesão não têm probabilidade de ter lesão, os pacientes com uma lesão têm probabilidade de ter pelo menos um dos preditores, e os pacientes sem lesão em geral têm preditores radiográficos de lesão. Outros indicadores radiográficos relatados, como raízes defletidas, estreitamento da raiz, raízes bífidas escuras e estreitamento do canal, não foram relacionados estatisticamente com lesão nervosa.[28]

A lesão ao nervo lingual é associada à inclinação distoangular, à orientação lingual e à perfuração do córtex lingual.[29,30] Em geral, o rebatimento de retalho, o corte do dente com extensão até a placa lingual ou a fratura da placa lingual são a causa da lesão.[29,30] Por causa da posição variável do nervo, é preciso ter cuidado ao fazer as incisões e rebater os retalhos. Miloro et al. relataram 10% de nervos linguais posicionados superiores à crista lingual e 25% em contato direto com o osso.[31,32] A distância vertical média da crista é 2,75 mm e a distância horizontal média da placa lingual é 2,53 mm.[31]

A lesão ao nervo lingual ou alveolar inferior decorrente de infecção local ocorre em cerca de 1 em 785.000 casos, sendo que 79% afetam o nervo lingual e 21%, o NAI. A incidência mais alta é associada à injeção de prilocaína ou articaína. A maioria dos casos (85%) resolve-se em 8 semanas e, dos restantes 15%, um terço se resolve com o tempo.[33] Infelizmente, os pacientes com parestesia persistente não são candidatos ao reparo microneurocirúrgico.

Todos os pacientes que relatam parestesia devem ser acompanhados de perto quanto à resolução, e testes objetivos apropriados devem ser efetuados. O teste neurossensitivo clínico deve ser realizado para determinar o grau de deterioração e se a intervenção neurocirúrgica é necessária. Os testes mecanoceptivos começam com o exame do Nível A. Compreende o teste de discriminação de toque com tração direcional e discriminação de dois pontos. É importante testar regiões normais e anormais, mapear a área de sensação prejudicada marcando-a diretamente sobre a pele do paciente e fotografar essas marcas para referência futura. A discriminação de dois pontos pode ser testada com um medidor de Boley com a ponta de um cotonete sem algodão. O teste deve ser realizado com incrementos de 2 mm, até que o paciente já não possa discernir dois pontos distintos. Normalmente, o teste do NAI vai até 9 mm e o do nervo lingual, até 3 mm.[26] Os testes de Nível B envolvem detecção de contato e do Nível C, discriminação de perfuração com agulha e sensibilidade térmica. As indicações para reparo são anestesia completa além de 1 a 2 meses, hipoestesia profunda sem melhora depois de 3 meses, disestesia precoce e transecção completa do nervo (grau V de Sunderland).[26,34] Deve-se encaminhar o paciente para um cirurgião proficiente em microneurocirurgia se qualquer um dos critérios citados for satisfeito ou em caso de pouca familiaridade com os testes nervosos e possíveis protocolos de tratamento.[26]

O sequestro ósseo e a exposição da placa lingual são possíveis complicações de baixa significância, mas exigem atenção completa e imediata. Os pequenos sequestros ósseos são expelidos espontaneamente através dos tecidos moles e, em geral, só causam desconforto temporário. Tranquilizar o paciente ou o responsável de que não há restos de dente na região, que é a principal preocupação, e remover o osso solto é tudo o que é necessário. A lesão aos tecidos moles resolve-se em poucos dias, e o paciente é instruído a evitar o traumatismo da mastigação na área, até que isso ocorra. A exposição da placa lingual ou de uma porção da crista milo-hióidea é comum, porque a mucosa sobre essa região é extremamente fina. As queixas comuns serão dor à deglutição e osso agudo detectando na área. A aplicação de anestésico tópico para permitir que uma lixa óssea ou rugina fina aplaine suavemente a ponta óssea aguda é tudo o que é necessário. O paciente é instruído a evitar mais lesões na área com determinados alimentos, como pipoca ou batata *chips*, e é informado que a área cicatrizará espontaneamente. A higiene bucal e os bochechos com clorexidina facilitam a cobertura da área.

OSTEOMIELITE

A incidência de osteomielite decorrente de extração do terceiro molar não é relatada na literatura, mas é complicação conhecida de infecção, fratura e/ou extração em pacientes com comprometimento clínico. A osteomielite é uma inflamação da medula óssea e é mais comum na mandíbula, por causa de sua dependência da irrigação sanguínea da artéria alveolar inferior e do osso cortical espesso e pouco vascularizado. Como a maxila tem irrigação vascular rica de múltiplos vasos, é menos provável que desenvolva osteomielite. A presença de bactérias dentro do espaço medular leva a inflamação e edema, com compressão subsequente dos vasos sanguíneos e redução da irrigação. Essa diminuição de fluxo sanguíneo resulta em isquemia, necrose óssea e proliferação de bactérias. A purulência e as bactérias podem disseminar-se na medula através dos canais de Havers e Volkmann e chegar ao osso cortical. Uma vez que o osso cortical e o periósteo são envolvidos, a irrigação sanguínea fica mais comprometida e a perfuração dos tecidos moles pode sobrevir, resultando em formação de fístula. Os fatores predisponentes no desenvolvimento de osteomielite abrangem supressão das defesas do hospedeiro de alguma forma. Diabetes, alcoolismo, doença autoimune, radioterapia, quimioterapia, uso de esteroides, osteopetrose, doenças mieloproliferativas e, desnutrição podem contribuir para o desenvolvimento de osteomielite.[35]

A classificação de osteomielite de Hudson é citada com frequência na literatura e, essencialmente, desdobra-se nas formas aguda e crônica, com base na presença da doença por mais de um mês (Tabela 2.1).[36]

Os pacientes com osteomielite apresentam-se com queixas de dor surda e profunda, edema e eritema dos tecidos sobrejacentes, parestesia do nervo alveolar inferior, trismo, adenopatia, fístula, febre e mal-estar.[35,37] Nos pacientes com osteomielite crônica, os sinais de infecção aguda como febre não estão presentes com frequência; contudo, as fístulas intra e extrabucais são mais comuns. As radiografias classicamente mostram a aparência de "buraco de traça" do sequestro ósseo. A varredura por TC pode ajudar a demarcar a extensão da lesão, embora se observe que é preciso de 30 a 50% de desmineralização óssea antes do surgimento das alterações radiográficas.[35] Na osteomielite crônica, pode-se verificar radiopacidade decorrente de uma reação do tipo osteíte e proliferação óssea. Os exames laboratoriais completos mostrarão leucocitose em formas agudas, alta hemossedimentação (HS) e proteína C reativa (CPR). Outras avaliações laboratoriais da HS e das concentrações de CRP durante o tratamento podem auxiliar a verificação da cicatrização. As amostras de cultura em geral revelam bactérias tradicionalmente responsáveis por infecções odontogênicas, como *Bacteroides, Peptostreptococci, Fusobacterium* e *Streptococci.* Às vezes, são encontradas bactérias odontogênicas

Tabela 2.1. Tipos de osteomielite.

Aguda	Crônica
a. Foco contíguo	a. Multifocal recorrente
b. Progressiva	b. de Garre
c. Hematógena	c. Supurativa ou não supurativa
	d. Esclerosante

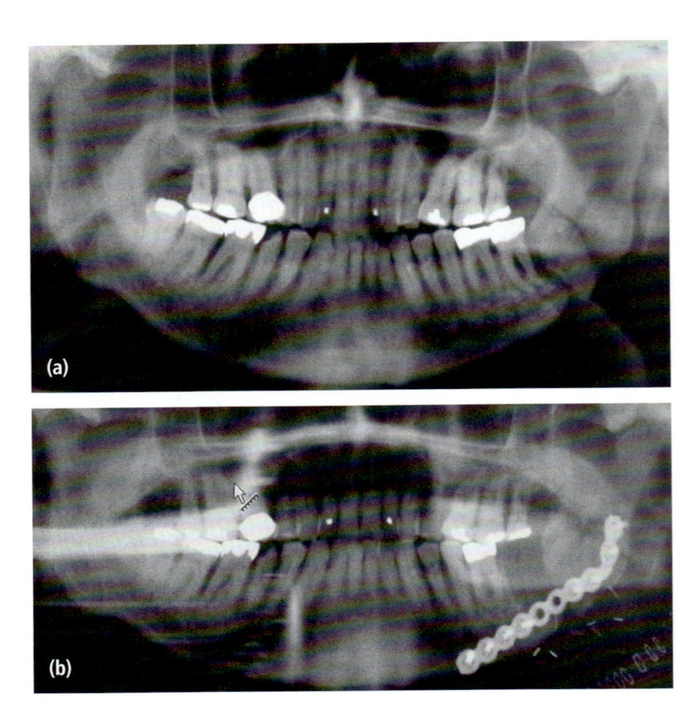

Fig. 2.9. (a) Radiografia panorâmica demonstrando fratura patológica decorrente de osteomielite após a extração do terceiro molar. (b) Radiografia panorâmica depois de redução e fixação a céu aberto de fratura patológica decorrente de osteomielite após a extração do terceiro molar.

menos comuns. Elas incluem *Lactobacillus, Eubacterium, Kiebsiella, Acinerobacter* e *Pseudomonas aeruginosa*. A osteomielite dos maxilares é diferente da osteomielite de outros ossos, porque os *Staphylococci* não são a bactéria predominante.[35]

O tratamento da osteomielite é a combinação de procedimentos clínicos e cirúrgicos. O tratamento das doenças sistêmicas deve ser considerado junto a um encaminhamento médico quando apropriado. Os antibióticos empíricos devem ser administrados enquanto se esperam os resultados finais de cultura. Penicilina mais metronidazol ou clindamicina são excelentes antibióticos de primeira linha. Nos casos crônicos, é necessário realizar sequestrectomia, descorticação e craterização, além de extensão até o osso vital que sangra. A remoção do córtex mais a colocação de periósteo diretamente no espaço medular favorecem o fluxo sanguíneo. Depois de desbridamente agressivo, que pode levar ao maior enfraquecimento da mandíbula, pode ser preciso usar fixação para evitar fraturas ou para estabilizar fratura conhecida. A fixação externa, a fixação interna rígida ou a fixação intermaxilar podem ser usadas, dependendo da preferência do cirurgião e do grau de êxito do desbridamento cirúrgico (Fig. 2.9).[35,37] Outros métodos de tratamento foram propostos, como administração de antibiótico local com carreadores reabsorvíveis ou não e oxigênio hiperbárico. O polimetilmetacrilato impregnado por gentamicina tem sido discutido na literatura ortopédica; no entanto, os resultados pode ser decepcionantes por causa da liberação local imprópria e dos níveis de antibiótico abaixo da inibição.[38,39] Além disso, uma segunda cirurgia é necessária para remover esse material. Não se comprovou que o oxigênio hiperbárico tenha efeito expressivo sobre o desfecho, com base na literatura limitada.[40,41] Esterhai et al. estudaram o uso de oxigênio hiperbárico em 28 pacientes com osteomielite crônica refratária e esse estudo controlado concluiu que o oxigênio hiperbárico não tinha efeito no tempo de hospitalização, a taxa de reparo da ferida ou a recorrência da infecção.[40]

LEITURAS SUGERIDAS

1. Haug RH, Perrott DH, and Gonzalez ML. 2005. "The American Association of Oral and Maxillofacial Surgeons age-related third molar study." *J Oral Maxillofac Surg* 63: 1106.
2. Osborn TP, Frederickson G, Jr., and Small IA. 1985. "A prospective study of complications related to mandibular third molar surgery." *J Oral Maxillofac Surg* 43: 767.

3. Peterson LJ. 2003. Prevention and Management of Surgical Complications. Contemporary Oral and Maxillofacial Surgery, 4th ed. St Louis: CV Mosby.
4. Ness G. 2004. "Impacted teeth." Peterson's Principles of Oral and Maxillofacial Surgery, 2nd ed. London: BC Decker Inc.
5. Bouloux GF. 2007. "Complications of third molar surgery." Oral Maxillofac Surg Clin North Am 19(1): 117–28; vii.
6. Bui CH, Seldin EB, and Dodson TD. 2003. "Types, frequencies, and risk factors for complications after third molar extraction." J Oral Maxillofac Surg 61: 1379.
7. Larsen PE. 1992. "Alveolar osteitis after surgical removal of impacted mandibular third molars: Identification of the patient at risk." Oral Surg Oral Med Oral Pathol 73: 393.
8. Alling C. 1994. Biology and Prevention of Alveolar Osteitis (Selected Readings in Oral and Maxillofacial Surgery), 1–19. University of Texas Southwestern Medical Center at Dallas.
9. Larsen PE. 1991. "The effect of chlorhexidine rinse on the incidence of alveolar osteitis following the surgical removal of impacted mandibular third molars. J Oral Maxillofac Surg 49: 932.
10. Figueiredo R, Valmaseda-Castellon E, and Berini-Aytes L. 2005. "Incidence and clinical features of delayed-onset infections after extraction of lower third molars." Oral Surg Oral Med Oral Pathol Oral Radiol Endod 99: 265.
11. Sweet JB, Butler DP, and Drager JL. 1976. "Effects of lavage techniques with third molar surgery." Oral Surg 42: 152–168.
12. Kirby JP. 2009. "Prevention of surgical site infection." Surg Clin North Am 89(2): 365–389, viii.
13. Mangram AJ, Horan TC, and Pearson ML. 1999. "Guideline for prevention of surgical site infection." Infect Control Hosp Epidemiol 20: 250–278.
14. Bratzler DW, and Hunt DR. 2006. "The surgical infection prevention and surgical care improvement projects: National initiatives to improve outcomes for patients having surgery." Clin Infect Dis 43: 322–330.
15. Goldberg MH, Nemarich AN, and Marco WP. 1985. "Complications after mandibular third molar surgery: A statistical analysis of 500 consecutive procedures in private practice." J Am Dent Assoc 111: 277–279.
16. Pototski M, and Amenábar JM. 2007. "Dental management of patients receiving anticoagulation or antiplatelet treatment." J Oral Sci 49(4): 253–258.
17. Libersa P, Roze D, and Cachart T. 2002. "Immediate and late mandibular fractures after third molar removal." J Oral Maxillofac Surg 60: 163.
18. Iizuka T, Tanner S, and Berthold H. 1997. "Mandibular fractures following third molar extraction: A retrospective clinical and radiological study." Int J Oral Maxillofac Surg 26: 338.
19. Krimmel M, and Reinert S. 2000. "Mandibular fracture after third molar removal." J Oral Maxillofac Surg 58: 1110.
20. Egyedi P. 1977. "Utilization of the buccal fat pad for closure of oro-antral and/or oro-nasal communications." J Maxillofac Surg 5: 241.
21. Watzak G. 2005. "Bony press-fit closure of oro-antral fistulas: A technique for pre-sinus lift repair and secondary closure." J Oral Maxillofac Surg 63(9): 1288–1294.
22. Ngeow WC. 1998. "Management of the fractured maxillary tuberosity." Quintessence Int 29: 189.
23. Beirne OH, and Hollander B. 1986. "The effect of methylprednisolone on pain, trismus, and swelling after removal of third molars." Oral Surg 61: 134–138.
24. Threlfall AG, Kanaa MD, and Davies SJ. 2005. "Possible link between extraction of wisdom teeth and temporomandibular disc displacement with reduction: Matched case control study." Br J Oral Maxillofac Surg 43: 13.
25. Oberman M, Horowitz I, and Ramon Y. 1986. "Accidental displacement of impacted maxillary third molars." Int J Oral Maxillofac Surg 15: 756–758.
26. Ziccardi V, and Zuniga J. 2007. "Nerve injuries after third molar removal." Oral Maxillofac Surg Clin North Am 19: 105–115.
27. Tay AB. 2004. "Effect of exposed inferior alveolar neurovascular bundle during surgical removal of impacted lower third molars." J Oral Maxillofac Surg 62(5): 592–600.
28. Rood JP, and Shehab BA. 1990. "The radiological prediction of inferior alveolar nerve injury during third molar surgery." Br J Oral Maxillofac Surg 28(1): 20–25.
29. Pichler JW, and Beirne OR. 2001. "Lingual flap retraction and prevention of lingual nerve damage associated with third molar surgery: A systematic review of the literature." Oral Surg Oral Med Oral Pathol Oral Radiol Endod 91: 395–401.
30. Queral-Godoy E. 2006. "Frequency and evolution of lingual nerve lesions following lower third molar extraction." J Oral Maxillofac Surg 64(3): 402–407.
31. Miloro M, Halkias LE, and Slone HW. 1997. "Assessment of the lingual nerve in the third molar region using magnetic resonance imaging." J Oral Maxillofac Surg 55: 134–137.
32. Seddon HJ. 1943. "Three types of nerve injury." Brain 66: 237–288.
33. Pogrel MA, and Thamby S. 2000. "Permanent nerve involvement resulting from inferior alveolar nerve blocks." J Am Dent Assoc 131(7): 901–907.
34. Sunderland S. 1951. "A classification of peripheral nerve injury producing loss of function." Brain 74: 491–516.
35. Marx RE. 1991. "Chronic osteomyelitis of the jaws." Oral and Maxillofacial Surgery Clinics of North America 24(2): 367–381.
36. Hudson JW. 2000. "Osteomyelitis and osteoradionecrosis." In: Oral and Maxillofacial Surgery, Vol. 5, Fonseca RJ, ed. Philadelphia: W.B. Saunders.
37. Coviello V. 2007. "Contemporary concepts in the treatment of chronic osteomyelitis." Oral Maxillofac Surg Clin North Am 19(4): 523–534, vi.
38. Alpert B, Colosi T, Von Fraunhofer JA, et al. 1989. "The in-vivo behavior of gentamicin PMMA beads in the maxillofacial region." J Oral Maxillofac Surg 47: 46.

39. Chisholm B, Lew D, and Sadasivan I. 1993. "The use of tobramycin impregnated polymethylmethracrylate beads in the treatment of osteomyelitis of the mandible." J Oral Maxillofac Surg 51: 444.
40. Esterhai JL, Pisarello J, Brighton CT, et al. 1987. "Adjunctive hyperbaric oxygen therapy in the treatment of chronic refractory osteomyelitis." J Trauma 27(7): 763–768.
41. Van Merkesteyn JP, Bakker DJ, and Van der Waal I. 1984. "Hyperbaric oxygen treatment of chronic osteomyelitis of the jaws." Int J Oral Surg 13(5): 386–395.

3 Cirurgia Implantar

Pamela J. Hughes, DDS

INTRODUÇÃO

É justo dizer que a descoberta e a aplicação universal da osteointegração revolucionaram a reabilitação protética, cirúrgica e, cada vez mais, a ortodôntica de pacientes parcial ou totalmente edêntulos e, em alguns casos, pacientes com dentição completa. Embora a falha da integração dos dispositivos implantáveis ocorra em taxas muito baixas, o implante que não atinge a osteointegração pode, certamente, ser considerado uma falha do ponto de vista restaurador ou funcional. Felizmente, muitas complicações associadas à colocação de implantes são passíveis de reparo, mesmo se isso significar a remoção do implante e recomeçar. Contudo, as falhas, às vezes, podem ter consequências devastadoras no bem-estar físico, psicossocial e financeiro do paciente (ou do cirurgião). Este capítulo concentra-se nas complicações mais comuns associadas à cirurgia para colocação de implante dentário. Serão considerados: (1) planejamento pré-operatório e evitar complicações durante a fase de planejamento; (2) contribuições intraoperatórias para a falha da integração e complicações intraoperatórias agudas; (3) falhas pós-operatórias precoces e (4) falhas pós-operatórias tardias, inclusive peri-implantite.

PLANEJAMENTO PRÉ-OPERATÓRIO

Avaliação do Paciente

Existem muitos fatores importantes a serem avaliados ao considerar um paciente para reconstrução com implantes. Mesmo antes da avaliação clínica real, o profissional deve ter uma ideia razoável se o paciente é um bom candidato para um desfecho bem-sucedido.

A capacidade do paciente cooperar com o tratamento e a subsequente higiene e manutenção devem ser uma preocupação primária ao avaliar o paciente para a reconstrução com implante. O desfecho cirúrgico imediato, embora seja uma complicação, não significa muito se o paciente não tiver a habilidade ou compreensão para o sucesso da reabilitação com implante a longo prazo. Além disso, as expectativas do paciente são essenciais para determinar se ele vai ou não considerar seu tratamento um sucesso.

Existem várias afecções sistêmicas citadas na literatura que tradicionalmente são aceitas como fatores de risco de falha da integração. Diversos artigos citam afecções específicas consideradas indicações absolutas ou relativas à colocação de implantes. Classicamente, elas incluem diabetes, osteoporose, uso de corticosteroides, quimioterapia e radioterapia de cabeça e pescoço.[1] Recentemente, vários estudos sobre desfechos aludiram ao fato de que cada uma delas realmente pode não ser uma contraindicação e que outros fatores, em geral não incluídos nessa lista, podem ser contribuintes maiores para a falha. Um estudo de Klokkevold e Han[2] analisou dados de 35 artigos que incluíram taxas de falha em pacientes diabéticos e fumantes. Os

Management of Complications in Oral and Maxillofacial Surgery, First Edition. Edited by Michael Miloro, Antonia Kolokythas.

achados sugerem que o tabagismo contribuiu significativamente para a falha, mas não houve diferença para o paciente diabético. Em um estudo que revisou 4.680 implantes, Moy et al.,[1] porém, encontraram aumento significativo da taxa de falha do implante em pacientes diabéticos e fumantes. Ainda, outras condições relacionadas ao meio risco de falha incluíram pacientes com mais de 60 anos de idade, radioterapia de cabeça e pescoço e terapia com estrógeno depois da menopausa. Ao contrário, gênero, hipertensão, doença coronariana, doença pulmonar, tratamento com esteroides, quimioterapia e não receber terapia de reposição hormonal (mulheres pós-menopausa) não foram associados à maior incidência de falha do implante.

Embora a literatura apoie o fato de que pode não haver contraindicações absolutas à colocação do implante, o profissional precisa compreender como determinadas condições sistêmicas podem afetar a integração dos implantes. Isso auxilia o julgamento direto em relação ao planejamento do tratamento em pacientes com doenças ou transtornos sistêmicos. Por exemplo, no paciente diabético, a vascularização e a circulação diminuídas no leito receptor, decorrente das anormalidades microvasculares, como espessamento das membranas basais dos capilares, prejudicam a cicatrização da ferida e as anormalidades da quimiotaxia de neutrófilos e da atividade fagocítica tornam o diabético mais suscetível a infecções.[3] No caso de doenças ósseas metabólicas (osteoporose, hiperparatireoidismo, doença de Paget, etc.), é preciso considerar o potencial de mineração adequada, que é importante para a integração.

Na maioria dos casos, a literatura não faz distinção entre falha do implante e complicações médicas associadas à colocação de implantes.[4] Contudo, o profissional deve diferenciar as possíveis afecções que simplesmente podem causar a falha do implante, daquelas que podem causar dano direto ao paciente. Por exemplo, o paciente que recebeu radioterapia nos maxilares ou foi tratado com um bifosfonato potente pode correr risco de osteorradionecrose ou osteonecrose relacionada a bifosfonato, respectivamente, assim como falha do implante. Nesses pacientes, "a opção de tratamento com implante deve ser restrita, e o paciente deve ser informado especificamente, considerando-se o nível atual de incerteza em relação às consequências."[4]

Em geral, se o paciente tiver os atributos físicos e mentais para manter os implantes depois da restauração, tiver expectativas razoáveis e puder ser submetido ao procedimento cirúrgico com segurança sem arriscar indevidamente seu bem-estar físico, ele é candidato à reconstrução com implante. A discussão para o termo de consentimento livre e esclarecido deve ser personalizada para cada paciente, tomando-se o cuidado de identificar problemas que podem causar maior risco de falha ou riscos médicos e físicos para o paciente.

Avaliação Clínica do Paciente

O exame clínico completo antes do planejamento de tratamento com implantes é obrigatório para avaliar não só o local receptor, mas também a dentição atual do paciente e a saúde dental e gengival, os sinais de hábitos parafuncionais, má oclusão ou outros fatores que podem ser importantes em relação à falha do implante. O profissional deve ter em mente que o local receptor pode ser ideal para a integração do implante, mas se ele não puder ter a restauração funcional e estética, pode ser considerado um fracasso.

A ideia de colocar implantes em paciente com história de doença periodontal é tópico controverso na literatura. Por trás desses estudos, há diversos fatores que dificultam a comparação dos desfechos. Por exemplo, cada estudo pode ter parâmetros diferentes em relação à definição de periodontite, gravidade e tratamento da periodontite, medidas dos desfechos, estado periodontal na ocasião da colocação, etc. Por causa dessa variabilidade, não se pode dizer com certeza que um paciente com perda dental durante uma periodontite tem maior risco de desenvolver peri-implantite ou complicações de integração.

O bruxismo foi implicado na fratura de componentes do implante (plataformas, parafusos dos pilares, corpo do implante, etc.). Embora não exista relação causal real, o consenso geral na literatura reconhece uma associação entre fratura do implante e hábitos parafuncionais. Ao desenvolver o plano de tratamento com implante para um paciente com bruxismo, o profissional deve planejar a minimização de forças excêntricas, eliminar cantiléveres e colocar implantes adicionais para partilharem a carga oclusal (Fig. 3.1). Ao considerar a fratura do implante, outras duas causas importantes devem ser implicadas: erro de fabricação e ajuste protético ruim.[5] Embora esses fatores também possam contribuir para a fratura do implante, não muito menos citados em comparação com a parafunção. As fraturas de implante são, em geral, precedidas por diversos incidentes de parafusos de suporte quebrados e perda óssea, que podem dar ao profissional a indicação de que há um problema subjacente. Balshi et al.[5] fizeram uma análise de 4.045 implantes colocados e em função por 5 anos. Verificaram oito implantes fraturados (0,2%). Seis eram próteses na região posterior, e todos os pacientes tinham diagnóstico de hábitos parafuncionais. A maioria desses pacientes também tinha problemas precedentes de afrouxamento ou fratura dos parafusos protéticos ou dos parafusos dos pilares antes da fratura.

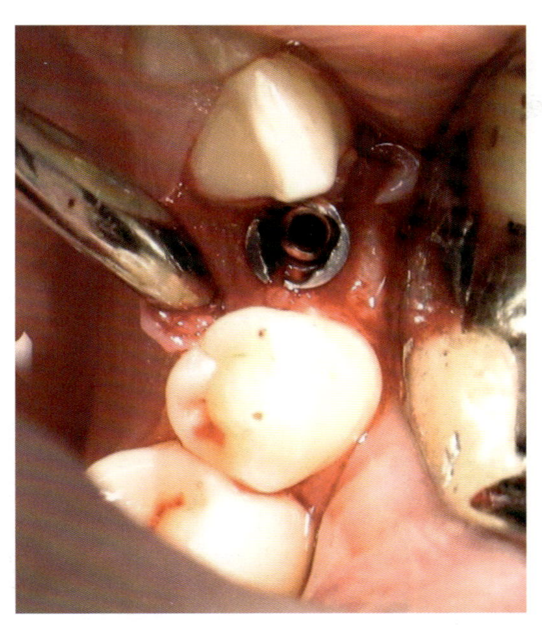

Fig. 3.1. Fratura da plataforma do implante, causada por torque excessivo no pilar definitivo. Esse implante exigiu remoção e recolocação.

Ao examinar os tecidos moles circundantes nas áreas de interesse, tradicionalmente se pensava que deveria haver a quantidade adequada de gengiva queratinizada para a manutenção adequada dos implantes. Estudos recentes, porém, mostram que a quantidade de gengiva queratinizada pode ser apenas uma questão de estética. Não existem estudos que mostrem aumento da perda de implantes em regiões de mucosa queratinizada imprópria (< 2 mm). Kim et al.[6] sugerem que pode haver maior risco de recessão gengival e perda de osso marginal nas áreas com mucosa queratinizada deficiente, mas isso não produz necessariamente efeitos adversos, a menos que esteja em zona que afete a estética. Schrott et al.[7] relataram achados semelhantes em um estudo de acompanhamento prospectivo de 5 anos, com pacientes edêntulos submetidos à reconstrução com prótese fixa implantossuportada mandibular. Constataram que o acúmulo de placa e o sangramento à sondagem das faces linguais eram maiores em pacientes com menos de 2 mm de mucosa queratinizada circundando os implantes. A recessão do tecido mole vestibular também foi maior durante o período de 5 anos nos pacientes com gengiva queratinizada imprópria. Esses estudos podem sugerir que os pacientes com mucosa queratinizada inadequada em torno dos implantes podem enfrentar mais desafios com a higienização, o que leva a problemas periodontais subsequentes que podem ou não ter impacto no sucesso geral da reconstrução.

A qualidade do osso foi implicada como um dos fatores mais importantes para a osteointegração inicial do implante, mas infelizmente, é difícil avaliar isso no pré-operatório se é um fator que não pode ser alterado antes da cirurgia. É amplamente aceito que o osso dos tipos 2 e 3 de Misch é o mais favorável para a osteointegração incial,[3] porém, muitas vezes, o cirurgião pode encontrar osso tipo 1 ou 4 no momento da cirurgia, mesmo se o paciente tiver exame radiográfico e anatômico razoavelmente normal. Às vezes, não é difícil prever isso com base na apresentação do paciente. Por exemplo, o paciente com atrofia grave da mandíbula provavelmente tem quase todo o osso cortical na parte anterior. Os cirurgiões precisam estar familiarizados com essas apresentações, de modo a fazerem os ajustes para a qualidade óssea. Por exemplo, o implante cônico pode ser preferido, o tempo de cicatrização pode ser prolongado ou pode ser indicado procedimento em dois ou um estágio.

Plano de Tratamento Cirúrgico e Protético

O planejamento de reconstrução com implante é um conceito de equipe. O cirurgião-dentista restaurador e o cirurgião devem trabalhar juntos para o desfecho bem-sucedido. A não inclusão do cirurgião-dentista restaurador na fase de planejamento do tratamento pode levar a falhas protéticas por causa da

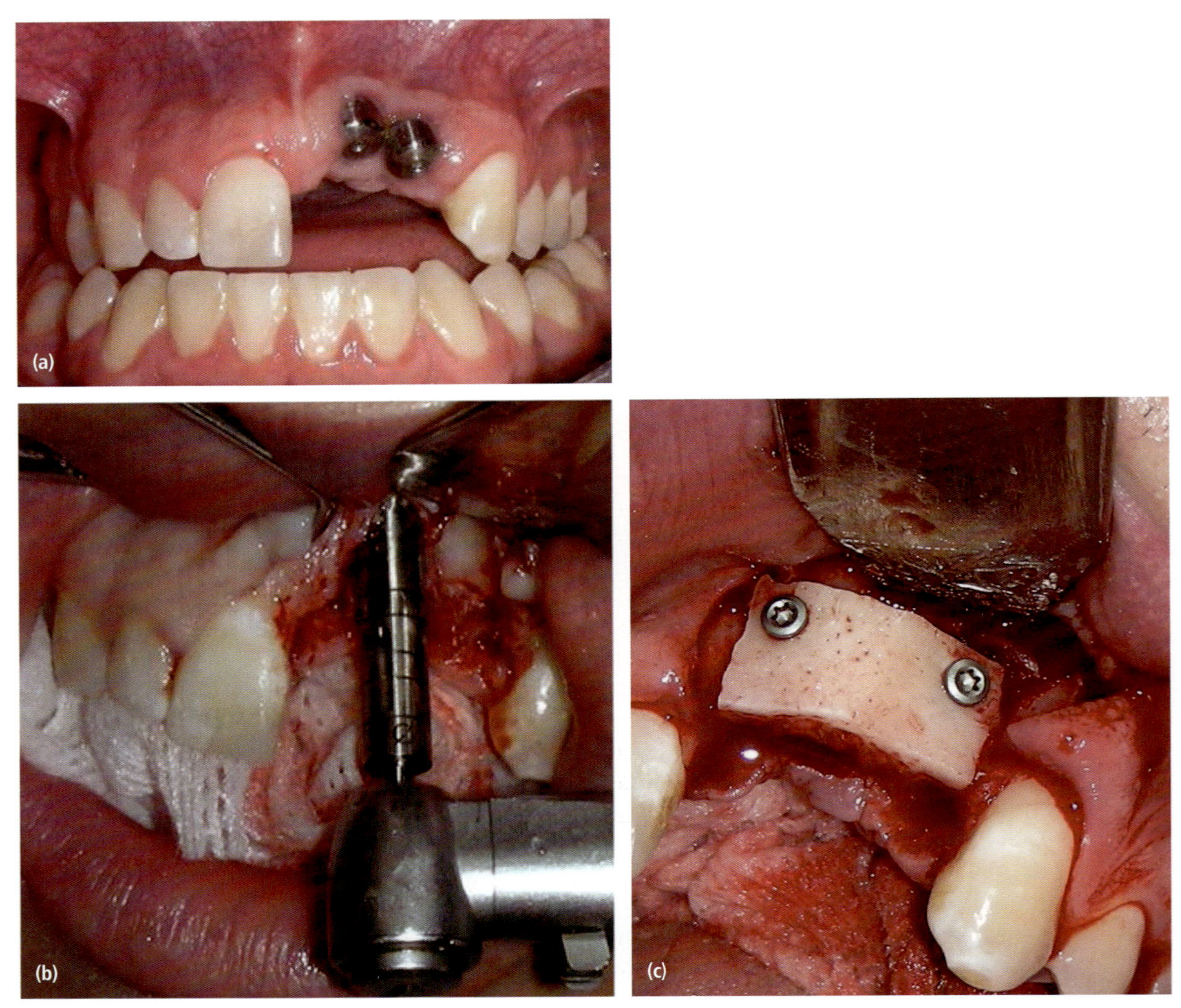

Fig. 3.2. (a) Implante imediato colocado muito facial e muito paraapical. Esses implantes estão integrados, mas não podem ser restaurados em termos estéticos. (b) Remoção do implante com trefina. (c) Enxerto tipo *onlay*/Veneer para facilitar a colocação apropriada dos implantes. (Cortesia de James Q. Swift, DDS.)

impossibilidade de restauração do implante em decorrência da localização, de problemas de angulação ou estéticos. Ambas as partes devem comunicar suas preferências referentes à localização do implante. Muitas vezes, é bom quando o cirurgião-dentista restaurador fornece um guia cirúrgico para auxiliar a localização e angulação do implante (Fig. 3.2 a-c). Os guias cirúrgicos nem sempre são necessários, dependendo da localização dos implantes e da habilidade do cirurgião, mas podem ser muito úteis em casos complexos e em regiões estéticas, em especial quando há envolvimento de múltiplos implantes. Recentemente, o plano de tratamento auxiliado por computador tem recebido muita atenção, assim como a fabricação de guias cirúrgicos e cirurgia orientada por computador. No momento, não existem estudos clínicos que indiquem a superioridade dessas técnicas. A imagem por TC pode ser benéfica nos locais em que o local do tratamento apresenta limitações anatômicas consideráveis, mas, em geral, a maioria das informações fornecidas pela TC pode ser obtida com bom exame clínico, modelos montados e radiografia plana.

O plano de tratamento não só abrange localização dos implantes, como também o tempo entre a extração do dente e a colocação do implante, tempo para carregar o implante e tempo até a colocação da restauração definitiva. Todos esses fatores podem ter uma função na integração e estabilidade inicial do implante. A crista alveolar fica dura e o tecido mole sofre alterações dimensionais depois da extração do dente. Vários estudos analisaram a quantidade de perda óssea com o tempo depois da extração. Esses estudos mostram perda de largura horizontal entre 30% e 50%, 3 a 12 meses depois da extração.[8-11] O implante imediato e precoce tornou-se uma técnica aceita para tentar evitar essa alteração anatômica. No entanto, Boticelli et al.[12] colocaram 21 implantes imediatos em 18 pacientes e, depois de 4 meses, constataram reabsorção óssea ao redor desses implantes: cerca de 50% na tábua vestibular e 30% na tábua lingual. Covani[13] teve resultados similares e concluiu que a colocação imediata do implante não evita a reabsorção do processo alveolar. Embora esses estudos sugiram que a reabsorção óssea continua a ocorrer independentemente de quando o implante é colocado depois da extração, não há evidências que sugiram que as técnicas de colocação imediata ou precoce tenham taxas de sucesso expressivamente menores ou maiores na integração do que os implantes colocados posteriormente. O autor reconhece, contudo, que são necessários mais estudos clínicos randomizados, com desfechos a longo prazo, claramente definidos para orientar as estratégias de tratamento.

O tempo para o carregamento de implantes é, também, bastante discutido na literatura e, provavelmente, tem efeitos no sucesso de sua integração. Jokestad e Carr[14] realizaram uma revisão sistemática da literatura, examinando o estágio de carregamento de implantes. Apenas 22 artigos foram considerados adequados para a inclusão no estudo. Em virtude da heterogeneidade, as aplicações clínicas variáveis, os desfechos inconstantes e a falta de qualidade das evidências, os autores não puderam tirar conclusão definitiva. Afirmaram que o desfecho médio foi favorável ao carregamento tardio, mas não há indicações de que o carregamento imediato ou precoce não possa ser um procedimento seguro. Com tantas variáveis a considerar (qualidade do osso, tipo de implante, estágio de colocação do implante em relação à extração, fatores do paciente, plano protético, estabilidade do implante no momento da inserção, etc.), não se pode, neste momento, comprovar qualquer superioridade para nenhum plano de carregamento.

Outro fator a considerar com respeito ao estágio de colocação e carregamento do implante inclui a reconstituição da crista ou do seio maxilar. Aghaloo e Moy[15] realizaram uma revisão sistemática da literatura para determinar quais procedimentos de reconstituição de tecido são os mais bem-sucedidos no fornecimento de suporte para a colocação do implante. O estudo incluiu 90 artigos que foram aceitáveis quanto aos dados de extração e análise. Em relação ao reconstituição sinusal, os autores encontraram que esse procedimento com enxertos de composto alogênico/não autógeno tinham a melhor retenção para os implantes (93%). Os enxertos autógenos vieram logo em segundo lugar, com 92%, seguidos pelos enxertos aloplásticos com 82%. Ao analisar a reconstituição da crista alveolar, Aghaloo e Moy[15] relataram o maior sucesso de sobrevida do implante em locais reconstituídos com regeneração óssea guiada, enxerto com restauração intracoronária/faceta e osteogênese por distração. Os autores, no entanto, reconhecem o número limitado de estudos aceitáveis e a variação dos estudos que impediram conclusões definitivas a respeito da melhor reconstituição de tecido duro para suportar a sobrevida do implante.

COMPLICAÇÕES INTRAOPERATÓRIAS

As complicações intraoperatórias durante a cirurgia para a colocação de implante podem acontecer apesar do planejamento e preparo mais meticulosos. Na maior parte, poucas são de grandes consequências e podem ser corrigidas por cirurgias menores ou alteração do plano protético. Poucas impõem risco de morte ou deixam o paciente com deficiência permanente, mas a chance dessas complicações não é zero. É responsabilidade do profissional incluir uma discussão sobre o risco durante o processo do termo de consentimento livre e esclarecido. A discussão deve incluir riscos de sangramento, dor, edema, infecção, danos aos dentes adjacentes, perturbação da sensibilidade, falha de integração, falha de se obter restauração, deslocamento de implantes (p. ex., para o seio maxilar) e possibilidade da necessidade de procedimentos adicionais.

A má colocação em relação à dentição adjacente pode consistir de problema frustrante (Fig. 3.3 a-c). Isso pode ocasionar problemas estéticos de forma ou emergência da coroa, e a saúde periodontal do dente adjacente também pode ser afetada (Fig. 3.4). O planejamento da cirurgia para a colocação de implante em lugares de dificuldade anatômica precisa ser meticuloso. Ocasionalmente, as complicações sobrevêm independentemente do preparo. Na parte posterior da mandíbula, por exemplo, é preciso ter cuidado para planejar o posicionamento do implante, a fim de evitar o nervo alveolar inferior (NAI). A maioria dos autores concorda que a colocação do implante a 2 mm do córtex superior do NAI pode causar transtorno sensitivo permanente. Os danos podem ser causados pela broca ou pela submersão do implante propriamente dito muito para apical. Goodacre et al.[16] relataram transtorno neurossensitivo geral imediato (pós-estágio 1) de 6,1% ao revisarem 13 relatos da literatura. A faixa de incidência foi de 0,0 a 39,0%. A maioria dos dados indica que a incidência diminui significativamente com o tempo.[16] Caso apareça onde não há altura óssea suficiente superior ao NAI na radiografia plana, podem ser utilizadas técnicas alternativas de imagem para

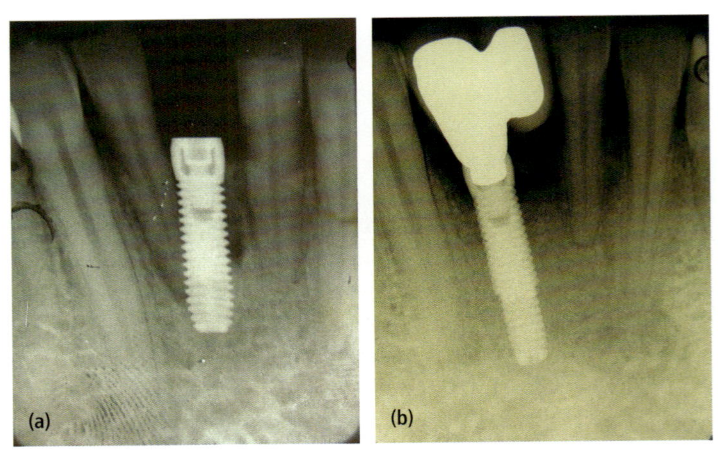

Fig. 3.3. (a) Este implante está colocado muito perto do dente adjacente e invade o espaço do ligamento periodontal (LPD). (b) Subsequentemente, há perda óssea significativa ao redor do dente adjacente, que exigiu a remoção do dente e do implante. Um implante é usado para restaurar os incisivos inferiores devido ao espaço limitado. (Todas as imagens são cortesia de James Q. Swift, DDS.)

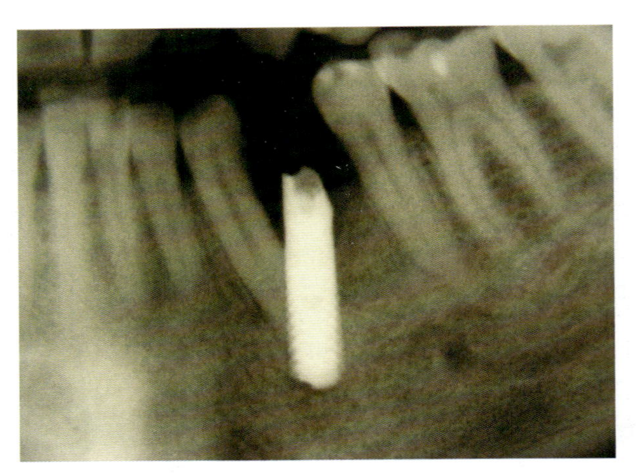

Fig. 3.4. Implante colocado em angulação e proximidade indesejáveis com o canino adjacente. Note a perda óssea distal ao dente 22. O dente de suporte do implante também está fraturado. Esse implante e o dente 22 precisaram ser removidos com regeneração óssea guiada (ROG) antes de substituir os implantes e a restauração.

se obterem medidas mais precisas do osso existente. Obviamente, se houver altura óssea imprópria, podem ser realizados procedimentos de reconstituição ou de reposicionamento do nervo; contudo, esses procedimentos também acarretam risco de transtorno sensitivo (Fig. 3.5 a,b). Alguns cirurgiões argumentam que a obtenção de imagens contemporâneas (TC, imagens em feixe cônico) e desenho ou fabricação assistida por computador (CAD/CAM) de guias cirúrgicos anula essa possível complicação; no entanto, não há estudos publicados que comparem esses grupos diretamente. Theisen et al.[17] sugeriram que o deslocamento de implantes na parte posterior da mandíbula pode ser atribuída, em parte, à qualidade dos espaços medulares de osso na região anatômica em questão. Propõem que a porção trabecular de osso na parte posterior da mandíbula é mais abundante, mas menos densa do que na parte anterior da mandíbula, e essa falta de densidade óssea causa resistência mínima à penetração do córtex. Nesses casos, a broca tende a "cair" nos espaços durante o preparo, deixando, assim, o NAI suscetível a lesões se a broca não for controlada adequadamente. Quando o implante é assentado, também ocorre mais resistência e o implante pode ser colocado mais profundamente do que a osteotomia preparada, em especial ao apertar o dente de suporte que está cicatrizando

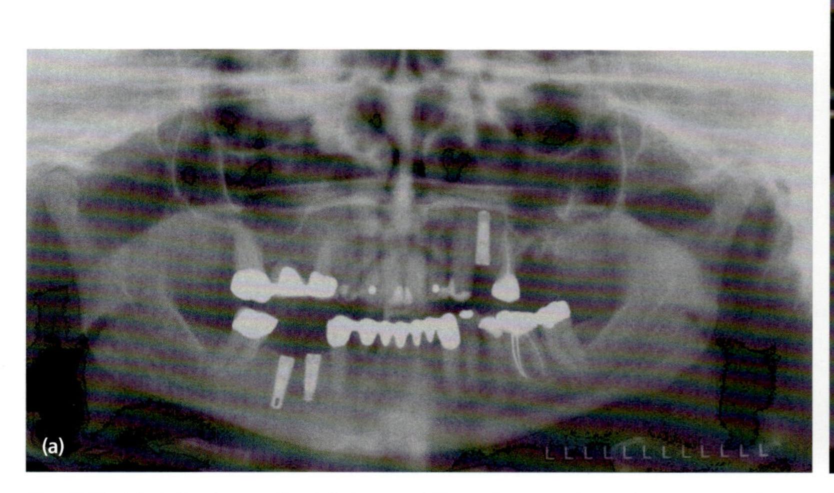

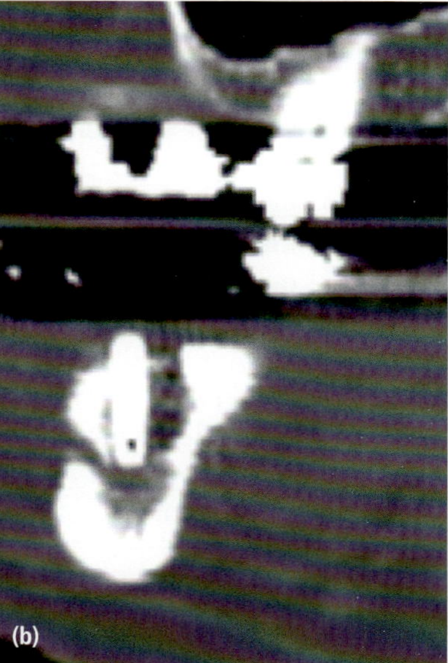

Fig. 3.5. (a) O implante distal (número 46) está colocado muito paraapical, invadindo o NAI. (b) Confirmação por TC da posição do implante no canal do nervo.

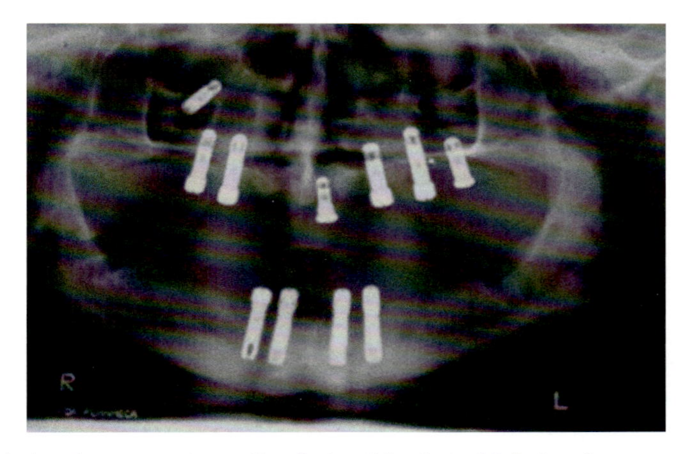

Fig. 3.6. Implante deslocado para o seio maxilar direito. O implante foi deslocado ao se colocar o cicatrizador.

ou o parafuso de cobertura. A incidência verdadeira de lesão ao NAI durante a colocação de implantes não é conhecida, mas o planejamento pré-operatório diligente e a técnica cirúrgica meticulosa e controlada minimizam essa complicação. Contudo, os pacientes devem ser avisados da possibilidade de alteração de sensibilidade como parte do processo do termo de consentimento livre e esclarecido.

O deslocamento dos implantes dentários não está só confinado ao canal alveolar inferior, embora essa região em especial apresente a probabilidade dos efeitos mais graves com o decorrer do tempo. O seio maxilar teve uma parcela de suas substâncias deslocada. Os dentes e implantes provavelmente são os dois objetos mais comuns a encontrar caminho para o seio maxilar, e vários relatos na literatura discutem esses incidentes. A migração de implantes para o seio maxilar pode ser evento agudo ou tardio (Fig. 3.6). É mais comum que o implante se desloque no momento da colocação, embora diversos relatos descrevam implantes que migraram para o seio maxilar vários anos depois da integração e restauração inicial. Lida et al.[18] relataram a migração de um implante para o seio 10 anos após a colocação. Não está claro o que causa a migração desses implantes, mas a teoria mais aceita é a combinação de osteopenia e forças oclusais excessivas.[18] Depois desse tipo de incidente, seja agudo (na cirurgia inicial) ou tardio, o implante deve ser removido por antrostomia lateral, e o cirurgião pode optar pela reconstituição do seio ao mesmo tempo quando se deseja a reconstrução contínua.

Há vários relatos de hematoma sublingual grave na literatura.[19-22] A maioria dos artigos revisados envolvia pacientes que receberam implantes interforamies mandibulares para apoiar o revestimento de prótese total; contudo, um incidente foi relacionado a implante colocado posterior ao forame mentual. A maioria dos pacientes teve algum grau de comprometimento das vias aéreas, que exigiu intubação ou estabelecimento de via aérea cirúrgica. A etiologia relatada foi deiscência da placa lingual com lesão vascular. Três de quatro relatos de caso recentes revisados mostraram pressão sistólica expressivamente alta no momento da formação de hematoma.[19-21] A maioria foi observada no momento da colocação do implante; uma tardou 3 horas após a colocação dos implantes.[19] Na maior parte, o tratamento incluiu internação hospitalar com manejo das vias aéreas, esteroides e antibióticos. O tratamento cirúrgico visou as vias aéreas e não necessariamente drenagem do hematoma ou ligação de vasos agressores. Foi sugerido que, nesses casos, a ligação arterial pode ser muito difícil em termos técnicos devido ao ingurgitamento dos tecidos e à retração do vaso agressor mais profundamente nos tecidos do assoalho da boca, e que só deve ser realizada nas hemorragias incontroláveis.[21] A segurança das vias aéreas e do acesso aos vasos através de incisão no pescoço exige condições estéreis, sendo realizada em mesa cirúrgica. Em todos os casos relatados recentemente, os hematomas resolveram-se depois de vários dias de observação rigorosa, com permanência no hospital de 3 a 11 dias. Hofschneider[23] e Bevitz[24] fizeram estudos anatômicos que sugerem que os ramos das artérias submentual ou sublingual são os que têm maior risco de lesão no assoalho da boca, devido à grande proximidade entre o córtex lingual e a mandíbula.

A complicação rara e fatal de embolia aérea foi associada à colocação de implantes.[25,26] Em todos os casos, o ar entrou nos espaços trabeculares da medula na mandíbula, formando embolia aérea no sistema venoso. O êmbolo aéreo, a seguir, faz trajeto para a veia cava superior e depois para o átrio direito, resultando em colapso cardiopulmonar, que leva à parada cardíaca. Em todos os casos relatados, foram usadas brocas para implante com combinação interna de ar e água. Essa complicação pode ser evitada usando-se brocas para implante que não sejam impelidas por ar e não tenham sistemas de irrigação acionados por pressão de ar. Essa complicação não se limita à cirurgia para inserção de implante, porque diversos incidentes foram relatados em pacientes submetidos a outros procedimentos odontológicos. Novamente, nesses casos, as brocas com irrigação com ar e água foram implicadas como fonte da introdução de ar no sistema venoso.

Complicações Pós-Operatórias Iniciais

Embora a incidência de infecções pós-operatórias depois da cirurgia para colocação de implante seja baixa, a ideia de profilaxia com antibióticos continua controversa. São encontrados muitos relatos conflitantes na literatura em relação ao uso de antibióticos no pré ou pós-operatório. Binahmed et al.[27] realizaram um estudo prospectivo em dois centros, administrando uma única dose pré-operatória de antibióticos antes da cirurgia para colocação de implante ou um esquema pós-operatório de uma semana. Não está claro se os pacientes foram randomizados. No estudo, 215 pacientes foram inscritos e 747 implantes foram colocados. Havia ligeiramente mais pacientes e implantes colocados no grupo que recebeu uma única dose pré-operatória (125 pacientes *versus* 90 pacientes; 445 implantes *versus* 302 implantes). Não havia pacientes de controle que não receberam antibióticos. Os autores não constataram diferença estatística entre os grupos, indicando que os antibióticos pós-operatórios prolongados não têm vantagem sobre uma única dose pré-operatória. Kashani et al.[28] conduziram um estudo similar cujas conclusões foram iguais. Outra vez, o estudo avaliou uma única dose pré-operatória em comparação com esquema pós-operatório de uma semana, e não havia controles que não tenham recebido a antibióticoterapia. Mazzocchi et al.[29] realizaram um estudo retrospectivo que inclui 437 pacientes tratados consecutivamente com a colocação de implante. Essa população de pacientes não recebeu antibióticos, mas, sim, terapia anti-inflamatória por 3 dias após a cirurgia. Os autores constataram desfechos semelhantes às taxas de sucesso publicadas na literatura e concluíram que o uso de antibióticos para a colocação rotineira de implantes pode não ser benéfico. Nesse estudo, os desfechos publicados serviram de controle, mas não houve comparação direta entre os pacientes que receberam antibióticos e os que não. Não existem estudos clínicos grandes e randomizados que comparem a profilaxia com antibiótico com a falta de cobertura no momento da cirurgia para colocação de implante, mas, pelo que se encontra na literatura, parece que uma única dose de antibiótico no pré-operatório é similar ao curso de uma semana no pós-operatório, em relação ao sucesso dos desfechos.

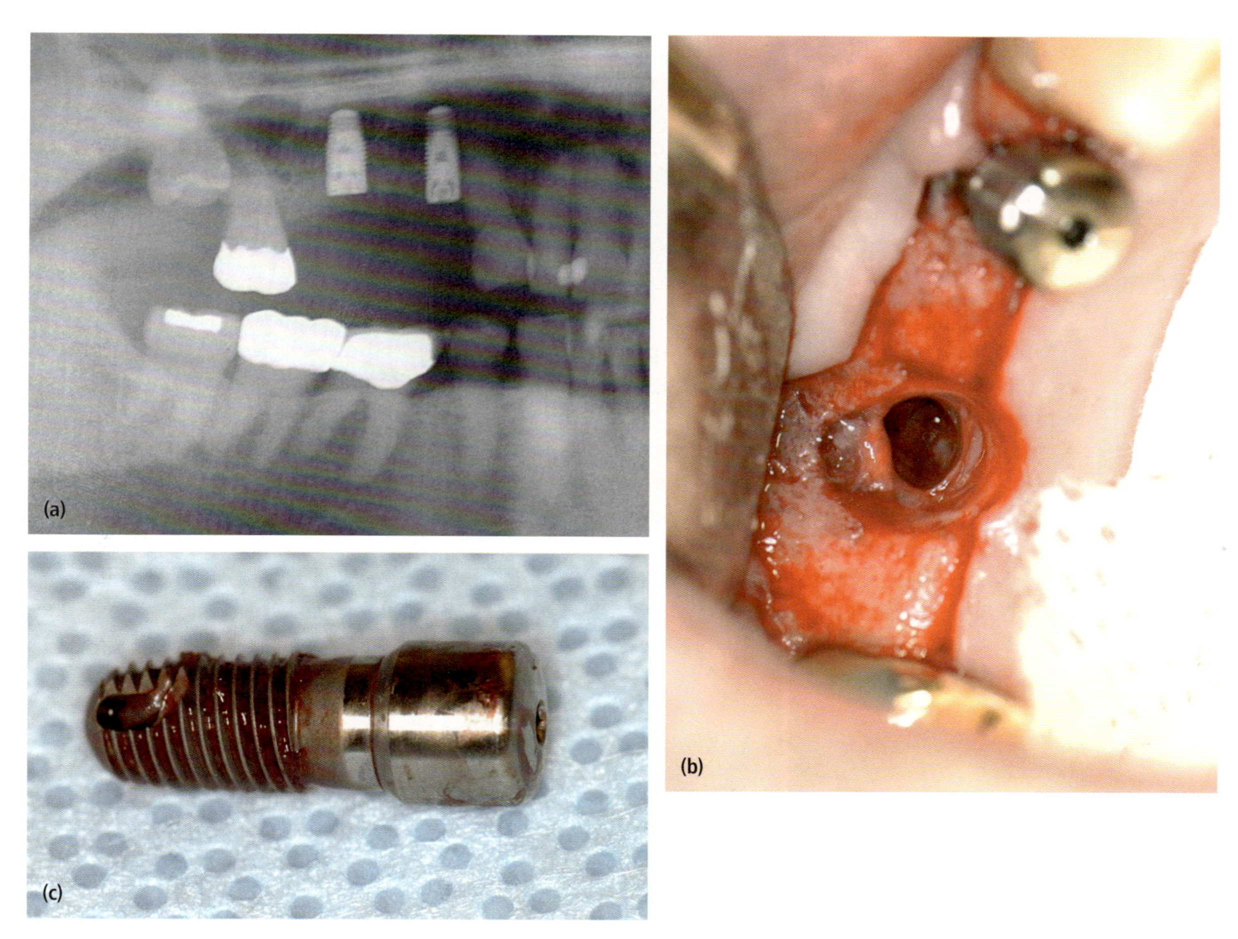

Fig. 3.7. (a) Radiografia panorâmica mostrando implante no dente 3 com radiotransparência peri-implantar e contato do seio com o implante. (b) Local depois da remoção do implante; note o tecido fibroso que reveste o lugar da osteotomia. (c) O implante foi retirado com pressão digital. (Todas as imagens são cortesia de Mark E. Engelstad, DDS, MD.)

Complicações Pós-Operatórias Tardias

Integração fibrosa

A integração fibrosa acontece quando há falta de osteointegração (Fig. 3.7 a,b). Nesses casos, muitas vezes, o paciente não tem sintomatologia e a integração fibrosa é descoberta na cirurgia de segundo estágio para colocação de implante não coberto ou colocação do dente de suporte. O paciente em geral tem dor à manipulação ou ao aperto do dente de cicatrização ou do dente de suporte final. Depois, o profissional percebe que o implante está com mobilidade e não integrado. As supostas causas mais frequentes de integração fibrosa são superaquecimento do osso durante a cirurgia inicial para colocação de implante ou superpreparo da osteotomia. No último caso, o implante classicamente não requer torque até 20 Ncm no momento da colocação. Pelo menos dois artigos[30,31] descrevem o limiar para necrose óssea em maior temperatura. Demonstrou-se que as temperaturas superiores a 48°C causam necrose dos osteócitos circundantes.[32] Um estudo de Senar[33] mostrou que, *in vitro*, mais calor é gerado na porção superficial da osteotomia e concluiu que a irrigação externa em temperatura ambiente pode proporcionar resfriamento suficiente durante o preparo do implante.

Sinusite

A maioria dos relatos de doença sinusal crônica ou infecção no caso de implantes dentários em geral é relacionada à reconstituição sinusal. É raro encontrar sintomas sinusais crônicos com implantes bem integrados na maxila perto de seio não reconstituído, mesmo quando os ápices dos implantes invadem o assoalho do seio maxilar. Raghoebar et al.[34] relataram um caso de rinossinusite em uma mulher com 69 anos de idade, que foi submetida à reconstrução da arcada inferior totalmente edêntula com seis implantes e revestimento de prótese total apoiado por implante. Não foi realizada a reconstituição sinusal para facilitar a colocação do implante. A paciente queixava-se de rinorreia, congestão nasal e cefaleias paranasais. O exame endoscópico revelou que dois implantes estendiam-se para o assoalho nasal, a mucosa nasal e o óstio do seio maxilar estavam hiperêmicos. Em vez de remover os implantes, o cirurgião amputou a porção apical dos implantes que se projetaram no assoalho nasal e os sintomas da pacientes se resolveram.

Fratura mandibular

A fratura de mandíbula é uma complicação incomum decorrente da reconstrução com implante, e tem sido relatada quase exclusivamente em mandíbula edêntula atrófica. Vários fatores precisam ser abrangidos ao planejar o tratamento nesses casos. Os exames por imagem precisam delinear claramente não só a altura da mandíbula, mas também sua largura. A altura mínima de 7 a 10 mm e a largura mínima de 6 a 8 mm de osso é necessária para a colocação do implante.[35] Na maioria dos relatos, ocorreu fratura de mandíbula depois da restauração dos implantes, e a prótese foi funcional por um período de meses a anos (Fig. 3,8 a-d). As fraturas de mandíbula secundárias à reconstrução com implante são raras e são típicas nas mandíbulas edêntulas atróficas. O tratamento deve seguir os princípios básicos de traumatismo em relação às fraturas de mandíbulas atróficas. A imobilização e fixação com uma grande placa de reconstrução são necessárias para

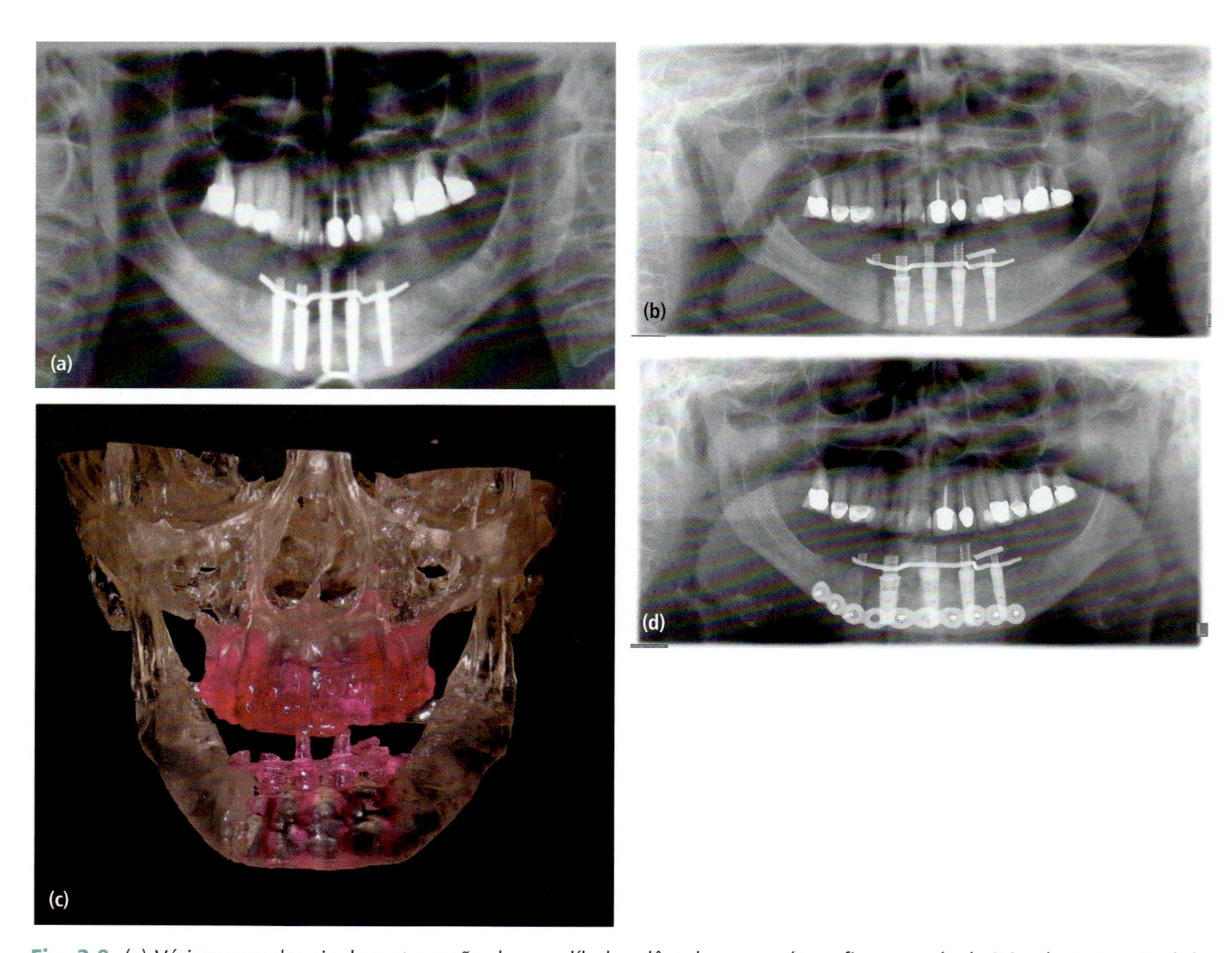

Fig. 3.8. (a) Vários anos depois da restauração de mandíbula edêntula com prótese fixa separável. O implante terminal do lado direito falhou e foi removido posteriormente. (b) Fratura de mandíbula no local em que o implante foi removido. (c) Modelo de estereolitografia (SLA) usado para criar o gabarito que auxilia o posicionamento da placa de reconstrução e os parafusos, ao mesmo tempo em que evita a instalação fixa do implante. (d) Ortopantomograma (panorex) pós-operatório depois da reconstrução. (Todas as imagens são cortesia de David L. Basi, DMD, PhD.)

dar estabilidade e o enxerto ósseo pode ser necessário, considerando-se a natureza cortical não trabecular do osso, que possibilita a capacidade de cicatrização da mandíbula atrófica. Também podem ser considerados enxertos ósseos para reconstrução antes da colocação do implante na mandíbula edêntula atrófica. Diversas técnicas foram descritas para facilitar a reconstrução. Ainda, o uso de implante transmandibular foi defendido nas mandíbulas com atrofia grave, mas um estudo recente sugere que os desfechos a longo prazo podem não ser superiores aos das técnicas tradicionais de colocação de implante, como se afirmava originalmente.[36]

Doença peri-implantar

A doença peri-implantar é, provavelmente, o achado mais frustrante nas complicações tardias com implantes. Heitz-Mayfield[37] sugeriram que a doença peri-implantar resulta de um desequilíbrio entre carga bacteriana e defesa do hospedeiro. Além disso, define a doença como duas entidades, peri-implantite e mucosite peri-implante. O que torna essas entidades tão frustrantes é o fato de que não existem diretrizes clínicas claras referentes à causa do problema, tampouco referentes ao tratamento bem-sucedido desses problemas com algum sucesso que valha a pena.

Uma revisão recente da literatura tentou avaliar o diagnóstico e os indicadores de risco da doença peri-implantar.[37] A revisão identificou 138 artigos aceitáveis em 1.113 publicados sobre o tópico. Nessa meta-análise, a definição das entidades foi a seguinte: mucosite peri-implante é a inflamação dos tecidos que circundam o implante; peri-implantite implica o envolvimento adicional do osso de apoio, como é o caso da perda óssea marginal. Ambos têm sido relatados em presença de invasão bacteriana. O diagnóstico da doença peri-implantar não é diferente do das doenças periodontais. Demonstrou-se que o sangramento à sondagem (SS) tem valor preditivo positivo de 100% para a progressão da doença peri-implantar e, portanto, é considerado parâmetro valioso para o diagnóstico.[38] Além disso, Luterbacher[38] verificou que a presença de bactérias específicas junto com SS ampliava o prognóstico de progressão da doença. As bactérias cultivadas foram *Aggregatibacter actinomycetemcomitans, Prevotella intermedia, Porphyromonas gingivalis* e *Treponema denticola*. A pesquisa recente também se concentrou nos marcadores salivares e, embora sejam promissores, no momento, não há correlação entre biomarcadores e gravidade ou progressão da doença.[37] Em virtude do tempo que a doença peri-implantar demora para se desenvolver, são necessários estudos longitudinais prospectivos grandes para determinar os fatores de risco. Infelizmente, há muito poucos relatos e a maioria é estudos retrospectivos transversais. Estes últimos foram usados em muitas revisões da literatura para determinar fatores de risco. Em um deles, a presença de doença periodontal, história de tabagismo, diabetes, traços genéticos, má higiene bucal, alcoolismo e superfície do implante foram examinados quando aos possíveis indicadores de risco.[37] O autor constatou que as evidências substanciais de má higiene bucal, história de periodontite e tabagismo são associadas à doença peri-implantar. As evidências de que diabetes e alcoolismo estejam associados à doença peri-implantar foram limitadas. A evidência é conflitante e limitada para tirar conclusões relativas aos traços genéticos e superfície do implante.

Uma vez que a doença peri-implantar é diagnosticada, o profissional precisa decidir como tratar o problema. Basicamente, é possível tratar cirúrgica ou clinicamente. Renvert et al.[39] revisaram a literatura para avaliar o tratamento clínico da mucosite peri-implante e da peri-implantite. Primeiro e acima de tudo, verificaram grande escassez do tema na literatura. Vinte e quatro estudos foram incluídos na revisão dos 437 artigos possíveis, os quais foram identificados e incluíram experiências com animais e com seres humanos. A revisão avaliou apenas o tratamento mecânico, tratamento mecânico com bochechos com clorexidina e terapia mecânica com antibióticos sistêmicos. Concluíram que no caso de mucosite peri-implante, a terapia mecânica pode ser eficaz e o uso de bochechos antimicrobianos melhorou os desfechos dessa terapia. Em casos de peri-implantite, o tratamento clínico não foi eficaz e a aplicação antimicrobiana adjunta (CHX, cicloeximida) teve benefícios limitados. O tratamento antimicrobiano sistêmico adjunto reduziu o SS e as profundidades de sondagem.

A cirurgia na doença peri-implantar foi relatada na literatura, mas os desenhos dos estudos estão abaixo do ideal. Ainda, existem variáveis substanciais envolvidas no tratamento cirúrgico da peri-implantite. As variáveis incluem acesso cirúrgico, descontaminação da superfície do implante e das substâncias, presença e tipo de enxerto ósseo, de antimicrobianos e de membranas. Em virtude da grande variabilidade, não se pode defender equivocamente uma determinada modalidade. Além disso, não há estudos que incluam controles que não receberam terapia para comparação com os grupos de tratamento.

RESUMO

As complicações do implante podem, na maior parte, ser evitadas com a avaliação diligente do paciente, planejamento multidisciplinar do tratamento e a total compreensão e respeito pelas contribuições fisiológicas e clínicas da integração do implante e da cicatrização da ferida. No entanto, as complicações acontecem. Se os profissionais puderam prever ou se preparar para os problemas com antecedência, terão, com mais probabilidade, a capacidade de tratar as complicações do melhor modo.

LEITURAS SUGERIDAS

1. Moy P, Medina D, Shetty V, and Aghaloo T. 2005. "Dental implant failure rates and associated risk factors." Journal of Oral and Maxillofacial Implants 20(4): 569–577.
2. Klokkevold P, and Han T. 2007. "How do smoking, diabetes, and periodontitis affect outcomes of implant treatment?" The International Journal of Oral and Maxillofacial Implants 22(suppl): 173–206.
3. Martin R, Carter J, and Barber HD. 2000. "Surgical implant failures." In: Oral and Maxillofacial Surgery, Vol. 7, 1st ed. Fonseca R, Powers M, and Barber HD, eds. Philadelphia: W.B. Saunders Company.
4. Cochrane D, Schou S, Heitz-Mayfield LJA, Bornstein MM, Salvi GE, and Martin WC. 2009. "Consensus statements and recommended clinical procedures regarding risk factors in implant therapy." The International Journal of Oral and Maxillofacial Implants 24(suppl): 86–89.
5. Balshi T. 1997. "An analysis and management of fractured implants: A clinical report." Journal of Oral and Maxillofacial Implants 11(5): 660–666.
6. Kim BS, Kim YK, Yun PY, Yi YJ, Lee HJ, Kim SG, and Son JS. 2009. "Evaluation of peri-implant tissue response according to the presence of keratinized mucosa." Oral Surgery, Oral Medicine, Oral Pathology, Oral Radiology, and Endodontology 107(3): e24–e28.
7. Schrott AR, Jimenez M, Hwang JW, Fiorellini J, and Weber HP. 2009. "Five-year evaluation of the influence of keratinized mucosa on peri-implant soft-tissue health and stability around implants supporting full-arch mandibular fixed prostheses." Clin Oral Implants Res 20(10): 1170–7.
8. Schropp L, Kostopoulos L, and Wenzel A. 2003. "Bone healing following immediate versus delayed placement of titanium implants into extraction sockets: A prospective clinical study." Int J Periodontics Restorative Dent 23(4): 313–323.
9. Schropp L, Wenzel A, Kostopoulos L, and Karring T. 2003. "Bone healing and soft tissue contour changes following single-tooth extraction: A clinical and radiographic 12 month prospective study." Int J Periodontics Restorative Dent 23: 313–323.
10. Camargo PM, Lekovic V, Weinlaender M, et al. 2000. "Influence of bioactive glass on changes in alveolar process dimensions after exodontia." Oral Surgery, Oral Medicine, Oral Pathology, Oral Radiology & Endodontics 90: 581–586.
11. Lasella JM, Greenwell H, Miller RL, et al. 2003. "Ridge preservation with freeze-dried bone allograft and a collagen membrane compared to extraction alone for implant site development: A clinical and histologic study in humans." J Periodontol 74: 990–999.
12. Botticelli D, Berglundh T, and Lindhe J. 2004. "Hard-tissue alterations following immediate implant placement in extraction sites." J Clin Periodontol 31: 820–828.
13. Covani U, Bortolaia C, Barone A, and Sbordone L. 2004. "Bucco-lingual crestal bone changes after immediate and delayed implant placement." J Periodontol 75: 1605–1612.
14. Jokstad A, and Carr A. 2007. "What is the effect on outcomes of time-to-loading of a fixed or removable prosthesis placed on implant(s)?" Int Journal of Oral and Maxillofacial Implants 22(suppl): 19–48.
15. Aghaloo TL, and Moy PK. 2007. "Which hard tissue augmentation techniques are the most successful in furnishing bony support for implant placement?" Int J Oral Maxillofac Implants 22(suppl): 49–70.
16. Goodacre CJ, Kan JYK, and Rungcharassaeng K. 1999. "Clinical complications of osseointegrated implants." Jounal of Prosthetic Dentistry 81(5): 537–552.
17. Theisen F, Shulz R, and Elledge D. 1990. "Displacement of a root form implant into the mandibular canal." Oral Surgery, Oral Medicine, Oral Pathology, Oral Radiology & Endodontics 70(1): 24–28.
18. Lida L, Tanaka N, Kogo M, and Matsuya T. 2000. "Migration of a dental implant into the maxillary sinus: A case report." Int J Oral Maxillofacial Surg 29: 358–359.
19. Ferneini E, Gady J, and Lieblich S. 2009. "Floor of mouth hematoma after posterior mandibular implants placement." J Oral Maxillofac Surg 67: 1552–1554.
20. Pigadas N, Simoes P, and Tuffin JR. 2009. "Massive sublingual haematoma following osseo-integrated implant placement in the anterior mandible." British Dental Journal 206: 67–68.
21. Niamtu J. 2001. "Near-fatal airway obstruction after routine implant placement." Oral Surgery, Oral Medicine, Oral Pathology, Oral Radiology & Endodontics 92(6): 597–600.
22. Givol N, Chaushu G, Halamish-Shani T, and Taicher S. 2000. "Emergency tracheostomy following life-threatening hemorrhage in the floor of the mouth during immediate implant placement in the mandibular canine region." J Periodontol 71(12): 1893–1895.
23. Hofschneider U, Tepper G, Gahleitner A, and Ulm C. 1999. "Assessment of the blood supply to the mental region for reduction of bleeding complications during implant surgery in the interforaminal region." Int J Oral Maxillofac Implants 14: 379–383.

24. Bavitz JB, Harn SD, and Homze EJ. 1994. "Arterial supply to the floor of the mouth and lingual gingivae." Oral Surgery, Oral Medicine, Oral Pathology, Oral Radiology & Endodontics 77: 232–235.
25. Davies JM, and Campbell L. 1999. "Fatal air embolism during dental implant surgery: A report of three cases." Can J Anaesth 37(1): 112–121.
26. Girdler NM. 1994. "Fatal sequel to dental implant surgery." Journal of Oral Rehabilitation 21: 721–722.
27. Binahmed A, Stoykewych A, and Peterson L. 2005. "Single preoperative dose versus long-term prophylactic antibiotic regimens in dental implant surgery." Int J Oral Maxillofac Implants 20(1): 115–117.
28. Kashani H, Dahlin C, and Alse'n B. 2005. "Influence of different prophylactic antibiotic regimens on implant survival rate: A retrospective clinical study." Clin Implant Dent Relat Res 7: 32–35.
29. Mazzocchi A, Passi L, and Moretti R. 2007. "Retrospective analysis of 736 implants inserted without antibiotic therapy." J Oral Maxillofac Surg 65: 2321–2323.
30. Li S, Chien S, and Branemark PI. 1999. "Heat shock-induced necrosis and apoptosis in osteoblasts." Journal of Orthopaedic Research 17(6): 891–899.
31. Eriksson RA, and Alberksson T. 1983. "Temperature threshold levels for heat induced bone tissue injury: A vital microscopic study in rabbit." Journal of Prosthetic Dentistry 50: 101–107.
32. Yoshida K, Uoshima K, Oda K, and Maeda T. 2009. "Influence of heat stress to matrix on bone formation." Clin Oral Impl Res 20: 782–790.
33. Sener BC, Dergin G, Gursoy B, Kelesoglu E, and Slih I. 2009. "Effects of irrigation temperature on heat control in vitro at different drilling depths." Clin Oral Impl Res 20: 294–298.
34. Raghoebar GM, van Weissenbruch R, and Vissink A. 2004. "Rhino-sinusitis related to endosseous implants extending into the nasal cavity." Int J Oral Maxillofac Surg 33: 312–314.
35. Raghoebar GM, Stellingsma K, Batenburg RHK, and Vissink A. 2000. "Etiology and management of madibular fractures associated with endosteal implants in the atrophic mandible." Oral Surgery, Oral Medicine, Oral Pathology, Oral Radiology & Endodontics 89: 553–559.
36. Paton G, Fuss J, and Goss A. 2002. "The transmandibular implant: A 5- and 15-year single center study." J Oral Maxillofac Surg 60: 851–857.
37. Heitz-Mayfield L. 2008. "Peri-implant diseases: Diagnosis and risk indicators." J Clin Periodontol 35(suppl 8): 292–304.
38. Luterbacher S, Mayfield L, Bragger U, and Lang NP. 2000. "Diagnostic characteristics of clinical and microbiological tests for monitoring periodontal and peri-implant mucosal tissue conditions during supportive periodontal therapy." Clinical Oral Implants Research 11: 521–529.
39. Renvert S, Roos-Jansaker AM, and Claffey N. 2008. "Non-surgical treatment of peri-implant mucositis and peri-implantitis: A literature review." J Clin Periodontol 35(suppl 8): 305–315.

4

Traumatismo Maxilofacial

R. Bryan Bell, DDS, MD, FACS
Michael R. Markiewicz, DDS, MPH
Savannah Gelesko, DDS

INTRODUÇÃO

Complicações no tratamento das lesões craniomaxilofaciais são regulares e, mesmo nas mãos mais experientes, deveriam ser esperadas. Muitas complicações, mas não todas, podem ser evitadas por adesão à técnica cirúrgica adequada e aos protocolos de tratamento estabelecidos e pelo reconhecimento do potencial de complicações funcionais e estéticas. Embora complicações cirúrgicas esperadas, como infecção e a não união de fraturas mandibulares ainda sejam associadas a resultados excelentes quando tratadas adequadamente, as relacionadas à redução imprecisa de fraturas da região mediana da face e orbitais que resultam em alargamento facial e/ou enoftalmia, respectivamente, são muito difíceis de corrigir depois. O desfecho definitivo para os pacientes com trauma craniomaxilofacial é, portanto, menos dependente da ocorrência de complicações e mais do reconhecimento de "ciladas" durante o tratamento e conduta nas complicações, quando são inevitáveis.

LESÕES DE TECIDOS MOLES

As lesões de tecido mole na região maxilofacial podem ser complicadas por infecção ou deterioração funcional da anatomia regional. A identificação de fatores de risco para o desenvolvimento de complicações é fundamental. O reparo primário é factível e preferido na maioria das feridas faciais e as lesões neurovasculares e dos ductos, mesmo nas feridas gravemente contaminadas (Fig. 4.1 a-c). O motivo para essa abordagem é que um número expressivo de pacientes desenvolve infecções e, assim, podem beneficiar-se das vantagens estéticas e funcionais da cicatrização primária das feridas. A reconstrução secundária pode ser considerada em feridas altamente contaminadas ou nas que têm componentes avulsivos. A administração de profilaxia contra o tétano e os antibióticos apropriados para as feridas contaminadas é o padrão de atendimento e deve seguir as diretrizes vigentes; contudo, esse tópico está além do escopo deste capítulo.

Mordidas de Animais

As mordidas de cães e gatos constituem cerca de 1% das consultas em pronto-socorro por ano nos Estados Unidos.[1-2] Estima-se que 60% das mordidas de animais sejam de cães e 10% a 20% de gatos, embora a incidência das lesões por mordida de cães esteja diminuindo.[3] O óbito associado a mordidas de cães é muito raro, com apenas 300 mortes relacionadas de 1979 a 1996.[4] A incidência de fratura ou laceração associada a mordidas de cães é entre 4% e 7%.[5]

A infecção é a complicação mais comum associada a mordidas de cães e gatos, ocorrendo em cerca de 20% dos casos.[6] As bactérias mais comuns implicadas em infecções relacionadas às mordidas de animais são *Capnocyfophaga*, *Canimorsus* e espécies *Pasteurella*. As infecções por *C. canimorsus* têm natureza agressiva e

Management of Complications in Oral and Maxillofacial Surgery, First Edition. Edited by Michael Miloro, Antonia Kolokythas.

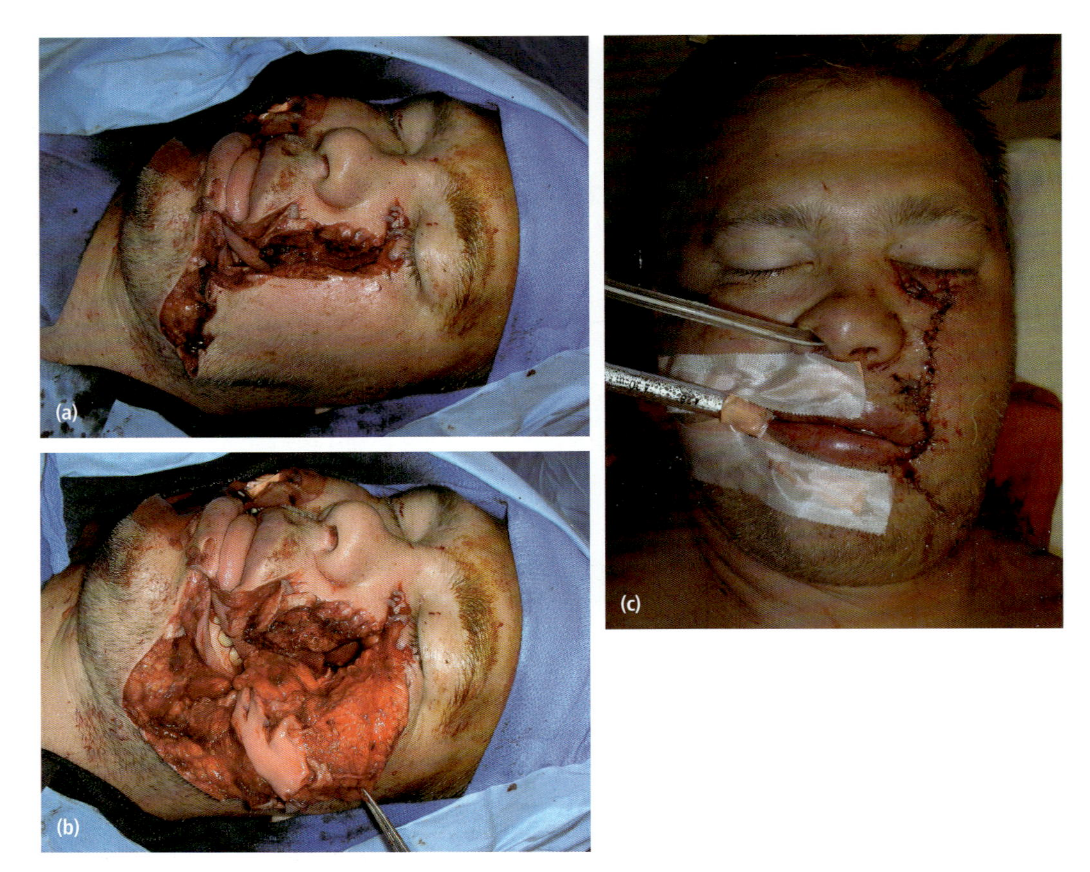

Fig. 4.1. Lesão complexa de tecido mole. O reparo primário é factível e preferido na maioria das feridas faciais e as lesões neurovasculares e de ducto, mesmo nas feridas gravemente contaminadas. (a) Aparência pré-operatória. (b) Vista intraoperatória antes do fechamento anatômico em camadas. (c) Aparência pós-operatória.

o diagnóstico laboratorial em geral é difícil; assim sendo, o tratamento com antibióticos deve ser iniciado o mais cedo possível quando se suspeita de infecção por *C. canimorsus*.

Mordidas de cães

As raças de cães grandes, como Pit Bull terriers, Rottweilers e Pastores Alemães, que lideram a lista de cães mais agressivos, causam as lesões com maior pressão de esmagamento, enquanto as raças menores causam lesões em tecido mole.[6] Embora os adultos sofram, em grande parte, mordidas nas mãos, as crianças são mordidas na face com mais frequência.[7-9] As bactérias específicas das mordidas de cães são aeróbios como *Pasteurella, Streptococcus, Staphylococcus* e *Neisseria*, e anaeróbios como *Fusobacterium, Bacteroides, Porphyromonas, Prevotella* e *Capnocytophaga canimorsus.*[8]

Os tipos graves de "mutilações" por mordidas de cães podem causar complicações neurovasculares devastadoras, resultando em neuropatia craniana ou hemorragia exanguinante (Fig. 4.2 a,b). As lesões que envolvem o pescoço ou a região parotídea em particular devem ser avaliadas clínica e radiograficamente antes do reparo definitivo. A neurorrafia primária, o reparo do ducto e/ou vascular devem ser considerados nas lesões neurovasculares maiores ou no rompimento do ducto nasolacrimal ou parotídeo.

Mordidas de gato

As lesões por mordida de gato têm maior probabilidade de ser no rosto do que as dos cães.[10] Além disso, devido aos dentes estreitos e agudos dos gatos, é mais provável que "inoculem" a vítima com as lesões perfurantes nas camadas mais profundas do tecidos moles, o que resulta em maior taxa de complicação do que as mordidas de cães. As complicações mais comuns relacionadas às mordidas de gato são infecção localizada da ferida, artrite séptica e osteomielite.

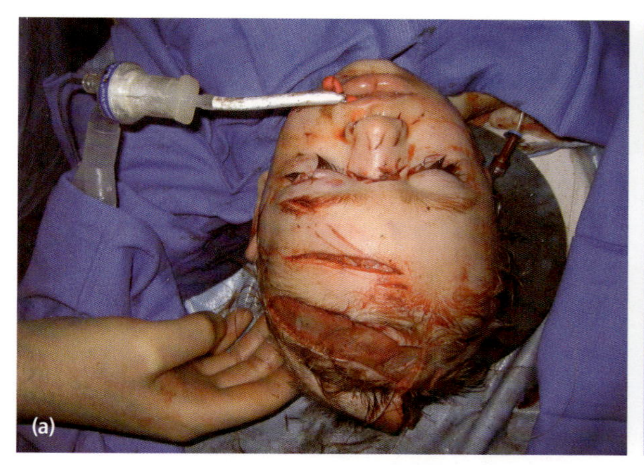

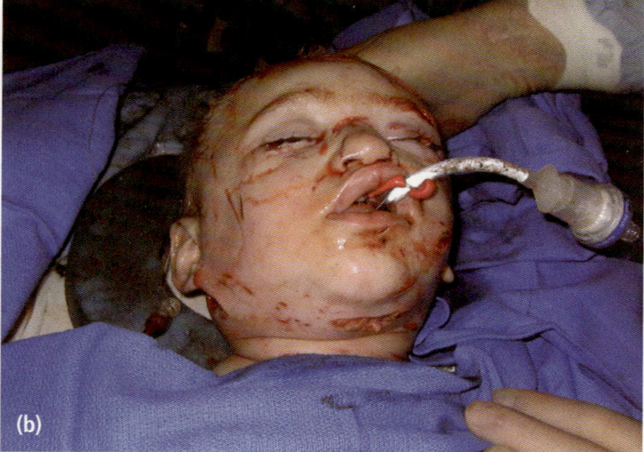

Fig. 4.2. Criança com 3 anos de idade, vítima de lesão "mutilante" por mordida de cão. (a) Vista panorâmica. (b) Vista de baixo.

Mordidas humanas

Diferentemente das mordidas de animais que infeccionam por causa da microbiota do animal, as infecções por mordidas humanas em geral têm origem secundária e podem ocorrer em cerca de 10 a 20% das feridas por mordida humana.[11,12] O fechamento primário é seguro e aconselhável depois da limpeza da ferida.[13,14]

Conduta nas lesões por mordida

As mordidas de animais que se apresentam para tratamento mais de 8 horas depois da lesão têm alto risco de desenvolvimento de complicações supurativas, sendo que as mordidas de gato progridem mais velozmente que as de cães.[8] Os antibióticos profiláticos devem ser administrados em casos selecionados com cobertura baseada no tipo específico de animal. *Capnocytophaga canimorsus* e espécies *Pasteurella* não são suscetíveis a clindamicina, eritromicina, dicloxacilina ou cefalexina; portanto, esses antibióticos não devem ser usados. Amoxicilina-ácido clavulânico dá excelente cobertura contra *Pasteurella multocida*, *Capnocytophaga canimorsus*, anaeróbios e *S. aureus* suscetíveis e deve ser considerado o tratamento de primeira linha. Doxiciclina combinada com metronidazol deve ser considerada em pacientes alérgicos à penicilina. Se o *Staphylococcus aureus* resistente à meticilina (MRSA) for muito prevalente na comunidade, a doxiciclina pode ser considerada como profilaxia oral. No paciente internado, a conduta com ampicilina-sulbactam, piperacilina-tazobactam ou ticarcilina-ácido clavulânico deve ser considerada como primeira linha. Ceftriaxona, aztreonam ou uma fluoroquinolona dão boa cobertura para Gram-negativos; combinados com metronidazol, são alternativas adequadas. A monoterapia com um carbapenêmico, como ertapenem, meropenem, doripenem ou imipenem-cilastatina, também pode ser considerada. As indicações para hospitalização são febre, sepsia, celulite não controlada, edema ou fratura, perda de função, pacientes com estado imunocomprometido ou não cooperativos.

Lesão do Ducto Parotídeo

A lesão da glândula parótida e do ducto parotídeo deve constituir suspeita em qualquer laceração profunda na bochecha ou estruturas adjacentes. Van Sickels[15] dividiu as lesões da glândula parótida e do ducto parotídeo em três regiões anatômicas: região A, área da glândula; região B, local do ducto em seu trajeto superficial até o músculo masseter e região C, região do ducto do músculo masseter até onde o ducto encontra a cavidade bucal, saindo da mucosa bucal adjacente ao segundo molar superior. A avaliação inicial deve incluir exame completo dos nervos cranianos. Desde que o ramo bucal do nervo facial faz trajeto com o ducto parotídeo depois de cruzar a camada superficial do músculo masseter quando sai da glândula parótida, a função motora facial deve ser avaliada, assim como qualquer lesão do ducto parotídeo – especificamente a função motora do lábio superior. Antes do fechamento primário, a ferida deve ser explorada para garantir a integridade do ducto parotídeo e do nervo facial.

As opções cirúrgicas para o reparo do ducto parotídeo são: (1) reparo primário; (2) ligação e (3) fistulização do ducto na cavidade bucal.[16] A colocação de *stent* e o reparo primário do ducto é cada vez mais

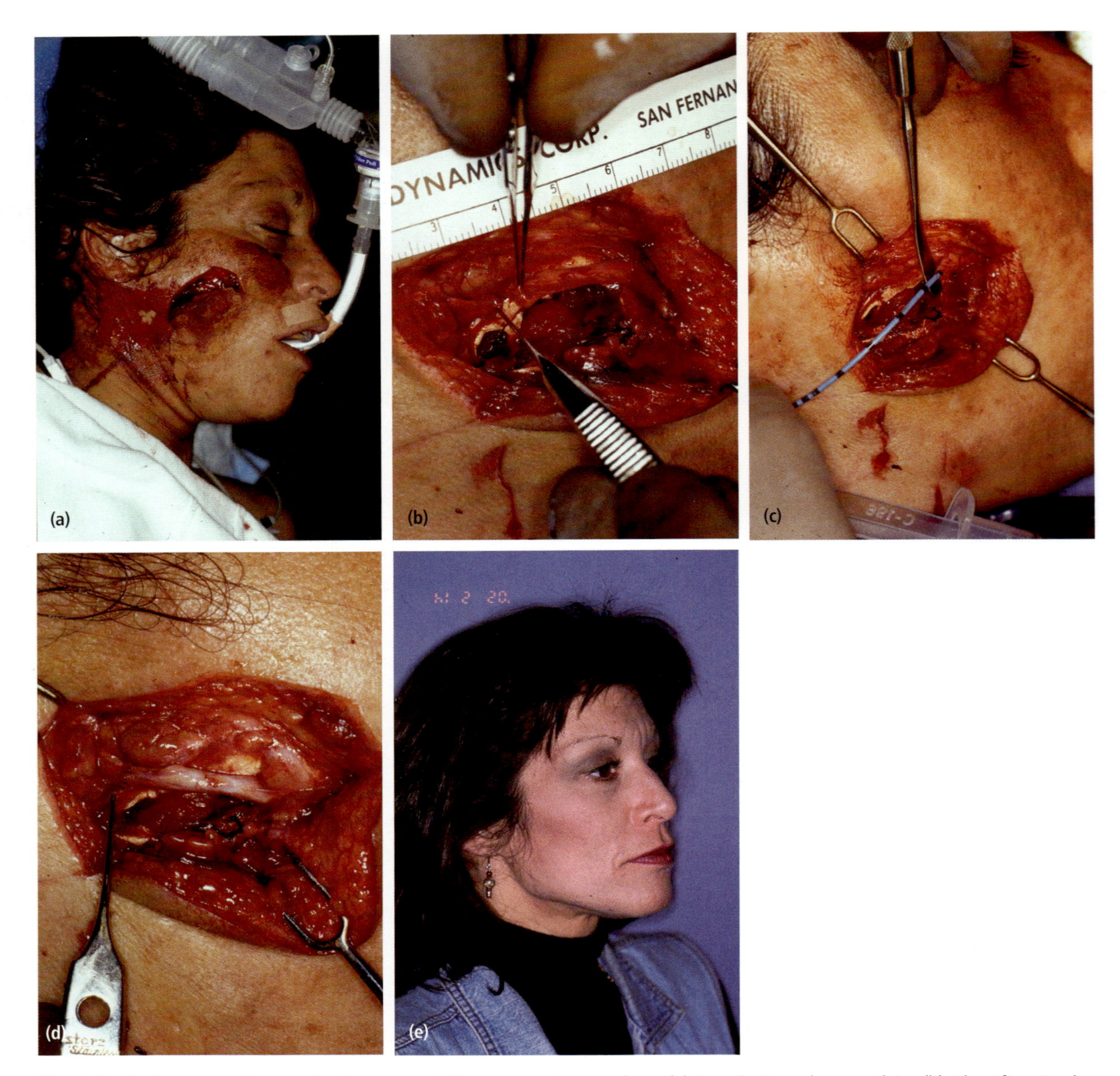

Fig. 4.3. Mulher com 43 anos de idade envolvida em assalto com faca. (a) Aparência pré-operatória; (b) Identificação dos cotos proximal e distal do ducto de Stenson. (c) Stent no ducto de Stenson. (d) Anastomose primária com sutura de náilon 7-0. (e) Aparência pós-operatória.

difícil com edema e maceração dos tecidos moles. Alguns autores sugerem deixar os *stents* por várias semanas depois do reparo do ducto,[17,18] enquanto outros recomendam sua remoção depois do fechamento do ducto.[16,19] Os inimigos da permanência prolongada do *stent* citam maior ocorrência de formação de sialocele. A reconstrução tardia do ducto parotídeo tem relatos de sucesso e pode ser mais exequível do ponto de vista técnico. Em um estudo de Lewis e Knottenbelt,[20] 19 pacientes com lesão de ducto parotídeo foram submetidos a fechamento primário da ferida. Embora 10 pacientes tenham tido complicações (7 com fístula salivar e 4 com sialoceles), todos tiveram cicatrização sem intervenção cirúrgica. O reparo primário é preferido sempre que possível (Fig. 4.3 a-e). Se as extremidades proximal e distal do ducto parotídeo não puderem ser reaproximadas, pode-se criar um pseudoducto colocando um dreno com a origem na glândula parótida e o final em um orifício criado na mucosa oral (fistulização).

Formação de sialocele

As sialoceles são sequelas comuns da lesão e reparo do ducto parotídeo. Demonstrou-se que as sialoceles mais proximais à glândula respondem ao tratamento clínico, inclusive a administração de antissialogogos e antibióticos. A conduta cirúrgica inclui aspiração e curativos de pressão, assim como a fistulização, como já descrito. Também foi demonstrado que o uso de injeção de toxina botulínica nas glândulas parótidas com fístulas resolve a sialocele.[21,22] As complicações persistentes de ducto e glândula que não respondem à conduta já descrita podem ser definitivamente tratadas por parotidectomia, embora essa necessidade seja extremamente rara.

Lesão ao Nervo Facial Periférico

A lesão ao nervo facial craniano pode ocorrer com qualquer traumatismo na região entre o trago da orelha e a comissura do lábio. A classificação de House-Brackmann da função facial é útil para quantificar e documentar a função do nervo facial após a lesão (Fig. 4.4 a-e). A avaliação precisa da anatomia envolvida

Grau	Definição
I	Função simétrica normal em todas as áreas.
II	Ligeira fraqueza notável só à inspeção minuciosa. Fechamento completo do olho com esforço mínimo. Ligeira assimetria do sorriso com esforço máximo. Sincinesia que mal se nota, contratura ou espasmo ausente.
III	Fraqueza óbvia, mas não desfigurante. Pode não ser capaz de levantar a sobrancelha. Fechamento ocular completo e forte, mas movimento bucal assimétrico com esforço máximo. Sincinesia óbvia, mas não desfigurante, espasmo, movimento em massa.
IV	Fraqueza desfigurante evidente. Incapacidade de elevar a testa. Fechamento incompleto do olho e assimetria da boca com esforço mínimo. Sincinesia grave, espasmo maciço ao movimento.
V	Movimento quase imperceptível. Fechamento incompleto do olho, ligeiro movimento do canto da boca. Sincinesia, contratura e espasmo em geral ausentes.
VI	Sem movimento, perda de tônus, sem sincinesia, contratura ou espasmo.

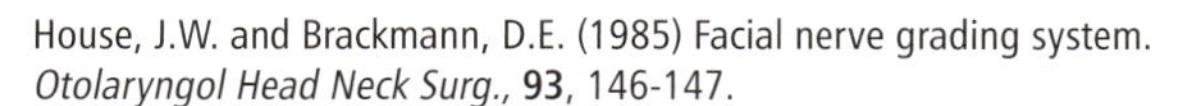
House, J.W. and Brackmann, D.E. (1985) Facial nerve grading system. *Otolaryngol Head Neck Surg.*, **93**, 146-147.

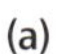
(a)

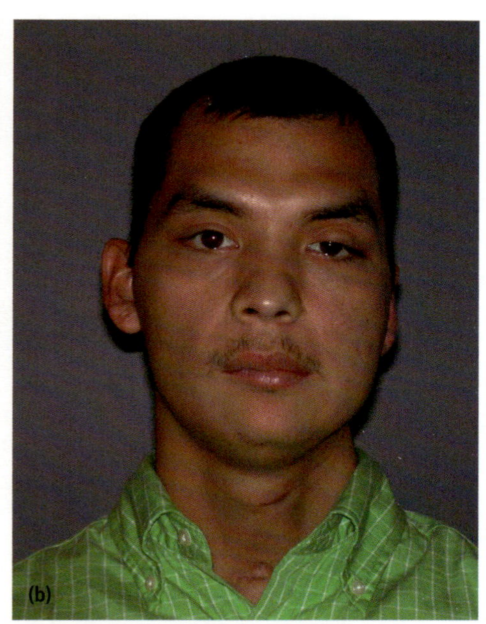

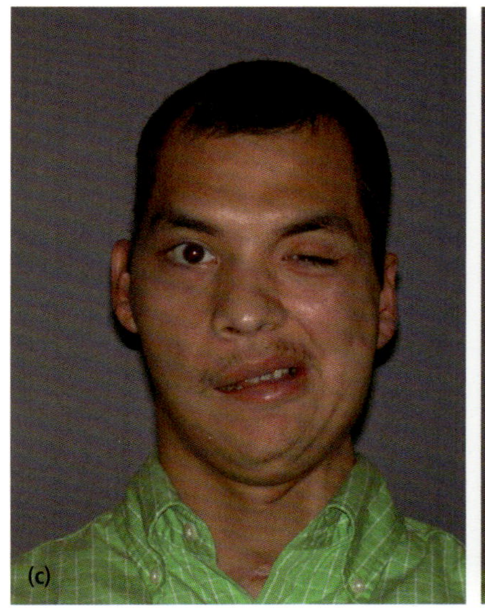

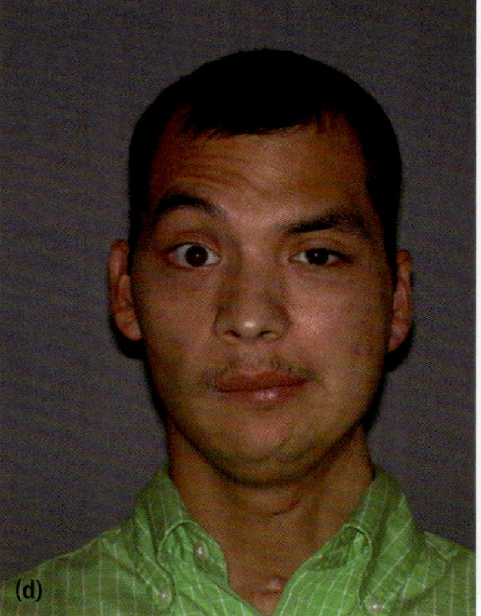

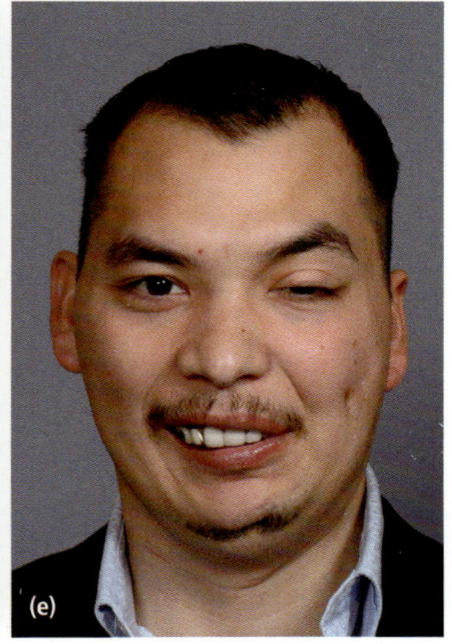

Fig. 4.4. Escala de House-Brackmann da função facial. (a) Linhas gerais. (b) Lesão ao nervo facial, repouso. (c) Lesão ao nervo facial, animação. (d) Lesão ao nervo facial, animação. (e) Lesão ao nervo facial, 5 anos depois de enxerto de nervo; observe a sincinesia.

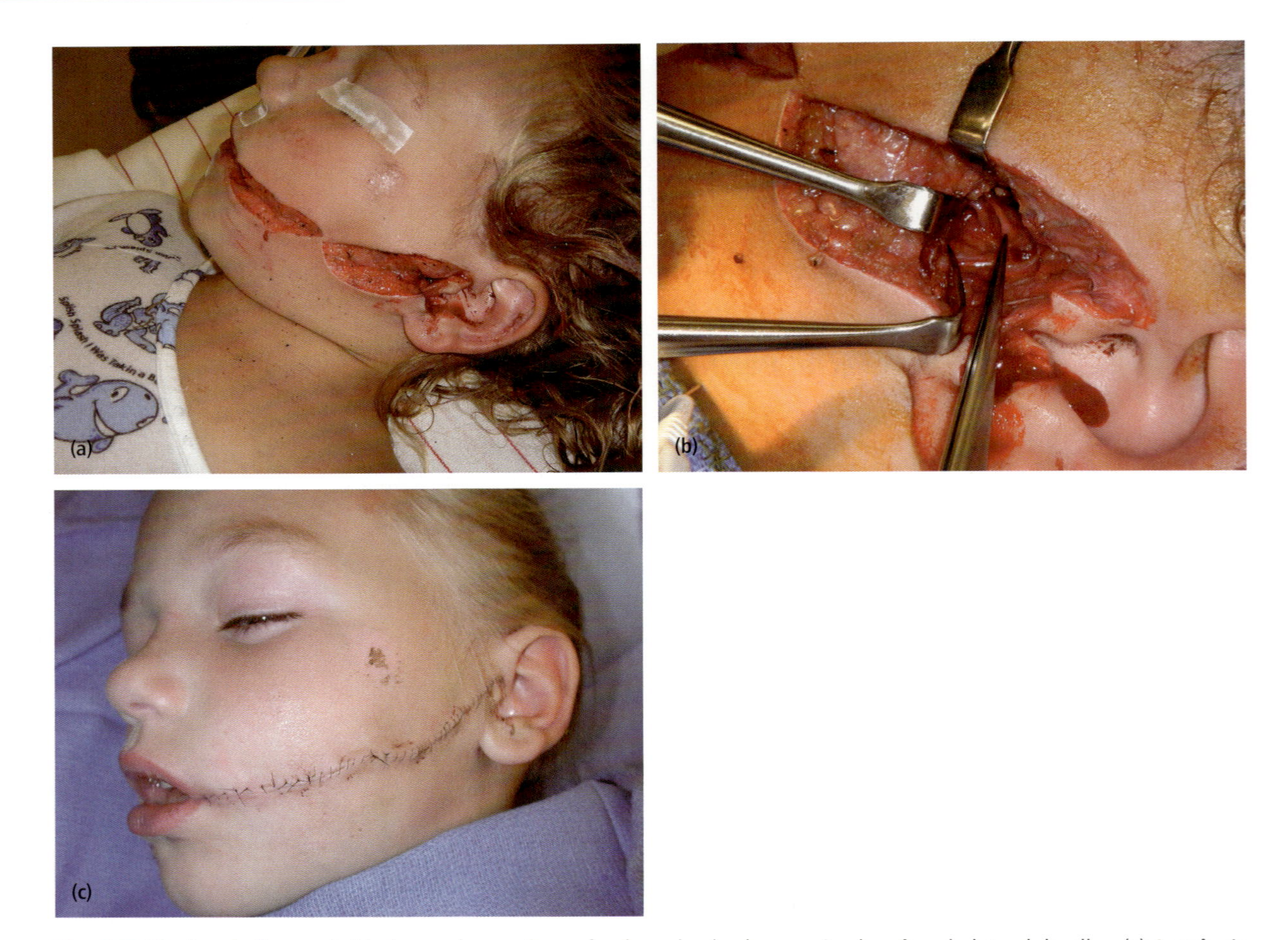

Fig. 4.5. Menina de 8 anos de idade com laceração profunda na bochecha, proximal ao ângulo lateral do olho. (a) Aparência pré-operatória. (b) Exploração intraoperatória do nervo facial. (c) Fechamento da ferida.

e a identificação do local da lesão depois de traumatismo craniomaxilofacial têm muita importância para determinar a intervenção terapêutica ideal.

Depois de exame neurológico completo (se possível), a ferida deve ser totalmente avaliada antes do reparo. A lesão do segmento periférico do nervo facial, proximal à linha desenhada verticalmente do ângulo lateral do olho é, de preferência, reparada com coaptação direta com técnica microcirúrgica, sem enxerto, se possível (Fig. 4.5 a-c). O objetivo do reparo do nervo facial deve ser a restauração e tônus, simetria e movimento voluntário facial.[23] Se a coaptação sem tensão não for possível, pode-se considerar o uso de interposição nervosa. O nervo auricular magno em geral está disponível e pode ser coletado sem uma segunda incisão. Alternativamente, pode-se coletar um enxerto de nervo sural para essa finalidade. Outra opção é a neurorrafia dos nervos hipoglosso-facial (XII a VII) com ou sem enxerto, embora essa técnica seja preferida em segunda instância devido à morbidade do local doador.[24,25] A lagoftalmia deve ser tratada com peso de ouro com relativa rapidez depois da lesão e neurorrafia.

Lesão Nasolacrimal

A lesão do aparelho nasolacrimal é comum depois de lesão palpebral e está associada às fraturas nasoetmoidais cerca de 20% das vezes. O sinal de apresentação é, classicamente, epífora. A dilaceração primária do aparelho nasolacrimal deve ser distinguida da má posição da pálpebra, como ectrópio, no qual o ponto lacrimal não está oposto ao bulbo ocular, e ambos resultam em epífora. Além disso, a paresia do nervo facial pode ser associada à epífora secundária, a ectrópio paralítico ou fraqueza do músculo orbicular, que é necessário para a função de bombeamento lacrimal normal. A inflamação e obstrução crônica dos pontos podem ser complicadas por dacriocistite, que produz massa vermelha, edemaciada e dolorosa na comissura medial, que requer tratamento imediato.[26]

O teste de secreção de Schirmer pode ser usado para avaliar e quantificar a produção de lágrimas. Depois de administrar anestésico tópico, colocam-se tiras de papel-filtro na junção dos terços médio e lateral das pálpebras inferiores, mantendo os olhos do paciente fechados por 5 minutos. O teste é normal com mais de 10 mm e menos 30 mm de produção de lágrimas. O teste do desaparecimento da fluoresceína também pode ser usado e é feito com a administração de anestésico tópico e fluoresceína no fórnice inferior dos dois olhos. Os filmes de lágrima são comparados durante 5 a 10 minutos. O corante deve drenar rápido pelo sistema de efluxo desobstruído. O corante que persiste no filme lacrimal depois de 10 minutos indica anormalidade do efluxo lacrimal. Dilatação dos pontos e sondagem canalicular, assim como irrigação lacrimal, testes de Jones, dacriocistorrinostomia, dacriocistografia e dacriocintilografia também são usados para avaliar a função lacrimal.

No quadro primário, a dilaceração do ducto nasolacrimal pode ser tratado com anastomose por canulação e intubação do ducto lacrimal (Fig. 4.6 a-d).[27] A obstrução crônica do ducto lacrimal é tratada com maior êxito por dacriocistorrinostomia,[28] que hoje é realizada por via endonasal, com microscópio cirúrgico para proporcionar melhor visualização.

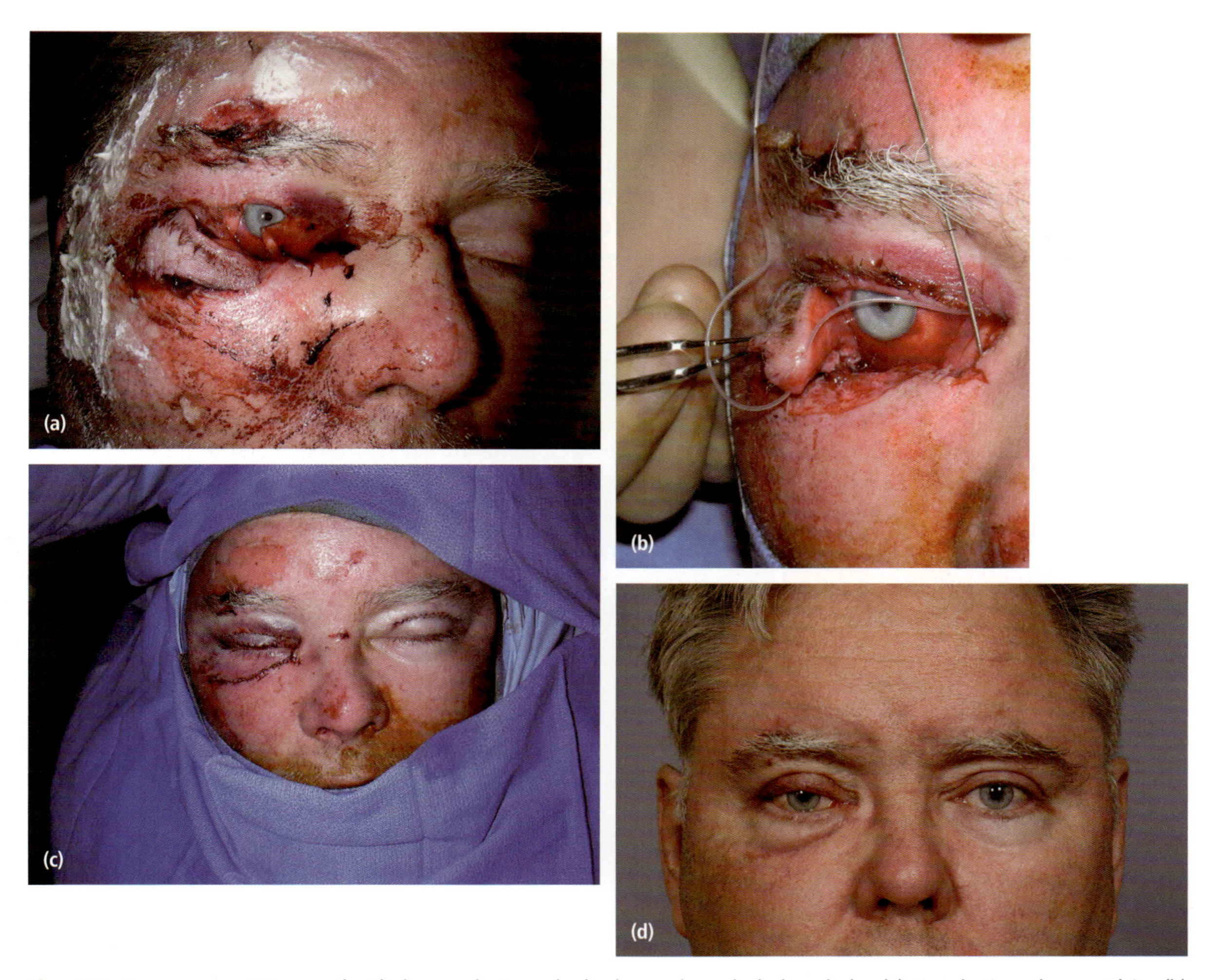

Fig. 4.6. Homem com 58 anos de idade com lesão palpebral complexa de lado a lado. (a) Aparência pré-operatória. (b) Canulação do ducto lacrimal. (c) Reparo da pálpebra com cantopexia e enxerto da pele da pálpebra superior. (d) Aparência pós-operatória.

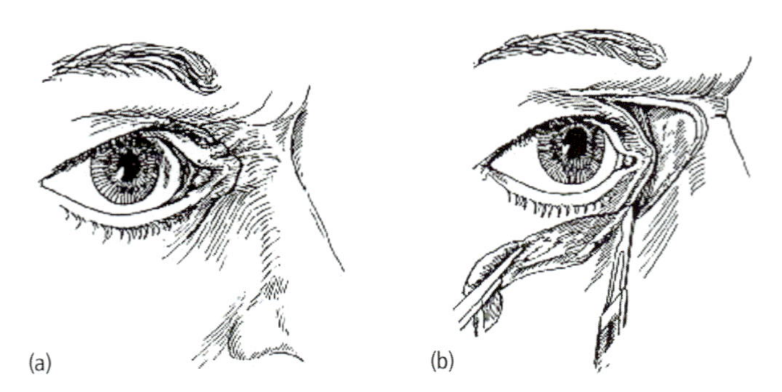

Fig. 4.7. Técnica de reparo de ectrópio medial. (a) Incisão em forma de "C". (b) Avanço de tecido com enxerto de pele no defeito.

Ectrópio

Há vários tipos de ectrópio palpebral, inclusive congênito, senil, cicatricial e neurogênico. O ectrópio cicatricial é mais comum depois de traumatismo. A cicatrização que envolve a parte mediana da face pode ocasionar contratura da pálpebra inferior e esclera aparente resultante. Alternativamente, a complicação pode ser iatrogênica, resultante de posição palpebral imprópria depois de acesso à órbita pela pálpebra inferior. O ectrópio pode comprometer a pálpebra superior, pálpebra inferior ou ambas, e resultar em epífora e/ou outras complicações oculares. A contratura cicatricial pode ser medial ou lateral, e pode incluir encurtamento vertical, horizontal ou ambos.

Ectrópio medial

O ectrópio medial resulta de queimaduras ou perda de tecido da pele dorsal do nariz, que causa contratura cicatricial no canto medial em vetor medial e para a frente. Isso, em geral, manifesta-se como prega do epicanto, epífora e exposição de córnea. O princípio geral de tratamento é restaurar o tamanho original e a localização dos tecidos distorcidos, substituindo os tecidos faltantes com outros com estrutura semelhante. A liberação da cicatriz no ectrópio medial envolve incisão em forma de "C" sobre a pálpebra superior, parte lateral do nariz e pálpebra inferior (Fig. 4.7).[29] O defeito resultante requer cobertura com enxerto de pele de espessura total para minimizar a contração secundária. Para otimizar os resultados e limitar recidivas, a pele sobre o nariz, além da incisão de liberação, é socavada para permitir liberação máxima, e o periósteo sobre o processo frontal da maxila é excisado para permitir aderência do enxerto ao periósteo subjacente. A cantoplastia medial adjunta pode ser necessária, podendo ser realizada.[30]

Ectrópio lateral

O ectrópio lateral é uma complicação relativamente comum relacionada a acessos à órbita pela pálpebra inferior (Fig. 4.8). Embora o ectrópio seja inevitável na cirurgia de traumatismo maxilofacial, evitar o acesso "subciliar tradicional", em favor das incisões transconjuntival e mediana na pálpebra, pode minimizar sua incidência.

A descrição inicial da Z-plastia (zetaplastia) de Denonvilliers foi empregada para tratar ectrópio lateral da pálpebra inferior (Fig. 4.9).[31] A Z-plastia (zetaplastia) tem a vantagem de transpor o tecido retraído da pálpebra inferior superior e posteriormente, obtendo melhor adaptação da margem palpebral ao bulbo ocular. Contudo, a cicatriz adicional que resulta da Z-plastia (zetaplastia) nessa área pode ser antiestética.[32]

O ectrópio cicatricial da pálpebra com encurtamento vertical é abordado com liberação subciliar ou, alternativamente, por acesso subconjuntival. A incisão é feita perto das comissuras medial e lateral. Os retalhos cutâneos são elevados para permitir a aproximação das margens palpebrais superior e inferior. A cantopexia lateral ancorada em osso é realizada depois de enxerto cutâneo, quando é necessária. As pálpebras podem ser separadas imediata ou tardiamente, se a recorrência for uma preocupação. Quando for preciso, a liberação em forma de "C" pode ser combinada com essa abordagem, mas deve ser terminada primeiro (Fig. 4.10 a-f).[30] Além de liberar e enxertar, vários retalhos locais foram descritos e podem ser empregados para reparar o ectrópio cicatricial da pálpebra inferior.[32,33]

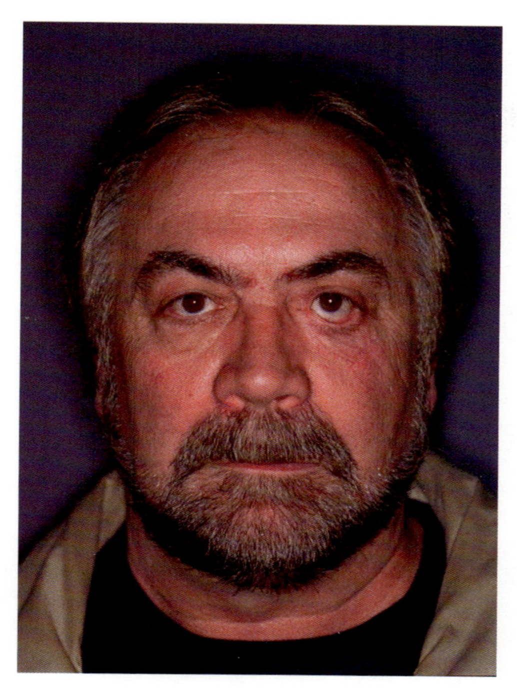

Fig. 4.8. Ectrópio da pálpebra inferior com aumento da esclera aparente.

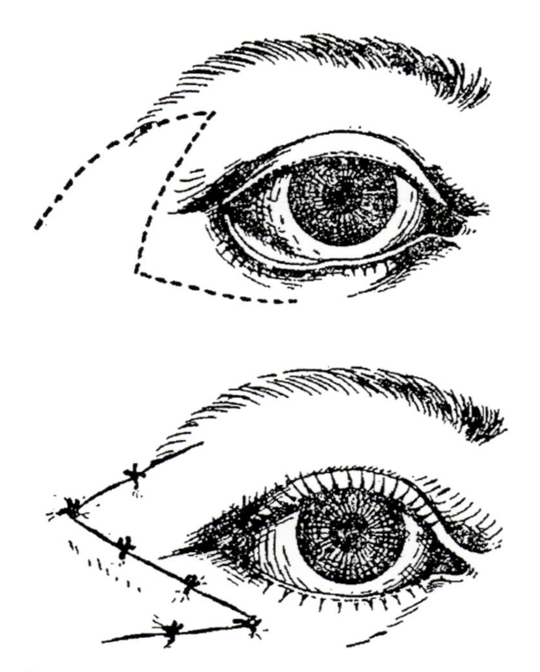

Fig. 4.9. Z-plastia de Denonvilliers para ectrópio lateral da pálpebra inferior.

Entrópio

O entrópio pós-traumático em geral é a complicação de acessos pela pálpebra inferior que viram a pálpebra e os cílios para dentro, na direção do bulbo ocular e é associado ao aumento da esclera aparente e lesão ocular (Fig. 4.11).[34] As complicações do entrópio são desconforto ocular, triquíase, abrasão da córnea, ceratite microbiana, vascularização corneana e perda visual.[35] Embora o entrópio senil seja causado por

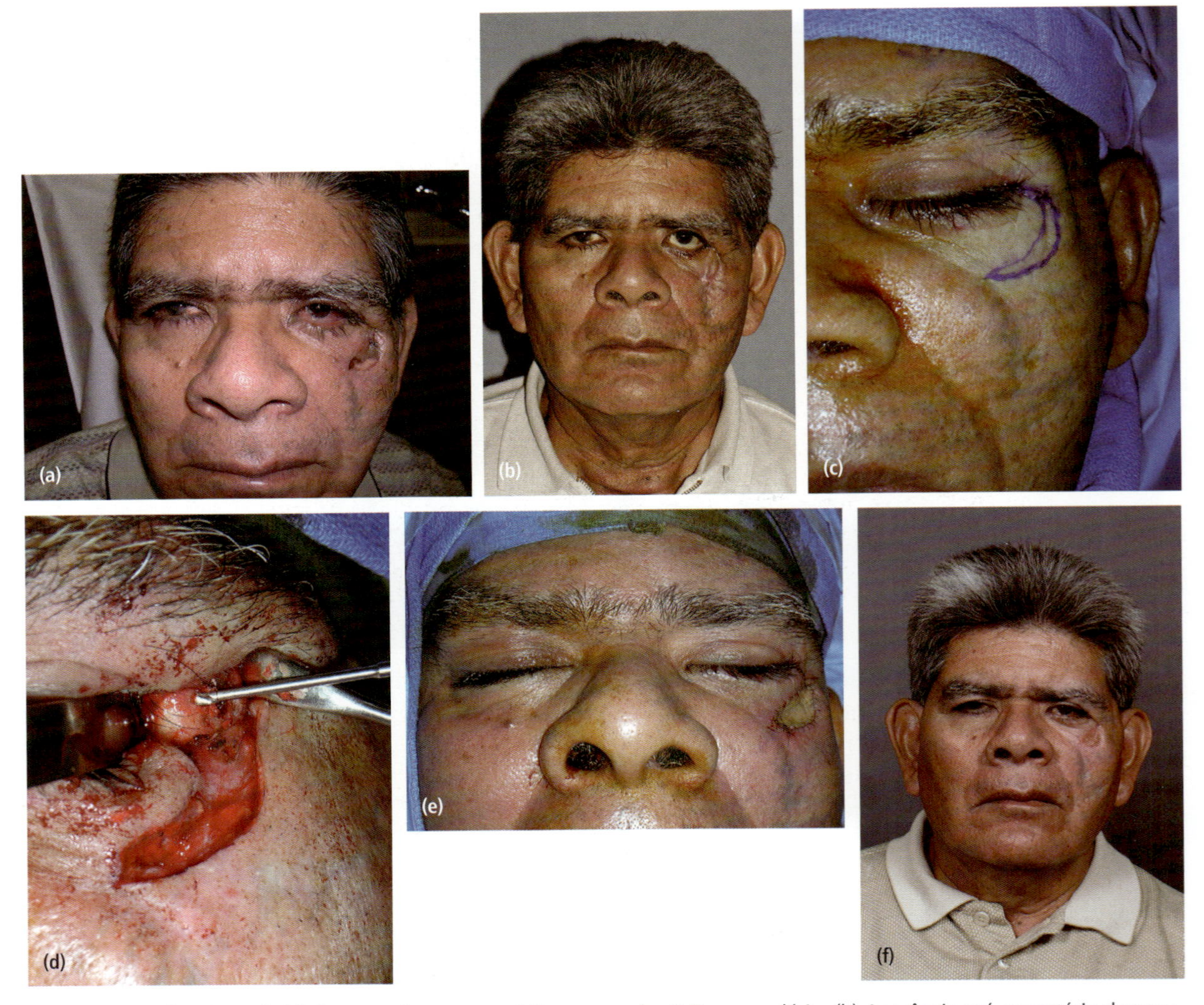

Fig. 4.10. Ectrópio lateral. (a) Ceratopatia por exposição com conjuntivite secundária. (b) Aparência pré-operatória demonstrando ectrópio lateral secundário à contratura cicatricial. (c) Desenho da incisão em forma de "C". (d) Cantopexia lateral ancorada em osso. (e) Enxerto de pele de espessura total no defeito, com reposicionamento da pálpebra inferior e cantopexia lateral. (f) Aparência pós-operatória.

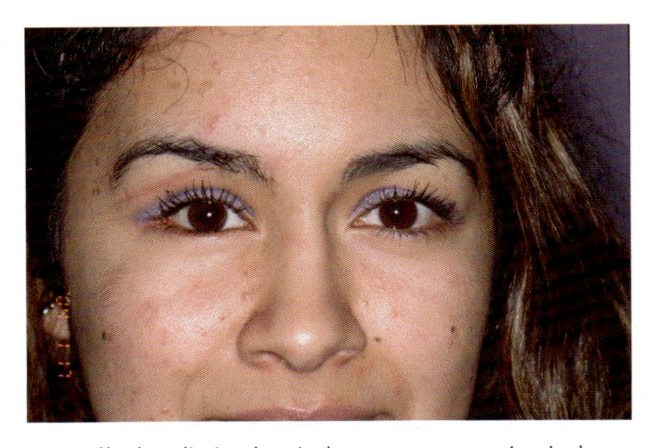

Fig. 4.11. Entrópio inferior na pálpebra direita depois de acesso transconjuntival ao assoalho orbital com cantotomia lateral.

mecanismos patológicos diferentes, como perda da lassidão palpebral, perda de tensão dos retratores da pálpebra inferior e alterações do músculo orbicular, o entrópio pós-traumático tem, quase sempre, natureza cicatricial, e classicamente é associado a acessos transconjuntivais à órbita. O entrópio cicatricial pode ser tratado por enxerto de tecido queratinizado do palato duro.[36] A conduta pode incluir ancoragem da ponta tarsal lateral até a boda orbital, com técnica em cunha lateral com ponto simples. A descrição dessas técnicas foge ao escopo deste capítulo, mas os textos e artigos para consulta são abundantes.[37]

LESÕES NOS TECIDOS DUROS

Fraturas Mandibulares (Sínfise, Corpo, Ângulo)

Os principais objetivos ao tratar as fraturas mandibulares são: (1) restaurar a forma e função, devolvendo ao paciente sua oclusão antes da lesão e atingindo a redução anatômica quando possível e (2) conseguir união óssea previsível. A técnica apropriada para atingir esses objetivos varia com base na localização da fratura, na energia da lesão causadora e se há ou não potencial de partilhamento de carga. As complicações mais comuns das fraturas mandibulares são infecção, má união, não união, lesão dental e necessidade de remoção de componentes metálicos. A adoção das técnicas cirúrgicas apropriadas e dos princípios de redução, estabilização e fixação com meios apropriados ajuda a minimizar essas complicações.

Princípios de Fixação

O sistema de fixação proporciona estabilidade absoluta (rígida) ou funcional. A *estabilidade rígida* acontece quando não ocorre nenhum movimento através da lacuna da fratura; a *estabilidade funcional* ocorre quando o movimento é possível através da lacuna da fratura, mas é equilibrado por forças externas e continua dentro dos limites que permitem que a fratura progrida para a união. Embora a mobilidade excessiva no local da fratura leve à reabsorção óssea e à invasão de tecido fibroso, a rigidez absoluta também não atinge a união óssea. Quando há mobilidade excessiva, qualquer dispositivo de fixação promove reabsorção e infecção ósseas.

A fixação funcionalmente estável é tudo o que é preciso para a consolidação bem-sucedida da maioria das fraturas no esqueleto maxilofacial. Nesse paradigma, existe micromovimento que permite a ocorrência de consolidação óssea secundária. Um exemplo de fixação não rígida é o uso de miniplaca simples no ângulo da mandíbula, como descreve Champy.[38] Assim, a fixação funcionalmente estável também pode resultar em consolidação óssea e atingir resultados previsíveis.

As exigências de fixação são consideradas pela capacidade de o osso hospedeiro partilhar algumas das cargas funcionais. *A fixação com apoio de carga* tem força suficiente para resistir às forças mastigatórias funcionais durante a fase de consolidação, e os locais de fratura partilham pouca ou nenhuma carga funcional. Ao contrário, a *fixação com partilhamento de carga* refere-se a um esquema no qual a carga funcional é partilhada entre os componentes metálicos e o osso ao longo do *local da fratura*. As indicações para fornecer fixação com apoio de carga são as fraturas cominutivas, mandíbulas atróficas e fraturas com avulsão ou perda de segmentos. A fixação com partilhamento de carga é indicada nos casos sem cominuição ou defeitos ósseos, e quando o córtex intacto dos ossos estão em oposição entre si, depois da redução da fratura. A maioria das fraturas mandibulares pode ser tratada de modo adequado por fixação com partilhamento de carga.

Dentes na Linha da Fratura

A conduta com os dentes na linha de fratura tem sido fonte de controvérsia na literatura durante décadas.[39] Embora esteja claro que a retenção de dentes com muita mobilidade ou infeccionados na linha de fratura pode ser um convite a complicações de cicatrização, não está claro como os dentes nesse local devem ser tratados em todos os pacientes.

Vários autores tentaram usar critérios específicos como mobilidade do dente, interferência na redução da fratura, doença pulpar e localização da fratura para determinar se o dente deve ou não ser removido.[39-46] A preponderância de evidências sugere que os dentes na linha de fratura (inclusive terceiros molares) podem ser mantidos, desde que não interfiram na redução, estabilização e fixação favoráveis da fratura, e não tenham mobilidade excessiva ou infecção. Essa modalidade gerou taxas de complicação similares a outras relatadas, independentemente da presença ou não de dentes na linha de fratura.[47]

Infecções

A infecção é a complicação mais comum em pacientes submetidos a tratamento de fraturas mandibulares, ocorrente entre 1% e 32% das vezes.[48-58] Numerosos fatores de risco foram associados à infecção pós-operatória, inclusive uso de drogas ou falta de cooperação do paciente nos cuidados pós-operatórios,[48] assim como a demora expressiva do tratamento.[59] Os antibióticos mostraram eficácia na prevenção da infecção quando instituídos antes do reparo das fraturas mandibulares.[60,61] No entanto, não se demonstrou o mesmo efeito para os antibióticos pós-operatórios.[62,63] Enquanto alguns pesquisadores concluíram que o momento do tratamento das fraturas de mandíbula depois da lesão parece não ter valor prognóstico no êxito, com as taxas de infecção relativamente iguais com reparo precoce ou tardio,[64-67] outros mostraram que o tratamento 3 a 5 dias depois do traumatismo é ideal em termos de minimização da taxa de infecção.[68,69] Outros fatores de risco são lesões em alta velocidade, cominuição grave ou contaminação generalizada.

A maioria das infecções relacionadas a fraturas mandibulares é polimicrobiana, com cultura de rotina de aeróbios e anaeróbios. Os organismos mais comuns são *Staphylococcus, Streptococcus alfa-hemolítico* e *Bacteriodes,* assim como organismos Gram-negativos. A penicilina G (com ou sem Flagyl, dependendo da coloração de Gram) ou a clindamicina são os fármacos de escolha.

A conduta bem-sucedida na infecção requer drenagem, remoção da fonte e cobertura antibiótica apropriada. Se a causa da infecção estiver relacionada a componentes metálicos móveis e houve união óssea favorável, a remoção dos componentes móveis pode ser tudo o que é necessário. Alternativamente, se a estabilidade inadequada dos segmentos fraturados for aparente, a fixação colocada antes deve ser removida e substituída, em geral, com fixação mais rígida. Com a seleção cuidadosa do paciente, o enxerto ósseo imediato das fraturas mandibulares infectadas é uma opção. Essa modalidade, em conjunto com a fixação e desbridamento intraoperatório, pode resultar em união óssea.

Má União/Má Oclusão

A má união ocorre quando os segmentos fraturados atingem união óssea em posição que resulta em disfunção ou deformação. As lesões complexas ou em alta velocidade aumentam o risco de má união, assim como de não cooperação do paciente com as instruções pós-operatórias. Os desfechos funcionais ou estéticos desfavoráveis também podem ocorrer quando o cirurgião viola os princípios básicos de redução, estabilização e fixação.

Fraturas da sínfise, parassínfise e corpo da mandíbula

A má oclusão depois do tratamento de fraturas mandibulares que envolvem as partes com dentes da mandíbula é típica quando os segmentos fraturados não são reduzidos e estabilizados adequadamente e a fixação própria não é aplicada (Fig. 4.12 a-c). A avaliação da oclusão quanto à presença de mordida cruzada, posicionamento preciso das faces com desgaste oclusal, assim como a avaliação do alargamento do ângulo mandibular é importante antes da fixação. A avaliação da mordida aberta anterior preexistente pode ser um desafio, mas o exame cuidadoso da falta de faces de desgaste e presença de protuberâncias nos dentes incisivos é útil.

Fig. 4.12. Princípios de fixação interna da mandíbula. (a) Fixação com partilhamento de carga, com fratura linear da parassínfise direita (à esquerda); a estabilidade é fornecida por um sistema de fixação em conjunto com forças estabilizadoras proporcionadas por apoio anatômico de segmentos não cominutivos de fratura (à direita). A fixação é aplicada na borda inferior (zona de compressão) e na superior (zona de tensão). (b) Fixação com apoio de carga, com fratura cominutiva do corpo mandibular direito (à esquerda); a estabilidade é fornecida apenas pelo sistema de fixação (à direita). Os sistemas de fixação contemporâneos envolve placas de reconstrução com trava de 2,3 mm ou 2,4 mm na borda inferior, combinadas com fixação secundária dos segmentos cominutivos na borda superior. (c) Estabilização funcional ao longo das linhas ideais de osteossíntese de Champy. As fraturas localizadas proximal ao primeiro pré-molar podem ser estabilizadas com segurança com uma única miniplaca colocada na posição mediana do corpo (2,0 mm). As fraturas anteriores ao primeiro pré-molar devem ser estabilizadas com duas placas (uma faixa de tensão e outra de compressão) separadas por 4 a 5 mm e, em geral, colocadas em cada lado do nervo mentual. (Todas as imagens: Prein J, ed. 1997. *Manual of Internal Fixation in the Craniofacial Skeleton: Techniques* Recommended by the AO/ASIF Maxillofacial Group. Springer.)

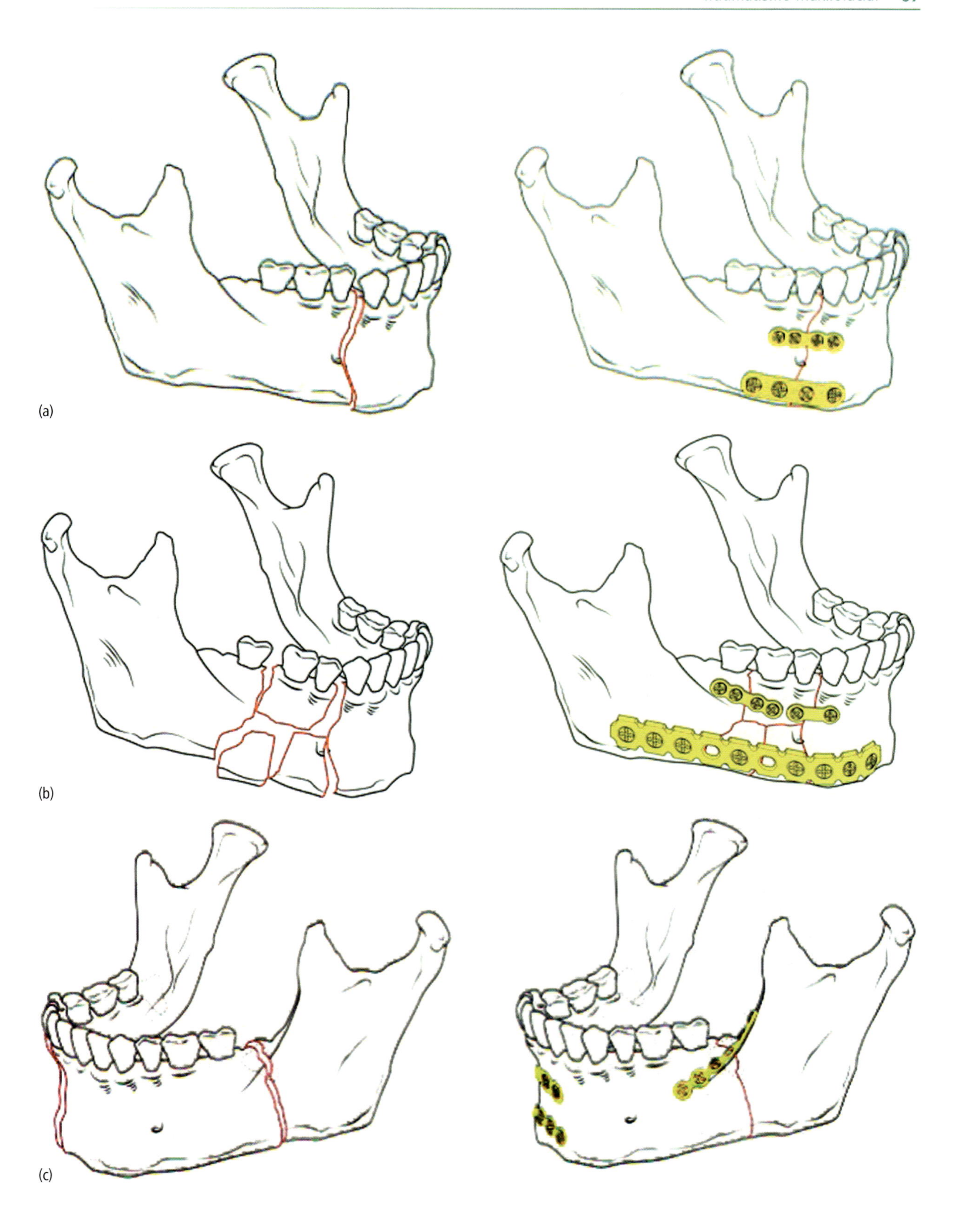
(a)
(b)
(c)

Depois de redução, estabilização e fixação da fratura, o paciente é avaliado quanto à má oclusão. Se estiver presente, a fixação é removida e os procedimentos, repetidos. Se a má oclusão for reconhecida na primeira ou segunda semana de pós-operatório, é aconselhável que a revisão do paciente seja realizada em sala de cirurgia. Se a má oclusão for reconhecida depois de 2 a 3 semanas da cirurgia, aconselha-se permitir a união óssea e, a seguir, considerar o tratamento secundário se for necessário.

A correção secundária de discrepâncias oclusais levesdecorrentes do tratamento de fraturas das partes com dentes na mandíbula deve incluir a Ortodontia abrangente para nivelar e alinhar a dentição. O tratamento ortodôntico sozinho pode, em determinados casos, ser tudo o que é preciso para corrigir problemas de espaços ou degraus. Se a oclusão não puder ser corrigida só com Ortodontia, ou se houver preocupação estética expressiva, em geral é preciso proceder a osteotomias.

Fraturas no Ângulo Mandibular

O tratamento ideal das fraturas de ângulo da mandíbula tem sido controverso. Constatou-se que as fraturas de ângulo da mandíbula, em geral complicadas pela presença de terceiro molar, têm a taxa mais alta de complicações pós-operatórias de todas as fraturas mandibulares.[45,70-72] Numerosas técnicas têm sido utilizadas para tratar as fraturas de ângulo da mandíbula.

São relatadas taxas de complicação do tratamento de fraturas de ângulo da mandíbula de 0 a 32%, dependendo da técnica utilizada.[49-58] As taxas de complicação em geral são difíceis de interpretar, porque a definição de uma complicação é variável. Bell e Wilson[47] descreveram taxa de complicação de 32% em uma série de 162 pacientes com fratura de ângulo. Contudo, esse número é enganoso, porque quase todos tiveram desfecho favorável, com união óssea bem-sucedida e retorno à oclusão pré-mórbida. Todos os pacientes, exceto dois, tiveram as complicações tratadas em esquema ambulatorial, sob anestesia local ou sedação IV, e quase sempre depois da obtenção da união óssea. A maioria das complicações consistiu de remoção de componentes metálicos, o que é limitação inerente de determinadas técnicas de fixação empregadas.

A má oclusão resultante de fraturas de ângulo classicamente resulta em mordida aberta posterior ipsilateral no caso de fratura unilateral, ou em mordida aberta anterior nos casos bilaterais. Ao contrário das más oclusões associadas a segmentos com dentes da mandíbula, que podem ser tratadas só com Ortodontia, a mordida aberta associada às fraturas de ângulo em geral exigem correção com osteotomia (Fig. 4.13 a,b). Via de regra, a correção requer osteotomia de divisão sagital uni ou bilateral ou a combinação com osteotomia

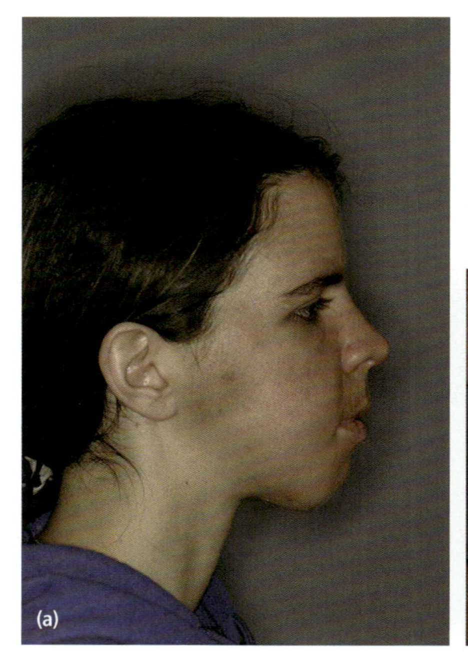

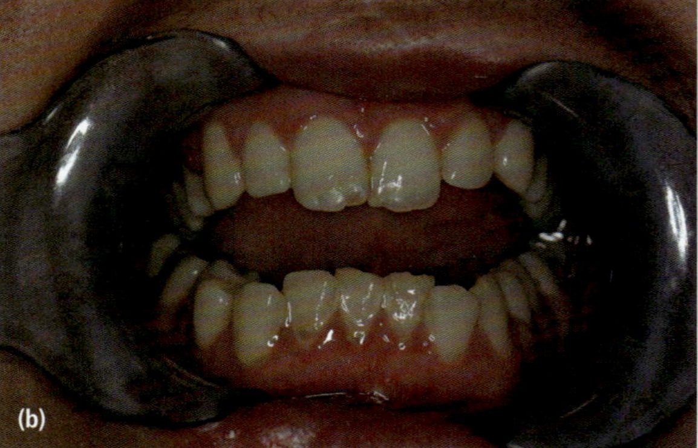

Fig. 4.13. Má união de fraturas de ângulo da mandíbula bilaterais não tratadas. (a) Vista lateral (note o alongamento facial). (b) Oclusão (note a mordida aberta anterior).

de ramo vertical. O tratamento ortodôntico simultâneo, embora recomendado, pode não ser essencial para os bons desfechos.

Não União

A não união de fraturas mandibulares é sequela incomum de tratamento, mas pode ocorrer mesmo com os profissionais mais experientes. As etiologias comuns são lesões em alta velocidade que ocasionam cominuição grave, fixação inadequada ou mal colocada e pouca cooperação do paciente (Fig. 4.14 a-d).

As fraturas cominutivas requerem fixação com apoio de carga, porque os fragmentos ósseos circundantes são incapazes de partilhar as cargas funcionais transmitidas durante a consolidação. Uma vez que os principais segmentos proximais e distais sejam adequadamente estabilizados, os segmentos restantes podem ser presos melhor. Nos casos de cominuição grave, em geral é benéfico estabilizar as fraturas menores com

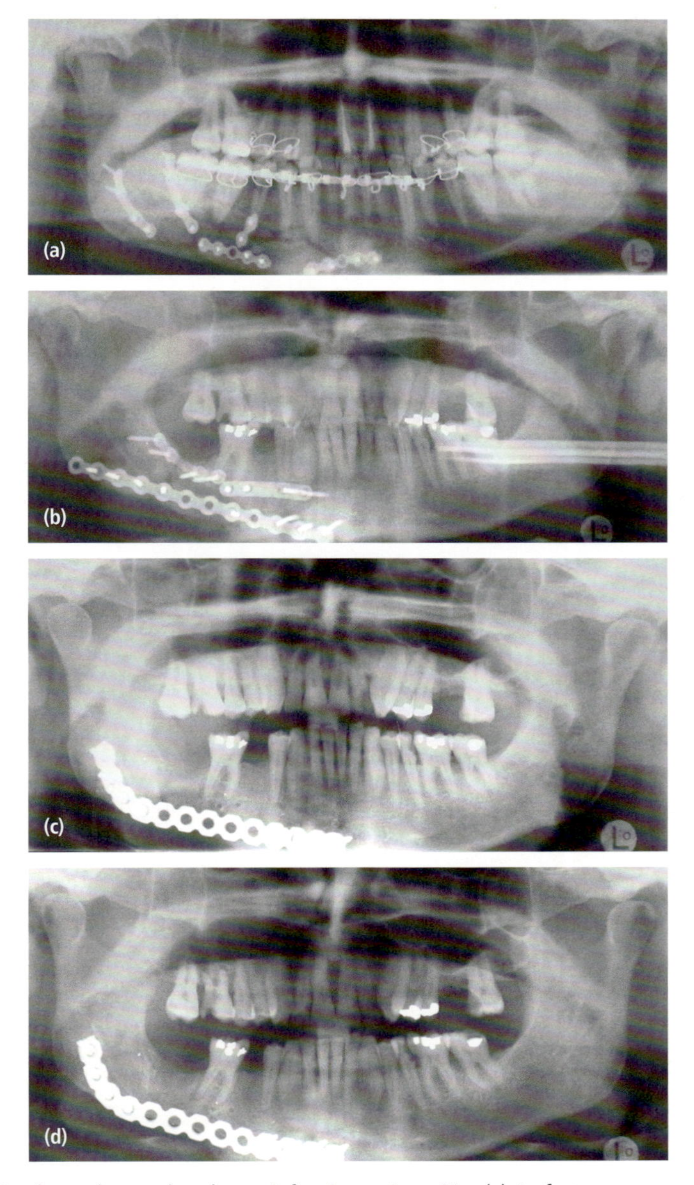

Fig. 4.14. Fixação inadequada, resultando em infecção e não união. (a) As fraturas sem escora, como esta fratura cominutiva do corpo da mandíbula correm risco de complicações à consolidação. (b) Fratura sem escora similar tratada com fixação inadequada (placas de 2,0 mm) e imprópria (placa de compressão dinâmica, PCD). (c) Radiografia panorâmica pós-operatória do paciente em (b) depois de reparo com placa de reconstrução travada de 2,4 mm com apoio de carga. (d) Evidência radiográfica de união prolongada.

miniplacas primeiro e, a seguir, aplicar fixação rígida à estrutura remanescente para proporcionar apoio para o suporte de carga. A reoperação para desbridamento de tecido mole necrótico e de osso inviável e a maior estabilização, possivelmente com enxerto, podem ser necessárias nesses casos.

Fraturas na Mandíbula Edêntula Atrófica

As fraturas de mandíbula edêntula atrófica são, tradicionalmente, um grande fator risco de não união. As forças musculares anexas em geral causam deslocamento significativo, os pacientes são incapazes de usar próteses totais e a dor e disfunção mastigatória associadas rapidamente deixam o paciente incapacitado. Além disso, o potencial de consolidação de fratura fica prejudicado, porque há pouca irrigação sanguínea endóstea ou perióstea e há uma área gravemente diminuída que não permite o compartilhamento de carga. Por causa disso, torna-se necessária a fixação com apoio de carga para atingir a união óssea. O uso de miniplacas é contraindicado em virtude das altas taxas de não união (Fig. 4.15 a-c).

Embora ainda exista controvérsia quanto à eficácia ou necessidade de enxerto ósseo simultâneo na configuração primária,[73,74] há pouca discordância quanto à necessidade de enxerto ósseo na reconstrução secundária de fraturas mandibulares não unidas em geral, ou na conduta em casos de não união fratura de mandíbula com atrofia grave em particular. A vantagem teórica de enxerto ósseo primário é que o enxerto de osso corticotrabecular aumenta o potencial osteogênico do osso na lacuna da fratura e amplia a consolidação.[75]

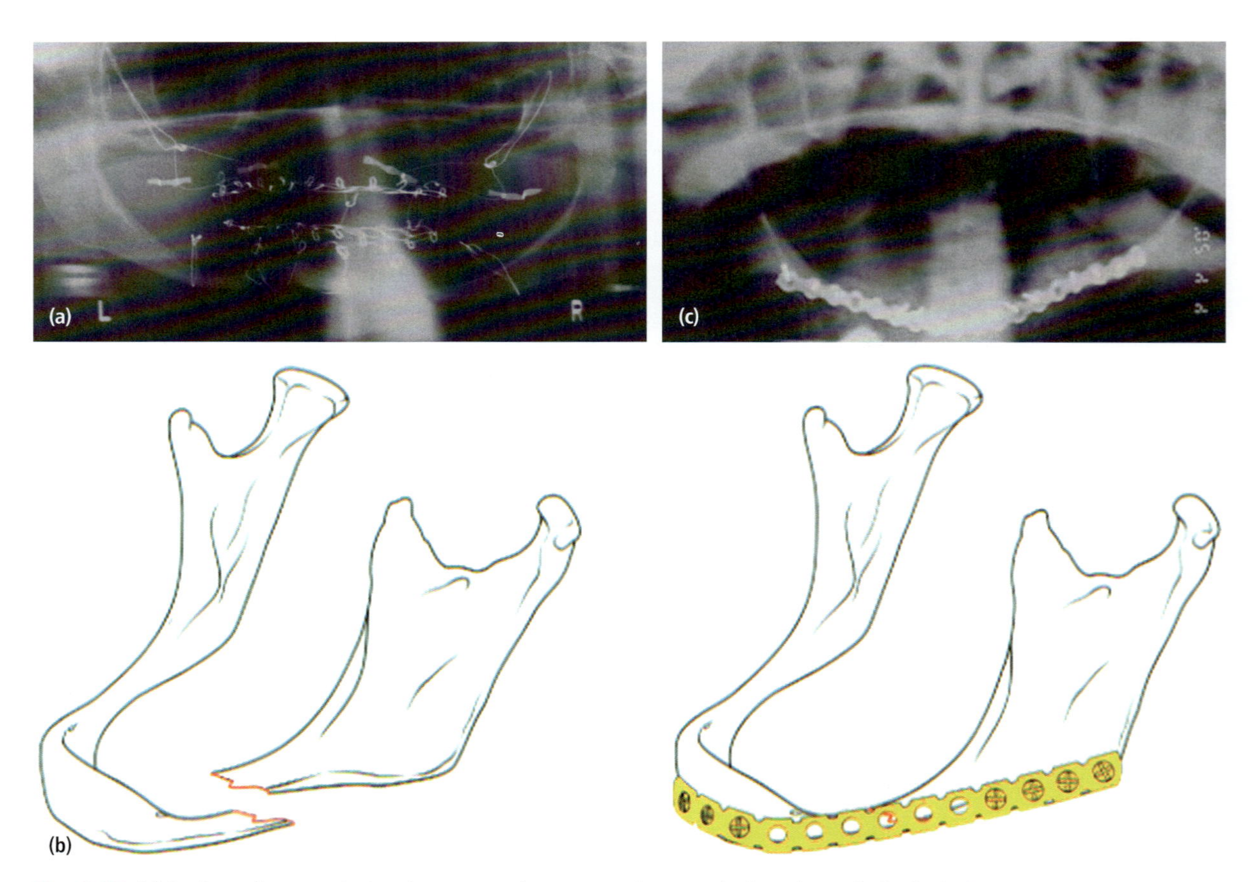

Fig. 4.15. (a) Radiografia panorâmica demonstrando tentativa fracassada de redução fechada de fratura de mandíbula edêntula atrófica com splints de Gunnings e fixação esquelética com técnicas de fio circum-mandibular e circum-zigomático. (b) Diagrama do uso correto de fixação com apoio de carga com placa de reconstrução para proporcionar estabilidade no caso de fratura de mandíbula edêntula atrófica. (c) Radiografia panorâmica mostrando redução e estabilização adequada de fratura de mandíbula edêntula atrófica com placa de reconstrução com apoio de carga.

Alargamento Mandibular

Deve-se prestar muita atenção aos casos de fraturas mandibulares bilaterais que envolvem sínfise ou parassínfise. As forças musculares laterais causam alargamento da mandíbula por meio do aumento dos ângulos para fora e criação de defeito na região lingual da fratura mais anterior. A falha de não calcular corretamente as forças musculares laterais resulta em uma lacuna ao longo do córtex lingual e em alargamento facial/mandibular (Fig. 4.16 a,b). O tratamento, se necessário, implica "reosteotomizar" a fratura da sínfise, super-reduzir as fraturas com pressão nos ângulos da mandíbula e aplicação de fixação com apoio de carga para estabilizar a sínfise.

Assimetria Facial

Cillo e Ellis[76] reconheceram a importância de tratar as chamadas fraturas "unilaterais duplas" da mandíbula para evitar a assimetria facial (Fig. 4.17 a-d). Em uma revisão de 1.287 pacientes com fraturas mandibulares, eles verificaram que cerca de 2,59% dos pacientes tinham mais de uma fratura do mesmo lado e, em 25% desse subgrupo as complicações envolviam alargamento de ângulo e mordida cruzada.

Para evitar a assimetria facial, a redução anatômica absoluta de todas as fraturas deve ser obtida, aplicando-se a fixação adequada.

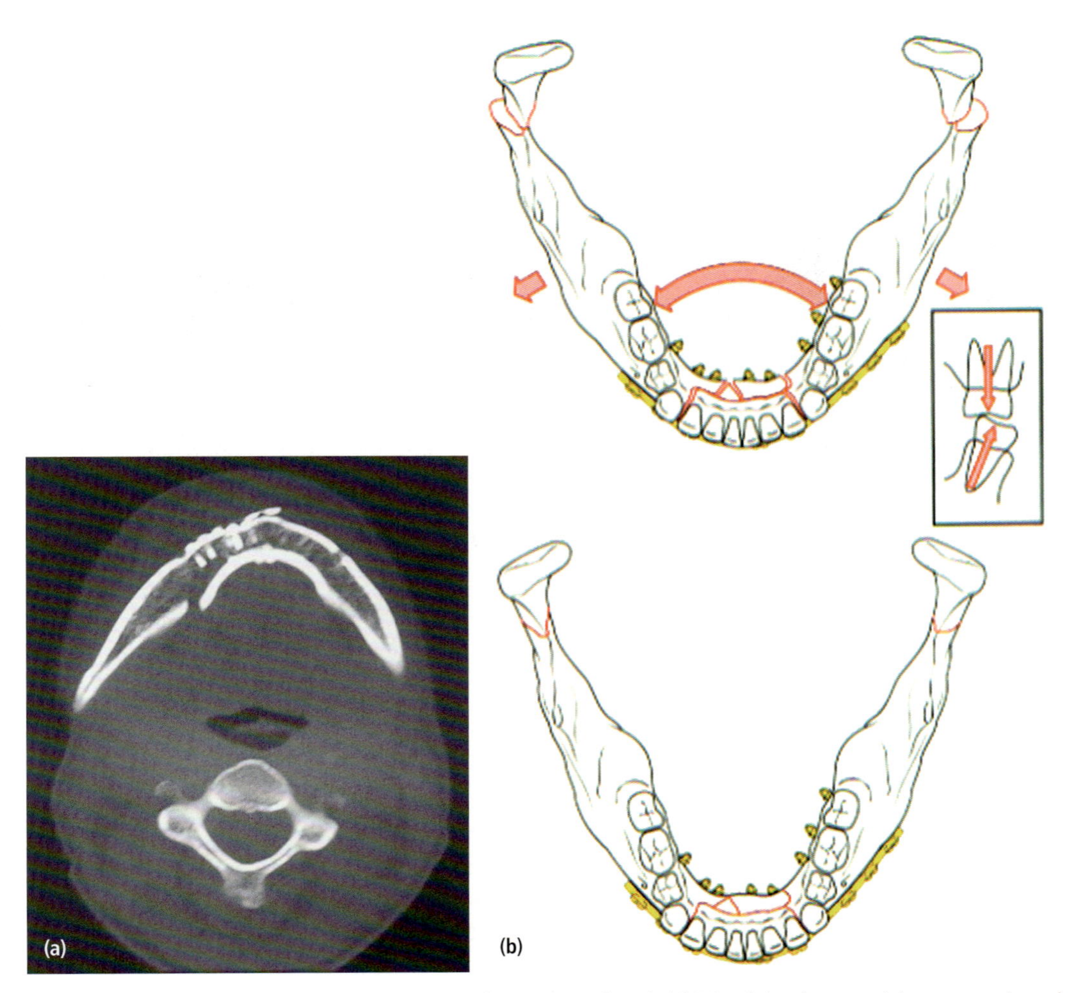

Fig. 4.16. Fraturas mandibulares bilaterais com alargamento facial. (a) TC axial pré-operatória mostrando redução e fixação impróprias da fratura da sínfise (note a diástase na borda lingual da mandíbula). (b) Ilustração do plano de tratamento cirúrgico de modo a incluir fixação com apoio de carga na sínfise e redução a céu aberto com fixação interna (RAFI) dos côndilos mandibulares bilateralmente (placa dobrada). (Todas as imagens: Prein J, ed. 1997. *Manual of Internal Fixation in the Craniofacial Skeleton: Techniques Recommended by the AO/ASIF Maxillofacial Group. Springer.)*

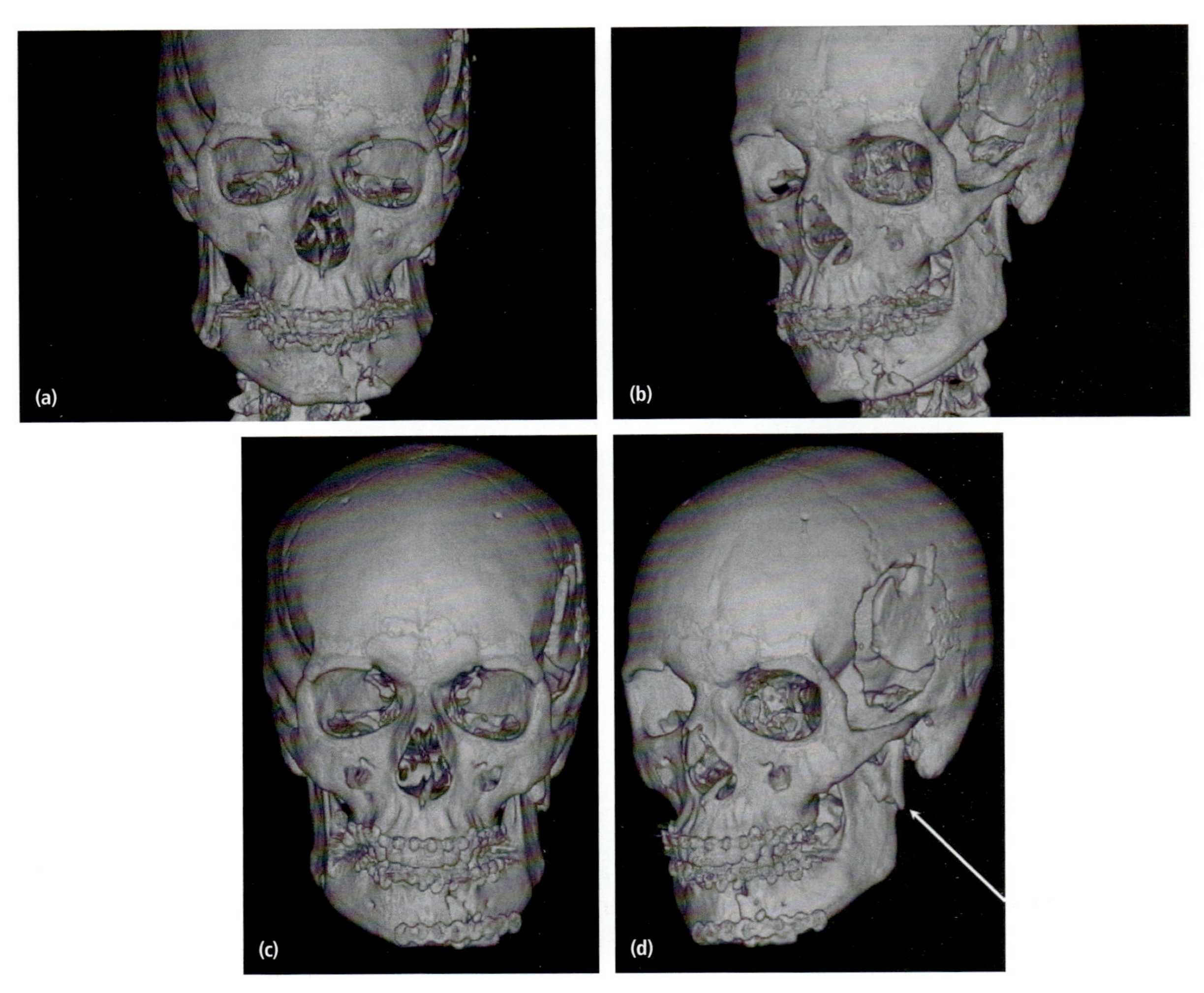

Fig. 4.17. Assimetria facial relacionada a fraturas mandibulares "unilaterais duplas" tratadas de modo insuficiente. (a) TC tridimensional pré-operatória do paciente com fraturas do ângulo direito, parassínfise esquerda (cominutiva) e do côndilo esquerdo. (b) Vista em diagonal. (c) TC pós-operatória de paciente depois de RAFI da fratura do ângulo direito e da parassínfise esquerda com tratamento fechado da fratura subcondilar esquerda (nota: rotação medial e encurtamento do ramo esquerdo com alargamento do ângulo esquerdo). (d) Vista em diagonal (nota: encurtamento do ramo do côndilo esquerdo e deslocamento medial do segmento ramo/corpo. Idealmente, as fraturas unilaterais duplas devem ter ambas as fraturas ipsilaterais reduzidas e estabilizadas.

Fraturas do Côndilo Mandibular

As complicações do traumatismo no côndilo mandibular incluem perturbação da função oclusal, assimetria facial, anquilose da articulação temporomandibular (ATM), abertura limitada da boca e doença articular degenerativa. As metas do tratamento são prevenção de limitações funcionais e estabelecimento de abertura incisal máxima sem dor como nos níveis precedentes à cirurgia; movimento simétrico sem dor em todos os movimentos de excursão mandibulares; oclusão semelhante à anterior à cirurgia e boa simetria facial. Os métodos usados para atingir essas metas são numerosos e controversos. No presente, esses métodos incluem o uso de fixação maxilomandibular por um período finito, seguida por tratamento funcional; esse tratamento imediato, sem uso de fixação maxilomandibular e redução e fixação interna a céu aberto. O tratamento ideal não foi unânime e, na verdade, seja talvez um dos tópicos mais controversos no campo da Cirurgia maxilofacial.

Vários autores relataram resultados favoráveis em grandes séries de pacientes, utilizando-se apenas o tratamento fechado.[77-83] A partir desses dados, fica claro que os objetivos do tratamento para a maioria dos pacientes com fraturas do côndilo mandibular podem ser alcançados com métodos fechados. A pergunta é "Quais fraturas, com tratamento fechado, têm maior probabilidade de apresentar complicações?"

A literatura existente sugere que há vários possíveis preditores de complicações depois de tratamento fechado. Incluem perda expressiva de altura do ramo, fraturas intracapsulares cominutivas,[84] aumento da idade,[85] fraturas subcondilares bilaterais, fraturas mandibulares unilaterais duplas[76] e fraturas de côndilo associadas à parte mediana da face ou fraturas panfaciais. Em cada um desses casos, consideram-se riscos, benefícios e opções de tratamento a céu aberto.

Má União/Má Oclusão

A má união ou má oclusão depois de tratamento fechado ou a céu aberto das fraturas do côndilo mandibular é resultado clássico da perda de osso da dimensão vertical da unidade ramo/côndilo (Fig. 4.18 a-g). Na maioria das vezes, a consequência dessa perda de altura é o desvio da mandíbula para o lado afetado, embora as pré-maturidades oclusais e as discrepâncias de relação cêntrica/oclusão cêntrica também são relativamente comuns. Em alguns casos de fratura unilateral, a má oclusão manifesta-se como mordida aberta ipsilateral. A mordida aberta anterior pode resultar em casos de fratura condilar bilateral ou subcondilar.

O tratamento das más oclusões grandes envolve, de modo ideal, a combinação de Ortodontia e Cirurgia para reposicionar o segmento de apoio do dente girando cirurgicamente e no sentido anti-horário. A escolha da técnica depende do nível da fratura original. Para as fraturas localizadas dentro do côndilo mandibular, a osteotomia de divisão sagital intrabucal é o método de escolha para reposicionar a mandíbula. Se as fraturas originais forem nas regiões subcondilar ou do ramo, a osteotomia em "C invertido" pode ser necessário, pois ela permite maior alongamento da tipoia pterigomassetérica.

Assimetria Facial

Ellis e Throckmorton[86] enfatizaram, em 2000, as diferenças de simetria facial relacionadas aos tratamentos aberto e fechado das fraturas do processo condilar mandibular. Os pacientes com fraturas deslocadas ou angulação expressiva tratados pelo método fechado desenvolveram assimetria facial em virtude do encurtamento da unidade côndilo-ramo no lado afetado.[87] Embora eles não indiquem diretrizes objetivas para redução a céu aberto, um estudo de Kleinheinz e colabs[87] constatou que os deslocamentos menores que 37º do eixo sagital do ramo ascendente tinham perda desprezível de altura vertical quando tratadas por técnicas conservadoras (Fig. 4.19 a,b). Assim, para evitar as complicações associadas ao tratamento fechado, suas recomendações para o reparo a céu aberto das fraturas de côndilo incluíram deslocamento excessiva de 37º e redução expressiva da altura vertical do ramo.[87]

Hipomobilidade Mandibular/Anquilose da Articulação Temporomandibular (ATM)

A etiologia da hipomobilidade mandibular pós-traumática não é clara. Um mecanismo proposto relaciona-se com o traumatismo da ATM, que causa hemartrose e início de uma cascata de eventos que inclui alteração da mecânica do disco, degeneração cartilagínea e liberação de mediadores inflamatórios. Esses mediadores, por sua vez, ocasionam efusão, desorganização interna, aderências fibrosas e hipomobilidade. A prevenção da hipomobilidade depois de traumatismo no côndilo mandibular é muito importante.

A conduta na hipomobilidade da ATM não anquilótica, quando ocorre, está além do escopo deste capítulo. Em geral, a conduta não cirúrgica com agentes anti-inflamatórios não esteroides, dieta mole, calor e fisioterapia com exercícios agressivos de amplitude de movimento é a melhor opção.

A anquilose da ATM é uma complicação grave que surge depois de fratura do côndilo mandibular. A etiologia da anquilose pós-traumática da ATM não está clara, mas pode estar relacionada ao padrão de fratura. He et al. examinaram uma série de pacientes com anquilose da ATM secundária a fraturas condilares e observaram que uma porcentagem significativa de sua população de pacientes tinha fraturas intracapsulares, além de uma segunda fratura concomitante. Os autores supuseram que a combinação de fraturas intracapsulares sagitais, fratura associada do corpo ou da sínfise e redução inadequada levava ao alargamento da mandíbula e deslocamento do pilar lateral do côndilo ou do coto condilar para lateral ou superolateral em relação ao arco zigomático, onde se funde (Fig. 4.20). Os autores concluíram que a redução anatômica das fraturas nessa população de pacientes pode minimizar a incidência de anquilose pós-traumática da ATM.

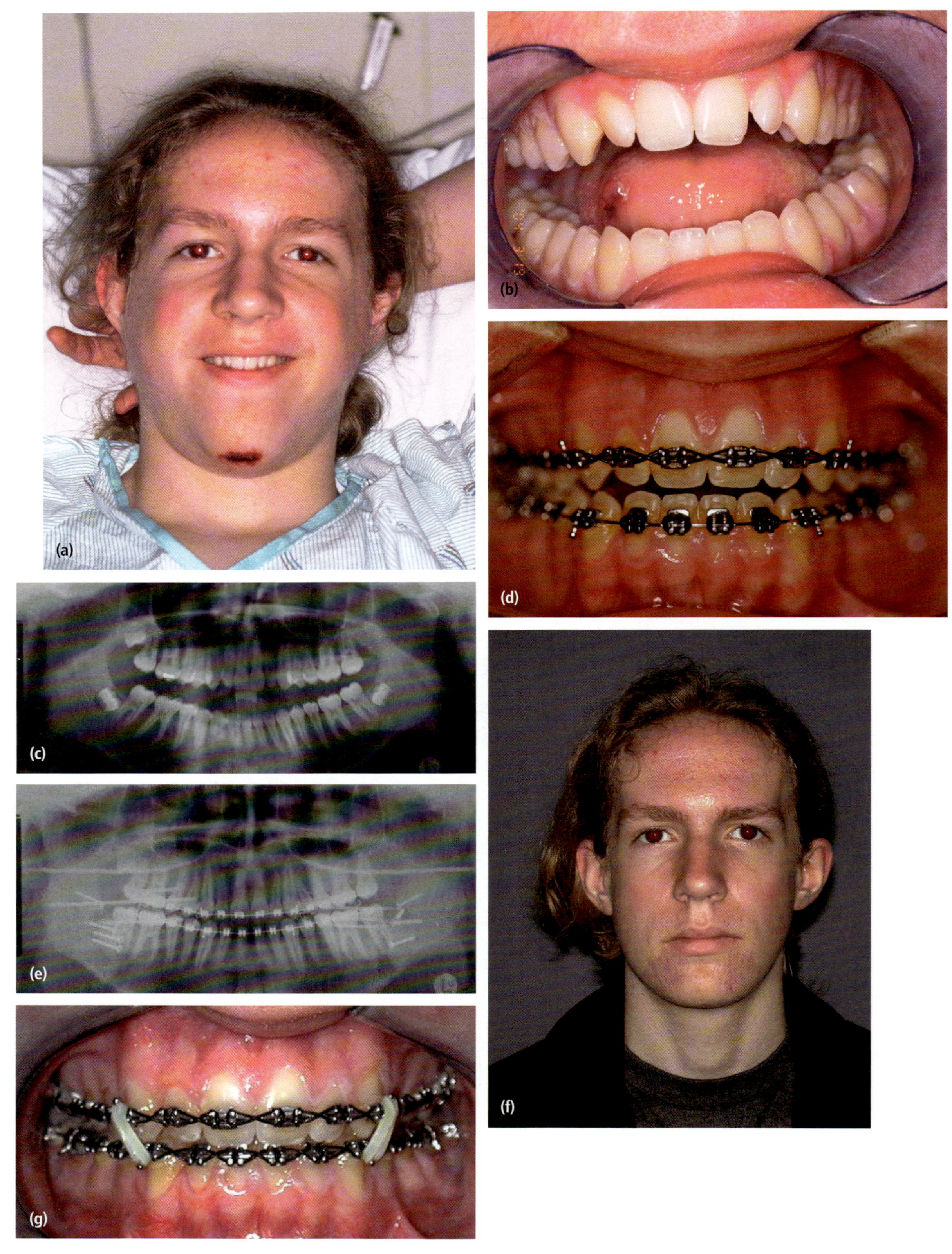

Fig. 4.18. Menino aos 15 anos de idade com fraturas bilaterais do côndilo mandibular, tratadas pelo método fechado e complicadas por mordida aberta anterior. (a) Aparência pré-tratamento. (b) Oclusão pré-tratamento. (c) Radiografia panorâmica pós-tratamento fechado. (d) Oclusão pós-tratamento fechado. (e) Radiografia panorâmica depois de osteotomias de divisão sagital bilaterais (ODSB) para corrigir a oclusão. (f) Aparência facial 6 semanas depois da ODSB. (g) Oclusão 6 semanas depois da ODSB.

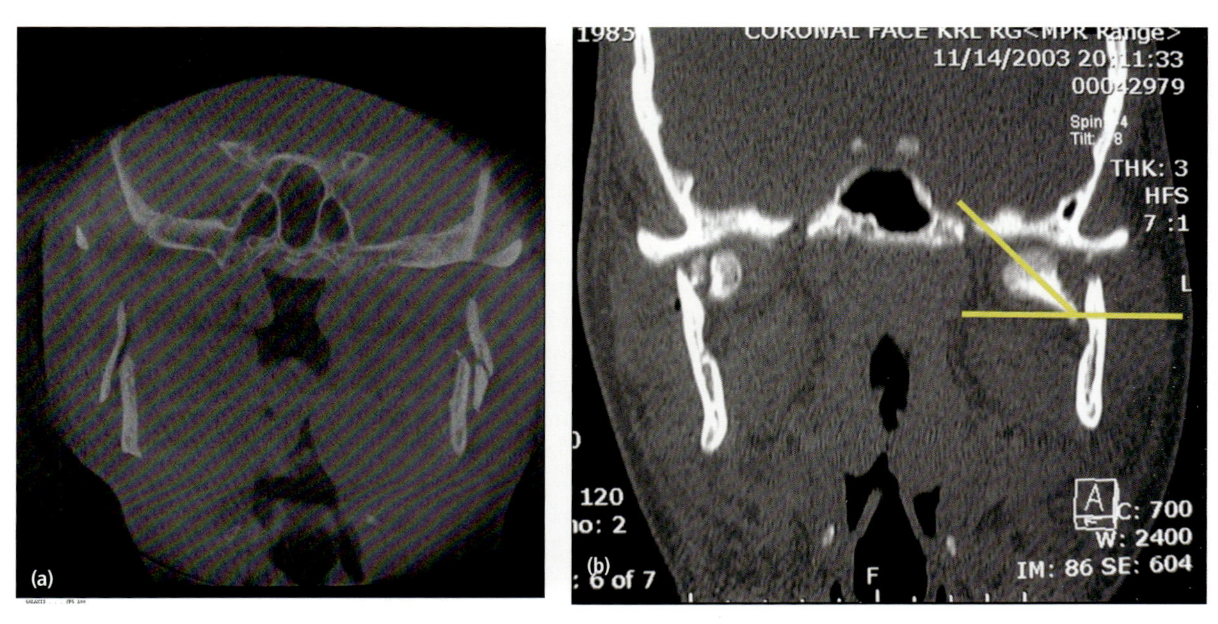

Fig. 4.19. Fatores de risco de resultados desfavoráveis na conduta de fraturas do côndilo mandibular com tratamento fechado. (a) Fratura do côndilo mandibular com sobreposição e perda da dimensão vertical. (b) Angulações de menos de 37-45° resultam em perda desprezível de altura vertical quando tratadas por meio de técnicas fechadas.

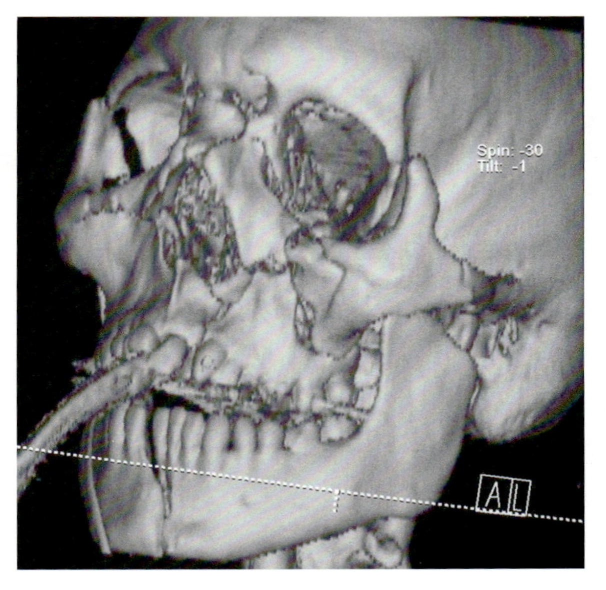

Fig. 4.20. A teoria postulada com base na anquilose da ATM e fraturas faciais envolvem indivíduos com combinação de fraturas intracapsulares sagitais, fratura associada do corpo ou sínfise e redução inadequada das fraturas, que leva ao alargamento da mandíbula e deslocamento do pilar lateral do côndilo ou coto condilar para lateral ou superolateral em relação ao arco zigomático, onde se funde.

A anquilose óssea deve ser tratada com artroplastia de lacuna e reconstrução da ATM. Existem numerosas opções autógenas que visam reconstruir o côndilo mandibular, e elas têm longa história de sucesso. As próteses aloplásticas totais sob medida para a reconstrução do côndilo e da fossa temporal depois de artroplastia de lacuna para anquilose óssea e uma alternativa excelente e, talvez, de escolha.

Lesão do Nervo Facial

O nervo facial pode ser encontrado nos procedimentos a céu aberto no colo e cabeça do côndilo. O ramo marginal da mandíbula, que inerva os músculos abaixador do ângulo da boca e abaixador do ângulo inferior e as fibras inferiores dos músculos orbicular da boca e mentual podem ser encontrados durante os acessos-padrão submandibular ou de Risdon, cervical inferior, retromandibular e pré-auricular. Nos acessos-padrão, quando posterior à artéria facial, o ramo marginal da mandíbula do nervo facial está cerca de 1 cm abaixo da borda inferior da mandíbula, ao passo que, quando cruza a artéria facial, esse ramo em geral está acima da borda inferior da mandíbula.[88] Contudo, alguns pacientes podem apresentar dois, três ou mesmo quatro ramificações do ramo marginal da mandíbula do nervo facial entre o ângulo da mandíbula e a artéria e da veia faciais. Os vasos faciais situam-se profundamente no nervo facial; portanto, esse nervo é inferior, uma vez que o plano dos vasos faciais é atingido. Tem sido preconizada a dissecação até o nível da cápsula da glândula submandibular para proteger o ramo marginal da mandíbula.[89] Usando esse acesso, a cápsula é incluída no retalho elevado na direção da borda da mandíbula que contém este ramo.

Alternativamente, o acesso transmassetérico pode ser realizado quando se faz a incisão no músculo masseter, 10 a 20 mm acima da borda basilar da mandíbula.[90] Além disso, a fixação assistida por endoscopia nas fraturas do colo do côndilo, apesar de demorada, é associada à menor morbidade do nervo facial.[91]

Lesões do Nervo Trigêmeo

As lesões nos três ramos do nervo trigêmeo podem ocorrer depois de traumatismo maxilofacial.[92] A prevalência de lesão do nervo inferior depois de traumatismo mandibular aproxima-se dos 58,5%. As causas de lesão de nervos são edema de tecido mole, isquemia secundária, lesões por secção transversal e esmagamento do nervo e quando a linha de fratura se situa em um forame e os fragmentos ósseos invadem o nervo.[82] Este último pode ocasionar anestesia, parestesia e disestesia permanentes se não for tratado oportunamente. Adicionalmente, o rompimento do canal alveolar inferior pode causar proliferação óssea e estenose do canal.[93]

Bagheri e colabs. descreveram um algoritmo para a abordagem do paciente com lesão do nervo trigêmeo decorrente de traumatismo.[92] No período pré-operatório, nos pacientes com disfunção neurossensorial, a exploração e o reparo do nervo devem ser realizados. Contudo, se o reparo microcirúrgico não for possível, a redução a céu aberto da fratura deve ser realizada e os testes neurossensoriais, realizados durante 3 meses. Os pacientes com disfunção neurossensorial persistente depois de 3 meses devem ser encaminhados a um microneurocirurgião. A exploração e o reparo do nervo devem acontecer quando não há melhora depois de 3 meses ou se os sintomas não são aceitáveis para o paciente após o tratamento da fratura.

FRATURAS DO SEIO FRONTAL

As lesões do seio frontal são relativamente comuns, representando cerca de 4 a 8% das fraturas faciais.[94] Os acidentes com veículos automotores são a etiologia mais comum, e o fato de ser necessário um alto grau de força para fraturar o osso frontal (360 a 1.000 kg) significa que muitos desses pacientes terão lesões concomitantes que requerem abordagem multidisciplinar. As complicações imediatas ou tardias, algumas das quais podem apresentar risco de vida, sobrevêm em 10 a 20% dos pacientes com fraturas do seio frontal.

As metas do tratamento das lesões do seio frontal são proporcionar resultado estético, restaurar a função e evitar complicações. Nunca ficou completamente esclarecido, porém, se o seio frontal é o culpado pelo desenvolvimento de complicações pós-operatórias ou se é vítima da cirurgia imprópria ou desaconselhável. Em qualquer caso, as complicações ocorrem em pacientes tratados cirurgicamente e nos que são apenas observados. Chuang e Dodson[95] tentaram, recentemente, identificar a frequência de complicações sérias em pacientes operados em comparação com os pacientes não submetidos à cirurgia, aplicando os princípios de evidência baseados na literatura existente. Foi realizada uma pesquisa no Medline para identificar os artigos pertinentes de 1980 a 2003, que fossem relacionados a complicações inflamatórias associadas às lesões do seio frontal. Excluindo-se as revisões e os relatos de casos isolados, foram relatadas complicações inflamatórias em detalhes suficientes para estimar a frequência dessas complicações em apenas 25 estudos.[96-119] O desenho dos estudos nesses artigos foi, em geral, considerado deficiente (evidência de nível 4), e os critérios de inclusão e exclusão foram variáveis ou não passíveis de identificação. Apesar das numerosas limitações, estimou-se que a taxa de complicações graves é cerca de 9% (variando de 0 a 50%, com intervalo de confiança de 95%, de 0 a 21%). Adicionalmente, no esforço de estimar as taxas de complicações das fraturas não tratadas do seio frontal, fez-se a tentativa de extrapolar dados da literatura de cirurgia craniofacial revisando o desfecho dos procedimentos que em geral envolvem ruptura da anatomia normal do seio frontal. Eles identificaram 9 estudos com dados comparáveis e determinaram a incidência de complicações após conduta não cirúrgica de lesões iatrogênicas do seio frontal em cerca de 3% (variando de 0 a 12%, com intervalo de confiança de 95%, de 0 a 14%).[120-128] Embora não seja factível nem ético realizar estudo prospectivo comparando o tratamento não cirúrgico com o cirúrgico nos casos de fraturas do seio frontal, o artigo em questão sugere que os pacientes com lesões menos graves podem ser observados com segurança e pouco risco de complicações a curto prazo e que os que têm lesões mais graves beneficiam-se do reparo cirúrgico com risco relativamente baixo de sequelas a curto prazo.

Princípios de Conduta no Seio Frontal

Não há consenso universal sobre como atingir melhor os objetivos do tratamento das lesões do seio frontal. Infelizmente, as questões propostas por Stanley,[117] em 1989, ainda não têm respostas definitivas, mais de 20 anos depois: (1) "Quais são as fraturas que se não forem tratadas levam à complicações imediatas ou tardas?" e (2) "Qual é o procedimento cirúrgico apropriado se o tratamento da fratura for necessário?"

A decisão de operar deve basear-se na questão da lesão resultar ou não em sequelas funcionais ou estéticas.[129-131] Se a lâmina anterior tiver depressão superior à sua espessura, supõe-se que a lesão crie deformidade. Se o ducto nasofrontal (DNF) estiver obstruído ou tiver probabilidade de bloqueio, o paciente pode correr o risco de complicações supurativas. Uma vez que se decide pela operação, o cirurgião deve primeiro determinar se vai preservar um seio funcional ou se vai separá-lo da cavidade nasal. A função sinusal é mantida simplesmente com o reparo da lâmina anterior, por meio de estabilização dos fragmentos ósseos com placas de titânio de baixo perfil e parafusos ou fixação biodegradável. Os pacientes com lâmina anterior descolada, evidência de obstrução do DNF e pouco ou nenhum envolvimento da lâmina posterior, devem ser submetidos à obliteração seio frontal. O pacientes com seio frontal muito deslocado e fraturas cominutivas com envolvimento expressivo da lâmina posterior, lacerações do ducto, extravasamento persistente de líquido cefalorraquidiano (LCR) e/ou lesão cerebral com frequência beneficiam-se da cranialização.

Bell et al.[94] relataram os resultados de uma série de 116 pacientes com fraturas do seio frontal que foram tratados com a modalidade acima. Sessenta e seis pacientes apresentaram fraturas não deslocadas do seio frontal, que não foram tratadas cirurgicamente. Cinquenta pacientes tinham lesões no seio frontal que exigiram reparo cirúrgico com acompanhamento que variou de 0 a 90 semanas; não houve complicações conhecidas no grupo tratado sem cirurgia. Oitenta e dois por cento dos pacientes mantiveram função e anatomia normais e a taxa geral de complicações foi 6,9%. As complicações ocorreram em 16% dos pacientes tratados cirurgicamente. As complicações a curto prazo (que ocorrem menos de 1 mês depois da intervenção cirúrgica) foram verificadas em cinco pacientes e incluíram abcesso cerebral (n = 1), osteomielite frontal (n = 1), hematoma (n = 2), extravasamento de LCR (n = 1) e meningite (n = 1). As complicações tardias foram encontradas em quatro pacientes (1 a 2 meses depois da cirurgia), incluindo mucocele (n = 2) e deformidade de contorno (n = 2). Na ocasião da cirurgia de revisão, ambos os pacientes com mucocele tinham a mucosa sinusal não completamente removida.

Infecção/Sinusite

A infecção localizada da ferida e a formação de hematoma e/ou seroma podem ter lugar no período pós-operatório imediato. Essas complicações normalmente podem ser evitadas usando-se drenos de sucção nos primeiros 2 ou 3 dias depois da cirurgia. Se ocorrerem, a drenagem cirúrgica e o tratamento com antibióticos adequados em geral resolvem o problema sem sequelas tardias expressivas.

Por outro lado, se a infecção pós-operatória estender-se para a fratura da parede posterior do seio frontal ou para rupturas da dura-máter, o resultado pode ser abscesso epidural ou cerebral agudo (Fig. 4.21). A meningite também pode sobrevir, em especial em pacientes com lesões graves que envolvem a lâmina anterior e a posterior e são submetidos a craniotomia. O reconhecimento e tratamento imediato com antibióticos e intervenção neurocirúrgica são fundamentais para que o desfecho seja bem-sucedido.

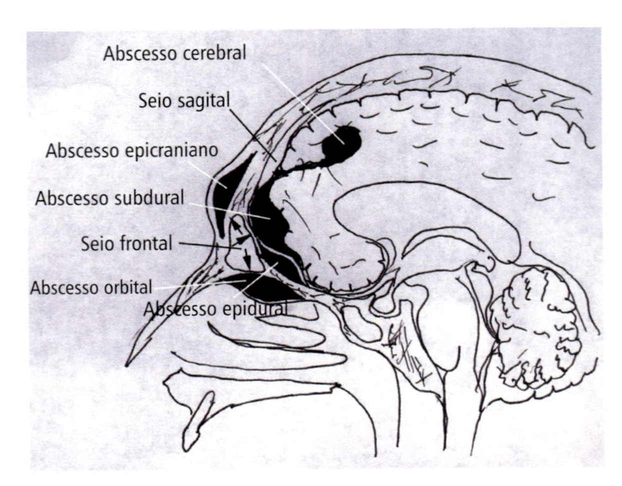

Fig. 4.21. Possíveis complicações relacionadas às fraturas do seio frontal. (Bell RB, Dierks E-J. 2007. "Paranasal sinuses: Function, dysfunction, and surgical complications." In: *Oral and Maxillofacial Surgery Knowledge Update,* vol. 4, p. 74.)

Complicações da Sinusite

Mucocele e mucopiocele

A sinusite crônica causa inflamação e a cicatrização dos óstios do seio pode resultar em formação de mucocele. As mucoceles são encontradas com mais frequência nos seios frontais ou maxilares e são complicações temidas das fraturas do seio frontal. O perigo encontra-se principalmente na propensão de infeccionar (mucopiocele), que pode levar à infecção intracraniana ou ao abscesso cerebral. As mucoceles frontais (ou mucopioceles) devem ser tratadas com obliteração osteoplástica do seio frontal ou, em casos raros, cranialização (discutida mais adiante).

A formação de mucocele refere-se à lesão expansível cheia de muco no seio, que ocorre devido à obstrução do recesso nasofrontal. A secreção contínua de muco expande e aumenta a pressão, o que leva à osteólise e desvascularização do osso. A osteomielite pode ocorrer a partir das forças compressivas ou a lesão pode estender-se intracranialmente e comprometer as órbitas. Quando a lesão infecciona, usa-se o termo "mucopiocele". Uma vez que a mucocele infecciona, pode disseminar-se com rapidez, de modo a envolver o espaço epidural ou causar abscesso cerebral. Também pode provocar osteomielite do osso frontal ou celulite/abscesso orbital.

O diagnóstico de mucocele pode ser difícil no pós-operatório, porque pode ocorrer muito depois do traumatismo e do reparo inicial (1 a 25 anos). Os sintomas, em geral, não são específicos. Se a mucocele for confinada ao seio frontal, o sintoma de apresentação mais comum é cefaleia frontal. Se a órbita for envolvida, o paciente pode desenvolver diplopia, proptose e limitação da mobilidade ocular. A celulite periorbital, com ou sem sintomas oculares, é uma apresentação comum no quadro pós-traumático. A TC é o exame de escolha para o diagnóstico, que permite uma avaliação acurada do tamanho e da localização da lesão.

O tratamento das mucoceles é cirúrgico (Fig. 4.22 a-d). Em geral, envolve obliteração do seio frontal com enxerto autógeno (gordura, osso, cemento) ou cranialização. É preciso ter cuidado para garantir que toda a mucosa seja removida, inclusive os restos de mucosa invaginada nos forames de Breshet. Como já mencionado, o ducto nasofrontal deve ser lacrado com um retalho pericraniano robusto. Se a parede superior (teto) da órbita for destruída, deve ser reconstruída com osso autógeno ou materiais aloplásticos.

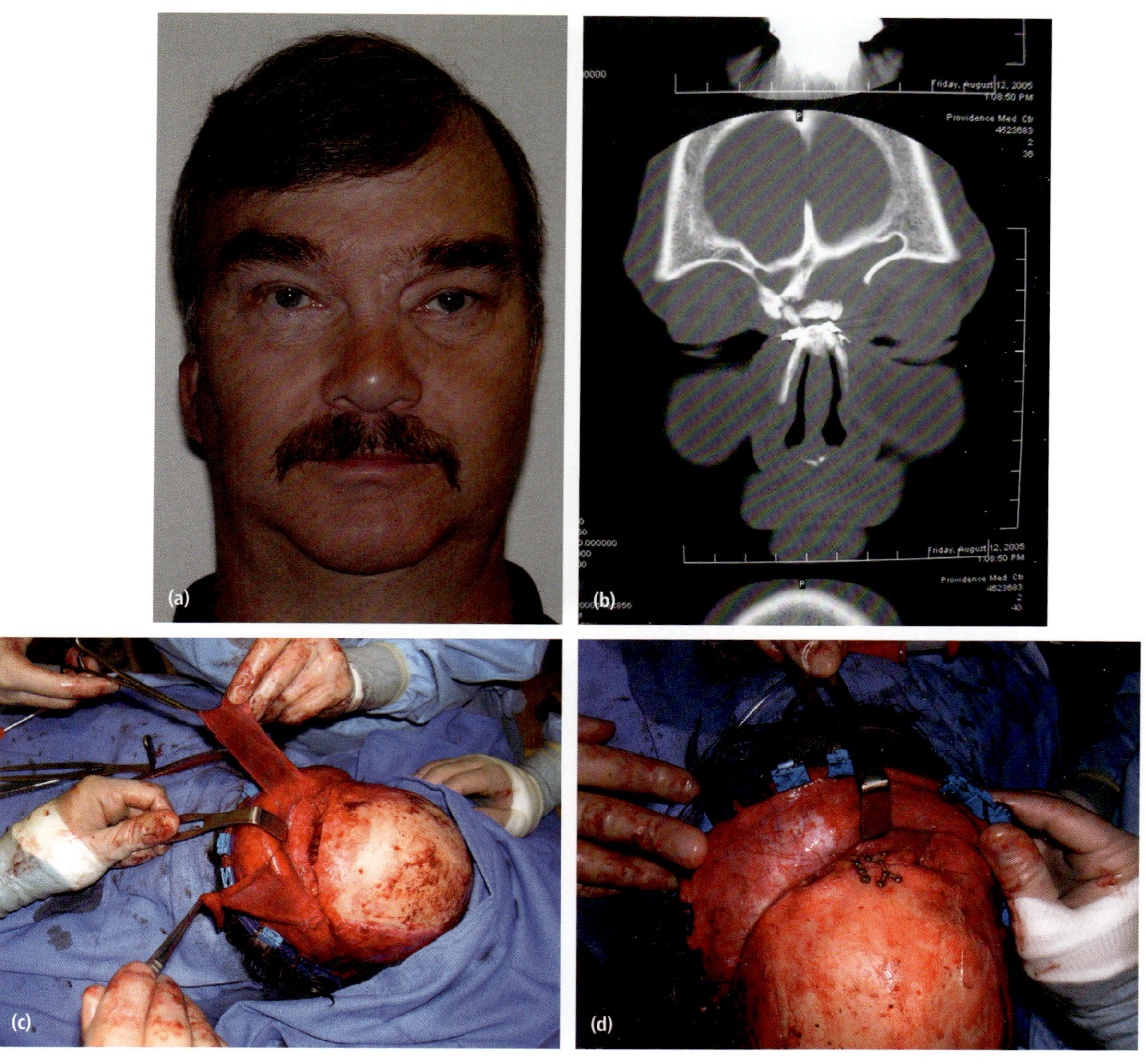

Fig. 4.22. Homem aos 55 anos de idade com sinusite crônica do seio frontal, 12 anos depois de reparo de fraturas naso-orbitoetmoidais associadas a fraturas do seio frontal. O paciente não teve sucesso em várias tentativas endoscópicas de restauração de drenagem nasofrontal. (a) Aparência pré-operatória. (b) TC coronal mostrando cirurgia prévia e obstrução do ducto nasofrontal. (c) Vista intraoperatória do paciente submetido à obliteração do seio frontal com gordura autógena e retalho pericraniano. (d) Vista intraoperatória, retalho osteoplástico no local.

Complicações orbitais

As complicações podem resultar de sinusite ou cirurgia sinusal. As principais complicações da sinusite envolvem a órbita ou as estruturas intracranianas. As complicações orbitais são comuns e devem-se à grande proximidade dos seios paranasais e a fina lâmina papirácea que separa os etmoides da órbita (Fig. 4.23 a,b). Outro fator implicado na disseminação de infecção para as órbitas relaciona-se com a anatomia vascular. As veias oftálmicas superior e inferior não têm válvulas e permitem a comunicação com o nariz, etmoides, face, órbita e seio cavernoso.

A infecção orbital foi classificada em cinco categorias.

- Grupo 1: Edema inflamatório, caracterizado por edema da pálpebra superior, movimento extraocular normal e visão normal.

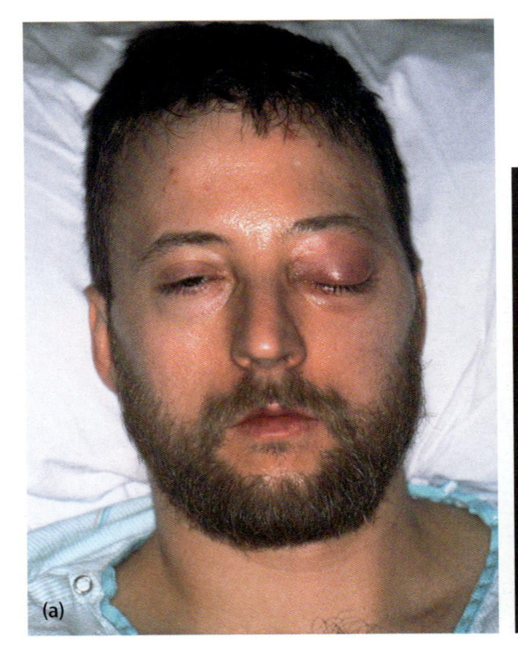

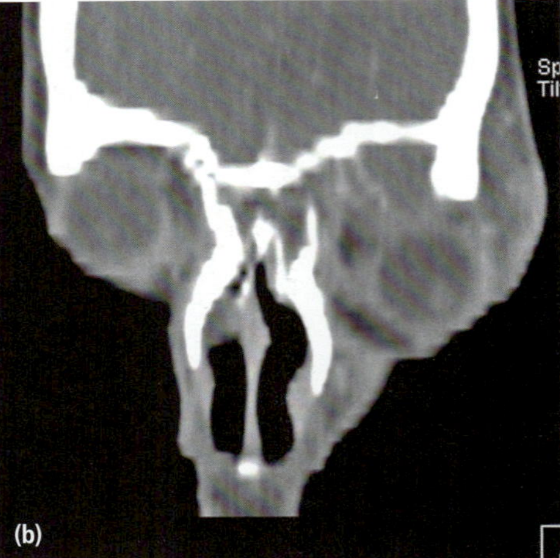

Fig. 4.23. Celulite periorbital secundária à pansinusite. (a) Aparência pré-operatória. (b) TC axial pré-operatória (note os filamentos intraobitais e o deslocamento do bulbo ocular).

- Grupo 2: Celulite orbital caracterizada por edema periobital não supurativo grave, que em geral resulta em proptose, quemose, deterioração da função do músculo extraocular ou deterioração visual.
- Grupo 3: Abscesso subperiósteo caracterizado por coleta de pus na região medial da órbita, que causa deslocamento do bulbo ocular para baixo, deterioração da função do músculo extraocular e alterações da acuidade visual.
- Grupo 4: Abscesso orbital caracterizado por abscesso dentro da órbita, que resultam em proptose grave e oftalmoplegia completa e deterioração visual, que, com frequência, leva à cegueira.
- Grupo 5: Trombose do seio cavernoso, que é a infecção desse seio caracterizada por sepsia, dor orbital, quemose, proptose e oftalmoplegia.

O tratamento dos Grupos 1 e 2 consiste de antibióticos parenterais. As infecções supurativas, como os Grupos 3, 4 e 5, requerem drenagem cirúrgica urgente, em geral, por acesso externo.

Osteomielite Frontal

A osteomielite do osso frontal, às vezes, é verificada como complicação de sinusite frontal, formação de mucocele ou mucopiocele. Quando se caracteriza por abscesso subperiósteo e edemaciação, é denominada tumor edematoso de Pott (Fig. 4.24). Essas entidades podem ser associadas à trombose da veia cortical, abscesso epidural, empiema subdural e abscesso cerebral. A causa de trombose venosa é explicada pela drenagem venosa do seio frontal, que ocorre através das veias diploicas, que se comunicam com o plexo venoso dural. Os trombos sépticos podem evoluir a partir do seio frontal e se propagar através do sistema venoso. O tratamento, portanto, é desbridamento cirúrgico agressivo do osso e dos tecidos moles afetados, assim como tratamento com antibióticos.

Meningite

A meningite via de regra é considerada a complicação intracraniana mais comum da sinusite. O diagnóstico é feito depois de exame do LCR obtido por punção lombar. As culturas do LCR são usadas para orientar o tratamento com antibióticos, qual seja, altas doses de antibióticos parenterais com boa penetração no LCR.

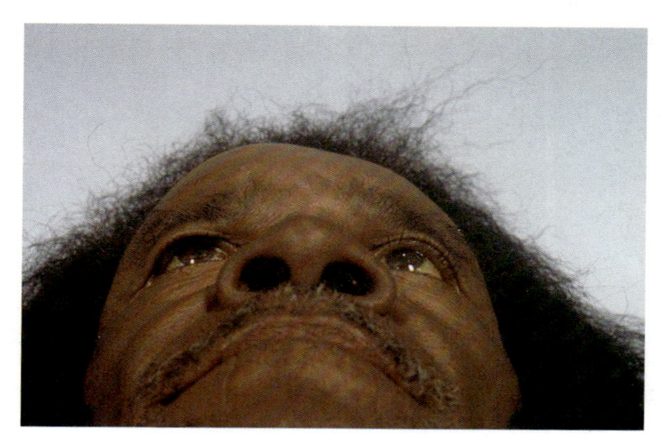

Fig. 4.24. Tumor edematoso de Pott.

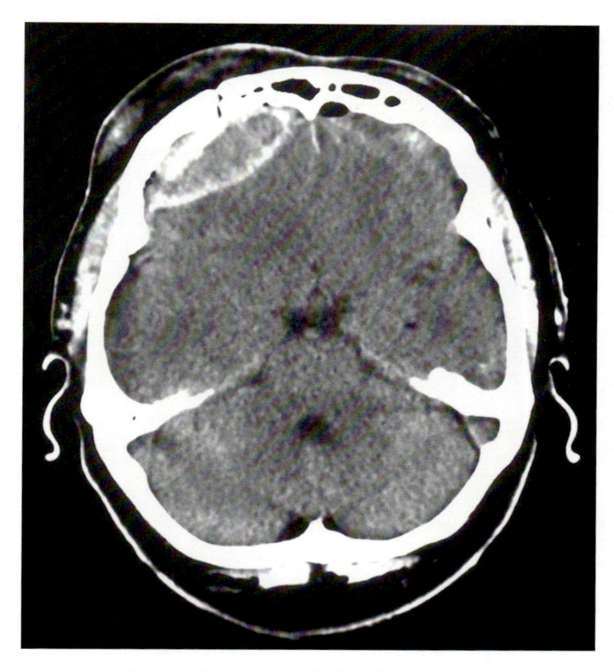

Fig. 4.25. TC axial de paciente com fratura frontal do crânio e hematoma epidural.

Abscesso intracraniano

Abscesso epidural, subdural ou cerebral é a complicação mais temida da sinusite, com taxas de mortalidade que se aproximam de 20 a 30% (Fig. 4.25).[13,14] A maioria dos abscessos situa-se no lobo frontal e apresenta-se com sinais e sintomas como cefaleia, alterações comportamentais, febre e sepsia. O diagnóstico é feito por TC e exames de laboratório. O tratamento envolve consulta imediata com neurocirurgião, craniotomia e drenagem do seio.

Trombose do seio cavernoso

A trombose do seio cavernoso é decorrente de disseminação retrógrada de infecção através das veias da face que não têm válvula, e da órbita. A apresentação é drástica, caracterizando-se por edema periorbital maciço, oftalmoplegia, proptose, quemose e, ocasionalmente, alterações visuais (Fig. 4.26 a-d). A TC pode sugerir o diagnóstico, mas a angiografia é definitiva. O tratamento consiste de alta dose de antibióticos parenterais, heparinização e drenagem do seio. A taxa de mortalidade é 30% se estiver restrita ao seio cavernoso e de 80% com progressão para o seio sagital.[14]

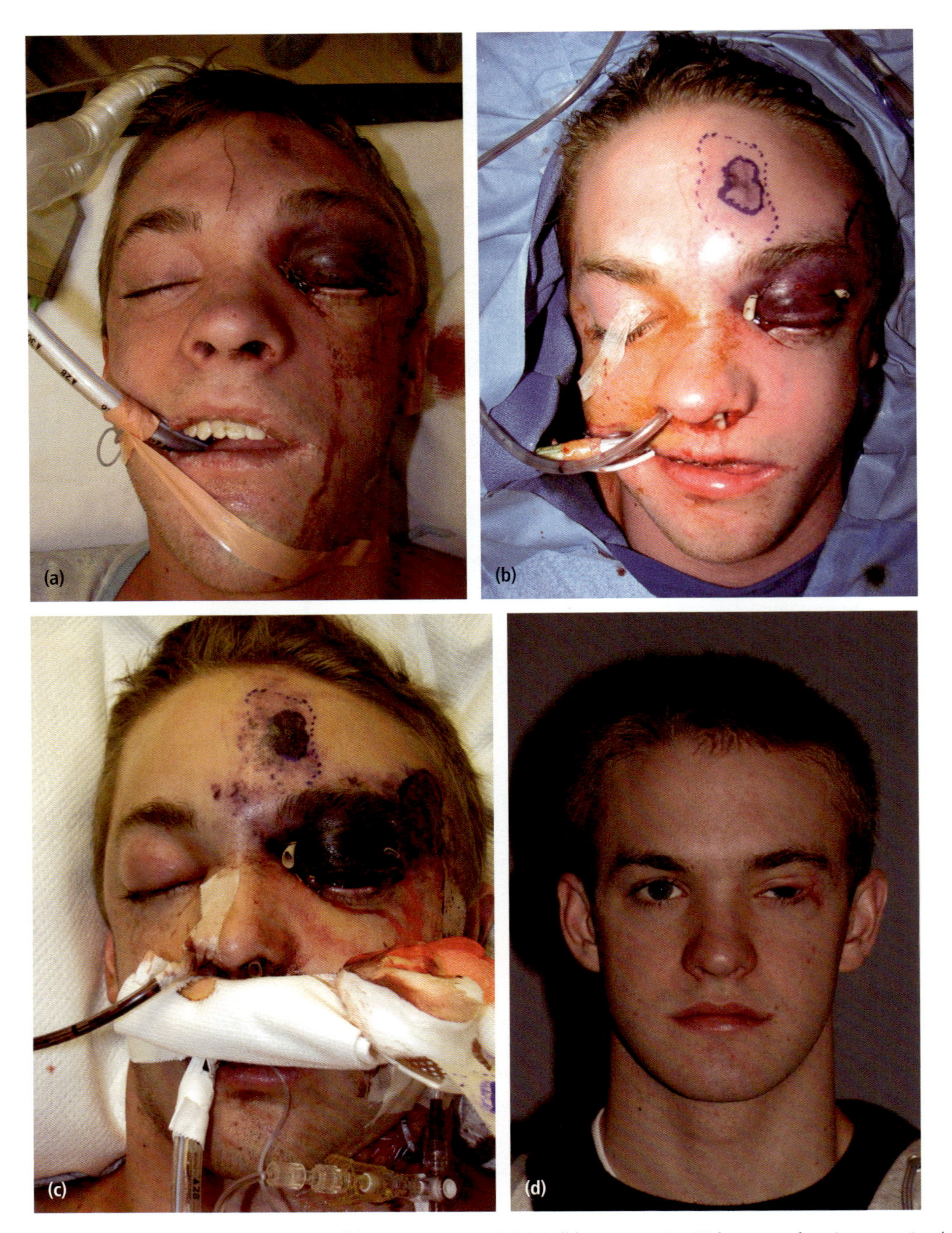

Fig. 4.26. Trombose do seio cavernoso. (a) Apresentação inicial. (b) Progressão 48 horas após a internação. (c) Progressão 72 horas após a internação. (d) Um ano depois da recuperação.

Extravasamento de Líquido Cefalorraquidiano (LCR)

Bell et al.[129] relataram o resultado de uma série de 735 pacientes com fraturas cranianas basilares e verificaram incidência de extravasamento de LCR de aproximadamente 4,6%. Os extravasamentos persistentes de LCR (que duram mais de 7 dias) que decorrem de fraturas da base do crânio não são comuns, mas podem ser evitados se a lesão for tratada corretamente em primeira instância. Muitos desses têm lesão neurológica significativa como parte das fraturas craniofaciais complexas, que requerem intervenção neurocirúrgica para inspecionar e reparar rupturas da dura-máter, evacuar hematomas e desbridar o tecido cerebral. Se o seio frontal estiver envolvido e o DNF, obstruído, é prudente cranializar o seio frontal em primeira instância para separar o neurocrânio da parte nasal da faringe e evitar rinorreia com LCR. Um retalho pericraniano

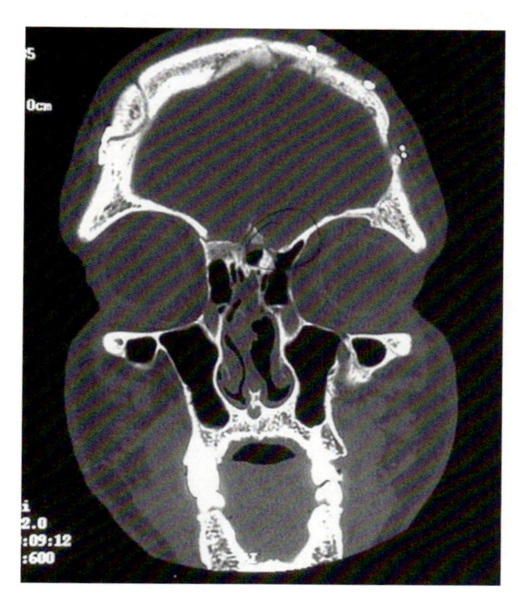

Fig. 4.27. TC coronal de paciente com fraturas na parte anterior da base do crânio complicadas por extravasamento do líquido cefalorraquidiano. O extravasamento do líquido cefalorraquidiano deve constituir suspeita em pacientes com fraturas da parte anterior da base do crânio e do seio frontal.

robusto deve ser elaborado na ocasião do acesso coronal, o qual será usado para revestir a base do crânio e vedar o recesso nasofrontal. A atenção à remoção meticulosa de toda a mucosa do seio é essencial, pois é o desbridamento de material estranho ou de tecido desvitalizado. Se a lesão cerebral for tão grave que justifique craniectomia descompressiva que envolva o seio frontal, a membrana sinusal deve ser removida, realizando-se ostectomia periférica e reconstruindo o osso frontal em data posterior.

O reconhecimento de rinorreia com LCR no período imediato depois da lesão pode ser difícil por causa das secreções nasais, sangue e edema de tecido mole. Diversos exames de laboratório foram usados para auxiliar o diagnóstico de rinorreia com LCR, inclusive glicose, beta-2 transferrina e traços de proteína beta (prostaglandina D sintetase). Os exames de glicose não têm sensibilidade ou especificidade e, embora a beta-2 transferrina seja altamente específica, nem sempre é um exame prático. A injeção intratecal de fluoresceína, albumina sérica radioativa ou Índio pode auxiliar a detecção no pré e/ou intraoperatório e quando combinada com TC de alta resolução ajuda a determinar com precisão a localização do extravasamento (Fig. 4.27).

Uma vez que o extravasamento de LCR seja identificado, as opções de tratamento são observação; desvio do LCR por dreno lombar; reparo cirúrgico endoscópico subcraniano, transnasal ou reparo transcraniano direto. Se a intervenção neurocirúrgica ou craniofacial não estiver planejada, a observação com repouso absoluto é o tratamento de primeira linha. Bell et al.[129] mostraram que 85% dos pacientes terão resolução do extravasamento sem tratamento em 2 a 10 dias. A rinorreia persistente com LCR, definida pela drenagem por mais de 7 dias depois da lesão, em geral requer intervenção mais direta, com dreno lombar. Se o extravasamento não se resolver depois de alguns dias de desvio lombar, o reparo cirúrgico é indicado. Os pequenos extravasamentos da região da lâmina cribriforme em geral podem ser tratadas por via subcraniana, utilizando acesso endoscópico transnasal. Os defeitos maiores ou localizados mais lateralmente dentro da fossa anterior do crânio e parede superior da órbita são tratados por via transcraniana. A craniotomia bifrontal é necessária para o reparo direto da dura-máter ou reconstrução de deformidade esquelética. A parte anterior da base do crânio precisa ser revestida com tecido vascularizado, em geral em forma de retalho pericraniano. Em geral, emprega-se retalho pericraniano anterior ou lateral girado para o defeito da fossa anterior do crânio, e o recesso nasofrontal é usado para isolar o esplancnocrânio da parte nasal da faringe antes de fechar a ferida. O ducto obstruído requer ajustes (o selador de fibrina é uma boa escolha para essa finalidade). A cranialização do seio frontal, que permite que o cérebro se expanda e ocupe o espaço, é necessária, embora as fraturas da lâmina anterior sejam as últimas a serem reconstruídas e estabilizadas com a fixação adequada.

Deformidades

As deformidades de contorno da fronte podem ser resultado da reconstrução imprecisa do osso frontal ou do *bandeau* frontal ou, ainda, resultar de infecção ou desbridamento de tecido necrótico. Se a órbita estiver deformada e não for reconstruída de modo correto, podem sobrevir problemas de projeção do bulbo ocular e/ou visão. Em geral, é preciso tratar por meio de reconstrução secundária da fronte e/ou das unidades orbitais.

FRATURAS ORBITAIS

A órbita é envolvida em uma alta porcentagem de pacientes com lesões graves atendidos no serviço de traumatismo.[136] A maioria dessas lesões é resultado de contusão, normalmente por colisão de veículos automotores, assim como acidentes do esporte, industriais e quedas de altura. As fraturas que comprometem a órbita podem afetar sua parte interna, a estrutura externa ou ambas.

A conduta ideal nas fraturas orbitais continua a ser um desafio e, com frequência, é enigmática. A anatomia orbital é complexa e várias estruturas vitais e órgãos altamente especializados são reunidos em um pequeno espaço. Há várias modalidades e numerosos materiais para a reconstrução. Nenhuma modalidade e nenhum material é adequado para todos os pacientes. O reparo primário oferece aos pacientes a melhor chance de recuperação funcional. As complicações relacionadas à lesão propriamente dita ou com o reparo, como enoftalmia persistente ou falta de mobilidade ocular, são difíceis de prever em quadros agudos e, uma vez que se manifestam clinicamente, são um desafio em termos de reparo, por causa da fibrose intra ou extraconal.

Fraturas da Órbita por Explosão e por Explosão para Dentro

Quando ocorre fratura interna da órbita, o volume ocupado pelo tecido mole (olho e anexos) pode expandir-se ou se contrair de acordo com a direção do deslocamento da fratura orbital (isto é, explosão para fora ou para dentro). As fraturas por explosão para dentro em geral ocorrem na parede superior da órbita e são associadas a lesões em alta velocidade e comprometem a parte anterior da base do crânio.[4] As fraturas por explosão para dentro ocasionam a contração do volume orbital e deslocamento do bulbo ocular para baixo e para a frente. A maioria das fraturas por explosão para fora, por outro lado, acontece na região inferior ou inferomedial da órbita e resultam em expansão de volume com deslocamento do bulbo ocular para posteromedial e inferior.[133] O deslocamento da fratura, a expansão e, ou contração orbital podem ocasionar instabilidade do músculo extraocular e diplopia subjetiva, enoftalmia ou proptose.

Está claro que o aumento do volume orbital isoladamente tem potencial de causar enoftalmia ou falta de mobilidade ocular em alguns pacientes, porém, não em todos; a enoftalmia pode ficar aparente semanas ou meses após a lesão; a diplopia ou falta de mobilidade ocular podem levar semanas para se resolver; o reparo cirúrgico é necessário em alguns pacientes, mas não em todos eles; além disso, quando indicado, o reparo cirúrgico é realizado de modo ideal nas primeiras 2 semanas após a lesão por causa de cicatrização secundária intraorbital ou dentro da cápsula de Tenon. Portanto, as questões que precisam ser respondidas pelo profissional são (1) quais pacientes com fraturas orbitais irão se beneficiar do reparo cirúrgico (isto é, existe um limiar quantitativo volumétrico ou linear que preveja as complicações funcionais ou estéticas?) e (2) quais pacientes podem ser observados com segurança?

A TC tem sido usada para correlacionar volume de expansão orbital com o grau de enoftalmia em fraturas por explosão para fora. Demonstrou-se que o aumento de 1 cm^3 no volume orbital correlaciona-se com 0,89 mm de enoftalmia.[134] Essa informação foi usada para prever o volume do material de reconstrução enxertado ou implantado em uma série de pacientes submetidos à reconstrução da enoftalmia tardia.[135] Em um estudo mais recente, Ploder e colabs.[136] constataram que um defeito de 3,38 cm^3 na região da parede inferior da órbita e deslocamento de 1,62 cc de volume foi associado a 2 mm de enoftalmia (Fig. 4.28). Por convenção, a enoftalmia de 2 mm é considerada clinicamente detectável e foi usada por alguns autores como limiar para realizar o reparo de fraturas orbitais.

Limitação dos Movimentos dos Músculos Extraoculares

A instabilidade do músculo extraocular e a diplopia são, em geral, resultado de contusão muscular. Com menos frequência, porém, podem ser resultado de encarceramento de ambos os músculos extraoculares (p.

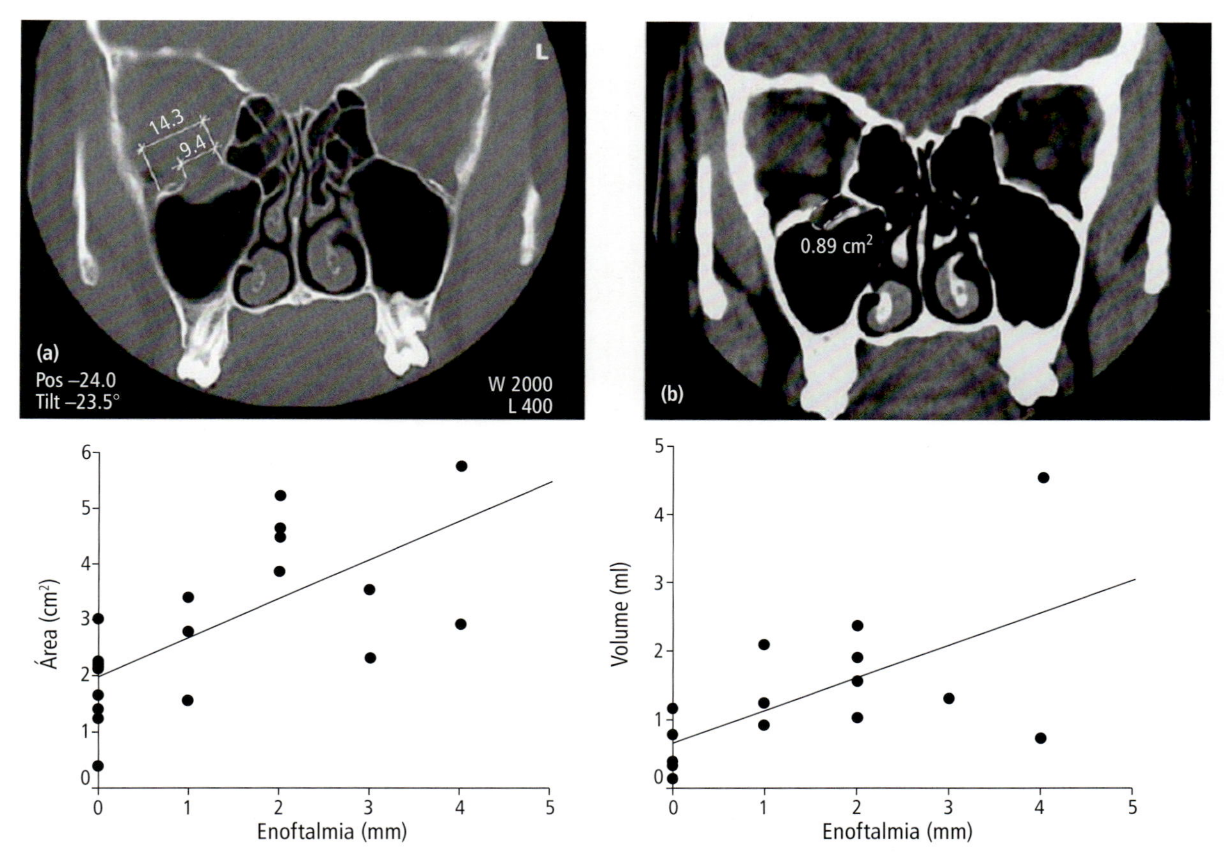

Fig. 4.28. Avaliação de medida feita por computador da área e do volume, a partir de TC coronal em fraturas por explosão isoladas da parede inferior da órbita. (Ploder O, et al. 2002. *J Oral Maxillofac Surg* 60: 1267-1272).

ex., músculo reto inferior) ou do tecido mole adjacente aos músculos, neuropatia craniana (terceiro, quarto ou quinto par de nervos cranianos) ou desvio dos eixos visuais. O verdadeiro aprisionamento em pacientes adultos é muito incomum. Nas crianças, contudo, as fraturas por explosão para fora produzem imobilidade absoluta do bulbo ocular com enoftalmia (Fig. 4.29 a,b). Essa perda grave de movimento implica encarceramento real do músculo, que é uma indicação para a exploração imediata da órbita, com liberação do sistema muscular extraocular aprisionado. Classicamente, é acompanhada por dor à tentativa de rotação do bulbo ocular, náuseas e vômitos, que são todos incomuns nos adultos com essas fraturas.

Enoftalmia

A enoftalmia é a segunda maior complicação possível nas lesões orbitais, cuja etiologia primária é aumento do volume orbital (Fig. 4.30). Há outros mecanismos para enoftalmia, inclusive aprisionamento de músculos extraoculares ou tecidos moles perioculares, atrofia adiposa ou redução do volume do vítreo. Por muitos anos, a atrofia adiposa foi considerada um fator etiológico importante de enoftalmia; porém, estudos de Manson et al.[137] sugerem que esse não é, na realidade, o caso. Demonstrou-se que a maior parte do apoio e posicionamento dentro da órbita deve-se à gordura intramuscular (intraconal). Na parte anterior da órbita, a gordura é principalmente extraconal; contudo, posteriormente, onde se requer suporte, a maior parte dela é intraconal. Considera-se que essa gordura intraconal avança para um local extraconal e que, combinada com a cicatrização pós-traumática, leva à enoftalmia com significância clínica.

A maioria dos erros relacionados à reconstrução interna da órbita são não restaurar corretamente as protuberâncias orbitais críticas na porção posteroinferior da órbita (protuberância antral) e na posteromedial (protuberância etmoidal) (Fig. 4.31 a-c). O erro típico é a colocação de implante orbital alinhado com a

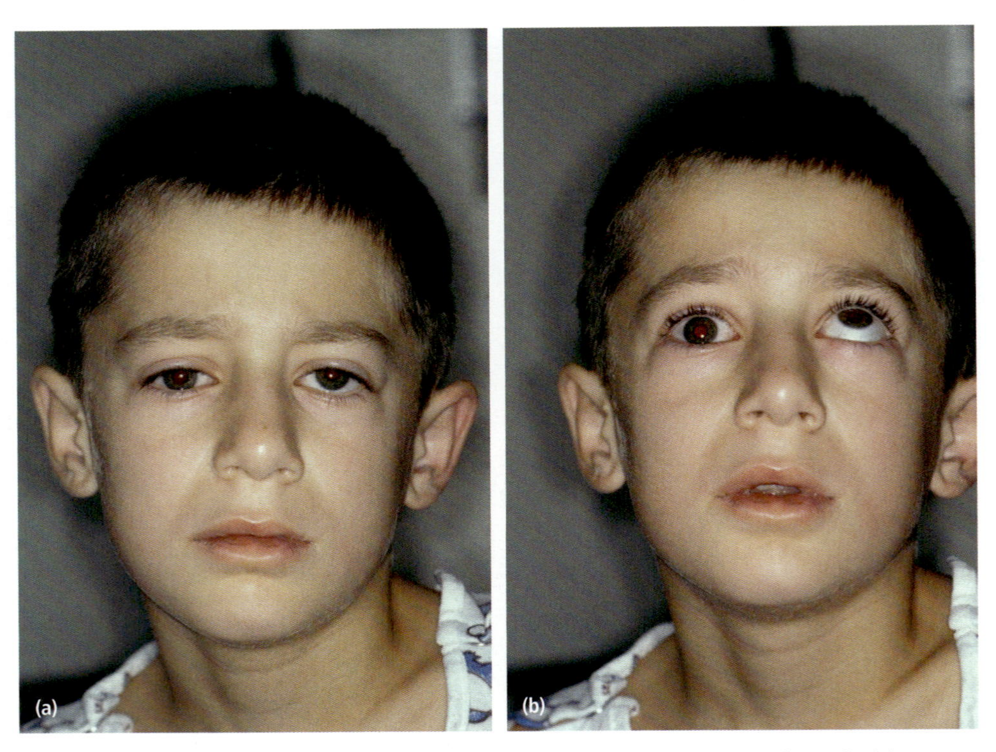

Fig. 4.29. Menino aos 9 anos de idade com fratura por explosão pura da parede inferior da órbita com aprisionamento do músculo reto inferior. A lesão representa emergência cirúrgica e a órbita precisa ser explorada, assim como o músculo deve ser liberado rapidamente. (a) Olhar frontal. (b) Olhar para cima.

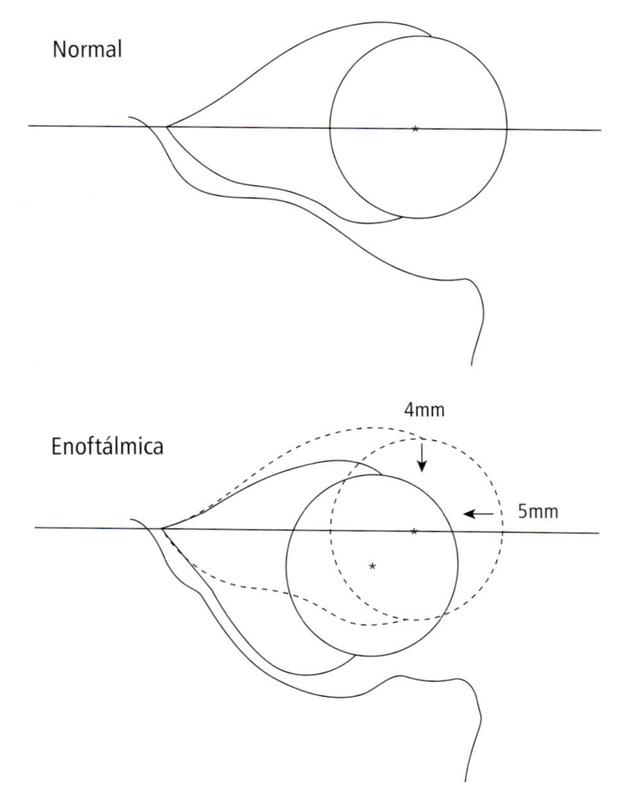

Fig. 4.30. Configuração na órbita fraturada. Acima: normalmente, o conteúdo orbital assume forma cônica com protuberância mesoposterior atrás do bulbo ocular. Abaixo: configuração esférica da órbita pós-traumática com parede inferior côncava, resultando em enoftalmia e distopia vertical.

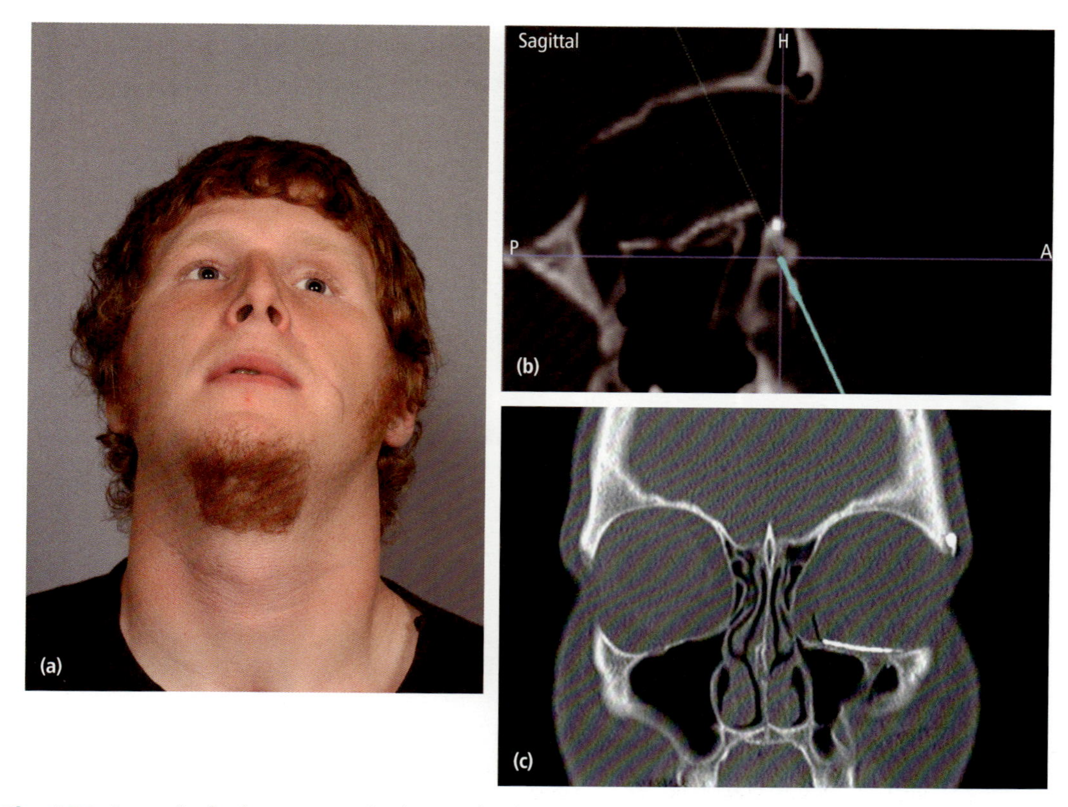

Fig. 4.31. Importância da reconstrução de protuberâncias orbitais críticas. (a) Enoftalmia depois de reconstrução incorreta das protuberâncias medial etmoidal e posterior antral. (b) TC sagital demonstrando erro comum de colocação do implante orbital no antro maxilar, ao longo da parede posterior do antro, em vez de colocar na parte superior da órbita. (c) TC coronal do mesmo paciente demonstrando falta da restauração da protuberância medial.

porção anterior da órbita, estendendo-a diretamente para trás, para a parede posterior do seio maxilar. Comete-se erro semelhante na parte medial da órbita com a posição imprecisa do implante no labirinto etmoidal (Fig. 4.32 a,b). A avaliação radiográfica da colocação precisa do implante é essencial. Pode ser realizada com TC pós-operatória nos planos axial, coronal e sagital, assim como pela moderna TC intraoperatória.

Mau Posicionamento da Pálpebra

O entrópio ou ectrópio da pálpebra inferior pode ser um desafio e, também, frustrante para o cirurgião e o paciente. O risco de entrópio pode ser minimizado evitando-se o uso de cantotomia lateral combinada com incisões transconjuntivais. Além disso, a realização de incisão transconjuntival no fórnice da conjuntiva parece minimizar o risco de entrópio pós-operatório. O ectrópio pode ser evitado realizando-se a chamada incisão na linha mediana e evitando o acesso subciliar, que é propenso a cicatrização e mau posicionamento pós-operatório. Por fim, a ptose infraorbital ou malar é quase inevitável em determinados pacientes cujas eminência malar e margem infraorbital esteja completamente esqueletizadas. No entanto, devem-se envidar todos os esforços depois de redução, estabilização e fixação das fraturas para ressuspender os tecidos moles infraorbitais até o osso ou componente metálico.

O acesso à parede inferior da órbita deve, na maioria dos casos, ser feito com incisão transconjuntival no fórnice. Antes popular, o acesso pré-septal é uma dissecação refinada, porém é propensa ao ectrópio, em especial se for combinada com cantotomia lateral. A cantotomia lateral, às vezes, é necessária, mas é preciso ter o cuidado de ressuspender a musculatura periorbital e realizar cantopexia lateral precisa ao fechamento. Quando se precisa de acesso amplo à margem infraorbital, em particular, em paciente pós-traumatismo no

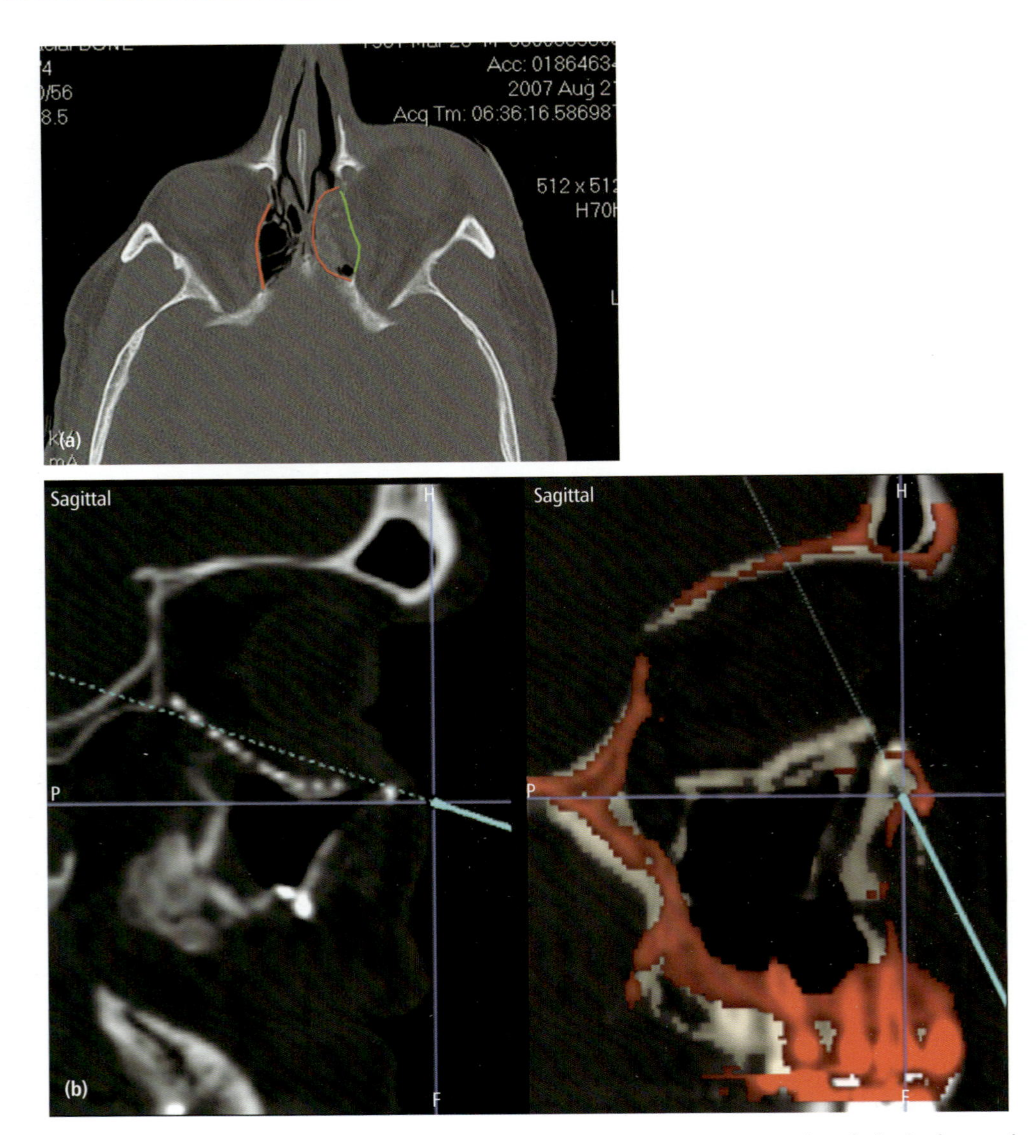

Fig. 4.32. Fatores que levam à dificuldade de identificar precisamente os pontos de referência ósseos da reconstrução da órbita. (a) TC axial demonstrando a protuberância posteromedial normal da órbita (à esquerda, vermelho) e o erro cirúrgico comum (à direita, vermelho) de restauração inadequada; a linha verde representa o contorno orbital ideal. (b) TC sagital mostrando o aclive normal da parte posterior da órbita (à esquerda) e o erro cirúrgico comum (à direita) da restauração imprópria da altura da parte posterior da órbita.

qual há persistência de edema, a incisão mesopalpebral é um meio previsível de fornecer bom equilíbrio entre estética e redução das complicações de esclera aparente maior (Fig. 4.33).

Em relação à morbidade dos acessos cirúrgicos à órbita, o subtarsal foi associado à taxa de esclera aparente inferior à da subciliar.[138] O uso de acessos subciliar e subtarsal foi associado a maior taxa de ectrópio que o acesso transconjuntival, embora os resultados dos estudos variem.[139-142] Alguns cirurgiões recomendam o acesso subtarsal nas fraturas zigomaticomaxilares e a incisão transconjuntiva para fraturas isoladas da parede inferior da órbita, por causa da redução das complicações com cada uma das incisões respectivamente. Há relato mais recente de acesso endoscópico transantral para fraturas isoladas da parede inferior da órbita, como método alternativo para evitar a possível morbidade da incisão na pálpebra inferior.[142]

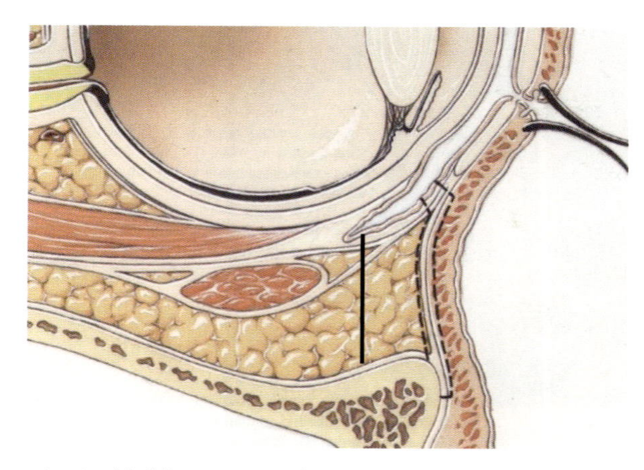

Fig. 4.33. Acesso transconjuntival à órbita. Em vez do acesso pré ou pós-septal padrão, a incisão é, de preferência, feita na direção do fórnice da conjuntiva para minimizar o risco de entrópio. (Modificado de: Ellis E III, Zide MF, eds. 2006. *Surgical Approaches to the Facial Skeleton.* Philadelphia: LWW, p. 42.)

Fraturas Crânio-Orbitais

As fraturas crânio-orbitais complexas são algumas das mais desafiadoras para se tratar. O traumatismo em alta velocidade em geral produz defeitos que afetam duas, três ou as quatro paredes da órbita. Essas "órbitas estilhaçadas" produzem grande aumento de volume, com herniação maciça do conteúdo periorbital para os espaços anatômicos circundantes, além de neuropatias cranianas ocasionais. Em geral, esses defeitos estendem-se até o cone orbital e podem envolver o canal óptico. Seus padrões complexos e a perda de apoio das protuberâncias posteromedial e posteroinferior fazem com que a restauração da anatomia normal da órbita seja um desafio. Embora o aprimoramento dos acessos cirúrgicos e o desenvolvimento de novos materiais biológicos tenham melhorado nossa capacidade de restaurar a forma e a função com mais previsibilidade nesses pacientes, um número significativo desses indivíduos ainda precisa de cirurgia de revisão, apesar dos melhores esforços (Fig. 4.34 a,b).[143,144]

As fraturas de quatro paredes que envolvem a base anterior do crânio podem exigir acessos transcranianos, com a ajuda de um neurocirurgião e com frequência envolvem tratamento do seio frontal e, ocasionalmente, do ápice da órbita. Conforme os componentes frontotemporais são reposicionados, a parede superior da órbita deve ser restaurada com enxertos reticulares ou de osso da calvária, e a parte anterior da base do crânio deve ser revestida para evitar o extravasamento de LCR.

Quando toda a órbita se rompe e não há pontos de referência anatômica posteriores para orientar a reconstrução, o posicionamento preciso de enxertos ósseos ou de rede de titânio tornam-se problemáticos. Existe dificuldade para estabelecer contorno, volume e protuberância apropriados da órbita e há o risco de invasão do ápice da órbita e do nervo óptico. O planejamento computadorizado antes da cirurgia praticamente reconstroi a órbita afetada, os modelos estereolitográficos para estabelecer o contorno adequado da placa e o uso de navegação intraoperatória para garantir o posicionamento preciso e segura da placa em região anatômica pouco visualizada garantem que o cirurgião tenha mais confiança e previsibilidade na parte profunda da órbita.[145]

FRATURAS ORBITOZIGOMATICOMAXILARES COMPLEXAS

Os objetivos da reconstrução orbitozigomáticomaxilar é devolver ao paciente a forma e a função, por meio da restauração externa e interna da órbita à sua forma pré-mórbida e preparar ou reposicionar os tecidos moles aprisionados ou com lesão. Diversas modalidades, técnicas e materiais são empregados para atingir essas metas há consenso universal quanto à melhor combinação para todos os casos.[146-154]

Uma boa modalidade geral para as lesões orbitais envolve avaliação em múltiplos estágios quanto à lesão do paciente resultar ou não em problema funcional ou estético. Se a lesão orbital externa produzir deformidade, como achatamento da bochecha, o tratamento é justificado. Uma vez que a estrutura orbital externa for reduzida para a posição anatômica normal e estabilizada, aplica-se fixação interna rígida com o mínimo

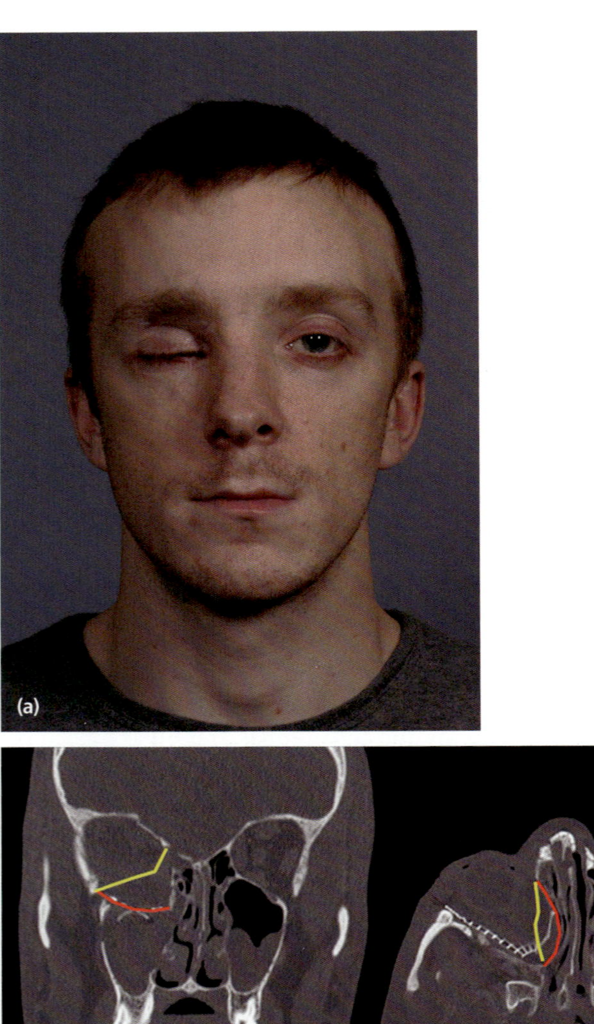

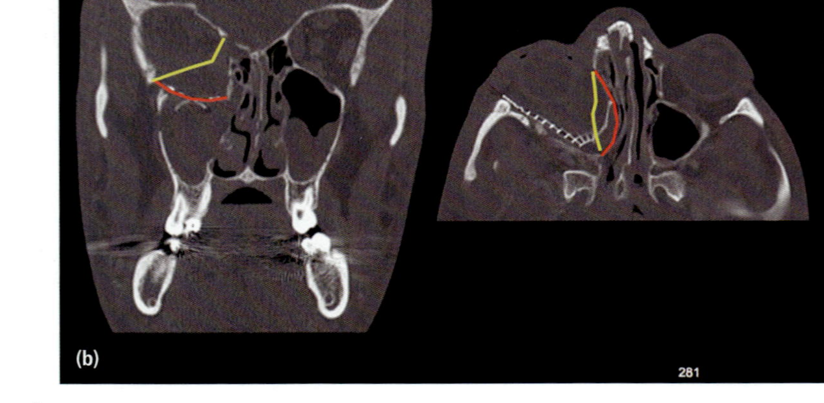

Fig. 4.34. "Órbita estilhaçada" com restauração imprópria do volume orbital e colocação imprecisa da placa que resulta em enoftalmia complicada por síndrome do ápice orbital. (a) Aparência pós-operatória (note ptose, oftalmoplegia e enoftalmia profunda). (b) Placa orbital colocada erroneamente (vermelho) e localização ideal (amarelo).

de acessos possível. As lesões orbitais internas também devem ser avaliadas quanto à falta de movimento ocular ou possível enoftalmia. Se o defeito da parede inferior da órbita for maior que 3 cm^2 ou volume deslocado de 15 cc, de acordo com as imagens da TC, o tratamento da parte interna da órbita é imperativo. Além disso, as rupturas orbitais internas posteriores e/ou mediais ao equador do bulbo ocular são classicamente tratadas, a menos que o paciente não tenha nenhum sintoma.

Em geral, na maioria dos pacientes que sofrem lesões em alta velocidade que comprometem a estrutura externa da órbita (p. ex., soco no olho ou queda de altura), ela pode ter forma e função restauradas sem exploração ou tratamento da parte interna da órbita. Ao contrário, a maioria das lesões em alta velocidade, como as que ocorrem em acidentes automobilísticos, resultam em deslocamento de energia que causa rupturas internas expressivas na órbita e em geral, exigem reparo interno. Uma modalidade seletiva de reparo da parte interna da órbita leva em consideração os sintomas subjetivos do paciente (p. ex., visão borrada, diplopia), achados físicos (p. ex., aprisionamento do músculo reto inferior), limitação de movimentos dos músculos extraoculares, achados radiográficos (defeito linear superior a 35 cm^2 e deslocamento volumétrico superior a 1,6 cc) e mecanismo da lesão (ou seja, alta ou baixa velocidade).

As fraturas do complexo orbitozigomáticomaxilar com deslocamento mínimo a moderado e de baixa velocidade podem ser tratadas com fixação simples em um ponto no reforço maxilar, desde que não exista componente intraorbital. Mais comumente, as fraturas com deslocamento moderado por lesões em alta e baixa velocidades são tratadas com fixação simples em dois pontos no reforço maxilar através de incisão de Keen e a sutura zigomaticofrontal (sutura ZF) é abordada através de incisão de blefaroplastia superior. Se, depois da redução e estabilização com esses dois pontos, o complexo não for reduzido de modo adequado ou se a margem infraorbital continuar deslocada, o componente transversal da estrutura orbital pode ser estabilizado na margem infraorbital através de incisão transconjuntival. A esqueletização da margem infraorbital é evitada sempre que possível.

As fraturas resultantes de lesão em alta velocidade com fragmentação ou cominuição grave ou as associadas a fraturas panfaciais são reparadas classicamente com estabilização em quatro pontos. Isso inclui acesso coronal para expor o arco zigomático e restabelecer as projeções facial e malar. É preciso ter cuidado para restaurar o arco a seu contorno plano normal, em vez de criar um arco arredondado que resultará em reversão da projeção do zigoma e alargamento da face.

Achatamento do Malar

Gruss et al.[155] reconheceram a importância do arco zigomático no reparo e na correção de fraturas complexas do terço médio da face em deformidades orbitozigomáticas pós-traumáticas. Há uma relação recíproca entre a projeção anteroposterior e a largura facial (Fig. 4.35 a,b). Conforme a projeção do zigoma diminui, a largura facial aumenta. O zigoma, portanto, é a chave para a restauração da projeção facial/orbital em fraturas cominutivas e severamente deslocadas, e assim restaurado ao seu contorno "plano" natural. O erro mais comum no restabelecimento da projeção zigomática é não reduzir os segmentos do "arco" deslocado em um zigoma plano (Fig. 4.36). A falha em achatar corretamente o arco zigomático e atingir a rotação

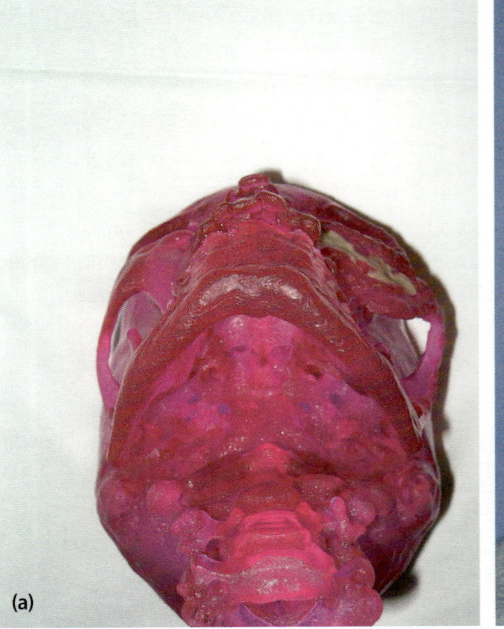

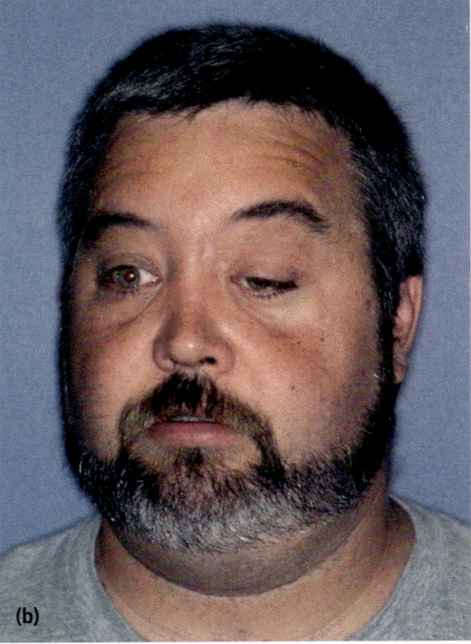

Fig. 4.35. Importância do zigoma para atingir a largura e simetria normais da face. Conforme a projeção facial/zigomática diminui, a largura da face aumenta. (a) Modelo estereolitográfico de paciente depois de redução a céu aberto e fixação interna de fraturas cominutivas graves com projeção do zigoma restaurada de modo incorreto; o zigoma deve ficar "reto" e não "arqueado", o que é um dos erros mais comuns na restauração da anatomia orbital externa. (b) Aparência pós-operatória (note o alargamento facial).

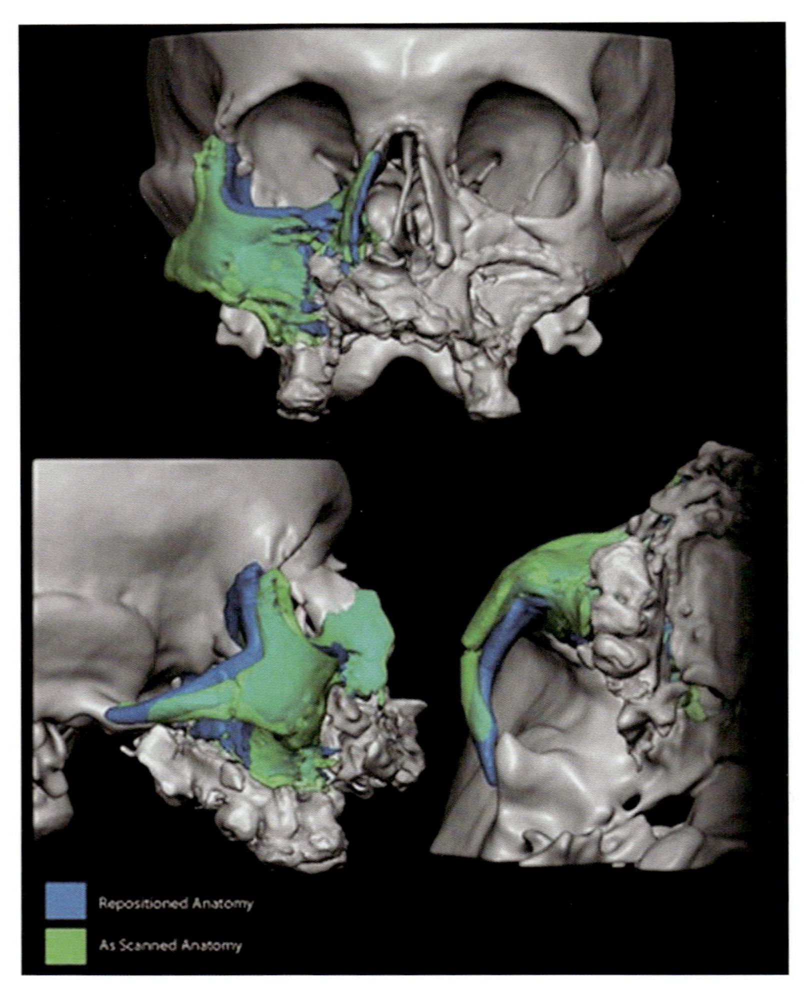

Fig. 4.36. O "arqueamento" do arco zigomático (verde) resultante do alargamento da face ipsilateral comparado com o contorno do arco ideal (azul).

ideal do complexo zigomaticomaxilar resulta em achatamento da eminência malar e alargamento da face ipsilateral. Quando não se realiza incisão coronal, a rotação precisa do complexo zigomaticomaxilar pode ser avaliada pela inspeção da região da sutura esfenozigomática com acesso por blefaroplastia superior.

Complicações Neurossensoriais

O canal e o forame infraorbitais em geral são rompidos nas fraturas do complexo zigomaticomaxilar (CZM), causando danos ao nervo infraorbital. O dano aos nervos zigomaticomaxilar e zigomaticofacial é menos comum.[156] Os pacientes em geral queixam-se de anestesia ou parestesia nas regiões da pálpebra inferior, malar e lábio superior. Embora normalmente seja transitória, a alteração sensitiva permanente não é rara. A redução anatômica em geral minimiza o risco de sintomas permanentes, embora a descompressão cirúrgica seja indicada ocasionalmente nos quadros tardios.[157]

Uma vez que a asa maior do esfenoide constitui a parede lateral do ápice da órbita, a função dos pares de nervos cranianos II, IV, V e VI deve ser avaliada quanto à invasão óssea e à presença de síndrome de ápice orbital ou de fissura orbital superior. A síndrome da fissura orbital superior manifesta-se por diplopia, oftalmoplegia, exoftalmia e ptose. A síndrome do ápice orbital é distinguida da síndrome da fissura orbital superior pela presença de cegueira causada pela lesão do primeiro par de nervos cranianos.[158]

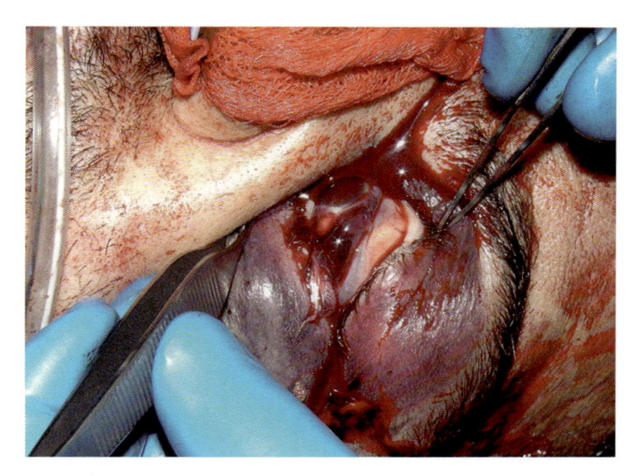

Fig. 4.37. Ruptura do bulbo ocular.

1. Diminuição da visão apesar de esteroides.
2. Perda visual com evidência tomográfica de fratura compressiva do nervo óptico.
3. Aumento de edema ou hematoma do nervo com redução da visão.
4. Sem percepção de luz com fratura do canal óptico.
5. Evidência tomográfica de compressão do nervo óptico em paciente comatoso.

Fig. 4.38. Indicações relativas para a descompressão cirúrgica do nervo óptico.

TRAUMATISMO OCULAR

A maioria das lesões oculares consiste de abrasão de córnea, hifema e ruptura do bulbo ocular (Fig. 4.37). A neuropatia compressiva, a síndrome da fissura orbital superior e a síndrome do ápice orbital são raras, mas são devastadoras em termos funcionais e estéticos.

A preponderância de evidências científicas sugere que perda visual progressiva, fratura do canal óptico, hematoma retrobulbar com aumento da pressão intraocular ou edema perineural exigem exploração e/ou descompressão cirúrgica urgente (Fig. 4.38). Em um estudo de Rajiniganth et al.,[159] 70% dos pacientes com deterioração visual e evidência tomográfica de neuropatia compressiva responderam favoravelmente à intervenção cirúrgica quando a operação foi realizada nos primeiros 7 dias após a lesão. A taxa de sucesso diminuiu para 24% quando a descompressão foi realizada mais de 7 dias depois da lesão. A cirurgia endoscópica infranasal e/ou transorbital é uma opção para alguns pacientes com deslocamento do canal óptico e deterioração visual tardia. Contudo, a cirurgia aberta em geral é necessária e facilitada por reparo neurocirúrgico transcraniano das lesões intracranianas concomitantes. É importante coordenar todas as disciplinas em um centro de traumas, de modo que todas as opções de tratamento, clínicas e cirúrgica, estejam disponíveis.

FRATURAS NASO-ORBITOETMOIDAIS

O tratamento das fraturas naso-orbitoetmoidais (NOE) é um dos procedimento mais difíceis da cirurgia craniomaxilofacial. O fato de não restaurar adequadamente a projeção nasal, a largura normal da comissura e o volume orbital resultam de desfechos funcionais e estéticos desfavoráveis.

O encurtamento grave ou a combinação dos ossos nasais deve ser reduzida, estabilizada e fixada para restabelecer a projeção nasal normal. Embora os enxertos de pilar da calvária tenham sido defendidos para essa finalidade e, ocasionalmente, sejam necessários, a redução anatômica adequada dos ossos nasais com fixação estável com frequência é tudo o que é necessário, desde que o *bandeau* frontal seja corretamente restaurado.

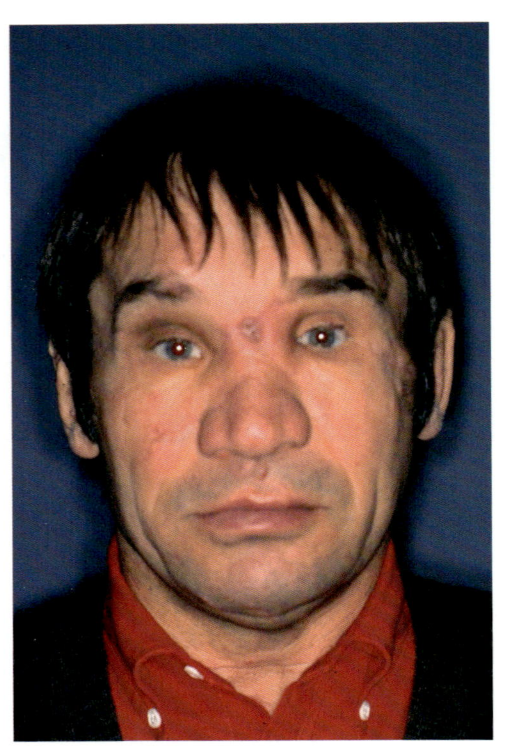

Fig. 4.39. Telecanto depois de reparo de fratura NOE.

Uma vez que a estrutura orbital interna tenha sido reduzida e estabilizada com miniplacas e a projeção nasal restabelecida, é preciso dar atenção à conduta com o fragmento central. A cantopexia medial é facilitada pelo uso de fio de titânio com pontas.

Telecanto Traumático

A importância de restabelecer o componente central das fraturas NOE é essencial para atingir os resultados funcionais e estéticos ideais (Fig. 4.39). Além disso, é importante evitar a fratura NOE não reconhecida que ocasionalmente acompanha as fraturas da parte lateral da órbita. Nesse caso, o cirurgião repara o componente orbitozigomaticomaxilar e esquece o componente NOE, o que resulta em telecanto unilateral.

Obstrução do Ducto Nasolacrimal

A lesão do aparelho nasolacrimal é associada com frequência a fraturas NOE e pode ocorrer em até 20% das vezes depois de redução a céu aberto e fixação interna. Essas lesões devem-se a contusão ou a traumatismo penetrante no sistema de bombeamento criado pelo ligamento comissural medial e músculo orbicular do olho.

O sinal e sintoma mais comuns de obstrução do ducto nasolacrimal são epífora, embora raramente seja reconhecida nos quadros agudos devido ao edema periorbital associado. O diagnóstico pode ser facilitado por injeção de fluoresceína por meio da técnica de Jones, usando-se azul de metileno ou introduzindo uma sonda lacrimal no ducto sob aumento de lupa.

Uma vez identificado, o ducto lacrimal pode ser intubado e receber um *stent* com tubos lacrimais de Crawford, embora isso possa não evitar obstrução posterior. A correção secundária requer tipicamente dacriocistorrinostomia (DCR) formal. A DCR é realizada por meio da criação de uma janela óssea entre o saco lacrimal e a região lateral dos ossos nasais. A mucosa nasal é então suturada à mucosa do saco lacrimal, criando uma fístula.

Deformidade/Nariz em Sela

A cominuição maciça do complexo NOE é classicamente associada à deformidade de nariz em sela, por causa da dificuldade de restaurar a anatomia tridimensional dos ossos pequenos e finos da região NOE. Diversos autores enfatizaram a necessidade de enxerto de calvária na maioria dos pacientes com fraturas NOE significativas para ajudar a estabelecer projeção, simetria e o contorno nasal. Contudo, é mais importante restaurar o *bandeau* frontal rompido e reduzir anatomicamente as fraturas do osso nasal usando miniplacas muito pequenas (1,0 ou 1,2 mm).

FRATURAS NASAIS

As fraturas nasais são uma das lesões mais comuns. A maioria delas pode ser tratada com êxito por observação (fraturas nasais sem deslocamento) ou com redução fechada, com ou sem *splints* internos ou externos. Cerca de 50% dos submetidos a tratamento fechado, porém, beneficiam-se da cirurgia nasal secundária para otimizar o desfecho funcional e estético. As complicações acontecem, mas podem ser minimizadas por exame físico na apresentação inicial.

Hematoma de Septo

O exame intranasal de cada paciente com traumatismo maxilofacial é essencial, porque o hematoma de septo nasal oculto pode estar presente mesmo se não houver deformidades nasais. O paciente apresenta-se com dor à palpação da ponta do nariz e edema uni ou bilateral flutuante no septo.[160,161] Suspeita-se que a patogenia dessas lesões seja resultado de fratura da cartilagem do septo, hemorragia dos vasos pericondrais danificados sem drenagem e subsequente rebatimento do pericôndrio para fora da cartilagem, deixando-a sem irrigação sanguínea.[160,161] A pressão do sangue extravasado resulta em necrose avascular da cartilagem. Esse mesmo processo patogênico tem sido relatado raramente nas cartilagens alares e na ponta do nariz.[162-164]

O sangue extravasado e o tecido necrótico em hematomas não diagnosticados do septo nasal formam um ninho perfeito para infecção. Os abscessos do septo nasal têm a mesma apresentação dos hematomas de septo, com inflamação da mucosa sobrejacente, com ou sem exsudato inflamatório.[160] Se não forem tratados, os abscessos septais podem resultar em deformidades em sela como as causadas pelos hematomas do septo,[164] assim como em infecções bacterianas que impõem risco de morte (meningite) através da drenagem do septo até as veias emissárias e o seio cavernoso.[165]

Epistaxia

A epistaxia não passível de tratamento pode ser resultado de traumatismo nasal ou da base do crânio. A TC do crânio, combinada com angiografia seletiva e subsequente embolização, podem ser necessárias para tratar os casos mais graves.[166]

Deformidade/Nariz em Sela

A denominação nariz em sela deriva da semelhança da deficiência da projeção dorsal da vista lateral de uma sela (Fig. 4.40). As causas traumáticas dessa deformidade envolvem destruição da cartilagem dorsal e destruição óssea dos septos, hematoma, abscesso septal ou fratura da cartilagem septal ou osso.[164] A extensão da deformidade deve guiar o plano de cirurgia reconstrutiva. Pequenas deformidades, como depressão acima da ponta, podem ser corrigidas com enxertos de cartilagem retirada da orelha ou do septo nasal posterior. Os defeitos moderados podem ser tratados com retalhos pediculares de cartilagem lateral superior. Os defeitos mais graves, com frequência, resultado de traumatismo nasal na infância e futura perturbação de crescimento, precisam de mais tecido, com enxertos ósseos ou cartilagíneos ou implantes nasais.[164] No passado, eram usados enxertos de crista ilíaca anterior, com problemas de reabsorção a longo prazo. As faces de enxerto da calvária pode tolerar melhor os resultados a longo prazo,[167] mas a experiência mostra que também se reabsorvem com o tempo. Os enxertos costocondrais em forma de "quilha" têm a vantagem teórica de menor reabsorção no decorrer do tempo.

Obstrução das Vias Nasais/Desvio do Septo

O desvio do septo com frequência é a causa subjacente de assimetrias nasais externas devido a ligações fibrosas rígidas das cartilagens superior e inferior ao septo. A inspeção cuidadosa das deficiências da ponta,

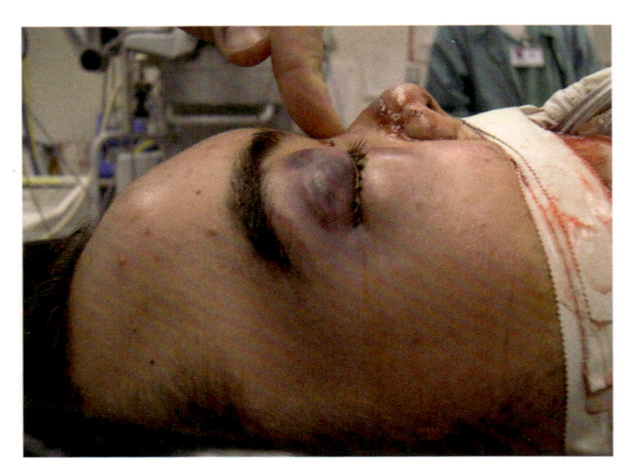

Fig. 4.40. "Nariz em sela" antes do reparo da fratura NOE.

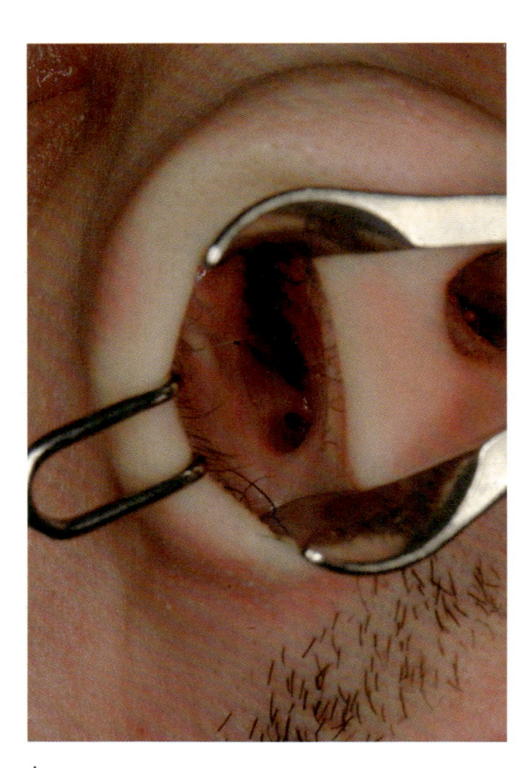

Fig. 4.41. Sinéquias endonasais.

base, linha dorsal, de todo o septo e das conchas nasais inferiores é necessária antes de fazer o planejamento cirúrgico. A visualização do septo direito em rinoplastia aberta é a correção preferível desses defeitos.[168]

O desvio ósseo residual da abóbada nasal pode resultar de redução fechada imprópria ou de migração óssea depois de redução fechada adequada. Os *splints* internos e a imobilização com fita adesiva externa ajudam a evitar esse problema. O tratamento preferido para os desvios residuais de fraturas nasais antigas é a redução a céu aberto com osteotomias controladas.[168]

Cicatrização Nasal

A cicatrização, tanto endonasal quanto extranasal, pode ocasionar problemas significativos para o paciente se não for tratada (Fig. 4.41). As feridas por arma de fogo podem produzir bastante destruição de tecidos moles e ósseos dentro da cavidade nasal. Quando os tampões ou *stents* nasais não são colocados, a

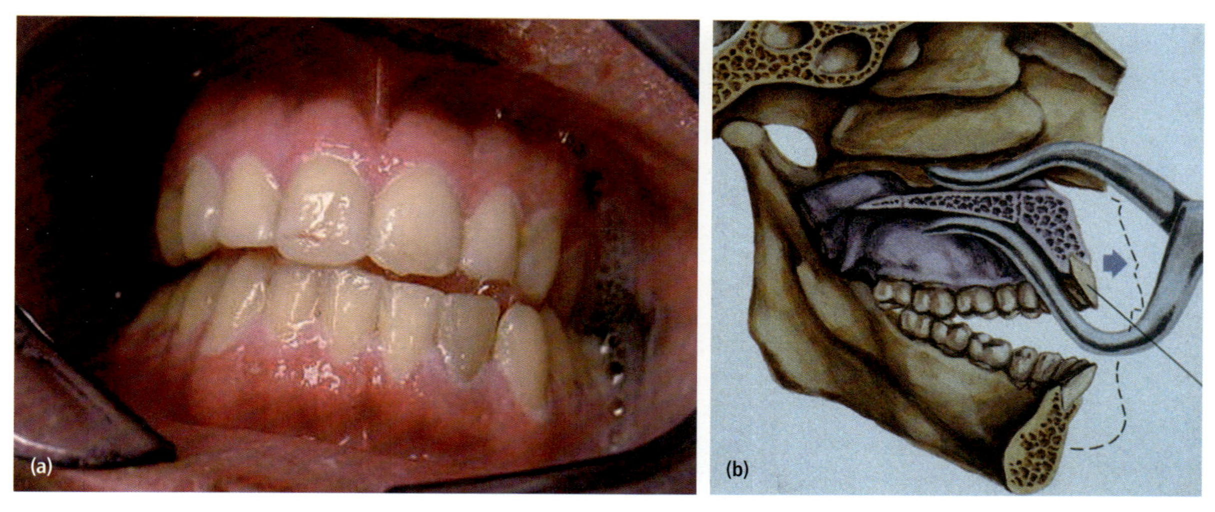

Fig. 4.42. Redução imprópria de fratura de Le Fort I, resultando em mordida aberta anterior. (a) Aparência oclusal. (b) Uso de pinça de desimpactação de Rowe para mobilizar totalmente a fratura impactada no nível Le Fort I.

epitelização das bordas da ferida pode resultar em sinéquias ou aderências, graves o suficiente para excluir a respiração nasal. Nesses casos, a abordagem deve contar com diversos especialistas e o protético maxilofacial deve confeccionar *stents* nasais personalizados para obter a re-estenose.[169]

A contratura da cicatriz depois de traumatismo pode resultar em problemas cosméticos e funcionais. Os enxertos mucosos de palato duro foram sugeridos para corrigir esses defeitos, como boas alternativas aos enxertos auriculares compostos, por causa da morbidade limitada do local doador e da maior aceitação do paciente.[170]

FRATURAS DA MAXILA

As fraturas que envolvem a maxila podem ser isoladas ou fazer parte de um padrão de fraturas em geral denominadas Fort I, II ou III. Ao contrário da mandíbula e do zigoma, as fraturas são mais frequentes em decorrência de colisões automobilísticas em alta velocidade e, portanto, são associadas a maior grau de dispersão de energia cinética. Esse fator, mais do que qualquer outro, pode levar a complicações graves.

Os mesmos princípios de redução anatômica, estabilização e fixação utilizados para orientar a redução a céu aberto e a fixação interna da mandíbula também são aplicados à parte mediana da face. A maioria das fraturas maxilares isoladas que não se propagam através das placas pterigóideas (no nível Le Fort I) não precisam de tratamento cirúrgico. As fraturas de Le Fort I devem ser tratadas com fios interdentais, barras de arco ou parafusos de fixação intermaxilar para ajudar a restaurar a oclusão. É preciso ter o cuidado de "desimpactar" a maxila se houver impactação posterior e superior – padrão que causa mordida aberta anterior. Uma vez reduzida, e com o paciente já com fixação intermaxilar, a fixação interna rígida é aplicada através de incisão circum-vestibular nos reforços maxilares anterior e posterior (Fig. 4.42).

Nas fraturas de Le Fort II ou III, o componente externo lateral da órbita é reposicionado e estabilizado na sutura frontozigomática. Depois disso, a projeção apropriada do zigoma é atingida pela redução e estabilização do arco zigomático. O reforço maxilar é então estabilizado por acesso transbucal e, finalmente, a margem infraorbital conecta os componentes esqueléticos laterais ao complexo naso-orbitoetmoidal medial. Uma vez que a estrutura orbital externa é reconstruída, a atenção volta-se ao reparo dos componentes esqueléticos centrais que estejam rompidos.

O encurtamento grave ou a cominuição dos ossos nasais deve ser reduzida, estabilizada e fixada para restabelecer a projeção nasal normal. Embora os enxertos de pilar da calvária tenham sido defendidos para essa finalidade e, ocasionalmente sejam necessários, o autor acredita que a redução anatômica adequada dos ossos nasais com fixação estável, frequentemente, é tudo o que é necessário, desde que o *bandeau* frontal seja corretamente restaurado. Uma vez que a estrutura orbital interna tenha sido reduzida e re-estabilizada com miniplacas, é preciso dar atenção à conduta com o fragmento central. A cantopexia medial é facilitada utilizando-se fio de titânio com pontas e miniparafusos de titânio colocados em posição posterosuperior dentro da parte medial da órbita, atrás da crista lacrimal.

Má Oclusão

A conduta clássica em fraturas da maxila envolve a colocação da dentição superior em oclusão correta com a mandíbula integral ou reconstituída. Uma vez que o complexo maxilomandibular esteja girado corretamente para superior e que se obtenha a máxima interface óssea, a maxila fraturada é então fixada. Contudo, a má oclusão pode ocorrer depois do tratamento e em geral ocorre a mordida aberta anterior e/ou padrão de Classe III. Embora possa ocorrer má oclusão por causa da fixação rígida imprópria, é mais provável que seja resultado de mobilização insuficiente durante a cirurgia. Ocasionalmente, a manipulação da maxila até a posição correta em relação à mandíbula pode não ser possível, devendo-se, então, usar a osteotomia formal da maxila no nível Le Fort I em quadros primários (Fig. 4.43 a,b).[171]

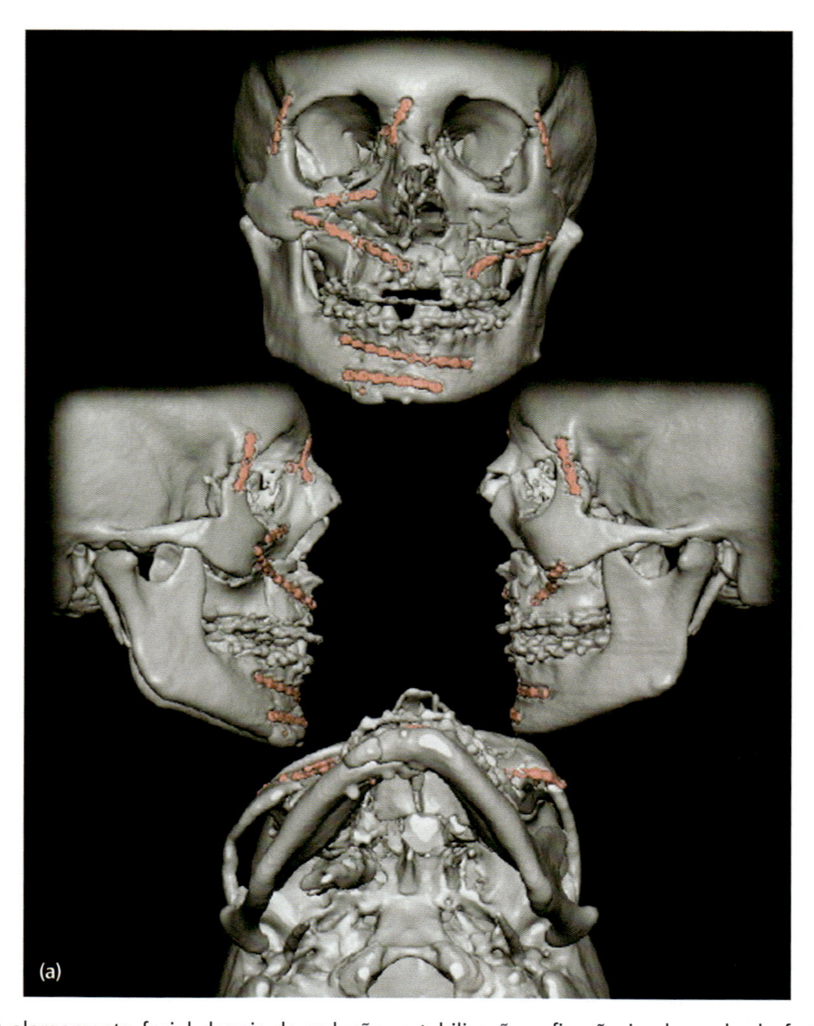

Fig. 4.43. O alargamento facial depois de redução, estabilização e fixação inadequada de fraturas panfaciais. (a) TC da reconstrução pré-revisão (note o alargamento da mandíbula [côndilos lateral à fossa articular] e complexo maxilomandibular deslocado para trás, resultando em alargamento e achatamento faciais). (b) Reconstrução virtual (note a restauração da largura e da projeção faciais).

Sinusite

O efeito do traumatismo que ocasiona fraturas dos seios paranasais não é totalmente conhecido. As evidências clínicas e experimentais sugerem que o revestimento mucoso do seio regenera-se previsivelmente depois de lesão e que as paredes ósseas regeneram-se total ou parcialmente. As complicações, porém, podem sobrevir e incluem sinusite crônica, pólipos e formação de mucocele e, às vezes, infecção aguda que migra para alguma região, como já comentado. A incidência de complicações sinusais sintomáticas resultantes de traumatismo maxilofacial foi estimada em 1,7%.[172] Quando se empregaram critérios mais objetivos de doença sinusal, como evidências radiográficas de espessamento mucoso ou evidência endoscópica de mucosite, hiperplasia ou polipose, a incidência de complicações sinusais foi estimada em 8,4 a 35%.[173,174] A maior parte dos estudos, no entanto, foi concluída nos anos que antecederam a prática rotineira de redução a céu aberto e fixação interna. É concebível que, com a redução anatômica própria, a função normal do seio possa ser restaurada de modo previsível.

Hemorragia

A hemorragia dos ramos do sistema da artéria carótida externa é uma complicação possivelmente fatal das fraturas de Le Fort, com mais frequência, da artéria alveolar superior da artéria maxilar interna[175] e, em raros casos, da artéria faríngea ascendente.[176] Essa hemorragia deve ser suspeita quando houver sangramento nasal ou oral perfundido refratário a medidas locais depois de fratura de Le Fort. Em especial, a hemorragia da artéria alveolar superior posterior (ASP) deve consistir de suspeita com sangramento perfundido depois de qualquer fratura da parede alveolar posterior. Outros sinais são rápida redução de pressão arterial, hemoglobina e hematócrito. Se a ligação manual da artéria não puder ser realizada, deve-se realizar angiografia de

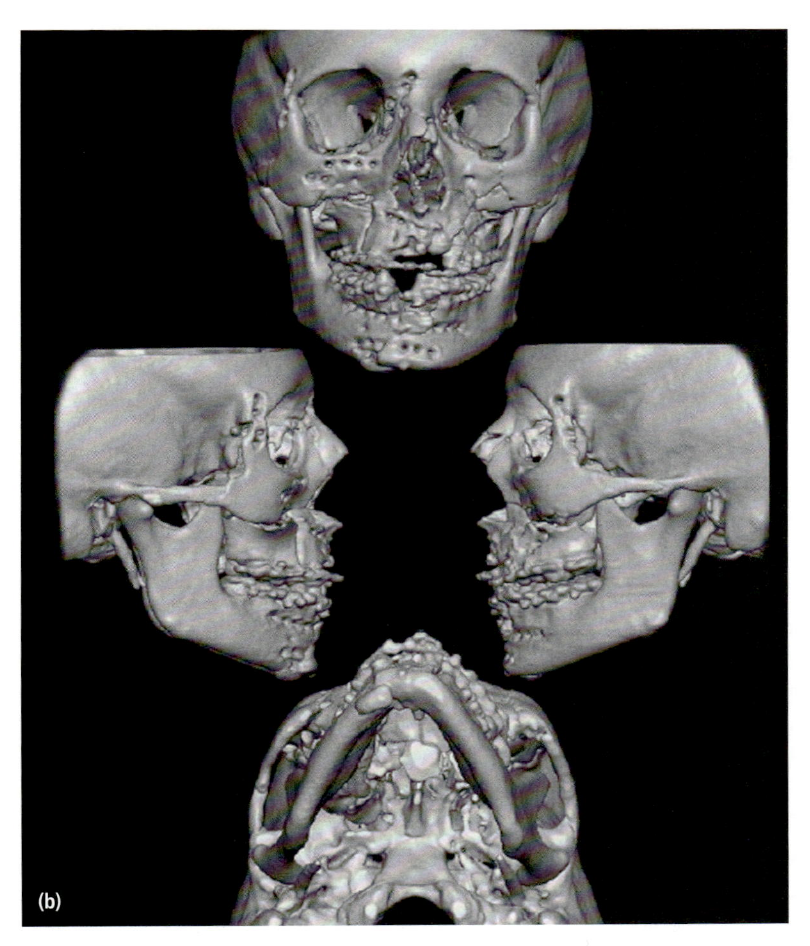

Fig. 4.43. *Continuação.*

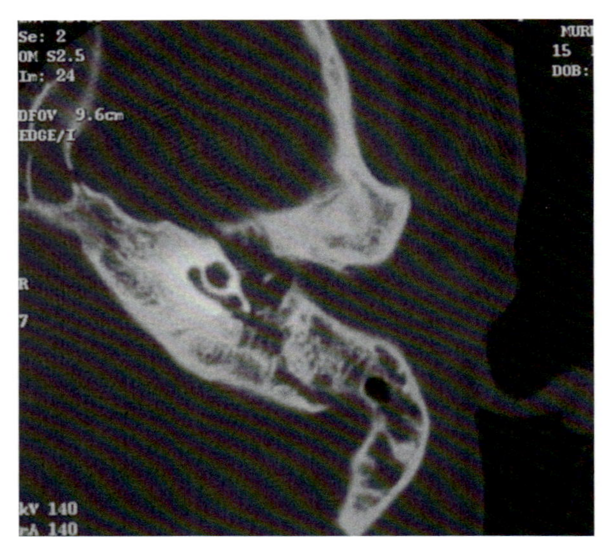

Fig. 4.44. Fratura transversa do temporal.

contraste ampliada seletiva. A região da hemorragia é identificada pelo acúmulo extravasado do material de contraste. A embolização arterial transcateter da área problemática do vaso, em geral o terço distal da artéria maxilar interna, é então realizada.[177]

FRATURAS DO OSSO TEMPORAL

Vinte e dois por cento das fraturas de crânio resultam em fratura do osso temporal, que pode causar compressão significativa do nervo facial.[178] As fraturas transversas do temporal têm maior probabilidade de resultar em lesão ao longo do segmento do labirinto e/ou do gânglio geniculado, ainda que as fraturas longitudinais desse osso resultem em lesão ao longo do gânglio geniculado (Fig. 4.44), e as que não são identificadas nas imagem resultam, quase sempre, em lesão ao longo dos segmentos mastóideo e/ou timpânico. Existe ambiguidade sobre se a exploração cirúrgica precoce e descompressão de lesões do nervo facial secundárias às fraturas do osso temporal resulta em melhor prognóstico, apesar de parecer que o reparo precoce produz desfechos mais favoráveis.[178-180]

COMPLICAÇÕES DA TRAQUEOSTOMIA

Quando há traumatismo na cabeça e pescoço, nem sempre é possível realizar a intubação endotraqueal padrão, e a traqueostomia é necessária para criar uma via aérea e manter a ventilação adequada. Em relação à colocação, o cirurgião deve ter cuidado com a introdução paratraqueal ou pré-traqueal da sonda de traqueostomia. Pode não ser aparente, e sem a observação cuidadosa, só pode ser associada com a falta de CO_2 corrente final.[181] Além disso, se os ruídos respiratórios não forem ouvidos à auscultação e quando o cirurgião passa o cateter de sucção não ocorre tosse no paciente com anestesia leve, a sonda de traqueostomia está mal posicionada. A hemorragia é a complicação mais comum durante o procedimento (Fig. 4.45). Quando ocorre depois da incisão inicial, deve-se, mais provavelmente, a traumatismo na veia jugular anterior. Se a hemorragia for localizada em tecidos profundos, o mais provável é que seja da glândula tireoide. Quando é encontrada, a glândula altamente vascularizada pode ser dividida elevando-se o istmo da traqueia e os cotos devem ser suturados e ligados. A eletrocauterização cuidadosa pode ser usada para hemorragias laterais à traqueia, tendo-se o cuidado de não comprometer o nervo laríngeo recorrente que é encontrado em seu trajeto pelo sulco traqueoesofágico.

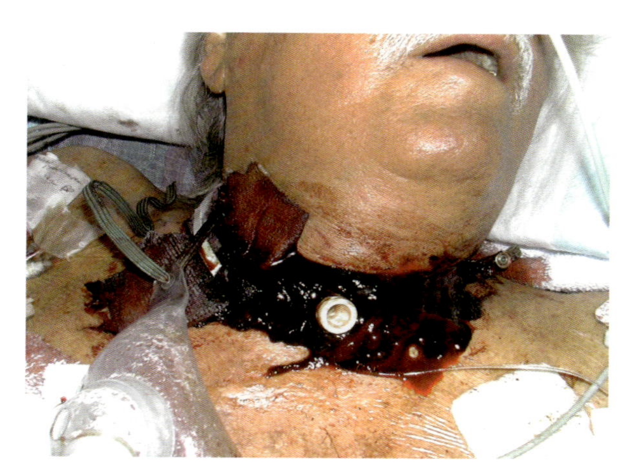

Fig. 4.45. Hemorragia pós-operatória depois de traqueostomia.

A radiografia do tórax deve ser realizada depois do procedimento para confirmar a colocação da sonda e a ausência de pneumotórax ou hemotórax, que são complicações raras, mas que podem ocorrer quando se realizar dissecação lateral. No período pós-operatório, podem aparecer brotos de tecido de granulação em torno do local da traqueostomia, os quais são uma possível fonte de hemorragia. Quando encontrados, o nitrato de prata pode ser benéfico. Pode haver infecção circundante ao local da traqueostomia que é tratada com boa higienização da ferida e colocação de curativos úmidos a secos no local. Essas infecções podem ser associadas a necrose dos tecidos adjacentes e podem cicatrizar por intenção secundária, produzindo tecido de granulação em abundância. As fístulas traqueocutâneas (FTC) podem ocorrer depois de traqueostomia prolongada.[182,183] Nas crianças, podem resolver-se depois de eletrocauterização das paredes da fístula. Os adultos, porém, podem precisar de fechamento em camadas mais agressivo das feridas, com interposição das bandas musculares adjacentes.

A fístula traqueoinominada (FTI) pode desenvolver-se meses depois da traqueostomia inicial e resulta do atrito da parede traqueal anterior com a ponta da sonda. Estende-se para a parede posterior da artéria inominada, onde esta cruza a traqueia no mediastino superior. A incisão próxima do segundo e terceiro aneis traqueais coloca a ponta da sonda perto de onde a artéria inominada cruza a traqueia. Inicialmente, isso pode ser tratado inflando-se o manguito da sonda de traqueostomia ou passando uma sonda endotraqueal adjacente à da traqueostomia. Se isso não funcionar, pode-se empregar a manobra de Utley, na qual se pode abrir a região inferior do local da traqueostomia e, depois de divulsão com o dedo, faz-se pressão na artéria inominada contra o manúbrio. O tratamento definitivo é toracotomia. A intubação traqueal prolongada pode resultar em estenose de traqueia ou traqueomalácia, sendo esta última evitada com o uso de sondas de alto volume e baixa pressão. A sonda de traqueostomia pode deslocar-se para os tecidos peritraqueais periféricos, o que pode ser dividido em dois tipos.[181] O tipo I deve-se ao aumento da distância da parede anterior da traqueia até a pele pré-traqueal e, em geral, é decorrente de edema pós-operatório. Normalmente ocorre nos primeiros dias depois da cirurgia. O deslocamento de tipo II sobrevém na ausência de aumenta dessa distância. Os dois tipos resultam em dificuldade na passagem de sonda de sucção pela sonda de traqueostomia até a traqueia.

O paciente obeso apresenta um conjunto especial de complicações. Nesse subgrupo de pacientes, a descanulação acidental pode ser evitada com uma medida com fita antropométrica e seleção do tamanho apropriado da sonda de traqueostomia.[184] Alternativamente, alguns pacientes obesos podem beneficiar-se com a excisão de gordura do local da traqueostomia e com a elaboração de um estoma traqueal por meio de um retalho de Bjork baseado inferiormente, para formar a parede inferior do estoma, combinada com retalho cutâneo baseado superiormente para formar a parede superior.[184-187]

A cicatrização é um resultado antiestético da traqueostomia. A FTC persistente pode levar a pneumotórax, bronquite e aspiração crônica, sendo que é mais provável que os pacientes tenham efeitos colaterais, como secreções traqueais excessivas, disfagia, dificuldades de fonação, tosse improdutiva e irritação da pele local.[188] Desde o início, conduta com as FTC incluem retalho bipedicular revestido, apoiado pela cartilagem da concha para excisar a FTC. A borda inferior do retalho é deixada aberta para que o ar temporário saia e descomprima a linha de sutura. Esse revestimento deve cicatrizar por segunda intenção. A excisão e o fechamento primário também são uma opção simples e confiável. Foram descritas várias outras técnicas para revisar as cicatrizes da traqueostomia, as quais apresentam bons resultados.[188-193]

LEITURAS SUGERIDAS

1. Oehler RL, Velez AP, Mizrachi M, et al. 2009. "Bite-related and septic syndromes caused by cats and dogs." Lancet Infect Dis 9: 439.
2. Dire DJ. 1992. "Emergency management of dog and cat bite wounds." Emerg Med Clin North Am 10: 719.
3. Villalbi JR, Cleries M, Bouis S, et al. 2010. "Decline in hospitalisations due to dog bite injuries in Catalonia, 1997–2008. An effect of government regulation?" Inj Prev 16: 408.
4. Pomara C, D'Errico S, Jarussi V, et al. 2010. "Cave Canem: Bite mark analysis in a fatal dog pack attack." Am J Forensic Med Pathol 32: 50.
5. Benfield R, Plurad DS, Lam L, et al. 2010. "The epidemiology of dog attacks in an urban environment and the risk of vascular injury." Am Surg 76: 203.
6. Shuler CM, DeBess EE, Lapidus JA, and Hedberg K. 2008. "Canine and human factors related to dog bite injuries." J Am Vet Med Assoc 232: 542.
7. Boyce JD, and Adler B. 2006. "How does Pasteurella multocida respond to the host environment?" Curr Opin Microbiol 9: 117.
8. Talan DA, Citron DM, Abrahamian FM, et al. 1999. "Bacteriologic analysis of infected dog and cat bites. Emergency Medicine Animal Bite Infection Study Group." N Engl J Med 340: 85.
9. Ostanello F, Gherardi A, Caprioli A, et al. 2005. "Incidence of injuries caused by dogs and cats treated in emergency departments in a major Italian city." Emerg Med J 22: 260.
10. Kravetz JD, and Federman DG. 2002. "Cat-associated zoonoses." Arch Intern Med 162: 1945.
11. Lindsey D, Christopher M, Hollenbach J, et al. 1987. "Natural course of the human bite wound: Incidence of infection and complications in 434 bites and 803 lacerations in the same group of patients." J Trauma 27: 45.
12. Agrawal K, Mishra S, and Panda KN. 1992. "Primary reconstruction of major human bite wounds of the face." Plast Reconstr Surg 90: 394.
13. Donkor P, and Bankas DO. 1997. "A study of primary closure of human bite injuries to the face." J Oral Maxillofac Surg 55: 479.
14. Goldstein EJ, Citron DM, Merriam CV, et al. 2001. "Comparative in vitro activity of ertapenem and 11 other antimicrobial agents against aerobic and anaerobic pathogens isolated from skin and soft tissue animal and human bite wound infections." J Antimicrob Chemother 48: 641.
15. Van Sickels JE. 1981. "Parotid duct injuries." Oral Surg Oral Med Oral Pathol 52: 364.
16. Stevenson JH. 1983. "Parotid duct transection associated with facial trauma: Experience with 10 cases." Br J Plast Surg 36: 81.
17. Epker BN, and Burnette JC. 1970. "Trauma to the parotid gland and duct: Primary treatment and management of complications." J Oral Surg 28: 657.
18. Steinberg MJ, and Herrera AF. 2005. "Management of parotid duct injuries." Oral Surg Oral Med Oral Pathol Oral Radiol Endod 99: 136.
19. Sparkman RS. 1950. "Laceration of parotid duct further experiences." Ann Surg 131: 743.
20. Lewis G, and Knottenbelt JD. 1991. "Parotid duct injury: Is immediate surgical repair necessary?" Injury 22: 407.
21. Arnaud S, Batifol D, Goudot P, and Yachouh J. 2006. "Nonsurgical management of traumatic injuries of the parotid gland and duct using type a botulinum toxin." Plast Reconstr Surg 117: 2426.
22. Meningaud JP, Pitak-Arnnop P, Chikhani L, and Bertrand JC. 2006. "Drooling of saliva: A review of the etiology and management options." Oral Surg Oral Med Oral Pathol Oral Radiol Endod 101: 48.
23. Roland JT, Jr., Lin K, Klausner LM, and Miller PJ. 2006. "Direct facial-to-hypoglossal neurorrhaphy with parotid release." Skull Base 16: 101.
24. Sleilati FH, Nasr MW, Stephan HA, et al. 2010. "Treating facial nerve palsy by true termino-lateral hypoglossal-facial nerve anastomosis." J Plast Reconstr Aesthet Surg 63: 1087.
25. Tucker HM. 1978. "The management of facial paralysis due to extracranial injuries." Laryngoscope 88: 348.
26. Zaldivar RA, Buerger DE, Buerger DG, and Woog JJ. 2006. "Office evaluation of lacrimal and orbital disease. Otolaryngol Clin North Am 39: 911.
27. Tao JP, Luppens D, and McCord CD. 2010. "Buccal mucous membrane graft-assisted lacrimal drainage surgery." Ophthal Plast Reconstr Surg 26: 39.
28. Onerci M. 2002. "Dacryocystorhinostomy. Diagnosis and treatment of nasolacrimal canal obstructions." Rhinology 40: 49.
29. Montandon D. 1991. "Extrinsic eyelid ectropion." Annals of Plastic Surgery 26(4): 353.
30. Converse JM, and Smith B. 1959. "Repair of severe burn ectropion of the eyelids." Plastic & Reconstructive Surgery & the Transplantation Bulletin 23(1): 21.
31. Ivy RH. 1971. "Who originated the Z-plasty? (Charles Pierre Denonvilliers)." Plastic & Reconstructive Surgery 47(1): 67.
32. Levin ML, and Leone CR, Jr. 1990. "Bipedicle myocutaneous flap repair of cicatricial ectropion." Ophthalmic Plastic & Reconstructive Surgery 6(2): 119.
33. Xu JH, Tan WQ, and Yao JM. 2007. "Bipedicle orbicularis oculi flap in the reconstruction of the lower eyelid ectropion." Aesthetic Plastic Surgery 31(2): 161.

34. Wozniak K, and Sommer F. 2010. "[Surgical management of entropion]." Ophthalmologe 107: 905.
35. Pereira MG, Rodrigues MA, and Rodrigues SA. 2010. "Eyelid entropion." Semin Ophthalmol 25: 52.
36. Swamy BN, Benger R, and Taylor S. 2008. "Cicatricial entropion repair with hard palate mucous membrane graft: Surgical technique and outcomes." Clin Experiment Ophthalmol 36: 348.
37. Leibovitch I. 2010. "Lateral wedge resection: A simple technique for repairing involutional lower eyelid entropion." Dermatol Surg 36: 1412.
38. Champy M. 1983. "Biomechanische grundlagen der strassburger miniplattenosteosynthese." Dtsch Zahnarztl Z 38: 358.
39. Shetty V, and Freymiller E. 1989. "Teeth in the line of fracture: A review." J Oral Maxillofac Surg 47: 1303.
40. Neal DC, Wayne F, and Alpert B. 1978. "Morbidity associated with teeth in the line of mandibular fractures." J Oral Surg 36: 859.
41. Amaratunga NA. 1987. "The effect of teeth in the line of mandibular fractures on healing." J Oral Maxillofac Surg 45: 312.
42. Thaller SR, and Mabourakh S. 1994. "Teeth located in the line of mandibular fracture." J Craniofac Surg 5: 16.
43. Muller W. 1964. "Zur Frage des Versuchs der Erhaltung de rim bruchspalt sthenden zahne unter antibiotischem Schutz." Dtsch Zahn Mund Kieferheilk 41: 360.
44. Greenburg RN, James RB, Marier RL, et al. 1979. "Microbiologic and antibiotic aspects of infections in the oral and maxillofacial region." Journal of Oral Surgery 37: 873.
45. Kahnberg KE, and Ridell A. 1979. "Prognosis of teeth involved in the line of mandibular fractures." International Journal of Oral Surgery 8: 163.
46. Ellis E. 2002. "Outcomes of patients with teeth in the line of mandibular angle fractures treated with stable internal fixation." Journal of Oral and Maxillofacial Surgery 60: 863.
47. Bell RB, and Wilson DM. 2008. "Is the use of arch bars or interdental wire fixation necessary for successful outcomes in the open reduction and internal fixation of mandibular angle fractures?" J Oral Maxillofac Surg 66(10): 2116.
48. Chacon GE, and Larson PE. 2004. "Principles of management of mandibular fractures." In: Peterson's Principles of Oral and Maxillofacial Surgery, 2nd ed. Miloro M, Ghali GE, Larson PE, et al., eds., 401–431. Hamilton: BC Decker Inc.
49. Ellis E, and Walker LR. 1996. "Treatment of mandibular angle fractures using one non-compression miniplate." Journal of Oral and Maxillofacial Surgery 54: 864.
50. Passeri LA, Ellis E, and Sinn DP. 1993. "Complications of non-rigid fixation of mandibular angle fractures." Journal of Oral and Maxillofacial Surgery 51: 382.
51. Ellis E, and Ghali GE. 1991. "Lag screw fixation of mandibular angle fractures." Journal of Oral and Maxillofacial Surgery 49: 334.
52. Ellis E, and Karas N. 1992. "Treatment of mandibular angle fractures using two mini dynamic compression plates." Journal of Oral and Maxillofacial Surgery 50: 958.
53. Ellis E. 1993. "Treatment of mandibular angle fractures using the AO reconstruction plate." Journal of Oral and Maxillofacial Surgery 51: 250.
54. Ellis E, and Sinn DP. 1993. "Treatment of mandibular angle fractures using two 2.4 millimeter dynamic compression plates." Journal of Oral and Maxillofacial Surgery 51: 969.
55. Ellis E, and Walker L. 1994. "Treatment of mandibular angle fractures using two non-compression mini plates." Journal of Oral and Maxillofacial Surgery 52: 1032.
56. Potter JK, and Ellis E. 1999. "Treatment of mandibular angle fractures with a malleable non-compression miniplate." J Oral Maxillofac Surg 57: 288.
57. Ellis E. 1999. "Treatment methods for fractures of the mandibular angle." International Journal of Oral and Maxillofacial Surgery 28: 243.
58. Ellis E, and Miles BA. 2007. "Fractures of the mandible: A technical prospective." Plastic and Reconstructive Surgery 120(Supplement 2): 76S.
59. Buchbinder D. 1993. "Treatment of fractures of the edentulous mandible, 1943–1993: A review of the literature." J Oral Maxillofac Surg 51: 1174.
60. Zallen RD, and Curry JT. 1975. "A study of antibiotic usage in compound mandibular fractures." J Oral Surg 33: 431.
61. Chole RA, and Yee J. 1987. "Antibiotic prophylaxis for facial fractures. A prospective, randomized clinical trial." Arch Otolaryngol Head Neck Surg 113: 1055.
62. Abubaker AO, and Rollert MK. 2001. "Postoperative antibiotic prophylaxis in mandibular fractures: A preliminary randomized, double-blind, and placebo-controlled clinical study." J Oral Maxillofac Surg 59: 1415.
63. Miles BA, Potter JK, and Ellis E, 3rd. 2006. "The efficacy of postoperative antibiotic regimens in the open treatment of mandibular fractures: A prospective randomized trial." J Oral Maxillofac Surg 64: 576.
64. Tuovinen V, Norholt SE, Sindet-Pedersen S, and Jensen J. 1994. "A retrospective analysis of 279 patients with isolated mandibular fractures treated with titanium miniplates." J Oral Maxillofac Surg 52: 931.
65. Smith WP. 1991. "Delayed miniplate osteosynthesis for mandibular fractures." Br J Oral Maxillofac Surg 29: 73.
66. Ellis E, 3rd, and Walker L. 1994. "Treatment of mandibular angle fractures using two noncompression miniplates." J Oral Maxillofac Surg 52: 1032.
67. Marker P, Eckerdal A, and Smith-Sivertsen C. 1994. "Incompletely erupted third molars in the line of mandibular fractures. A retrospective analysis of 57 cases." Oral Surg Oral Med Oral Pathol 78: 426.
68. Ellis E, 3rd, and Walker LR. 1996. "Treatment of mandibular angle fractures using one noncompression miniplate." J Oral Maxillofac Surg 54: 864.

69. Hermund NU, Hillerup S, Kofod T, Schwartz O, and Andreasen JO. 2008. "Effect of early or delayed treatment upon healing of mandibular fractures: A systematic literature review." Dent Traumatol 24: 22.
70. Benson PD, Marshall MK, Engelstad ME, Kushner GM, and Alpert B. 2006. "The use of immediate bone grafting in reconstruction of clinically infected mandibular fractures: Bone grafts in the presence of pus." J Oral Maxillofac Surg 64: 122.
71. James RB, Frederickson C, and Kent J. 1981. "Prospective study of mandibular fractures." Journal of Oral Surgery 39: 275.
72. Chuong R, Donoff RB, and Guralnick WC. 1988. "A retrospective analysis of 327 mandibular fractures." Journal of Oral and Maxillofacial Surgery 41: 305.
73. Tiwana PS, Abraham MS, Kushner GM, and Alpert B. 2009. "Management of atrophic edentulous mandibular fractures: The case for primary reconstruction with immediate bone grafting." J Oral Maxillofac Surg 67: 882.
74. Van Sickels JE, and Cunningham LL. 2010. "Management of atrophic mandible fractures: Are bone grafts necessary?" J Oral Maxillofac Surg 68: 1392.
75. Carter TG, Brar PS, Tolas A, et al. 2008. "Off-label use of recombinant human bone morphogenetic protein-2 (rh-BMP-2)." J Oral Maxillofac Surg 66: 1417.
76. Cillo JE, Ellis E, 3rd. 2007. "Treatment of patient with double unilateral fractures of the mandible." J Oral Maxillofac Surg 65(8): 1461.
77. Amaratunga NA de S. 1987. "A study of condylar fractures in Sri Lankan patients with special reference to the recent views on treatment, healing and sequelae." British Journal of Oral and Maxillofacial Surgery 25: 391.
78. Beekler DM, and Walker RB. 1969. "Condyle fractures." Journal of Oral Surgery 27: 563.
79. Blevins C, and Gores RJ. 1961. "Fractures of the mandibular condylar process: The results of conservative treatment in 140 cases." Journal of Oral Surgery 19: 393.
80. Dahlstrom L, Kahnberg KE, and Lindhahl L. 1989. "Fifteen years follow-up on condylar fractures." International Journal of Oral and Maxillofacial Surgery 18: 18.
81. Hayward JR. 1990. "Discussion: Comparison of functional recovery after non-surgical and surgical treatment of condylar fractures." Journal of Oral and Maxillofacial Surgery 48: 1195.
82. Chalmers J Lyons Club. 1947. "Fractures involving the mandibular condyles: A posttreatment survey of 120 cases." Journal of Oral Surgery 5: 45.
83. MacLennan WD. 1952. "Consideration of 180 cases of typical fractures of the mandibular condylar process. British Journal of Plastic Surgery 5: 122.
84. Hawitschka M, and Eckelt U. 2002. "Assessment of patients treated for intracapsular fractures of the mandibular condyle by closed techniques." J Oral Maxillofac Surg 60: 784.
85. Lieberman DE, Pearson OM, Polk JD, Demes B, and Crompton AW. 2003. "Optimization of bone growth and remodeling in response to loading in tapered mammalian limbs." J Exp Biol 206: 3125.
86. Ellis E, and Throckmorton GS. 2000. "Facial symmetry after closed and open treatment of fractures of the mandibular condylar process." Journal of Oral and Maxillofacial Surgery 58: 719.
87. Kleinheinz J, Anastassov GE, and Joos U. 1999. "Indications for treatment of subcondylar mandibular fractures." Journal of Craniomaxillofacial Trauma 5(2): 17.
88. Dingman RO, and Grabb WC. 1962. "Surgical anatomy of the mandibular ramus of the facial nerve based on the dissection of 100 facial halves." Plast Reconstr Surg Transplant Bull 29: 266.
89. Kanno T, Mitsugi M, Sukegawa S, et al. 2010. "Submandibular approach through the submandibular gland fascia for treating mandibular fractures without identifying the facial nerve." J Trauma 68: 641.
90. Lutz JC, Clavert P, Wolfram-Gabel R, et al. 2010. "Is the high submandibular transmasseteric approach to the mandibular condyle safe for the inferior buccal branch?" Surg Radiol Anat 32: 963.
91. Schmelzeisen R, Cienfuegos-Monroy R, Schon R, et al. 2009. "Patient benefit from endoscopically assisted fixation of condylar neck fractures–a randomized controlled trial." J Oral Maxillofac Surg 67: 147.
92. Bagheri SC, Meyer RA, Khan HA, and Steed MB. 2009. "Microsurgical repair of peripheral trigeminal nerve injuries from maxillofacial trauma." J Oral Maxillofac Surg 67: 1791.
93. Boyne PJ. 1982. "Postexodontia osseous repair involving the mandibular canal." J Oral Maxillofac Surg 40: 69.
94. Bell RB, Dierks EJ, Brar P, Potter JK, and Potter BE. 2007. "A protocol for the management of frontal sinus injuries emphasizing sinus preservation." J Oral Maxillofac Surg 65(5): 825.
95. Chuang SK, and Dodson TB. 2004. "Evaluation and management of frontal sinus injuries." In: Oral and Maxillofacial Trauma, Vol. 2, 3rd ed., Fonseca RJ, Walker RV, Betts N, Powers MP, Barber HD, eds., 721–735. Philadelphia: WB Saunders Co.
96. Donald PJ, and Bernstein L. 1978. "Compound frontal sinus injuries with intracranial penetration." Laryngoscope 88(2): 225.
97. Larrabee WF, Travis LW, and Tabb HG. 1980. "Frontal sinus fractures: Their suppurative complications and surgical management." Laryngoscope 90: 1810.
98. Wolfe SA, and Johnson P. 1988. "Frontal sinus injuries: Primary care and management of late complications." Plast Reconstr Surg 82: 781.
99. Wallis A, and Donald PJ. 1988. "Frontal sinus fractures: A review of 72 cases." Laryngoscope 98: 593.
100. Gonty AA, Marciani RD, and Adornato DC. 1999. "Management of frontal sinus fractures: A review of 33 cases." J Oral Maxillofac Surg 57: 372.
101. Ioannides C, and Freihofer HP. 1999. "Fractures of the frontal sinus: Classification and its implications for surgical treatment." Am J Otolaryngol 20(5): 273.

102. Gerbino G, Roccia F, Benech A, and Caldarelli C. 2000. "Analysis of 158 frontal sinus fractures: Current surgical management and complications." J Cranio Maxillofac Surg 28: 133.
103. Ioannides C, Freihofer HP, and Friens. 1993. "Fractures of the frontal sinus: A rationale of treatment." Br J Plast Surg 46: 208.
104. Sailer HF, Gratz KW, and Kalavreezos ND. 1998. "Frontal sinus fractures: Principles of treatment and long-term results after sinus obliteration with the use of lyophilized cartilage." J Craniomaxillofac Surg 26: 235.
105. Levine SB, et al. 1986. "Evaluation and treatment of frontal sinus fractures." Otolaryngol Head Neck Surg 95: 19.
106. Ducic Y, and Stone TL. 1999. "Frontal sinus obliteration using a laterally based pedicled pericranial flap." Laryngoscope 109: 541.
107. Disa JJ, et al. 1996. "Transverse glabellar flap for obliteration/isolation of the nasofrontal duct from the anterior cranial base." Ann Plast Surg 36: 453.
108. Duvall AJ, III, et al. 1987. "Frontal sinus fractures: Analysis of treatment results." Arch Otolaryngol Head Neck Surg 113: 933.
109. Lakhani RS, et al. 2001. "Titanium mesh repair of the severely comminuted frontal sinus fracture." Arch Otolaryngol Head Neck Surg 127: 665.
110. Lee TT, et al. 1998. "Early combined management of frontal sinus and orbital and facial fractures." J Trauma 44: 665.
111. Parhiscar A, and Har-El G. 2001. "Frontal sinus obliteration with the pericranial flap." Otolaryngol Head Neck Surg 124: 304.
112. Raveh J, and Vuillemin T. 1988. "The surgical one-stage management of combined cranio-maxillo-facial and frontobasal fractures: Advantages of the subcranial approach in 374 cases." J Craniomaxillofac Surg 16: 160.
113. Rosen G, and Nachtigal D. 1995. "The use of hydroxyapatite for obliteration of the human frontal sinus." Laryngoscope 105: 553.
114. Thaller SR, and Donald P. 1994. "The use of pericranial flaps in frontal sinus fractures." Ann Plast Surg 32: 284.
115. Petruzzelli GJ, and Stankiewicz JA. 2002. "Frontal sinus obliteration with hydroxyapatite cement." Laryngoscope 112: 32.
116. Shockley WW, et al. 1988. "Frontal sinus fractures: Some problems and some solutions." Laryngoscope 98: 18.
117. Stanley RB, Jr, and Schwartz MS. 1989. "Immediate reconstruction of contaminated central craniofacial injuries with free autogenous grafts." Laryngoscope 99: 1011.
118. Snyderman CH, et al. 2001. "Hydroxyapatite: An alternative method of frontal sinus obliteration." Otolaryngol Clin North Am 34: 179.
119. Wilson BC, et al. 1988. "Comparison of complications following frontal sinus fractures managede with exploration with or without obliteration over 10 years." Laryngoscope 98: 516.
120. David DJ, and Sheen R. 1990. "Surgical correction of Crouzon's syndrome." Plast Reconstr Surg 85: 344.
121. Fearon JA, and Whitaker LA. 1993. "Complications with facial advancement: A comparison between the Le Fort II and monobloc advancements." Plast Reconstr Surg 91: 990.
122. Krastinova-Lolov D, and Hamza F. 1996. "The surgical management of cranio-orbital neurofibromatosis." Ann Plast Surg 36: 263.
123. Manson PN, Crawley WA, and Hoopes JE. 1986. "Frontal cranioplasty: Risk factors and choice of cranial vault reconstructive material." Plast Reconstr Surg 77: 888.
124. Posnick JC, al-Oattan MM, and Armstrong D. 1996. "Monobloc and facial bipartition osteotomies for reconstruction of craniofacial malformations: A study of extradural dead space and morbidity." Plast Reconstr Surg 97(6): 1118.
125. Shons AR, et al. 1983. "The use of methyl methacrylate in a two-stage correction of Crouzon's/Apert's deformity." Ann Plast Surg 10: 147.
126. Spinelli HM, et al. 1994. "An analysis of extradural dead space after fronto-orbital surgery." Plast Reconstr Surg 93: 1372.
127. Whitaker LA, et al. 1987. "Craniosynostosis: An analysis of the timing, treatment, and complications in 164 consecutive patients." Plast Reconstr Surg 80: 195.
128. Wolfe SA, et al. 1993. "The monobloc frontofacial advancement: Do the pluses outweigh the minuses?" Plast Reconstr Surg 91: 977.
129. Bell RB, Dierks EJ, Homer L, and Potter BE. 2004. "Management of cerebrospinal fluid leaks associated with craniomaxillofacial trauma." J Oral Maxillofac Surg 62: 676.
130. Bell RB. 2009. "Management of frontal sinus fractures." Oral Maxillofac Surg Clin North Am 21(2): 227.
131. Bell RB, and Chen J. 2010. "Frontobasilar fractures: Contemporary management." Atlas Oral Maxillofac Surg Clin North Am 18(2): 181.
132. Bell RB. 2007. "The role of oral and maxillofacial surgery in the trauma care center." J Oral Maxillofac Surg 65(12): 2544.
133. Manson PN. 1999. "Pure orbital blowout fracture: New concepts and importance of the medial orbital blowout fracture." Plastic & Reconstructive Surgery 104(3): 878.
134. Fan X, Li J, Zhu J, Li H, and Zhang D. 2003. "Computer-assisted orbital volume measurement in the surgical correction of late enophthalmos caused by blowout fractures." Ophthalmic Plastic & Reconstructive Surgery 19(3): 207.
135. Whitehouse RW, Batterbury M, Jackson A, and Noble JL. 1994. "Prediction of enophthalmos by computed tomography after 'blow out' orbital fracture." British Journal of Ophthalmology 78(8): 618.
136. Ploder O, Klug C, Voracek M, Burggasser G, and Czerny C. 2002. "Evaluation of computer-based area and volume measurement from coronal computed tomography scans in isolated blowout fractures of the orbital floor." Journal of Oral & Maxillofacial Surgery 60(11): 1267; discussion 1273.
137. Manson PN, Clifford CM, Su CT, Iliff NT, and Morgan R. 1986. "Mechanisms of global support and posttraumatic enophthalmos: I. The anatomy of the ligament sling and its relation to intramuscular cone orbital fat." Plastic & Reconstructive Surgery 77(2): 193.

138. Rohrich RJ, Janis JE, and Adams WP, Jr. 2003. "Subciliary versus subtarsal approaches to orbitozygomatic fractures." Plast Reconstr Surg 111: 1708.
139. Converse J. 1944. "Two plastic operations for repair of orbit following severe trauma and extensive comminuted fracture." Arch Ophthalmol 31: 323.
140. Ridgway EB, Chen C, and Lee BT. 2009. "Acquired entropion associated with the transconjunctival incision for facial fracture management." J Craniofac Surg 20: 1412.
141. Tessier P. 1973. "The conjunctival approach to the orbital floor and maxilla in congenital malformation and trauma." J Maxillofac Surg 1: 3.
142. Kim JH, Kook MS, Ryu SY, et al. 2008. "A simple technique for the treatment of inferior orbital blow-out fracture: A transantral approach, open reduction, and internal fixation with miniplate and screws." J Oral Maxillofac Surg 66: 2488.
143. Kawamoto HK, Jr. 1982. "Late posttraumatic enophthalmos: A correctable deformity?" Plastic & Reconstructive Surgery 69(3): 431.
144. Manson PN, Ruas EJ, and Iliff NT. 1987. "Deep orbital reconstruction for correction of post-traumatic enophthalmos." Clinics in Plastic Surgery 14(1): 113.
145. Bell RB, and Markiewicz MR. 2009. "Computer assisted planning, stereolithographic modeling, and intraoperative navigation for complex orbital reconstruction: A descriptive study on a preliminary cohort." J Oral Maxillofac Surg 67(12): 2559.
146. Converse JM, Smith B, Obear MF, and Wood-Smith D. 1967. "Orbital blowout fractures: A ten-year survey." Plastic & Reconstructive Surgery 39(1): 20.
147. Manson PN, Grivas A, Rosenbaum A, Vannier M, Zinreich J, and Iliff N. 1986. "Studies on enophthalmos: II. The measurement of orbital injuries and their treatment by quantitative computed tomography." Plastic & Reconstructive Surgery 77(2): 203.
148. Schon R, Metzger MC, Zizelmann C, Weyer N, and Schmelzeisen R. 2006. "Individually preformed titanium mesh implants for a true-to-original repair of orbital fractures." International Journal of Oral & Maxillofacial Surgery 35(11): 990.
149. Glassman RD, Manson PN, Vanderkolk CA, Iliff NT, Yaremchuk MJ, Petty P, Defresne CR, and Markowitz BL. 1990. "Rigid fixation of internal orbital fractures." Plastic & Reconstructive Surgery 86(6): 1103; discussion 1110.
150. Romano JJ, Iliff NT, and Manson PN. 1993. "Use of Medpor porous polyethylene implants in 140 patients with facial fractures." Journal of Craniofacial Surgery 4(3): 142.
151. Ellis E, 3rd, and Tan Y. 2003. "Assessment of internal orbital reconstructions for pure blowout fractures: Cranial bone grafts versus titanium mesh." Journal of Oral & Maxillofacial Surgery 61(4): 442.
152. Metzger MC, Schon R, Zizelmann C, Weyer N, Gutwald R, and Schmelzeisen R. 2007. "Semiautomatic procedure for individual preforming of titanium meshes for orbital fractures." Plastic & Reconstructive Surgery 119(3): 969.
153. Metzger MC, Schon R, Weyer N, Rafii A, Gellrich NC, Schmelzeisen R, and Strong BE. 2006. "Anatomical 3-dimensional pre-bent titanium implant for orbital floor fractures." Ophthalmology 113(10): 1863.
154. Scolozzi P, Momjian R, Heuberger J, Andersen E, Broome M, Terzic A, and Jaques B. 2009. "Accuracy and predictability in use of AO three-dimensionally preformed titanium mesh plates for posttraumatic orbital reconstruction: A pilot study." The Journal of Craniofacial Surgery 20(4): 1108.
155. Gruss JS, Van Wyck L, Phillips JH, and Antonyshyn O. 1990. "The importance of the zygomatic arch in complex midfacial fracture repair and correction of posttraumatic orbitozygmatic deformities." Plast Reconstr Surg 85(6): 878.
156. Govsa F, Celik S, and Ozer MA. 2009. "Orbital restoration surgery in the zygomaticotemporal and zygomaticofacial nerves and important anatomic landmarks." J Craniofac Surg 20: 540.
157. Peltomaa J, and Rihkanen H. 2000. "Infraorbital nerve recovery after minimally dislocated facial fractures." European Archives of Oto-Rhino-Laryngology 257: 449.
158. Reymond J, Kwiatkowski J, and Wysocki J. 2008. "Clinical anatomy of the superior orbital fissure and the orbital apex." J Craniomaxillofac Surg 36: 346.
159. Rajiniganth MG, Bupta AK, Bupta A, and Bapuraj JR. 2003. "Traumatic optic neuropathy: Visual outcome following combined therapy protocol." Arch Otolaryngol Head Neck Surg 129(11): 1203.
160. Ginsburg CM. 1995. "Infected nasal septal hematoma." Pediatric Infectious Disease Journal 14: 1012.
161. Leon MA, et al. 2004. "Deforming posttraumatic hematoma of the nasal tip: An infrequent lesion." Plast Reconstr Surg 113: 641.
162. Meehan T, et al. 1994. "Alar cartilage hematoma." J Laryngol Otol 108: 500.
163. Green KM. 1999. "Alar hematoma." J Laryngol Otol 113: 1104.
164. Sessions DG, and Stallings JO. 1972. "Correction of saddle nose deformity." Laryngoscope 82: 2000.
165. Eavey RD, et al. 1977. "Bacterial meningitis secondary to abscess of the nasal septum." Pediatrics 60: 102.
166. Borden NM, et al. 1996. "Posttraumatic epistaxis from injury to the pterygovaginal artery." Amer J Neuroradiol 17: 1148.
167. Schipchandler TZ, et al. 2008. "Saddle nose deformity reconstruction with a split calvarial bone L-shaped strut." Arch Facial Plast Surg 10: 305.
168. Kim DW, et al. 2004. "Management of posttraumatic nasal deformities: The crooked nose and the saddle nose." Facial Plast Surg Clin N Am 12: 111.
169. Savion I, et al. 2005. "Construction of a surgical stent for posttraumatic nasal synechiae." J Prosth Dent 94: 462.
170. Hatoko M, et al. 2000. "Correction of a posttraumatic nasal deformity using a hard palate mucosa graft." Aesth Plast Surg 24: 34.
171. Ellis E. 2004. "Passive repositioning of maxillary fractures: An occasional impossibility without osteotomy." J Oral Maxillofac Surg 62: 1477.

172. Steidler NE, Cook RM, and Reade PC. 1980. "Residual complications in patients with major middle third facial fractures." Int J Oral Surg 9: 259.
173. Ellis E, and Potter JK. 1999. "The effects of trauma on the maxillary sinus." Oral Maxillofac Surg Clin No Am 11: 165.
174. Top H, Aygit C, Sarikaya A, et al. 2004. "Evaluation of maxillary sinus after treatment of midfacial fractures." J Oral Maxillofac Surg 62: 1229.
175. Hwang K, and Choi HG. 2009. "Bleeding from posterior superior alveolar artery in Le Fort I fracture." J Craniofac Surg 20: 1610.
176. Kurata A, Kitahara T, Miyasaka Y, et al. 1993. "Superselective embolization for severe traumatic epistaxis caused by fracture of the skull base." AJNR Am J Neuroradiol 14: 343.
177. Murakami R, Kumazaki T, Tajima H, et al. 1996. "Transcatheter arterial embolization as treatment for life-threatening maxillofacial injury." Radiat Med 14: 197.
178. Jongkees LB. 1968. "Surgery of the facial nerve." J Laryngol Otol 82: 575.
179. Alford BR, Sessions RB, and Weber SC. 1971. "Indications for surgical decompression of the facial nerve." Laryngoscope 81: 620.
180. Tucker HM. 1978. "The management of facial paralysis due to extracranial injuries." Laryngoscope 88: 348.
181. Dierks EJ. 2008. "Tracheotomy: Elective and emergent." Oral Maxillofac Surg Clin North Am 20: 513.
182. Yavas S, Yagar S, Mavioglu L, et al. 2009. "Tracheostomy: How and when should it be done in cardiovascular surgery ICU?" J Card Surg 24: 11.
183. Colman KL, Mandell DL, and Simons JP. 2010. "Impact of stoma maturation on pediatric tracheostomy-related complications." Arch Otolaryngol Head Neck Surg 136: 471.
184. Waldron J, Padgham ND, and Hurley SE. 1990. "Complications of emergency and elective tracheostomy: A retrospective study of 150 consecutive cases." Ann R Coll Surg Engl 72: 218.
185. Szeto C, Kost K, Hanley JA, et al. 2010. "A simple method to predict pretracheal tissue thickness to prevent accidental decannulation in the obese." Otolaryngol Head Neck Surg 143: 223.
186. Gross ND, Cohen JI, Andersen PE, and Wax MK. 2002. "'Defatting' tracheotomy in morbidly obese patients." Laryngoscope 112: 1940.
187. Malata CM, Foo IT, Simpson KH, and Batchelor AG. 1996. "An audit of Bjork flap tracheostomies in head and neck plastic surgery." Br J Oral Maxillofac Surg 34: 42.
188. Stanton DC, Kademani D, Patel C, and Foote JW. 2004. "Management of post-tracheotomy scars and persistent tracheocutaneous fistulas with dermal interpositional fat graft." J Oral Maxillofac Surg 62: 514.
189. Jackson C, and Babcock WM. 1934. "Plastic closure of tracheocutaneous fistula." 14: 199.
190. Goldsmith AJ, Abramson AL, and Myssiorek D. 1993. "Closure of tracheocutaneous fistula using a modified cutaneous Z-plasty." Am J Otolaryngol 14: 240.
191. Lee UJ, Goh EK, Wang SG, and Hwang SM. 2002. "Closure of large tracheocutaneous fistula using turn-over hinge flap and V-Y advancement flap." J Laryngol Otol 116: 627.
192. Fisher SR. 1991. "Closure of tracheocutaneous fistula with perichondrial flap following cricothyroidotomy." Laryngoscope 101: 684.
193. Carlson ER, Marx RE, and Jones GM. 1991. "Tracheostomy scar revision using allogenic dura." J Oral Maxillofac Surg 49: 315.

5
Cirurgia Ortognática

Stephanie J. Drew, DMD

INTRODUÇÃO

As complicações podem ocorrer a qualquer momento durante o curso do tratamento do paciente que será submetido à cirurgia ortognática. Do diagnóstico até a alta, a lista é extensa e, na maioria, evitável. O preparo é essencial. O plano de tratamento meticuloso e o excelente treinamento técnico na conduta desses possíveis riscos são fundamentais para o sucesso da cirurgia ortognática. As diversas revisões da incidência e dos tipos de complicações estão disponíveis na literatura.[1-10] Uma busca no Medline no início de 2011 sobre "complicações da cirurgia ortognática" revelou 479 artigos. A maioria deles concentrou-se na incidência de complicações relacionadas com determinada osteotomia (Fig. 5.1).

A lista de complicações da cirurgia ortognática pode ser dividida em três principais seções: pré-operatórias, perioperatórias e pós-operatórias. Para o propósito deste capítulo, as complicações pré-operatórias serão consideradas caso ocorram antes do início da cirurgia propriamente dita. As complicações perioperatórias são as que ocorrem na sala de cirurgia, durante o procedimento cirúrgico e as pós-operatórias têm lugar a qualquer momento depois do término da cirurgia, até a alta do paciente (ver Fig. 5.2).

COMPLICAÇÕES PRÉ-OPERATÓRIAS

Diagnóstico

O diagnóstico da deformidade esquelética facial é o início da linha do tempo para o paciente de cirurgia ortognática. O diagnóstico ditará quais osteotomias serão necessárias para alinhar os componentes em posição funcional, estética e ortognática. A análise cefalométrica, os modelos de arco facial montado e/ou os modelos gerados por computador, fotografias e medidas clínicas devem ser precisos e reprodutíveis.

A coleta precisa desses dados é essencial para o desfecho do plano cirúrgico.[11] Se a posição da cabeça do paciente não for corrigida durante a realização do registro, os modelos dentais não forem montados com a oclusão correta ou se a medida facial não estiver certa, os componentes esqueléticos não serão movidos cirurgicamente para a posição prevista correta. Para garantir que a coleta dos dados seja consistente, os protocolos devem ser estabelecidos pelo profissional, de modo que a informação possa ser coerentemente utilizada com margem mínima de erro, enquanto se transferem os dados do paciente para o laboratório e o computador e, a seguir, para a sala de cirurgia. Do uso dos *splints* acrílicos fotopolimerizáveis aos *splints* gerados por biomodelagem estereolitográfica com a tecnologia da tomografia computadorizada, a precisão para obter a oclusão prevista continua a melhorar.[12-14]

Management of Complications in Oral and Maxillofacial Surgery, First Edition. Edited by Michael Miloro, Antonia Kolokythas.

OSTEOTOMIAS MAXILARES	OSTEOTOMIAS MANDIBULARES	GENIOPLASTIA
• Hemorragia • Traumatismo dental • Osteotomia segmentar • Mobilização • Lesão de tecidos moles • Problemas de posicionamento • Estabilização • Alterações antiestéticas dos tecidos moles • Lesão de nervo • Comprometimento das vias aéreas	• Lesão de nervo • Separação ruim por osteotomia • Mau alinhamento do segmento • Sangramento • Dentes do siso inclusos • Posicionamento condilar • Traumatismo dental • Estabilização • Mobilização	• Lesão de nervo • Traumatismo dental • Mobilização • Estabilização • Fratura de mandíbula • Alterações antiestéticas dos tecidos moles • Sangramento

Fig. 5.1. Complicações por localização da osteotomia.

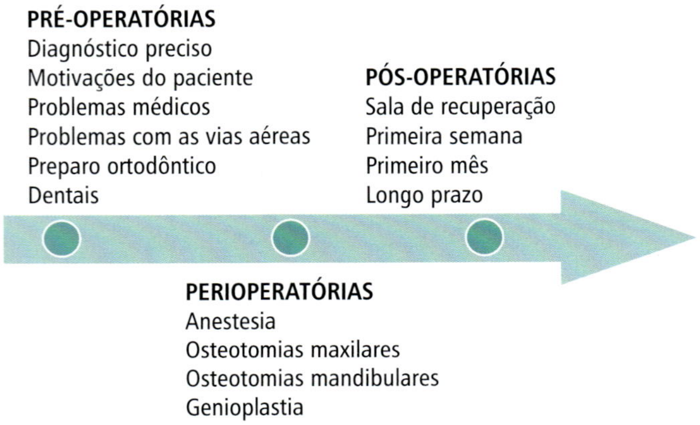

PRÉ-OPERATÓRIAS
Diagnóstico preciso
Motivações do paciente
Problemas médicos
Problemas com as vias aéreas
Preparo ortodôntico
Dentais

PÓS-OPERATÓRIAS
Sala de recuperação
Primeira semana
Primeiro mês
Longo prazo

PERIOPERATÓRIAS
Anestesia
Osteotomias maxilares
Osteotomias mandibulares
Genioplastia

Fig. 5.2. Cronologia das complicações pré, peri e pós-operatórias.

Motivações do Paciente

Durante as fases iniciais, conhecer a motivação que levou o paciente a procurar tratamento é outro componente essencial para o desfecho bem-sucedido.[15-18] Se as expectativas do paciente não puderem ser satisfeitas ou se não forem realistas, independentemente do grau de precisão obtido com os exames diagnósticos ou da cirurgia, o paciente não ficará satisfeito. Isso não é apenas um desapontamento para o cirurgião, mas um fracasso para o paciente. O uso dos questionários pré-operatórios respondidos pelo paciente pode elucidar sua motivação inicial e a compreensão do porquê está fazendo uma consulta sobre cirurgia. Se as expectativas do paciente não forem realistas e não puderem ser atendidas, é melhor adiar o tratamento.

O tempo despendido informando o paciente e sua família, até que possam entender o que a cirurgia pode atingir realisticamente possibilita melhores desfechos emocionais e físicos. Existem muito recursos para ajudar o cirurgião em relação a isso em materiais publicados na Web, com ferramentas de ensino para fazer imagens de vídeo dos procedimentos cirúrgicos O tipo de ferramenta de ensino pode ser personalizado para cada paciente e família. Esse é o início do processo do consentimento livre e esclarecido.

Problemas Médicos

Os problemas médicos que podem ser associados às deformidades esqueléticas faciais ou que as criam também podem ser um "monstro no armário", que não é diagnosticado. Algumas dessas doenças são: adenomas hipofisários; discrasias sanguíneas; apneia obstrutiva do sono; miotonias; transtornos da articulação temporomandibular (ATM), inclusive tumores; lise condilar idiopática; artrite e transtornos psicológicos.

A maioria desses problemas afeta não só a anestesia intraoperatória e a conduta médica dos pacientes, mas também a função e estabilidade dos resultados a longo prazo. O impacto de diversos problemas médicos no planejamento perioperatório pode ser encontrado em outros textos e não é escopo deste trabalho.

Problemas com as Vias Aéreas

A avaliação inicial das vias aéreas no paciente ortognático inclui não só a busca por problemas anatômicos do paciente antes da cirurgia, mas também como as alterações pós-operatórias no apoio esquelético das vias aéreas virão a afetar sua desobstrução.[19,20] A presença de grande tecido tonsilar, desvio de septo nasal, doença sinusal crônica, língua grande e até doenças pulmonares, como asma, afetam as vias aéreas no peri e pós-operatório. Portanto, os pacientes submetidos à cirurgia ortognática devem ser triados em relação a sinais de problemas nas vias aéreas, assim como a possível apneia obstrutiva do sono (AOS). Isso inclui sonolência diurna excessiva, roncos, aumento do índice de massa corporal (IMC) e problemas médicos relacionados à AOS. Se esses achados forem positivos, devem ser realizadas mais investigações sobre os distúrbios do sono, inclusive polissonografia (PSG). Quando houver diagnóstico de AOS, o plano de tratamento proposto pode precisar de alterações de acordo com o risco de possível comprometimento das vias aéreas devido ao movimento das bases esqueléticas, podendo-se desenvolver um plano em vez de melhorar as vias aéreas.[21,22]

A fala também pode ser afetada pelo movimento da mandíbula.[23,24] As mudanças na fala são mais bem tratadas quando se inclui um especialista em fonoaudiologia desde o início do plano de tratamento. Os pacientes que apresentam grandes discrepâncias esqueléticas, em especial os que têm apertognatismo, podem ter aprendido a compensar o defeito com hábitos labiais e linguais que precisam ser tratados no pré e pós-operatório. Fazer uma avaliação formal da fala no pré-operatório ajuda a equipe a proporcionar o tratamento fonoaudiológico adequado no pós-operatório.

Outra área em que a avaliação dos patologistas da fala é valiosa é a incompetência velofaríngea pré e pós-operatória.[25,26] A nasofaringoscopia formal é necessária para documentar o movimento das paredes faríngeas posteriores e do palato mole ao avaliar a incompetência velofaríngea. É necessário considerar e planejar meticulosamente a intubação para a cirurgia ortognática nos pacientes submetidos à correção da incompetência velofaríngea com retalho faríngeos. Pode ser preciso liberar o retalho e realizar a reconstrução secundária mais adiante, quando a revascularização estiver concluída.

Preparo Ortodôntico

Os problemas de comunicação com o ortodontista também são uma área em que as complicações podem ocorrer no pré-operatório. Uma vez que o diagnóstico e plano de tratamento são estabelecidos, é importante que o cirurgião acompanhe o progresso do preparo ortodôntico do paciente. Fazer modelos de estudo periodicamente possibilita que a equipe discuta o progresso e identifique possíveis problemas que possam impactar a capacidade de executar movimentos cirúrgicos planejados e atingir os resultados desejáveis.[27-32]

O diagnóstico preciso da discrepância esquelética a ser corrigida é essencial para o preparo ortodôntico adequado e para evitar complicações perioperatórias e recidivas futuras. Esse é o caso das deficiências transversais, que levam à recidiva se não forem reconhecidas e tratadas apropriadamente desde o início. Quando as osteotomias segmentares forem necessárias, sua posição deve ser comunicada claramente para que os espaços adequados entre as raízes possam ser criados durante o tratamento ortodôntico e as secções ósseas possam ser realizadas com segurança. Além disso, o nivelamento e alinhamento próprios da dentição permitem que os espaços sejam criados de modo a acomodar os movimentos cirúrgicos e as manipulações ortodônticas pós-operatórias para a conclusão do caso. Finalmente, é preciso entender claramente os detalhes como posição dos aparelhos ortodônticos, uso de arco (ortodôntico) próprio e ausência de qualquer manipulação, uma vez que as moldagens para o planejamento cirúrgico sejam obtidas.

Problemas Dentais

Para muitos problemas dentais, como extração de terceiros molares inclusos, o preparo do espaço para os dentes congenitamente ausentes deve ser abordado no período pré-operatório.

A presença de terceiros molares inferiores inclusos, por exemplo, aumenta o risco de osteotomia desfavorável (divisão ruim). Parece que esse evento pode depender da idade. Quanto mais jovem for o paciente, mais provável será que a divisão seja "ruim" se o dente for atingido. Recomenda-se que se os dentes forem removidos antes da cirurgia, as extrações sejam realizadas entre 6 e 9 meses antes da osteotomia. Isso pode diminuir o risco de "divisão ruim" decorrente de dentes inclusos no local da osteotomia.[33-36]

Se o paciente não tiver dentes que serão substituídos por implantes, a ocasião dos enxertos ósseos para preparar o local dos implantes é importante.[37-39] O enxerto de tecidos moles e de osso exigem desenhos de retalhos que podem comprometer a irrigação sanguínea em alvéolos inferiores quando se espera osteotomia de Le Fort I. Deve-se aguardar o tempo adequado para que esses tecidos se revascularizem. Tipicamente, deve-se esperar pelo menos 6 meses antes da cirurgia de Le Fort I para garantir a revascularização apropriada.

Os dentes congenitamente ausentes são um problema quanto ao comprimento da arcada e também à reabilitação protética desses casos. Se os dentes congenitamente ausentes forem substituídos por implante dentário, dois pontos devem ser abordados. Primeiro, como será obtido espaço suficiente em três dimensões para colocar o aparelho? É preciso expandir a arcada cirurgicamente para ganhar comprimento? Ou o simples movimento ortodôntico pode criar espaço suficiente?

Segundo, uma vez que se obtém espaço, há osso suficiente para apoiar um implante? Em caso negativo, devemos realizar enxerto ósseo? Por exemplo, as incisões criadas para se ter acesso às osteotomias podem causar impacto na cicatrização dos tecidos moles locais ao se colocarem enxertos no alvéolo, que possivelmente ocasionem problemas de vascularidade e cicatrização da ferida. Também é possível colocar o enxerto no momento do posicionamento ortognático cirúrgico. Contudo, é importante ter cuidado nesses locais alveolares relacionados à capacidade de manter a vascularização dos tecidos moles acima desses enxertos. A modificação das incisões para se obter a cobertura máxima desses enxertos e, assim, a vascularização, é essencial para sua sobrevida.

COMPLICAÇÕES INTRAOPERATÓRIAS

A comunicação apropriada entre cirurgião, enfermeiros e equipe de anestesia é fundamental (Fig. 5.3).

É imprescindível controlar a perda sanguínea com técnica e compressão da anatomia cirúrgica excelente; contudo, usar técnicas anestésicas hipotensivas também pode ser útil.[40] O uso mais comum dessa técnica é durante osteotomia segmentar de Le Fort I. Esse processo não é isento de complicações quanto à circulação e à vascularidade na maxila. O retorno ao estágio normotenso deve ser obtido assim que a osteotomia segmentar seja concluída.[40-43]

CIRURGIA MAXILAR: COMPLICAÇÕES INTRAOPERATÓRIAS

O "burro de carga" da cirurgia ortognática na maxila é a osteotomia de Le Fort I. A hemorragia é a complicação mais conhecida e é bem documentada nesse tipo de osteotomia.[44-47] Contudo, os erros de execução do procedimento podem levar ao comprometimento da dentição, da cicatrização óssea e de tecidos moles. Outros inconvenientes relatados em resultado de técnica intraoperatória ruim são déficits neurais; obstrução das vias aéreas nasais; problemas oculares, inclusive cegueira; e patologia sinusal.[48-54]

HIPOTENSÃO DELIBERADA
INTUBAÇÃO E MANUTENÇÃO DAS VIAS AÉREAS
EMERGÊNCIA LEVE
PROBLEMAS ANESTÉSICOS INTRAOPERATÓRIOS

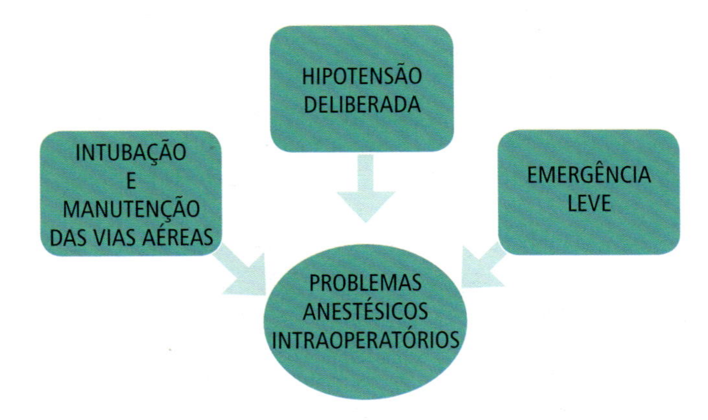

Fig. 5.3. Possíveis complicações intraoperatórias relacionadas à anestesia.

Traumatismo Dental

O traumatismo dental em osteotomia de Le Fort em geral deriva do posicionamento errôneo da osteotomia. Por exemplo, se a osteotomia maxilar horizontal for posicionada muito inferiormente, há risco de transecção dos ápices radiculares.[55] Em geral, recomenda-se que essas osteotomias sejam planejadas pelo menos 5 mm acima dos ápices das raízes inferiores.[56-58] Outras complicações relacionam-se a osteostomias segmentares inferiores usadas para nivelar o plano oclusal ou corrigir discrepâncias transversais.[59,60] É preciso ter espaço adequado entre as raízes dos dentes em locais em que estão planejadas osteotomias verticais para permitir a cobertura óssea das raízes. Ao preparar o espaço por meio de procedimentos ortodônticos, deve-se ter o cuidado de não inclinar o dente, mas preferivelmente de atingir o movimento de corpo. O exame radiográfico meticuloso do comprimento da raiz e da adequação do espaço em casos de osteotomias segmentares é essencial para evitar lesões dentais no perioperatório. O desenho das faces radiculares nos moldes ou o uso de *software* tridimensional para o planejamento da osteotomia também podem ajudar a reduzir essas complicações.

Embora a necrose pulpar depois de osteotomia de Le Fort seja incomum, ela pode ocorrer. Os tecidos pulpares cicatrizam espontaneamente apesar da irrigação sanguínea deteriorada.[61] Não há teste de vitalidade confiável que indique necrose pulpar, porque de 6 a 29% dos dentes permanecem insensíveis até 54 meses pós-osteotomia.[62] O tratamento endodôntico só deve ser indicado quando os sintomas clínicos ou as evidências radiográficas demonstrarem que é explicitamente necessário. É possível que apareça um escurecimento ou cor rosada no incisivo. É melhor nas consultas pós-operatórias esperar pelo menos 8 semanas antes de iniciar o tratamento endodôntico. Isso permitirá a possível revascularização e vitalização que é, com frequência, o caso desses dentes. No entanto, se eles continuarem não vitais, o tratamento endodôntico é indispensável.

As complicações intraoperatórias específicas do osso maxilar propriamente dito incluem má consolidação de fratura da maxila, incapacidade de mobilizar os segmentos para obter movimento anterior ou largura e dificuldade de posicionar a mandíbula para posterior ou superior.

Problemas de Tecidos Moles

Os tecidos gengivais e palatais nesses locais também podem ser prejudicados por lacerações de instrumentos ou brocas cortantes, e durante as osteotomias, por esmagamento dos tecidos quando os segmentos sofrem colapso durante a osteotomia segmentar. A atenção a esses detalhes evita a lesão nesses locais e a cirurgia segmentar pode ser feita de maneira previsível e com bons resultados.[63]

Também podem ocorrer lacerações dos tecidos moles do palato duro ou a mucosa alveolar com o uso impróprio de instrumentos cortantes. Essas lesões de tecido mole podem levar à necrose e a comprometimento vascular do osso nessas regiões (Fig. 5.4 a-f).[64] Clinicamente, o comprometimento vascular pode levar à formação de fístulas oroantrais ou oronasais ou de sequestros (Fig. 5.5). O paciente pode inclusive perder todo um segmento de dentes. As lesões de tecido mole são mais bem tratadas do modo mais conservador na sala de cirurgia. A elevação dos retalhos muito perto desses defeitos pode comprometer ainda mais a irrigação sanguínea para o osso maxilar subjacente, levando à necrose avascular. No período pós-operatório, essas comunicações são mais bem tratadas de modo conservador, com irrigação e cobertura de tecidos com *splint* não compressivo para permitir a cicatrização da mucosa. Deve-se considerar a terapia com oxigênio hiperbárico (OHB) adjunta para limiar a extensão e o grau da necrose. O fechamento normal, se necessário, pode ser atingido em outra ocasião, com retalhos locais ou remotos, uma vez que a vascularização da maxila e a cicatrização dos segmentos ósseos tenha ocorrido.

Problemas de Fixação

Outras complicações advêm quando há instabilidade da fixação usada na sala de cirurgia ou há problemas inerentes com osso displásico ou hipoplásico. Desde que o movimento mais instável da maxila é para baixo e para a frente simultaneamente, a fixação rígida junto com o enxerto ósseo podem, teoricamente, aumentar a estabilidade e permitir que o osso cicatrize.[65,66] Contudo, o contato direto com o osso parece ser a chave para manter a estabilidade. Há relatos de que isso ocorre modificando-se o desenho da osteotomia para garantir o contato ósseo. Contudo, o movimento para baixo é limitado pelo comprimento das secções verticais feitas em aproximadamente um total de 6 mm.[67]

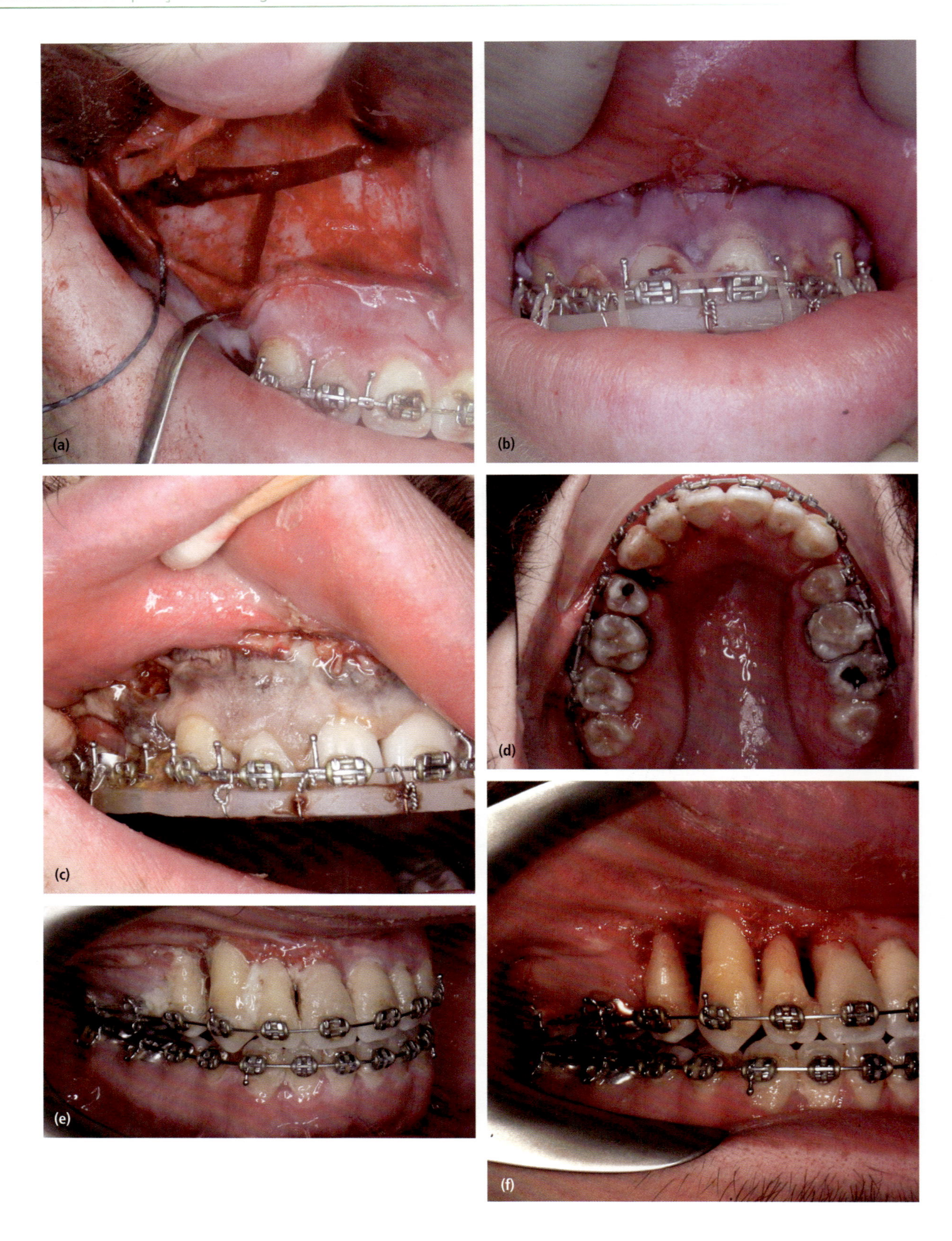

Fig. 5.4. (a) Osteotomia segmentar da maxila. (b) Aparência escura intraoperatória da gengiva superior anterior, indicando comprometimento vascular. (c) Aparência dos tecidos gengivais necróticos depois de uma semana. (d) Aparência do palato depois de uma semana, sem comprometimento vascular significativo. (e) Aparência depois de 3 semanas, antes da terapia com OHB. (f) Aparência depois de 2 meses de terapia com OHB. Perda dental e enxerto ósseo necessário.

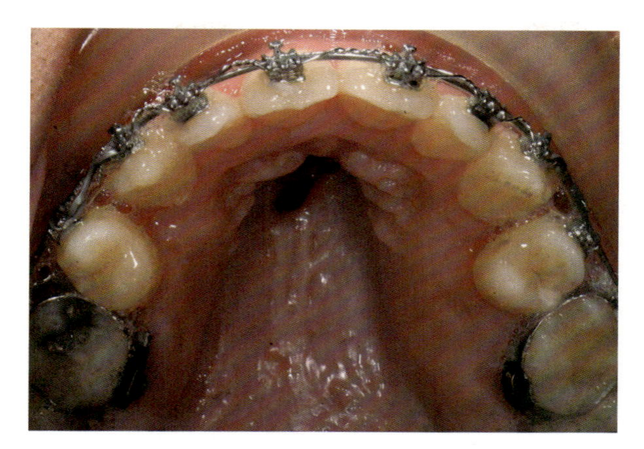

Fig. 5.5. Fístula oronasal persistente depois de cirurgia segmentar maxilar.

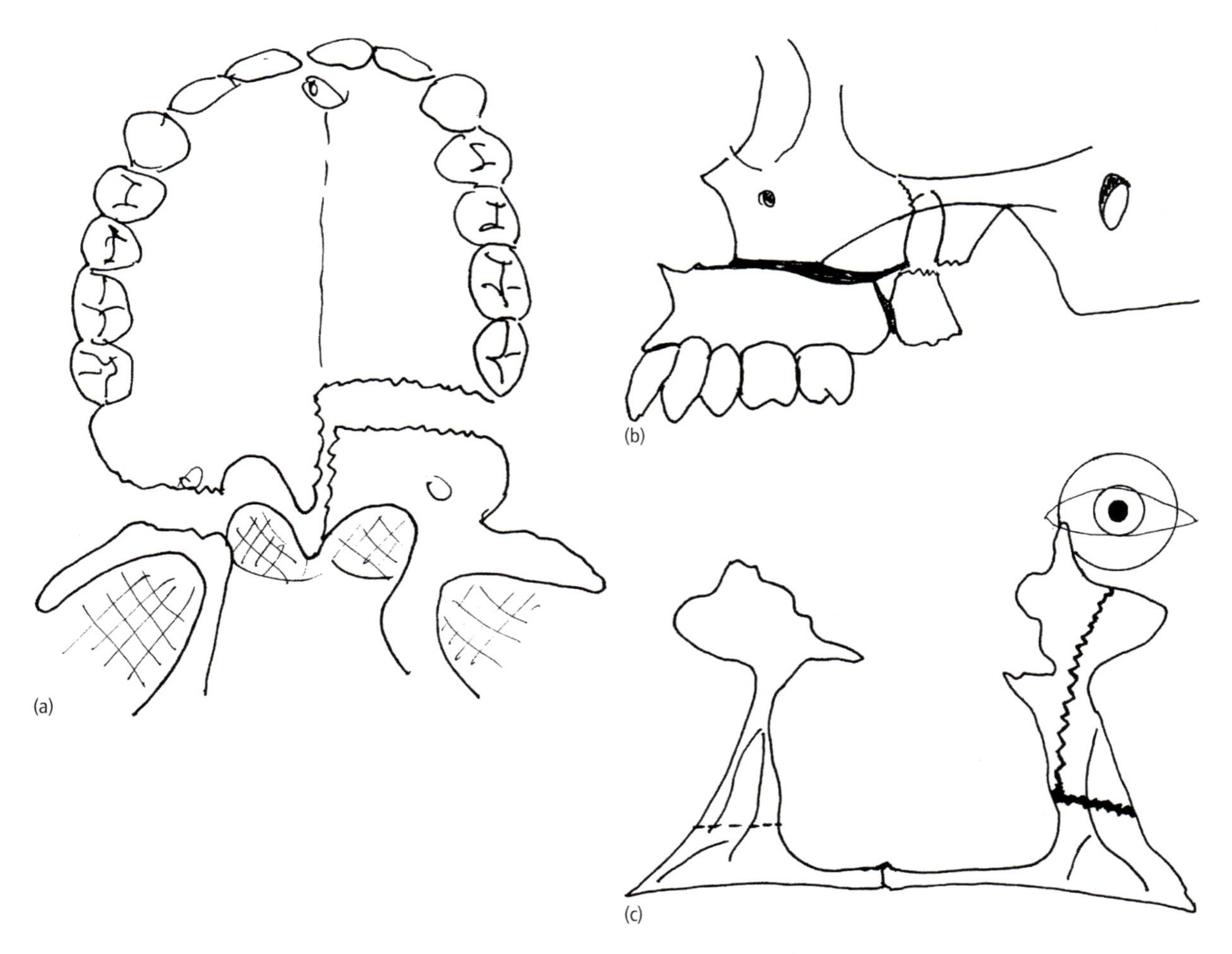

Fig. 5.6. (a) Fratura acidental da maxila da prateleira palatina durante a osteotomia de Le Fort. (b) Fratura da placa pterigóidea durante a osteotomia de Le Fort. (c) Fratura piramidal da maxila, que se estende até a fissura orbital inferior.

A Osteotomia Segmentar

A osteotomia segmentar da maxila é previsível apenas se as osteotomias forem bem realizadas. O processo de osteotomia segmentar da maxila deve exigir força mínima se todas as osteotomias estiverem concluídas. As osteotomias inadequadas levam a padrões de fratura atípicos e podem criar linhas de fratura desfavoráveis que levem à base do crânio ou à órbita (Fig. 5.6 a-c).[68] Essas fraturas desfavoráveis também podem criar rupturas nos tecidos moles, causando hemorragia e formação de hematoma dentro da órbita ou na parte posterior da maxila.

Se a maxila não for adequadamente separada, as osteotomias incompletas forçosas também podem criar fraturas desfavoráveis nas prateleiras palatinas. Ocorre fratura na junção do processo horizontal do osso palatino com o processo palatino da maxila quando as placas não são separadas. A fratura horizontal alta do processo piramidal do osso palatino ocorre quando a osteotomia medial não é completa até o processo piramidal. A fratura horizontal das placas pterigóideas com ou sem separação da tuberosidade pterigóidea também se deve à separação incompleta, junto com um corte horizontal nas placas, com serra ou cinzéis. As prateleiras palatinas continuam ligadas às placas pterigóideas e pode ser difícil mobilizar, avançar ou posicionar a maxila.

As tentativas intraoperatórias de corrigir esses problemas predispõem o paciente a possíveis danos às estruturas vasculares ou neurais adjacentes e, se não liberadas a longo prazo, podem ocasionar recorrências.

Outro problema que pode surgir com a osteotomia imprópria é o dano ao ducto nasolacrimal quando ele sai da área do meato inferior, causando cicatrização e levando à epífora. O ducto nasolacrimal fica cerca de 11 a 14 mm posterior à margem piriforme e 11 a 17 mm superior ao assoalho do nariz.[69,71]

Mobilização e Posicionamento Maxilares

A mobilização da maxila e sua colocação na posição final também são um desafio se o paciente teve múltiplas cirurgias no passado. Estão incluídos os pacientes com fenda labial com fenda palatina ou com história de traumatismo. Os tecidos cicatriciais podem inibir o posicionamento anteriorizado ou inferiorizado da maxila, em especial em distância grande. O tecido cicatricial fará tensão sobre a fixação rígida e, possivelmente, terá maior potencial de reincidência. Em casos em que a maxila precisa ser movida mais do que seu "envelope biológico de tecido mole", deve-se considerar o uso de expansão de tecido com osteogênese por distração ou expansão palatina.[72]

Os problemas de posicionamento intraoperatório surgem durante o movimento da maxila na direção superior, posterior ou inferior. O movimento para superior deve considerar as estruturas das vias aéreas que podem inibir os movimentos necessários ou planejados. O septo nasal e a concha nasal inferior podem impedir a impactação planejada da maxila. Essas estruturas, por sua vez, podem ser danificadas, torcidas ou dobradas, resultando em problemas estéticos e funcionais. Pode sobrevir obstrução dos ductos nasolacrimais ao manipular e recontornar tecidos nessa região. Os problemas de posicionamento posterior surgem quando o contato ósseo não for liberado da região de tuberosidade ou placa pterigóidea espessa ou osteotomia segmentar de Le Fort I mal feita, que deixa diversas interferências ósseas.

Também é importante prestar atenção intraoperatória às possíveis alterações antiestéticas dos tecidos moles com os movimentos propostos. Conforme a maxila é movida em qualquer direção, a ponta do nariz e as coanas mudam de forma e posição. Os maus resultados estéticos são frequentes com o movimento maxilar para anterior e superior, criando elevação excessiva da ponta e alargando as bases alares. A função nasal deficiente resulta de desvio do septo, que muda as válvulas nasais e, assim, aumenta o potencial de obstrução das vias aéreas.[73-76] O lábio superior também muda de forma e encurta depois do movimento da maxila, e o fechamento das incisões deve ser planejado de modo a abranger essas alterações. A técnica de fechamento em "V" a "Y" e suas modificações são o modo mais comum de controlar essas mudanças. Embora isso possa ajudar a evitar resultados antiestéticos, o fechamento em "V" a "Y" também afina as regiões laterais do lábio superior, o que deve ser considerado.[77]

A posição final da maxila deve ser verificada uma vez que é estabilizada.[78-80] Se o modelo de cirurgia for preciso, a posição é obtida verificando-se a oclusão e avaliando-se a posição vertical do incisivo. É preciso dar atenção especial à manutenção da maxila no lugar durante a aplicação de fixação rígida. O excesso de força ao girar o complexo maxilomandibular ou a direção imprópria da força pode descolar os côndilos. Isso resulta em mordida aberta, uma vez que a fixação maxilomandibular é liberada; requer remoção e nova colocação da fixação. Além disso, se o complexo não se mover suavemente para a nova posição, significa que há interferência de tecidos moles ou de osso, que devem ser reparadas.

A impossibilidade de estabilizar a maxila com a fixação rígida atual é rara. Se a estabilidade não for obtida, as osteotomias cicatrizam com formação de união fibrosa.[81] Os meios alternativos de fixação precisam ser utilizados quando os sistemas de placas ósseas existentes não podem ser empregados com eficiência. As técnicas mais antigas de suspensão de fio e fixação externa não devem ser esquecidas, assim como as "mais recentes", com parafusos de fixação intermaxilar.

SANGRAMENTO E HEMORRAGIA

O sangramento faz parte de qualquer cirurgia; a hemorragia, não. As causas de hemorragia em cirurgias de Le Fort I têm múltiplas etiologias. O uso impróprio de osteótomos, cinzéis, serra vaivém ou instrumentos de retração pode romper a vasculatura em torno do local da osteotomia.[82] A força excessiva pode levar a fraturas mal feitas e possíveis fragmentos ósseos que podem criar lacerações nos vasos sanguíneos e sangramento. A maxila antes operada e os pacientes com lesões traumáticas no terço médio da face podem ter maior risco de sangramento perioperatório. Os pacientes com deformidades esqueléticas incomuns e hipoplasia maxilar grave com anatomia anômala também estão em risco se a anatomia alterada não for considerada. As decisões de como alterar a modalidade da linha de sutura para disjunção deve ser considerada nesses casos especiais, como o direcionamento das osteotomias para a região da tuberosidade, de modo a evitar lesões vasculares.[83]

Mais provavelmente, os vasos lesados durante o processo de osteotomia segmentar são os ramos pterigóideos lateral e medial, a artéria alveolar superior posterior, a artéria palatina maior, os ramos terminais da artéria maxilar, o plexo venoso pterigóideo e a artéria carótida interna. A artéria maxilar interna normalmente se posiciona cerca de 23 a 25 mm acima da base da junção da maxila com as placas pterigóideas e seu diâmetro médio é 2,5 mm. É fácil evitar esse vaso com a colocação apropriada do osteótomo (média de 10 mm de largura) na fissura, que tem, em média, 14,5 mm de comprimento, e direcionando-o para anterior, medial e inferior. Essas medidas médias permitem 10 mm de espaço entre o instrumento e o vaso. A artéria palatina maior situa-se cerca de 20 a 25 mm posterior à margem piriforme. Pode ser evitada utilizando-se as médias em geral presentes nos osteótomos de parede nasal lateral e com retenção das osteotomias, evitando cortar o vaso.

Se ocorrer sangramento forte, é mais provável que se origine em ordem de frequência da artéria alveolar superior posterior, palatina maior e do plexo pterigóideo, dos músculos pterigóideos ou, raramente, dos ramos terminais da artéria maxilar e/ou carótida interna. A conclusão das osteotomias e da osteotomia segmentar da maxila é necessária para visualizar a fonte e controlar o sangramento arterial forte.

Se a fonte for identificada, procede-se à ligação com hemoclipes (ou suturas), em especial na artéria palatina descendente, porque o vaso pode retrair-se para o canal ósseo e tornar-se fonte de hemorragia tardia. Alternativamente, o sangramento de origem venosa ou muscular pode ser controlado com o uso cuidadoso do eletrocautério. A compressão da ferida com colágeno microfibrilar ou material similar e a reavaliação ajudam a estabelecer o coágulo, especialmente em casos de origem venosa ou nos quais é difícil identificar a fonte. A anestesia hipotensiva também pode ajudar a reduzir o sangramento e possibilitar a visualização até a obtenção do controle. A ligação da artéria carótida externa não tem sucesso comprovado para atingir hemostasia, por causa da circulação colateral na cabeça e pescoço. Além disso, há risco de lesão nos nervos cranianos adjacentes, ligação acidental da artéria carótida interna ou de atraso no acesso do vaso, enquanto o sangramento abundante é contínuo, e todos são associados a consequências sérias. Sem dúvida, os meios mais eficazes de controlar a hemorragia grave em vasos de alta pressão da cabeça e pescoço são as intervenções radiológicas e a embolização angiográfica (Fig. 5.7 a,b).[84-88]

Lesão de Nervos durante Osteotomia de Le Fort

Os pares de nervos cranianos II, III, IV, V, VI e VII podem sofrer traumatismo com a osteotomia de Le Fort I. Esses nervos, essencialmente, são encontrados na fissura pterigomaxilar e na fissura orbital inferior ou superior. A lesão da maioria dos nervos mencionados passa despercebida quando sofrem lesão, até o período pós-operatório. Contudo, durante a manipulação cirúrgica da maxila, no momento da osteotomia segmentar, quando se verifica redução da frequência de pulso, deve-se considerar o efeito da pressão no V nervo craniano. O reflexo trigeminocardíaco produz bradicardia súbita que pode ser grave, levando, inclusive, à assistolia se não for corrigido. Quando se observa bradicardia súbita durante a manipulação ou osteotomia segmentar da maxila, o procedimento deve ser suspenso, retornando-se a maxila para sua posição original, até que a frequência cardíaca volte ao normal. A consulta com anestesiologistas quanto ao uso de atropina ou glicopirrolato em casos de bradicardia persistente ou grave pode ser necessária para terminar o procedimento. Ainda, o uso de anestésico local nos tecidos moles para reduzir a sensibilidade do nervo à manipulação nessa região pode ser benéfico.[87,88]

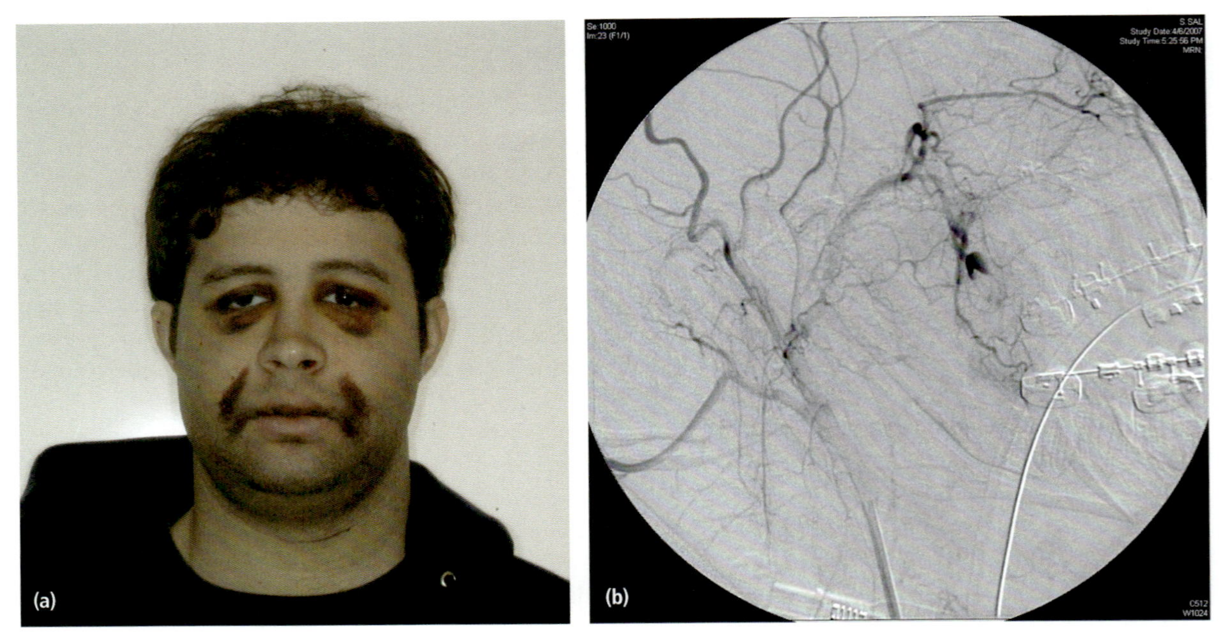

Fig. 5.7. (a) Equimose pós-operatória persistente e sangramento que requer diagnóstico angiográfico e embolização. (b) Angiografia da artéria maxilar mostrando extravasamento antes da embolização.

Comprometimento das Vias Aéreas

A punção da sonda endotraqueal pode ocorrer quando se usam instrumentos para osteotomias da maxila.[89-92] Se isso acontecer e não for possível manter a ventilação adequada, a sonda deve ser trocada. As medidas apropriadas são necessárias para garantir que isso seja realizado com segurança e de modo atraumático. De modo ideal, o sangramento deve ser controlado em primeiro lugar e os instrumentos de fibra óptica devem estar disponíveis em caso de dificuldade de visualização durante o processo. O cirurgião deve estar preparado para estabelecer uma via aérea cirúrgica se as tentativas de reintubação ou manutenção da desobstrução das vias aéreas falharem.[93]

GENIOPLASTIA

Pré-operatório

A opção de reconstituição geniana é usar a genioplastia de avanço ou o implante aloplástico. Os resultados estéticos desejados e a quantidade de reserva óssea disponível ditam o procedimento de escolha para a reconstituição geniana.[94-98]

A relação lábio inferior com o tecido mole do gônio no plano horizontal deve ser meticulosamente avaliada quando o plano de tratamento abrange a correção da posição do mento. O avanço além da tolerância do envelope de tecido mole pode resultar em estética inaceitável. O mento pode parecer muito grande ou mesmo parecer "queixo de bruxa", com sulco mentolabial muito profundo. O equilíbrio facial na dimensão vertical também é importante. A altura do incisivo inferior ao mento deve ser tratada de modo que o terço inferior da face fique em harmonia com o restante dela. É imperativo reconhecer que, ocasionalmente, o déficit do mento decorrente da posição da mandíbula, retrognatismo ou apertogatismo deve ser corrigido quando essas deformidades forem abordadas. Em casos de reserva óssea inadequada, o implante aloplástico de mento com tamanho próprio deve ser considerado.

Perioperatório

No período perioperatório, a complicação mais comum é lesão ao nervo mentual ou, menos importante, ao nervo milo-hióideo. A identificação do forame mentual e a manutenção das osteotomias pelo menos 5 a 6 mm abaixo do forame diminuem o risco de lesão de nervo, porque ele forma uma alça nessa região da

Thomas Emmerson, inicial 29/01/10, Impresso 03/02/2010.

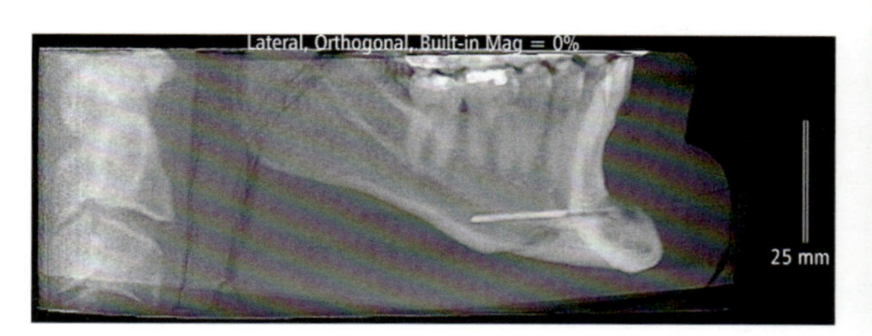

(a)

Fotos produzidas eletronicamente com Dolphin DIGITAL Imaging System.

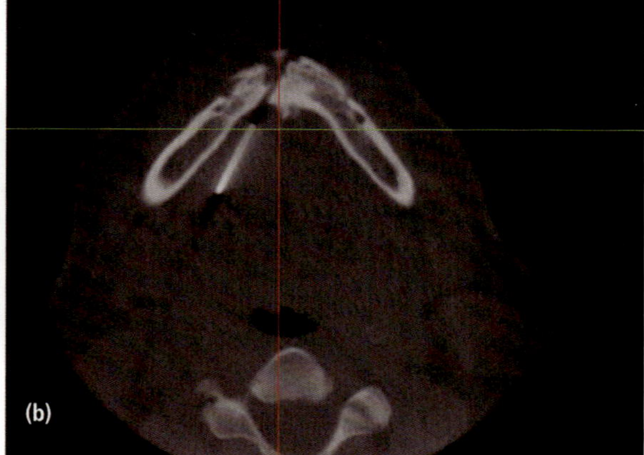

(b)

Thomas Emmerson, Inicial 29/01/10, Impresso: 03/02/2010.

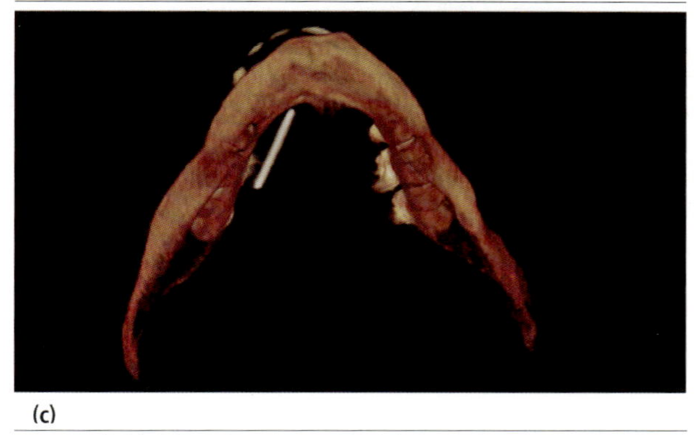

(c)

Fotos produzidas eletronicamente com Dolphin DIGITAL Imaging System.

Fig. 5.8. (a) Cefalograma lateral mostrando a penetração excessiva dos pinos de genioplastia. (b) TC mostrando pinos de genioplastia além da placa lingual da mandíbula. (c) TC tridimensional mostrando a penetração excessiva do pino de genioplastia no assoalho da boca.

mandíbula.[99] A laceração de tecidos moles e vasos sanguíneos no assoalho da boca também é uma possibilidade, seja com a broca ou com a serra utilizada na osteotomia ou com os componentes metálicos usados para a fixação do segmento geniano (Fig. 5.8 a-c). Isso pode levar à formação de hematoma no assoalho da boca e comprometimento das vias aéreas. A impossibilidade de avançar o segmento geniano, de estabilizá-lo e seu posicionamento assimétrico acidental são também complicações possíveis. A fratura da mandíbula é uma complicação em potencial da osteotomia em genioplastia, se um osso inadequado é mantido superiormente ou se ângulos agudos criarem pontos fracos. O dano aos dentes é outra complicação, sendo essencial avaliar o comprimento da raiz nas radiografias pré-operatórias.

Pós-operatório

As complicações pós-operatórias relacionam-se com cicatrização no local da incisão, instabilidade dos segmentos e falha dos componentes metálicos, infecção, entorpecimento do lábio inferior e resultado antiestético decorrente de mau posicionamento.[100-102] A necrose das "asas" do segmento geniano com formação de depressões profundas na junção com a mandíbula natural no sentido distal é uma possibilidade. Isso em geral é resultado de osteotomias mal planejadas e executadas com reserva óssea imprópria. Por fim, a manipulação incorreta dos tecidos moles e a falha na coaptação do músculo mentual ocasionam ptose do lábio.

MANDÍBULA: COMPLICAÇÕES INTRAOPERATÓRIAS

Embora o "burro de carga" da maxila seja a osteotomia de Le Fort I, a mandíbula pode ser movida para a posição com muitos tipos de desenhos de osteotomia. Incluem osteotomia de ramo vertical, de divisão sagital, em "L" invertido, da linha mediana da face e várias osteotomias segmentares anteriores. As escolhas dependem da reserva óssea, do movimento exigido, do efeito sobre a articulação temporomandibular (ATM) e das estruturas anatômicas vitais. As várias complicações associadas a essas osteotomias variam de desenho errôneo a problemas vasculares e neurais, além de problemas de cicatrização da ferida.[103]

OSTEOTOMIA VERTICAL INTRABUCAL DE RAMO DA MANDÍBULA (OVIR)

As complicações das osteotomias verticais intrabucais de ramo aparecem quando esse procedimento é empregado para avanço mandibular ou alongamento da altura facial posterior. A cicatrização óssea sem enxerto no local da osteotomia não é possível por causa da falta de contato ósseo entre os segmentos proximais e distais. A aponeurose pterigomassétérica interfere nos movimentos planejados, em especial nos casos de avanço, mesmo se os músculos forem desprendidos da mandíbula. A oclusão estável pode não ser possível e resulta em mordida aberta anterior, quando a fixação maxilomandibular é liberada.

A OVIR é realizada com visibilidade limitada e existe instrumentação especial para superar esse problema.[104-109] Os retratores especiais que se encaixam na boda posterior da mandíbula, nas incisuras sigmoide e antegoníaca podem ser usados para melhorar a exposição. Além disso, os instrumentos podem acomodar cabos de fibra óptica e, assim, melhorar a visibilidade do campo.

O traumatismo de tecidos, porém, como laceração do periósteo e risco de lesão dos vasos circundantes, é possível com o uso inadequado ou descuidado dos retratores. Os vasos massetéricos na incisura sigmoide, os vasos faciais na incisura antegoníaca e a veia retromandibular na borda posterior correm risco quando os instrumentos são mal utilizados. Além disso, os vasos correm risco com a microsserra oscilante durante a osteotomia se não forem protegidos.

O posicionamento correto da osteotomia no ramo é essencial para evitar lesão ao feixe neuromuscular alveolar, enquanto se garante que o segmento proximal esteja no lugar apropriado para evitar a flacidez condilar. A lâmina da microsserra oscilante especialmente desenhada para a execução da OVIR é encontrada em dois tamanhos: curta e comprida. O uso do tamanho próprio da lâmina baseado na largura do ramo é essencial para evitar lesão aos tecidos linguais ou criação de osteotomias incompletas. É fundamental evitar excesso de força ao realizar a osteotomia para não quebrar a lâmina, pois é difícil recuperá-la da face medial da mandíbula quando ela se perde no corte. Foram descritas técnicas cirúrgicas endoscópicas para visualizar melhor a osteotomia. Além disso, com o acesso endoscópico, é possível usar fixação rígida, eliminando, assim, a necessidade de fixação maxilomandibular. As técnicas endoscópicas exigem incisão extrabucal que requer cuidado no posicionamento e fechamento para evitar cicatrizes visíveis.

O posicionamento no segmento distal pode causar torque indesejável sobre o côndilo ou mesmo deslocamento do segmento proximal para distal, que pode levar a problemas intra-articulares ou discrepâncias oclusais no pós-operatório (Fig. 5.9). A fixação rígida não é muito empregada na OVIR, de modo que é necessário haver sobreposição e estabilidade óssea para a cicatrização adequada. A estabilidade do segmento ósseo é obtida por um período de fixação maxilomandibular. É aconselhável usar a fixação maxilomandibular, garantir que os segmentos fiquem corretamente posicionados e, a seguir, fechar as incisões. Como ocorre com todos os outros procedimentos ortognáticos, os exames pré-operatórios meticulosos permitem prever os possíveis problemas e a escolha da osteotomia apropriada.

OSTEOTOMIA SAGITAL DO RAMO MANDIBULAR

Essa osteotomia é a mais versátil na mandíbula. Pode ser usada para alongar ou encurtar a mandíbula e para corrigir assimetrias. Também pode ser usada em combinação com a OVIR para corrigir assimetria que requer comprimento em um só lado e bloqueio do outro.

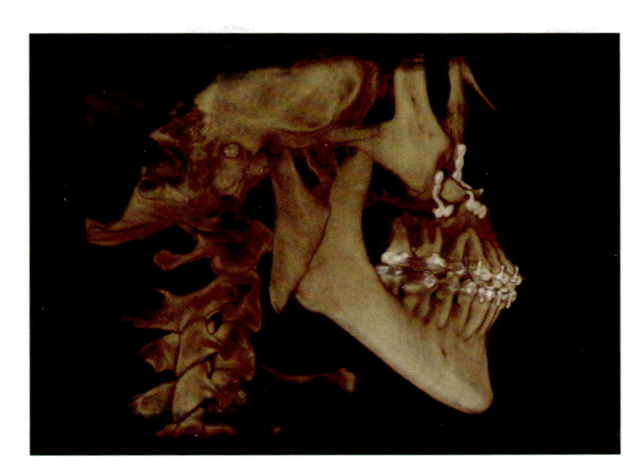

Fig. 5.9. Osteotomia vertical de ramo com rotação excessiva do segmento proximal, que pode levar à má oclusão pós--operatória.

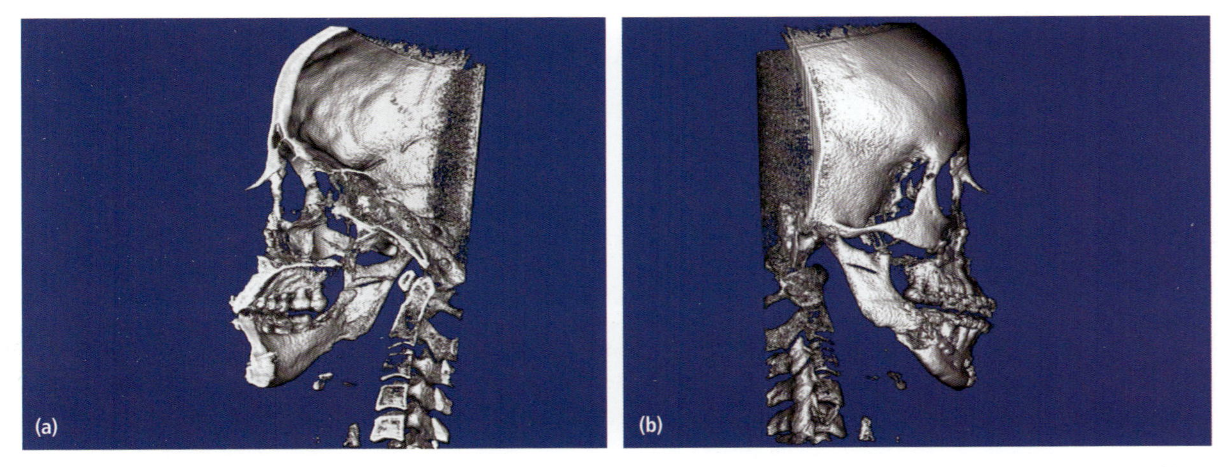

Fig. 5.10. (a) TC tridimensional mostrando osteotomia horizontal medial de um procedimento de osteotomia sagital. (b) TC tridimensional mostrando superextensão da osteotomia sagital (OS) em corte medial através do ramo lateral.

No entanto, demonstrou-se que a divisão sagital tem o maior índice de complicações do que qualquer outros procedimento.[110-112] As complicações associadas a essa osteotomia relacionam-se ao tipo de corte.[113] O corte medial é feito logo acima da língula. Os instrumentos são colocados aqui para "proteger" os tecidos moles e o feixe neurovascular alveolar inferior. Estes, se não forem manipulados com cuidado (inclusive o instrumento de corte usado para criar o corte da face medial), podem causar lesão ao nervo. Continuando ao longo da crista oblíqua externa, a dentição pode ser danificada pela lâmina da serra ou pelas brocas utilizadas. Se a porção anterior da osteotomia for muito profunda, pode cortar o nervo alveolar inferior nessa região, e a osteotomia da borda inferior pode transeccionar o nervo se a profundidade não for controlada (Fig. 5.10 a,b). Os retratos usados erroneamente ameaçam os vasos faciais ou lesam o ramo mandibular marginal do nervo facial ao invadir os tecidos moles.[113]

Uma complicação comum associada à osteotomia sagital (OS) é a "divisão ruim" que pode ocorrer em qualquer tipo de mandíbula.[114] Deve-se evitá-la de modo que não haja má cicatrização nos locais da osteotomia nem má oclusão. A causa usual da má divisão é a aplicação de muita força durante a separação dos segmentos proximais e distais, nos casos de osteotomias incompletas ou mal colocadas. Isso criará linhas de fratura ruins, que levam à separação imprópria dos segmentos proximais e distais. O corte incompleto na borda inferior em geral ocasiona fraturas da placa vestibular proximal, que podem ter tamanho e extensão variáveis, às vezes, incluindo o côndilo (Fig. 5.11). Além disso, pode haver fratura do segmento distal que faz com que a borda inferior permaneça nesse segmento. A presença de terceiro molar incluso ou de área edên-

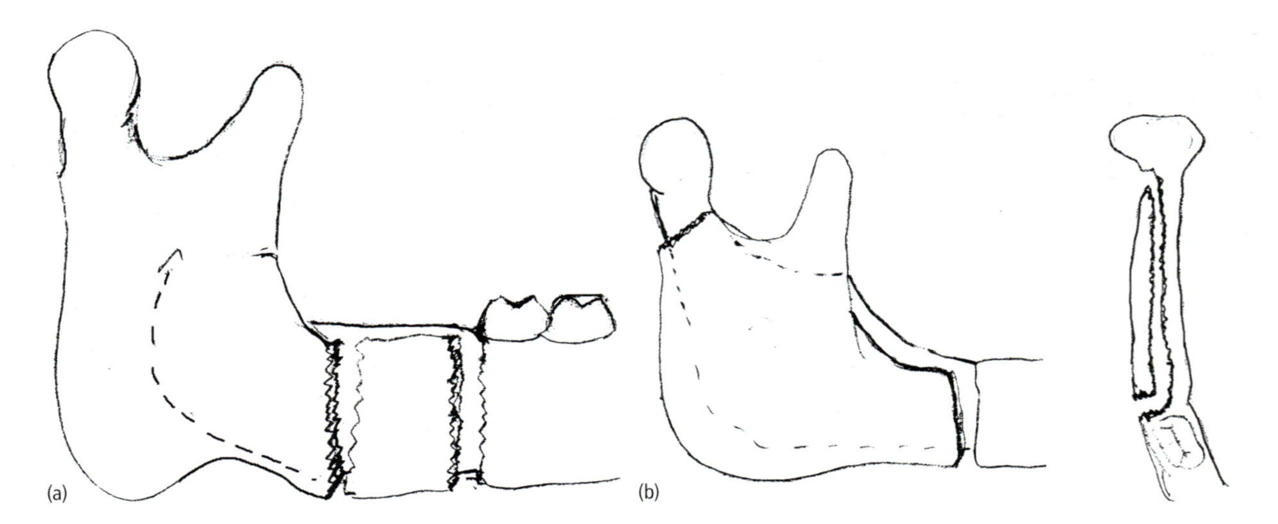

Fig. 5.11. (a) Fratura da placa vestibular do segmento proximal. (b) Fratura alta da placa vestibular envolvendo a região subcondilar.

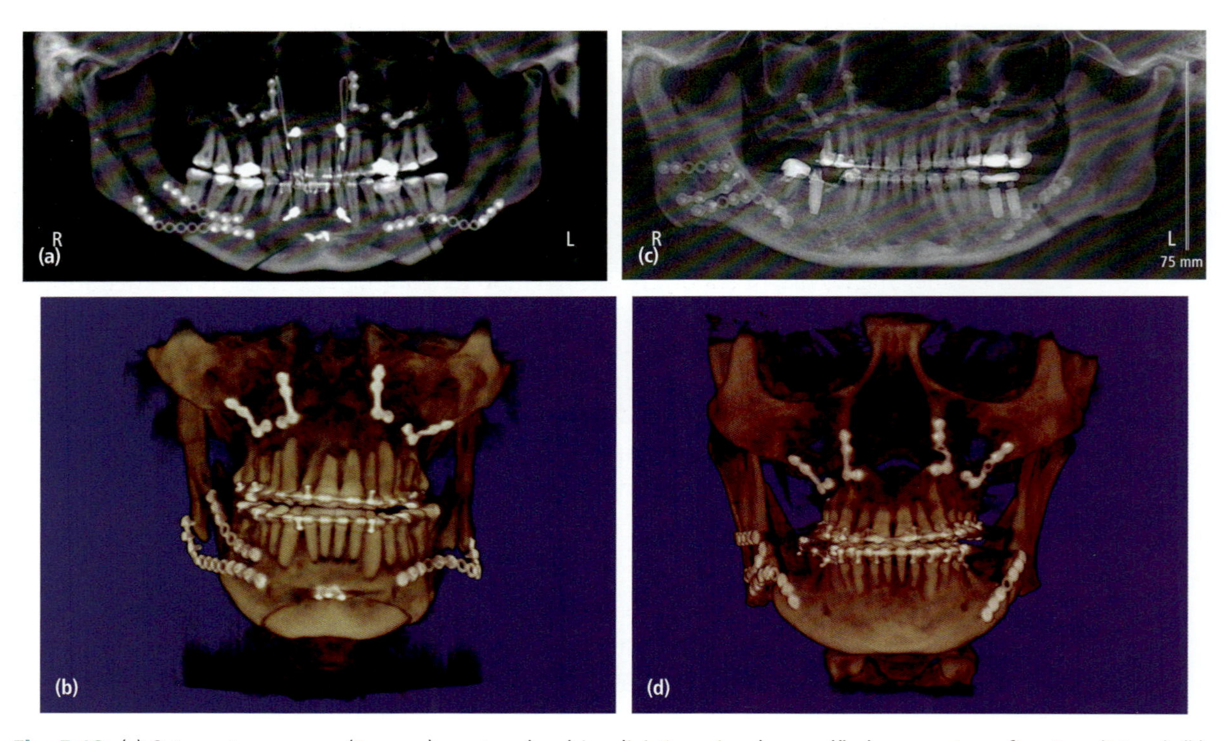

Fig. 5.12. (a) Ortopantomograma (Panorex) mostrando várias divisões ruins da mandíbula que exigem fixação adicional. (b) TC tridimensional mostrando fixação de diversas divisões ruins. (c) Ortopantomograma (Panorex) mostrando divisões ruins da mandíbula, incluindo o côndilo, fixado com placas e parafusos. (d) TC tridimensional mostrando fixação de diversas divisões ruins da mandíbula.

tula fina aumenta o risco dessa complicação. Os cortes muito altos medialmente podem ocasionar fratura do processo coronoide. O objetivo final do tratamento de uma divisão ruim é criar estabilidade e continuidade dos segmentos ósseos (Fig. 5.12 a-d).[115]

Obviamente, evitar as separações desfavoráveis é fundamental. É necessária uma quantidade mínima de pressão para separar os segmentos proximais e distais se as osteotomias forem corretamente realizadas. O espaço medular pode ser visto aberto quando espaçadores ou cinzéis são bem usados. Quando se encontra resistência ou fratura de placa vestibular, os cortes precisam ser novamente verificados e seu traçado, refeito, antes de prosseguir. As fraturas de placa vestibular são as ocorrências desfavoráveis mais comuns. O segmento vestibular passa a ser um enxerto de osso livre e em geral seu periósteo é removido durante a dissecação para produzir o acesso para realizar a OS. A osteotomia sagital precisa ser completada para que se separem os segmentos proximais dos distais, de modo a estabelecer um resultado funcional. A conversão desse problema de não separação com OVIR para separar o côndilo é a melhor escolha para tratar esse contratempo se a divisão sagital não puder ser concluída. Isso é especialmente verdadeiro se a mandíbula estiver sendo bloqueada. Esse tipo de corte da OVIR ainda permite o contato ósseo, e o côndilo permanece na fossa. Contudo, se a conclusão dos cortes criar segmentos ósseos que não possam ser alinhados, talvez seja melhor abandonar o procedimento até que a mandíbula esteja consolidada.

Quando a cirurgia de avanço mandibular e movimento do segmento distal para anterior forem necessários para atingir oclusão funcional, a OVIR também pode ser usada para recuperar uma divisão ruim, mas o hiato criado pela separação anterior dos segmentos proximais e distais deve ser enxertado para se obter continuidade. Os planos para usar fixação rígida podem ser comprometidos quando isso acontece e o paciente receberá fixação maxilomandibular até que as osteotomias cicatrizem. O comprometimento das vias aéreas, principalmente com problemas preexistentes, é um risco grave sempre que a fixação maxilomandibular é necessária; as medidas apropriadas devem estar estabelecidas.

Quando a mandíbula é separada corretamente, a posição do nervo alveolar inferior fica no segmento distal. Contudo, quando a mandíbula está aberta, o cirurgião pode notar que o nervo está aprisionado no espaço medular do segmento vestibular do lado proximal; o nervo precisa ser liberado antes que sofra lesão. Se o nervo estiver transeccionado, deve ser reparado imediatamente para que tenha melhor chance de cicatrização. Mesmo na osteotomia com plano e execução meticulosos, os déficits neurossensoriais no pós-operatório imediato ocorrem, inclusive na ausência de traumatismo direto no nervo.

A fixação rígida é tipicamente usada para estabilizar os segmentos proximais e distais na osteotomia sagital. Novamente, o torque condilar pode ocorrer se o segmento proximal não puder localizar-se passivamente contra o segmento distal ao alinhar os ossos para colocar a fixação (Fig. 5.13). Esse problema pode ser previsto no planejamento pré-operatório, possibilitando a remoção de áreas críticas. O controle do segmento proximal é o aspecto mais importante de estabilidade e prevenção de recidiva e perda da projeção do ângulo goníaco depois de osteotomia sagital (Fig. 5.14 a-d).

Os dentes do siso inclusos na região da osteotomia podem causar problema relacionado ao controle da divisão dos segmentos, assim como causar dano ao nervo alveolar inferior.[116,117] O grau de desenvolvimento na posição da inclusão e seu impacto na espessura da placa lingual do osso podem ser visualizados no pré-operatório por TC, o que ajuda a decidir sobre a remoção desses dentes como preparo para a cirurgia.

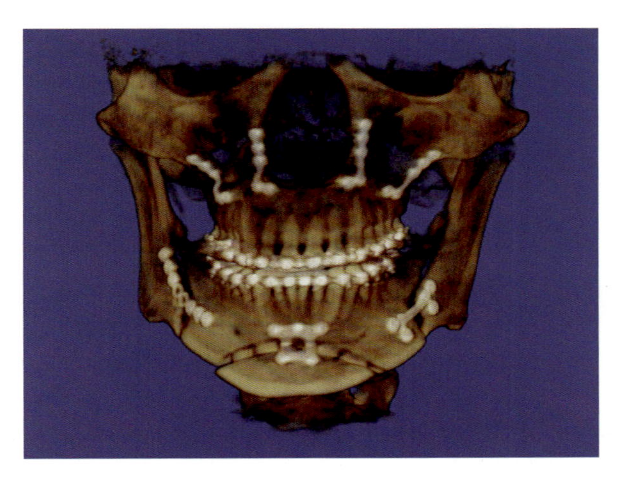

Fig. 5.13. TC tridimensional mostrando torque lateral significativo no segmento proximal depois de cirurgia ortognática.

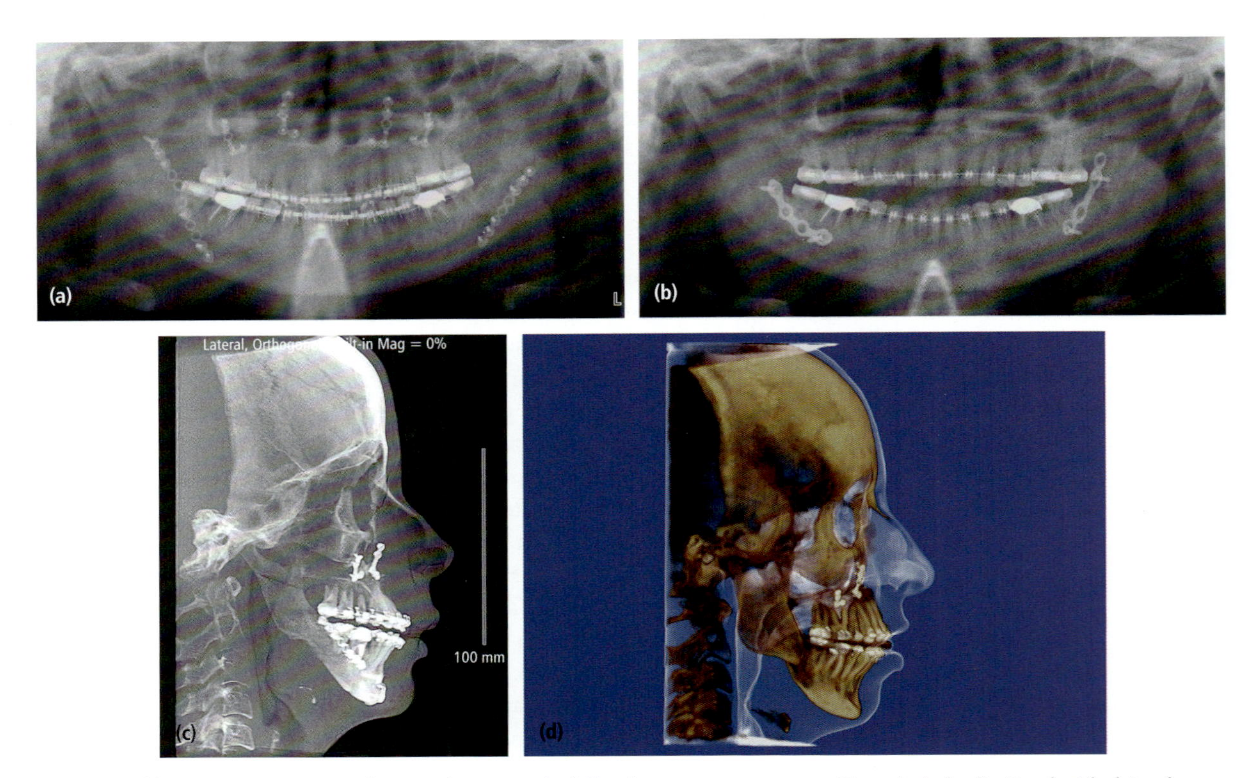

Fig. 5.14. (a) Ortopantomograma (Panorex) mostrando falha dos componentes metálicos do lado direito, devido à inadequação desses componentes. (b) Ortopantomograma (Panorex) mostrando fixação imprópria, um parafuso em cada segmento, com mobilidade segmentar expressiva no pós-operatório. (c) Cefalograma lateral mostrando rotação do segmento proximal no sentido anti-horário depois de OS. (d) TC tridimensional mostrando rotação do segmento proximal no sentido anti-horário com perda da projeção do osso goníaco.

SALA DE RECUPERAÇÃO	PRIMEIRA SEMANA	PRIMEIRO MÊS	LONGO PRAZO
• Vias aéreas • Sangramento • Náusea • Dor • Má oclusão	• Má oclusão • Dor • Edema • Náusea • Psicológicas • Neurológicas • Nutricionais • Cicatrização da ferida • Sangramento • Falha de componente metálico	• Falha de componente metálico • Sangramento • Nasal e sinusal • Audição • Dentes desvitalizados • Amplitude de movimento • *Splints* • Estabilidade transversal • Sequestro • Componente metálico • Alterações neurais • Problemas ortodônticos • Satisfação do paciente • Apneia do sono	• Estabilidade • Lesão nervosa permanente • Articulação temporomandibular

Fig. 5.15. Complicações pós-operatórias baseadas no período que sucede a cirurgia ortognática.

COMPLICAÇÕES PÓS-OPERATÓRIAS DA CIRURGIA ORTOGNÁTICA

As complicações pós-operatórias podem ser divididas em problemas imediatos e tardios (Fig. 5.15).

Complicações Imediatas

As complicações imediatas podem surgir desde os primeiros minutos até semanas após a cirurgia. O comprometimento das vias aéreas decorrentes de alterações nessas vias podem dever-se ao uso de fixação intermaxilar ou aos movimentos reais das bases esqueléticas relacionadas à cirurgia. O tratamento da dor com agentes narcóticos ou ansiolíticos podem causar impacto nos esforços respiratórios. As apneias associadas ao medicamento devem ser monitoradas de perto no período pós-operatório imediato.

Os pacientes com história conhecida de apneia obstrutiva do sono precisam monitoração especial, discutida em outra parte deste livro.

Sangramento

O sangramento contínuo depois da cirurgia é esperado durante o período em que o paciente fica na sala de recuperação. No entanto, o sangramento abundante na boca ou nariz requer atenção especial. O sangramento não controlado, que não pode ser tratado com pressão e/ou curativos, pode exigir retorno à sala de cirurgia para a identificação da fonte e o controle. Nem sempre isso é possível e as radiografias, quando possível, podem ser uma alternativa para identificar e realizar a embolização seletiva. O sangramento pode sobrevir dias ou semanas e até meses depois da cirurgia ortognática e, assim, os pacientes precisam ser informados. O mínimo sangramento nasal em geral com sangue escuro acumulado nos seios maxilares é esperado e em geral não é motivo para preocupação. O sangue vermelho-vivo abundante e súbito do nariz ou das incisões ou o edema facial repentino em expansão precisam ser averiguados imediatamente. Os pacientes devem ser informados adequadamente e receber informações detalhadas se esses problemas ocorrerem.

Má oclusão

A má oclusão macroscópica deve ser observada na sala de cirurgia quando a fixação intermaxilar é liberada à colocação da fixação rígida e deve ser tratada na hora, restabelecendo-se a fixação.

Durante a primeira semana depois da cirurgia, porém, o edema é, em geral, o responsável pelas más oclusões. A falha de componentes metálicos é o seguinte e será verificada pela mobilidade segmentar e imagens apropriadas. O controle do edema e da oclusão podem ser tratados com tração suave dos elásticos ortodônticos. A falha de componentes metálicos requer nova cirurgia. Os possíveis motivos de má oclusão são não estabelecer a oclusão correta durante a cirurgia, procedimentos segmentares ou má colocação de *splints* e devem ser examinados.

O segmento proximal mal posicionado na OVIR pode levar a alterações da altura do ramo da mandíbula, com "flacidez condilar" que pode causar mordida aberta anterior quando a fixação for retirada. A má oclusão pode exigir correção cirúrgica.

Dor

As complicações derivadas de medicamento antiálgico na cirurgia mandibular são náusea induzida por narcóticos, assim como depressão respiratória. O uso de medicamento ansiolítico no pré- e pós-operatório pode reduzir a quantidade necessária de narcóticos.[118] O uso de AINE ou aspirina deve ser cauteloso se o paciente tiver problemas de hemorragia na sala de cirurgia ou história de úlcera gástrica. O tratamento da dor deve ser personalizado para cada paciente.

Edema

Ainda que o edema seja esperado em qualquer intervenção cirúrgica, as complicações surgem quando ele se deve a hematoma ou infecção. A resolução deve ser monitorada nas semanas iniciais após a cirurgia. O uso de esteroides sistêmicos é defendido para reduzir o edema pós-operatório. Contudo, os pacientes devem ser monitorados quanto aos possíveis efeitos desses agentes.[119-122] Se o hematoma ou a infecção forem os motivos do edema, a incisão e drenagem, além da cobertura com antibióticos podem ser necessárias.[123,124]

Náusea

A náusea e os vômitos pós-operatórios na cirurgia ortognática são complicações comuns.[125] A avaliação de mais de 500 pacientes de ortognatia revelou risco de 40% de náusea, sendo que ocorre, na maioria, nas primeiras 24 horas. Os fatores de risco identificados foram pacientes do gênero feminino, pouca idade, não fumantes, história pregressa de cinetose ou enxaqueca, uso de agentes anestésicos voláteis, cirurgia maxilar, aumento da dor e medicamentos opiáceos.

Os antieméticos intravenosos parecem funcionar muito bem nessa população de pacientes, assim como deixar a sonda nasogástrica no lugar depois da cirurgia, para garantir que o sangue deglutido seja eliminado do estômago.

Psicológicas

Uma entidade conhecida é a psicose induzida por esteroides no pós-cirúrgico. Em pacientes com história psiquiátrica, observam-se oscilações de comportamento e de humor. A depressão ou os comportamentos agressivos duradouros precisam ser tratados rapidamente, envolvendo paciente, familiares e psiquiatra, caso o início seja recente.

As alterações drásticas da aparência facial e a satisfação do paciente também são aspectos que podem afetar a experiência pós-operatória geral do paciente.[126-128] A compreensão das metas estéticas e as instruções quanto às alterações faciais que o paciente pode esperar são essenciais para se obter bom desfecho emocional. As ferramentas educativas, como fotos do curso em pacientes cirúrgicos anteriores, são úteis. O apoio dos familiares e amigos durante esse período também é. É preciso envolver essas pessoas nas discussões pré-operatórias para prepará-las quanto às expectativas pós-operatórias imediatas e tardias.

Neurológicas

A disfunção de nervo craniano após cirurgia ortognática afeta principalmente o nervo alveolar inferior com a técnica de divisão sagital.[112] O nervo facial pode sofrer paralisia transitória decorrente da compressão durante cirurgia da mandíbula.[113] Isso é observado pelo edema de tecido mole e retração nos locais de osteotomia.

A cegueira foi relatada como complicação muito rara, porém catastrófica, depois de cirurgia ortognática. Especificamente, osteotomias de Le Fort I podem gerar linhas de fratura incomuns que caminham para a base do crânio e criam deformação ou sangramento na região do canal óptico, comprimindo o nervo óptico. Qualquer paciente com queixa de alterações da acuidade visual ou dor ocular deve ser avaliado de imediato.[68]

Nutrição

As modificações na dieta podem ser necessárias para o paciente submetido à cirurgia ortognática que tem dificuldade de se adaptar às mudanças. A alimentação imprópria pode levar à desidratação, fraqueza, tonturas e recuperação prolongada, com má cicatrização da ferida. Os suplementos líquidos ricos em calorias devem ser incentivados. As instruções e o preparo correto para o paciente e seus familiares ajudam a superar esses problemas. Podem ser desenvolvidas sugestões e receitas para o paciente ortognático em dieta líquida ou mole, para que sejam incluídas nas instruções pós-operatórias.[129-131]

Cicatrização da ferida

Os problemas de deiscência de mucosa podem ser observados em cirurgia maxilar ou mandibular. As feridas na mandíbula que se abrem depois da operação devem ser tratadas de modo conservador, com irrigações e espera da cicatrização por segunda intenção. Os problemas na mucosa maxilar ao longo da linha de incisão ou nos locais de osteotomia podem dever-se à desvascularização dos segmentos ósseos subjacentes em cirurgia segmentar ou osteotomia de Le Fort. Esses pacientes devem ser monitorados quanto à perda do segmento desvascularizado de osso ou dente. A terapia com oxigênio hiperbárico (OHB) pode aumentar a angiogênese e o oxigênio nesses tecidos comprometidos.

Os pacientes com comprometimento do sistema imunológico – como os diabéticos ou com artrite que recebem medicamento imunossupressor – constituem preocupação especial nesta categoria, porque têm maior probabilidade de cicatrização lenta e infecções pós-operatórias.

Falha de componente metálico

Os pacientes que apresentam má oclusão nas consultas pós-operatórias devem ser verificados para ver se há falha de componentes metálicos. A história de traumatismo nos locais cirúrgicos ou a mastigação de alimentos duros pode levar à fratura das placas ósseas ou ao afrouxamento dos parafusos. Com frequência, observa-se a formação de colapso de tecido mole sobrejacente aos componentes metálicos soltos e/ou ao local de osteotomia solta. Em ambos os casos, isso requer exploração cirúrgica.

Sangramento/hemorragia

Há relatos de que os pacientes submetidos a cirurgia maxilar desenvolvem hemorragia até duas semanas após a cirurgia. Também se relataram outras anomalias vasculares, como falsos aneurismas e fístulas arteriovenosas e o desenvolvimento de más formações AV nos ramos da artéria carótida.

Complicações nasais e sinusais

A maioria dos pacientes intubados por via nasal para cirurgia dos maxilares tem certo grau de secreção nasal depois da cirurgia. As crostas de mucosa e sangue também reduzem a abertura nasal e reduzem o fluxo de ar até que sejam eliminadas. Esses problemas em geral são temporários e resolvem-se com descongestionantes orais, *sprays* nasais e umidificadores de ar. Os seios nasais ficam cheios de sangue depois da cirurgia de Le Fort. Esse sangue drena e é absorvido com o tempo em seios saudáveis que podem ser drenados. Os pacientes podem ter infecções dos seios ou sinusite crônica quando os óstios são bloqueados, quando há sequestro de enxerto autógeno ou alogênico no seio ou o septo nasal é desviado pela compressão da maxila durante cirurgia de inclusão.[132-134]

Os efeitos não notados nos movimentos maxilares na estética nasal podem ser observados apenas depois que o edema facial diminuir. A estética nasal torna-se preocupante quando a ponta do nariz se move muito ou pouco no vetor vertical, levando à elevação ou queda da ponta. A largura alar também muda com a osteotomia de Le Fort, porque a maxila avança e muda de forma, aumentando sua largura. Esse resultado estético pode ser inaceitável e deve ser considerado no planejamento dos movimentos esqueléticos.

Audição

A disfunção da tuba auditiva (de Eustáquio) depois de cirurgia ortognática maxilar foi relatada como complicação temporária, normalmente decorrente de edema de tecidos moles em torno dessa estrutura anatômica, quando ela passa para a parte posterior da maxila.[135-139]

Amplitude de movimento da mandíbula

Todos os pacientes podem esperar redução da amplitude de movimento da mandíbula depois de cirurgia corretiva.[139-145] Esse problema aumenta quando o edema tecidual diminui e as articulações retomam a mobilidade. Contudo, as queixas musculoesqueléticas persistentes de menor amplitude de movimento e dor ao movimento são complicações que precisam ser bem avaliadas e tratadas. Os segmentos da osteotomia mal posicionados e as posições do côndilo podem gerar função dolorosa dos músculos da mastigação, assim como da ATM. A formação de tecido cicatricial ao longo da linha de incisão pode limitar a amplitude de movimento da mandíbula A hemorragia no espaço articular e as subsequentes calcificações traumáticas podem levar à anquilose ou à pseudoanquilose se o paciente tiver fios de fixação maxilomandibular por período extenso. Mesmo o uso de tração forte com elástico por alguns meses pode levar à redução da amplitude de movimento.

O tratamento desse problema é basicamente muscular e deve começar com exercícios de amplitude passiva, progredindo para a fisioterapia conforme for preciso.

Os problemas intrínsecos à ATM depois de cirurgia ortognática devem ser avaliados e tratados. Incluem deslocamento do disco, flacidez condilar, necrose avascular ou reabsorção condilar idiopática. Os pacientes que apresentam doença da ATM antes da operação ou história pregressa de cirurgia da ATM podem ter necessidades especiais depois do procedimento. Têm mais propensão para dor e sintomas na ATM depois da cirurgia ortognática.[146] Em geral, já fizeram fisioterapia como parte do tratamento. Alguns pacientes também podem precisar de técnicas de conduta distintas na dor ou mesmo de um especialista em dor, principalmente se já tiveram dor crônica. Se houver problema agudo de trava em fechamento após a cirurgia ortognática e o deslocamento de disco for a etiologia, deve-se tentar imediatamente liberar o disco preso.

Splints

Os *splints* de acrílico usados no pós-operatório são presos à dentição superior com pequenos fios. Isso é feito com frequência na cirurgia segmentar da maxila para manter a largura e a forma da arcada e melhorar a estabilidade dos segmentos, permitindo a cicatrização óssea. Os *splints* podem fraturar ou afrouxar com o tempo. É necessário removê-los "precocemente" devido a problemas oclusais. Quando isso ocorre, o ortodontista precisa estar presente para ajudar a mudar o arco segmentado por arco contínuo, assim como planejar a possível colocação de arcos transpalatinos para manter a largura e a estabilidade, e permitir a cicatrização óssea.

Problemas transversais

A perda de largura depois de osteotomia segmentar de Le Fort leva à má oclusão e má cicatrização quando o posicionamento da osteotomia é ruim. A necessidade de planejar a expansão da largura esquelética antes da cirurgia formal de Le Fort I é essencial para evitar a tentativa de expandir a maxila para além de seu limite biológico de tolerância no momento da cirurgia segmentar. A expansão rápida da maxila cirurgicamente assistida é um instrumento poderoso no armamentário do cirurgião ortognático.[147-150]

Sequestro

Os sequestros podem resultar de vários problemas de comprometimento vascular no local da osteotomia.

Na cirurgia maxilar, os sequestros podem ocorrer dentro dos seios maxilares quando não se percebe que parte das paredes da maxila sofreram fratura durante a osteotomia segmentar e foram removidas antes da fixação.

Na mandíbula, a ponta da OVIR pode ser sequestrada, porque é bastante fina e pode ficar desvacularizada em vez de cicatrizar. Esses pacientes apresentam edema de espaço bucal e, às vezes, formação de abscesso. Na osteotomia sagital bilateral (OSB) também pode haver sequestro de osso. Usar as placas ósseas ao longo da fina margem da borda superior do segmento proximal pode levar a fraturas patológicas do segmento sequestrado. Esses pacientes também apresentam dor e edema na região do osso sequestrado.

Em todos os casos, os pedaços sequestrados precisam ser desbridados para que as feridas cicatrizem adequadamente.

A perda do ângulo goníaco da mandíbula decorrente de remodelação de segmento proximal mal posicionado também é uma complicação conhecida da osteotomia sagital de ramo.[151] É verificada no pós-operatório durante o processo de cicatrização, quando o segmento proximal não foi posicionado e estabilizado de modo correto. Quando isso ocorre, o defeito do tecido mole do ângulo precisa de enxerto para remodelar a região e apresentar aparência estética aceitável.

Componente metálico

A falha de componentes metálicos devido ao afrouxamento do parafuso, com o tempo, é encontrada quando a cicatrização está concluída e houve remodelação de tecidos ósseos ao redor das placas ósseas. Se o paciente apresentar desconforto sobrejacente ao componente metálico, deve-se considerar a exploração dessas placas e remover os componentes. O parafuso solto pode não ser notado se não estiver deslocado.[152-154]

Alterações do paladar

A função do paladar no palato duro fica reduzida por pelo menos 6 a 9 meses depois de cirurgia de Le Fort I. Esse procedimento pode prejudicar a função do ramo petroso maior superficial do nervo facial. A função do paladar na língua é reduzida por um 1 a 2 meses depois de OSB. Isso se deve à afecção do nervo corda do tímpano, que pode ser traumatizado com o nervo lingual durante a OS. Esse comprometimento foi transitório e melhorou no decorrer de 6 a 9 meses.[155]

Problemas ortodônticos

As complicações no primeiro mês pós-operatório relacionadas ao tratamento ortodôntico encontram-se em diversas regiões. A primeira é a perda dos braquetes durante a cirurgia e a necessidade de reposição de componentes metálicos de modo que não haja movimento dos dentes para alguma posição ruim. A segunda é a necessidade de mudar os arcos ou adicionar suporte transpalatino oportunamente depois da cirurgia para manter a estabilidade esquelética da mudança da largura. Essas consultas devem ser marcadas com antecedência com o ortodontista, e devem alertar sua equipe que os pacientes cirúrgicos não podem esperar. O cirurgião deve seguir até se certificar de que as alterações de arco ocorrem no tempo correto. A terceira é o movimento do dente que cria forças indesejadas sobre o esquema oclusal que possam abrir a mordida, criar colapso transverso ou raspar os tecidos gengivais. É de suma importância acompanhar os pacientes de perto, porque o tratamento ortodôntico termina no período pós-operatório. A excelente comunicação entre cirurgião e ortodontista é essencial para obter resultado estável prolongado.

Satisfação do Paciente

Mesmo quando se realiza a cirurgia com a técnica mais perfeita e o melhor tratamento ortodôntico, se o paciente perceber que não gosta do resultado, o tratamento, em sua percepção, terá sido um fracasso.[16,156-158] O problema advém da má comunicação entre cirurgião, paciente e ortodontista. Saber por que o paciente está buscando tratamento é fundamental para compreender como atingir bons resultados.

Complicações Tardias

Os problemas que surgem depois do primeiro ano são considerados complicações tardias. Elas podem referir-se a função, falha de componentes metálicos e estabilidade esquelética.

Estabilidade

A estabilidade da cirurgia dos maxilares depende de vários fatores. A direção dos movimentos cirúrgicos, o tipo de fixação usada e a técnica cirúrgica são preditores discutidos para a estabilidade a longo prazo.[65,66,159-166] Contudo, o principal problema é estabelecer o diagnóstico ortodôntico correto para definir os movimentos propostos para corrigir a deformidade, ao mesmo tempo em que não se transgridam os limites biológicos de tolerância tecidual. As preocupações secundárias são o planejamento das osteotomias. Existe um limite de tolerância do tecido mole em relação ao avanço ósseo. Diante de deformidades graves, a consideração de outros meios ou técnicas, como osteogênese por distração, que permite movimento dos ossos em conjunto com certa expansão tecidual, proporciona resultado mais estável a longo prazo.[167]

Embora as técnicas de fixação rígida tenham melhorado a estabilidade geral da cirurgia ortognática, os tipos de movimento planejados ainda causam impacto no desfecho com o decorrer do tempo. O planejamento adequado, que incorpore enxertos ósseos, por exemplo, quando se realizam movimentos com alta taxa de recidiva, produz melhores resultados nesse contexto.

A direção do movimento mandibular também afeta a estabilidade a longo prazo; o avanço da mandíbula é mais estável que o bloqueio, mesmo com fixação rígida.

A alteração do plano oclusal com cirurgia nos dois maxilares também afeta a estabilidade dos movimentos a longo prazo. O aumento ou a redução do plano tem de ser considerado junto com os movimentos reais da maxila e da mandíbula para compreender como será a mudança pós-cirúrgica.

O próximo problema é planejar cuidadosamente a cirurgia em relação ao crescimento esquelético do paciente. A menos que a criança em fase de crescimento tenha comprometimento funcional grave e o plano inclua diversas intervenções cirúrgicas, a cirurgia para corrigir as deformidades esqueléticas faciais é feita, tradicionalmente, na população de pacientes esqueleticamente maduros que "não cresce".

Por último, estão os problemas relativos a doenças sistêmicas, que podem levar a alterações da oclusão decorrentes de mudanças esqueléticas secundárias à doença subjacente. As doenças neuromusculares com hipotonia ou hipertonia ou as doenças de expansão de medula óssea, como a talassemia, contribuem para a estabilidade a longo prazo da correção de deformidades maxilares.

Lesão permanente de nervo craniano

A perda de sensibilidade ou a função inadequada dos nervos sensitivos é uma complicação bem documentada da cirurgia corretiva dos maxilares. A osteotomia sagital gera, com mais frequência, hipofunção dos ramos sensitivos da terceira divisão do V nervo craniano. Contudo, a incidência dessa complicação varia de 5 a 70% na literatura. A osteotomia vertical intrabucal de ramo tem menos incidência dessa complicação a longo prazo. No entanto, quando as osteotomias de ramo são combinadas com genioplastia, há aumento da incidência de lesão nervosa. Independentemente da osteotomia empregada, a anestesia total desse nervo é rara e é consequência de lesão direta por meio da invasão de componentes metálicos ou transecção. A formação de neuroma é rara, mas é relatada e pode exigir intervenção caso se torne sintomática.[168]

VII nervo craniano

Não há relatos de dano permanente ao VII nervo devido ao acesso intrabucal da maxila ou mandíbula. Todas as lesões relatadas desse nervo foram de natureza transitória, a menos que tenha sido direta, mais provavelmente por dissecação extrabucal para ter acesso aos maxilares.[169,170] É de extrema importância reconhecer a intervenção inicial necessária ao tratar o nervo motor traumatizado.

Problemas da ATM

Os problemas da ATM que podem resultar de cirurgia ortognática são dor, desorganização interna e reabsorção condilar idiopática. A dor e os ruídos da ATM nos primeiros meses de pós-cirúrgico consiste de alta suspeita de alterações condilares que podem ocorrer nos meses seguintes. Os pacientes com disfunção TM preexistente submetidos à cirurgia ortognática, em particular de avanço da mandíbula, podem piorar expressivamente depois da cirurgia. É importante readquirir a amplitude de movimento e a força de mordida depois de cirurgia corretiva dos maxilares para obter a correção funcional geral do paciente. A fisioterapia pós-operatória pode ser necessária para ampliar o curso normal do paciente. Contudo, a dor persistente e a falta de amplitude de movimento podem ser indicação de desorganizações internas contínuas ou em desenvolvimento na articulação ou na musculatura. A falta de amplitude de movimento também pode ser atribuída à formação de contratura cicatricial por incisões mal feitas durante a osteotomia da mandíbula.

A altura do ramo mandibular diminui em consequência da dissolução da cabeça do côndilo e leva à lenta abertura da mordida anterior com base no esqueleto depois da cirurgia. A etiologia da reabsorção condilar idiopática não é conhecida. Costuma ocorrer antes ou depois da cirurgia e em geral é observada em mulheres jovens entre 15 e 35 anos de idade. É progressiva até que o processo reabsorva a incisura sigmoide. A disfunção da ATM deve ser meticulosamente avaliada, tratada quando necessário e monitorada nos pacientes de cirurgia ortognática.[171-176] Foram identificados fatores de risco que podem predispor a complicações. Os fatores de risco são: paciente do gênero feminino com retrognatia associada ao aumento do ângulo do plano mandibular, presença de atrofia condilar antes do tratamento e deslocamento condilar para posterior e rotação da mandíbula para cima e para a frente durante a cirurgia. Os côndilos com sinais radiológicos preexistentes de osteoartrose ou que têm inclinação posterior correm mais risco de reabsorção progressiva.

Esses pacientes devem ser tratados com cirurgia, se possível, uma vez que o processo se extinga para se ter a melhor chance de estabilidade cirúrgica. Os côndilos podem ser monitorados quanto à doença ativa com varreduras ósseas com tecnécio-99. A escolha do momento e do método de reconstrução é determinada, como sempre, pela gravidade da deformidade remanescente e seu impacto sobre a função.

CONCLUSÕES

A cirurgia ortognática tem uma história rica de triunfos e fracassos. Os gigantes que conduzem o campo da Cirurgia Corretiva dos maxilares no século XXI lançaram as bases para os futuros cirurgiões bucomaxilofaciais continuarem seu trabalho fornecendo aos pacientes a cirurgia reconstrutiva segura e previsível da região maxilofacial. Os princípios básicos da compreensão das limitações dos procedimentos cirúrgicos, acoplados à compreensão dos especialistas em anatomia cirúrgica e em habilidades para realizar nossa tarefa, possibilitam que o cirurgião moderno não só lide com os possíveis riscos em "mares bravios", mas também que consigam navegar por eles em conjunto.

LEITURAS SUGERIDAS

1. Kim SG, and Park SS. 2007. "Incidence of complications and problems related to orthognathic surgery." J Oral Maxillofac Surg 65: 2438.
2. Patel PK, Morris DE, and Gassman A. 2007. "Complications of orthognathic surgery." J Craniofac Surg 18: 975.
3. Mahy P, Siciliano S, and Reychler H. 2002. "Complications and failures in orthognathic surgery." Rev Belge Med Dent 57: 71.
4. Panula K, Finne K, and Oikarinen K. 2001. "Incidence of complications and problems related to orthognathic surgery: A review of 655 patients." J Oral Maxollofac Surg 59: 1128.
5. Dimitroulis G. 1998. "A simple classification of orthognathic surgery complications." Int J Adult Orthod Orthognath Surg 13: 79.
6. Van de Perre JPA, Stoelinga PJW, Blijdorp PA, et al. 1996. "Perioperative morbidity in maxillofacial orthopaedic surgery: A retrospective study." J Craniomaxillofac Surg 24: 263.
7. O'Ryan FS. 1990. "Complications of orthognathic surgery." Oral and Maxillofac Surg Clin North Am 2: 593.

8. El Deeb M, Wolford L, and Bevis R. 1989. "Complications of orthognathic surgery." Clin Plast Surg 16: 825.
9. Phillips C, Blakey G, 3rd, and Jaskolka M. 2008. "Recovery after orthognathic surgery: Short-term health r-related quality of life outcomes." J Oral Maxillofac Surg 66(10): 2110.
10. Bays RA, and Boulous GF. 2003. "Complications of orthognathic surgery." Oral Maxillofac Surg Clin North Am 15(2): 229.
11. Shariffi A, Jones R, Ayoub A, Moos K, Walker F, Khanbay B, and McHugh S. 2008. "How accurate is model planning for orthognathic surgery?" Int J Oral Maxillofac Surg 37(12): 1089.
12. Danesh G. Lippold C, Joos U, and Meyer U. 2006. "Technical and clinical assessment of the use of a new material-based splint in orthognathic surgery." Int J oral Maxillofac Surg 35(9): 96.
13. Mavili ME, Canter HI, Saglam-Aydinatay B, Kiamaci S, and Kocadereli I. 2007. "Use of three-dimensional medical modeling methods for precise planning of orthognathic surgery." J Craniofac Surg 18(4): 740.
14. Swennen GR, Mollemans W, and Schutyser F. 2009. "Three-dimensional treatment planning of orthognathic surgery in the era of virtual imaging." J Oral Maxillofac Surg 67(10): 2080.
15. Meade EA, and Inglehart MR. 2010. "Young patients' treatment motivation and satisfaction with orthognathic surgery outcomes: The role of 'possible selves.'" Am J orthod Dentofacial Orthop 137(1): 26.
16. Narayanan V, Guhan S, Sreekumar K, and Ramadorai A. 2008. "Self-assessment of facial form oral function and psychosocial function before and after orthognathic surgery: A retrospective study." Indian J Dent Res 19(1): 12.
17. Espeland L, Hogevold HE, and Stenvik A. 2008. "A 3-year patient-centered follow-up of 516 consecutively treated orthognathic surgery patients." Eur J orthod 30(1): 24.
18. Benumof JL. 1997. Anesthesia and Uncommon Diseases, 4th ed. Philadelphia: Elsevier.
19. Ghoreishian M, and Gheisari R. 2009. "The effect of maxillary multidirectional movement on nasal respiration." J Oral Maxillofac Surg 67(10): 2283.
20. Lye KW. 2008. "Effect of orthognathic surgery on posterior airway space (PAS)." Ann Acad Med Singapore 37(8): 677.
21. Goodday R. 2009. "Diagnosis, treatment planning and surgical correction of obstructive sleep apnea." J Oral Maxillofac Surg 67(10): 2183.
22. Gilon V, Raskin S, Heymans O, and Poirrier R. 2001. "Surgical management of maxillomandibular advancement of sleep apnea patients: Specific technical considerations." Int J Adult Orthodon Orthognath Surg 16(4): 305.
23. Ruscello DM, Tekieli ME, Jakomis T, Cook L, and Van Sickles JE. 1986. "The effects of orthognathic surgery on speech production." Am J Orthod 89(3): 237.
24. Jorge TM, Brasolottoa G, Goncales ES, Filho HN, Berretin L, and Felix G. 2009. "Influence of orthognathic surgery on voice fundamental frequency." J Craniofacial Surg 20(1): 161.
25. O'Gara M, and Wilson K. 2007. "The effects of maxillofacial surgery on speech and velopharyngeal function." Clin Plast Surg 34(3): 395.
26. Vallino LD. 1990. "Speech, velopharyngeal function, and hearing before and after orthognathic surgery." J Oral Maxillofac Surg 48(12): 1274.
27. Bousaba S, Delatte M, Barbarin V, Faes J, and DeClerck H. 2002. "Pre- and post-surgical orthodontic objectives and orthodontic preparation." Rev Belge Med Dent 57(1): 37.
28. Sarver DM, and Sample LB. 1999. "How to avoid surgical failures." Semin Orthod 5(4): 257.
29. Sabri R. 2006. "Orthodontic objectives in orthognathic surgery: State of the art today." World J Orthod 7(2): 177.
30. Herford AS, and Stella JP. 2000. "An algorithm for determination of ideal location of interdental osteotomies in presurgical orthodontic treatment planning." Int J Adult Orthodon Orthognath Surg 15(4): 299.
31. Ueki K, Marukawa K, Shimada M, Alam S, Nakagawa K, and Yamamoto E. 2006. "The prevention of periodontal bone loss at the osteotomy site after anterior segmental and dento-osseous osteoeomy." J Oral Maxillofac Surg 64(10): 1526.
32. Burford D, and Noar JH. 2003. "The causes, diagnosis and treatment of anterior open bite." Dent Update 30: 235.
33. Kriwalsky MS, Maurer P, Veras RB, Eckert AW, and Schubert J. 2008. "Risk factors for a bad split during sagittal split osteotomy." Br J OMS 46(3): 177.
34. Precious DS, Lung KE, Pynn BR, and Goodday RH. 1998. "Presence of impacted teeth as a determining factor of unfavorable splits in 1256 sagittal split osteotomies." Oral Surg Oral Med Oral Path Oral Radiol Endod 85(4): 362.
35. Mehra P, Castro V, Freitas RZ, and Wolford LM. 2001. "Complications of the mandibular sagittal split ramus osteoeomy associated with the presence or absence of third molars." J Oral Maxillof Surg 59(8): 854.
36. Reyneke JP, Tsakiris P, and Becker P. 2002. "Age as a factor in the complication rate after removal of unerupted/impacted third molars at the time of mandibular sagittal split osteotomy." J Oral Masillofac Surg 60(6): 654.
37. Worsaae N, Jensen BN, Holm B, and Holsko J. 2007. "Treatment of severe hypodontia-oligodontia—An interdisciplinary concept." Int J Oral Maxillofac Surg 36(6): 473.
38. Baralle MM, Ferri J, Maes JM, Mercier J, Ovaert I, and Pellerin P. 1995. "Orthognathic surgery with missing teeth." Rev Stomatol Chir Maxillofac 96(4): 201.
39. Kim Y, Park JU, and Kook YA. 2009. "Alveolar bone loss around incisors in surgical skeletal Class III patients." Angle Orthod 79(4): 676.
40. Choi WS, and Samman N. 2008. "Risks and benefits of deliberate hypotension in anaesthesia: A systematic review." Int J Oral Maxillofac Surg 37(8): 687.
41. Varol A, Basa S, and Ozturk S. 2010. "The role of controlled hypotension upon transfusion requirement during maxillary downfracture in double-jaw surgey." J Craniomaxillofac Surg 38(5): 345.

42. Rodrigo C. 2000. "Anesthetic considerations for orthognathic surgery with evaluation of difficult intubation and technique for hypotensive anesthesia." Anesth Prog 47(4): 151.
43. Teeples TJ, Rallis DJ, Rieck KL, and Viozzi CF. 2010. "Lower extremity compartment syndrome associated with hypotensive general anesthesia for orthognathic surgery: A case report and review of the disease." J Oral Maxillofac Surg 68(5): 1166.
44. Tiner BD, Van Sickels JE, and Schmitz JP. 1997. "Life-threatening delayed hemorrhage after LeFort I osteotomy requiring surgical intervention: Report of two cases." J Oral Maxillofac Surg 55(1): 91.
45. Lanigan DT, and West RA. 1984. "Management of postoperative hemorrhage following the Le Fort I maxillary osteoeomy." J Oral Maxillofac Surg 42(6): 367.
46. Newhouse RF, Schow SR, Kraut RA, and Price JC. 1982. "Life-threatening hemorrhage from a Le Fort I osteotomy." J Oral Maxillofac Surg 40(2): 117.
47. Mehra P, Cottrell DA, Calazzo A., et al. 1999. "Life-threatening, delayed epistaxis after surgically assisted rapid palatal expansion: A case report." J Oral Maxillofac Surg 57: 201.
48. Nannini V, and Sachs SA. 1986. "Mediastinal emphysema following LeFort I osteotomy: Report of a case." Oral Surg Oral Med Oral Pathol 62(5): 508.
49. St. Hilaire H, Montazem AH, and Diamond J. 2004. "Pneumomediastinum after orthognathic surgery." J Oral Maxillofac Surg 62(7): 892.
50. Chebel NA, Ziade D, and Achkouty R. 2010. "Bilateral pneumothorax and pneumomediastinum after treatment with continuous positive airway pressure after orthognathic surgery." Br J Oral Maxillofac Surg 48(4): e14.
51. Lai JP, Hsieh CH, Chen YR, and Liang CC. 2005. "Unusual late vascular complications of sagittal split osteoeomy of the mandibular ramus." J Craniofac Surg 16(4): 664.
52. Bradley JP, Elahi M, and Kawamoto HK. 2002. "Delayed presentation of pseudoaneurysm after LeFort I osteotomy." J Craniofac Surg 13(6): 746.
53. Li KK, Meara JG, and Rubin PA. 1995. "Orbital compartment syndrome following orthognathic surgery." J Oral Maxillofac Surg 53(8): 964.
54. Phillips C. Blakely G, 3rd, and Jaskolka M. 2008. "Recovery after orthognathic surgery: Short term health-related quality of life outcomes." J Oral Maxillofac Surg 66(10): 2110.
55. Kahnberg KE, Vannas-Lofqvist L, and Zellin G. 2005. "Complications associated with segmentation of the maxilla: A retrospective radiographic follow up of 82 patients." Int J Oral Maxillofac Surg 34: 840.
56. Bell WH, and Levy BM. 1971. "Revascularization and bone healing after posterior maxillary osteotomy" J Oral Surg 29: 313.
57. Bell WH. 1973. "Biologic basis for maxillary osteotomies." Am J Phys Anthropol 38: 279.
58. Bell WH, Fonseca RJ, Kennedy JW, et al. 1975. "Bone healing and revascularization after total maxillary osteotomy." J Oral Surg 33: 253.
59. Ueki K, Marukawa K, Shimada M, et al. 2006. "The prevention of periodontal bone loss at the osteotomy site after anterior segmental and dento-osseous osteotomy." J Oral Maxillofac Surg 64: 1526.
60. Mordenfeld A, and Andersson L. 1999. "Periodontal and pulpal condition of the central incisors after midline osteotomy of the maxilla." J Oral Maxillofac Surg 57(5): 523.
61. Harada K, Sato M, and Omura K. 2004. "Blood-flow and neurosensory changes in the maxillary dental pulp after differing Le Fort I osteoeomies." Oral Surg Oral Med Oral Pathol Radiol Endod 97(1): 12.
62. Vedtofte P, and Nattestad A. 1989. "Pulp sensibility and pulp necrosis after LeFort I osteotomy." J Craniomaxillofac Surg 17(4): 167.
63. Morgan TA, and Fridrich KL. 2001. "Effects of the multiple-piece maxillary osteotomy on the periodontium." Int J Adult Orthodon Orthognath Surg 16(4): 255.
64. Lanigan DT, Hey JW, and West RA. 1990. "Aseptic necrosis following maxillary osteotomies: Report of 36 cases." J Oral Maxillofac Surg 48(2): 142.
65. Proffit WR, Turvey TA, and Phillips C. 1996. "Orthognathic surgery: A hierarchy of stability." Int J Adult Orthodon Orthognath Surg 11(3): 191.
66. Proffit WR, Turvey TA, and Phillips C. 2007. "The hierarchy of stability and predictability in orthognathic surgery with rigid fixation: An update and extension." Head Face Med 3: 21.
67. Junger TH, Krenkel C, and Howaldt HP. 2003. "Lefort I sliding osteotomy—A procedure for stable inferior repositioning of the maxilla." J Craniomaxillofac Surg 131(2): 82.
68. Girotto JA, Davidson J, Wheatly M, Redett R, et al. 1998. "Blindness as a complication of Le Fort osteotomies: Role of atypical fracture patterns and distortion of the optic canal." Plast Reconstru Surg 102(5): 1409.
69. Demas PN, and Sotereanos GC. 1989. "Incidence of nasolacrimal injury and turbinectomy-associated atrophic rhinitis with Lefort I osteotomies." J Craniomaxillofac Surg 17: 116.
70. You ZH, Bell WH, and Finn RA. 1992. "Location of the nasolacrimal canal in relation to the high LeFort I osteotomy." J Oral Maxillofacial Surg 50: 1075.
71. Shoshani Y, Samet N, Ardekian L, et al. 1994. "Nasolacrimal Duct injury after LeFort I osteoeomy." J Oral Maxillofac Surg 52: 406.
72. Drew SJ. 2008. "Clinical controversies in oral and maxillofacial surgery: Part One. Maxillary distraction osteogenesis for advancement in cleft patients, internal devices." J Oral Maxillofac Surg 66(12): 2592.
73. Mitchell C, Oeltjen J, Panthaki Z, and Thaller SR. "Nasolabial aesthetics." 2007. J Craniofac Surg 18(4): 75.

74. O'Ryan F, and Schendel S. 1989. "Nasal anatomy and maxillary surgery. I. Esthetic and anatomic principles." Int J Adult Orthodon Orthognath Surg 4(1): 27.
75. O'Ryan F, and Schendel S. 1989. "Nasal anatomy and maxillary surgery. II. Unfavorable nasolabial esthetics following the LeFort I osteotomy." Int J Adult Orthodon Orthognath Surg 4(2): 75.
76. O'Ryan F, and Carlotti A. 1989. "Nasal anatomy and maxillary surgery. III. Surgical techniques for correction of nasal deformities in patient undergoing maxillary surgery." Int J Adult Orthodon Orthognath Surg 4(3): 157.
77. Stella JP, Streater MR, Epker BN, and Sinn DP. 1989. "Predictability of upper lip soft tissue changes with maxillary advancement." J Oral Maxillofac Surg 47(7): 697.
78. Polido WD, Ellis E, 3rd, and Sinn DP. 1991. "An assessment of the predictability of maxillary repositioning." Int J Oral Maxillofac Surg 20(6): 349.
79. Gil JN, Claus JD, Manfro R, and Lima SM, Jr. 2007. "Predictability of maxillary repositioning during bimaxillary surgery: Accuracy of a new technique." Int J Oral Maxillofac Surg 36(4): 296.
80. Kretschmer WB, Zoder W, Baciut G, and Wangerin K. 2009. "Accuracy of maxillary positioning in bimaxillary surgery." Br J Oral Maxillofac Surg 47(6): 446.
81. Kramer FJ, Baethge C, Swennen G, Teltzrow T, et al. 2004. "Intra- and perioperative complications of the LeFort I Osteotomy: A prospective evaluation of 1000 patients." J Craniofac Surg 15(6): 971.
82. Turvey TA, and Fonseca RJ. 1980. "The anatomy of the internal maxillary artery in the ptyergopalatine fossa: Its relationship to maxillary surgery." J Oral Surg 38: 92.
83. Trimbel LD, Tideman H, and Stoelinga PJW. 1983. "A modification of the ptyergoid plate separation in low-level maxillary osteotomies." J Oral Maxillofac Surg 41: 544.
84. Lanigan DT, Hey, JH, and West RA. 1990. "Major vascular complications of orthognathic surgery: Hemorrhage associated with Le Fort I osteotomies." J Oral Maxillofac Surg 48(6): 561.
85. Manafi A, Ghenaait H, Dezham F, and Arshad M. 2007. "Massive repeated nose bleeding after bimaxillary osteotomy." J Craniofac Surg 18(6): 1491.
86. Lanigan DT, Hey JH, and West RA. 1991. "Major vascular complications of orthognathic surgery: False aneurysms and arteriovenous fistulas following orthognathic surgery." J Oral Maxillofac Surg 49(6): 571.
87. Campbell R, Rodrigo D, and Cheung L. 1994. "Asystole and bradycardia during maxillofacial surgery." Anesth Prog 41: 13.
88. Schaller B, Cornelius JF, Prabhakar H, Koerbel A, et al. 2009. "Trigemino-cardiac reflex: An update of the current knowledge." J Neruosurg Anesthesiol 21(3): 187.
89. Ketzler JT, and Landers DF. 1992. "Management of a severed endotracheal tube during Lefort OSteoeomy." J Clin Anesth 4(2): 144.
90. Valentine DJ, and Kaban LB. 1992. "Unusual nasoendotracheal tube damage during Le Fort I Osteotomy. Case report." Int J Oral Maxillofac Surg 21(6): 333.
91. Davies JR, and Dyer PV. 2003. "Preventing damage to the tracheal tube during maxillary osteotomy." Anaesthesia 59(9): 914.
92. Peskin RM, and Sachs SA. 1986. "Intraoperative management of a partially severed endotracheal tube during orthognathic surgery." Anesth Prog 33(5): 247.
93. Huang TT, Tseng CE, Lee TM, Yeh JY, and Lai YY. 2009. "Preventing pressure sores of the nasal ala after nasotracheal tube intubatin: From animal model to clinical application." J Oral Maxillofac Surg 67(3): 543.
94. O'Ferrara JJ, Cheynet F, Guyot L, Thiery G, and Blanc JL. 2001. "Complications of genioplasty." Rev Stomatol Chir Maxillofac 102(1): 34.
95. Van Butsele B, Neyt L, Abeloos J, De Clercq C, et al. 1993. "Mandibular fracture: An unusual complication following osteotomy of the chin." Acat Stomatol Belg 90(3): 189.
96. Clark CL, and Baur DA. 2004. "Management of mentalis muscle dysfunction after advancement genioplasty: A case report." J Oral Maxillofac Surg 62(5): 611.
97. Jones BM, and Vesely MJ. 2006. "Osseous genioplasty in facial aesthetic surgery–A personal perspective reviewing 54 patients." J Plast Reconstr Aesthet Surg 59(11): 1177.
98. Guyot L, Layoun W, Richard O, Chenynet F, and Gola R. 2002. "Alteration of chin sensibility due to damage of the cutaneous branchj of the mylohyoid nerve during genioplasty." J Oral Maxillofac Surg 60(11): 1371.
99. Ritter EF, Moelleken BR, Mathes SJ, and Ousterhout DK. 1992. "The course of the inferior alveolar neurovascular canal in relation to sliding genioplasty." J Craniofac Surg 13(1): 20.
100. Varol A, Sencimen M, Kicabiyik N, Gilses A, and Ozan H. 2009. "Clinical and anatomical aspects of possible mylohyoid nerve injury during genioplasties." Int J Oral Maxillofac Surg 38(10): 1084.
101. Shaughnessy S, Mobarak KA, Hogevold HE, and Espeland L. 2006. "Long-term skeletal and soft tissue responses after advancement genioplasty." Am J Orthodon Dentofacial Orthop 130(1): 8.
102. Hwang K, Lee WJ, Song YB, and Chung IH. 2005. "Vulnerability of the inferior alveolar nerve and mental nerve during genioplasty: An anatomic study." J Craniofac Surg 16(1): 10.
103. Van Merkesteyn JP, Groot RH, van Leeuwaarden R, and Kroon FH. 1987. "Intra-operative complications in sagittal and vertical ramus osteoeomies." Int J Oral Maxillofac Surg 16(6): 665.
104. Tuinzing DB, and Greebe RB. 1985. "Complications related to the intraoral vertical ramus osteotomy." Int J Oral Surg 14(4): 319.
105. Hall HD, and McKenna SJ. 1987. "Further refinement and evaluation of intraoral vertical ramus ostoeotmy." J Oral Maxillofac Surg 45(8): 684.

106. Blinder D, Peleg O, Yoffe T, and Taicher S. 2010. "Intraoral vertical ramus osteotomy: A simple method to prevent medial trapping of the proximal fragment. Int J Roal Maxillofac Surg 39(3): 289.
107. Calderon S, Gal G, Anavi Y, and Gonshorowitz M. 1992. "Techniques for ensuring the lateral position of the proximal segment following intraoral vertical ramus osteotomy." J Oral Maxillofac Surg 50(10): 1044.
108. Ueki K, Hashiba Y, Marukawa K, Nakagawa K, et al. 2009. "The effects of changing position and angle of the proximal segment after intraoral vertical ramus osteotomy." Int J Oral Maxillofac Surg 38(10): 1041.
109. Lanigan DT, Hey J, and West RA. 1991. "Hemorrhage following mandibular osteotomies: A report of 2 cases." J Oral Maxillofac Surg 49(7): 713.
110. Resnick CM, Kaban LB, and Troulis MJ. 2009. "Minimally invasive orthognathic surgery." Facial Plast Surg 25(1): 49.
111. Teltzrow T, Kramer FJ, Schulze A, Baethge C, and Brachvogel P. 2005. "Perioperative complications following sagittal split osteotomy of the mandible." J Craniomaxillofac Surg 33(5): 307.
112. Hwang K, Nam YS, and Han SH. 2009. "Vunerable structures during intraoral sagittal split ramus osteotomy." J Craniofac Surg 20(1): 229.
113. Jones JK, and Van Sickels JE. 1991. "Facial nerve injuries associated with orthognathic surgery: A review of incidence and management." J Oral Maxillofac Surg 49(7): 740.
114. Kriwalsky MS, Maurer P, Veras RB, Eckert AW, and Schubert J. 2008. "Risk factors for bad split during sagittal split osteotomy." Br J Oral Maxillofac Surg 46(3): 177.
115. Patterson AL, and Bagby SK. 1999. "Posterior vertical body osteotomy (PVBO): A predictable rescue procedure for proximal segment fracture during sagittal split ramus osteotomy of the mandible." J Oral Maxillofac Surg 57(4): 475.
116. Mehra P, Castro V, Freitas RZ, and Wolford LM. 2001. "Complications of the mandibular sagittal split ramus osteoeomy associated with the presence or absence of third molars." J Oral Maxillofac Surg 59(8): 854.
117. Marquez IM, and Setella JP. 1998. "Modification of sagittal split ramus osteotomy to avoid unfavorable fracture around impacted third molars." Int J Adult Orthodon Orthognath Surg 13(3): 183.
118. Geha H, Nimeskern N, and Beziat JL. 2009. "Patient-controlled analgesia in orthognathic surgery: Evaluation of the relationship to anxiety and anxiolytics." Oral Surg Oral Med Oral Pathol Oral Radiol Endod 108(3): e33.
119. Schaberg SJ, Stuller CB, and Edwards SM. 1984. "Effect of methyoprednisolone on swelling after orthognathic surgery." J Oral Maxillofac Surg 42(6): 356.
120. Weber CR, and Griffin JM. 1994. "Evaluation of dexamethasone for reducing postoperative edema and inflammatory response after orthognathic surgery." J Oral Maxillofac Surg 52(1): 35.
121. Precious DS, Hoffman CD, and Miller R. 1992. "Steroid acne after orthognathic surgery." Oral Surg Oral Med Oral Path 74(3): 279.
122. Fleming PS, and Flood TR. 2005. "Steroid-induced psychosis complicating orthognathic surgery: A case report." Br Dent J 2005 199(10): 647.
123. Barrier A, Breton P, Girard R, Dubost J, and Bouletreau P. 2009. "Surgical site infections in orthognathic surgery and risk factors associated." Rev Stomatol Chir Maxillofac 110(3): 127.
124. Spaey YJ, Bettens RM, Mommaerts MY, et al. 2005. "A prospective study on infections complications in orthognathic surgery." J Craniomaxillofac Surg 33(1): 24.
125. Silva AC, O'Ryan F, and Poor DB. 2006. "Postoperative nausea and vomiting (PONV) after orthognathic surgery: A retrospective study and literature review." J Oral Maxillofac Surg 64: 1385.
126. Flanary CM, Barnwell GM, VanSickels JE, Littlefield JH, and Rugh Al. 1990. "Impact of orthognathic surgery on normal and abnormal personality dimensions: A 2-year follow-up study of 61 patients." Am J Orthod Dentofacial Orthop 98(4): 313.
127. Pogrel MA, and Scott P. 1994. "Is it possible to identify the psychologically 'bad risk' orthognathic surgery patient preoperatively?" Int J Adult Orthodon Orthognath Surg 9(2): 105.
128. Cunningham SJ, Hunt NP, and Feinmann C. 1995. "Psychological aspects of orthognathic surgery: A review of the literature." Int J Adult Orthodon Orthognath Surg 10(3): 159.
129. Olejki TD, and Fonseca RJ. 1984. "Preoperative nutritional supplementation for the orthognathic surgery patient." J Oral Maxillofac Surg 42(9): 573.
130. Kendell BD, Fonseca RJ, and Lee M. 1982. "Postoperative nutritional supplementation for the orthognathic surgery patient." J Oral Maxillofac Surg 40(4): 205.
131. Connor AM. 1982. "A diet for orthognathic surgery patients." J Clin Orthod 16(1): 33.
132. Moses JJ, Lange CR, and Arredondo A. 2000. "Endoscopic treatment of sinonasal disease in patients who have had orthognathic surgery." Br J Oral Maxillofac Surg 38(3): 177.
133. Cano J, Campo J, Alobera MA, and Baca R. 2009. "Surgical ciliated cyst of the maxilla. Clinical case." Med Oral Patol Oral Cir Buccal 14(7): 361.
134. Bell CS, Thrash WJ, and Zysset MK. 1986. "Incidence of maxillary sinusitis following LeFort I maxillary osteotomy." J Oral Maxillofac Surg 44(2): 100.
135. Yaghmaei M, Ghoujeghi A, Sadeghinejad A, Aberoumand D, Seifi M, and Saffarshahroudi A. 2009. "Auditory changes in patients undergoing orthognathic surgery." Int J Oral Maxillofac Surg 38(11): 1148.
136. Barker GR. 1987. "Auditory tube function and audiogram changes following corrective orthognathic maxillary and mandibular surgery in cleft and non-cleft patients." Scand J Plast Reconstr Surg Hand Surg 21(1): 133.
137. Ellingsen RH, and Artun J. 1993. "Pulpal response to orthognathic surgery: A long term radiographic study." Am J Orthod Dentorfacial Orthop 103(3): 338.

138. Justus T, Chang BL, Bloomquist D, and Ramsay DS. 2001. "Human gingival and pulpal blood flow during healing after Le Fort I osteotomy." J Oral Maxillofac Surg 59(1): 2.
139. Hatch JP, Van Sickels JE, Rugh JD, Dolce C, et al. 2001. "Mandibular range of motion after bilateral sagittal split ramus osteotomy with wire osteosynthesis or rigid fixation." Oral Surg Oral Med Oral Pathol Oral Radiol Endod 91(3): 274.
140. Zarrinkelk HM, Throckmorton GS, Ellis E, 3rd, and Sinn DP. 1996. "Functional and morphologic changes after combined maxillary intrusion and mandibular advancement surgery." J Oral Maxillofac Surg 54(7): 828.
141. Athanasiou AE, Elefteriadis JN, and Dre E. 1996. "Short term functional alterations in the stomatognathic system after orthodonti-surgical management of skeletal vertical excess problems." Int J Adult Orthodon Orthogn Surg 11(4): 339.
142. Storum KA, and Bell WH. 1984. "Hypomobility after maxillary and mandibular osteotomies." Oral Surg Oral Med Oral Pathol 57(1): 7.
143. Boyd SB, Karas ND, and Sinn DP. 1991. "Recovery of mandibular mobility following orthognathic surgery." J Oral Maxillofac Surg 49(9): 924.
144. Ueki K, Marukawa K, Hashiba Y, Nakagawa K, et al. 2008. "Assessment of the relationship between the recovery of maximum mandibular opening and maxillomandibular fixation period after orthognathic surgery." J Oral Maxillofac Surg 66(3): 485.
145. Ueki K, Marukawa K, Shimada M, Nakagawa K, Yamamoto E. 2007. "Changes in occlusal force after mandibular ramus osteotomy with and without Le Fort I osteotomy." Int J Oral Maxillofac Surg 36(4): 301.
146. Wolford LM, Reiche-Fischel O, and Mehra P. 2003. "Changes in TMJ dysfunction after orthognathic surgery." J Oral Maxillofac Surg 61(6): 655.
147. Bailey LJ, Wite RP, Jr, Proffit WR, and Turvey TA. 1997. "Segmental Lefort I osteotomy for management of transverse maxillary deficiency." J Oral Maxillofac Surg 55(7): 728.
148. Vandersea BA, Ruvo AT, and Frost DE. 2007. "Maxillary transverse deficiency-surgical alternatives to management." Oral Maxillofac Surg Clin North Am 19(3): 351.
149. Chrcanovic BR, and Custodio AL. 2009. "Orthodontic or surgically assisted rapid maxillary expansion." Oral Maxillofac Surg 13(3): 123.
150. Baek SH, AHN HE, Kwon YH, and Choi JY. 2010. "Surgery-first approach in skeletal Class III malocclusion treated with 2-jaw surgery: Evaluation of surgical movement and post operative orthodontic treatment. J Craniofac Surg 21(2): 332.
151. Leyder P, Lahbabi M, and Panajotopuulos A. 2001. "Unfavorable effects induced by mandibular surgery in Class III malocclusions." Rev Stomatol Chir Maxillofac 102(1): 12.
152. Moenning JE, Garrison BT, Lapp TH, and Bussard DA. 1990. "Early screw removal for correction of occlusal discrepancies following rigid internal fixation in orthognathic surgery." Int J Adult Orthodon Orthognath Surg 5(4): 225.
153. Khulefelt M, Laine P, Suominen-Taipale L, Ingman T, et al. 2010. "Risk factors contributing to symptomatic miniplate removal: A retrospective study of 153 bilateral sagittal split osteotomy patients." Int J Oral Maxillofac Surg 39(5): 430.
154. O'Connell J, Murphy C, Ikeagwuani O, Adley C, and Kearns G. 2009. "The fate of titanium miniplates and screws used in maxillofacial surgery: A 10 year retrospective study." Int J Oral Maxillofac Surg 38(7): 731.
155. Gent JF, Shafer DM, and Frank ME. 2003. "The effect of orthognathic surgery on taste function on the palate and tongue." J Oral Maxillofac Surg 61(7): 766.
156. Kim S, Shin SW, Han I, Joe SH, et al. 2009. "Clinical review of factors leading to perioperative dissatisfaction related to orthognathic surgery." J Oral Maxillofac Surg 67(10): 2217.
157. Al-Ahmad HT, Al-Omari IK, Eldurini LN, and Suleiman AA. 2008. "Factors affecting satisfaction of patients after orthognathic surgery at a university hospital." Saudi Med J 29(7): 998.
158. Bock JJ, Maurer P, and Furhmann RA. 2007. "The importance of temporomandibular function for patient satisfaction following orthognathic surgery." J Orofac Orthop 68(4): 299.
159. Costa F, Robinoy M, and Politi M. 2000. "Stability of LeFort I osteotomy in maxillary inferior repositioning: Review of the literature." Int J Adult Orthod Orthognath Surg 15(3): 197.
160. Dowling PA, Espeland L, Sandvik L, Mobarak KA, and Hegevold HE. 2005. "Lefort I maxillary advancement: 3-year stability risk factors for relapse." Am J Orthod Dentofac Orthop 128(5): 560.
161. Ianetti G, Fadda MT, Marianetti TM, Terenzi V, and Cassoni A. 2007. "Long-term skeletal stability after surgical correction in class III open-bite patients: A retrospective study of 40 patients treated with mono- or bimaxillary surgery." J Craniofac Surg 18(2): 350.
162. Chemello PD, Wolford LM, and Buschang PH. 1994. "Occlusal plane alteration in orthognathic surgery. Part II: Long-term stability of results." Am J Orthod Dentofacial Orthop 106(4): 434.
163. Silvestri A, Cascone P, Natali G, and Iaquaniello M. 1994. "Long-term control of the stability of skeletal structures in Class II dentoskeletal deformities after surgical-orthodontic therapy." Am J Orthod Dentofacial Orthop 105(4): 375.
164. Hack GA, De Mol van Otterloo JJ, and Nanda R. 1993. "Long-term stability and prediction of soft tissue changes after LeFort I surgery." Am J Orthodon Dentofacial Orthop 104(6): 544.
165. Yosano A, Kaktakura A, Takaki T, and Shibahara T. 2009. "Influence of mandibular fixation method on stability of the maxillary occlusal plane after occlusal plane alteration." Bull Tokyo Dent Coll 50(2): 71.
166. Kitahara T, Nakasima A, Kurahara S, and Shiratsuchi Y. 2009. "Hard and soft tissue stability of orthognathic surgery." Angle Orthod 79(1): 158.
167. Serafin B, Perciaccante VJ, and Cunningham LL. 2007. "Stability of orthognathic surgery and distraction osteogenesis: Options and alternatives." Oral Maxillofac Surg Clin North Am 19(3): 311.

168. Kallal RH, Ritto FG, Almeida LE, Crofton DJ, and Thomas GP. 2007. "Traumatic neuroma following sagittal split osteotomy of the mandible." Int J Oral Maxillofac Surg 36(5): 453.
169. Phillips C, Kim SH, Essick G, Tucker M, and Turvey TA. 2009. "Sensory retraining after orthognathic surgery: Effect on patient report of altered sensations." Am J Orthodon Dentofacial Orthop 136(6): 788.
170. Rai KK, Shivakumar HR, and Sonar MD. 2008. "Transient facial nerve palsy following bilateral sagittal split ramus osteotomy for setback of the mandible: A review of incidence and management." J Oral Maxillofac Surg 66(2): 373.
171. Wolford LM, and Cardenas L. 1999. "Idiopathic condylar resorption: Diagnosis, treatment protocol, and outcomes." Am J Orthod Dentofacial Orthop 116(6): 667.
172. Troulis MJ, Tayebaty FT, Papadaki M, Williams WB, and Kaban LB. 2008. "Condylectomy and costochondral graft reconstruction for treatment of active idiopathic condylar resorption." J Oral Maxillofac Surg 66(1): 65.
173. Gill DS, El Maaytah M, Maini FB. 2008. "Risk factors for post-orthognathic condylar resorption: A review." World J Orthod 9(1): 21.
174. Posnick JC, and Fantuzzo JJ. 2007. "Idiopathic condylar resorption: Current clinical perspectives." J Oral Maxillofac Surg 65(8): 1617.
175. Mercuri LG. 2008. "Osteoarthritis, osteoarthrosis, and idiopathic condylar resorption." Oral Maxillofac Surg Clin North Am 20(2): 169.
176. Papadaki ME, Tayebaty F, Kaban LB, and Troulis MJ. 2007. "Condylar resorption." Oral Maxillofac Surg Clin North Am 19(2): 223.

6

Distração Osteogênica

Maria J. Troulis, DDS, MSc
Alexander Katsnelson, DMD, MS
Carl Bouchard, DMD, MSc, FRDC(C)
Bonnie L. Padwa, DMD, MD
Leonard B. Kaban, DMD, MD

INTRODUÇÃO

A distração osteogênica (DO) foi descrita pela primeira vez por Codivilla, em 1905, para o tratamento de fêmur curto.[1] Mais tarde, foi popularizada por Ilizarov, cirurgião ortopedista, que formulou e aplicou os princípios da DO para o alongamento do membro em um grande número de pacientes. Como resultado de seu trabalho pioneiro, Ilizarov é reconhecido como o "pai da osteogênese por distração."[92] McCarthy foi o primeiro a usar a técnica de distração para tratar deformidades craniofaciais.[6] A DO agora faz parte do armamentário cirúrgico padrão para a expansão esquelética na região craniomaxilofacial.[4]

A DO oferece muitas vantagens sobre as técnicas tradicionais, inclusive o alongamento gradual do envelope de tecido mole[5] e a possível eliminação da necessidade de enxerto ósseo.[6] Contudo, como ocorre com qualquer técnica, existem limitações e desvantagens. Algumas das deficiências são as dificuldades de estabelecer o vetor correto de distração, a necessidade de cooperação do paciente e o tempo de tratamento prolongado. Como em outros procedimentos, as complicações podem ser evitadas com a seleção cuidadosa do paciente e com planejamento e técnica.[6] As complicações são divididas em três fases: pré-operatórias (planejamento), intraoperatórias e pós-operatórias.[7,8]

Neste capítulo são descritas essas complicações, com base em dois outros capítulos que tratam dos problemas da DO.[7,8]

FASE DE PLANEJAMENTO PRÉ-OPERATÓRIO

A melhor estratégia é evitar as complicações com o planejamento pré-operatório meticuloso, que inclui seleção correta do paciente, avaliação precisa da anatomia e cálculo do vetor de distração e o local da osteotomia e colocação do dispositivo de distração.[7,8]

Seleção do Paciente

A DO é um tratamento que requer compromisso substancial do paciente, de sua família e do cirurgião. Se os dispositivos de distração forem intra ou extrabucais, sustentados por pino ou osso, podem ser volumosos e complicados de usar.[7,8]

Management of Complications in Oral and Maxillofacial Surgery, First Edition. Edited by Michael Miloro, Antonia Kolokythas.

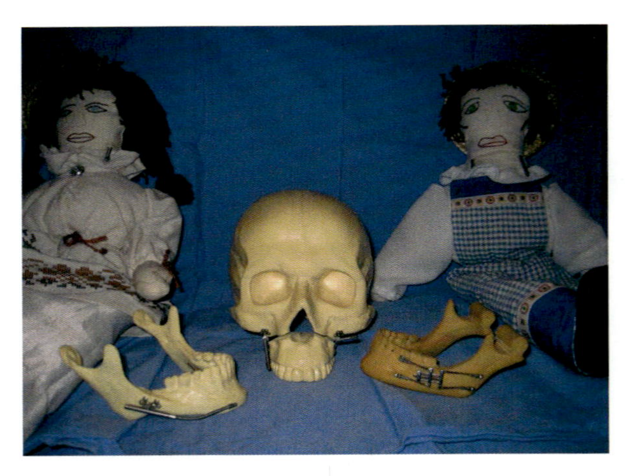

Fig. 6.1. Bonecos e modelo de crânio com dispositivos de distração usados para demonstração.

Primrose et al. relataram uma série de pacientes pediátricos submetidos à distração com dispositivo intra ou extrabucal.[9] Os pacientes que usaram dispositivo extrabucal relataram transtornos do sono, devido ao volume do distrator. Também houve queixas de capacidade limitada para realizar as atividades recreativas. Os pacientes mais velhos com dispositivos extrabucais sentiram-se "anormais". Os pacientes com dispositivos intrabucais relataram dificuldades de fala, alimentação e higiene bucal, mas acharam que o dispositivo tinha menos efeito sobre as atividades sociais.[9] Modfid et al. relataram que 4,7% dos pacientes com OD eram pouco cooperativos, independentemente do tipo de dispositivo.[6] Essa é uma observação clínica relatada por muitos autores.[6-9]

A entrevista pré-operatória com a família deve incluir uma discussão sobre o impacto da técnica na vida social do paciente e a possível interrupção das atividades educativas e recreativas. A dieta deve ser revista com o paciente com antecedência, porque será limitada a alimentos moles batidos durante todo o período de distração e fixação. O paciente e a família devem conhecer o aparelho e verificar se serão capazes de ativá-lo conforme necessário. O uso de instrumento educativos, como bonecos e modelos com dispositivos de distração, pode ser útil (Fig. 6.1). Além disso, o paciente e sua família devem saber que são necessárias várias consultas no pós-operatório (em geral, mais do que nos procedimentos convencionais).[7,8] Como em todos os procedimentos cirúrgicos, os tratamentos alternativos, riscos e benefícios da DO (inclusive reoperação) precisam ser claramente explicados.

Planejamento do Vetor de Distração

O vetor de distração exato é necessário para se obter a posição final desejada do segmento. Mofid et al. relataram vetor de distração incorreto em 8,8% dos pacientes que tinham distrator de um só vetor e em 7,2% dos que tinham distrator multivetorial.[6] O vetor de distração errado pode ocasionar má oclusão e/ou assimetria facial e exigir novos procedimentos para correção (Fig. 6.2 a-c).

Para se obter com precisão o vetor de distração correto durante a osteotomia, são necessários plano pré-operatório adequado e transferência correta dessas informações para a sala de cirurgia. O preparo pré-operatório baseia-se em exame clínico e radiográfico [cefalograma lateral e anteroposterior, ortopantomogramas e tomografia computadorizada (TC) com reconstrução tridimensional].[7,8] O *software* de plano de tratamento auxilia a desenvolver o movimento do distrator, analisando interferências e fabricando um dispositivo preciso ou escolhendo o distrator correto entre uma série deles.[7,8,10,11]

Um guia cirúrgico ajuda a transferir o plano pré-operatório para a sala de cirurgia.[11] Depois de estabelecer o plano de tratamento que inclui osteotomia e posição do distrator, essas informações podem ser inseridas no computador com meio virtual que permite imaginar o desfecho cirúrgico com base no plano de tratamento. Esse plano é, então, transformado em modelos estereolitográficos e os guias cirúrgicos são feitos de acordo com os modelos (Fig. 6.3 a-h). Esse preparo minimiza o risco de direção imprecisa da distração.[8] A navegação intraoperatória é um campo em desenvolvimento e pode ser benéfica para posicionar corretamente as osteotomias e os dispositivos.

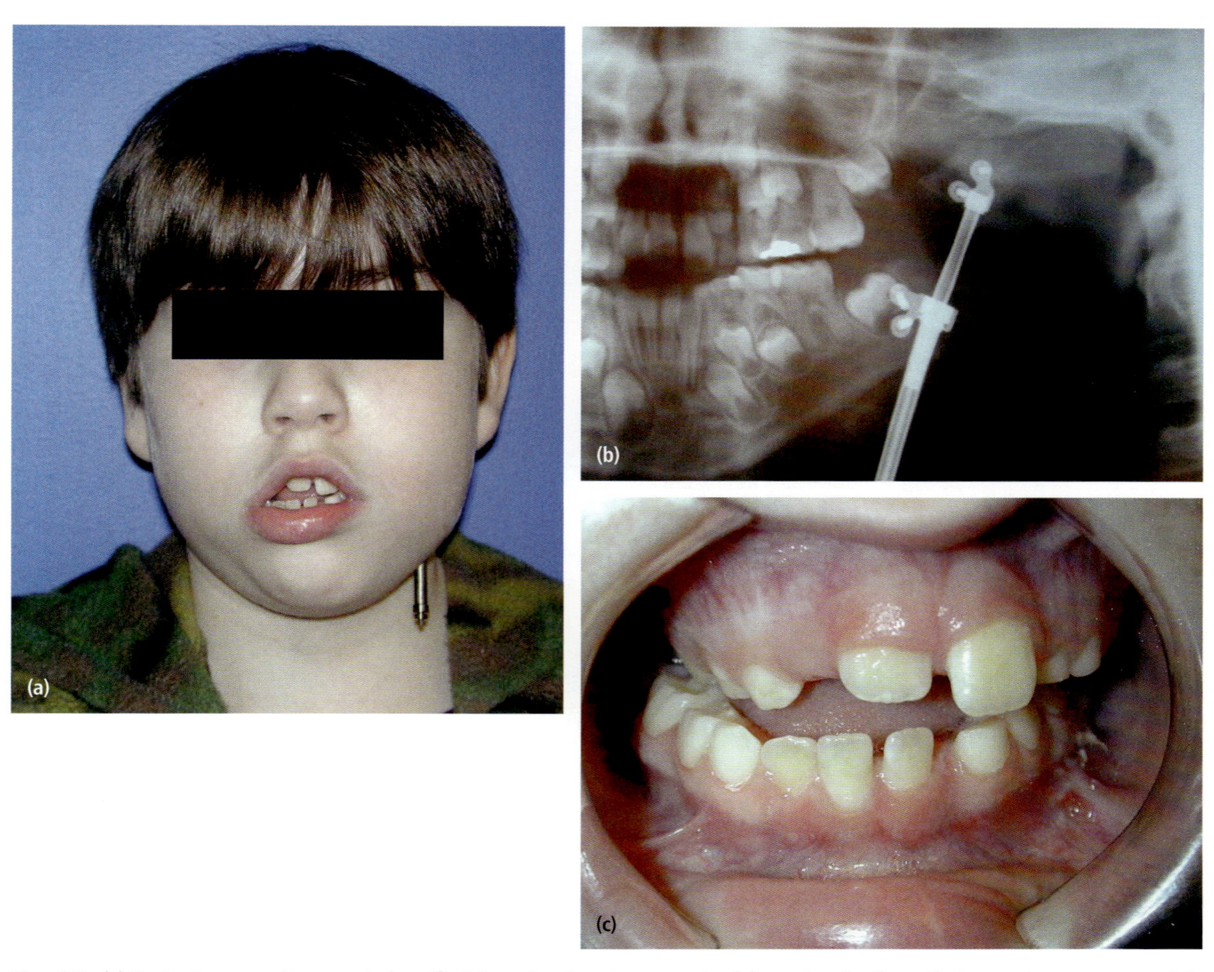

Fig. 6.2. (a) Paciente com microssomia hemifacial predominante esquerda; (b) o vetor de distração incorreto causou mordida cruzada do lado direito e (c) não criou a mordida aberta desejada no lado esquerdo. (Todas as imagens impressas com permissão de PMPH-USA.)

FASE INTRAOPERATÓRIA

Lesão Neurológica e Dental

A osteogênese por distração requer osteotomia completa e colocação do aparelho, que pode resultar em dano às estruturas adjacentes, como dentes e nervos.[7,8] Mofid et al. relataram uma revisão de 3.278 casos. Foram encontrados 81 (3,6%) casos de lesão ao nervo alveolar inferior, 69 (1,9%) lesões do broto dental e 12 (0,4%) lesões ao nervo facial.[6] Swennen et al. verificaram dano dental em 2,3% dos casos.[12] A maioria das lesões nas estruturas adjacentes pode ser reduzida durante a osteotomia por análise cuidadosa das radiografias pré-operatórias e execução precisa da osteotomia planejada. Na maioria dos casos, a parestesia do nervo alveolar inferior é transitória; em geral, os pacientes mais jovens recuperam a sensibilidade espontaneamente com mais rapidez e em maior grau que os mais velhos.[7,8]

Osteotomia Incompleta e Colocação Inadequada do Dispositivo

O vetor de distração correto requer osteotomia precisa no local apropriado e colocação exata do dispositivo.[7,8] A osteotomia e a colocação do distrator são, às vezes, limitadas pelas estruturas anatômicas adjacentes. No intraoperatório, um guia cirúrgico (ou navegação) baseado no plano pré-operatório pode evitar essa complicação, auxiliando o posicionamento preciso da osteotomia e do dispositivo.

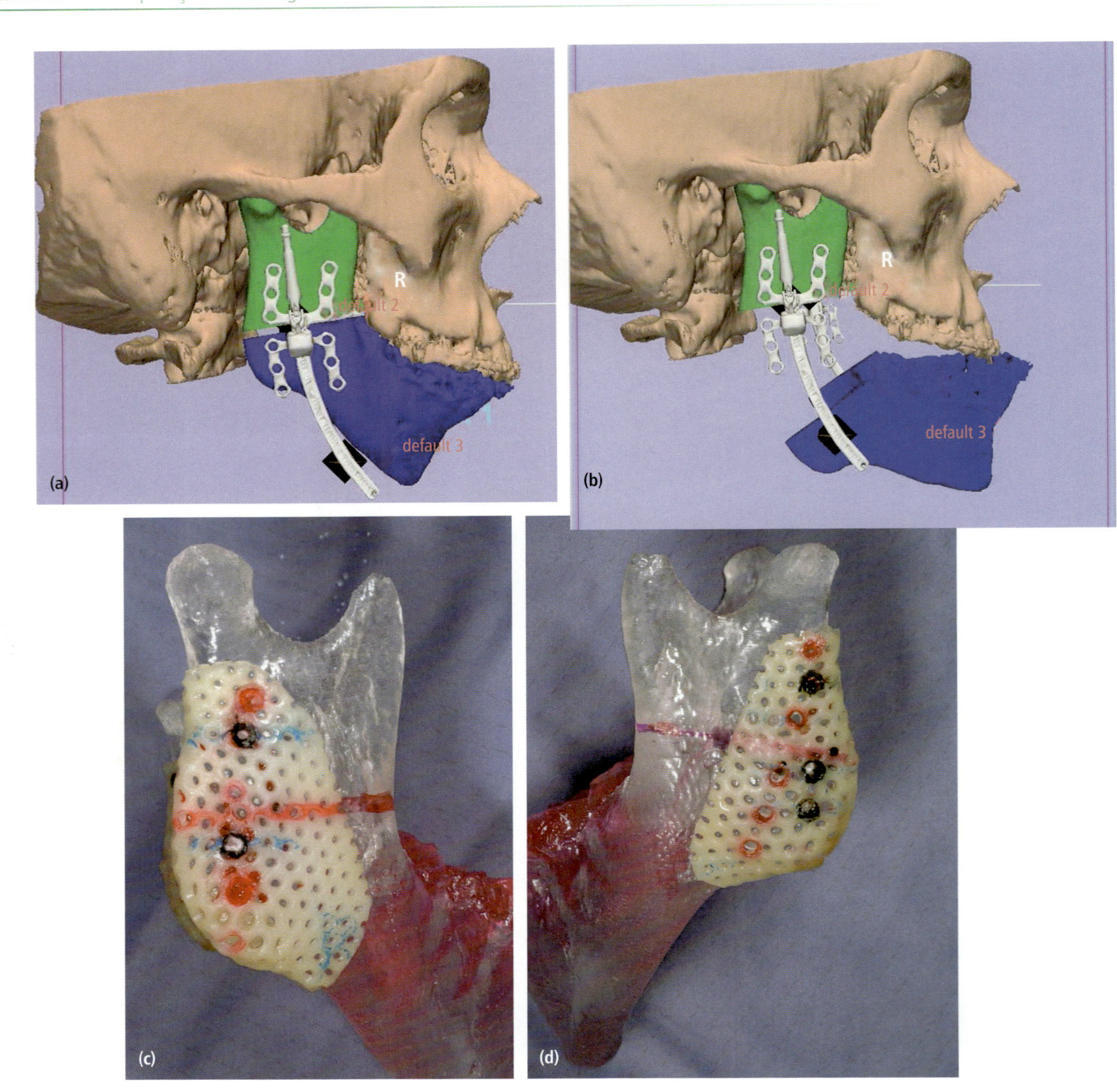

Fig. 6.3. Plano cirúrgico usando software (Ostoplan, 3D Slicer). A localização da osteotomia e o vetor de distração podem ser determinados. (a,b) O guia cirúrgico pode ser feito com modelo estereolítico. (c,d) A localização da osteotomia e a posição do distrator podem ser marcadas no guia cirúrgico. (e,f) Osteotomias precisas e (g,h) colocação correta dos distratores são obtidas com guias cirúrgicos. (Todas as imagens impressas com permissão de PMPH-USA.)

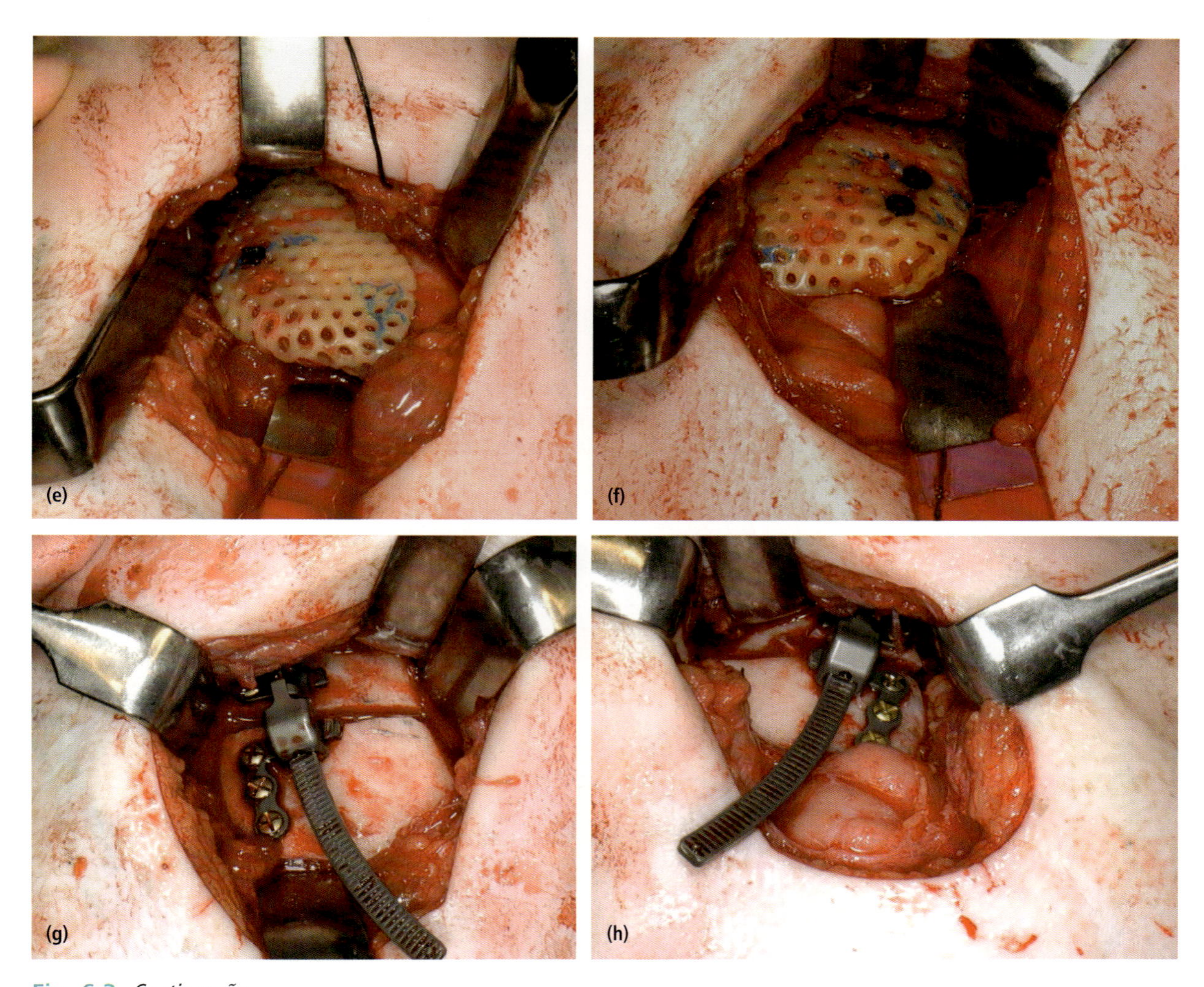

Fig. 6.3. *Continuação.*

Outra complicação que pode ocorrer no intraoperatório é a osteotomia incompleta. Isso leva o movimento inadequado dos segmentos ósseos, má função do distrator, dobraduras ou quebra do dispositivo (Fig. 6.4).[7,8] A osteotomia incompleta também pode resultar em dor e/ou pressão no local da distração à ativação. Isso pode afetar a cooperação do paciente.

Um sinal de distração imprópria (por causa de osteotomia incompleta, interferências ou falha do dispositivo) é a discrepância entre o número de dias de distração e o hiato ósseo medido. O dispositivo pode parecer ativado nas radiografias (hiato entre os braços de ativação), mas não há hiato ósseo, espaço entre as placas da base e alteração da oclusão. Em resultado, pode ocorrer consolidação prematura. O exame do local cirúrgico e a avaliação meticulosa das radiografias quando se observam essas discrepâncias ajudam a identificar o problema. O dispositivo deve ser removido, a osteotomia recriada e o processo, reiniciado.

Para evitar osteotomia incompleta e subsequente distração imprópria, o distrator deve ser ativado no intraoperatório e o hiato resultante deve ser examinado quanto à separação entre os segmentos. A seguir, o dispositivo deve ser invertido para sua posição natural desativada. Contudo, ao usar bases removíveis, é preciso ter cuidado para não desencaixar o dispositivo da base. No pós-operatório, devem ser obtidas imagens apropriadas para avaliar a posição do distrator, assim como seus componentes, isto é, posição da haste na base removível, posição dos parafusos, hiato, etc.[7,8]

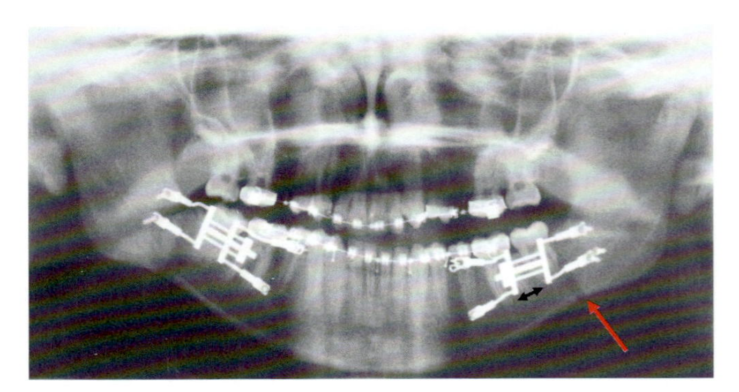

Fig. 6.4. Paciente submetido à distração mandibular intrabucal com queixa de dor durante a ativação. O ortopantomograma (Panorex) mostra que o dispositivo de distração do lado esquerdo está completamente aberto (seta preta), mas há apenas um pequeno hiato ósseo (seta vermelha). A osteotomia imprópria causou dobradura das bases e falha da distração. (Impresso com permissão de PMPH-USA.)

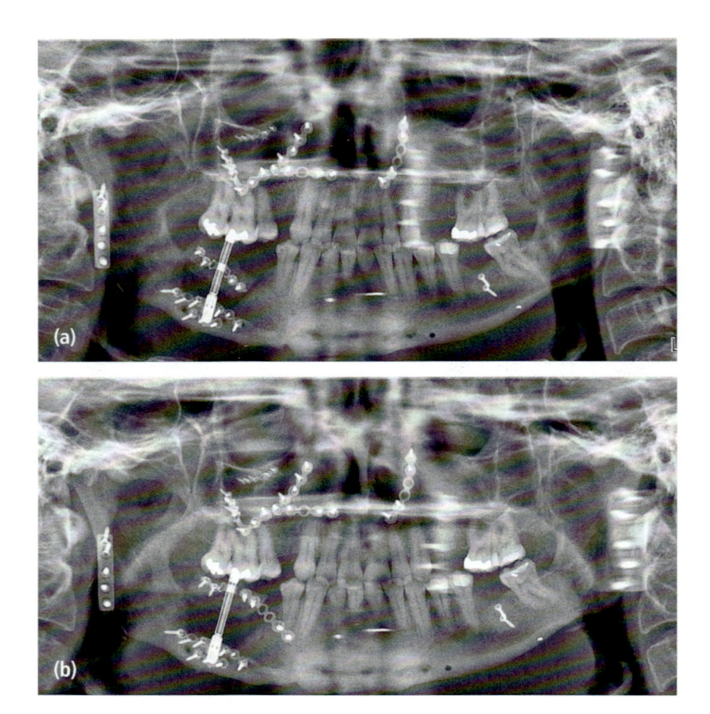

Fig. 6.5. Paciente depois de traumatismo maxilar e mandibular extenso. Em consequência do traumatismo, o paciente tinha mandíbula deficiente do lado direito. (a) Durante a distração alveolar, o dispositivo quebrou e estava realizando a distração em ângulo. (b) O segmento de transporte foi estabilizado com uma placa durante a fase de consolidação.

FASE PÓS-OPERATÓRIA

Falha do Dispositivo

Como ocorre com todas as técnicas cirúrgicas, a familiaridade com os componentes do dispositivo e a compreensão clara de suas funções são essenciais. Qualquer parte do dispositivo de distração pode ter falha dos componentes metálicos durante as fases de colocação, ativação e consolidação da distração (Fig. 6.5 a,b). Mofid et al. relataram uma taxa de 4,5% de falha de componentes metálicos e 3% de deslocamento desses componentes.[6] Swennen et al. relataram que 33,1% dos pacientes tinham problemas mecânicos no dispositivo (inclusive afrouxamento do pino).[12] Em uma revisão de van Strijen, havia cinco falhas do dispositivo em 70 pacientes (7,1%).[13]

Os dispositivos de distração extrabucais apresentam complicações adicionais, como afrouxamento do pino, infecção da pele no local do pino, instabilidade da fixação, cicatriz inaceitável, risco de osteomielite, penetração do córtex craniano, extravasamento de líquido cefalorraquidiano e infecção intracraniana (abscesso e meningite).[14] Nout et al. relataram que a distração do maxilar com dispositivos RED (KLS Martin, Jacksonville, FL) teve 42,9% de ocorrência de afrouxamento e 28,6% de incidência de migração do pino.[15] É imprescindível o máximo cuidado ao inserir os pinos para evitar lesões ao nervo facial e aos vasos adjacentes. Além disso, a adesão irrestrita às técnicas estéreis e aos princípios cirúrgicos básicos, considerando a anatomia local, são essenciais ao estabilizar o dispositivo de OD no crânio ou ao inserir pinos.[14,15] Também é preciso ter extremo cuidado ao realizar osteotomias e ao colocar os pinos no crânio para evitar complicações neurológicas. Proteção adequada dos tecidos, boa irrigação ao preparar o local dos pinos, estabilização do dispositivo ou criação da osteotomia são princípios básicos que devem ser seguidos.[14,15]

Distração Inadequada

Interferências anatômicas, falha do dispositivo, falta de cooperação do paciente e fixação ou consolidação prematuras do local regenerado podem limitar o grau de movimento esquelético na distração (Fig. 6.6 a,b).

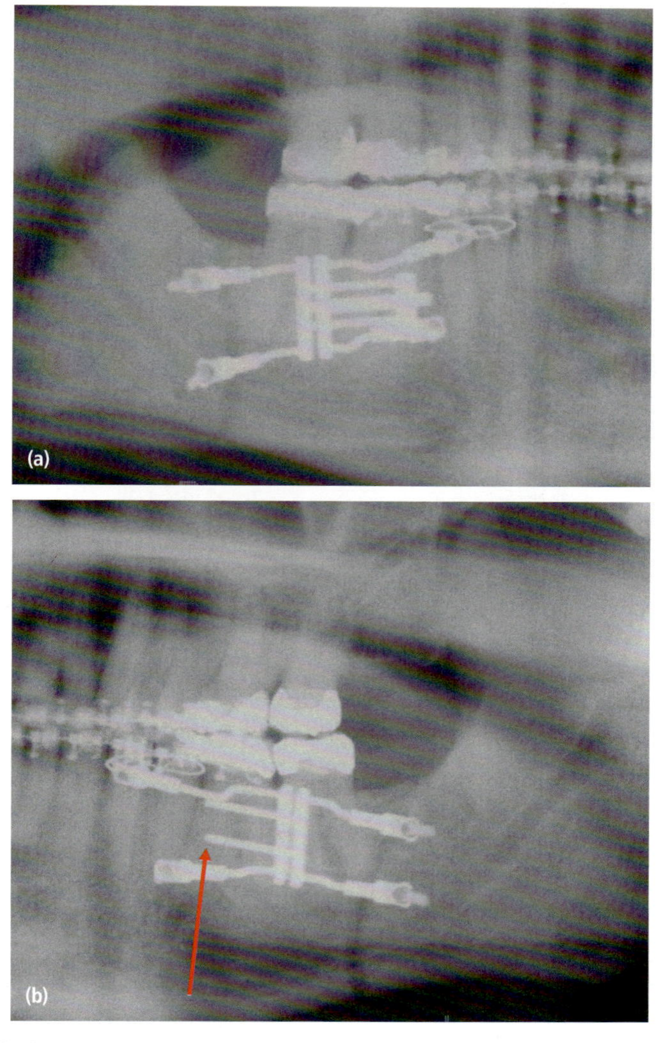

Fig. 6.6. Paciente após distração mandibular bilateral. (a) Do lado direito, o distrator foi virado na posição correta. (b) No lado esquerdo, o dispositivo foi ativado na direção incorreta, o que fez com que o distrator desmontasse (seta vermelha). (Todas as imagens impressas com permissão de PMPH-USA.)

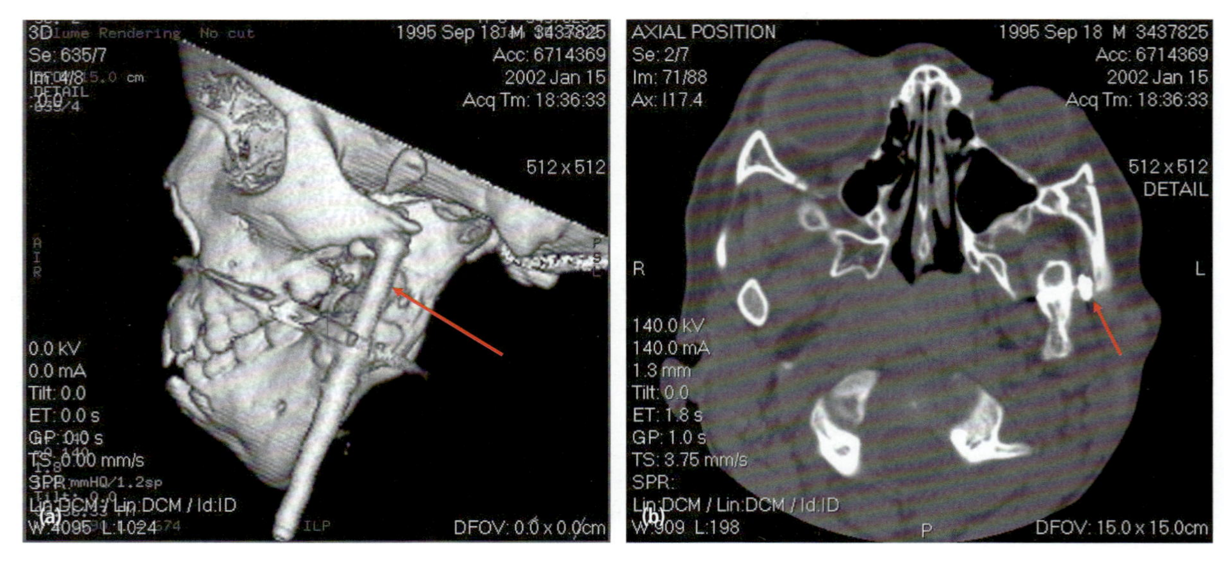

Fig. 6.7. Paciente depois de distração unilateral esquerda, que começou a se queixar de dor e má oclusão durante a fase de distração. (a,b) A TC tridimensional mostra dispositivo de distração encostado no arco zigomático (setas vermelhas). (Todas as imagens impressas com permissão de PMPH-USA.)

As interferências anatômicas podem evitar a distração. O processo coronoide pode interferir na base do crânio e impedir o alongamento do segmento proximal (Fig. 6.7 a,b).

A TC e a análise do movimento no pré-operatório, assim como o *software* que reconhece interferências e colisões, são bastante úteis.[10,11] Por exemplo, se o processo coronoide tocar a base do crânio antes do término da distração planejada, realiza-se coronoidectomia antes da colocação do distrator para evitar interferência anatômica.[10,11]

A distração imprópria ocorre quando é usada em vez de osteotomia sagital bilateral e parece que a oclusão desejada foi atingida, mas o paciente adota postura para a frente. Para evitar esse problema, a avaliação meticulosa com ortopantomograma precisa ser realizada para garantir que o espaço da ATM não seja alargado e que não se gere discrepância entre relação cêntrica/oclusão cêntrica (RC/OC) clinicamente. Os elásticos de Classe II colocados durante alguns dias são úteis para garantir a posição correta dos maxilares. A distração pode continuar até atingir o avanço desejado.[7,8]

Outra limitação comum da DO é a consolidação prematura do regenerado ósseo. Essa complicação varia entre os estudos, mas é relatada na faixa de 1,9 a 7,6%.[6,12] A complicação pode ocorrer se o período de latência for muito longo ou a velocidade de distração for muito alta.[16] Quando a velocidade da distração é muito alta, as alterações degenerativas podem sobrevir no nervo alveolar inferior[17] e na articulação[18] ou se desenvolve não união fibrosa. A velocidade de distração depende da idade do paciente, da região da distração (isto é, osso cortical versus osso alveolar) e tipo de distração.

Infecção

Classicamente, pode haver pequenas infecções (p. ex., no local dos pinos) ou pequenas deiscências de tecido mole, que respondem aos curativos. As taxas de infecção variam (0,5 a 2,9%), dependendo do tipo de distrator e da região anatômica de colocação (Fig. 6.8).[6,12,13] A incidência de infecção em osteogênese craniomaxilofacial por distração é inferior à da distração dos membros, devido à grande irrigação sanguínea colateral na região da cabeça e pescoço. Ainda, a distração aumenta a irrigação sanguínea para a região. A profilaxia perioperatória sistêmica com antibióticos deve ser considerada durante a colocação e remoção do distrator. Além disso, a higiene bucal excelente pode reduzir o risco de pequenas infecções associadas aos locais de DO intrabucal.[7,8]

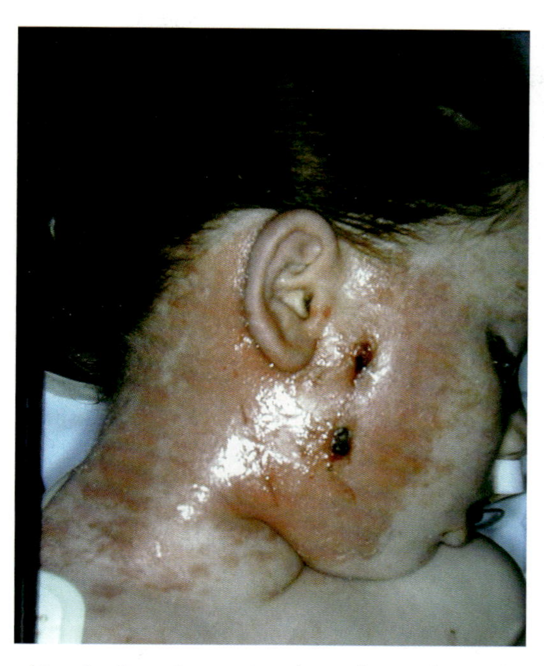

Fig. 6.8. Paciente com dispositivo de distração extrabucal que desenvolveu infecção e celulite facial durante a fase de distração. O dispositivo foi removido e o paciente recebeu curso de tratamento agressivo com antibióticos. (Todas as imagens impressas com permissão de PMP\H-USA.)

Regenerado Ósseo Inadequado

Cope e Aronson salientam que a velocidade incorreta de distração, o deslocamento anormal dos segmentos ósseos, o hiato inicial excessivo, a lesão na medula óssea e no periósteo e a instabilidade do dispositivo de distração podem resultar em cicatrização inadequada do material regenerado.[19,20] O risco de material regenerado impróprio é maior nos pacientes submetidos a diversas cirurgias, nos fumantes e em idosos.

Geralmente, o regenerado impróprio tem mineralização deficiente no hiato de distração, como se vê nas radiografias.[8] O melhor modo de resolver o problema é reduzir a velocidade de distração, suspendê-la temporariamente ou mesmo comprimir o material regenerado ativando o distrator na direção oposta.[7,16] Nos caso em que o distrator tem de ser removido antes da consolidação, a placa de fixação rígida pode ser usada para estabilizar os segmentos (Fig. 6.9 a-c).

Curiosamente, de todas as aplicações de osteogênese por distração, a distração alveolar mostra a mais alta taxa de formação de osso impróprio (de até 8%).[21] O tipo de dispositivo usado e a velocidade da distração superior a 0,5 mm/24 horas foram relacionados significativamente com a formação insuficiente de osso no local.[21]

CONCLUSÕES

A distração osteogênica é uma técnica única e inovadora para cirurgia maxilofacial. Tem muitas vantagens que a tornam uma alternativa valiosa às osteotomias tradicionais para expansão esquelética. Contudo, a DO requer planejamento preciso, é tecnicamente exigente e envolve a participação intensa do paciente e do cirurgião. Os cirurgiões tentam continuamente minimizar os riscos e as complicações associados a essa técnica.

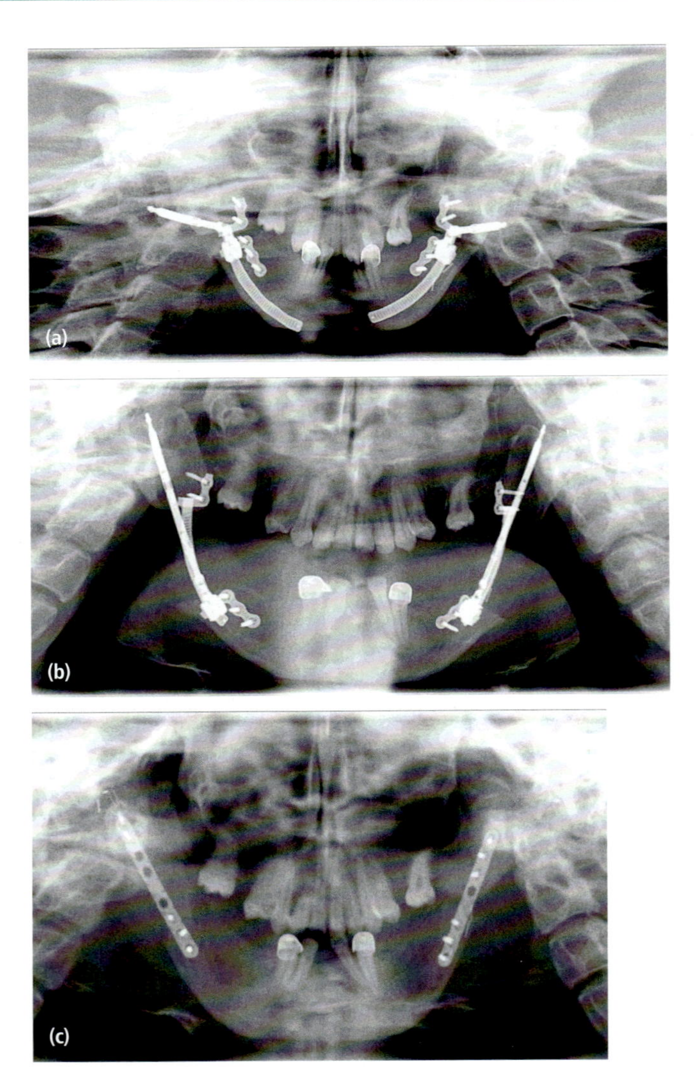

Fig. 6.9. Paciente com síndrome de Nager submetido à distração mandibular (a) antes e (b) depois da fase de distração. A distração foi feita em velocidade de 2 mm por dia, o que produziu regenerado impróprio. (c) Portanto, as placas de fixação rígida bilaterais foram colocadas para evitar o colapso do esqueleto expandido. (Todas as imagens impressas com permissão de PMP\H-USA.)

LEITURAS SUGERIDAS

1. Codivilla A. 1905. "On the means of lengthening, in the lower limbs, the muscle and tissues which are shortened through deformity." Am J Orthop Surg 2: 353–369.
2. Ilizarov GA. 1988. "The principles of the Ilizarov method." Bull Hosp Jt Dis Orthop Inst 48: 1–11.
3. McCarthy JG, Schreiber J, Karp N, Thorne CH, and Grayson BH. 1992. "Lengthening the human mandible by gradual distraction." Plast Reconstr Surg 89: 1–8; discussion 9–10.
4. Thomas DJ, and Rees MJ. 2001. "Fibrous ankylosis after distraction osteogenesis of a costochondral neomandible in a patient with grade III hemifacial microsomia." J Craniofac Surg 12(5): 469–474.
5. Alkan A, Inal S, Baş B, and Ozer M. 2007. "Incomplete mobilization of the maxilla resulting in failed maxillary distraction: A case report." Oral Surg Oral Med Oral Pathol Oral Radiol Endod 104(6): e5–11.
6. Mofid MM, Manson PN, Robertson BC, Tufaro AP, Elias JJ, and Vander Kolk CA. 2001. "Craniofacial distraction osteogenesis: A review of 3278 cases." Plast Reconstr Surg 108: 1103–1114; discussion 1115–1117.
7. Troulis MJ, and Kaban LB. 2003. "Complications of mandibular distraction osteogenesis." Oral Maxillofac Surg Clin North Am 15(2): 251–264.
8. Bouchard C, Sharaf BA, Smart RJ, Troulis MJ, Padwa BL, and Kaban LB. 2011. "Complications with distraction osteogenesis of the craniofacial skeleton." In: Minimally Invasive Maxillofacial Surgery, Troulis M, and Kaban L, eds. Sheldon, CT: PmPh-USA.

9. Primrose AC, Broadfoot E, Diner PA, Molina F, Moos KF, and Ayoub AF. 2005. "Patients' responses to distraction osteogenesis: A multi-centre study." Int J Oral Maxillofac Surg 34: 238–242.
10. Yeshwant K, Seldin EB, Gateno J, Everett P, White CL, Kikinis R, Kaban LB, and Troulis MJ. 2005. "Analysis of skeletal movements in mandibular distraction osteogenesis." J Oral Maxillofac Surg 63(3): 335–340.
11. Troulis MJ, Everett P, Seldin EB, Kikinis R, and Kaban LB. 2002. "Development of a three-dimensional treatment planning system based on computed tomographic data." Int J Oral Maxillofac Surg 31: 349–357.
12. Swennen G, Schliephake H, Dempf R, Schierle H, and Malevez C. 2001. "Craniofacial distraction osteogenesis: A review of the literature: Part 1: Clinical studies." Int J Oral Maxillofac Surg 30: 89–103.
13. Van Strijen PJ, Breuning KH, Becking AG, Perdijk FB, and Tuinzing DB. 2003. "Complications in bilateral mandibular distraction osteogenesis using internal devices." Oral Surg Oral Med Oral Pathol Oral Radiol Endod 96: 392–397.
14. Van der Meulen J, Wolvius E, van der Wal K, Prahl B, and Vaandrager M. 2005. "Prevention of halo pin complications in post-cranioplasty patients." J Craniomaxillofac Surg 33(3): 145–149.
15. Nout E, Wolvius EB, van Adrichem LN, Ongkosuwito EM, and van der Wal KG. 2006. "Complications in maxillary distraction using the RED II device: A retrospective analysis of 21 patients." Int J Oral Maxillofac Surg 35(10): 897–902.
16. Ilizarov GA. 1989. "The tension-stress effect on the genesis and growth of tissues: Part II. The influence of the rate and frequency of distraction." Clin Orthop Relat Res 239: 263–285.
17. Hu J, Tang Z, Wang D, and Buckley MJ. 2001. "Changes in the inferior alveolar nerve after mandibular lengthening with different rates of distraction." J Oral Maxillofac Surg 59: 1041–1045; discussion 1046.
18. Thurmüller P, Troulis MJ, Rosenberg A, Chuang SK, and Kaban LB. 2006. "Microscopic changes in the condyle and disc in response to distraction osteogenesis of the minipig mandible." J Oral Maxillofac Surg 64(2): 249–258.
19. Cope JB, and Samchukov ML. 2001. "Mineralization dynamics of regenerate bone during mandibular osteodistraction." Int J Oral Maxillofac Surg 30: 234–242.
20. Aronson J. 1994. "Temporal and spatial increases in blood flow during distraction osteogenesis." Clin Orthop Relat Res 301: 124–131.
21. Saulacic N, Zix J, and Iizuka T. 2009. "Complication rates and associated factors in alveolar distraction osteogenesis: A comprehensive review." Int J Oral Maxillofac Surg 38(3): 210–217.

7

Apneia Obstrutiva do Sono

Peter D. Waite, MPH, DDS, MD
Kenneth C. Guffey, DMD, MD

INTRODUÇÃO

A apneia obstrutiva do sono (AOS) é uma doença caracterizada por obstrução repetitiva parcial ou total das vias aéreas superiores. É resultado da pressão inspiratória negativa que supera a capacidade intrínseca dos tecidos moles faríngeos de manter as vias aéreas desobstruídas, seja por fatores anatômicos, musculatura hipotônica ou a combinação de ambos. Isso gera episódios de hipóxia e numerosos despertares durante a noite e a consequente privação do sono. Com isso, os pacientes com AOS em geral têm redução da qualidade de vida, mau desempenho social e desempenho neurocognitivo subnormal. Depressão, fadiga, roncos, alterações de personalidade e desempenho sexual deficiente também são sintomas frequentes. A AOS também foi associada a morbidades, inclusive obesidade, hipertensão, doença cardiovascular, acidente vascular cerebral, síndrome metabólica, policitemia, doença cardiopulmonar, arritmias cardíacas e até mortalidade precoce. É doença altamente prevalecente, que afeta cerca de 20% dos adultos, segundo os critérios de índice de apneia-hipopneia (IAH) ≥ 5/horas, sendo que até 10% é definido como doença moderada a grave (IAH ≥ 15/horas).[1,2] Quando os sintomas de sonolência são incluídos como parte da definição, cerca de 4% dos homens e 2% das mulheres satisfazem esses critérios.[3,4] Os fatores de risco são obesidade, gênero masculino, idade avançada e anormalidades craniofaciais, como insuficiência mandibular.

O meio não cirúrgico mais comum e eficaz de tratamento da AOS é a pressão positiva das vias aéreas (PAP), seja contínua (CPAP) ou binível (BIPAP). É considerado tratamento de primeira linha e funciona por desobstrução das vias aéreas superiores com *stent* durante o sono, reduzindo, assim, os eventos apneicos. Demonstrou-se que é altamente eficaz para melhorar medidas subjetivas, como qualidade de vida e sonolência durante o dia, assim como para reduzir a mortalidade cardiovascular. Contudo, a aceitação e adesão a longo prazo são baixas. Os pacientes em geral queixam-se de desconforto torácico, mucosas secas, desconforto com a máscara, congestão e claustrofobia, entre outros. Por fim, mais de 50% rejeitam o tratamento com CPAP. Outros métodos não cirúrgicos são perda de peso, oxigenioterapia, tratamento farmacológico e diversos aparelhos bucais. Demonstrou-se que a perda de peso é eficaz, mas raramente é mantida. Outros métodos apresentam resultados variáveis.

Considerando-se a má adesão ao tratamento com CPAP, muitos buscam tratamento cirúrgico para corrigir a AOS. Para que tenha êxito, a cirurgia precisa desviar a área obstruída ou evitar seu colapso. A traqueostomia foi o primeiro tratamento cirúrgico da AOS, introduzido por Kuhlo e colabs. em 1969.[5] Ikematsu descreveu a uvulopalatofaringoplastia (UPFP) para tratar o ronco, em 1964,[6] que mais tarde foi adaptada, no final dos anos 1970 para tratar da AOS. Kuo e colabs. descreveram o avanço mandibular para o tratamento da AOS, em 1979.[7] Desde o início da descrição desses procedimentos cirúrgicos, diversas modificações foram apresentadas e novos procedimentos foram introduzidos. Cada procedimento é único no que respeita ao nível de obstrução que abrange e suas possíveis complicações. Além disso, esses procedimentos são combinados como parte de abordagens multimodalidades, o que influencia no tipo e na incidência de complicações.

Management of Complications in Oral and Maxillofacial Surgery, First Edition. Edited by Michael Miloro, Antonia Kolokythas.

A compreensão total das possíveis complicações é essencial para o sucesso do tratamento cirúrgico da AOS, porque facilita não só a conduta correta, como também a previsão de sua ocorrência. Os períodos pré, intra e pós-operatório são momentos críticos que podem afetar negativamente o sucesso da cirurgia. O objetivo deste capítulo é fornecer orientações referentes a esses períodos quanto às possíveis complicações e seu tratamento, além de uma visão geral de alguns dos procedimentos cirúrgicos mais comuns para a correção da AOS.

FASE PRÉ-OPERATÓRIA

Considerações da História Clínica

A apneia obstrutiva do sono (AOS) é associada a numerosas comorbidades (Tabela 7.1). A compreensão dessas associações e sua conduta é importante para que o médico trate o paciente com AOS. Embora muitas dessas associações sejam bem estabelecidas e tenham a vantagem de forte pesquisa clínica que apoia sua relação, outras ainda são menos claras. Independentemente disso, ao realizar a anamnese completa, a consciência dessas afecções deve alertar o cirurgião sobre a possibilidade de sua associação, ajudando o cuidado direto apropriado.

A avaliação inicial de um paciente com AOS começa com a anamnese e o exame físico, com ênfase em determinados elementos essenciais. A anamnese completa é fundamental para o planejamento pré-operatório e a prevenção das complicações cirúrgicas. Os pacientes devem ser questionados sobre a gravidade da AOS e os sintomas subjetivos, como sonolência durante o dia e nível de função. Os questionários-padrão respondidos pelo paciente antes da consulta são úteis para avaliar sintomas e sequelas subjetivas da doença. Os tratamentos cirúrgicos ou não, bem-sucedidos ou não prévios, inclusive aparelhos bucais e tratamento com PAP, devem ser revistos. A adesão e a resposta à PAP também devem ser discutidas. A pessoa que partilha a cama do paciente deve ser incluída para relatar a história dos eventos apneicos observados e roncos, assim como todos os exames de laboratório, inclusive estudos recentes do sono devem ser revisados. Deve-se compor a história cardiovascular e pulmonar completa, e todo paciente com história positiva deve ser mais questionado em relação ao nível de função atual e os sintomas como dificuldade de respirar e dor no peito. Todos os estudos recentes, inclusive eletrocardiograma de esforço e ecocardiogramas, devem ser solicitados. É preciso obter os sinais vitais e dados sobre hipertensão não diagnosticada ou outros achados devem ser estudados antes da cirurgia. Os achados preocupantes durante a anamnese do paciente devem ser aprofundados antes da cirurgia. O processo envolve o médico de atendimento primário do paciente, um especialista ou a equipe de anestesia, e será considerado na seção seguinte.

Tabela 7.1. Comorbidades associadas à AOS.

Obesidade
Deterioração cognitiva
Hipertensão
Insuficiência cardíaca congestiva
Cardiopatia isquêmica
Arritmias cardíacas
Acidentes vasculares cerebrais
Síndrome metabólica
Diabetes
Hipertensão pulmonar
Hipotireoidismo
Refluxo gastroesofágico
Depressão

Consulta Pré-operatória e Liberação Médica

Os pacientes com história clínica complexa e diversas afecções comórbidas devem ser avaliados no pré-operatório pelo médico de atendimento primário ou por especialista. A hipertensão deve ser controlada antes de qualquer procedimento cirúrgico. A hipertensão com frequência é subdiagnosticada nos pacientes com AOS e, portanto, é fundamental fazer a triagem na avaliação. A pressão arterial mal controlada antes da cirurgia dificulta o tratamento da hipertensão no perioperatório. Deve-se observar que muitos desses pacientes têm dificuldade de tratar a hipertensão ou ela é resistente ao tratamento.[8] Os pacientes com diabetes devem ter excelente controle da glicose antes da cirurgia. O médico de atendimento primário do paciente ou seu cardiologista deve avaliar o nível de função e liberá-lo para a cirurgia, nos casos de doença cardiovascular. O paciente deve ser informado sobre os riscos da cirurgia com explicação clara de como seus problemas clínicos podem afetar o desfecho. Qualquer outra informação referente a comorbidades deve ser tratada antes da cirurgia para otimizar os desfechos e reduzir o risco de complicações cirúrgicas.

Os pacientes com AOS também devem ser submetidos à avaliação pré-operatória pelo anestesista. A comunicação franca entre as equipes de anestesia e cirúrgica facilita o plano de tratamento apropriado. Embora se suponha que os pacientes com AOS tenham vias aéreas mais difíceis, os que apresentam desafios especiais, podem precisar de um plano mais bem elaborado. Os indicadores de ventilação e intubação difícil revelados no exame físico devem ser comunicados, instituindo-se planos de contingência. O anestesista deve ser avisado quando se prevêem técnicas mais invasivas, como traqueostomia eletiva.

Considerações Sobre Anestesia

A decisão seguinte envolve a seleção do tipo de anestesia a ser usado. Sempre que possível, os procedimentos cirúrgicos devem ser realizados com anestesia local ou regional. É preciso ter cuidado ao empregar sedação consciente nessa população de pacientes. O estado e as condições comórbidas da *American Society of Anesthesiology* (ASA) só representam parte do problema ao se discutir o risco anestésico nos pacientes com AOS. As vias aéreas estreitas e de fácil colapso podem ser combinadas com o relaxamento da musculatura faríngea induzido pelo anestésico. A cirurgia nas vias aéreas resulta em graus variáveis de edema e estreitamento resultante. A privação do sono decorrente da doença, assim como a ansiedade em relação ao procedimento podem resultar em supersedação acidental. Além disso, se ocorrer a obstrução das vias aéreas, não é comum encontrar dificuldade de ventilação e intubação. A sedação consciente, portanto, deve ser usada com cuidado e apenas em casos não graves selecionados, sob a supervisão de médico experiente na conduta das vias aéreas. Os sedativos devem ser titulados lentamente até fazerem efeito para evitar a supersedação. A sedação profunda raramente é indicada devido ao risco de perda das vias aéreas. A anestesia geral com vias aéreas garantidas é preferida à sedação moderada ou profunda, mesmo em situações bem monitoradas, como a sala de cirurgia.

Medicamentos Pré-operatórios

É comum administrar sedativos, ansiolíticos ou narcóticos antes do transporte para a sala de cirurgia. Esses medicamentos aliviam a ansiedade e melhoram a transição para o local da cirurgia. Embora seja uma prática segura em muitos casos, deve-se ter cautela nos pacientes com AOS. Embora os agentes mais comuns, benzodiazepínicos, deprimam menos a força respiratória do que a maioria dos narcóticos, o comprometimento ventilatório nesses pacientes pode ter consequências graves. Há relatos de óbito na área pré-operatória.[9] Essa prática pode ser usada em determinados centros, com pessoal bem treinado e protocolos bem estabelecidos, inclusive supervisão individual e monitoração contínua dos sinais vitais. Na ausência disso, em geral, é melhor evitar os sedativos pré-operatórios em pacientes com AOS.

Obesidade, RGE (refluxo gastroesofágico) e o potencial de intubação difícil e prolongada podem aumentar o risco de aspiração nos pacientes com AOS. O uso de combinação de inibidor de bomba de próton, bloqueador H2, antiácidos ou estimulante da mobilidade esofágica tem sido defendido para ajudar a evitar aspiração ou indução. Esses pacientes também têm maior risco de extubação, e a sucção gástrica é aconselhada no final do procedimento.

CPAP Pré-operatória

Como já se mencionou, os pacientes em geral dormem pouco antes da cirurgia. Essa privação de sono é resultado da extrema sonolência diurna (ESD) relacionada à AOS e à ansiedade por causa do procedimento iminente. Depois da cirurgia e da anestesia geral, o paciente tem mais probabilidade de entrar em sono profundo e pode ter predisposição para AOS mais grave.[10] O objetivo o tratamento com CPAP antes da cirurgia é limitar o acúmulo de débito de sono e reduzir o rebote do sono profundo no período perioperatório. Recomenda-se que alguns dispositivos de CPAP sejam usados pro duas semanas antes de qualquer procedimento cirúrgico.[11] Um possível obstáculo é que os pacientes que serão submetidos à cirurgia para AOS em geral não cooperam com o CPAP. Mesmo o uso módico antes da cirurgia pode ser benéfico, porém, e deve ser incentivado.[12]

FASE INTRAOPERATÓRIA

Conduta nas Vias Aéreas

Em geral, acredita-se que o pacientes com AOS apresentam vias mais desafiadoras e dificuldade de ventilação e intubação. Os pacientes com AOS em geral são obesos, do gênero masculino, têm maior circunferência do pescoço, altos escores de Mallampati e outras anormalidades craniofaciais associadas à maior dificuldade com as aéreas. Também podem ter tecidos flexíveis em excesso nas vias aéreas orais e faríngeas, ou obstruções em qualquer parte das vias aéreas superiores. Os pacientes devem ser avaliados pelo anestesista e a comunicação entre a equipe cirúrgica deve reduzir a incidência de complicações pós-operatórias durante todo o planejamento. Os achados importantes no exame físico que podem prever intubação difícil são abertura da boca, protrusão dos dentes, escores de Mallampati, protrusão e comprimento da mandíbula, circunferência, comprimento e mobilidade do pescoço.

A produção excessiva de saliva e o risco de aspiração devem ser reduzidos no pré-operatório com agente antirrefluxo e antissialagogo.[13] Antes da indução, deve-se administrar oxigênio a 100% por 3 a 5 minutos para maximizar as reservas de oxigênio no preparo de possível intubação prolongada. O risco de incapacidade de ventilar deve sempre ser previsto e a pré-oxigenação permite o aumento do tempo de trabalho para o estabelecimento das vias aéreas. A indução deve ser atingida com anestésico intravenoso de curta ação, como propofol. Ainda, quando se usa bloqueio neuromuscular, a preferência é um agente de início rápido de ação e curta duração. como succinilcolina. Os agentes de curta duração são importantes no caso de a ventilação e a intubação não serem bem-sucedidas. O sucesso da ventilação começa com o posicionamento e preparo adequado para vias aéreas difíceis. O paciente deve ser posicionado com cabeça inclinada, mento elevado ou com a técnica de pressão na mandíbula para abrir as vias aéreas. A posição de Trendelenburg invertida pode ser usada para aliviar a pressão intratorácica e melhorar a ventilação. Devem ser usadas vias aéreas oro ou nasofaríngeas com comprimento que ultrapasse a obstrução hipofaríngea. A técnica de ventilação de duas pessoas pode ser necessária para proporcionar vedação adequada da máscara e posicionamento mandibular. A máscara laríngea para vias (LMA) também pode ser colocada para ventilação e usada posteriormente para a intubação.[14] A LMA permite ventilação e ultrapassa a obstrução de tecido mole, proporcionando um acesso para sucção e intubação. Os pacientes que não podem ser ventilados com essas técnicas podem exigir procedimentos mais avançados, como ventilação a jato transtraqueal ou cricotireotomia, até que as vias aéreas definitivas sejam estabelecidas.

Embora a intubação possa ser realizada de modo padrão com laringoscopia direta, há métodos alternativos usados com frequência (Tabela 7.2). A seleção de um determinado método depende dos achados dos

Tabela 7.2. Técnicas para intubação difícil.

Intubação tradicional oral ou nasal com o paciente acordado
Intubação nasal às cegas
Intubação através de LMA
Intubação com fibra óptica e paciente acordado ou dormindo
Intubação retrógrada
Técnica com bastão luminoso
Videolaringoscópio
Ventilação a jato transnasal e intubação assistida por fibra óptica

exames pré-operatórios e da previsão de vias aéreas difíceis. As opções para intubação são oral ou nasal com o paciente acordado ou com fibra óptica e paciente dormindo e intubação via LMA. As técnicas mais novas são uso de bastão luminoso ou videolaringoscopia, cuja popularidade é crescente. Os procedimentos com o paciente acordado são preferidos com achados pré-operatórios coerentes com intubação difícil. Boyce e colabs. descreveram o uso de ventilação a jato transnasal e intubação assistida por fibra óptica. Nessa técnica, o jato transnasal é usado através das vias aéreas nasofaríngeas para fornecer fluxo intermitente de ar pressurizado para as vias aéreas superiores. As supostas vantagens são melhor visualização e ventilação simultânea do paciente durante a intubação com fibra óptica. Eles não relataram incidência de complicações graves, mas sim altas taxas de sucesso da intubação.[15,16] Em um estudo prospectivo de 180 pacientes com obesidade mórbida submetidos à cirurgia bariátrica, Neligan e colabs. usaram laringoscopia após a indução com o paciente em posição "inclinada", com a cabeça e os ombros acima do peito. A incidência de AOS nessa população era 68%. Constataram que essa técnica é muito bem-sucedida e não tem incidência de uso de resgate das vias aéreas. A taxa de intubação difícil foi apenas 3,3% (definida como três ou mais tentativas de intubação). Curiosamente, não verificaram relação entre índice de massa corporal (IMC), circunferência do pescoço ou presença de AOS e a dificuldade de intubação. Porém, eles verificaram que o gênero masculino e os escores de Mallampati mais altos eram preditivos.[17] Finalmente, em casos selecionados de pacientes com doença grave e comorbidade expressiva, como arritmia que impõe risco de morte e falhas nas tentativas de intubação, a traqueostomia eletiva pode ser considerada. Pode ser preciso que o cirurgião realize traqueostomia ou cricotireotomia de emergência se o paciente não puder ser ventilado.

É melhor realizar a extubação no centro cirúrgico em ambiente controlado. O paciente deve ser extubado acordado, quando a ventilação espontânea, a capacidade de seguir comandos e de sustentar a cabeça elevada tiveram voltado. A reversão completa do bloqueio neuromuscular deve ser verificada. Nos pacientes que foram fáceis de ventilar antes da intubação e cuja cirurgia não afetou as vias aéreas, a extubação profunda pode ser considerada. Aconselha-se permitir que o paciente desperte o suficiente, porque é necessário proteger as vias aéreas e evitar suspender a extubação até que o paciente esteja na sala de recuperação ou na UTI. Esta prática minimiza as complicações decorrentes do comprometimento das vias aéreas.

Controle da Pressão Arterial

A anestesia hipotensiva, em especial durante osteotomias do maxilar, pode ajudar o controle de perda de sangue. Isso pode ser difícil de obter no período intraoperatório se o controle adequado não foi obtido antes do procedimento. Isso enfatiza a importância da conduta apropriada e da consulta antes da cirurgia. A necessidade de anestesia hipotensiva, porém, deve ser pesada contra o risco de perfusão inadequada de órgãos. Nos pacientes com risco de cardiopatia isquêmica ou acidente vascular cerebral, a anestesia hipotensiva deve ser abandonada para reduzir os eventos cirúrgicos.

A aplicação adequada da técnica envolve comunicação entre as equipes de anestesia e cirúrgica. A equipe de anestesia deve ter tempo antes da osteotomia para reduzir com segurança a pressão arterial de modo lento e controlado para minimizar o risco de queda não segura e perfusão inadequada. Além disso, a pressão arterial deve voltar ao normal o mais rápido possível. Isso permite o mínimo tempo sob anestesia hipotensiva e reduz as complicações cardiovasculares ou neurológicas. Nos pacientes considerados impróprios para ter hipotensão induzida por anestesia, os preparos devem ser feitos, e o paciente deve ser instruído sobre a possibilidade de transfusão de sangue.

Considerações Adicionais

O posicionamento correto e a colocação própria de apoios é importante para reduzir a isquemia pressórica. Obesidade, procedimentos demorados e anestesia hipotensiva podem exacerbar sua ocorrência e devem ser considerados. Os esteroides e o uso cuidadoso de líquidos intravenosos durante a cirurgia podem reduzir o risco de edema das vias aéreas e comprometimento respiratório. Ainda, os narcóticos devem ser usados parcimoniosamente sempre que possível nessa população de pacientes durante o procedimento. Se for preciso, é melhor usar agentes de curta ação. No pós-operatório, o efeito cumulativo da administração de narcóticos pode contribuir para o comprometimento respiratório.

PROCEDIMENTO CIRÚRGICOS

Depois da avaliação para diagnóstico e da identificação do nível de obstrução no paciente com AOS, seleciona-se o procedimento cirúrgico. O tratamento cirúrgico da AOS envolve diversos procedimentos que abrangem a obstrução em múltiplos níveis. Combinar o tipo de obstrução e o procedimento é essencial para o sucesso. A cavidade nasal, a parte nasal da faringe, a parte oral da faringe e a hipofaringe são possíveis locais de obstrução que podem contribuir para a patogênese da AOS. Os procedimentos cirúrgicos para AOS podem ser classificadas pelos tipos de estruturas a serem modificadas (tecido mole, tecido duro ou ambos) ou por localização anatômica (vias aéreas nasais, parte nasal da faringe, parte oral da faringe e hipofaringe ou combinações) (Tabela 7.3). Como já mencionado, há muitos procedimentos descritos para o tratamento da AOS. É importante que todo médico que realiza esses procedimentos esteja ciente das possíveis complicações. Os procedimentos não descritos aqui são encontrados em outros textos. O que segue é uma revisão dos procedimentos mais comuns para a AOS, por localização anatômica, além de discussão das complicações associadas e seu tratamento.

Cavidade Nasal

O papel da obstrução nasal na AOS é diferente de outros níveis. Não causa a obstrução central da doença, mas contribui para o processo dela. A maior resistência ao fluxo de ar nasal pode levar à turbulência do ar e aumentar a incidência de respiração bucal. A respiração pela boca altera a dinâmica das vias aéreas superiores e pode predispor à obstrução. A obstrução pode ter vários mecanismos, inclusive desvio do septo, hipertrofia das conchas nasais, pólipos e colapso de válvula.

Os procedimentos cirúrgicos direcionados para a causa da obstrução são septoplastia, redução da concha nasal, polipectomia e reconstrução de válvula. Em geral, a cura não é definitiva, mas melhoram o IAH e as exigências pressóricas de CPAP. Também foram relacionados a desfechos subjetivos os níveis diurnos de energia.[18] Isso em geral é realizado como parte de abordagem de múltiplas modalidades em contrapartida ao procedimento isolado para o tratamento da AOS.

O desvio do septo nasal pode causar obstrução em qualquer parte, e é importante identificar a região responsável antes da cirurgia. Os desvios altos podem mimetizar a válvula nasal interna em colapso e devem ser tratados apropriadamente.[19] O hematoma do septo é uma complicação que pode ser minimizada com *splints* septais por uma semana ou com suturas tipo colchoeiro. As suturas tipo colchoeiro através da mucosa e do septo são obtidas com catgut 4-0 cromado em agulha reta. As rupturas de mucosa podem ser observadas se ocorrerem em um dos lados. Nas rupturas de lado a lado, deve-se realizar o fechamento em pelo menos um

Tabela 7.3. Localização da obstrução das vias aéreas superiores e procedimentos cirúrgicos comuns.

Localização Anatômica da Obstrução	Tipo de Tecido	Procedimento
Nasal	Mole	Turbinectomia, polipectomia
	Duro	Septoplastia, reconstrução da base alar, reconstrução da válvula nasal
Parte oral da faringe	Mole	Tonsilectomia, UPFP, UPPAL redução de tecido palatino por radiofrequência (sonoplastia), implantes de pilar palatal, avanço transpalatino, faringoplastia
	Duro/mole	Expansão da maxila, avanço da maxila
Hipofaríngea	Mole	Glossectomia, ablação da base da língua por radiofrequência, distração mandibular
	Duro/mole	Avanço do músculo genioglosso, avanço do hioide
Parte oral da faringe e hipofaringe	Duro/mole	AMM
Procedimentos de *bypass*		Traqueostomia

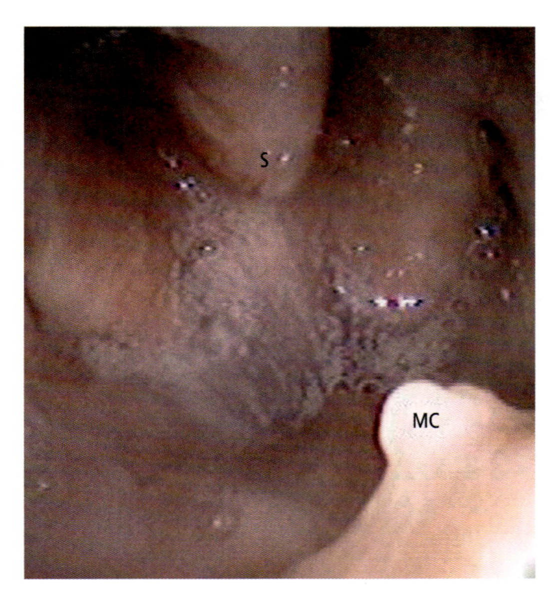

Fig. 7.1. Defeitos septais depois de AMM. As perfurações da parte posterior do septo são achados incidentais por nasofaringoscopia. A septoplastia combinada com a osteotomia de Le Fort I em geral causa defeitos assintomáticos do septo. S: septo, MC: crista maxilar.

dos lados com catgut 5-0 cromado. Com frequência, a septoplastia é realizada simultaneamente com avanço do maxilar. A quantidade de remoção varia e pode ir de pequena aparagem quando o septo é reto, mas sujeito a desvio com movimento da maxila, até septoplastia formal quando o desvio concomitante contribui para a obstrução. Durante a nasofaringolaringoscopia pós-operatória, é comum encontrar defeito na porção posterior do septo depois de avanço maxilomadibular (AMM) com a septoplastia combinada (Fig. 7.1). Isso é, com frequência, de pouca consequência clínica e não requer intervenção. Enquanto se mantiver o pilar septal anterior, não ocorrem mudanças na morfologia, como a redução da ponta do nariz.

A hipertrofia das conchas nasais pode ser tratada por meio de várias técnicas. Redução da submucosa das conchas ou radiofrequência e eletrocautério, excisão da concha com *laser*, remoção parcial ou total da concha nasal inferior, fratura lateral e conchoplastia submucosa são métodos empregados com frequência. São possíveis complicações pós-operatórias: hemorragia, edema de tecido e subsequente agravamento dos sintomas de obstrução, rinite atrófica e crostas nasais. A rinite seca (ressecamento excessivo) pode ocorrer e levar a mais crostas e sangramento. É preciso observar que a abertura das passagens nasais podem levar à piora da afecção se estiverem presentes no pré-operatório. O uso das técnicas submucosas pode diminuir as crostas e manter a função ciliar. A redução submucosa por radiofrequência tem a vantagem de produzir pouco edema e, em geral, não requer tamponamento nasal. Porém, o tempo de ocorrência do efeito máximo é 8 semanas e podem ser necessários múltiplos procedimentos para se atingir o resultado ideal. Em qualquer cirurgia nasal, é bom evitar o tamponamento, porque a obstrução pode piorar no período pós-operatório. Os *stents* ou tubos nasais que permitem a desobstrução das vias aéreas podem ser indicados[19]

Orofaringe

Tonsilectomia

A adenotonsilectomia é o procedimento de escolha para AOS em crianças, e a tonsilectomia pode ser benéfica no tratamento de adultos com tonsilas hipertrofiadas e sem outras anormalidades consideráveis das vias aéreas.[20] A meta-análise de pacientes pediátricos com doença não complicada revelou redução de IAH de 13,9 eventos por hora e sua normalização em 80% dos pacientes.[21] Os desfechos são afetados por anatomia das vias aéreas superiores, doença inflamatória nasal, obesidade e condição clínica geral. Dor, edema e sangramento são as complicações mais comuns. As lâminas de eletrocautério e ultrassônicas foram usadas para reduzir a hemorragia, mas ainda são associadas à dor pós-operatória. Outros métodos incluem o uso de redução em série com *laser* de dióxido de carbono em ambiente ambulatorial, que visa reduzir a dor pós-operatória e o sangramento, embora isso tenha sido associado a novo crescimento do tecido e infecção recorrente.[22] A ablação por radiofrequência pode ser realizada em um só procedimento ou em série, e foi associada à redução da dor, mas alguns clínicos expressaram preocupação com a chance de hemorragia maior. As complicações com risco de morte são raras, mas a insuficiência respiratória pós-operatória que exige ventilação mecânica pode ocorrer em até 30% das crianças.[23,24]

Procedimentos palatinos

A UPFP é um procedimento cirúrgico comum destinado a reduzir a obstrução por meio de remoção seletiva do tecido faríngeo para aumentar o lúmen das vias aéreas da parte oral da faringe. Foi descrita pela primeira vez como técnica para tratar o ronco e,[6] mais tarde, adaptada por Fulita e colabs. para corrigir a AOS.[25] Em geral, envolve a remoção de tecidos supérfluos do palato mole, tonsilas, pilares tonsilares e úvula. Desde que foi descrita, muitas variações da técnica foram propostas. Apesar das variações, a meta definitiva é alargar o espaço das vias aéreas posteriores. Não obstante, os relatos de taxa de sucesso de 40 a 60% e de taxa de cura (definida como IAH < 5%) de 16% em várias meta-análises, continua a ser o procedimento cirúrgico faríngeo para AOS mais realizado atualmente.[26] A avaliação de candidatos para o procedimento evoluiu e, assim, o desenvolvimento de métodos mais sofisticados levou a resultados melhores. O sistema de estagiamento de Friedman das vias aéreas da parte oral da faringe baseia-se no tamanho da tonsila, uma classificação de Mallampati modificada, na presença ou ausência de obesidade grave e deformidades craniofaciais. Ele ajuda a identificar os pacientes em risco de AOS que apresentam sintomas de ronco e tem também valores preditivos positivos e negativos de UPFP. As taxas de êxito mais altas para o estágio I de Friedman foram demonstradas em relação ao estágio III apenas para a cirurgia palatina. O desempenho da UPFP às cegas, sem a identificação apropriada do nível de obstrução, provavelmente, contribuiu historicamente para o pouco sucesso.

As complicações são comuns e incluem hemorragia, dor forte, disfagia, desconforto faríngeo, secura das mucosas, infecções da ferida e distúrbios de paladar e fala. A disfagia pode ser persistente em até 30%, embora normalmente seja leve. As complicações maiores são raras e incluem insuficiência velofaríngea, desconforto respiratório agudo, estenose nasofaríngea e hemorragia. Como já discutido, os primeiros relatos indicaram alta frequência de complicações associadas à UPFP, inclusive eventos graves, como comprometimento respiratório e óbito.[9,27] Os relatos mais recentes, porém, demonstram tendência de taxas inferiores.[28] Uma revisão sistemática relatou complicações graves com incidência de 2,5% (com 0,2% de mortalidade). Contudo, os efeitos colaterais persistentes foram altos, de 58% (31% de regurgitação nasal, 13% de alterações de voz e 5% de distúrbios do paladar).[29] As complicações como disfagia, desconforto e dor podem ser difíceis de evitar. A conduta via de regra abrange instruções para o paciente e atitude expectante. É preciso ter cuidado ao administrar narcóticos no pós-operatório e estratégias para minimizar seu uso. Isso é particularmente importante depois dos procedimentos nas vias aéreas superiores, onde existe potencial para comprometimento respiratório decorrente de edema faríngeo. O uso de esteroides, refrigeração tecidual e controle de pressão arterial também diminuem o edema e serão discutidos mais adiante. O paciente também deve ser informado sobre o risco de fracasso e possibilidade de procedimentos adicionais. A maioria das complicações evitáveis, contudo, devem-se à remoção agressiva de tecido. A conduta normalmente envolve excisão parcimoniosa acompanhada por reorganização e fechamento meticulosos do tecido.[30] Além disso, a tolerância à CPAP nasal pode ser reduzida devido ao extravasamento pela boca do tecido removido em excesso, o que justifica ainda mais a necessidade de cirurgia conservadora.

Em geral realizada no consultório e sob anestesia local, a uvulopalatoplastia assistida por *laser* (UPPAL) envolve a remoção parcial do palato e da úvula com *laser*. Comumente é indicada para o tratamento do ronco, seu uso para tratamento cirúrgico da AOS é controversa. Dois estudos clínicos randomizados não constataram alterações do IAH depois de cirurgia, quando usado como tratamento da AOS.[31,32] Além disso, outras preocupações incluem estudos que não sugeriram significância estatística na sonolência diurna e relataram possível piora da AOS depois do procedimento.[26] As complicações são semelhantes às da UPFP, quais sejam, dor forte, hemorragia, infecção, sensação de "bolo", insuficiência velofaríngea (IVF) e alterações do paladar. A sensação de bolo pode exigir um segundo procedimento para romper a faixa cicatricial. As cirurgias estagiadas ou "tituladas" com reavaliação antes de cada estágio reduzem a ocorrência de IVF.[20]

Hipofaringe

Procedimentos em tecidos moles

Glossectomia

Designadas a eliminar a obstrução hipofaríngea, a glossectomia e a linguoplastia na linha mediana são glossectomias parciais realizadas, normalmente, com *laser*. As taxas de sucesso cirúrgico são, segundo relatos, de 25 a 83%, com média de aproximadamente 50%.[33] As complicações chegam aos 25% e são hemorragia, odinofagia grave, edema de língua e alterações do paladar. Devido à morbidade e ao baixo sucesso do procedimento, a glossectomia foi relegada a uma população limitada de pacientes que não são candidatos a outros procedimentos. Além disso, historicamente, as traqueostomias perioperatórias foram frequentes devido ao risco de obstrução pós-operatória das vias aéreas, resultando em alta morbidade.[20]

Ablação da base da língua por radiofrequência

A ablação por radiofrequência da base da língua em geral é realizada no consultório, sob anestesia local. Pode ser um tratamento de modalidade única ou em conjunto com outros procedimentos nas vias aéreas. Os estudos randomizados e controlados demonstraram a eficácia do procedimento na redução da gravidade da AOS e na melhora da qualidade de vida. Isso também foi demonstrado com o decorrer do tempo. As complicações são abscesso, fraqueza da base da língua, alteração da fala e da deglutição, celulite, obstrução e edema das vias aéreas. Felizmente, essas complicações são raras.[20] As ulcerações da mucosa podem ser evitadas, não colocando os eletrodos muito superficialmente. Os abscessos e infecções podem ser reduzidos com antibióticos pré-operatórios, mas podem requerer drenagem cirúrgica. O terço médio da língua deve ser tratado de modo a evitar os principais ramos do nervo hipoglosso, o que pode resultar em paralisia da língua. Por esse mesmo raciocínio, evitar os feixes neurovasculares laterais com a colocação de eletrodo central pode evitar hemorragia expressiva no pós-operatório.[34]

Tecido esquelético/mole

Avanço do osso hioide

A miotomia do osso hioide e seu avanço destina-se a aumentar o espaço hipofaríngeo com o avanço dos tecidos moles retrolinguais.[35] O osso hioide é isolado e a transecção dos músculos infra-hióideos é realizada para permitir o avanço e a fixação anterior. Há descrições da suspensão da mandíbula e da cartilagem tireóidea. Com frequência, é realizada em conjunto com outros procedimentos nas vias aéreas, como avanço do músculo genioglosso ou UPFP. Os resultados variaram e uma revisão de 4 estudos que documentaram apenas a suspensão do osso hioide mostraram taxas de sucesso de apenas 50%. Isso só melhora um pouco com a adição do avanço do músculo genioglosso.[33] A transecção cuidadosa dos músculos infra-hióideos enquanto estão ligados ao osso hioide deve ser realizada para evitar lesão aos nervos laringeos superiores. A aspiração grave foi relatada em decorrência da transecção da membrana tíreo-hióidea. Um autor defende o uso de suspensão da cartilagem tireóidea e relata complicações de menor natureza, inclusive seroma, aspiração transitória e recidiva. Raramente, há relatos de grandes complicações. Sugere a colocação de drenos cirúrgicos para prevenir a formação de seroma. Ainda, defende a colocação de múltiplas suturas entre a cartilagem tireóidea e o osso hioide para reduzir a recidiva decorrente de desestabilização da sutura. A aspiração e a disfagia em geral são transitórias e se resolvem em cerca de 10 dias. A disfagia persistente significativa pode ser tratada com a remoção das suturas de suspensão.[30]

Avanço do músculo genioglosso

O avanço do músculo genioglosso é uma técnica usada para abrir o espaço retrolingual por avanço da espinha geniana. O avanço da espinha geniana (AEG) é obtido com osteotomia retangular anterior da mandíbula que incorpora a espinha geniana, e o fragmento ósseo com o músculo inserido é avançado e estabilizado. As escoras ósseas superior e posterior permanecem, e quando não há mudança da ponta do mento, o impacto estético é mínimo. Há descrições de genioplastia padrão com cunha e circular (Fig. 7.2 a-c).

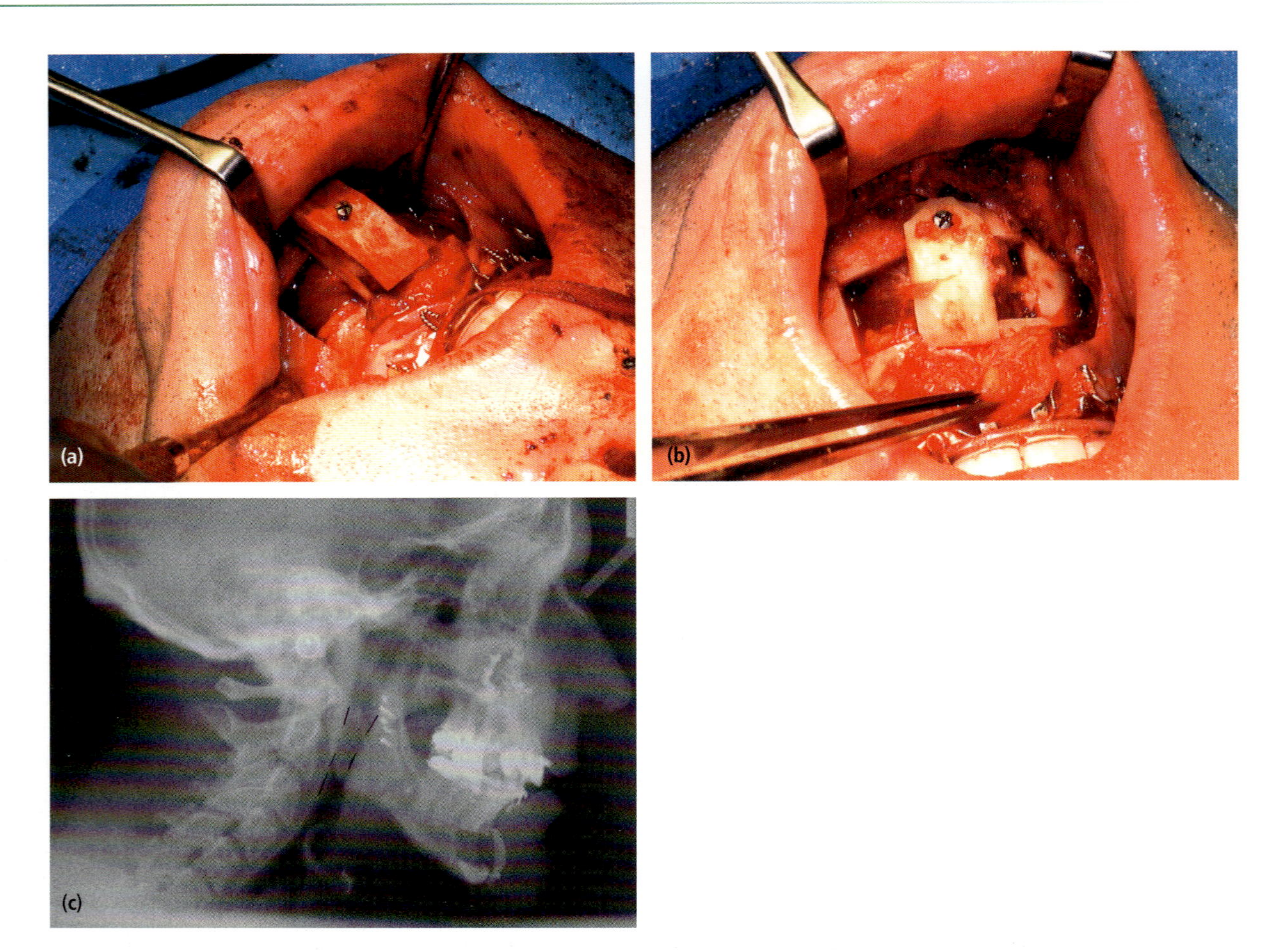

Fig. 7.2. Técnica para o avanço da espinha geniana. (a) A janela óssea retangular é avançada e girada 90° para evitar o movimento para posterior. O parafuso é usado para prender o segmento enquanto ele é avançado. (b) O córtex externo é removido para reduzir o perfil do segmento. O primeiro parafuso é removido, e um parafuso de fixação é colocado na escora inferior do osso. (c) O cefalograma lateral demonstra o segmento avançado.

Tabela 7.4. Complicações do avanço da espinha geniana.

Deiscência
Necrose óssea
Infecção
Dano à raiz do dente
Fratura
Parestesia
Hematoma
Ptose do mento
Falha de incorporação do músculo
Avulsão do músculo genioglosso

Em geral, realiza-se abordagem multimodal em conjunto com outros procedimentos. Como procedimento isolado, as taxas de sucesso são, segundo relatos, de 38 a 78% (média 67%).[33]

As complicações em geral são poucas (Tabela 7.4). O desenho deficitário de osteotomia é responsável pela maioria das complicações associadas a esse procedimento. A compreensão da anatomia cirúrgica é essencial.

O dano à raiz dos dentes ou sua desvitalização pode ocorrer e exigir extração ou tratamento endodôntico. O desenho da osteotomia deve dar espaço adequado entre as raízes e os dentes e a porção superior da osteotomia (em geral, 5 mm). A não incorporação do músculo genioglosso no desenho da osteotomia também pode ser uma ocorrência. Isso pode ser evitado pela palpação cuidadosa desse músculo antes das osteotomias e pela avaliação das radiografias anteriores à cirurgia. A avulsão do músculo genioglosso pode ocorrer se um segmento robusto desse músculo não for incorporado ao segmento ósseo ou quando se faz muita tração. A falha de incorporação do músculo ao segmento ósseo ou sua avulsão pode resultar em segmento instável. O músculo pode ser salvo, porém, usando uma sutura forte e de reabsorção lenta, como 2-0 Vicryl presa à placa de fixação ou ao osso através de osteotomia criada com broca cirúrgica. A osteotomia muito inferiormente pode levar à fratura de uma pequena escora óssea da margem inferior. Além disso, as pequenas escoras ósseas remanescentes superior e inferior à osteotomia podem enfraquecer a mandíbula e resultar em fratura de sínfise e parassínfise. A fratura pode precisar de redução a céu aberto e fixação interna ou de um curto período de fixação maxilomandibular (FMM).

O sangramento excessivo e o hematoma no pós-operatório também são uma preocupação nesses pacientes. A osteotomia meticulosa, sem extensão excessiva depois da placa cortical lingual ajuda a minimizar a lesão do tecido lingual e o sangramento abundante. Apesar da técnica correta, pode haver dano ao leito de pequenos vasos e músculos linguais. Isso pode ser exacerbado pela alta concorrência de hipertensão em pacientes com AOS. Portanto, a hemostasia meticulosa, a monitoração clínica da formação de hematoma depois da cirurgia e o tratamento agressivo da hipertensão são indicados.[30] A ocorrência de hematoma deve ser monitorada atentamente nesse subgrupo de pacientes, devido ao potencial de comprometimento das vias aéreas. Podem estar indicadas CPAP nasal ou intubação.

Nos pacientes que serão beneficiados esteticamente com o avanço do mento, a geniotomia alta com avanço é o procedimento de escolha. Uma vantagem dessa técnica sobre a AEG, além do impacto sobre a estética facial, é que os músculos digástricos são incorporados ao segmento avançado, resultando em reposicionamento do osso hioide e tecidos hipofaríngeos associados para anterior. As complicações são similares às da AEG, com algumas considerações especiais (Tabela 7.5). É preciso ter cuidado com o desenho da osteotomia, porque, sem o benefício de escora de osso inferior, a porção superior proporcionará todo o apoio. A colocação da parte central da osteotomia muito alta tornará a mandíbula fraca, podendo danificar os dentes. Quando é realizada como protocolo de estágio I, o risco de fratura aumenta, porque a parassínfise estruturalmente fraca pode não aguentar as fortes forças de rotação de um ramo não operado. Essa situação é muito diferente quando é simultânea com a cirurgia ortognática ou AMM de rotina, nas quais se realizam osteotomias de ramo. Os autores usam placas de titânio pré-dobradas para dar força e permitir o avanço máximo previsível do segmento (Fig. 7.3). Os autores também usam essas placas na maxila, o que será discutido na seção sobre AMM.

Tabela 7.5. Complicações de avanço da geniotomia.

Deiscência
Necrose óssea
Infecção
Dano à raiz do dente
Fratura da parassínfise
Parestesia
Hematoma
Ptose do mento
Falha de incorporação do músculo
Resultados ruins de estética facial

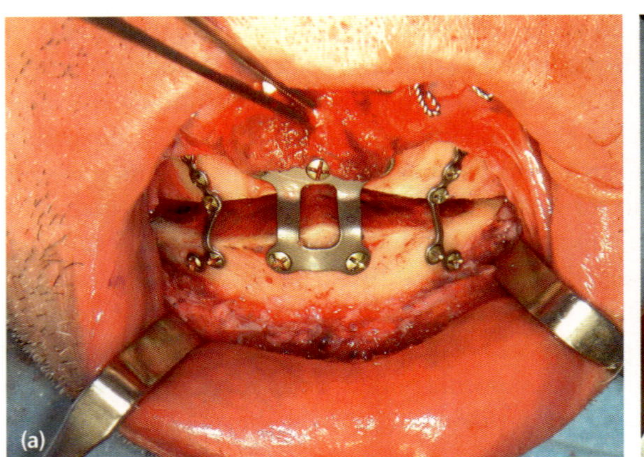

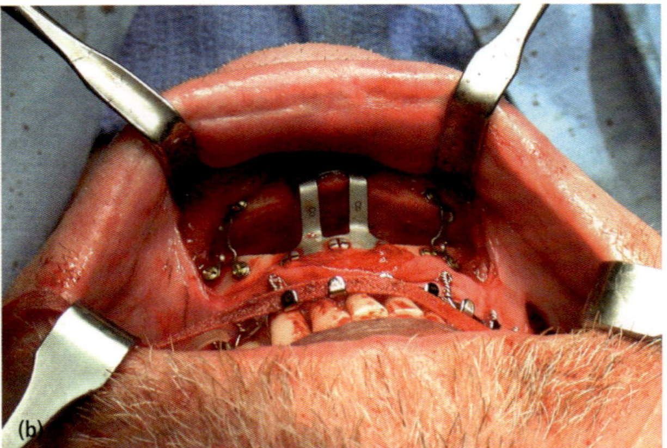

Fig. 7.3. Placa de avanço pré-dobrada para genioplastia deslizante.

Parte Oral da Faringe e Hipofaringe

Avanço maxilomadibular

O avanço maxilomadibular (AMM) envolve a osteotomia maxilar de Le Fort I e osteotomia sagital bilateral (OSB) da mandíbula com avanço. Ele amplia o espaço da faringe, expandindo a estrutura do esqueleto e os tecidos moles associados da parte oral da faringe e da hipofaringe. Ao colocar tensão sobre os tecidos moles, também se reduz a possibilidade de colapso durante a inspiração com pressão negativa. O AMM é amplamente considerado o método cirúrgico mais eficaz para tratar a AOS, além da traqueostomia. Uma revisão sistemática e meta-análise de Holty e Guilleminault demonstraram taxa de sucesso de 86%, definido como AIII < 20/horas e 50% de redução de IAH depois da cirurgia. Além disso, verificou-se taxa de cura de 43,2%, definida como IAH < 5%.[36] Demonstraram, ainda, que a estabilidade a longo prazo tem sucesso cirúrgico de 89%, sem diferença em IAH a curto e longo prazos.

Há controvérsia quanto ao momento de realizar o AMM. Um protocolo popular é a modalidade estagiada. Nesse método, os pacientes com diagnóstico de AOS são submetidos à fase I do tratamento, consistindo de UPFP e procedimentos adjuntos, como avanço do músculo genioglosso. O AMM é considerado cirurgia de fase II se a fase I falhar. Parte do motivo subjacente ao estagiamento é a morbidade suposta e a visão de que o AMM é um procedimento agressivo em comparação com as cirurgias de fase I. Outro fator contribuinte é o padrão de encaminhamento inicial de algumas instituições a cirurgiões que podem ser adeptos das cirurgias de fase I, mas que não têm prática para realizar o AMM. A insatisfação com as taxas de êxito baixas e a morbidade associada à UPFP e outros procedimentos, acoplada com as altas taxas de sucesso do AMM, levou alguns profissionais a oferecerem o AMM como procedimento inicial de escolha, dependendo do nível de obstrução. Uma vantagem do AMM em relação a outros procedimentos é que aborda a obstrução em múltiplos níveis das passagens até a hipofaringe. É importante considerar o estagiamento desses procedimentos, porque o padrão de complicação difere entre os que tiveram cirurgia de fase I e AMM para AOS.

Na meta-análise antes mencionada, as complicações importantes foram raras e consistiram de duas paradas cardíacas, uma disritmia e uma fratura de mandíbula. A maioria das complicações foi pequena e incluiu má oclusão, parestesia, infecção e hemorragia leve. Contudo, não união, IVF, falha de componentes metálicos, mudanças estéticas inaceitáveis, recidiva significativa e comprometimento vascular são eventos adversos desse procedimento, que precisam ser reconhecidos e tratados apropriadamente (Tabela 7.6). Excluindo-se parestesia e má oclusão, há pequenas complicações com incidência de cerca de 3%.[36]

A parestesia do nervo alveolar inferior é a complicação mais comum depois de AMM. O transtorno neurossensitivo transitório pode ser encontrado em até 100% dos pacientes, embora 86% deles se resolvam em um ano.[36,37] É importante realizar a divisão lenta e controlada da mandíbula, com visão adequada do nervo para minimizar o traumatismo. O nervo deve ser liberado corretamente de seu canal ósseo, com um elevador ou instrumento giratório. É especialmente importante minimizar o traumatismo cirúrgico nessa

Tabela 7.6. Complicações da AMM.

Parestesia
Infecção
Má oclusão
Falha do componente metálico
Sangramento
Comprometimento vascular
Recidiva
Má união/não união
Fratura
Insuficiência velofaríngea
Mudanças estéticas inaceitáveis
Comprometimento respiratório

população de pacientes com AOS, porque a maioria deles está na meia-idade ou é idosa e sua capacidade de recuperação de lesões é menor. Apesar da dissecação cuidadosa, a manipulação e o estiramento do nervo em geral resultam em parestesia transitória em quase todos os casos. Assim sendo, é essencial discutir isso com os pacientes antes da cirurgia, porque nem sempre é possível evitá-la. Dadas as altas taxas de satisfação com a cirurgia, essa consequência é aceitável para a maioria dos pacientes. Apesar das instruções pertinentes, alguns pacientes ficarão insatisfeitos com esse desfecho. Nesses casos, pode-se considerar o protocolo de rotina para lesões nervosas.

Além da parestesia do nervo alveolar inferior, também pode haver lesão do nervo lingual e, com o grande avanço mandibular, as chances de recuperação espontânea são substancialmente reduzidas. Isso se deve à maior distância entre os cotos proximal e distal do nervo com a lesão da transecção ou da tração expressiva que pode ser feita sobre o nervo lingual com o avanço do segmento distal da mandíbula. Se a intervenção microneurocirúrgica for justificada nos casos de não resolução da parestesia, é mais provável encontrar um hiato nervoso que exigirá enxerto de nervo (autógeno ou alogênico) ou reparo da condução.

A má oclusão tem incidência relatada variável, embora seja razoável supor que as pequenas discrepâncias oclusais são bastante comuns. Ela pode ser maior nessa população, devido à variedade de fatores relacionados ao paciente e ao procedimento, em comparação com a cirurgia ortognática tradicional. A recidiva esquelética pode levar à má oclusão e é uma preocupação por causa do grande avanço que faz tensão sobre os tecidos orais e faríngeos, assim como nos componentes metálicos. Ainda, a maior incidência de obesidade pode provocar forças adicionais sobre os dispositivos de fixação, que podem mudar a posição final do tratamento de maxila e mandíbula. A não cooperação do paciente e a carga inicial excessiva também podem contribuir para a má relação oclusal. Com frequência, esses pacientes são tratados sem ortodontia pré-operatória, de modo que é prudente estabelecer a oclusão ideal desde o princípio, porque não será possível fazer pequenos movimentos ortodônticos para corrigir as discrepâncias leves depois da cirurgia. A maioria das más oclusões são leves. Waite e colabs. relataram incidência de 44% de contatos prematuros que foram tratados com balanceamento e próteses.[38,39] Em uma série de 175 pacientes, Li e colabs. não relataram más oclusões expressivas e todos os casos foram tratados com ajustes dentais.[37] Não há relato de incidência nesse estudo. Nos casos de discrepâncias maiores, não passíveis de ajuste oclusal, pode-se considerar a revisão cirúrgica (Fig. 7.4 a-c). O reconhecimento e a correção precoce são importantes nesses casos para evitar a maior dificuldade associada à revisão tardia, depois da consolidação óssea. Para alguns pacientes, a Ortodontia pós-operatória deve ser considerada, em especial aos que não são candidatos a uma segunda cirurgia e para os quais não há correção por balanceamento ou reabilitação protética.

A taxa de infecção depois da cirurgia ortognática varia de 1 a 33%,[40] embora em geral seja menor com o uso concomitante de antibióticos. A cirurgia ortognática é um procedimento contaminado limpo e, assim,

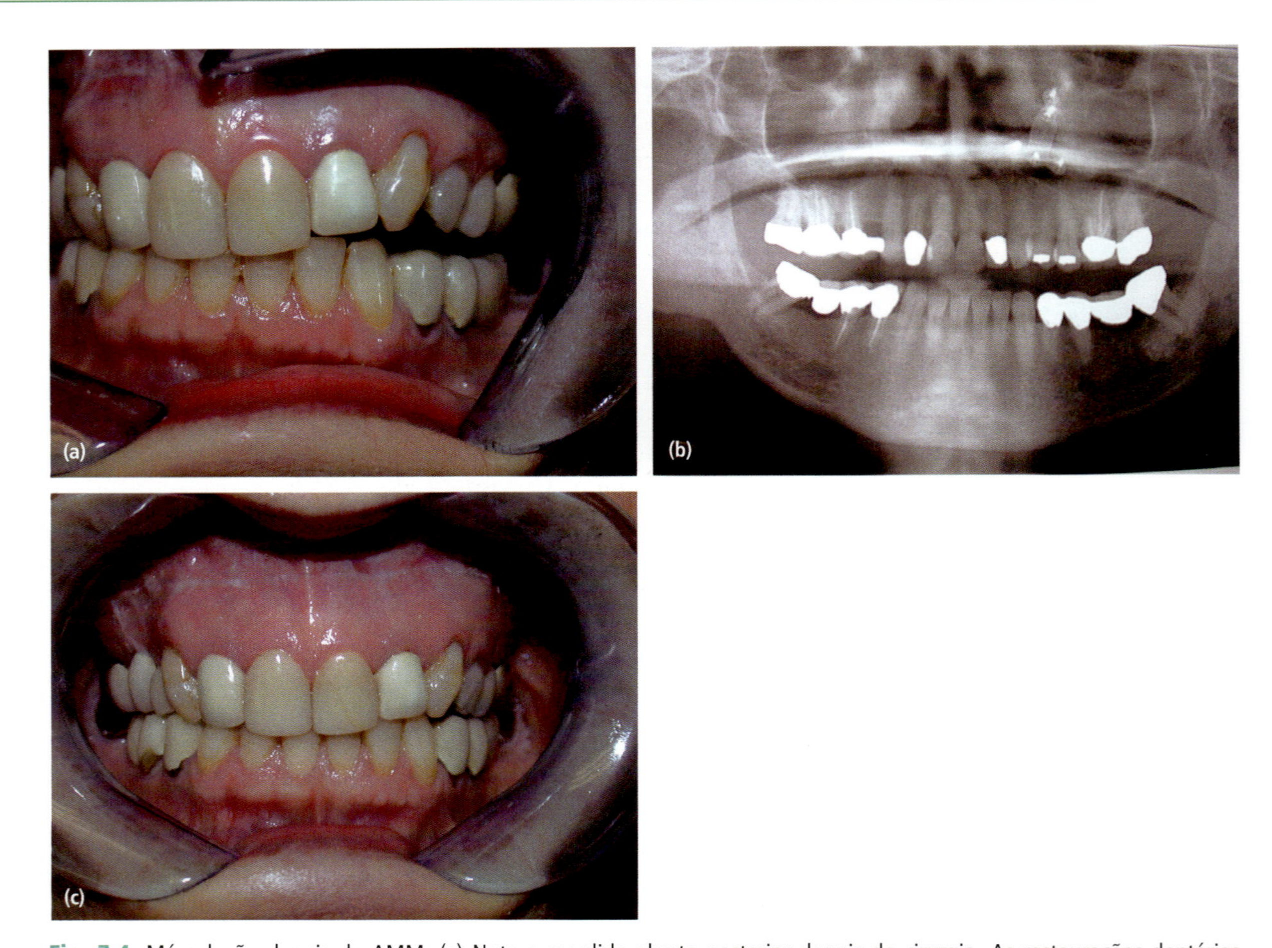

Fig. 7.4. Má oclusão depois de AMM. (a) Note a mordida aberta posterior depois da cirurgia. As restaurações dentárias dificultam a ortodontia pós-operatória e o paciente não quer a recolocação da prótese preexistente. Esta paciente foi tratada com revisão cirúrgica. (b) Radiografia pós-operatória de osteotomia de Le Fort I para a correção da má oclusão. (c) Oclusão pós-operatória.

se aceita um risco inerente de infecção. Os fatores que podem influenciar nessas taxas são idade dos pacientes, tempo de cirurgia, tipo de procedimento e método de profilaxia antibiótica. A idade mais avançada e os procedimentos mais demorados foram associados ao maior risco de infecção e remoção da placa.[41] Os antibióticos profiláticos na prevenção de infecções no local da cirurgia são amplamente aceitos. Há debate, no entanto, com relação ao tipo e duração da profilaxia a ser usada. Muitos consideram o mínimo de administração pré-operatória um padrão de atendimento e os estudos demonstram maior incidência de infecção em pacientes de cirurgia ortognática quando os antibióticos são suspensos.[42] Ao discutir a duração da administração de antibióticos, porém, os relatos conflitantes dificultaram o estabelecimento de um consenso. Embora muitos defendam os antibióticos a curto prazo com doses únicas ou múltiplas no período perioperatório, outros apoiam a extensão da profilaxia por 5 a 7 dias depois da operação. Vários relatos não indicaram diferença nas taxas de infecção ao comparar esquemas de doses a curto prazo com os protocolos estendidos.[43-47] Curiosamente, vários desses relatos indicam aumento das taxas de infecção no grupo a curto prazo, embora não se tenha atingido significância estatística.[43,44,47] Além disso, um desses estudos demonstrou escores com significância estatística de morbidade e grau de edema mais altos com a administração a curto prazo.[47] Em um estudo clínico randomizado e duplo-cego, que comparou esquemas profiláticos de 1 e 5 dias, Bendy e colabs. demonstraram taxas significativamente superiores de infecção no grupo a curto prazo (6,7% *versus* 60%).[48] Uma revisão retrospectiva de 1.294 pacientes de cirurgia ortognática de Chow e colabs. indicou resultados similares.[40]

Em relação à prevenção da infecção, os autores defendem a modalidade conservadora. Nós usamos antibióticos pré-operatórios rotineiramente, seguidos por curso de 5 a 7 dias depois da cirurgia. Embora a literatura seja insuficiente para apoiar um protocolo único, achamos necessário fornecer a melhor chance possível de evitar essa complicação. A infecção pós-operatória pode induzir morbidade considerável, inclusive dor, edema, não união e má oclusão, podendo exigir a remoção de componentes metálicos. Ainda, os pacientes com AOS têm múltiplos fatores que podem aumentar o risco de infecção em comparação com os pacientes ortognáticos tradicionais, nos quais a maior parte dos estudos sobre infecção foi realizada. Eles são mais velhos, em geral precisam de procedimentos mais longos e podem ter imunocomprometimento secundário à condição clínica ou aos medicamentos. As comorbidades podem levar a sequelas clínicas ou procedimentos exigidos no tratamento de infecções pós-operatórias. No caso de infecção pós-operatória, recomenda-se o tratamento conservador. As infecções simples podem ser tratadas por medidas locais, inclusive abertura da ferida e colocação de dreno. Os antibióticos devem ser estendidos, e o monitoramento meticuloso é justificado. A remoção de componentes metálicos deve ser evitada até a consolidação óssea da osteotomia. Tenha em mente que isso pode ser adiado na presença de infecção. Em casos de infecção crônica ou recorrente, que exige administração prolongada de antibióticos, deve-se aguardar de 4 a 6 meses para remover a placa, de modo a garantir a estabilidade dos fragmentos. Os casos de infecção inicial mal controlada com medidas locais e antibióticos, porém, podem exigir remoção dos componentes metálicos. Se isso for necessário antes da consolidação, a estabilização pode ser obtida por métodos alternativos. Para a mandíbula, o paciente deve ser colocado em FMM se houver dentição adequada e a redução dos segmentos for atingida. Isso não é aconselhado nas infecções maxilares que exigem a retirada da placa, porque a tração da mandíbula pode aumentar o hiato da osteotomia, resultando em mudança de posição da maxila e em não união. Nesses casos, pode-se usar a fixação com fio a um reforço estável, como o zigomático ou o piriforme. A dentição ou um *splint* maxilar serve como um segundo ponto de fixação. A fixação externa é outra opção e é mais frequente na mandíbula. Com otimismo, o uso de um desses métodos permite a união correta e contorna a necessidade de um segundo procedimento.

A correção da AOS em geral requer avanço maior do que os movimentos ortognáticos tradicionais. A maioria defende pelo menos 10 mm de avanço mandibular para maximizar a expansão das vias aéreas. Isso produz tensão intensa sobre a fixação interna, em particular quando são usados métodos tradicionais, resultando em falha da fixação e não união ou má união. Embora o avanço OSB tradicional possa ser tratado com êxito em muitos casos com fixação mínima, como borda superior da placa sem carga, com frequência é preciso mais suporte nesses pacientes. É preciso ter em mente que muitos deles são obesos, o que exige fixação mais forte, como fator independente da magnitude do avanço. Na mandíbula, alguns defendem o uso de miniplacas com parafusos bicorticais, ao passo que outros usam só parafusos bicorticais ou mesmo fios de suspensão esquelética com um pequeno curso de FMM. Outros métodos podem incluir duas miniplacas ou placa única de titânio de 2 mm para aumentar a estabilidade (Figs. 7.5 a,b, 7.6 a,b e 7.7 a,b). A magnitude do avanço pode alterar o protocolo de fixação interna de outras maneiras.

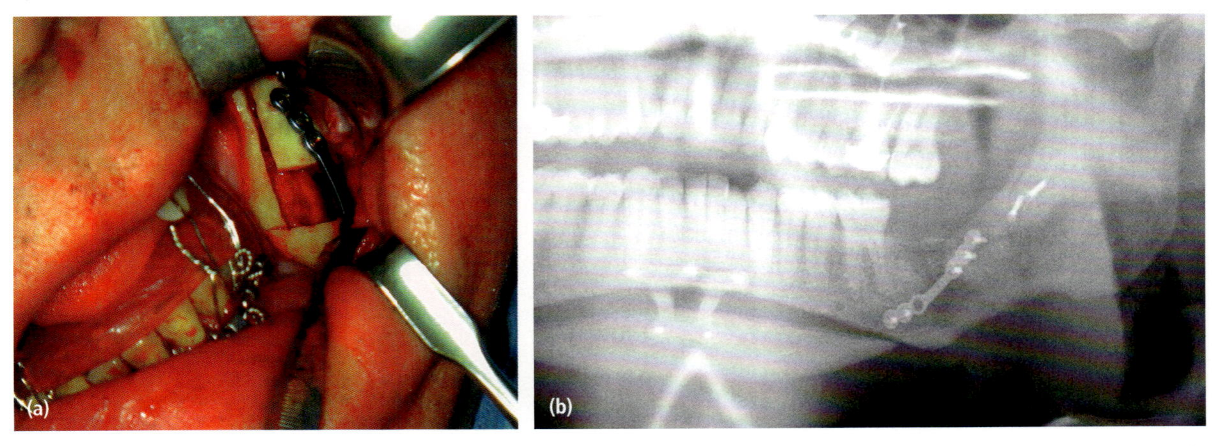

Fig. 7.5. Colocação de placa na mandíbula. (a) A placa mandibular que abrange o grande hiato é aumentada com o uso de parafusos bicorticais posteriormente. (b) Imagem panorâmica mostrando o uso de dois parafusos bicorticais posteriores à osteotomia.

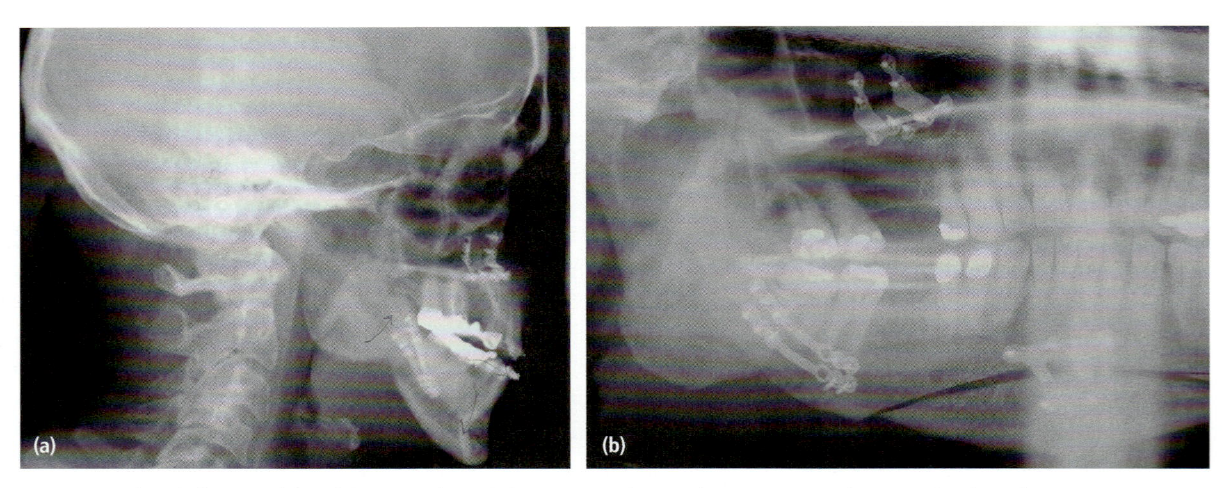

Fig. 7.6. Falha de fixação. (a) Cefalograma lateral de paciente depois de AMM com colocação de placa única na osteotomia da mandíbula. Observe a rotação do segmento proximal e a mordida aberta anterior. (b) Nos pacientes com AOS e grande avanço mandibular, os sistemas de placa ortognática padrão podem não fornecer a fixação adequada. Nesse caso, são usadas duas grandes placas monocorticais em cada lado.

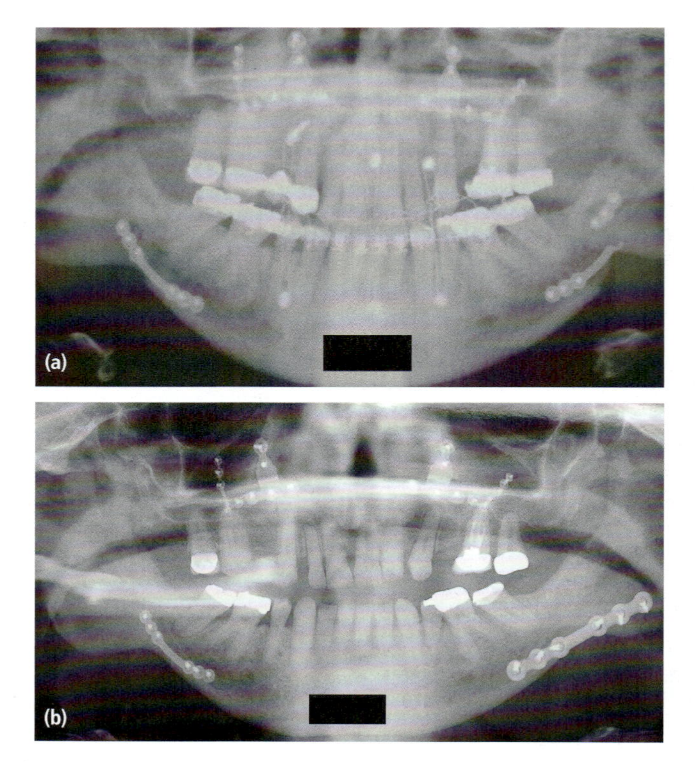

Fig. 7.7. Fratura da placa. (a) Depois de AMM, a colocação de placa monocortical de rotina resultou em fratura. Note a rotação do segmento proximal para superior. (b) Depois da retirada dos componentes metálicos, a má união mandibular esquerda foi corrigida por meio de realinhamento do segmento proximal e colocação de placa mais forte.

Embora tenham sido desenvolvidas placas-padrão para cirurgia ortognática, com a magnitude do avanço necessária para o AMM no tratamento de AOS, pode ser preciso optar por placas mais compridas. É importante lembrar, porém, que conforme o comprimento da placa aumenta, sua capacidade de suportar as forças de mordida diminui, podendo ser necessária fixação adicional. Os parafusos bicorticais usados com

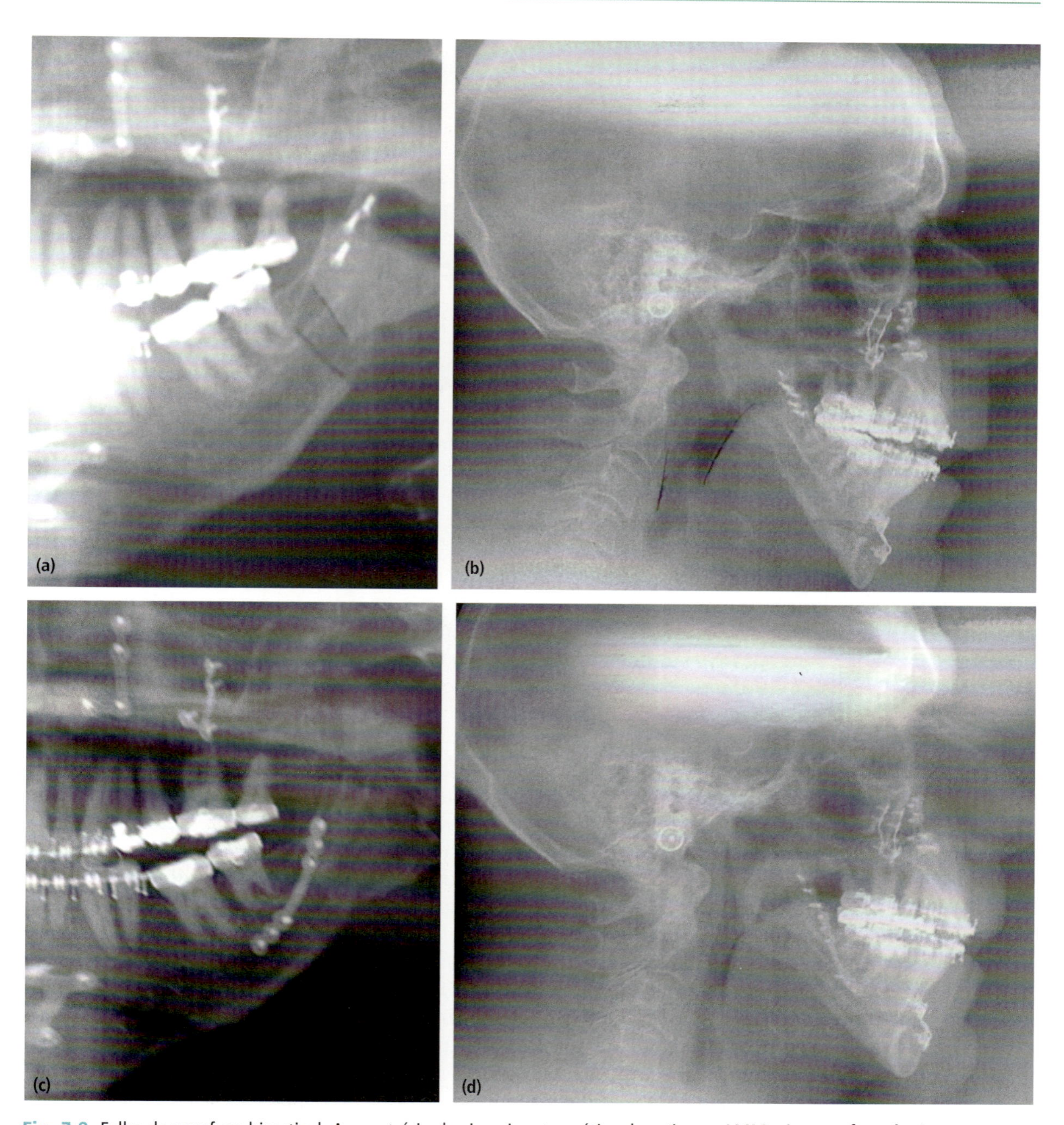

Fig. 7.8. Falha de parafuso bicortical. Ao contrário da cirurgia ortognática de rotina, o AMM cria, com frequência, um avanço mandibular tão grande com mínima aposição óssea, que a fixação com parafuso bicortical acima e abaixo não é possível. (a) Duas semanas depois de rotação do segmento proximal e alinhamento ósseo ruim na radiografia panorâmica. (b) Cefalograma lateral mostrando mordida aberta anterior. (c) Parafusos bicorticais do lado esquerdo recolocados com placa e realinhamento dos segmentos. Embora se tenha observado mau alinhamento também do lado direito, os segmentos estavam estáveis. (d) Cefalograma lateral mostrando oclusão satisfatória.

frequência na cirurgia ortognática podem ser difíceis de colocar ou impróprios para a fixação. Conforme a magnitude do avanço aumenta, a sobreposição óssea diminui. Ainda, desde que a mandíbula tem forma de "V", com a parte mais larga sendo a posterior, conforme o segmento distal é avançado, a largura entre os dois segmentos proximais aumenta. Isso pode resultar em propulsão dos segmentos proximais lateralmente com redução da adaptação óssea (Fig. 7.8 a-d). Pode-se superar isso recontornando os segmentos com instrumento giratório. Quando não se é bem-sucedido, utilizam-se métodos de fixação adicionais.

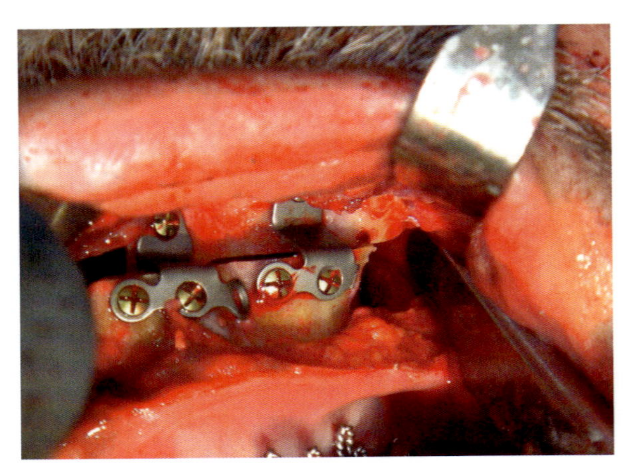

Fig. 7.9. Placas maxilares pré-dobradas. Essas placas são de fácil adaptação. O número "8" marcado na parte superior da placa pode ser visível, e indica a magnitude de avanço em milímetros.

Na maxila, comumente se usam quatro placas em forma de "L" de 2 mm.[49] Os autores defendem o uso de placas de avanço maxilar pré-dobradas de 2 mm. São encontradas em tamanhos diferentes, dependendo da magnitude de avanço necessária e requerem manipulação mínima para adaptação. A diminuição da dobra reduz o enfraquecimento dos componentes metálicos e, presumivelmente, ajuda a manter a força sob carga cíclica. Outra vantagem é que essas placas podem fornecer avanço enquanto eliminam a necessidade de mensurações, reduzindo, assim, o tempo de cirurgia (Fig. 7.9). Esse método mostrou bons resultados iniciais.[50]

Pelos motivos já mencionados, quais sejam, excesso de forças externas no aparelho maxilomandibular avançado e magnitude de avanço, a recidiva esquelética é outra preocupação nesses pacientes. Isso pode afetar adversamente a oclusão pós-operatória, mas, por si só, não afetou adversamente o desfecho do tratamento. Foram documentados 10 a 20% de recidivas em até 15% dos pacientes após o AMM; no entanto, nenhum aumento aparente de IAH ou piora subjetiva dos sintomas ocorreu.[37,51,52] Ainda, não se demonstrou que a recidiva cirúrgica se correlaciona com a magnitude de avanço mandibular.[51] Em um estudo de Louis e colabs., a magnitude de avanço maxilar também não se correlacionou com a recidiva esquelética a longo prazo. Ainda que tenha sido observado um ligeiro aumento da recidiva no grupo de grande avanço (1,9 ± 1,8 mm nos avanços de 12,3 ± 2,8 mm), não houve significância estatística.[49] Os autores não conhecem estudos que comparem técnicas de fixação de AMM de maxila e mandíbula, de modo que se supõe haver considerável variação entre os cirurgiões. Ademais, existem modificações da técnica cirúrgica, inclusive desenhos em degraus de osteotomia para ampliar a interface óssea e a estabilidade a longo prazo.[49] Independentemente da técnica, embora rara, pode-se considerar a reoperação da recorrência esquelética da AOS sintomática. Nesses pacientes, deve-se alterar a técnica anterior e adicionar maior fixação ou mesmo de um período de FMM. A recidiva em recorrência de AOS clinicamente significativa deve ficar sob observação.

A não união é uma complicação possível do procedimento cirúrgico ortognático. Existe controvérsia em relação ao uso de enxerto ósseo, em especial no avanço da maxila. Em geral, resulta em contato só na abertura das escoras da abertura do piriforme e no zigomático, produzindo grande hiato na parede lateral. O osso coletado do mento, do ramo da mandíbula, da crista ilíaca ou qualquer local autógeno pode ser usado. As desvantagens são aumento do tempo de cirurgia e morbidade do local doador. Por isso, muitos defendem as técnicas de degraus modificados e de forte fixação para maximizar a interface óssea e a estabilidade da maxila, eliminando a necessidade de enxertos ósseos. Em uma revisão de 131 pacientes tratados sem enxerto ósseo, apenas quatro (3%) tiveram não união que exigiu enxerto com crista ilíaca como segundo procedimento.[49,54,55] Em nossa opinião, os pacientes com hiatos grandes são mais bem tratados com enxerto de tíbia de cadáveres em forma de cunha no defeito da parede lateral. O efeito de cunha também acrescenta, provavelmente, estabilidade maxilar. Um só parafuso pode ser usado para prender o enxerto quando se obtém a cunha adequada (Figs. 7.10 a,b e 7.11). Não há incidência conhecida de não união, embora não exista uma revisão abrangente. As vantagens são ausência de morbidade no local doador e redução do tempo de cirurgia

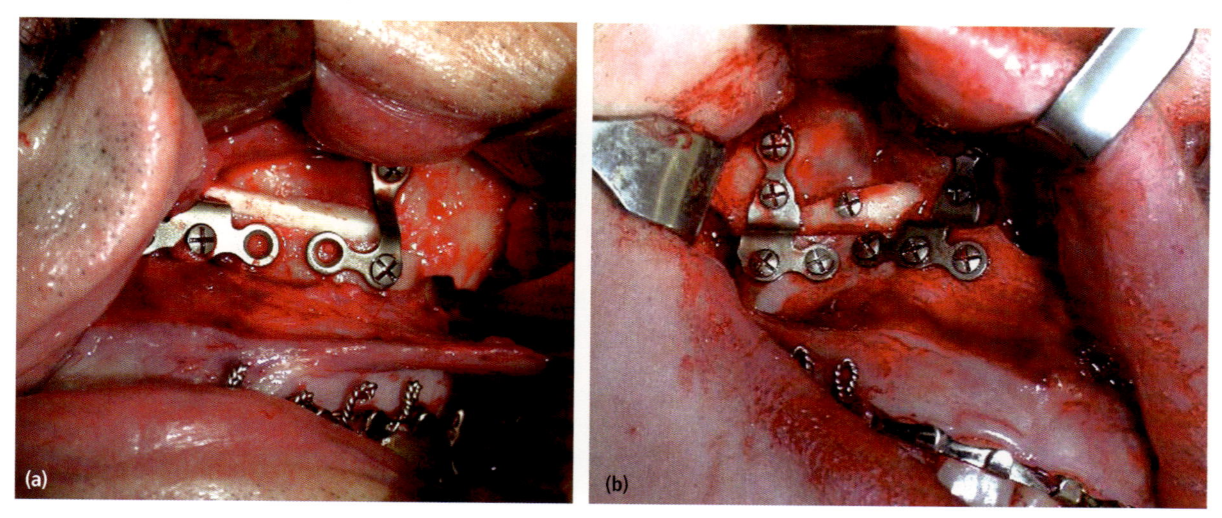

Fig. 7.10. Enxerto ósseo tibial. (a) Enxerto tibial modelado e assentado no defeito da parede lateral. O efeito de cunha proporciona estabilidade e impede o deslocamento. (b) Em casos em que a cunha não puder ser obtida, um só parafuso pode ser usado para ampliar a estabilidade.

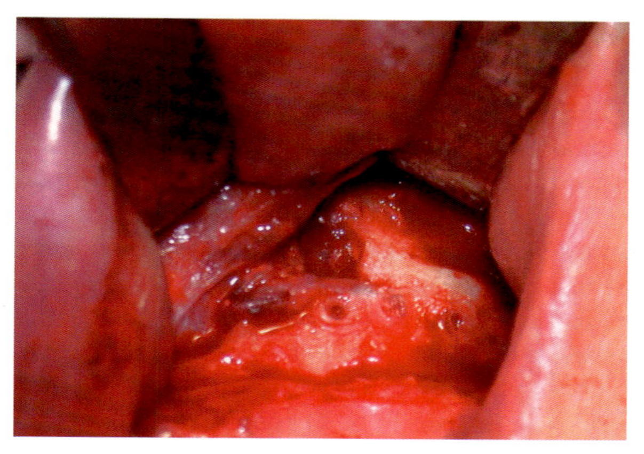

Fig. 7.11. União óssea. Note a união óssea na parede lateral da maxila. Esse paciente foi tratado com osso tibial do banco de ossos, modelado para se acomodar ao defeito. Foi completamente substituído pelo osso do paciente. Os orifícios adjacentes à união representam a localização prévia da placa.

em relação ao enxerto de osso autógeno. As desvantagens dessa técnica são custo mais alto e tempo cirúrgico. Ocasionalmente, pode haver infecção do enxerto ósseo ou ele pode ser deslocado para o seio maxilar. Os pacientes queixam-se de sintomas sinusais e quando as radiografias mostram corpo estranho radiopaco no seio, deve-se remover o enxerto. A seguir, ele pode ser refixado ou ser substituído por enxerto autógeno.

A necrose isquêmica da maxila é uma complicação temida e, felizmente, rara do AMM. Em sua revisão de 22 estudos que descreveram 627 pacientes submetidos a AMM, Ilolty e Guilleminault não relataram incidência dessa complicação devastadora.[36] A ocorrência de necrose é muito preocupante nessa população de pacientes, por causa da magnitude de avanço necessária. Isso faz tensão excessiva sobre o envelope de tecido mole e a irrigação arterial, levando à menor perfusão. O tratamento envolve monitoração cuidadosa das perfusões intra e pós-operatória da maxila e medidas imediatas, caso ocorra. A má perfusão observada durante o procedimento pode ser tratada pela redução da magnitude de avanço planejada e pela observação do retorno da perfusão. Alguns defendem a recolocação de placa na maxila em seu posicionamento pré-operatório e interrupção do procedimento. Em mais de 400 casos realizados em um único centro, Li e colabs. relataram apenas dois casos que exigiram interrupção por esse motivo. Não relataram incidência de necrose com esse protocolo, que inclui preservação das artérias palatinas maiores.[30] Um ponto importante é que a anestesia hipotensiva em geral é usada durante essa parte do procedimento, e que simplesmente permitindo o retorno da pressão arterial normal, pode-se aliviar a diminuição da perfusão. Uma medida preventiva é a modificação da incisão padrão de Le Fort para maximizar o tamanho do pedículo vascular. Podem ser usadas incisões mais curtas, mas elas comprometem a visibilidade. Os autores usam incisão com comprimento padrão e liberações superiores nas extremidades distais, que são criadas em ângulo de cerca de 45° ao longo do corpo do zigomático. Isso efetivamente aumenta a largura do pedículo, ao mesmo tempo em que não sacrifica o comprimento da incisão e mantém a visibilidade adequada. É prudente monitorar esses pacientes de perto depois da cirurgia, tomando-se medidas imediatas a qualquer sinal de hipoperfusão. O retorno para a sala de cirurgia não deve ser adiado. Alguns defenderam o uso de pasta de nitroglicerina na mucosa para aumentar a perfusão, e embora isso não seja rotina, relatos empíricos têm sido favoráveis. Um possível desfecho adverso desse método é a queda da pressão arterial.

Diferentemente da cirurgia ortognática tradicional, o resultado estético não é a meta principal do avanço maxilomadibular para AOS. Assim sendo, o AMM pode resultar em imagens faciais antiestéticas, na busca de se expandirem as vias aéreas parafaríngeas. Os estudos subjetivos dos resultados tentaram explorar a magnitude dessas mudanças faciais com base na percepção do paciente. Em um estudo de 44 pacientes submetidos ao AMM, 96% relataram mudança da aparência facial.[56] Vinte e quatro (55%) pacientes acharam as alterações favoráveis, 14 foram neutros e apenas 3 acharam desfavoráveis. Curiosamente, 40 desses pacientes tinham protrusão maxilomandibular pelos parâmetros cefalométricos no pós-operatório.[35] Em outro estudo de 70 pacientes, 67% relataram melhora da aparência facial, 20% foram indiferentes e só 3 pacientes (4%) ficaram insatisfeitos. Nesse estudo, 9% dos pacientes sequer notaram mudanças.[55] Outros estudos menores substanciaram esses resultados, e alguns não relataram alterações faciais depois de AMM.[57] Os estudos mais subjetivos relataram baixa incidência geral de estética inaceitável. Esses achados, talvez, devam-se ao fato de a maioria dos pacientes submetidos ao AMM ter meia-idade e ter mais envelhecimento facial e lassidão de tecidos moles. O avanço da maxila e mandíbula aumenta o apoio esquelético desses tecidos e pode resultar em rejuvenescimento. Devido à grande magnitude do avanço, a maioria dos pacientes apresenta protrusão bimaxilar depois da cirurgia. É difícil prever quais pacientes acharão as mudanças desfavoráveis, o que não ajuda a evitar os resultados antiestéticos. O principal no tratamento desses pacientes é a instrução adequada e a conduta expectante. Um relato de Blumen e colabs. demonstrou resultados desfavoráveis muito mais altos, no qual 18% estavam desapontados ou insatisfeitos com a aparência.[58] Contudo, nesse mesmo estudo, 94% afirmaram que recomendariam essa cirurgia para amigos e familiares. Isso talvez se deva à maior tolerância dos pacientes ao resultado antiestético em face do tratamento altamente bem-sucedidos da AOS. Seja como for, os pacientes devem estar conscientes dos possíveis resultados desfavoráveis. Alguns autores recomendam cuidado com os pacientes mais jovens, os que têm protrusão maxilomandibular preexistente e os não obesos com tecidos moles mais finos. O avanço nesses pacientes pode levar a resultados ruins.[30] A cirurgia simulada auxiliada por computador pode ser usada para instruir o paciente, ainda que a precisão desses métodos não tenha sido validada. No entanto, ferramentas como essa podem aumentar a aceitação do paciente. Nos pacientes com protrusão preexistente ou dentes inclinados para a frente, é preciso considerar osteotomia subapical segmentar com bloqueio simultâneo como avanço. Isso aumenta a magnitude do avanço que obtido, enquanto permanece em intervalo estético aceitável. É preciso ter em mente, porém, que há possibilidade de mais complicações, inclusive dano aos dentes do segmento osteotomizado. Ainda, com frequência, é necessária a extração dos dentes para dar espaço para a porção vertical da osteotomia, o que amplia o potencial de complicações e aumenta o tempo de tratamento.

O avanço da maxila aumenta o espaço da parte oral da faringe e, teoricamente, pode levar à incompetência do palato mole e IVF. Essa complicação é relatada raramente depois de AMM.[26] A incidência aumenta nos pacientes com história prévia de UPFP. As alterações subjetivas da fala (24%) e deglutição (12%) foram observadas em 42 pacientes que fizeram cirurgia sequencial de fases I e II.[56] Todos os sintomas resolveram-se em um ano. Esse mesmo grupo, em uma série maior, relatou incidência muito inferior (cerca de 10%) depois de AMM que seguir a UPFP.[59] Mesmo assim, Bettega e colabs. relataram que todos os pacientes com UPFP prévia tiveram IVF depois de AMM.[60] Os pacientes devem ser informados sobre essa complicação, em especial com UPFP prévia, mas devem ser tranquilizados de que é transitória. É preciso considerar os pacientes com história de fenda labial com fenda palatina ou que foram submetidos a outros procedimentos cirúrgicos que resultaram em cicatrização velofaríngea, porque a probabilidade é maior. A anamnese meticulosa é essencial, porque, como sugerem algumas pesquisas, os pacientes com IVF expressiva no pós-operatório provavelmente têm essa tendência antes da cirurgia.[22]

Outra preocupação com os pacientes submetidos ao AMM é a possibilidade de complicações respiratórias. Os anestesistas em muitos centros cirúrgicos preocupam-se com a obstrução pós-operatória depois da extubação nessa população de pacientes. Em um estudo de 70 pacientes consecutivos, Li e colabs. realizaram nasofaringolaringoscopia antes e 48 horas depois da cirurgia. Verificaram edema da parede lateral da faringe em todos os pacientes, incidência de 20% de edema e equimose do seio piriforme e da prega ariepiglótica e 6% de incidência de hematoma da região hipofaríngea, que resultou em obstrução parcial das vias aéreas. Nenhum de seus pacientes, porém, desenvolveu complicações respiratórias ou precisou de intervenção. Nenhum dos pacientes tratados em seu centro cirúrgico antes desse estudo teve obstrução aguda das vias aéreas que exigisse traqueostomia ou intubação. Com base nesses resultados, defendem o uso de nasofaringolaringoscopia pós-operatória em todos os pacientes depois de AMM.[61] Em outros estudo de 25 pacientes consecutivos de AMM, os dados cefalométricos imediatos depois da cirurgia, durante o período de edema máximo demonstraram aumento do espaço das vias aéreas posteriores, em relação ao pré-operatório.[62] Outro estudo demonstrou redução substancial das dessaturações pré e pós-operatórias (15,2/h a 1,3/h) imediatamente após a cirurgia.[63] À luz desses achados e da experiência clínica, é mais provável que as vias aéreas melhorem expressivamente no período pós-operatório imediato. Dada a natureza da doença, e as possíveis complicações, em geral é melhor tratar esses pacientes de modo conservador. Como se afirmou, aconselha-se a extubação na sala de cirurgia com o cirurgião e a equipe de anestesia presentes. No caso raro de desconforto respiratório, é melhor estar em um local controlado com pessoal experiente e equipamento apropriado de fácil acesso. Aconselha-se tratamento hospitalar com pelo menos uma noite de internação na UTI ou outra unidade de monitoração rigorosa. Nosso protocolo envolve internação de uma noite na UTI, com transferência para unidade semi-intensiva no dia 2, com supervisão rígida de enfermeiros. Empregamos oximetria de pulso contínua, com suplementação de oxigênio, conforme necessário, para manter a saturação adequada. Isso é importante no período pós-operatório imediato, no qual em geral são usados analgésicos narcóticos nos pacientes com propensão à depressão respiratória. A CPAP pós-operatória também é própria para os pacientes que não respondem à administração de oxigênio, embora raramente seja necessária.

Distração osteogênica

A distração osteogênica (DO) pode ser realizada em conjunto com o AMM ou como procedimento alternativo. A distração envolve osteotomia da maxila ou mandíbula seguida por colocação de dispositivo de distração externo ou interno, acionado lentamente. O hiato criado cirurgicamente se enche de osso conforme os segmentos são avançados. A DO tem sido usada com êxito no tratamento de crianças com anormalidades craniofaciais e AOS concomitante. Seu uso em adultos tem sido limitado devido ao alto sucesso do AMM, mas é uma alternativa viável, em especial em pacientes com grave limitação de osso e tecido, como os que têm anormalidades craniofaciais. Nesses casos, pode ser difícil ou impossível alongar cirurgicamente o esqueleto facial com um avanço simples. Assim sendo, deve ser usada isoladamente ou antes do AMM, que então pode ser realizado depois do período de cicatrização adequado. A baixa satisfação do paciente, em especial com a duração do tratamento (em geral, de 3 a 6 meses) e os componentes metálicos internos ou externos incômodos tornam essencial instruir o paciente antes do tratamento. A revelação total da duração do tratamento e materiais educativos que mostrem fotografias do dispositivo ajudam a aumentar a aceitação e a satisfação do paciente. A aplicação do dispositivo e o controle do vetor durante a fase de ativação pode ser tecnicamente difícil e a má oclusão é comum. Podem ser necessários ajustes oclusais ou ortodontia pós-operatória, e o paciente precisa saber isso antes da cirurgia. O afrouxamento ou falha do distrator também pode ocorrer e exige recolocação. A remoção do dispositivo pode ser necessária nos casos de infecção. Ele pode ser recolocado depois de curso de antibióticos e, se houver consolidação óssea nesse período, será necessária outra osteotomia.

Procedimentos de Bypass

Traqueostomia

Talvez o meio mais eficaz de tratamento, a traqueostomia, tenha sido a primeira intervenção cirúrgica para tratar a AOS. Atualmente, é reservada para casos selecionados de apneia grave em pacientes que não toleram CPAP e que não são candidatos a outros procedimentos. É associada à alta incidência de complicações, inclusive morbidade social, má aceitação do paciente, infecções, necrose de tecidos, formação de tecido de granulação, traqueomalácia e fístula de traqueia/substância inominada. As complicações são altas em pacientes obesos. Ocasionalmente, é indicada como medida temporária para pacientes que serão submetidos a outros procedimentos nas vias aéreas e em outros locais. Ainda, o uso prolongado pode levar à hiperplasia do tecido faríngeo, que pode resultar em AOS depois da retirada da cânula. As complicações cirúrgicas da traqueostomia foram amplamente cobertas em outros textos e estão além do escopo deste capítulo.

CONSIDERAÇÕES PÓS-OPERATÓRIAS

Monitoração

A meta da monitoração pós-operatória é a detecção precoce de complicações cirúrgicas. Os pacientes com AOS correm risco de comprometimento respiratório depois da cirurgia, o que pode ser exacerbado por meio da administração de narcóticos e privação de sono. A AOS pode não mudar ou piorar imediatamente após a cirurgia.[64] Como já comentado, há controvérsia quanto ao tipo de conduta pós-operatória na cirurgia para AOS. O nível apropriado de monitoração deve ser personalizado.

Nos pacientes que exigem monitoração hospitalar, a oximetria de pulso contínua é um modo fácil e confiável para detectar hipoxemia. Pode ser realizada em área de supervisão rigorosa, como unidade semi-intensiva ou em leitos comuns com alarme. Também pode ser ligada à telemetria com eletrocardiografia. A monitoração eletrocardiográfica deve ser usada em pacientes com história de cardiopatia. Os sinais vitais, inclusive dor e pressão arterial, devem ser registrados, expandindo-se as práticas-padrão por causa da dificuldade de tratamento. Historicamente, defende-se que os pacientes com AOS devem permanecer na UTI durante o pós-operatório inicial. As melhoras relatadas recentemente nas taxas de complicação, as técnicas e protocolos aprimorados levaram alguns autores a recomendar atendimento menos agudo. Embora muitos ainda defendam o monitoramento inicial de pacientes submetidos ao AMM na UTI, relatos recentes sobre muitos procedimentos em tecidos moles bem-sucedidos em unidades de enfermagem de supervisão rigorosa ou mesmo em ambulatório indicam que essa necessidade é questionável. A literatura não apoia claramente nenhum tipo conduta em detrimento de outras.

Uma consideração importante ao decidir o nível de atendimento pós-operatório necessário é a quantidade de narcóticos administrada depois da cirurgia. O médico deve avaliar o nível previsto de tratamento da dor necessário, como fator decisivo sobre a intensidade da monitoração. Embora alguns procedimentos possam ser associados a pouca dor, outros, como UPFP e AMM, podem requerer mais controle dela e, assim, mais supervisão.

Tratamento da Dor e Sedativos

Os medicamentos narcóticos geralmente são necessários depois de cirurgia para AOS. No entanto, nessa população de pacientes, devem ser usadas com cautela. Os medicamentos opiáceos podem ocasionar redução da força respiratória dependente da dose, levando à hipoventilação, hipoxemia e hipercarbia. Isso pode levar à maior incidência de eventos respiratórios depois da cirurgia. O uso de medicamentos não narcóticos deve ser maximizado antes da administração de opiáceos. Os agentes anti-inflamatórios não esteroides, como ibuprofeno, cetoralaco ou naproxeno podem ser usados com cuidado, por causa da maior probabilidade de hemorragia. O acetaminofeno e o tramadol são outras opções que não têm efeitos colaterais respiratórios ou risco aumentado de hemorragia. Quando isso não for suficiente para aliviar a dor, os narcóticos podem ser usados. Devem ser administrados por membros da equipe treinados e quando o paciente os solicita. É melhor evitar regimes com esses medicamentos e é importante que não sejam administrados até que o nível de consciência do paciente seja avaliado. Os narcóticos IV administrados pelo paciente devem ser usados com cautela, e os familiares devem ser instruídos sobre o uso apropriado. As doses mais baixas e os intervalos mais longos devem ser usados inicialmente até que o limiar do paciente seja atingido. Os narcóticos orais podem proporcionar controle basal mais prolongado da dor, com menos efeitos colaterais respiratórios, sendo preferidos quando o paciente é capaz de receber medicamento oral. É importante estabelecer protocolos para a administração de qualquer medicamento que possa afetar a força respiratória e que sejam administrados apenas por profissionais treinados. O estabelecimento do protocolo ajuda a minimizar complicações.

A insônia é um problema comum, no ambiente hospitalar, devido ao meio estimulante e às alterações do ciclo sono-vigília. Os pacientes com dificuldade de dormir recebem prescrição de sedativos depois da cirurgia. Essa prática deve ser usada com cautela ou evitada em casos de AOS. Demonstrou-se que os hipnóticos sedativos têm efeitos adversos nos limiares de despertar, duração e frequência da apneia e saturação de oxigênio. Dois hipnóticos não benzodiazepínicos de curta ação com efeito mínimo sobre a gravidade da AOS – Zaleplon e Zolpidem – podem ser usados quando necessário.[65] Contudo, qualquer hipnótico sedativo tem possibilidade de efeitos respiratórios adversos que podem ser potencializados pelos narcóticos.

Redução de Edema e Obstrução das Vias Aéreas

O edema de vias aéreas é uma preocupação no paciente com AOS após cirurgia e decorrer do procedimento cirúrgico ou de intubação difícil ou traumática. Depois da cirurgia, a cabeceira do leito deve ser elevada, evitando o decúbito dorsal. Isso ajuda a reduzir a congestão venosa e o edema de cabeça e pescoço. Além de exacerbar o edema, o decúbito dorsal tende a piorar a AOS, porque os tecidos moles orais ou a parede posterior da faringe entram em colapso.

O edema das vias aéreas também pode ser atenuado com o uso de esteroides ou agentes de resfriamento. O protocolo de esteroides preferido dos autores é 3 doses de 10 mg de dexametasona a cada 8 horas depois da cirurgia. Em conjunto com a dose de esteroide pré-operatória, isso ajuda a reduzir o edema cirúrgico e proteger as vias aéreas. O resfriamento dos tecidos moles também é eficaz, em geral chupando cubos de gelo ou tomando bebidas geladas. Ficou demonstrado que os agentes refrigerantes também diminuem a dor.

Os antibióticos podem reduzir o edema ao evitar a infecção. Podem ser administrados em dose única perioperatória por um curto período depois da cirurgia, conforme a prática usual nos procedimentos nas vias aéreas superiores. Os agentes tópicos, como colutório com clorexidina, são bastante usados antes e depois da cirurgia e ajudam a reduzir as contagens bacterianas.

Além disso, os descongestionantes sistêmicos ou tópicos podem melhorar as vias aéreas, em especial quando se realiza cirurgia nasal. A melhora das vias aéreas nasais atenua a AOS e a cooperação com a CPAP no pós-operatório.

Manutenção da Oxigenação Adequada

No período pós-operatório imediato, os pacientes devem ser monitorados com rigor quanto à oxigenação. Os pacientes com AOS em geral têm baixa saturação de oxigênio basal decorrente da doença. A anestesia e o uso de narcóticos causam depressão respiratória por causa da hipoventilação, e o paciente pode ter atelectasia que leva à hipoxemia. Os pacientes devem ser monitorados com oximetria de pulso contínua e receber oxigênio até que os níveis de saturação basal sejam mantidos. O paciente deve estar alerta e capaz de manter as vias aéreas sem assistência. O oxigênio pode ser administrado por cânula nasal, mas os pacientes submetidos a cirurgia do nariz ou que têm dificuldade inerente de respiração nasal podem usar máscara facial aberta. O oxigênio umidificado pode evitar o ressecamento das mucosas. Nos pacientes com AOS, a saturação de oxigênio pode cair durante o sono, sendo necessário um protocolo alternativo. Esses pacientes podem beneficiar-se com a CPAP durante esse período.

É importante que os pacientes que usam CPAP em casa tenham consigo o dispositivo quando forem internados. Alguns profissionais recomendam que a CPAP esteja disponível durante toda a hospitalização, sendo usada rotineiramente depois da cirurgia.[11] Outros recomendam o uso da CPAP só quando houver necessidade. Em um estudo prospectivo de pacientes com AOS no período pós-cirúrgico, só 4 de 131 pacientes precisam de administração de CPAP nasal para a dessaturação do oxigênio quando se empregou protocolo rigoroso.[66] Independentemente do protocolo, é importante que o dispositivo esteja disponível. O quadro pré-operatório do paciente pode ser usado como ponto de partida, mas pode precisar de ajustes depois. A melhora das vias aéreas pode exigir pressões mais baixas, enquanto o edema e o estreitamento temporário das vias aéreas requerem pressões mais altas. É preciso ter cuidado com os pacientes submetidos ao AMM, porque a possibilidade de enfisema subcutâneo pode limitar o uso de CPAP. Depois de cirurgia nasal, quem usou CPAP pode precisar de máscara facial completa.

Controle da Pressão Arterial

A hipertensão é comum no pós-operatório nos pacientes com AOS e deve ser tratada. A hipertensão nessa população está diretamente ligada à ativação simpática secundária aos despertares e à hipóxia e, assim, pode ser difícil de tratar. Pode haver alguma melhora do controle da pressão arterial quando há melhora imediata da AOS. A CPAP normaliza a pressão arterial e pode ser um adjunto eficaz dos agentes anti-hipertensivos ou reduzir a pressão arterial nos pacientes com AOS e hipertensão em alguns casos.[67] Como muitos pacientes pioraram ou não tiveram alteração da doença depois da cirurgia, justificam-se monitoração e tratamento. A pressão arterial mal controlada pode aumentar o edema, a perda de sangue e menos danos a órgãos alvo. Depois de osteotomias, a perda de sangue depende da pressão e não pode ser controlada no intraoperatório com cautério ou ligaduras. Os medicamentos costumeiros devem ser reiniciados se forem eficazes antes da cirurgia, tendo-se em mente que podem ser necessárias doses mais baixas depois. Outros protocolos sobre a dose necessária devem ser instituídos e ajustados de acordo.

Profilaxia de Trombose Venosa Profunda

Todos os pacientes submetidos à cirurgia para AOS devem ser submetidos à profilaxia da trombose venosa profunda (TVP). Obesidade, procedimentos demorados, repouso e idade avançada predispõem o paciente à TVP e embolia pulmonar. A mangueira de compressão pneumática, as meias de compressão e a deambulação precoce são métodos minimamente invasivos para evitar a TVP e devem ser usados regularmente. Os anticoagulantes, como enoxaparina ou heparina sódica, devem ser usados com cautela depois da cirurgia, em especial depois de osteotomias ou em quadros de pressão arterial não controlada, quando o risco de hemorragia é maior.

CONCLUSÕES

O tratamento das complicações na AOS requer compreensão total dos procedimentos a serem realizados, assim como das comorbidades, frequentemente, associadas a essa afecção. Os períodos pré, intra e pós-operatório são críticos, que devem ser previstos para que o desfecho seja bem-sucedido. Quando implementadas corretamente, a técnica cirúrgica e a conduta perioperatória podem resultar em qualidade de vida expressivamente melhor, com morbidade mínima.[68]

LEITURAS SUGERIDAS

1. Duran J, Esnaola S, Rubio R, and Iztueta A. 2001. "Obstructive sleep apnea-hypopnea and related clinical features in a population-based sample of subjects aged 30 to 70 yr." Am J Respir Crit Care Med 163: 685–689.
2. Young T, Finn L, Peppard PE, Szklo-Coxe M, Austin D, Nieto FJ, Stubbs R, and Hla KM. 2008. "Sleep disordered breathing and mortality: Eighteen-year follow-up of the Wisconsin sleep cohort." Sleep 31: 1071–1078.
3. Yaggi HK, and Strohl KP. 2010. "Adult obstructive sleep apnea/hypopnea syndrome: Definitions, risk factors, and pathogenesis." Clin Chest Med 31: 179–186.
4. Hirshkowitz M. 2008. "The clinical consequences of obstructive sleep apnea and associated excessive sleepiness." J Fam Pract 57: S9–16.
5. Kuhlo W, Doll E, and Franck MC. 1969. "[Successful management of Pickwickian syndrome using long-term tracheostomy]." Dtsch Med Wochenschr 94: 1286–1290.
6. Ikematsu T. 1964. "Study of snoring, 4th report." J Jpn Otol Rhino Laryngol Soc 64: 434–435.
7. Kuo PC, West RA, Bloomquist DS, and McNeil RW. 1979. "The effect of mandibular osteotomy in three patients with hypersomnia sleep apnea." Oral Surg Oral Med Oral Pathol 48: 385–392.
8. Worsnop CJ, Naughton MT, Barter CE, Morgan TO, Anderson AI, and Pierce RJ. 1998. "The prevalence of obstructive sleep apnea in hypertensives." Am J Respir Crit Care Med 157: 111–115.
9. Fairbanks DN. 1990. "Uvulopalatopharyngoplasty complications and avoidance strategies." Otolaryngol Head Neck Surg 102: 239–245.
10. Cullen, DJ. 2001. "Obstructive sleep apnea and postoperative analgesia—a potentially dangerous combination." J Clin Anesth 13: 83–85.

11. Li KK, Powell N, and Riley R. 2002. "Postoperative management of the obstructive sleep apnea patient." Oral Maxillofac Surg Clin North Am 14: 401–404.
12. Mickelson SA. 2007. "Preoperative and postoperative management of obstructive sleep apnea patients." Otolaryngol Clin North Am 40: 877–889.
13. Dodds C, and Ryall DM. 1992. "Tonsils, obesity and obstructive sleep apnoea." Br J Hosp Med 47: 62–66.
14. Meoli AL, Rosen CL, Kristo D, et al. 2003. "Upper airway management of the adult patient with obstructive sleep apnea in the perioperative period–avoiding complications." Sleep 26: 1060–1065.
15. Boyce JR, Waite PD, Louis PJ, and Ness TJ. 2003. "Transnasal jet ventilation is a useful adjunct to teach fibreoptic intubation: A preliminary report." Can J Anaesth 50: 1056–1060.
16. Lai JB, Boyce JR, Sittitavornwong S, and Waite PD. 2010. "Use of transnasal jet ventilation-assisted fiberoptic intubation in obstructive sleep apnea patients undergoing orthognathic surgery: A new technique." J Oral Maxillofac Surg 68: 2025–2027.
17. Neligan PJ, Porter S, Max B, et al. 2009. "Obstructive sleep apnea is not a risk factor for difficult intubation in morbidly obese patients." Anesth Analg 109: 1182–1186.
18. Friedman M, Tanyeri H, Lim JW, Landsberg R, Vaidyanathan K, and Caldarelli D. 2000. "Effect of improved nasal breathing on obstructive sleep apnea." Otolaryngol Head Neck Surg 122: 71–74.
19. Goode R. 2005. "Nasal surgery for sleep apnea patients." In: Surgical Management of Sleep Apnea and Snoring, Terris DJ, and Goode RL, eds. Boca Raton, FL: Taylor and Francis Group.
20. Woodson BT, and O'Connor PD. 2009. "Reconstruction of airway soft tissues in obstructive sleep apnea." Oral Maxillofac Surg Clin North Am 21: 435–445.
21. Brietzke SE, and Gallagher D. 2006. "The effectiveness of tonsillectomy and adenoidectomy in the treatment of pediatric obstructive sleep apnea/hypopnea syndrome: A meta-analysis." Otolaryngol Head Neck Surg 134: 979–984.
22. Ephros HD, Madani M, and Yalamanchili SC. 2010. "Surgical treatment of snoring & obstructive sleep apnoea." Indian J Med Res 131: 267–276.
23. McColley SA, April MM, Carroll JL, Naclerio RM, and Loughlin GM. 1992. "Respiratory compromise after adenotonsillectomy in children with obstructive sleep apnea." Arch Otolaryngol Head Neck Surg 118: 940–943.
24. Rosen GM, Muckle RP, Mahowald MW, Goding GS, and Ullevig C. 1994. "Postoperative respiratory compromise in children with obstructive sleep apnea syndrome: Can it be anticipated?" Pediatrics 93: 784–788.
25. Fujita S, Conway W, Zorick F, and Roth T. 1981. "Surgical correction of anatomic abnormalities in obstructive sleep apnea syndrome: uvulopalatopharyngoplasty." Otolaryngol Head Neck Surg 89: 923–934.
26. Holty JE, and Guilleminault C. 2010. "Surgical options for the treatment of obstructive sleep apnea." Med Clin North Am 94: 479–515.
27. Esclamado RM, Glenn MG, McCulloch, TM, and Cummings CW. 1989. "Perioperative complications and risk factors in the surgical treatment of obstructive sleep apnea syndrome." Laryngoscope 99: 1125–1129.
28. Terris DJ, Fincher EF, Hanasono MM, Fee WE, Jr., and Adachi K. 1998. "Conservation of resources: Indications for intensive care monitoring after upper airway surgery on patients with obstructive sleep apnea." Laryngoscope 108: 784–788.
29. Franklin KA, Anttila H, Axelsson S, Gislason T, Maasilta P, Myhre KI, and Rehnqvist N. 2009. "Effects and side-effects of surgery for snoring and obstructive sleep apnea—a systematic review." Sleep 32: 27–36.
30. Li KK, Riley R, and Powell N. 2003. "Complications of obstructive sleep apnea surgery." Oral Maxillofac Surg Clin North Am 15: 297–304.
31. Ferguson KA, Heighway K, and Ruby RR. 2003. "A randomized trial of laser-assisted uvulopalatoplasty in the treatment of mild obstructive sleep apnea." Am J Respir Crit Care Med 167: 15–19.
32. Larrosa F, Hernandez L, Morello A, Ballester E, Quinto L, and Montserrat JM. 2004. "Laser-assisted uvulopalatoplasty for snoring: Does it meet the expectations?" Eur Respir J 24: 66–70.
33. Kezirian EJ, and Goldberg AN. 2006. "Hypopharyngeal surgery in obstructive sleep apnea: An evidence-based medicine review." Arch Otolaryngol Head Neck Surg 132: 206–213.
34. Mickelson S. 2005. Radiofrequency Tissue Volume Reduction of the Tongue. Boca Raton, FL: Taylor and Francis Group.
35. Riley RW, Powell NB, and Guilleminault C. 1990. "Maxillary, mandibular, and hyoid advancement for treatment of obstructive sleep apnea: A review of 40 patients." J Oral Maxillofac Surg 48: 20–26.
36. Holty JE, and Guilleminault C. 2010. "Maxillomandibular advancement for the treatment of obstructive sleep apnea: A systematic review and meta-analysis." Sleep Med Rev 14: 287–297.
37. Li KK, Powell NB, Riley RW, Troell RJ, and Guilleminault C. 2000. "Long-term results of maxillomandibular advancement surgery." Sleep Breath 4: 137–140.
38. Waite PD, Wooten V, Lachner J, and Guyette RF. 1989. "Maxillomandibular advancement surgery in 23 patients with obstructive sleep apnea syndrome." J Oral Maxillofac Surg 47: 1256–1261; discussion 1262.
39. Waite PD, and Vilos GA. 2002. "Surgical changes of posterior airway space in obstructive sleep apnea." Oral Maxillofac Surg Clin North Am 14: 385–399.
40. Chow LK, Singh B, Chiu WK, and Samman N. 2007. "Prevalence of postoperative complications after orthognathic surgery: A 15-year review." J Oral Maxillofac Surg 65: 984–992.
41. Theodossy T, Jackson O, Petrie A, and Lloyd T. 2006. "Risk factors contributing to symptomatic plate removal following sagittal split osteotomy." Int J Oral Maxillofac Surg 35: 598–601.
42. Zijderveld SA, Smeele LE, Kostense PJ, and Tuinzing DB. 1999. "Preoperative antibiotic prophylaxis in orthognathic surgery: A randomized, double-blind, and placebo-controlled clinical study." J Oral Maxillofac Surg 57: 1403–6; discussion 1406–1407.

43. Baqain ZH, Hyde N, Patrikidou A, and Harris M. 2004. "Antibiotic prophylaxis for orthognathic surgery: A prospective, randomised clinical trial." Br J Oral Maxillofac Surg 42: 506–510.
44. Bystedt H, Josefsson, K, and Nord CE. 1987. "Ecological effects of penicillin prophylaxis in orthognatic surgery." Int J Oral Maxillofac Surg 16: 559–565.
45. Fridrich KL, Partnoy BE, and Zeitler DL. 1994. "Prospective analysis of antibiotic prophylaxis for orthognathic surgery." Int J Adult Orthodon Orthognath Surg 9: 129–131.
46. Kang SH, Yoo JH, and Yi CK. 2009. "The efficacy of postoperative prophylactic antibiotics in orthognathic surgery: A prospective study in Le Fort I osteotomy and bilateral intraoral vertical ramus osteotomy." Yonsei Med J 50: 55–59.
47. Ruggles JE, and Hann JR. 1984. "Antibiotic prophylaxis in intraoral orthognathic surgery." J Oral Maxillofac Surg 42: 797–801.
48. Bentley KC, Head TW, and Aiello GA. 1999. "Antibiotic prophylaxis in orthognathic surgery: A 1-day versus 5-day regimen." J Oral Maxillofac Surg 57: 226–230; discussion 230–232.
49. Boyd, SB. 2009. "Management of obstructive sleep apnea by maxillomandibular advancement." Oral Maxillofac Surg Clin North Am 21: 447–457.
50. Lye KW, Waite PD, Wang D, and Sittitavornwong S. 2008. "Predictability of prebent advancement plates for use in maxillomandibular advancement surgery." J Oral Maxillofac Surg 66: 1625–1629.
51. Nimkarn Y, Miles PG, and Waite PD. 1995. "Maxillomandibular advancement surgery in obstructive sleep apnea syndrome patients: Long-term surgical stability." J Oral Maxillofac Surg 53: 1414–1418; discussion 1418–1419.
52. Riley RW, Powell NB, and Guilleminault C. 1990. "Maxillofacial surgery and nasal CPAP. A comparison of treatment for obstructive sleep apnea syndrome." Chest 98: 1421–1425.
53. Louis PJ, Waite PD, and Austin RB. 1993. "Long-term skeletal stability after rigid fixation of Le Fort I osteotomies with advancements." Int J Oral Maxillofac Surg 22: 82–86.
54. Goodday R. 2009. "Diagnosis, treatment planning, and surgical correction of obstructive sleep apnea." J Oral Maxillofac Surg 67: 2183–2196.
55. Gregoire C. 2008. "Patient outcomes following maxillomandibular advancement surgery to treat obstructive sleep apnea syndrome." Master's thesis. Dalhoise University, Halifax, Nova Scotia.
56. Li KK, Riley RW, Powell NB, and Guilleminault C. 2001. "Patient's perception of the facial appearance after maxillomandibular advancement for obstructive sleep apnea syndrome." J Oral Maxillofac Surg 59: 377–380; discussion 380–381.
57. Smatt Y, and Ferri J. 2005. "Retrospective study of 18 patients treated by maxillomandibular advancement with adjunctive procedures for obstructive sleep apnea syndrome." J Craniofac Surg 16: 770–777.
58. Blumen MB, Buchet I, Meulien P, Hausser Hauw C, Neveu H, and Chabolle F. 2009. "Complications/adverse effects of maxillomandibular advancement for the treatment of OSA in regard to outcome." Otolaryngol Head Neck Surg 141: 591–597.
59. Li KK, Troell RJ, Riley RW, Powell NB, Koester U, and Guilleminault C. 2001. "Uvulopalatopharyngoplasty, maxillomandibular advancement, and the velopharynx." Laryngoscope 111: 1075–1078.
60. Bettega G, Pepin JL, Veale D, Deschaux C, Raphael B, and Levy P. 2000. "Obstructive sleep apnea syndrome. Fifty-one consecutive patients treated by maxillofacial surgery." Am J Respir Crit Care Med 162: 641–649.
61. Li KK, Riley RW, Powell NB, Zonato A, Troell R, and Guilleminault C. 2000. "Postoperative airway findings after maxillomandibular advancement for obstructive sleep apnea syndrome." Laryngoscope 110: 325–327.
62. Robertson C, Goodday RH, Rajda DS, Precious DS, and Morrison A. 2003. "Subjective and objective treatment outcomes of maxillomandibular advancement for the treatment of obstructive sleep apnea syndrome." Journal of Oral and Maxillofacial Surgery 61(Suppl 1): 76.
63. Powell JE, Yim D, Morrison A, and Godday RH. 2004. "Oxygen saturations in patients undergoing maxillomandibular advancement surgery for obstructive sleep apnea: A preoperative to postoperative comparison." Journal of Oral and Maxillofacial Surgery 62(Suppl 1): 57–58.
64. Johnson JT, and Sanders MH. 1986. "Breathing during sleep immediately after uvulopalatopharyngoplasty." Laryngoscope 96: 1236–1238.
65. Mickelson SA. 2009. "Anesthetic and postoperative management of the obstructive sleep apnea patient." Oral Maxillofac Surg Clin North Am 21: 425–434.
66. Rotenberg B, Hu A, Fuller J, Bureau Y, Arra I, and Sen M. 2010. "The early postoperative course of surgical sleep apnea patients." Laryngoscope 120: 1063–1068.
67. Campos-Rodriguez F, Perez-Ronchel J, Grilo-Reina A, Lima-Alvarez J, Benitez MA, and Almeida-Gonzalez C. 2007. "Long-term effect of continuous positive airway pressure on BP in patients with hypertension and sleep apnea." Chest 132: 1847–1852.
68. Gross JB, Bachenberg KL, Benumof JL, et al. 2006. "Practice guidelines for the perioperative management of patients with obstructive sleep apnea: A report by the American Society of Anesthesiologists Task Force on Perioperative Management of patients with obstructive sleep apnea." Anesthesiology 104: 1081–1093; quiz 1117–1118.

8

Fissuras e Cirurgia Craniofacial

Bernard J. Costello, DMD, MD, FACS
John F. Caccamese Jr., DMD, MD, FACS
Ramon L. Ruyz, DMD, MD

INTRODUÇÃO

A fenda labial com ou sem fenda palatina ocorre com frequência em um de 600 nascimentos vivos, fazendo dela a mais comum das malformações congênitas. As consequências funcionais e estéticas associadas à fenda facial sindrômica ou não são bem compreendidas e são tratadas rotineiramente de modo interdisciplinar para otimizar o atendimento do paciente. Apesar de modos de tratamento bem-estabelecidos, ainda há grande variação nas técnicas cirúrgicas para reparar as fendas, embora muitas delas apresentem resultados excelentes.[1] Felizmente, a idade do paciente e o local anatômico do defeito contribuem para a cicatrização excelente, com complicações raras, desde que a cirurgia seja bem executada. As complicações iniciais variam de problemas específicos e infecção da ferida até problemas perioperatórios e de anestesia, enquanto as complicações tardias podem ser mais bem classificadas quanto ao seu efeito na aparência, função e no crescimento.

Há muito se tem como regra geral que os lactentes têm idade própria para o reparo labial, de acordo com a "regra dos 10", ou mais ou menos 3 meses de vida. Alguns estudos sugerem que a morbidade perioperatória aceitável pode ser atingida com uma semana de vida. Em 2007, Fillies et al. examinaram retrospectivamente uma coorte de 174 pacientes com fenda labiopalatina e conseguiram correlacionar o risco de complicação anestésica com o peso corpóreo no momento da cirurgia. Curiosamente, seu trabalho reflete os resultados observados na revisão de Wilhelmsen, em 1966, sobre a morbidade e a mortalidade na cirurgia de fendas.[2,3] Em vista da possibilidade de associação sindrômica a fissuras e à falta de dados de apoio para o reparo precoce, em geral, recomenda-se que se dê tempo suficiente para os exames abrangentes e para o ganho de peso antes de se obter o reparo definitivo. Na maioria dos centros, esse tempo é em algum ponto entre 3 e 6 meses de idade.

A avaliação pré-operatória do paciente com fenda é razoavelmente padrão e orientada em grande medida pela necessidade de anestesia geral em uma determinada idade e pelas comorbidades de um paciente específico. Na instituição do autor, não se realizam exames hematológicos (hemograma completo, tipo e triagem) nos bebês saudáveis que serão submetidos a esse procedimento. O reparo labial tem pouco impacto sistêmico na fisiologia da criança, e a perda de sangue é mínima durante a cirurgia. Na verdade, muitas instituições realizam o reparo da fenda labial rotineiramente em procedimento ambulatorial, e apresentam resultados comparáveis com os das instituições onde essas crianças são internadas.[1,2,4-7]

COMPLICAÇÕES NO REPARO DE FENDA LABIAL

Complicações Iniciais

As complicações iniciais no local da cirurgia são incomuns. Apesar da relativa escassez de relatos na literatura de complicações iniciais do reparo labial, as mais frequentes são infecção, deiscência labial, necrose do retalho e obstrução das vias aéreas nasais.[8-10]

Management of Complications in Oral and Maxillofacial Surgery, First Edition. Edited by Michael Miloro, Antonia Kolokythas.

Apesar de ser uma cirurgia limpa contaminada, o reparo da fenda labial é, em geral, realizado em pacientes edêntulos nos quais a microbiota oral típica ainda não evoluiu a ponto de conter múltiplos patógenos aerodigestivos anaeróbios encontrados nos pacientes adultos. De fato, a microbiota nessa população de pacientes é consideravelmente mais limitada, como demonstra a revisão retrospectiva de Chuo sobre os dados de cultura de *swab* em 250 pacientes com fendas.[11] Nesse estudo, os patógenos predominantes foram *S. aureus* e estreptococos beta-hemolíticos. Eles optam por administrar antibióticos profiláticos perioperatórios e/ou adiar a cirurgia com base em dados positivos de cultura e em pacientes com outras comorbidades (p. ex., déficit de crescimento, desnutrição). Infelizmente, eles não citam as taxas de infecção nessa coorte, apesar dessas medidas. É preciso ponderar custo, risco e dados de desfechos existentes ao decidir sobre as melhores práticas na ausência de estudo randomizado prospectivo. Na instituição do autor, são usados antibióticos perioperatórios. Embora outros autores relatem o uso de antibióticos pós-operatórios em pacientes sem infecção, acreditamos que é difícil justificar isso em uma era de crescente resistência aos antibióticos e em uma cirurgia que traz consigo um risco muito baixo de infecção.[9]

A deiscência labial em quadro agudo raramente é problema quando a construção das camadas de tecido é meticulosa e sem tensão no paciente com fenda labial uni ou bilateral. A deiscência tem sido atribuída à tensão e ao traumatismo. Reinisch observou deiscência labial traumática em 7 de seus 123 pacientes submetidos à revisão do reparo de fenda (todas bilaterais, exceto uma). Cinco desses pacientes tinham mais de 9 meses de idade e a mobilidade e a atividade relacionada à idade foram consideradas a causa desse desfecho desfavorável.[9] Alguns cirurgiões optam pelo uso de arco de Logan ou contenção dos braços, embora esses dados não sejam sólidos para demonstrar sua efetividade.[12,13]

Os lactentes são respiradores nasais obrigatórios e, no período pós-operatório agudo, a obstrução nasal pode ocorrer por causa de edema ou simplesmente pela presença de tecido onde antes não havia nada. Isso pode ser exacerbado no período pós-operatório pelas infecções do trato respiratório superior. Alguns desses problemas de obstrução podem ser aliviados com conformadores de narina ou cânulas sob medida de sondas endotraqueais. Isso não só ajuda a evitar a obstrução, como também o conformador ou o *stent* pode apoiar o curativo da pele do nariz e do tecido vestibular quando se realiza rinoplastia primária.[14-16] Essas sondas devem ser limpas rotineiramente com sucção com bulbo e gotas de solução salina, para que não coagulem com muco seco.

Clinicamente, a hemorragia pós-operatória é muito incomum no reparo da fenda labial. Pode ser evitada com dissecação, hemostasia e fechamento meticulosos. É preciso ter cuidado durante a cirurgia para realizar a operação com a ajuda de anestésico local infiltrativo e vasoconstritores, junto com o uso criterioso do electrocautério. Muitos realizam a cirurgia com lupas ou microscópio cirúrgico, o que torna qualquer pequeno ponto de sangramento identificável de imediato, e o fechamento é feito em camadas de mucosa, músculo e pele, para garantir campo seco. Pode-se esperar um pequeno sangramento, em especial quando o campo mucoso é envolvido na cirurgia. Isso pode ocorrer por 1 ou 2 dias após a cirurgia e deve aparecer apenas com o aumento, porque o sangue mistura-se com as secreções orais e nasais. Uma pequena quantidade de contusões perinasal, perioral e periorbital também é comum, dependendo das técnicas cirúrgicas utilizadas para o reparo.

A necrose do retalho tem sido relatada em fenda labial e palatina bilateral e devido ao desbaste excessivo da pele pró-labial na tentativa de refinar a depressão do filtro.[8] Curiosamente, porém, como se relata cirurgia nasal mais agressiva no passado recente para reparar a ponta do nariz e a columela na ocasião do reparo de fenda labial bilateral, pode-se esperar que o pró-lábio corra ainda maior risco. Por exemplo, Cutting descreveu a técnica desbaste pró-labial para reposicionar as cartilagens laterais inferiores e Mulliken descreveu incisões marginais pareadas com separação extensa da ponta e suturando apesar de relatar o uso de pedículo e retalho pró-labial extremamente estreito.[17-19] Não foram observadas complicações em nenhum dos modos detalhados do uso dessas técnicas. Isso não deve implicar que essas manobras não tenham riscos. Devem ser realizadas simplesmente com a compreensão da anatomia local e das técnicas descritas.

Complicações Tardias

A aparência e a função da fenda labial reparada sofrem grande impacto da cirurgia inicial (Fig. 8.1). A construção simultânea dos músculos funcionais do nariz e dos lábios influencia no crescimento e desenvolvimento do esqueleto facial subjacente, assim como na aparência do lábio.[20,21] A forma final do lábio é o resultado da escolha da incisão de pele e reparo muscular na cirurgia inicial. Das várias incisões cutâneas que têm sido usadas, muitas, como as geométricas triangular e quadrangular, violam as subunidades do

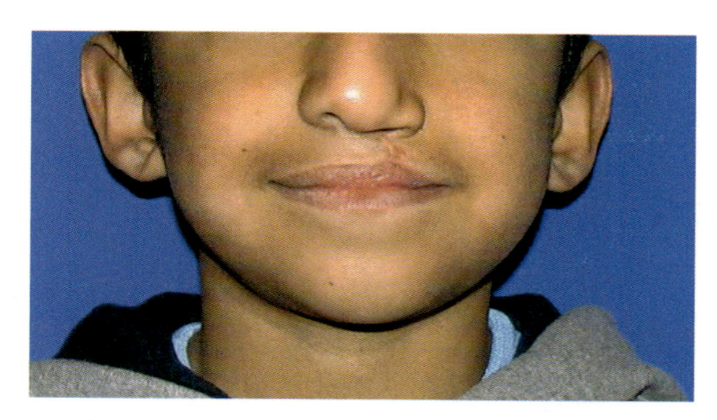

Fig. 8.1. Menino aos 9 anos de idade com fenda labiopalatina unilateral. Observe como a assimetria nasal e a deficiência vertical do lábio no lado da fenda fazem parte do mesmo problema. Neste caso, a reconstrução do músculo não foi realizada no nível do nariz, o elemento medial teve pouca rotação e o lábio foi deixado curto. Uma revisão requereria recriação do defeito inicial e reconstrução completa.

lábio superior, enquanto as modificações de rotação de avanço replicam com mais precisão as estruturas anatômicas normais.[22-24] Embora as complicações classificadas como "iniciais", como infecção ou deiscência, com frequência levem a sequelas que podem ser classificadas como "tardias", muitas dessas complicações ou deformidades secundárias são resultado de erros evitáveis de técnica ou julgamento. O resultado final é estética labial subótima, que pode ser difícil de corrigir.

A correção cirúrgica da fenda labiopalatina consiste em uma série de procedimentos em que a ocasião depende de marcos cronológicos e de desenvolvimento. O reparo labial, consequentemente, é essencial em todos os procedimentos. Também é importante ter em mente que a reconstrução estagiada desses pacientes é um processo escalonado e que é preciso considerá-lo com cuidado em cada procedimento, assim como seus efeitos subsequentes, inclusive o crescimento.

Embora a construção dos anéis musculares labial e nasal oriente a aparência e a simetria finais do lábio e do nariz, a capacidade inata do indivíduo quanto à cicatrização e a formação de cicatrizes também tem um papel essencial na estética do reparo.[20,21] Determinadas deficiências técnicas no reparo também podem levar a resultados abaixo do ideal. A plataforma esquelética subjacente deve ser considerada ao se avaliarem as deformidades labiais secundárias, como presença ou ausência de fenda do osso alveolar ou hipoplasia maxilar, porque causam grande impacto na aparência das estruturas nasolabiais conforme a criança cresce. Apesar dos melhores esforços na correção dos tecidos moles e nas técnicas de camuflagem, a harmonia facial só pode ser obtida quando esses problemas de tecido duro também forem abrangidos. Portanto, recomenda-se que, dependendo da idade da criança e do grau de displasia esquelética, as revisões de tecido mole são, às vezes, adiadas até que o enxerto ósseo maxilar e/ou a osteotomia de Le Fort tenham sido concluídos.

Ao avaliar deformidade secundária de lábio/nariz, é importante compreender a malformação inicial e as metas da cirurgia primária. Entender a verdadeira causa subjacente da deformidade secundária e suas deficiências funcionais e estéticas gerais também é fundamental. Por exemplo, podem ser realizados menos procedimentos em pequenas divergências de altura de linha branca, vermelhão, comissura labial ou espessura do vermelhão quando o músculo é funcional e unido através da fenda. Quando realizados de modo impróprio, porém, esses procedimentos "menores" só podem servir para ampliar os defeitos, aumentando as cicatrizes ou deixando o paciente longe de uma correção completa. Contudo, a desmontagem total do lábio deve ser considerada se houver problemas substanciais de altura ou simetria, simetria nasal, incompatibilidades de peso do vermelhão e da linha branca ou deiscência do músculo orbicular da boca. Por último, quando há dano e cicatrizes expressivos no tecido adjacente à fenda, em especial no caso de fenda labial bilateral, é preciso reunir o tecido próximo para reconstituir o complexo do filtro e o anel muscular do orbicular da boca.

Problemas Cutâneos do Lábio

Lábio superior longo

É raro encontrar lábio superior longo em pacientes com fenda labial unilateral por causa da predominância dos reparos de rotação do avanço realizados atualmente. O comprimento excessivo do lábio era,

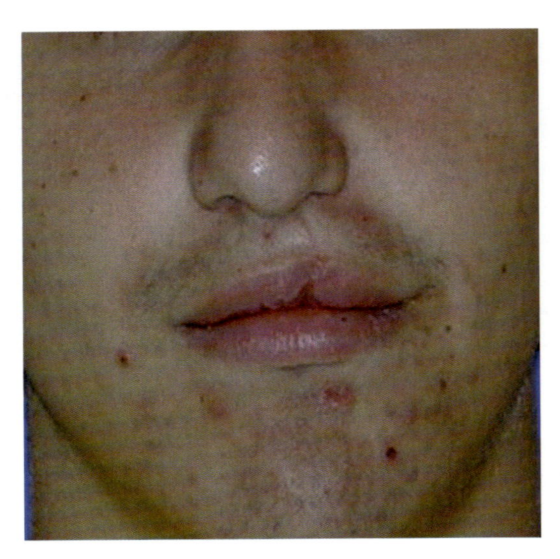

Fig. 8.2. Adolescente do gênero masculino com fenda labiopalatina unilateral. Observe o lábio curto na vertical no lado da fenda, a comissura dos lábios e a discrepância da linha única seca. Este caso é mais bem tratado com desmontagem completa e reconstrução.

principalmente, um problema dos reparos triangular e quadrangular, mas também é decorrente de rotação extrema em técnica de rotação com avanço. O lábio superior longo, porém, continua a molestar o paciente bilateral. Embora isso seja, em parte, função da animação do lábio no pós-operatório, o resultado estético pode ser tão visível quanto o lábio superior longo. O lábio longo pode ser um problema difícil de corrigir, exigindo, com frequência, a excisão horizontal de tecido no nível acima do vermelhão ou em região abaixo das asas do nariz. As cicatrizes deixadas por essas revisões, ainda que razoavelmente camufladas pela linha branca do lábio e pela prega alar, respectivamente, não têm aparência ideal.

Lábio superior contraído

O lábio superior contraído pode ser causado por excisão agressiva de tecido mole no reparo primário ou secundário, mobilização inadequada dos tecidos moles ou por pré-maxila protuberante. A aparência de déficit tecidual pode ser acentuada por hipoplasia maxilar ou pelo lábio inferior espesso. A revisão do lábio que inclui excisão de tecido mole só pode piorar o problema, a menos que se utilize tecido próximo na forma de retalho de Abbe. Esse retalho pediculado transversal ao lábio, com base na artéria labial, acrescenta largura e volume apropriados, ao mesmo tempo em que reduz a largura diferencial entre o lábio superior e o inferior. O retalho de Abbé também pode ser benéfico quando o tecido pró-labial foi gravemente danificado por cicatriz. Essa técnica frequentemente produz resultado estético inferior ao desejável, mas proporciona mais tecido no lábio superior.

Lábio superior curto

O lábio superior curto pode ser resultado de vários erros no reparo labial primário. É mais comum que resulte de músculo pouco girado, reparado de modo impróprio ou inacabado ou com deiscência e isso, em geral, segue um novo reparo do lábio (Fig. 8.2). Às vezes, é resultado de cicatrizes marcantes ou sequela de infecção ou deiscência precoce. Seja qual for o caso, a cicatriz do reparo pode ser usada para ter acesso aos músculos nasais e labiais para fazer um reparo mais preciso e funcional. Se a conversão para rotação de avanço a partir de reparo geométrico for possível sem muita perda de tecido, ela deve ser considerada, porque isso deixa as cicatrizes cutâneas em posição mais natural. Além disso, as Z-plastias podem ser feitas na junção entre vermelhão e pele ou na linha úmido-molhada, conforme necessário para se obterem metas estéticas pelo alongamento do lábio.

Anormalidades do filtro

A obliteração da depressão do filtro e do "arco do cupido" são encontradas ocasionalmente depois de reparo labial primário. O contorno do vermelhão plano é, às vezes, resultado de reparo triangular. A depressão

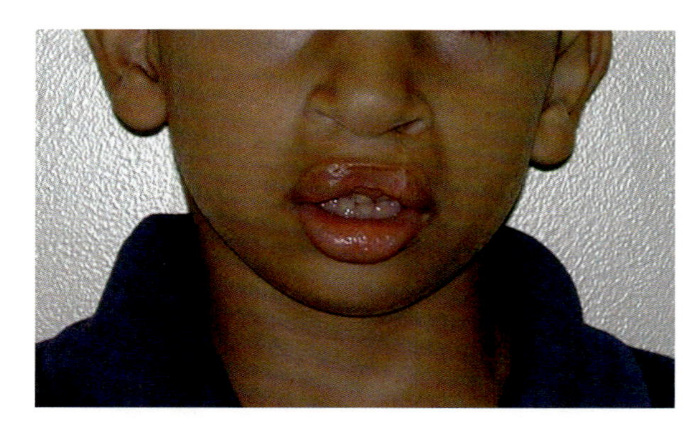

Fig. 8.3. Menino de 6 anos de idade com fenda labiopalatina bilateral. Note o largo complexo do filtro e o vermelhão hipoplásico em contraste com os elementos laterais robustos do lábio. O vermelhão pró-labial foi utilizado neste caso para reconstruir a parte vermelha do lábio. A revisão requer a recriação do defeito inicial, o estreitamento do filtro e o uso de retalhos laterais do vermelhão para preencher a parte central.

do filtro pode ser preservada em fendas unilaterais com separação mínima no lado sem fenda no momento do reparo inicial. Essa depressão deve ser preservada, porque é muito difícil restaurá-la com cirurgia. Ainda, o alargamento da cicatriz na posição da coluna do filtro pode ser resultado de tensão inicial da ferida (reconstrução inadequada do músculo), sutura mal feita ou colapso da ferida no reparo inicial. Pode ser tratado com excisão simples e reconstituição com outros tratamentos superficiais, como *laser* ou dermoabrasão. Nas fendas bilaterais, o filtro, em geral, fica muito largo nas tentativas conservadoras de preservar tecido ou com o estiramento que ocorre com o crescimento. Isso pode gerar filtro muito largo, que beneficia o novo reparo (Fig. 8.3).

A(s) coluna(s) do filtro também fica(m) plana(s) com frequência. Isso se deve grandemente ao fato de não podermos recriar cirurgicamente as inserções dérmicas do músculo orbicular. Portanto, devemos proporcionar camuflagem cirúrgica, com bordas cutâneas cuidadosamente evertidas, enxertos dérmicos ou retalhos subcutâneos, dérmicos ou musculares locais. Como já se afirmou, quando a área do filtro sofreu dano expressivo no reparo primário ou complicação, o retalho de Abbé deve ser considerado.

Defeitos Cutâneos

A cicatriz antiestética isolada no lábio pode ser tratada de modo similar a outras cicatrizes faciais, por excisão, dermoabrasão ou *resurfacing* com *laser*. É preciso ter em mente a orientação anatômica normal da coluna do filtro e outras estruturas labiais. Por exemplo, a orientação horizontal de W-plastia corrida pode não ser adequada a essa área, assim como a excisão ondulada para recriar a coluna do filtro em excisão com cicatriz. É preciso ficar atento ao fato de a pele do nariz e a do lábio terem qualidade diferente, assim como a pele branca e a vermelha do lábio. Se a pele do nariz migrou na direção da pele do lábio superior ou vice-versa, a pele do vermelhão elevou-se para o lábio cutâneo, isso deve ser tratado na revisão (Fig. 8.4).

Estenose de Narina

A estenose de narina ocorre com certa frequência no lado reparado (Fig. 8.5). Essa complicação pode prejudicar a respiração e deteriorar a limpeza normal da abóbada do nariz e dos seios nasais. A narina contraída é uma das deformidades secundárias mais difíceis de tratar. Uma estratégia comum é evitar a complicação deixando a narina ligeiramente maior do que a do lado sem fenda no momento da cirurgia primária. Quando a ferida se contrai, as narinas ficam mais simétricas. Se não ficarem, é muito mais fácil reduzir a narina em segundo procedimento do que aumentá-la. Raramente, há deficiência de tecido e, em geral, é resultado de ressecação excessiva de tecido normal. Ainda, as incisões intranasais podem contribuir para a contratura da cicatriz. Alguns sugeriram o uso de *stents* pós-operatórios ou conformadores nasais para combater a estenose. Esses dispositivos devem ser usados por período prolongado para essa finalidade e podem tornar-se um pouco cansativos para os pais. Embora muitos defendam a liberação cirúrgica com ou sem enxerto e alguma forma de retentor de narina, outros recomendam a dilatação em série com *stents* personalizados ou Z-plastia secundária.[25-27]

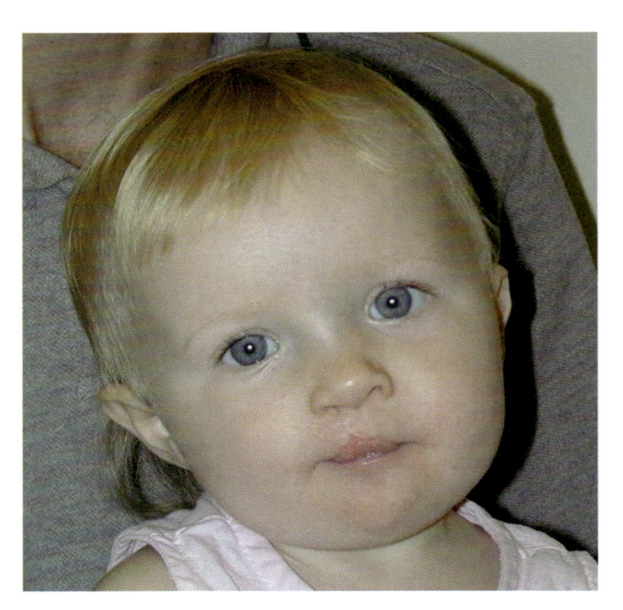

Fig. 8.4. Menina de 2 anos de idade com fenda labiopalatina completa unilateral direita. Observe a leve assimetria nasal, assim como incompatibilidade do vermelhão em volta de lábio longo vertical e adequadamente espesso.

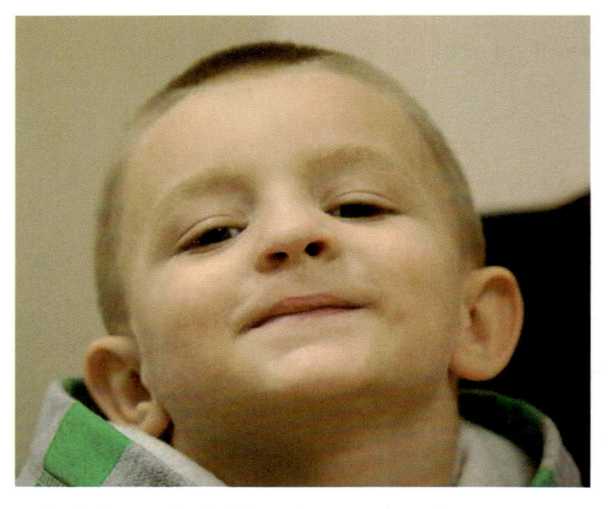

Fig. 8.5. Menino de 4 anos de idade com fenda labiopalatina unilateral. Note a estenose leve a moderada da narina direita.

Assimetria Nasal

A assimetria nasal pode ser um desafio no paciente com fenda labiopalatina e é exclusiva da gravidade e morfologia iniciais da fenda (Fig. 8.6). A rinoplastia primária pode ser segura e não resulta em transtorno do crescimento. Isso foi expressivo na evolução do reparo da fenda, porque o lábio e o nariz são muito precisamente relacionados para que sejam considerados de modo isolado na malformação. Na construção inicial labial e nasal, os cirurgiões devem fazer o máximo para atingir a simetria diante de plataforma óssea maxilar ausente ou hipoplásica. A falta de apoio para a base do nariz pode tornar a simetria absoluta difícil de obter, embora algumas técnicas ofereçam soluções melhores para esse problema do que outras. Muitas técnicas conseguiram minimizar a ala nasal e deprimida e da entrada nasal no reparo inicial, e com trabalho limitado na asa, no ápice do nariz e no septo, podem ser obtidos resultados excelentes. Quando é preciso atingir a simetria em qualquer componente do nariz na cirurgia primária, a opinião do autor é que deve ser na entrada nasal, principalmente do ponto de vista da posição vertical, volume e forma. Essa área pode ser difícil de lidar nas revisões, em especial se não tiver sido bem trabalhada no procedimento inicial. Um erro comum é o uso de incisão perialar muito extensa e reparo no qual a ala e a entrada do nariz sejam deixadas um pouco atrás lateral ou profundamente no defeito ósseo em relação à mobilização e avanço do elemento

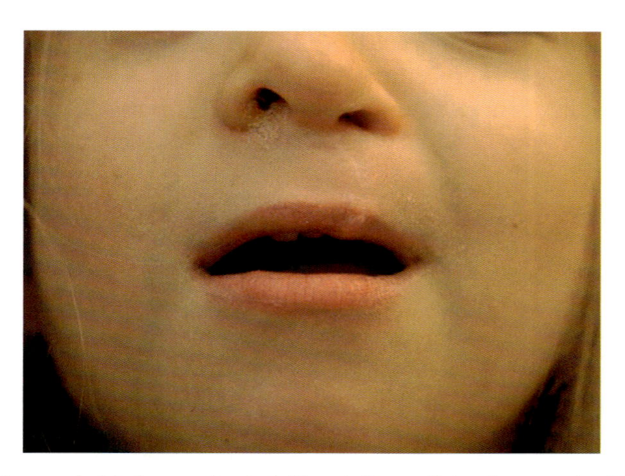

Fig. 8.6. Menina aos 5 anos de idade com fenda labiopalatina unilateral esquerda. Observe a assimetria nasal e a narina menor no lado da fenda. Também há uma pequena quantidade de tecido hiperplásico ou cicatricial ao longo do vermelhão. Esses problemas são independentes e podem ser tratados separadamente na idade própria, de acordo como crescimento.

labial no lado da fenda. Com frequência, presta-se pouca atenção à mobilização e reposicionamento dos músculos perinasais quanto à inserção apropriada na maxila. Em geral, os músculos do elemento lateral do lábio são tratados como uma unidade e presta-se pouca atenção à separação e ao reposicionamento de componentes anatômicos específicos. A simetria do ápice do nariz pode ser abordada depois, se necessário, embora seja melhor fazê-lo na cirurgia primária, se possível. Mais uma vez, podem ser usados os conformadores de narina para auxiliar a cicatrização e o estiramento da pele na rinoplastia primária, mas só devem ser usados para atingir a simetria nasal.

Crescimento Facial

Há muito se debate se o reparo do lábio ou do palato causa mais dano ao crescimento em potencial da maxila. Embora pareça haver dados convincentes de que o reparo labial deve ser envolvido, o debate está longe de terminar.[28] Os estudos que implicam gengivoperiosteoplastia e algumas formas de ortopedia pré--cirúrgica também têm seus seguidores.[29] Além disso, a ocasião e a técnica do reparo primário do palato também causam impacto.[29,30] Para complicar ainda mais o problema, as técnicas de dissecação subperióstea e supraperióstea foram defendidas no reparo labial. Ambas as técnicas têm seguidores e inimigos apaixonados, sendo que não se demonstrou que nenhuma técnica é melhor ou pior que a outra. Cerca de 25% dos adolescentes com fendas labiopalatinas têm estigmas adicionais de hipoplasia maxilar, apesar da ocasião do reparo labiopalatino ou das técnicas empregadas.[1] Isso impõe ao cirurgião a tarefa adicional de restaurar a fundação esquelética para a posição anatômica mais normal em data futura. Tradicionalmente, isso é realizado com osteotomia de Le Fort I, como procedimento de um só estágio ou com técnicas de distração com vários dispositivos. Ambas as técnicas funcionam bem para os profissionais bem treinados e requerem a assistência de um ortodontista hábil. Essas técnicas são repletas de desafios ortodônticos e dentais, devido à frequente ausência de dentes e, às vezes, deficiência de osso na área da fenda. Ocasionalmente, a fenda maxiloalveolar deve ser enxertada ou re-enxertada em conjunto com cirurgia ortognática. Os enxertos de crista ilíaca são usados com frequência para acrescentar estabilidade nos procedimentos ortognáticos, em especial quando a maxila é deficiente horizontal e verticalmente.

COMPLICAÇÕES NOS PROCEDIMENTOS DE PALATOPLASTIA

Para compreender claramente as complicações do reparo palatino, o cirurgião deve conhecer os detalhes dos dados atuais de desfechos em relação ao reparo da fenda palatina. A insuficiência velofaríngea (IVF) é consequência debilitante e previsível em determinada porcentagem de pacientes submetidos à palatoplastia.

Há, ainda, outras complicações dos procedimentos de palatoplastia relacionadas aos aspectos técnicos do procedimento ou predisposições específicas de determinados pacientes (p. ex., problemas das vias aéreas na síndrome de Pierre-Robin). Esta seção discute algumas das complicações mais comuns e apresenta os dados atuais referentes aos resultados funcionais da palatoplastia, particularmente em sua relação com a fala.

Procedimentos de Palatoplastia e Diferença dos Desfechos

Le Monnier, um cirurgião-dentista francês, relatou o primeiro reparo de fenda palatina bem-sucedido, em Paris, em 1766.[31,32] Desde então, muitas técnicas cirúrgicas para o fechamento da fenda palatina foram descritas. Ainda há debate sobre qual técnica produz resultados superiores. A falta de dados clínicos de estudos prospectivos obriga que as decisões clínicas sejam tomadas a partir de estudos retrospectivos, estudos de coorte e da experiência do cirurgião. Por causa da tendenciosidade e da natureza não controlada inerentes associadas a esse nível de evidência, os profissionais precisam estar consciente das deficiências e incorporar as informações de modo próprio à prática. O principal objetivo do fechamento do palato mole é a normalização da fala.[1,33] A medida dos desfechos do fechamento do palato também inclui crescimento maxilar, perfil facial, oclusão dental e presença de fístula.[1,34,35]

Existem diversos procedimentos para palatoplastia e seus desfechos são complexos para avaliar e estudar com alguma precisão. Bernard von Langenbeck descreveu uma técnica de palatoplastia em 1861, que é o procedimento mais antigo desse tipo e ainda é usado hoje. A palatoplastia de von Langenbeck envolve retalhos mucoperiósteos bipediculados com reposicionamento medial da mucosa lateral nasal e oral para fechamento. A técnica deixa um mínimo de palato duro exposto, mas não alonga o véu e pode prejudicar o acesso para reparo do revestimento nasal e musculatura do véu. Subsequentemente, várias técnicas de reparo palatino incorporaram um componente de recuo destinado a alongar o palato e diminuir a incidência da insuficiência velofaríngea.[36] Isso inclui variações do recuo em "V-Y" descritas separadamente por Veau, Wardill e Kilner, em 1937.[37-39] Os retalhos mucoperiósteos são levantados com base nos vasos palatinos maiores e são posicionados para trás pela técnica em "V-Y", resultando em alongamento do véu palatino à custa da desnudação da parte anterior do palato duro. Essa técnica tem uso limitado nos desfechos de crescimento deficiente e a formação de fístula anterior. A palatoplastia com dois retalhos de Bardach foi descrita em 1967 e aprimorada, produzindo excelentes resultados anatômicos e funcionais.[40,41] No reparo de Bardach, são levantados dois retalhos mucoperiósteos baseados nos vasos palatinos maiores, porque os retalhos não são pediculados anteriormente (Fig. 8.7). A técnica também limita a exposição do palato duro, porque os retalhos são girados para baixo à custa da profundidade palatina. Esses procedimentos cirúrgicos para fenda palatina são coletivamente denominados "palatoplastias de dois retalhos".

Em 1978, Leonard Furlow introduziu uma técnica nova para reparar fendas palatinas com Z-plastias duplas opostas das camadas oral e nasal com orientação anatômica da musculatura do palato mole (Fig. 8.8). Furlow relatou resultados superiores de fala com esse procedimento em comparação com sua experiência com a palatoplastia de dois retalhos.[42,43] Muitos centros adotaram a palatoplastia de Furlow e relataram melhores resultados.[44-47] Esses relatos consistem principalmente em experiências autorrelatadas de um único centro ou cirurgião e comparações retrospectivas limitadas das técnicas. Eles não fornecem dados com poder suficiente para fazer declarações definitivas em relação à sua superioridade. No presente, só há algumas evidências de nível II e principalmente de nível Ill para nos ajudar a tomar decisões clínicas referentes a técnicas de reparo. O reparo bem-sucedido da fenda palatina requer reconstrução muscular adequada do véu palatino para criar um palato mole dinâmico e funcional. As palatoplastias de dois retalhos e de Furlow reconstroem a musculatura do véu (isto é, o músculo levantador do véu palatino ou o palatofaríngeo) em uma tipoia dinâmica, mas de maneiras diferentes.

Uma crítica à técnica de Furlow relaciona-se às mais altas taxas de fístula encontradas em muitos estudos, em comparação com as técnicas de dois retalhos. As taxas de fístula relatadas na literatura são incorretas devido a tendenciosidade, definições e classificações diferentes de fístulas e desenhos de estudo falhos. Isso impossibilita as comparações significativas e muitos autores recomendam estratégias para reduzir as taxas de fístula – em particular com a técnica de Furlow. A colocação de derme acelular entre os retalhos oral e nasal é recomendada por alguns, e demonstrou redução significativa das taxas de fístula em comparação com o fechamento com dois retalhos.[48-50] Algumas revisões recentes da formação de fístulas depois de palatoplastia de dois retalhos revelaram taxas baixas de 3%.[51,52] Helling relatou taxa de fístulas de 3,2% ao usar derme acelular em conjunto com a técnica de Furlow.[50]

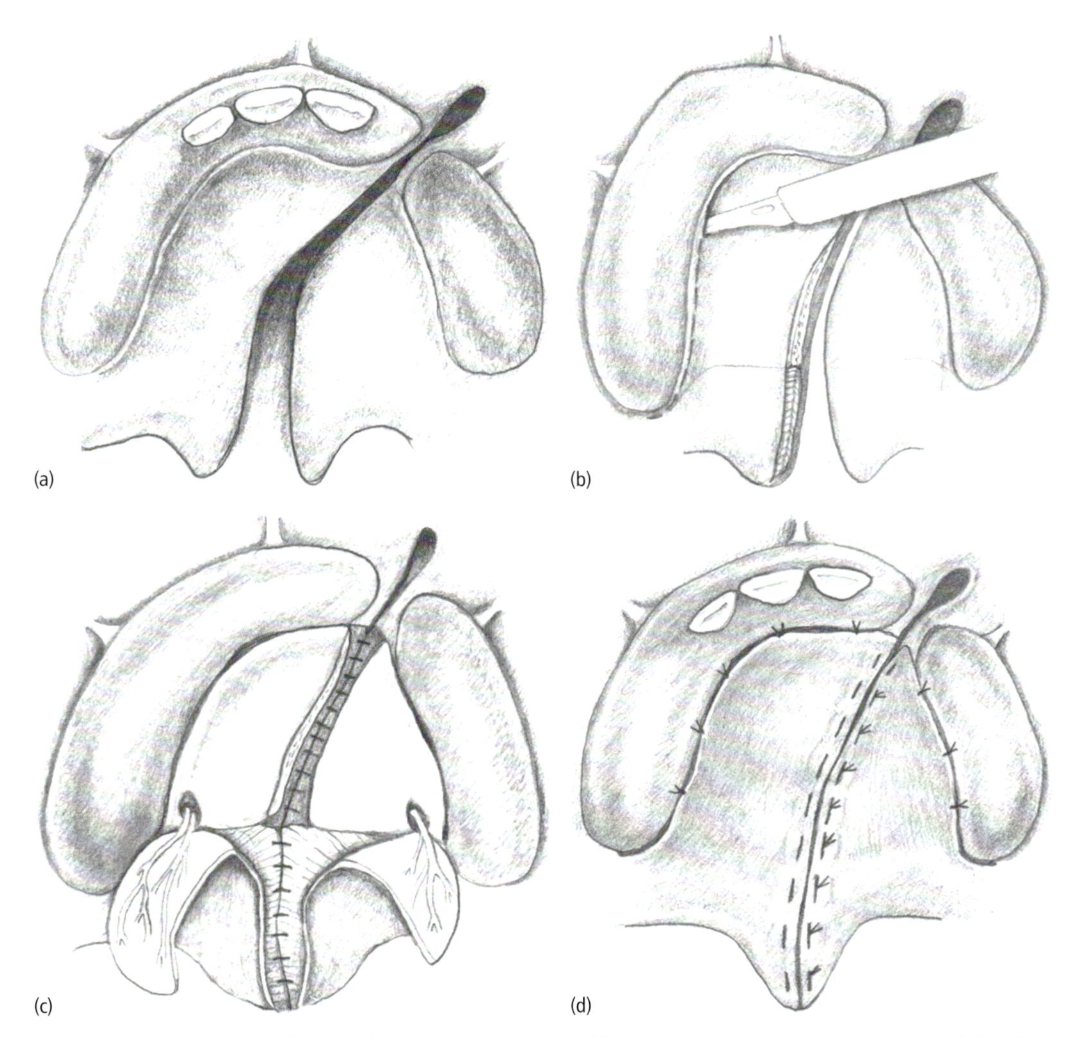

Fig. 8.7. (a) Fenda unilateral nos palatos primário e secundário aparece com comprometimento típico da parte anterior do vestíbulo até a úvula. (b) A técnica de palatoplastia de Bardach requer dois grandes retalhos mucoperiósteos de espessura total elevados de cada prateleira do palato. A porção anterior (anterior ao forame incisivo) da fenda não é reconstruído até o estágio da dentição mista. (c) O fechamento em camadas é realizado na palatoplastia de Bardach por meio da coaptação da mucosa. Os ventres do músculo levantador do véu palatino são elevados de suas inserções anormais na parte posterior do palato. São, então, reaproximados na linha mediana para criar uma tipoia dinâmica e funcional para fins da fala. (d) Quando a mucosa nasal e a musculatura do palato são coaptadas, a mucosa oral é fechada na linha mediana. As incisões de liberação lateral são fechadas primeiro, por causa do comprimento que se ganha da profundidade do palato. Em casos raros de fendas muito largas, a porção das incisões laterais pode permanecer aberta e granular por segunda intenção. (De Fig. 35-12 A-D: Fonseca RJ, ed. 2009. *Oral and Maxillofacial Surgery,* Vol. III. St. Louis: Saunders Elsevier, p. 729.)

Os dados sobre desfecho da fala com a técnica de palatoplastia de Furlow, comparados com as técnicas de dois retalhos têm sido, em geral, favoráveis. Diversos autores relataram seus próprios resultados melhorados da fala e as baixas taxas de IVF com a técnica de Furlow comparada com várias modificações das palatoplastias de dois retalhos.[46,53-56] Esses estudos consistem em experiência de um único cirurgião ou centro antes e depois da adoção da técnica de Furlow. Embora convincentes, esses dados representam evidência de nível III e não tiveram poder estatístico para fornecer de modo persuasivo uma onda de mudanças na comunidade cirúrgica. Apesar das falhas dos desenhos de estudos, a redução relatada das taxas de IVF é impressionante. Randall relatou queda de IVF de 68% para 25% depois de instituir a técnica de Furlow.[57] Williams relata taxa de IVF de 13% com a palatoplastia de Furlow e 25% com a de von Langenbeck.[55] Um pequeno número de estudos não controlados não relataram diferença significativa

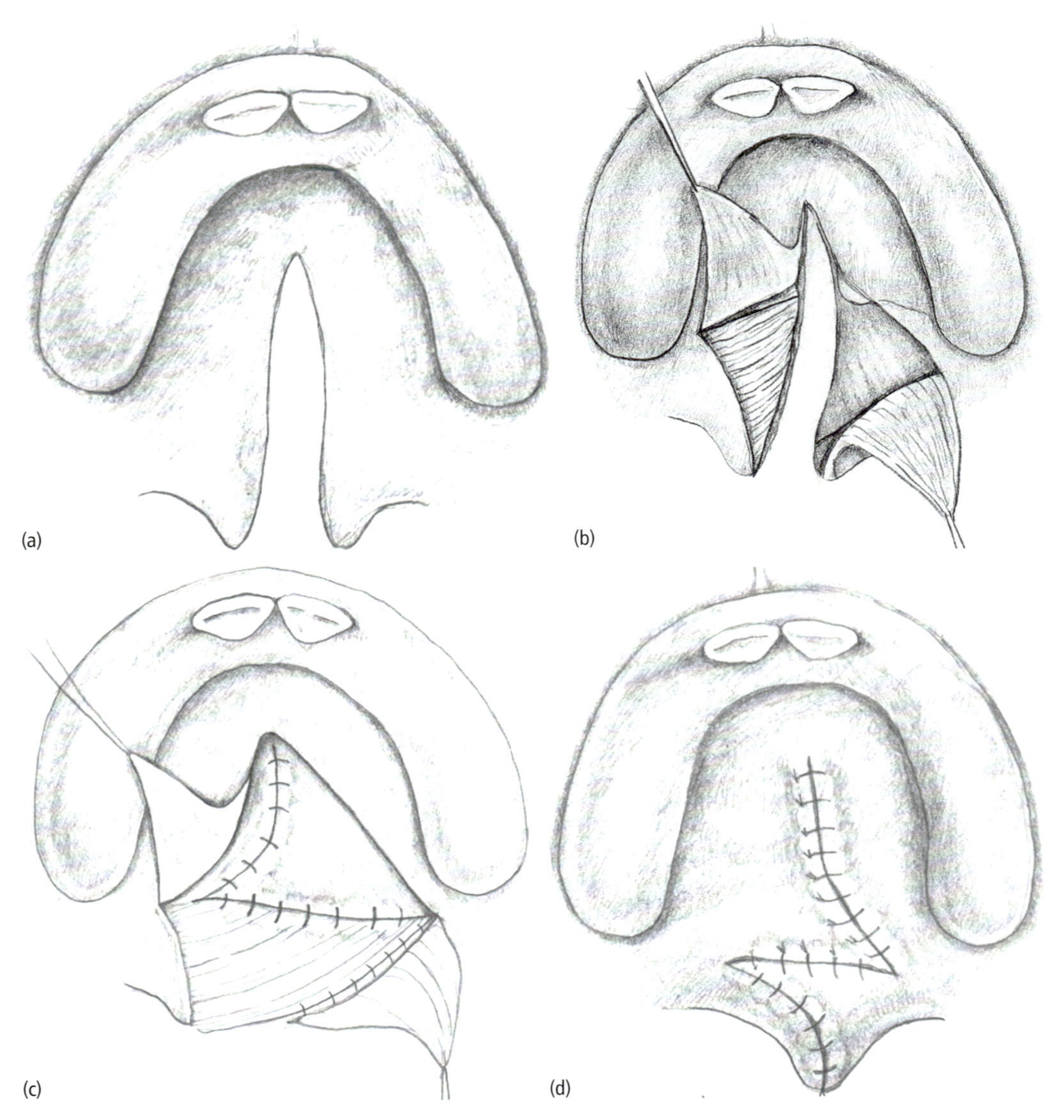

Fig. 8.8. (a) Fenda completa do palato secundário (duro e mole) do forame incisivo até a úvula. (b) A técnica de Furlow de Z-plastia oposta dupla requer que sejam feitos retalhos distintos na Z-plastia no lado oral e, a seguir, no nasal. Note as reduções que criam os retalhos do lado nasal. (c) Os retalhos são transpostos a seguir, teoricamente para alongar o palato mole. Realiza-se o fechamento do lado nasal da maneira padrão, anterior à junção dos palatos duro e mole. Em geral, essa junção é a área de maior tensão e pode ser difícil de fechar. Isso contribui para a alta taxa de fístulas nesse tipo de reparo nesse local. (d) Os retalhos do lado oral são então transpostos e fechados de modo semelhantes, completando o fechamento do palato. (De Fig. 35-13: Fonseca 2009, Vol. III, p. 730.)

na fala ou nos resultados da IVF entre as técnicas de Furlow e de Veau-Wardill-Kilner ou de von Langenbeck.[58,59] Um estudo realizado na Universidade da Flórida e em São Paulo, Brasil, buscou comparar desfechos das palatoplastias de Furlow e von Langenbeck. Os resultados não foram publicados, mas os achados preliminares apresentados na forma de resumo sugeriram apenas pequenas diferenças entre os desfechos, com exceção de que o grupo Furlow teve taxa de fístula maior e o procedimento de von Langenbeck com medidas maiores de hipernasalidade como o único elemento de avaliação abrangente da fala.[60] Os dados publicados foram fracos, de nível de evidência II ou III e, como tal, são difíceis de utilizar ao decidir qual técnica de reparo usar. Por conseguinte, os dados nesta ocasião não são convincentes para defender a palatoplastia de Furlow em detrimento da de dois retalhos. Como se observa na literatura, os bons resultados podem ser obtidos com as técnicas de dois retalhos ou Z-plastia oposta dupla.

Complicações Perioperatórias do Reparo de Fenda Palatina

As complicações perioperatórias associadas à palatoplastia para fenda palatina em geral são raras. Os cirurgiões experientes obtêm rotineiramente resultados superiores com diversas técnicas padronizadas. As complicações associadas ao procedimento cirúrgico no período perioperatório são hemorragia, comprometimento das vias aéreas, infecção e comprometimento vascular dos retalhos. As fístulas podem ser encontradas logo após o reparo e são discutidas na seção seguinte.

A hemorragia ocorre com a palatoplastia, devido à rica irrigação vascular local dos tecidos mole e do osso. Como a maioria dos pacientes é submetida à palatoplastia entre 9 e 18 meses de vida, seu volume de sangue é muito pequeno. O controle diligente da hemorragia é importante para limitar a perda sanguínea durante o procedimento. Embora a transfusão seja rara depois de palatoplastia, as crianças em tenra idade com envolvimento de palatos duro e mole têm necessidade substancialmente maior de transfusão. Isso requer atenção cuidadosa à avaliação do estado de volume e, às vezes, uma avaliação da massa de glóbulos vermelhos no período intra e/ou pós-operatório. O eletrocautério bipolar é recomendado para evitar a condução da corrente para um retalho axial e para permitir a coagulação precisa. A preservação dos vasos palatinos maiores é importante para evitar o comprometimento vascular dos retalhos. A re-exploração é bastante rara, ocorrendo em menos de 1%.[61]

O comprometimento das vias aéreas pode ocorrer em diversos pontos do tempo, associado ao procedimento. Embora em muitos pacientes a intubação possa ser visualizada com a simples laringoscopia direta, outros requerem técnicas mais especializadas. O planejamento meticuloso deve fazer parte do processo pré-operatório, inclusive a prontidão de equipamento especializado para as vias aéreas em casos de dificuldade. A perda intraoperatória das vias aéreas é incomum, mas pode estar relacionada ao posicionamento da sonda endotraqueal, falha da fixação, deslocamento dos retratores da boca ou colocação e remoção de sonda de sucção orogástrica no final do procedimento. O comprometimento pós-operatório das vias aéreas pode ocorrer em períodos extensos de ativação do retrator. Deve-se permitir que a língua se revascularize e esvazie o acúmulo venoso regulamente durante todo o procedimento. Se isso não for feito corretamente, o resultado em geral é edema lingual, que impede a respiração normal e pode comprometer expressivamente as vias aéreas do paciente, seja na unidade de recuperação pós-operatória ou no quarto. O edema é limitado com liberação regular do retrator por vários minutos. A colocação de um ponto na língua pode ser benéfica para as vias aéreas durante o primeiro dia de pós-operatório. A incidência geral de comprometimento pós-operatório das vias aéreas é inferior a 2%.[61]

A infecção é uma complicação incomum, mas pode ocorrer com o comprometimento da irrigação vascular dos retalhos ou com o material enxertado, como enxertos interposicionais de derme seca congelada. A infecção do material enxertado é mais frequente quando esse material fica exposto. Esses materiais funcionam melhor quando estão completamente submersos. Em geral, recomenda-se o uso do material mais fino possível, como o que pode integrar-se rapidamente, com menos chance de extrusão ou exposição.

Conduta nas Fístulas Palatais

Infelizmente, as fístulas palatinas residuais são encontradas, às vezes, após o reparo palatino inicial. O risco de formação de fístula parece estar associado ao tamanho da fenda original e à experiência do cirurgião.[62,63] Como já mencionado, o tipo de reparo usado também pode afetar a taxa de fístulas. A técnica de palatoplastia com dois retalhos é classicamente associada à menor taxa de formação de fístula palatina,[1] enquanto a Z-plastia de Furlow oposta dupla é, na maioria dos estudos, associada à incidência elevada de oronasal fístula oronasal.[64] A localização mais comum de fístula palatina residual depois de reparo de fenda palatina é a função do palato duro e do mole. Ela é seguida por pela parte anterior do palato duro e pela região do forame incisivo.[64-66] A incidência de fístula palatina depois de palatoplastia de um estágio varia muito, com relatos de taxas de zero até mais de 60%.[1,63-67]

Antes de decidir sobre a conduta específica na fístula residual, é importante definir a situação clínica baseada na idade do paciente, história cirúrgica prévia e localização exata da fístula. As metas do reparo de fenda palatina durante a lactância têm duas partes: primeira, estabelecer o fechamento completamente "hermético" do palato secundário para separar as cavidades da boca e do nariz, e, segunda, reparar a musculatura levantadora para permitir produção ideal da fala. O reparo do defeito de fenda esquelética alveolar maxilar e de sua comunicação oronasal associada nem sempre é tentado nesse estágio. Muitos cirurgiões consideram esse defeito alveolar uma parte da deformidade original da fenda, que é deixada propositadamente e, portanto, não é uma fístula verdadeira. O reparo definitivo da região alveolar anterior da fenda (ou da fístula nasolabial) é, ao contrário, incorporado à reconstrução com enxerto ósseo durante a média infância com base no desenvolvimento dental.[1,64-69] De modo ideal, a criança com fenda palatina completa é submetida a reparo palatino (fechamento bem-sucedido dos palatos mole e duro) durante a lactância, seguido por reconstrução da maxila e do alvéolo (palato primário) com enxerto ósseo, com fechamento da fístula nasolabial residual durante a infância.

A maioria das fístulas é verificada no pós-cirúrgico imediato do reparo palatino. São resultado direto de colapso local da ferida decorrente de tensão, comprometimento vascular, problemas de cicatrização da ferida ou outros fatores. Outro período no qual se encontram fístulas palatinas é da fase I (antes de enxerto ósseo) de tratamento ortodôntico, em especial se a expansão da maxila é realizada. Há discordância sobre a relação causal da expansão ortodôntica e o desenvolvimento de fístula palatina. Os cirurgiões de fenda mais experientes acreditam que as fístulas descobertas durante a expansão são pequenas comunicações oronasais preexistentes e não são causadas por tratamento ortodôntico. As pequenas fístulas presentes desde a lactância podem ser ocultas dentro do estreito palato pelos segmentos maxilares em colapso e, então, são "reveladas" quando a forma da arcada superior é expandida por Ortodontia ou Ortopedia. A maioria não constitui preocupação funcional e pode ser tratada na ocasião do enxerto ósseo.

O momento recomendado para o fechamento da fístula pode variar substancialmente e ainda é um tema controverso. Alguns cirurgiões e equipes de fenda podem defender a conduta agressiva com fechamento precoce de qualquer fístula presente depois do reparo palatino inicial. Nós preferimos ter uma visão a prazo mais longo desses problemas e adiar, se possível, por anos (sem problemas funcionais de fala e/ou alimentação). Em lactentes, o fechamento de uma fístula pequena (até 4 mm), não funcional pode, via de regra, ser adiado até o final da infância. Nesses casos, o reparo da fístula pode ser incorporado em procedimentos futuros, como cirurgia faríngea para IVF ou reconstrução da fenda maxilar e do alvéolo com enxerto ósseo.

Quando se encontra fístula maior (> 5 mm), também é maior a probabilidade de encontrar problemas funcionais, como escape de ar nasal que afeta a fala, refluxo nasal de alimentos e líquidos e dificuldade com a higienização. Quando existem problemas funcionais expressivos, é indicado o fechamento precoce da fístula persistente. Como parte do processo de tomada de decisão, os cirurgiões devem ponderar os benefícios do reparo da fístula em relação aos efeitos negativos de uma segunda cirurgia palatina (envolvendo desnudamento do mucoperiósteo) no crescimento da maxila.

Técnicas Cirúrgicas para Fechamento de Fístulas Palatinas

Foi descrito o reparo de fístulas palatinas residuais com diversas técnicas após reparo de fenda palatina.[1,64-72] As técnicas atuais usadas para reparo da fístula incluem retalhos palatinos locais, modificações das técnicas de palatoplastia de von Langenbeck e de dois retalhos, palatoplastia com incorporação de retalho faríngeo e uso de retalho lingual. Outros retalhos regionais, inclusive da mucosa bucal, miomucoso do músculo bucinador e do temporal e transferências de tecido vascularizado são menos frequentes, mas também foram descritos.[70,73-77] Recentemente, tem sido usada matriz dérmica acelular como barreira de interposição como adjunto ao reparo de fístulas.[49,50]

Um dos procedimentos descritos com mais frequência para o fechamento de fístulas residuais é o uso de retalhos de tecido mole local dentro da mucosa palatina, girados sobre o defeito para o fechamento. Os componentes dessa modalidade são a criação de retalhos de rotação em torno do defeito para o fechamento lateral do nariz, elevação de retalho palatino digital e sua rotação para cobrir o defeito. Uma área substancial de osso exposto é deixada no local doador, permitindo-se que cicatrize por segunda intenção. Infelizmente, esse tipo de reparo é útil apenas para defeitos palatinos pequenos e é associado a taxas de falha relativamente altas.[70] Os retalhos de rotação pequenos dentro dos tecidos palatinos que contêm cicatrizes extensas de procedimentos cirúrgicos anteriores são de difícil mobilização sem tensão residual e podem ter menos irrigação sanguínea, resultando em capacidade de cicatrização inferior à ideal e em maior probabilidade de colapso da ferida. Nossa modalidade preferida para as fístulas palatinas residuais envolve a modificação de uma das técnicas de reparo palatino primário, a saber, procedimento de Bardach (dois retalhos) ou de von Langenbeck em conjunto com matriz dérmica acelular como material de enxerto de interposição.[1,64,78] Essas modalidades permitem cobertura adequada mesmo de defeitos grandes, com o uso de retalhos volumosos de tecido mole, um reparo em camadas dos lados nasal e oral e linha de fechamento sem tensão. Além disso, a quantidade de osso que fica exposta depois do reparo é mínima ou ausente. Isso ocorre porque a profundidade vertical da abóbada palatina translada-se para a extensão de tecido mole medialmente, e o resultado é retalho de tecido mole palatino que cobre adequadamente o osso subjacente com uma camada de espaço morto entre as prateleiras palatinas e o revestimento de mucosa oral. A palatoplastia de Bardach (dois retalhos) é nossa cirurgia preferida nos casos em que o defeito da fístula tem 5 mm ou mais. A principal vantagem dessa modalidade é a possibilidade de levantar grandes retalhos de tecido mole, que são facilmente mobilizados e permitem a visualização e o fechamento da mucosa nasal, sem tensão. Em comparação, uma das vantagens teóricas do procedimento de von Langenbeck é a criação de retalhos bipediculados que mantêm a irrigação sanguínea anteroposterior. Embora os pedículos anteriores proporcionem perfusão adicional, também resultam em retalho com menos liberdade de movimento e acesso e visualização limitados dos tecidos nasais laterais. Por esse motivo, usamos a técnica de von Langenbeck só para defeitos relativamente pequenos no palato duro. Quando o defeito é muito maior (> 15 cm), o fechamento bem-sucedido pode ditar que o cirurgião reúna tecido mole adicional usando um retalho regional.

As fístulas dentro da parte posterior do palato duro ou do palato mole podem ser tratadas com palatoplastia modificada, conforme descrito anteriormente, combinada com retalho faríngeo baseado na parte superior. Depois que os retalhos palatinos são obtidos e a dissecação do lado nasal está completa, coleta-se o retalho faríngeo. O tecido mole do retalho faríngeo é então incorporado ao fechamento do lado nasal da área onde se encontrava a fístula. Com essa técnica, é possível reunir uma quantidade substancial de tecido mole adicional para o reparo, sem tensão, de defeito palatino grande. Quando a fístula está localizada dentro dos dois terços anteriores do palato duro e não pode ser fechada com tecido local e interposição de matriz dérmica acelular, o procedimento de escolha para reunir tecido mole adicional pode ser um retalho do dorso da língua com base anterior. Primeiro, o fechamento do lado nasal do defeito palatino é realizado com retalhos de rotação, com múltiplas suturas interrompidas. A seguir, essa técnica exige o desenvolvimento de retalho lingual baseado anteriormente, com cerca de 5 cm de comprimento por um a dois terços de largura da língua. O retalho lingual é elevado ao longo da musculatura subjacente e inserido com múltiplas suturas de colchoeiro para o fechamento do lado oral. O leito receptor dentro da língua é fechado primariamente. Depois da cirurgia inicial, permite-se que o retalho lingual cicatrize e se vascularize por cerca de duas semanas. Depois desse tempo, o paciente volta para a sala de cirurgia. A intubação nasal com fibra óptica pode ser indicada para o procedimento de segundo estágio, porque a língua ainda está suturada ao palato, restringindo a visualização normal das vias aéreas. O retalho é seccionado e o coto no local doador é revitalizado e inserido. O uso de retalhos linguais com base lateral ou posterior também foi apresentado na literatura.[79,80] Em nossa opinião, o retalho com base anterior é mais bem tolerado pela maioria dos pacientes e permite o maior grau de mobilidade da língua, diminuindo o risco de ruptura do retalho em sua inserção palatina.

Crescimento após Palatoplastia

O resultado do crescimento é uma área importante de estudo no tratamento de fenda labial e palatina, e é uma variável muito importante do desfecho a longo prazo. Os resultados medidos tradicionalmente incluem grau de retrusão horizontal e vertical da maxila, restrição do arco transverso e oclusão. Em geral, é aceito que o reparo cirúrgico (e a cicatrização resultante) do palato, lábio e outras intervenções na correção da fenda contribui grandemente para a restrição do crescimento do terço médio da face. Ross demonstrou que a forma facial final é resultado dos efeitos do tratamento, do crescimento inerente e de características específicas de cada deformidade.[1,35,53,81-85] Também concluiu que os cirurgiões que realizam os mesmos reparos podem ter resultados de crescimento consideravelmente distintos. Com esse mecanismo integrado, complicado pela miríade de variáveis cirúrgicas, a inibição do crescimento ainda é uma área controversa. Entre dezenas de estudos, uma minoria baseou seus resultados em uma série de pacientes tratados consecutivamente (p. ex., análise longitudinal). Muitos deles relatam deficiência de crescimento da maxila em adolescentes com SNA (sela-násio-ponto A) reduzido (em média de 4,5 graus) comparados com controles sem fenda.[86-88] Para melhorar os resultados do crescimento, os centros tentaram adiar o fechamento do palato duro, chegando a resultados conflitantes, taxa de fístulas mais alta e desfechos ruins de fala a curto prazo. Uma vantagem importante declarada para os reparos de dois estágios é o estreitamento da fenda do palato duro depois de veloplastia primária.[1,21] O defeito com redução de tamanho permite, então, o fechamento posterior na curva de crescimento com retalhos menores e provavelmente com efeito menos negativo no crescimento futuro. Foram relatados resultados excelentes de crescimento com essa técnica.[88,89] Contudo, o reparo palatino em um estágio continua a ser o protocolo mais comum na América do Norte. Sabe-se que a cicatrização dos tecidos duros do palato é associado à inibição do crescimento da maxila.[91] As técnicas que minimizam o grau de cicatrização palatina são consideradas benéficas para o crescimento geral da maxila. Ao contrário, as palatoplastias de recuo deixam áreas desnudadas na parte anterior do palato duro para que cicatrizem por segunda intenção, formando cicatrizes. Diversos estudos relataram maiores problemas de crescimento em decorrência dessas técnicas em relação à palatoplastia de von Langenbeck, sendo que alguns centros abandonaram o recuo por esse motivo.[35,47,81-85,92]

Seja qual for a etiologia da maxila hipoplásica, uma coorte considerável de pacientes com fenda labiopalatina tratados precisará de cirurgia de avanço da maxila. A frequência em que a cirurgia de Le Fort I é necessária na população com fenda tem grande amplitude, dependendo do subgrupo tratado. Um estudo retrospectivo de coorte de população heterogênea com fenda, de Good e colaboradores, verificou necessidade geral de avanço da maxila de 20,9%. Quando os subgrupos foram considerados, constataram uma faixa de 0,0 a 47,7%; nenhum paciente com fenda labial ou palatina secundária isolada precisou de avanço de Le Fort I, mas 47,7% dos que tinham fenda labial e palatina precisaram de osteotomia.[93] Posnick relata taxas de avanço da maxila de 25 a 75% em uma população com fenda, dependendo dos critérios aplicados.[94] As evidências existentes sobre esse tópico são de nível III e, em geral, não controlam o tipo de fenda ou as variáveis cirúrgicas. Para reduzir a necessidade do avanço da maxila, defendeu-se o atendimento coeso em equipe, com um número mínimo de procedimentos cirúrgicos e intervenção ortodôntica oportuna.[95] Com quase um quarto da população com fenda precisando dessa intervenção cirúrgica adicional, o crescimento precisa continuar a ser uma área de pesquisa ativa. O mais importante é que os conceitos de como alterar os protocolos atuais com base nas evidências de nível Ill continuam um mistério. Dadas as múltiplas variáveis que avaliamos no desfecho a longo prazo dos pacientes com fendas, são necessários mais estudos para se defender com veemência um protocolo em relação a outro.

Tratamento na Insuficiência Velofaríngea (IVF)

A causa exata da IVF depois de reparo "bem-sucedido" de fenda palatina é um problema complexo, difícil de definir e quantificar. O reparo cirúrgico inadequado da musculatura é uma possível causa da IVF. O papel da cicatrização pós-cirúrgica e seu impacto na função muscular e no movimento palatino é mal compreendido. As vantagens teóricas do procedimento de Z-plastia oposta dupla para o reparo palatino inicial são o melhor realinhamento dos músculos palatinos e o alongamento do palato mole. Esses benefícios podem ser equilibrados negativamente pelo véu que apresenta menos mobilidade depois da cicatrização, associada a duas incisões distintas da Z-plastia. Mesmo os músculos corretamente realinhados e reconstruídos podem não cicatrizar e funcionar normalmente devido aos defeitos congênitos relacionados com sua inervação. Além disso, a fenda palatina reparada é apenas um fator contribuinte para a função velofaríngea. A dinâmica e as anormalidades das vias aéreas nasais relacionadas à morfologia do trato vocal e o movimento da parede lateral e posterior da faringe podem contribuir para a disfunção velofaríngea. Obviamente, essas outras estruturas também podem ter um papel positivo na compensação da deformidade do palato. Por exemplo, o palato mole que não se eleva muito bem pode ser compensado pelo acúmulo e hipertrofia do tecido muscular dentro da parede posterior da faringe (p. ex., ativação da crista transversal [de Passavant]).[96-99]

Muitas crianças com IVF depois de palatoplastia precisam de tratamento com outra cirurgia palatina e faríngea.[25] A porcentagem é variável e não há consenso, mas, em geral, é 20 a 40% em pacientes não sindrômicos. Os pacientes com síndromes têm taxas de IVF mais altas, mas com frequência é devido a outros fatores, como estado cognitivo ou inervação. Outros estudos alegam taxas de IVF muito inferiores, mas a medição e o relato não são uniformes ou validados nessas publicações. Sem uma medida objetiva verdadeira da fala nessa população de pacientes, é difícil saber a verdadeira incidência da IVF depois do reparo.

A cirurgia palatina secundária em crianças pequenas é indicada quando a IVF causa fala hipernasal regularmente e está relacionada a um problema anatômico definido.[100-103] A ocasião da cirurgia da IVF ainda é controversa. As recomendações variam tipicamente de 3 a 5 anos de idade. Em crianças pequenas, normalmente, é difícil obter informações diagnósticas suficientes para tomar decisões definitivas quanto ao tratamento. Nessa faixa etária, as variáveis como desenvolvimento da linguagem e articulação da criança e a falta de cooperação durante a avaliação da fala comprometem a precisão do diagnóstico nas avaliações pré-operatórias.[104-106]

Quando a criança atinge 5 anos de idade, a cooperação com a nasofaringoscopia é melhor, e há desenvolvimento suficiente de linguagem para realizar avaliação perceptual da fala. Esses fatores permitem conclusões mais definitivas referentes ao estado da função ou disfunção velofaríngea na criança com reparo de fenda palatina. Também é importante notar que as decisões referentes à conveniência da cirurgia para IVF em geral são feitas em colaboração estreita com patologista da fala e linguagem experimente. O cirurgião e o patologista da fala devem tomar essa decisão juntos e tentar personalizar o tratamento para as necessidades específicas de cada criança.

A IVF e a fala hipernasal também podem ser encontradas em pacientes mais velhos, na ocasião da cirurgia ortognática da deformidade da maxila relacionada à fenda.[107] Isso, em geral, envolve o avanço do terço médio da face no nível de Le Fort I, com ou sem cirurgia mandibular para restaurar as proporções esqueléticas, tratar a má oclusão e melhorar o equilíbrio facial. Os avanços da maxila em pacientes com fenda palatina podem agravar a IVF existente ou ser a causa de IVF de novo início.[107-110] A minoria dos pacientes com fechamento velofaríngeo limítrofe no pré-operatório desenvolve fala hipernasal mesmo depois de graus relativamente pequenos de avanço maxilar. É difícil prever exatamente como cada paciente responderá ao avanço da maxila, de modo que se recomenda a avaliação formal da fala e instruções detalhadas para o paciente e sua família sobre a possibilidade de desenvolvimento de IVF pós-operatória antes de qualquer cirurgia ortognática para fenda. Felizmente, a maioria dos pacientes que desenvolvem IVF depois de avanço da maxila recupera o fechamento velofaríngeo correto sem outra cirurgia de palato, cerca de 6 meses depois do procedimento ortognático.

Em um estudo de Turvey e Frost, as análises de pressão-fluxo foram usadas para examinar a função velofaríngea depois de avanço da maxila em pacientes com reparo de fenda palatina.[111] Em seu grupo de estudo, os pacientes com fechamento velofaríngeo adequado antes da cirurgia tiveram três respostas distintas depois de avanço do terço médio da face: (1) fechamento velofaríngeo adequado depois de cirurgia, (2) deterioração com função velofaríngea imprópria depois de cirurgia, seguida por melhora gradativa e recuperação do fechamento normal em um período de 6 meses e (3) fechamento velofaríngeo inadequado depois de cirurgia sem melhora, exigindo cirurgia de retalho faríngeo. É importante notar que não há diferença com documentação convincente para quando se analisam os resultados da fala depois de uso de técnicas de osteogênese por distração para avanço do terço médio da face e cirurgia ortognática convencional.

Técnicas Cirúrgicas para o Tratamento da IVF

A conduta cirúrgica atual da IVF em geral envolve um de três tipos de procedimentos: (1) retalho faríngeo baseado superiormente, (2) faringoplastia do esfíncter e (3) novo reparo do palato. O uso de implante autógenos e aloplásticos para o aumento da parede posterior da faringe foi descrito, mas é usado comumente no presente. O retalho faríngeo baseado superiormente continua a ser a conduta-padrão para o tratamento cirúrgico da IVF depois de reparo palatino. O procedimento foi descrito inicialmente por Schoenborn, em 1826.[112-114] As manobras cirúrgicas são direcionadas à coleta de tecido desenvolvendo-se retalho de tecido mole baseado superiormente a partir da parede posterior da faringe (Fig. 8.9). O palato mole é então dividido ao longo do plano sagital mediano a partir da junção dos palatos mole e duro até a úvula, e o retalho da parede posterior da faringe é introduzida na camada nasal do palato mole. Como resultado, uma grande abertura nasofaríngea que não pode ser fechada completamente pelo mecanismo velofaríngeo do paciente é convertida em duas portas faríngeas laterais (direita e esquerda). O fechamento dessas portas é mais fácil para o paciente, desde que o movimento adequado da parede lateral da faringe esteja presente. Quando aplicado randomicamente a pacientes com IVF, o procedimento de retalho faríngeo baseado superiormente é eficaz em 80% dos casos.[1,115] Quando o retalho é aplicado depois de avaliações pré-operatórias objetivas e meticulosas, os índices de sucesso são de até 95 a 97%, segundo relatos.[115,118] Shprintzen e colaboradores defenderam a personalização da largura e da posição do retalho faríngeo, com base nas características de cada paciente, como se vê na nasofaringoscopia.[115,118] A alta taxa de sucesso geral e a flexibilidade de conceber as dimensões e a posição do retalho são vantagens do procedimento de retalho faríngeo baseado superiormente. As desvantagens do procedimento de retalho faríngeo são principalmente relatadas com a possibilidade de obstrução nasal, que resulta em aprisionamento da mucosa e em apneia obstrutiva do sono (AOS) pós-operatória.

A faringoplastia dinâmica do esfíncter é outra opção para o tratamento cirúrgico da IVF. Esse procedimento foi descrito por Hynes, em 1951, e desde então, tem sido modificado por diversos autores.[119-124] O procedimento cirúrgico implica a criação de dois retalhos miomucosos baseados superiormente criados dentro de cada pilar tonsilar posterior (Fig. 8.10). Cada retalho é levantado com cuidado, de modo a incluir o máximo possível do músculo palatofaríngeo. Os retalhos são unidos e introduzidos em uma incisão horizontal feita na parte alta da parede posterior da faringe. O objetivo desse procedimento é a criação de uma única porta nasofaríngea (em vez das duas do retalho faríngeo baseado superiormente) que tem uma crista contrátil posterior para melhorar a função da válvula velofaríngea. A principal vantagem da faringoplastia do esfíncter sobre o retalho baseado superiormente é a baixa taxa de complicações relacionadas à obstrução

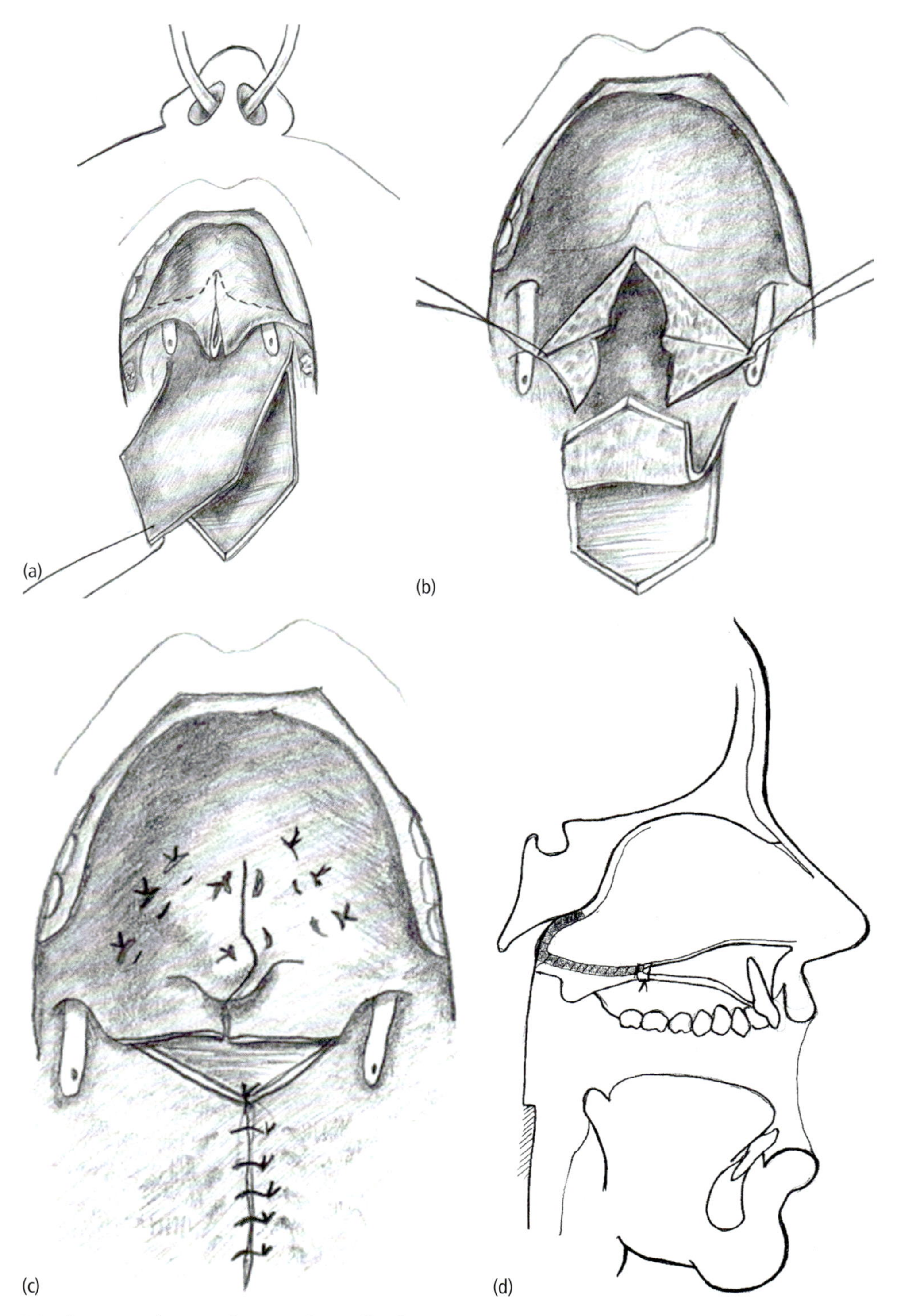

Fig. 8.9. Ilustração de procedimento de retalho faríngeo baseado superiormente. (a) Criação do retalho baseado superiormente de tecidos moles da parede posterior da faringe. O retalho faríngeo é desenvolvido e elevado na fáscia pré-vertebral. O palato mole é dividido com uma incisão na linha mediana, a partir da úvula até a junção dos palatos mole e duro. (b) Dissecação do palato mole oral, nasal e da camada muscular no preparo da introdução do retalho. As vias aéreas nasofaríngeas são colocadas de modo a auxiliar o tamanho de cada porta lateral da faringe. (c) O retalho é suturado do lado nasal do palato mole antes de esse lado ser reparado, e a mucosa oral e a musculatura subjacente são reparadas. (d) Vista sagital demonstrando nível vertical apropriado da inserção do retalho. (De Fig. 42-5: Fonesca 2009, Vol. III, p. 838.)

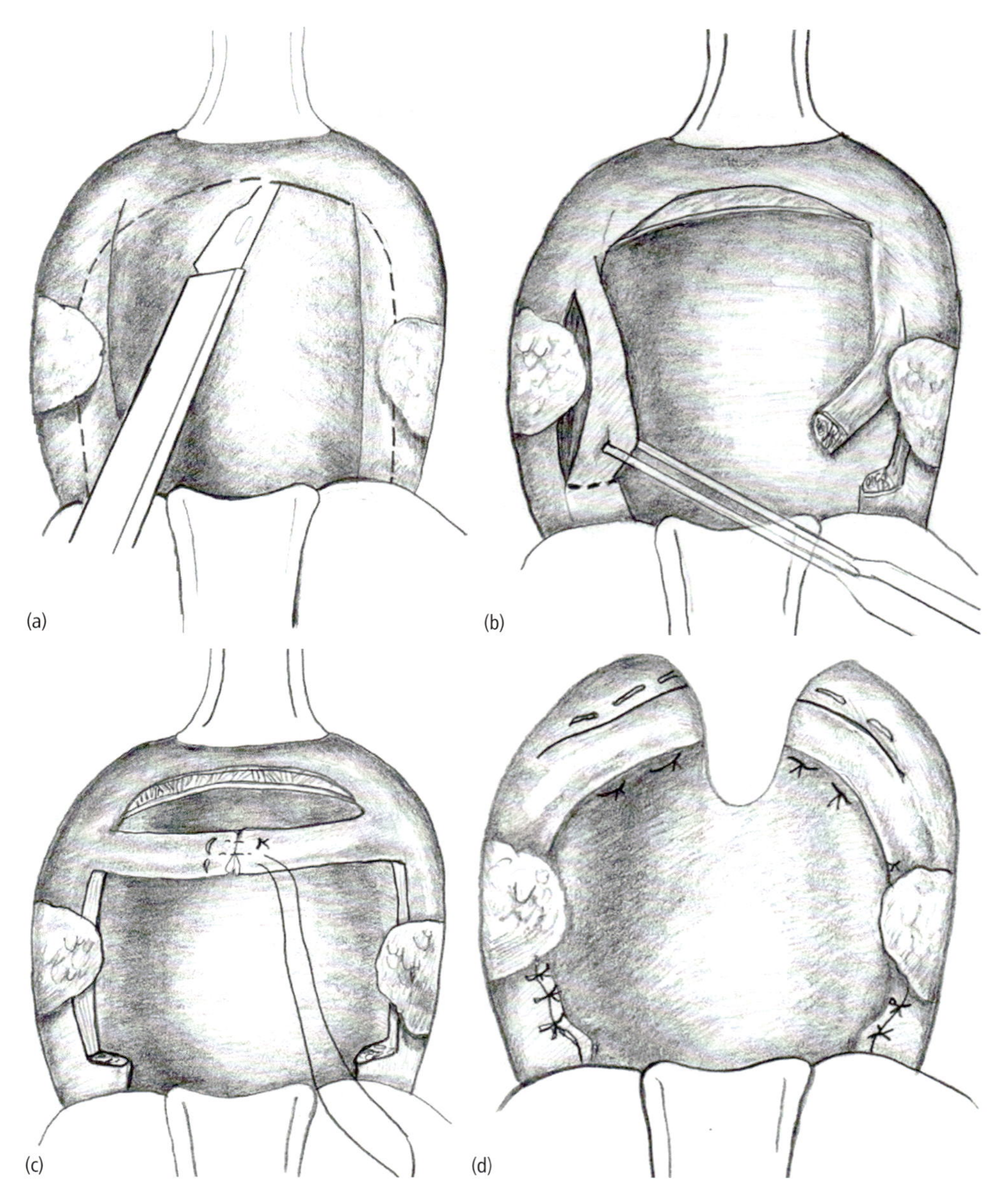

Fig. 8.10. Procedimento de faringoplastia. (a) Incisão da parede posterior da faringe e dos pilares tonsilares posteriores. (b) Elevação de retalhos miomucosos bilaterais dentro dos pilares tonsilares. Toma-se o cuidado de incluir o músculo palatofaríngeo. (c) Os retalhos mobilizados são, então, suturados entre si na linha mediana. (d) O fechamento é então obtido introduzindo-se os retalhos unidos na incisão da parede posterior da faringe. O local doador de cada retalho também é fechado com suturas interrompidas. (De Fig. 42-6: Fonesca 2009, Vol. III, p. 839.)

das vias aéreas nasais já descritas.[1,125-127] Apesar dessa vantagem, não há evidências de que a faringoplastia atinja desfechos superiores na resolução da IVF. Ainda, a técnica de faringoplastia do esfíncter pode ser associada à maior cicatrização ao longo da região do pilar tonsilar. Alguns defendem seu uso para evitar a rara complicação da AOS, mas há poucos dados que analisam sua a verdadeira incidência.

Alguns cirurgiões defendem o uso de palatoplastia de revisão ou rerreparo, em vez de retalho faríngeo ou faringoplastia no tratamento de pacientes com IVF depois do reparo da fenda palatina na lactância.[128] Algumas experiências iniciais mostraram que isso é efetivo em um grupo selecionado de pacientes que podem ter tido reparos musculares incompletos ou menos agressivos. A técnica pode ser realizada com Z-plastia oposta dupla ou palatoplastia com dois retalhos, com retroposicionamento radical do músculo levantador do palato. Infelizmente, os benefícios previstos nessas segundas palatoplastias não foram, até agora, objetivamente estabelecidos. O profissional deve considerar as desvantagens desse tipo de procedimento e cirúrgico e pesá-los em relação aos possíveis benefícios. A Z-plastia oposta dupla requer desmantelamento mais agressivo do palato do que é necessário durante o procedimento convencional de retalho faríngeo. O resultado pode ser um palato um pouco mais comprido, mas com cicatrizes mais extensas e menos movimento fisiológico. Outra consideração é que há taxa substancialmente mais alta de formação de fístula associada a esse tipo de reparo. Isso pode ser reduzido com o uso de matriz dérmica acelular como material de enxerto de interposição.

Complicações Relacionadas aos Procedimentos Cirúrgicos para IVF

A cirurgia que envolve estruturas das vias aéreas é associada a possíveis complicações relacionadas a hemorragia e edema pós-operatório. Como resultado, os pacientes que são submetidos à ligação de um retalho faríngeo beneficiam-se com a internação na unidade de terapia intensiva cirúrgica ou em outra unidade de observação, com monitoramento contínuo das vias aéreas no primeiro dia depois da cirurgia. Esse tipo de unidade permite o rápido reconhecimento e o tratamento imediato de qualquer complicação que possa levar ao comprometimento das vias aéreas. De todos os procedimentos relacionados ao tratamento da fenda, o retalho faríngeo e a esfincteroplastia acarretam o maior risco de comprometimento precoce das vias aéreas. O comprometimento das vias aéreas não é comum, mas requer conduta ágil para evitar consequências com risco de morte. As complicações pós-operatórias a longo prazo relacionadas ao retalho faríngeo baseado superiormente para a correção da IVF são associados com frequência a problemas relacionados à maior resistência das vias aéreas. A inserção de retalho faríngeo destina-se a reduzir o tamanho das vias aéreas nasofaríngeas, facilitar o fechamento velofaríngeo, diminuir o escape de ar nasal e tornar a fala mais compreensível. Ao mesmo tempo, o procedimento pode criar um nível patológico de obstrução das vias aéreas superiores que leve a novos problemas. Os pacientes submetidos à cirurgia de retalho faríngeo podem começar a roncar. O ronco, por si só, não representa fisiopatologia expressiva, mas pode preocupar os pais ou outras pessoas que observam o paciente durante o sono. Quando o grau de resistência das vias aéreas superiores é mais grave, o resultado pós-operatório pode ser AOS. A AOS é definida como a cessação da respiração durante o sono, decorrente da obstrução das vias aéreas superiores. A AOS interrompe o ciclo do sono, compromete a oxigenação efetiva e pode causar alterações comportamentais e sonolência diurna nos indivíduos afetados. Se não for tratada, a AOS associa-se a problemas cardíacos e pulmonares. Quando se suspeita de AOS em criança previamente submetida a procedimento de retalho faríngeo, estão indicados exames como nasofaringoscopia e estudo do sono (polissonografia). É preciso ter cuidado para avaliar todas as vias aéreas para determinar o nível de obstrução. Com frequência, a avaliação clínica completa gera achados anormais que contribuem para o problema da AOS em diversos níveis das vias aéreas superiores. Por causa da complexidade do problema clínico, a decisão de modificar ou retirar o retalho faríngeo em crianças com AOS deve ser tomada apenas depois de discutir entre cirurgião, especialista da fala, por exemplo, otorrinolaringologista pediátrico, neurologista ou pneumonologista e patologista da fala e linguagem. Curiosamente, muitos pacientes que recebem retalho faríngeo durante a infância toleram a divisão cirúrgica do retalho sem recorrência de IVF ou fala hipernasal. Em raras ocasiões, quando há recorrência da IVF depois de retirada do retalho, um intervalo de tratamento com dispositivo protético, como aparelho levantador do palato por um mínimo de 6 meses, deve ser considerado antes de realizar qualquer outra cirurgia palatina. O rerreparo do palato pode ser uma opção nessa população de pacientes, mas a incidência de apneia do solo depois do procedimento em relação a outros ainda não está documentada de modo convincente.

COMPLICAÇÕES DA CIRURGIA CRANIOFACIAL

Esta seção concentra-se em complicações específicas encontradas nos procedimentos transcranianos. Os tipos de complicações verificadas são semelhantes a tipos de procedimentos craniomaxilofaciais, como cirurgia ortognática. Contudo, há vários problemas específicos na região crânio-orbital, que exigem atenção especial. A ênfase recai sobre os procedimentos para problemas congênitos em lactentes e crianças, devido ao alto risco associado a eles.

Complicações intraoperatórias da cirurgia craniofacial

Os cirurgiões craniofaciais têm grande margem de manobra e podem esperar cicatrização bastante previsível por causa do rica irrigação sanguínea da região. No entanto, essa irrigação sanguínea abundante também pode ser problemática, porque pode ocorrer hemorragia substancial nos procedimentos craniofaciais que devem ser tratadas rapidamente, em especial nas crianças com pequenos volumes de sangue.[129-131] Embora existam muitos fatores envolvidos, a técnica utilizada pode ter impacto expressivo no volume de perda de sangue. Em geral, o retalho coronal é associado à hemorragia significativa por causa da irrigação sanguínea abundante do escalpo e da irrigação vascular para o periósteo, através do osso. A dissecação superficial no plano periósteo (p. ex., superficial ao pericrânio) diminui substancialmente a perda de sangue. Adicionalmente, também permite a elevação de um grande retalho pericraniano na última porção da elevação do retalho, simplificando a hemostasia meticulosa. A cera óssea, a espuma em gel com trombina e outras medidas locais podem ser utilizadas para resolver pequenas áreas de hemorragia óssea enquanto se eleva o retalho, de posterior para anterior, melhorando a hemostasia. A quantidade de hemorragia observada em geral é mais grave com o aumento da pressão intracraniana. Mesmo com as melhores medidas hemostáticas e de conservação do sangue, como a máquina de processamento de sangue celular, mais de 80% dos lactentes submetidos à cirurgia da calvária precisam de transfusão.

Podem ser encontradas outras hemorragias na craniotomia do espaço diploico, da dura-máter e dos seios sagital ou sigmoide. A hemorragia ao longo dos locais de osteotomia pode ser controlada com cera óssea. A hemorragia do seio sagital ou do sigmoide é uma complicação grave que requer controle hemostático imediato. A sutura direta do vaso é realizada com frequência. Pode haver perda de sangue substancial e requer abordagem agressiva de ressuscitação. Além disso, os efeitos tardios, inclusive coágulos intraluminais do seio podem propagar trombose ou fluxo de sangue alterado que pode levar a diversas complicações neurológicas, incluindo óbito.[132]

A hemorragia expressiva também é vista durante a fase de fechamento, seja com aplicação de grampos ou não. Quando o retalho é virado para o fechamento, observa-se hemorragia adicional que precisa ser tratada com medidas locais e técnicas de fechamento rápido. A equipe de anestesia deve estar ciente dessa possibilidade e as equipes experientes compreendem esse risco. O planejamento referente à perda de sangue evita complicações perto do final do procedimento e prepara o paciente para melhor recuperação na unidade de terapia intensiva.

Em crianças, a embolia aérea pode ser observada em elevação de retalho ou craniotomias. Esses eventos provavelmente se devem à irrigação sanguínea abundante dos vasos emissários e lagos venosos na calvária pediátrica e área circundante.[113] Os pacientes com forame oval desobstruído têm risco de trajeto aberrante do ar para as câmaras cardíacas esquerdas e passagem para a circulação cerebral ou para as artérias coronárias, causando parada cardíaca. Os desfechos são variáveis, mas alguns pacientes que apresentam embolia grande que produz efeito no sistema cardíaco ou nervoso central não sobrevivem. Embora a embolia aérea venosa menos expressiva ocorra com frequência alta, esse evento em geral não constitui risco de morte. Isso contribui bastante para a taxa de mortalidade de 1% observada em procedimentos craniofaciais. Felizmente, a incidência provavelmente é bem inferior a 1%.[134] Essa complicação é inevitável na maioria dos casos.

As anormalidades eletrolíticas podem sobrevir com o desvio extenso de líquido que pode ocorrer em algumas reconstruções craniofaciais mais complicadas. Assim sendo, os desequilíbrio como hiponatremia, hipocalemia e ácido-básico são relativamente comuns. As etiologias das anomalias de sódio podem incluir síndrome de secreção inadequada de hormônio antidiurético, síndrome perdedora de sal ou reposição cristaloide agressiva. Os parâmetros eletrolíticos devem ser monitorados meticulosamente e tratados com rapidez para evitar grandes desvios de eletrólitos. As terapias de reposição são necessárias, às vezes, para tratar essas anormalidades e evitar outras complicações, como instabilidade cardíaca, arritmias ou efeitos centrais. O sistema nervoso central pode ser particularmente sensível aos desvios de sódio, quando são rápidos.[135]

A infecção dos ossos craniofaciais ou dos retalhos de tecido mole é rara.[136] Ocasionalmente, verifica-se abscesso subperiósteo. As infecções maiores dos retalhos ósseos são raras, mas podem ocorrer. A perda de segmentos ósseos ocorre com mais frequência devido à falta de irrigação sanguínea em áreas comprometidas, como nos pacientes com lesões substanciais de tecidos moles, radioterapia no local ou tecido mole cicatricial devido a diversos procedimentos. Mesmo os implantes mais biocompatíveis podem infectar-se e tendem a isso nos casos de tecido danificado. Os pacientes com infecções com acúmulos devem ser submetidos à cultura, em especial os com história prolongada de cirurgia de revisão ou muitas consultas hospitalares. A taxa de infecção tende a ser mais alta nos procedimentos que envolvem os seios, como as osteotomias em monobloco ou bipartida.[137] As infecções intracranianas são raras nos procedimentos craniofaciais congênitos, mas são comuns depois de remoção de neoplasias, em especial depois de terapias adjuvantes. São tratadas agressivamente com antibióticos e, às vezes, com drenagem.

Às vezes, os locais de incisão cirúrgica podem abrir no couro cabeludo, em decorrência de seroma, formação de abscesso ou respostas inflamatórias. A maioria das feridas desse tipo é tratada com medidas locais. Ocasionalmente, o desbridamento e refechamento são necessários, embora a maioria seja tratada com medidas locais. Nesses casos, é preciso envidar todos os esforços para evitar esses problemas com fechamento sem tensão. A alopecia desenvolve-se nessas áreas quando há cicatriz grande e hipertrófica depois de cicatrização por segunda intenção. A excisão e rotação de retalho local podem ajudar a limitar a área de alopecia quando o local tiver cicatrizado por pelo menos 6 meses. Às vezes, a expansão de tecido para recrutamento de tecido local é necessária para fechar os defeitos grandes.

A cegueira é uma complicação rara da cirurgia craniofacial, mas foi observada em osteotomias que envolve a órbita, em osteogênese por distração do terço médio da face e até em procedimentos ortognáticos.[138,139] O acidente intraoperatório é uma possível etiologia, porque é uma variação anatômica com padrões incomuns de fratura da base do crânio – em particular em pacientes sindrômicos ou em crescimento. A maior incidência de cegueira é observada em pacientes sindrômico e em crescimento esquelético, com hipoplasia da base do crânio, órbitas e/ou terço médio da face.[139] Raramente, a hemorragia na parte posterior da órbita ou perto dos ossos palatinos pode causar neuropatia compressiva do nervo óptico. A intervenção rápida é importante quando essa complicação é reconhecida de imediato. Os esteroide e as modalidades descompressivas do nervo óptico podem ser úteis, dependendo da etiologia. A descompressão do nervo óptico assistida por navegação pode ser usada por médicos experientes para aliviar a pressão.

O extravasamento de líquido cerebroespinal é encontrado, às vezes, em fraturas graves ou cirurgias extensas na base do crânio. Em geral, é limitado pelo bloqueio cuidadoso da base do crânio com vários materiais, inclusive retalhos pericranianos, cola de fibrina, enxertos dérmicos, osso, gordura e outros. Contudo, os extravasamentos ainda podem ocorrer, apesar dos melhores esforços intraoperatórios. Os pacientes podem ser submetidos à drenagem lombar e tomam-se precauções como elevar a cabeça para limitar a pressão intracraniana. Essas manobras permitem que os pequenos extravasamentos cicatrizem. Os extravasamentos maiores podem ser tratados por meio de cirurgia com oclusões assistidas por navegação ou procedimentos a céu aberto para redirecionar a base do crânio.[140]

Complicações Pós-operatórias da Cirurgia Craniofacial

Depois da cicatrização inicial, a maioria das complicações tardias são consequência de tecido inviável (osso com má consolidação). Nos pacientes com reconstrução substancial da região crânio-orbital, a não consolidação dos segmentos ósseos é relativamente rara.[129-134] Os fragmentos menores podem apresentar dificuldade de consolidação, em especial nos leitos de tecido mole danificados. Os defeitos com menos de 15 mm podem não precisar de reconstrução e constituem baixo risco para o paciente. Contudo, mesmo os defeitos pequenos em áreas sensíveis podem gerar problemas estéticos, como na margem supraorbital ou na região frontal. Quando há reabsorção óssea, os componentes metálicos podem ficar mais palpáveis ou com mobilidade. A inflamação pode sobrevir e a remoção do componente metálico torna-se necessária. Os defeitos maiores que 15 mm podem precisar de reconstrução com enxertos autógenos, rede de titânio ou materiais aloplásticos. Os aloplásticos atuais em geral não são recomendados em pacientes comprometidos que já tiveram falha da reconstrução primária. A rede de titânio é útil para defeitos pequenos a médios, mas ainda produz risco de infecção durante toda a vida (Fig. 8.11). Os implantes de titânio personalizados projetados e fabricados com assistência de computador são usados comumente, mas têm algumas dessas mesmas desvantagens. As técnicas regenerativas são outra opção, mas atualmente não são aprovadas para a maioria das indicações craniofaciais.[141] O enxerto de espessura parcial de crânio e as redes de titânio ainda são a melhor e mais previsível solução para muitos defeitos da calvária (Fig. 8.12).

A recidiva de avanços crânio-orbitais é ocasional, principalmente nos casos de avanços grandes e/ou pacientes com síndromes e má qualidade de osso. A boa fixação é importante para a retenção dos avanços no período pós-operatório imediato. Ocorrem recidivas tardias em pacientes submetidos a procedimentos durante as fases iniciais de crescimento. As reconstruções com craniossinostose de sutura única têm taxa de re-operação de aproximadamente 5%, mas determinadas dismorfologias, como sinostose unicoronal grave, podem predispor a taxas de revisão mais altas.[137,142] A reconstrução de craniossinostoses sindrômicas tem taxa de revisão mais alta, mas, com frequência, requer outros procedimentos por motivos além da recidiva (p. ex., aumento da pressão intracraniana). Contudo, a compreensão dos limites do envelope de tecido mole e da qualidade do osso é importante ao decidir a quantidade de avanço da banda frontal.

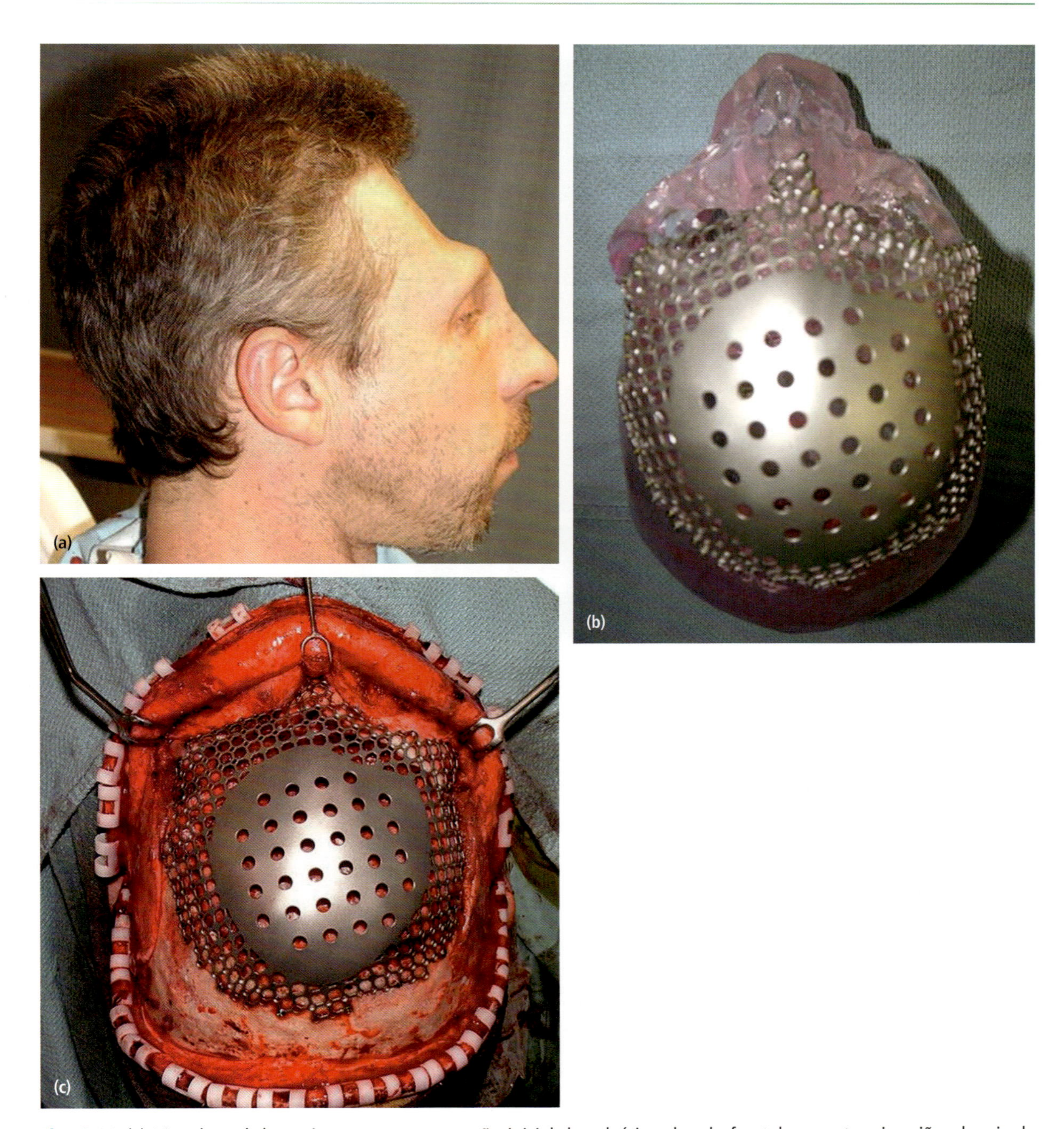

Fig. 8.11 (a) Vista lateral de paciente com reconstrução inicial de calvária e banda frontal por outro cirurgião, depois de contusão com taco de beisebol, a qual infeccionou e foi removida. Há ausência de todo o osso frontal e das áreas da crista supraorbital, inclusive o násio. (b) Foi feita uma prótese de titânio personalizada projetada e fabricada com assistência de computador para substituir os componentes faltantes, com o uso de dados de tomografia computadorizada detalhada e modelo estereolitográfico. (c) Prótese personalizada no local, reconstruindo os componentes perdidos. Infelizmente, essa reconstrução acarreta risco de infecção durante toda a vida.

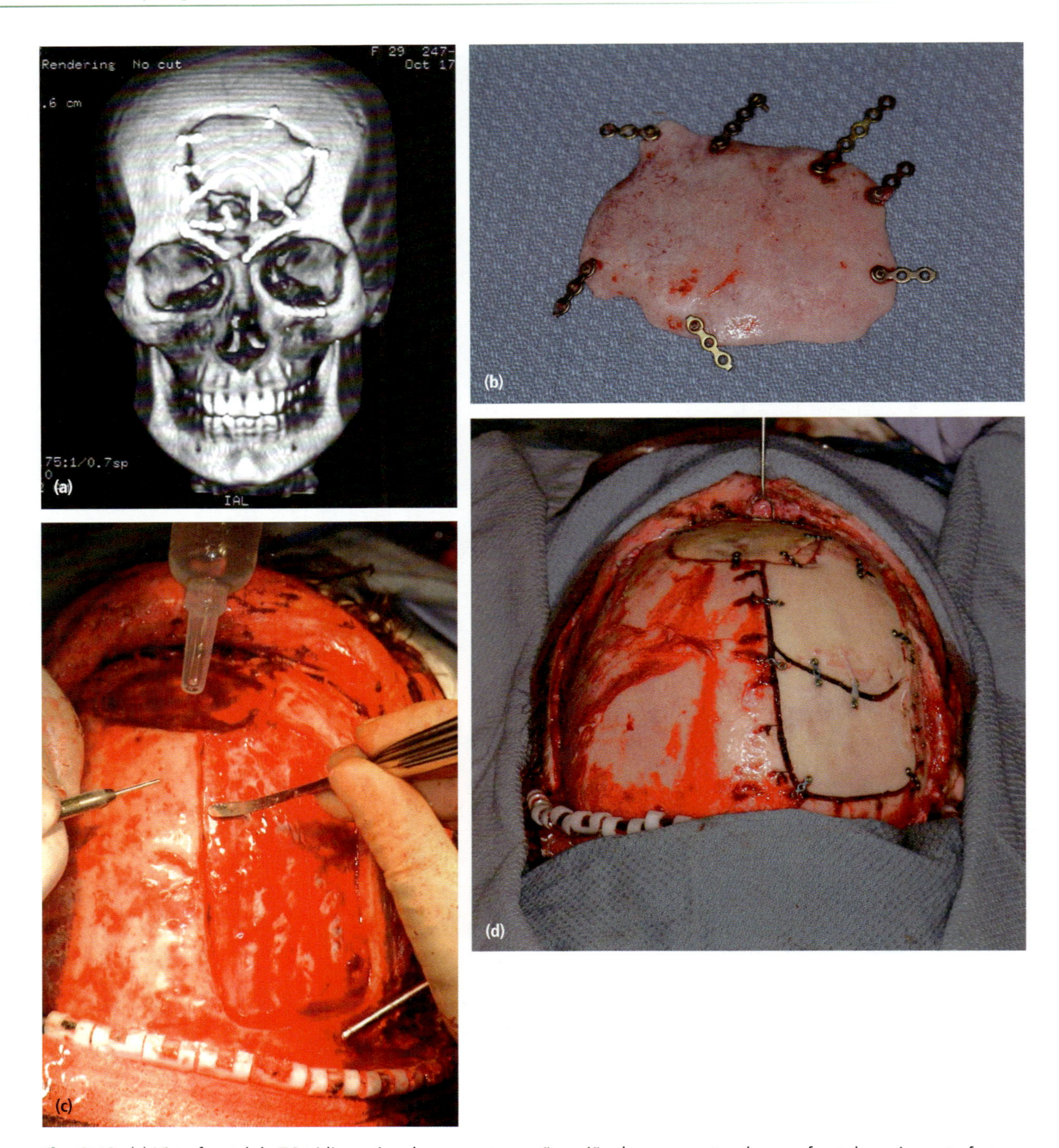

Fig. 8.12. (a) Vista frontal de TC tridimensional que mostra a não união dos segmentos do osso frontal previamente fraturado. Embora as não uniões sejam incomuns, ocorrem com mais frequência quando o tecido sobrejacente tem lesões graves, como nesta mulher jovem que sofreu traumatismo grave no osso frontal, quando um pedaço de concreto caiu de uma ponte. A lesão grave dos tecidos moles que inclui o pericrânio provavelmente contribuiu para a não união adequada na região. (b) O segmento com não união é removido com facilidade, e a dura-máter permanece intacta. (c) O defeito resultante é substituído com enxerto ósseo autógeno da mesa interna dos ossos temporal e parietal adjacentes. (d) O defeito é reconstruído com peças maiores, em vez das pequenas, e a mesa externa é devolvida ao local do enxerto.

Em geral, a cirurgia de fendas e craniofacial é previsível e bem-sucedida. É importante compreender claramente e em alto nível as pequenas diferenças, os desfechos ideais e as complicações ao tratar pacientes com esses transtornos. A conduta nas complicações e a otimização dos resultados requerem a consciência da probabilidade desses problemas, assim como a habilidade técnica e a experiência para tornar o tratamento mais eficaz.

LEITURAS SUGERIDAS

1. Campbell A, Costello BJ, and Ruiz RL. 2010. "Cleft lip and palate surgery: An update of clinical outcomes for primary repair." Oral Maxillofac Surg Clin North Am 22: 43–58.
2. Fillies T, Homann C, Meyer U, et al. 2007. "Perioperative complications in infant cleft repair." Head Face Med 3: 9.
3. Wilhelmsen HR, and Musgrave RH. 1966. "Complications of cleft lip surgery." Cleft Palate J 3: 223–231.
4. Al-Thunyan AM, Aldekhayel SA, Al-Meshal O, and Al-Qattan MM. 2009. "Ambulatory cleft lip repair." Plast Reconstr Surg 124: 2048–2053.
5. Eaton AC, Marsh JL, and Pilgram TK. 1994. "Does reduced hospital stay affect morbidity and mortality rates following cleft lip and palate repair in infancy?" Plast Reconstr Surg 94: 911–915; discussion 916–8.
6. Hopper RA, Lewis C, Umbdenstock R, Garrison MM, and Starr JR. 2009. "Discharge practices, readmission, and serious medical complications following primary cleft lip repair in 23 U.S. children's hospitals." Plast Reconstr Surg 123: 1553–1559.
7. Rosen H, Barrios LM, Reinisch JF, Macgill K, and Meara JG. 2003. "Outpatient cleft lip repair." Plast Reconstr Surg 112: 381–387; discussion 388–9.
8. Reinisch JF, and Sloan GM. 1990. "Secondary surgical treatment of cleft lip/nose." In: Multidisciplinary Management of Cleft Lip and Palate, Bardach J, and Huglett MH, eds. Philadelphia: WB Saunders.
9. Reinisch JF, Li W, and Urata M. 2009. "Complications of cleft lip and palate surgery." In: Comprehensive Cleft Care, Losee J, and Kirschner R, eds. New York: McGraw-Hill.
10. Schettler D. 1973. "Intra- and postoperative complications in surgical repair of clefts in infancy." J Maxillofac Surg 1: 40–44.
11. Chuo CB, and Timmons MJ. 2005. "The bacteriology of children before primary cleft lip and palate surgery." Cleft Palate Craniofac J 42: 272–276.
12. Tokioka K, Park S, Sugawara Y, and Nakatsuka T. 2009. "Video recording study of infants undergoing primary cheiloplasty: Are arm restraints really needed?" Cleft Palate Craniofac J 46: 494–497.
13. Wilson AD, and Mercer N. 2008. "Dermabond tissue adhesive versus Steri-Strips in unilateral cleft lip repair: An audit of infection and hypertrophic scar rates." Cleft Palate Craniofac J 45: 614–619.
14. Precious DS. 2000. "Unilateral cleft lip and palate." Oral Maxillofac Surg Clin North Am 12: 399–420.
15. Precious DS. 2009. "Primary bilateral cleft lip/nose repair using the 'Delaire' technique." Atlas Oral Maxillofac Surg Clin North Am 17: 137–146.
16. Precious DS. 2009. "Primary unilateral cleft lip/nose repair using the 'Delaire' technique." Atlas Oral Maxillofac Surg Clin North Am 17: 125–135.
17. Cutting C, and Grayson B. 1993. "The prolabial unwinding flap method for one-stage repair of bilateral cleft lip, nose, and alveolus." Plast Reconstr Surg 91: 37–47.
18. Cutting C, Grayson B, Brecht L, et al. 1998. "Presurgical columellar elongation and primary retrograde nasal reconstruction in one-stage bilateral cleft lip and nose repair." Plast Reconstr Surg 101: 630–639.
19. Mulliken JB. 2000. "Repair of bilateral complete cleft lip and nasal deformity–state of the art." Cleft Palate Craniofac J 37: 342–347.
20. Markus AF, Delaire J, and Smith WP. 1992. "Facial balance in cleft lip and palate. I. Normal development and cleft palate." Br J Oral Maxillofac Surg 30: 287–295.
21. Markus AF, Delaire J, and Smith WP. 1992. "Facial balance in cleft lip and palate. II. Cleft lip and palate and secondary deformities." Br J Oral Maxillofac Surg 30: 296–304.
22. Markus AF, and Delaire J. 1993. "Functional primary closure of cleft lip." Br J Oral Maxillofac Surg 31: 281–291.
23. Millard D. 1976. Cleft Craft: The Evolution of its Surgery. Boston: Little, Brown and Company.
24. Millard DR, Jr. 1958. "A radical rotation in single harelip." Am J Surg 95: 318–322.
25. Daya M. 2009. "Nostril stenosis corrected by release and serial stenting." J Plast Reconstr Aesthet Surg 62: 1012–1019.
26. Wolfe SA, Podda, S, and Mejia M. 2008. "Correction of nostril stenosis and alteration of nostril shape with an orthonostric device." Plast Reconstr Surg 121: 1974–1977.
27. Ziada HM, Gavin D, Allen P, et al. 2005. "Custom made alar stents for nostril stenosis: A 24-month evaluation." Int J Oral Maxillofac Surg 34: 605–611.
28. Kapucu MR, Gursu KG, Enacar A, and Aras S. 1996. "The effect of cleft lip repair on maxillary morphology in patients with unilateral complete cleft lip and palate." Plast Reconstr Surg 97: 1371–1375; discussion 1376–8.
29. Berkowitz S, Mejia M, and Bystrik A. 2004. "A comparison of the effects of the Latham-Millard procedure with those of a conservative treatment approach for dental occlusion and facial aesthetics in unilateral and bilateral complete cleft lip and palate: Part I. Dental occlusion." Plast Reconstr Surg 113: 1–18.
30. Berkowitz S, Duncan R, Evans C, et al. 2005. "Timing of cleft palate closure should be based on the ratio of the area of the cleft to that of the palatal segments and not on age alone." Plast Reconstr Surg 115: 1483–1499.

31. Rogers BO. 1964. "Hairlip repair in colonial America: A review of 18th century and earlier surgical techniques." Plast Reconstr Surg 34: 142–162.
32. LeMesurier AB. 1949. "Method of cutting and suturing lip in complete unilateral cleft lip." Plast Reconstr Surg 4: 1–12.
33. Khosla RK, Mabry K, and Castiglione CL. 2008. "Clinical outcomes of the Furlow Z-plasty for primary cleft palate repair." Cleft Palate Craniofac J 45(5): 501–510.
34. LaRossa D. 2000. "The state of the art in cleft palate surgery." Cleft Palate Craniofac J 37(3): 225–228.
35. Ross B. 1987. "Treatment variables affecting facial growth in complete unilateral cleft lip and palate. Part 7: An overview of treatment and facial growth." Cleft Pal J 24: 71–77.
36. Pantaloni M, and Hollier L. 2001. "Cleft palate and velopharyngeal incompetence." In: Selected Readings in Plastic Surgery 9(23): 1–36. Dallas, TX: University of Texas Southwestern.
37. Veau V. 1931. Division Palantine. Paris: Masson.
38. Kilner TP. 1937. "Cleft lip and palate repair technique." St. Thomas Hosp Rep 2: 127.
39. Wardill WFM. 1937. "The technique of operation for cleft palate." Br J Surg 25: 117.
40. Bardach J. 1995. "Two-flap palatoplasty: Bardach's technique." Oper Tech Plast Reconstr Surg 2: 211.
41. Salyer KE, Sng KW, and Sperry EE. 2006. "Two-flap palatoplasty: 20-year experience and evolution of a surgical technique." Plast Reconstr Surg 118: 193.
42. Furlow LT. "Cleft palate repair: preliminary report on lengthening and muscle transposition by Z-Plasty." Southestern Society of Plastic and Reconstructive Surgeons, Boca Raton, FL, May 1978.
43. Furlow LT. 1995. "Cleft palate repair by double opposing z-plasty." Oper Tech Plast Recon Surg 2: 223.
44. Bardach J, Morris HL, LaRossa D, et al. 1990. "The Furlow double reversing Z-plasty for cleft palate repair: The first 10 years of experience." In: Multidisciplinary Management of Cleft Lip and Palate, Bardach J, and Huglett MH, eds. Philadelphia: WB Saunders.
45. Grobbelar AO, Hudson DA, Fernandes DB, and Lentin R. 1985. "Speech results after repair of the cleft soft palate." Plast Reconstruct Surg 95: 1150–1154.
46. Kirschner RE, Wang P, Jawad AF, et al. 1999. "Cleft palate repair by modified Furlow double opposing Z-plasty: The Childrens Hospital of Philadelphia experience." Plast Reconstr Surg 104: 1998–2010.
47. Pigott RW, Albery EH, Hathorn IS, et al. 2002. "A comparison of three methods of repairing the hard palate." Cleft Palate Craniofac J 39: 383–391.
48. Noorchashm N, Duda JR, Ford M, et al. 2006. "Conversion Furlow palatoplasty: Salvage of speech after straight-line palatoplasty and 'incomplete intravelar veloplasty.'" Ann Plast Surg 56: 505–510.
49. Seagle MB. 2006. "Palatal fistula repair using acellular dermal matrix: The University of Florida Experience." Ann Plast Surg 56: 50–53.
50. Helling ER, Dev VR, Garza J, et al. 2006. "Low fistula rate in palatal clefts closed with the Furlow technique using decellularized dermis." PRS 117(7): 2361–2365.
51. Wilhelmi BJ, Appelt EA, Hill L, et al. 2001. "Palatal fistulas: Rare with the two-flap palatoplasty repair." Plast Reconstr Surg 107(2): 315–318.
52. Schendel SA. 1999. "A single surgeon's experience with the Delaire palatoplasty." Plast Reconstr Surg 104(7): 1993–1997.
53. Ross RB. 1987. "Treatment variables affecting facial growth in complete unilateral cleft lip and palate. Part 2: Presurgical orthopedics." Cleft Palate J 24: 24.
54. Yu CC, Chen PK, and Chen YR. 2001. "Comparison of speech results after Furlow palatoplasty and von Langenbeck palatoplasty in incomplete cleft of the secondary palate." Chang Gung Med J 24: 628–632.
55. Williams WN, Seagle MB, Nackashi AJ, et al. 1998. "A methodology report of a randomized prospective trial to assess velopharyngeal function for speech following palatal surgery." Control Clin Trials 19: 297–312.
56. Gunther E, Wisser JR, Cohen MA, and Brown AS. 1998. "Palatoplasty: Furlow's double reversing z-plasty versus intravelar veloplasty" CPCJ 35(6): 546–549.
57. Randall P, La Rossa D, Solomon M, et al. 1986. "Experience with the Furlow double reversing z-plasty for cleft palate repair." Plast Reconst Surg 77: 569–576.
58. Brothers DB, Dalston RW, Peterson HD, and Lawrence WT. 1995. "Comparison of the Furlow double opposing z-plasty with the Wardill-Kilner procedure for isolated clefts of the soft palate." Plast Reconstr Surg 95(6): 969–977.
59. Spauwen PH, Goorhuis-Brouwer SM, and Schutte HK. 1992. "Cleft palate repair: Furlow versus von Langenbeck." J Craniomaxillo Surg 20(1): 18–20.
60. Seagle MB. Abstract presentation. American Cleft Palate-Craniofacial Association, 63rd Annual Meeting, 2006.
61. Moore MD, Lawrence WT, Ptak JJ, and Trier WC. Complications of primary palatoplasty: a twenty-one-year review." Cleft Palate J 25(2): 156–156.
62. Cohen SR, Kalinowski J, LaRossa D, and Randall P. 1991. "Cleft palate fistulas: A multivariate statistical analysis of prevalence, etiology, and surgical management." Plast Reconstr Surg 87: 1041–1047.
63. Ogle OE. 2002. "The management of oronasal fistulas in the cleft palate patient." Oral Maxillofacial Surg Clin North Am 14: 553–562.
64. Posnick JC. 2000. "The staging of cleft lip and palate reconstruction: Infancy through adolescence.": In: Craniofacial and Maxillofacial Surgery in Children and Young Adults, Posnick JC, ed. Philadelphia: WB Saunders.
65. Posnick JC, and Ruiz RL. 2002. "Stages of cleft lip and palate reconstruction: Infancy through adolescence." In: Cleft Lip and Palate: From Origin to Treatment, Wyszynski DF, ed. New York: Oxford University Press.

66. Stal S, and Spira M. 1984. "Secondary reconstructive procedures for patients with clefts." In: Pediatric Plastic Surgery, Serafin D, and Georgiade NG, eds. St Louis: Mosby.
67. Wilhelmi BJ, Appelt EA, Hill L, and Blackwell SJ. 2001. "Palatal fistulas: Rare with the two-flap palatoplasty repair." Plast Reconstr Surg 107: 315–318.
68. Abyholm FE, Bergland O, and Semb G. 1981. "Secondary bone grafting of alveolar clefts." Scand J Reconstr Surg 15: 127.
69. Turvey TA, Vig K, Moriarty J, and Hoke J. 1984. "Delayed bone grafting in the cleft maxilla and palate: A retrospective multidisciplinary analysis." Am J Orthod 86: 244–256.
70. Lehman JA. 1995. "Closure of palatal fistulas." Oper Tech Plast Surg 2: 255.
71. Schendel SA. 1992. "Secondary cleft surgery." Select Read Oral Maxillofac Surg 3: 1.
72. Posnick JC. 2000. "Cleft orthognathic surgery: The isolated cleft palate deformity." In: Craniofacial and Maxillofacial Surgery in Children and Young Adults, Posnick JC, ed. Philadelphia: WB Saunders.
73. Turvey TA, Vig KWL, and Fonseca RJ. 1996. "Maxillary advancement and contouring in the presence of cleft lip and palate." In Facial Clefts and Craniosynostosis: Principles and Management, Turvey TA, Vig KWL, and Fonseca RA, eds. Philadelphia: WB Saunders.
74. Posnick JC, and Ruiz RL. 2000. "[Invited discussion.] Repair of large anterior palatal fistulas using thin tongue flaps: Long-term follow-up of 10 patients." Ann Plast Surg 45: 114–117.
75. Bozola AR, and Ribeiro-Garcia ERB. 1995. "Partial buccinator myomucosal flap, posteriorly based." Oper Tech Plast Surg 2: 263–269.
76. Ninkovic M, Hubli EH, Schwabegger A, and Anderl H. 1997. "Free flap closure of recurrent palatal fistula in the cleft lip and palate patient." J Craniofac Surg 8: 491.
77. Posnick JC. 1997. "The treatment of secondary and residual dentofacial deformities in the cleft patient. Surgical and orthodontic treatment." Clin Plast Surg 24: 583–597.
78. Bardach J. 1995. "Two-flap palatoplasty: Bardach's technique." Oper Tech Plast Surg 2: 211–214.
79. Johnson PA, Banks P, and Brown AE. 1992. "Use of the posteriorly based lateral tongue flap in the repair of palatal fistula." Int J Oral Maxillofac Surg 23: 6–9.
80. Kinnebrew MC, and Malloy RB. 1983. "Posteriorly based, lateral lingual flaps for alveolar cleft bone graft coverage." J Oral Maxillofac Surg 41: 555–561.
81. Ross RB. 1987. "Treatment variables affecting facial growth in complete unilateral cleft lip and palate. Part 1: Treatment affecting growth." Cleft Palate J 24: 5.
82. Ross RB. 1987. "Treatment variables affecting facial growth in complete unilateral cleft lip and palate. Part 3: Alveolus Repair and bone grafting." Cleft Palate J 42: 33.
83. Ross RB. 1987. "Treatment variables affecting facial growth in complete unilateral cleft lip and palate. Part 4: Repair of the cleft lip." Cleft Palate J 42: 45.
84. Ross RB. 1987. "Treatment variables affecting facial growth in complete unilateral cleft lip and palate. Part 5: Timing of palate repair" Cleft Palate J 42: 54.
85. Ross RB. 1987. "Treatment variables affecting facial growth in complete unilateral cleft lip and palate. Part 6: Techniques of palate repair." Cleft Palate J 42: 64.
86. Fudalej P, Obloj B, Miller-Drabikowska D, et al. 2008. "Midfacial growth in a consecutive series of preadolescent children with complete unilateral cleft lip and palate following a one-stage simultaneous repair." Cleft Palate Craniofac J 45(6): 667–673.
87. Ozturk Y, and Cura N. 1996. "Examination of craniofacial morphology in children with unilateral cleft lip and palate." Cleft Palate Craniofac J 33: 32–36.
88. Savaci N, Hosnuter M, Tosun Z, and Demir A. 2005. "Maxillofacial morphology in children with complete unilateral cleft lip and palate treated by one-stage simultaneous repair." Plast Reconstr Surg 115: 1509–1517.
89. Lilja J, Mars M, Elander A, et al. 2006. "Analysis of dental arch relationships in Swedish unilateral cleft lip and palate subjects: 20-year longitudinal consecutive series treated with delayed hard palate closure." Cleft Palate Craniofac J 43: 606–611.
90. Molsted K, Brattstrom V, Prahl-Anderson B, et al. 2005. "The Eurocleft Study: intercenter study of treatment outcome in patients with complete cleft lip and palate. Part 3: Dental Arch relationships." Cleft Palate Craniofac J 42: 78–82.
91. Friede H, Enemark H, Semb G, et al. 1991. "Craniofacial and occlusal characteristics in unilateral cleft lip and palate patients from four Scandinavian centers." Scand J Plast Reconstr Surg Hand Surg 25: 269–276.
92. Kim T, Ishikawa H, Chu S, et al. 2002. "Constriction of the maxillary dental arch by mucoperiosteal denudation of the palate." Cleft Palate Craniofac J 39: 425–431.
93. Good PH, Mulliken JB, Padwa BL. 2007. "Frequency of LeFort I osteotomy after repaired cleft lip and palate or cleft palate." Cleft Palate Craniofac J 44(4): 396–401.
94. Posnick J. 1991. "Orthognathic surgery in cleft patients treated by early bone grafting (Discussion)." Plast Reconstr Surg 87: 840–842.
95. Oberoi S, Chigurupati R, and Vargervik K. 2008. "Morphologic and management characteristics of individuals with unilateral cleft lip and palate who require maxillary advancement." Cleft Palate Craniofac J 45(1): 42–49.
96. Costello BJ, Ruiz RL, and Turvey TA. 2002. "Velopharyngeal insufficiency in patients with cleft palate." Oral Maxillofac Surg Clin 14: 539.
97. Glaser ER, Skolnick ML, McWilliams BJ, and Shprintzen RJ. 1979. "The dynamics of Passavant's ridge in subjects with and without velopharyngeal insufficiency. A multiview videofluoroscopic study." Cleft Palate J 16: 24–33.
98. Passavant G. 1863. "On the closure of the pharynx in speech." Archiv Heilk 3: 305.

99. Passavant G. 1869. "On the closure of pharynx in speech." Virchows Arch 46: 1.
100. Warren DW. 1986. "Compensatory speech behaviors in cleft palate: a regulation/control phenomenon." Cleft Palate J 23: 251–260.
101. Henningsson G, and Isberg A. "Velopharyngeal movements in patients alternating between oral and glottal articulation: A clinical and cineradiographical study." Cleft Palate J 23: 1–9.
102. Isberg A, and Henningsson G. 1987. "Influence of palatal fistula on velopharyngeal movements: A cineradiographic study." Plast Reconstr Surg 79: 525–530.
103. Lohmander-Agerskov A, Dotevall H, Lith A, and Söderpalm E. "Speech and velopharyngeal function in children with an open residual cleft in the hard palate, and the influence of temporary covering." Cleft Palate Craniofac J 33: 324–332.
104. Shprintzen RJ, and Bardach J. 1995. "The use of information obtained from speech and instrumental evaluations in treatment planning for velopharyngeal insufficiency." In: Cleft Palate Speech Management: A Multidisciplinary Approach. St Louis: Mosby.
105. Golding-Kushner KJ, Argamaso RV, Cotton RT, et al. 1990. "Standardization for the reporting of nasopharyngoscopy and multiview videofluroscopy: A report from an international working group." Cleft Palate J 27: 337–347.
106. Warren DW, Dalston RM, and Mayo R. 1994. "Hypernasality and velopharyngeal impairment." Cleft Palate Craniofac J 31: 257–262.
107. Turvey TA, Ruiz RL, and Costello BJ. 2002. "Surgical correction of midface deficiency in the cleft lip and palate malformation." Oral Maxillofac Surg Clin 14: 491–507.
108. Fonseca RJ, Turvey TA, and Wolford LM. 2000. "Orthognathic surgery in the cleft patient." In: Oral and Maxillofacial Surgery, Fonseca RJ, Baker SJ, and Wolford LM, eds. Philadelphia: WB Saunders.
109. Posnick JC, and Tompson B. 1995. "Cleft-orthognathic surgery: complications and long-term results." Plast Reconstr Surg 96: 255–266.
110. Posnick JC, and Ruiz RL. 2000. "Discussion of management of secondary orofacial cleft deformities." In: The Unfavorable Result in Plastic Surgery: Avoidance and Treatment, 3rd ed., Goldwyn RM, and Cohen MM, eds. Philadelphia: Lippincott Williams & Wilkins.
111. Turvey TA, and Frost D. "Maxillary advancement and velopharyngeal function in the presence of cleft palate." Presented at the 38th Annual Meeting of the American Cleft Palate Association, Lancaster, PA, May 1980.
112. Bernstein L. 1967. "Treatment of velopharyngeal incompetence." Arch Otolaryngol 85: 67–74.
113. Rosseli S. 1935–36. "Divisione palatine 3 sua aura chirurgico." Alu Congr Internaz Stomatal 391.
114. Schoenborn D. 1876. "Uber eine neue Methode der Staphylorraphies." Arch Klin Chirurgie 19: 528.
115. Shprintzen RJ. 1979. "The use of multiview videofluoroscopy and flexible fiberoptic nasopharyngoscopy as a predictor of success with pharyngeal flap surgery." In: Diagnosis and Treatment of Palatoglossal Malfunction, Ellis F, and Flack E, eds. London: College of Speech Therapists.
116. Argamaso RV, Levandowski G, Golding-Kushner KJ, and Shprintzen RJ. 1994. "Treatment of asymmetric velopharyngeal insufficiency with skewed pharyngeal flap." Cleft Palate Craniofac J 31: 287–294.
117. Shprintzen RJ, Lewin ML, Croft CB, et al. 1979. "A comprehensive study of pharyngeal flap surgery: Tailor-made flaps." Cleft Palate J 16: 46–55.
118. Shprintzen RJ, McCall GN, Skolnick ML, and Lencione RM. 1975. "Selective movement of the lateral aspects of the pharyngeal walls during velopharyngeal closure for speech, blowing, and whistling in normals." Cleft Palate J 12: 51–58.
119. Hynes W. 1951. "Pharyngoplasty by muscle transplantation." Br J Plast Surg 3: 128.
120. Hynes W. 1953. "The results of pharyngoplasty by muscle transplantation in 'failed cleft palate' cases, with special reference to the influence of the pharynx on voice production." Ann R Coll Surg Engl 13: 17–35.
121. Orticochea M. 1997. "Physiopathology of the dynamic muscular sphincter of the pharynx." Plast Reconstr Surg 100: 1918–1923.
122. Orticochea M. 1968 "Constriction of a dynamic muscle sphincter in cleft palates." Plast Reconstr Surg 41: 323–327.
123. Jackson I, and Silverton JS. 1983. "The sphincter pharyngoplasty as a secondary procedure in cleft palates." Plast Reconstr Surg 71: 180.
124. Jackson IT. 1985. "Sphincter pharyngoplasty." Clin Plast Surg 12: 711.
125. Guilleminault C, and Stoohs R. "Chronic snoring and obstructive sleep apnea syndrome in children." Lung 168: 912–919.
126. Sirois M, Caouette-Laberge L, Spier S, et al. 1994. "Sleep apnea following a pharyngeal flap: a feared complication." Plast Reconstr Surg 93: 943–947.
127. Ysunza A, Garcia-Velasco M, Garcia-Garcia M, et al. 1993. "Obstructive sleep apnea secondary to surgery for velopharyngeal insufficiency." Cleft Palate Craniofac J 30: 387–390.
128. Chen PK, Wu JT, Chen YR, and Noordhoff MS. 1994. "Correction of secondary velopharyngeal insufficiency in cleft palate patients with the Furlow palatoplasty." Plast Reconstr Surg 94: 933–941.
129. Poole MD. 1988. "Complications in craniofacial surgery." Br J Plast Surg 41: 603–613.
130. Jones BM, Jani P, Bingham RM, et al. 1992. "Complications in paediatric craniofacial surgery: An initial four year experience." Br J Plast Surg 45: 225–231.
131. Steig PE, and Mulliken JB. 1991. "Neurosurgical complications in craniofacial surgery." Neursurg Clin N Am 2: 703–708.
132. Resnick DK, Pollack IF, and Albright AL. 1995. "Surgical management of the cloverleaf skull deformity." Pediatr Neurosurg 22(1): 29–37; discussion 238.
133. Phillips RJ, and Mulliken JB. 1988. "Venous air embolism during a craniofacial procedure." Plast Reconstr Surg 82(1):155–159.

134. Greensmith AL, Meara JG, Holmes AD, and Lo P. 2004. "Complications related to cranial vault surgery." Oral Maxillofac Surg Clin North Am 16(4): 465–473.
135. Levine JP, Stelnicki E, Weiner HL, et al. 2001. "Hyponatremia in the postoperative craniofacial pediatric patient population: A connection to cerebral salt wasting syndrome and management of the disorder." Plast Reconstr Surg. 108(6): 1501–1508.
136. Fearon JA, Ruotolo RA, and Kolar JC. 2009. "Single sutural craniosynostoses: Surgical outcomes and long-term growth." Plast Reconstr Surg 123(2): 635–642.
137. Whitaker LA, Munro IR, Salyer KE, et al. 1979. "Combined report of problems and complications in 793 craniofacial operations." Plast Reconstr Surg 64: 198–203.
138. Munro IR, and Sabatier RE. 1985. "An analysis of 12 years of craniomaxillofacial surgery in Toronto." Plast Reconstr Surg 76: 29.
139. Lo LJ, Hung KF, and Chen YR. 2002. "Blindness as a complication of Le Fort I osteotomy for maxillary distraction." Plast Reconstr Surg 109(2): 688–698; discussion 699–700.
140. Rivera-Serrano CM, Oliver CL, Sok J, et al. 2010. "Pedicled facial buccinator (FAB) flap: A new flap for reconstruction of skull base defects." Laryngoscope 120(10): 1922–1930.
141. Costello BJ, Shah G, Kumta P, and Sfeir CS. 2010. "Regenerative medicine for craniomaxillofacial surgery." Oral Maxillofac Surg Clin North Am 22(1): 33–42.
142. Selber JC, Brooks C, Kurichi JE, et al. 2008. "Long-term results following fronto-orbital reconstruction in nonsyndromic unicoronal synostosis." Plast Reconstr Surg 121(5): 251e–260e.

9

Cirurgia Estética

Jon D. Perenack, DDS, MD
Vernon P. Burke, DMD, MD

INTRODUÇÃO

A cirurgia estética facial é uma área única da prática no campo da cirurgia oral e maxilofacial na qual as intervenções oferecidas ao paciente não são necessárias do ponto de vista médico, sendo consideradas procedimentos eletivos. Embora alguns procedimentos estéticos sejam um benefício complementar à funcionalidade, como a melhora visual proporcionada pela blefaroplastia, de modo geral, o objetivo do tratamento é obter uma aparência mais agradável. Por esse motivo, a tolerância do paciente aos desfechos adversos é bastante baixa. O cirurgião estético facial deve estar apto à seleção apropriada do paciente para cirurgia plástica, assim como à prevenção de complicações e reconhecimento dos problemas iminentes, com intervenção imediata quando indicado. Uma vez que a complicação é reconhecida, realiza-se a intervenção adequada para corrigir ou minimizar sequelas. O cirurgião deve reservar tempo adicional para o aconselhamento honesto do paciente sobre a natureza da complicação, soluções existentes, desfechos prováveis e o cronograma razoável até que o resultado final seja atingido. Essa estratégia pode levar ao resultado aceitável para o paciente e, com frequência, a um ou mais pacientes leais.

Este capítulo visa salientar as complicações mais comuns dos procedimentos estéticos de cabeça e pescoço. As estratégias de conduta serão discutidas para minimizar ou eliminar as sequelas dessas complicações a longo prazo. Os tratamentos estéticos comuns da face serão agrupados como conservadores (minimamente invasivos) ou cirúrgicos.

COMPLICAÇÕES DOS PROCEDIMENTOS ESTÉTICOS CONSERVADORES

1. Toxina botulínica
2. Volumizadores e preenchedores de tecido mole injetáveis
3. Tratamento estético não ablativo e ablativo da pele
4. *Resurfacing* ablativo da pele

Toxina Botulínica

O tratamento estético com toxina botulínica na face visa reduzir as marcas de expressão. Além disso, ao ajustar as forças dos vetores dos músculos faciais por paralisia seletiva, pode-se obter a elevação não cirúrgica da fronte ou o *lifting* das comissuras da boca. A segurança e eficácia da toxina botulínica são bem-estabelecidas na literatura e por seu uso extenso na população, com baixas taxas de complicações relatadas.[1,2] Em 2007, havia 4,6 milhões de pacientes tratados com toxina botulínica (BTX) e muito poucos relatos de complicações resultantes.[3] Mesmo ao avaliar a literatura sobre o uso de BTX para transtornos de movimento,

Management of Complications in Oral and Maxillofacial Surgery, First Edition. Edited by Michael Miloro, Antonia Kolokythas.

como distonia cervical, na qual as doses atingem 300 unidades, muitos mais do que as usadas para a estética (em geral, muito menos que 100 unidade), as complicações graves são raras.[4] O mais comum é a ocorrência de resultados insatisfatórios em decorrência de erros de administração ou de efeitos não previstos. Considerando que a BTX não causa paralisia permanente da musculatura, as complicações a longo prazo são raras. Isso contribuiu muito para torná-la um dos procedimentos estéticos mais populares.

Devido ao principal uso para obter paralisia muscular, a fraqueza muscular não seletiva é a complicação mais frequente depois de administração de BTX. Os três tipos mais comuns de fraqueza muscular acidental são ptose palpebral, depressão da fronte e queda do lábio (por fraqueza do ramo mandibular marginal da distribuição do nervo facial depois de tratamento do músculo abaixador do ângulo da boca ou dos músculos da íris (Fig. 9.1). Raramente, observa-se dificuldade para fechar o olho devido à administração excessiva de BTX no músculo orbicular do olho.

Ptose da pálpebra superior

A ptose da pálpebra superior em geral é leve e resulta de bloqueio acidental do músculo orbital (de Müller) na parte superior da órbita. Essa complicação pode ser evitada pela técnica de injeção que coloca BTX em direção superior, pelo menos 1 cm acima da margem orbital superior. Se a ptose for observada depois de tratamento com BTX, a intervenção pode ser considerada se o paciente tiver problemas substanciais. Um tratamento comumente recomendado para a ptose sintomática é a administração oftálmica de apraclonidina (iodipina), que é um agente agonista alfa-adrenérgico (Fig. 9.2). Esse agente aumenta o tônus simpático do músculo orbicular do olho. Uma a três gotas diárias de solução oftálmica a 0,5% no olho afetado devem limitar a ptose por cerca de 4 horas.[5]

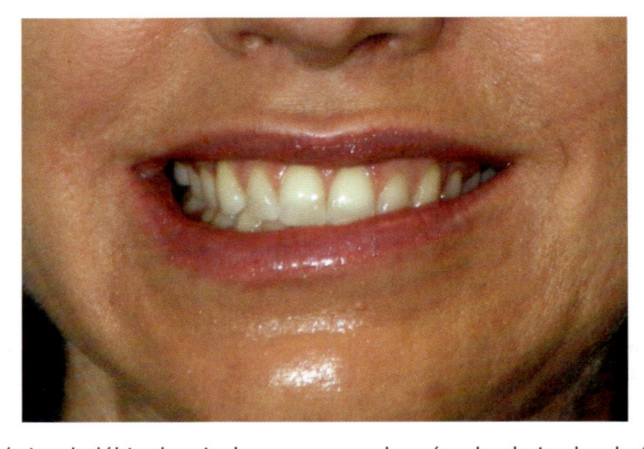

Fig. 9.1. Posição assimétrica do lábio depois do tratamento do músculo abaixador do ângulo da boca com BTX.

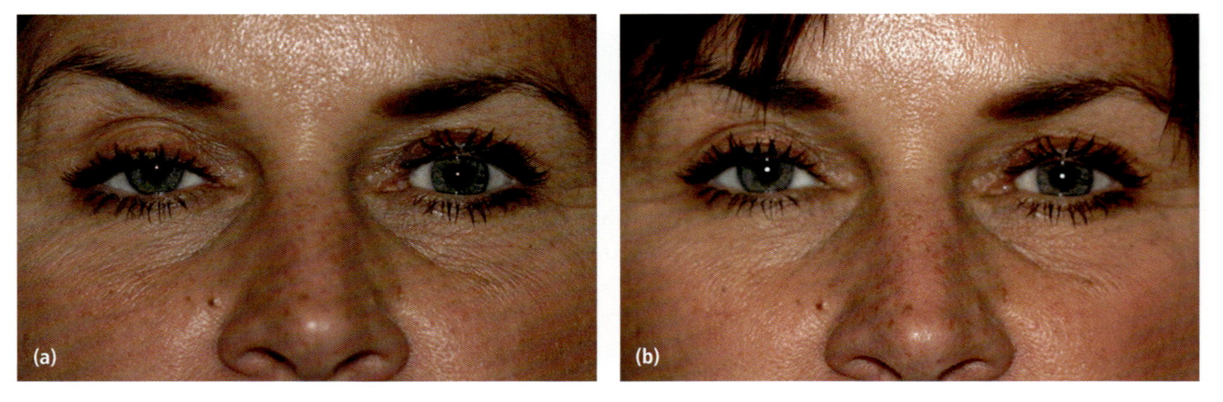

Fig. 9.2. (a) Ptose palpebral iatrogênica depois do tratamento dos músculos corrugadores do supercílio com BTX. (b) Mesma paciente, 5 minutos depois da aplicação de uma gota de iopodina oftálmica.

Depressão da fronte e do lábio

A depressão da fronte e do lábio resulta de tratamento bastante agressivo dos músculos frontal lateral e abaixador do ângulo da boca respectivamente. A melhor prevenção desse problema é o subtratamento dessas até que o médico desenvolva a percepção da melhor dose da BTX para o paciente em questão. Infelizmente, quando se observa fraqueza excessiva, há poucas opções, exceto esperar que os efeitos da BTX diminuam. Uma opção é tratar o lado mais fraco da face com uma pequena dose adicional da BTX (1 a 2 unidades), na tentativa de obter simetria. O paciente deve ser tranquilizado de que a fraqueza indesejável dura apenas 2 ou 3 semanas, bem menos que a duração esperada do tratamento usual com BTX (3 a 4 meses).

Incapacidade de fechar os olhos

Uma complicação bem menos frequente é o bloqueio acidental do músculo orbicular do olho, que leva à impossibilidade de fechar o olho. Classicamente, uma dose de BTX em um campo grande, que abrange a parte lateral do músculo orbicular do olho, é responsável pelo início dessa complicação. Evitar as doses de BTX superior a 5 a 15 unidades por lado nessa região, além de empregar a técnica adequada, ajuda a prevenir esse problema. Se, depois do tratamento com BTX, o paciente não conseguir fechar os olhos, é preciso tomar medidas para evitar lesões corneanas. A pálpebra deve ser fechada e fixada com fita adesiva para proteger o bulbo ocular, prescrevendo-se agentes lubrificantes. É importante lembrar o paciente que a paralisia é temporária. A capacidade de fechar o olho deve retornar antes do tempo esperado de efeito estético da BTX (3 a 4 meses).

Sangramento no local da injeção

O sangramento no local da injeção em geral é bem pequeno e é tratado com pressão sobre o local. A área não deve ser esfregada nem massageada, porque isso pode disseminar a BTX para áreas erradas ou desativar a BTX. As contusões com hematoma e manchas na pele podem ser bastante aflitivas para o paciente, mas essa complicação tem curso autolimitado de algumas semanas.

Volumizadores e Preenchedores de Tecido Mole Injetáveis

Os materiais preenchedores de tecido mole têm sido usado há anos para finalidades estéticas e representam uma das áreas de crescimento mais rápido no campo das práticas estéticas faciais. Os preenchedores pode ser usados para atenuar dobras e rugas, repor volume facial ou mudar a morfologia facial real, dependendo das características do preenchedor e do local de aplicação (Tabela 9.1). Nos Estados Unidos, existem muitas opções disponíveis baseadas na necessidade do paciente, na região anatômica e nas peculiaridades do material preenchedor. Embora exista uma grande variedade de preenchedores, muitas complicações são comuns a todos e serão discutidas em conjunto. Outras complicações são mais específicas a preenchedores isolados e serão analisadas separadamente.

Os preenchedores de tecido mole têm, em geral, excelente perfil de segurança e a maioria das complicações não acarreta risco de morte. No entanto, algumas complicações raras podem levar à morbidade excepcional e, obviamente, o paciente com grande demanda estética podem ficar arrasado mesmo com uma pequena complicação. Um efeito colateral interessante do quociente relativamente alto de segurança dos preenchedores e sua alta lucratividade percebida é a causa de um número crescente de médicos e cirurgiões-dentistas com treinamento muito limitado terem introduzido a aplicação de preenchedores em sua prática. Em determinadas comunidades, tornou-se comum que cabeleireiros e esteticistas integrem a aplicação de preenchedores em suas práticas comerciais. Sem comentar os aspectos legais ou éticos dessa tendência, pode-se esperar que o cirurgião de estética oral e maxilofacial possa atender mais pacientes com complicações devidas ao preenchedor do que outros profissionais de saúde em sua região.

O resultado indesejável pode dever-se às expectativas anteriores ao tratamento, que não foram satisfeitas ou, ainda, pelo resultado objetivo verdadeiramente insatisfatório. Seja qual for o motivo, o cirurgião estético precisa conhecer como tratar os vários problemas resultantes da injeção de preenchedores e as possíveis técnicas para eliminar ou reduzir o defeito.

Tabela 9.1. Preenchedores injetáveis comumente usados nos Estados Unidos.

Materiais	Tipo	Aplicação	Duração do efeito	Desvantagens
Colágeno bovino (Zyderm, Zyplast)	Xenoenxerto	Injeção dérmica ou mais profunda	2-3 meses	Teste de alergia, curta duração
Colágeno humano (Cosmoderm, Cosmoplast)	Aloenxerto	Injeção dérmica ou mais profunda	2-3 meses	Curta duração
Ácido hialurônico não animal estabilizado (Restylane, Juvederm)	Sintético	Injeção dérmica ou mais profunda	12-18 meses	Duração moderada, maior edema e equimose pós-operatórios
Transferência de gordura livre autóloga	Autoenxerto	Subcutânea ou mais profunda	Variável, 30-70% permanente	Edema prolongado do tecido, eficácia e reabsorção variáveis, falta de uniformidade
Ácido poli-L-lático (Sculptra)	Sintético	Subcutânea ou mais profunda	2-4 anos	Formação de granuloma, falta de uniformidade
Esferas de metilmetacrilato em veículo de colágeno bovino (Artifil)	Sintético/xenoenxerto	Subcutânea ou mais profunda	Permanente	Formação de granuloma, falta de uniformidade, remoção cirúrgica
Hidroxiapatita (Radiesse)	Sintético	Subcutânea ou mais profunda	1-3 anos	Formação de granuloma, falta de uniformidade

Localização imprópria da aplicação do preenchedor

"Caroços", "saliências" e assimetrias no pós-operatório imediato são problemas facilmente reconhecidos por pacientes e cirurgiões e são, talvez, as complicações mais comuns dos preenchedores de tecidos moles. Em geral, essa complicação resulta da injeção do material preenchedor em local impróprio ou de extensão do material além dos limites pretendidos do local específico ou da rítide, seja espontânea ou induzida pela manipulação ou fricção do paciente na área. O tempo de aparecimento da irregularidade e a natureza do preenchedor usado podem dar indícios importantes quanto à fonte do problema e ao tratamento para solucioná-lo. Isso pode exigir mais material preenchedor para mesclar a região ou, em alguns casos, a remoção do material cirurgicamente. É melhor planejar corretamente e isolar o material preenchedor na área específica de tratamento para evitar essa complicação.

Hematoma da injeção

Desde que a maioria dos preenchedores é aplicada com agulha, pode-se considerar o hematoma no local de penetração ou deposição do preenchedor na pele, como possível causa de irregularidades iniciais na região. Classicamente, os hematomas por injeção são observados depois da aplicação do preenchedor, seja na consultada do tratamento ou nas próximas 24 horas (Fig. 9.3). O profissional pode ter certeza de que se a região tratada parecer atenuada e simétrica inicialmente e se tornar assimétrica e não uniforme em 24 horas, a provável causa é um pequeno hematoma ou edema irregular. No caso dos preenchedores que proporcionam substância imediatamente (p. ex., ácido hialurônico), é preciso considerar também que o paciente pode ter manipulado o material levando-o a outra localização se for reconhecido depois da consulta de tratamento, como já se mencionou. Quando se suspeita de hematoma, o paciente deve ser tranquilizado de que a melhora ocorrerá em poucos dias. A manipulação e a massagem da região devem ser evitadas para não perturbar a localização onde foi aplicado o preenchedor. As compressas geladas tópicas podem limitar a extensão do hematoma quando é reconhecido precocemente. Depois de 24 horas, as compressas quentes e a arnica em gel tópica podem ajudar a reduzir a equimose. Os hematomas de injeção podem ser evitados mantendo-se o número de penetrações da agulha no plexo dérmico ao mínimo. Se muitas áreas forem tratadas, deve-se usar uma agulha nova para evitar a ruptura dos tecidos pela ponta romba. Ao planejar a via de inserção, o

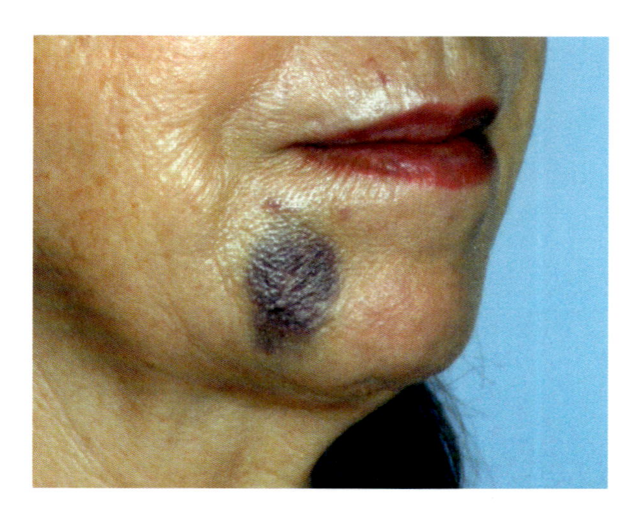

Fig. 9.3. Hematoma por injeção, 24 horas após a aplicação de ácido hialurônico.

cirurgião também deve considerar a posição anatômica dos feixes vasculares maiores e evitá-los quando possível.

A aplicação imprópria do preenchedor em geral é notada quase imediatamente pelo profissional perspicaz ao usar preenchedores sólidos, como ácidos hialurônicos, colágenos, hidroxiapatita ou gordura autóloga. A má colocação dos preenchedores que dependem da produção de colágeno do próprio paciente para criar volume, como o ácido poli-L-lático, normalmente gera irregularidades tardias, um ou mais meses depois da aplicação. Para evitar esse problema, o melhor é considerar diversos fatores: (1) profundidade tecidual recomendada do preenchedor e suas propriedades viscoelásticas relativas comparadas com os tecidos moles regionais; (2) espessura relativa do tecido subjacente à área a ser reconstituída e a capacidade de ocultar pequenas irregularidades dos preenchedores profundos; e (3) evitar a colocação excessiva de preenchedor em uma área em uma só consulta.

Quando o profissional reconhece irregularidade, "caroço", "saliência" ou descoloração da pele imediatamente após a injeção de preenchedor sólido, recomenda-se massagear vigorosamente a área. Isso, com frequência, resolve o resultado indesejável e distribui o preenchedor mais uniformemente. Se uma grande quantidade de preenchedor foi injetada por descuido e formar um "caroço", pode-se remover o preenchedor por meio de punção e espremendo-se manualmente ou destruição do agente preenchedor. A assimetria observada depois do tratamento entre os lados direito e esquerdo da face pode ser causada por assimetria facial preexistente não reconhecida, colocação assimétrica do preenchedor ou possível hematoma da injeção. No caso de colocação assimétrica do preenchedor, o resultado pode ser melhorado com injeção adicional no lado "subtratado". Há um problema maior quando o paciente percebe assimetria e acredita que um lado foi corrigido em demasia. A única solução para essa complicação é tranquilizar o paciente e esperar o passar do tempo para que o efeito do preenchedor diminua ou técnicas para removê-lo. Por isso, recomenda-se que nas regiões tecnicamente exigentes, como a deficiência do sulco palpebromalar, o uso de preenchedores com meia-vida curta é considerado e é mais prudente colocar menos preenchedor (Fig. 9.4). O paciente deve ser alertado de que sempre é mais fácil adicionar mais preenchedor para atingir o resultado desejado do que tentar remover o material. A destruição ou remoção dos preenchedores depende das propriedades químicas de cada um. Os preenchedores de ácido hialurônico podem, em certo grau, ser revertidos ou ter sua meia-vida drasticamente reduzida pela injeção de hialuronidase.[6] Classicamente, 10 a 15 unidades de hialuronidase são injetadas diretamente na área de excesso de ácido hialurônico. Normalmente, o paciente percebe a mudança no dia seguinte. Pode-se aplicar mais hialuronidase se necessário. A injeção de colágeno em excesso em geral é tratada com massagem vigorosa e compressas quentes. As formas mais antigas de colágeno tipicamente têm meia-vida curta e o problema é rapidamente resolvido. Os colágenos de ligação cruzada mais recentes podem ser amolecidos com injeção de hialuronidase ou de esteroide (0,1 cc de Kenalog-10). A hidroxiapatita (HA) injetável que forma um caroço visível é um problema difícil de resolver. Massagem, compressas quentes e injeção limitada de esteroide podem ser úteis quando

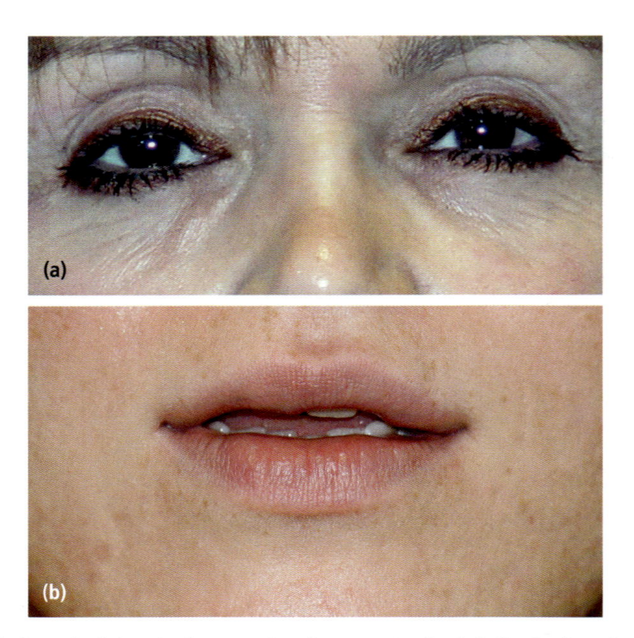

Fig. 9.4. (a) Nodularidade visível depois da tentativa de correção de deficiência do sulco palpebromalar com hidroxiapatita. (b) Irregularidade do lábio depois da aplicação de preenchedor de ácido hialurônico. Ambas as complicações foram corrigidas com injeção local de hialuronidase, massagem e colocação de camuflagem com ácido hialurônico.

iniciadas precocemente. O cirurgião pode tentar romper o "caroço" persistente de hidroxiapatita passando uma agulha transcutânea de calibre 18 e deslizá-la pelo acúmulo das partículas de HA com múltiplas passagens. Se isso falhar, as últimas opções são remoção cirúrgica ou observação, com a expectativa de que a irregularidade possa permanecer vários anos. A remoção cirúrgica em geral revela depósitos agrupados semelhantes ao cálcio disseminados em todos os tecidos moles subjacentes. Os agrupamento de HA podem ser minimizados usando-se a técnica recomendada pelo fabricante para diminuir a concentração e a viscosidade do material. Às vezes, é bom adicionar mais preenchedor adjacente a um depósito visível para camuflar a área. É melhor usar um preenchedor reversível, como o ácido hialurônico, de modo que se o resultado for ruim, possa voltar ao nível da complicação inicial. Os depósitos irregulares observados depois de transferência de gordura autóloga são evitados ao se dar volume apenas às áreas em que a há cobertura espessa de tecido sobre a área reconstruída. Não se recomenda transferir gordura para regiões da face nas quais há tecido mole fino sobre o osso, como a face lateral do zigomático ou a região dos sulcos palpebromalares. A colocação ou reabsorção irregular de gordura pode criar uma deformidade difícil de tratar. A massagem vigorosa, a injeção de esteroide e outras injeções de mesoterapia podem ter algum sucesso. A lipoaspiração do depósito localizado de gordura pode ter resultado imprevisível, com irregularidades. Uma injeção de camuflagem adjacente com outro preenchedor também é uma opção.

Os preenchedores não sólidos dependem da resposta de formação de colágeno natural do paciente em resposta ao material preenchedor para criar volume. Os exemplos são injeções de ácido poli-L-lático e microglóbulos de silicone, os quais tipicamente não formam irregularidades imediatas; ao contrário, essa complicação em geral aparece um mês ou mais depois do tratamento. O grau e a dimensão de formação de colágeno são difíceis de prever, tornando importante colocar o material profundamente, onde os nódulos não são visíveis, ou usar pequenas quantidades superficialmente. Da mesma forma que com a transferência de gordura, é preciso ter extrema cautela nas áreas em que há tecido mole fino revestindo o osso. Quando aparecem nódulos visíveis que não são de natureza granulomatosa, o tratamento visa interromper o processo de formação de colágeno. A injeção diretamente no nódulo com baixa dose de esteroide é a opção de escolha. Os nódulos podem responder a uma dose intralesional de agente quimioterapêutico em baixa dose (p. ex., 5-fluorouracil) ou rompimento com agulha. A remoção cirúrgica é, em geral, a opção final para resolver essa complicação.

Reação alérgica ao agente preenchedor e formação de granuloma

As reações alérgicas variam de pequenas às que acarretam risco de morte e podem ocorrer com qualquer material preenchedor de tecidos moles. A reação alérgica local e leve ao preenchedor em geral apresenta-se como achado inicial ou tardio de eritema inflamado e edema imediatamente circundante à área da injeção. A infecção que se deve à inoculação com biofilme cutâneo deve ser excluída. A reação alérgica local em geral responde bem a baixas doses de esteroides por via oral. A injeção local com dose baixa de esteroide pode ser benéfica. Quando se utilizou ácido hialurônico, a destruição do material com hialuronidase deve ser considerada. Ocasionalmente, a área afetada pode formar um abscesso estéril que deve ser drenado e irrigado. Existe a possibilidade de resposta anafilática sistêmica, mas felizmente, é muito rara. A resposta sistêmica deve ser tratada agressivamente para estabilizar o paciente, voltando-se a atenção para remover o material causador, se possível. A resposta alérgica é mais comum com os preenchedores à base de colágeno bovino, que eram mais usados antes da introdução do ácido hialurônico e outros. O uso de colágeno bovino (Zyderm®, Zyplast® requer teste de alergia, que, em geral, é realizado 30 dias antes da aplicação do preenchedor. Uma pequena quantidade (0,1 ml de colágeno bovino) é aplicada no antebraço; se depois de 30 dias não tiver ocorrido reação, pode-se supor que a aplicação do preenchedor pode prosseguir sem risco. A espera de 30 dias é recomendada por causa da experiência prévia com o material. Muitos pacientes foram tratados depois de teste de reação cutânea negativo realizado 6 horas antes. Verificou-se que, apesar do teste cutâneo negativo, 1,2 a 6,3% dos pacientes apresentaram vermelhidão e inchaço que durou meses.[7] Esse planejamento e demora prolongada do tratamento contrasta com a espontaneidade típica da maioria dos procedimentos com preenchedores estéticos usados no presente.[8] O *website* da Allergan (empresa que produz Zyderm e Zyplast) afirma que a taxa de reação alérgica é de aproximadamente 1 a 2%.[9]

As reações granulomatosas são mais associadas a preenchedores semipermanentes ou permanentes, como ácido poli-L-lático, microesferas de polimetilmetacrilato e microglóbulos de silicone. A reação a corpo estranho raramente aparece antes de um mês depois da injeção e há relatos de ocorrência até anos depois. As microesferas de polimetilmetacrilato (Artegill®/ArteSense®) são preenchedores permanentes em veículo de colágeno bovino com baixo perfil de complicações. Anteriormente, as microesferas de metilmetacrilato tinham mais relatos de incidência. Depois de mudanças do processo de fabricação e do veículo, de gelatina para colágeno bovino, a formação de granuloma por corpo estranho diminuiu drasticamente.[10] Uma vez que ArteFill®/ArteSense® contêm colágeno bovino, são necessários testes cutâneos de alergia semelhantes aos de Zyderm® e Zyplast®. Fischer relatou um caso de paciente que desenvolveu reação tipo sarcoide após o tratamento antiviral para hepatite C. As lesões restringiram-se à região glabelar, nasolabial e ao lábio inferior. O paciente recebeu injeção de Artecoll® nesses locais 10 antes do início do tratamento antiviral. O autor concluiu que a reação de corpo estranho de baixo grau ao polimetilmetacrilato foi exacerbada após o início do tratamento da hepatite C. A reação de corpo estranho resultou em ulceração da região glabelar e em nódulo bem grande na região nasolabial, que exigiu excisão.[11] Quando se observa granuloma por corpo estranho, o primeiro tratamento é aplicação de esteroide intralesional. A injeção intralesional com agente quimioterapêutico, como 5-FU, também deve ser considerada. Se a lesão for recalcitrante às injeções intralesionais, a excisão é necessária. Se a região permitir, utiliza-se uma dobra ou rítide para encobrir a incisão. Se a reação granulomatosa estender-se para a pele, planeja-se uma incisão em elipse para remover a área afetada. Se o granuloma estiver localizado profundamente, uma simples incisão linear é recomendada para o acesso. A cadeia granulomatosa é identificada e removida, e o fechamento primário é obtido; pode-se usar o *resurfacing* ablativo da pele para ajudar a mesclar a cicatriz resultante.

De todos os preenchedores existentes no momento, a injeção de silicone tem sido a mais intensamente discutida e controversa na literatura científica e pública. O silicone tem sido usado para diversas regiões do corpo, em formulações diferentes. Continua a ser usado como preenchedor facial, porque tem excelentes propriedades de fluxo, dá a sensação de "natural" e tem duração prolongada. O profissional novato é alertado sobre ele, por causa de sua permanência. A maioria do cirurgiões estéticos usa silicone em planos de diversas sessões, com injeção de pequenas quantidades em cada consulta, até que o efeito desejado seja atingido. Quando o material é aplicado, a massagem é proibida, porque ele pode fluir para os tecidos e diminuir o efeito, causar assimetria ou aglutinações irregulares.

Os granulomas de silicone variam de massas assintomáticas a lesões eritematosas dolorosas e desfigurantes. Ocasionalmente, as massas de silicone podem formar úlceras, causar celulite ou abscesso, ou a combinação deles. Como o polimetilmetacrilato, os granulomas podem ser removidos cirurgicamente. A excisão dos granulomas de silicone em geral é difícil e, muitas vezes, não tem sucesso. Os esteroides intralesionais são, com frequência, usados como tratamento de primeira linha dos granulomas de silicone, embora os esteroides sistêmicos sejam outra opção. A minociclina ou imiquimode são tratamentos usados demonstrando bons resultados clínicos. A prescrição de minociclina é: 100 mg duas vezes por dia, até a resolução dos sintomas. Pode-se tentar a redução da dose depois da resolução dos granulomas, mas pode ser preciso reiniciar se houver exacerbação.[12] Imiquimode a 5% (Aldara®) é um creme aplicado duas vezes por dia, com relatos de bons resultados no tratamento de granulomas de silicone.[13] Pasternak relatou o uso de etanercepte, um inibidor do fator de necrose tumoral (TNF), no tratamento de granulomas de silicone recalcitrantes.[14] As reações granulomatosas são consideradas ativação das células T pelo TNF-α. Esse tratamento é feito por injeções subcutâneas quinzenais por período prolongado, e o paciente deve ser testado quanto à tuberculose antes do início do tratamento.[15]

Injeção intra-arterial de materiais preenchedores

A injeção intra-arterial de material preenchedor é extremamente rara, e pode ter complicações graves. Suas sequelas são teoricamente possíveis com qualquer preenchedor e resultam da penetração acidental em uma artéria e impulsão anterógrada ou retrógrada do material preenchedor ao longo de sua distribuição. Por esse motivo, recomenda-se injetar o preenchedor apenas ao longo de uma via definida durante a retração da agulha. Não é recomendado injetar à frente da agulha quando ela é avançada no tecido. Quando se observa branqueamento do tecido, a injeção deve ser suspensa imediatamente. Há relatos de caso de necrose da pele da face e cegueira na literatura.[15-17] De Castro et al.[18,19] descreveram o caso de necrose extensa da distribuição da artéria facial após injeção de polimetilmetacrilato. Quando se constata oclusão de um vaso depois da aplicação do preenchedor, deve-se observar atentamente. A internação hospitalar com uso de heparina e outros métodos anticoagulantes foi empregada com benefício desconhecido. Quando houver necrose, o objetivo é a limitação da área afetada. O desbridamento criterioso e a prevenção de infecção iniciam nas tentativas de reconstrução secundária. Outros autores descreveram cegueira após injeção na região glabelar, que se acredita dever-se à injeção retrógrada na distribuição da artéria oftálmica.[15] Se houver suspeita de cegueira ou outras complicações oftalmológicas, o paciente deve ser encaminhado ao oftalmologista urgentemente para avaliação, a fim de preservar a visão ou a função ocular.

Complicações do Tratamento Estético Não Ablativo e Ablativo da Pele

Existem várias modalidades de tratamento para melhorar a aparência da pele da face e do pescoço. As metas do tratamento são melhorar ou remover pigmentações e despigmentações, telangiectasias e anomalias vasculares, tatuagens e melhorar as linhas finas e rítides geradas pela idade e pela acne. Os tratamentos podem ser amplamente divididos em não ablativos e ablativos, dependendo de seu efeito na epiderme (Tabela 9.2).

Os tratamentos não ablativos subsuperficiais incluem luz intensa pulsada, *laser* de Nd-YAG, *laser* de corante pulsado e diodo (585, 1450 nm) e sistema de radiofrequência usados apropriadamente para tratar despigmentações, tatuagens, anomalias vasculares, rítides bem finas e perda de elasticidade da pele. Esses dispositivos empregam resfriamento da superfície epidérmica em combinação com comprimentos de ondas que penetram profundamente e energias que visam seletivamente o tecido que contém água, resultando em aquecimento seletivo e lesão térmica subsequente da derme. As complicações em geral relacionam-se com a aplicação de energia forte aos tecidos subsuperficiais e podem ser transitórias ou prolongadas.

O edema é esperado depois da maioria dos tratamentos subsuperficiais. É de natureza transitória e em geral dura de um a 3 dias. A púrpura e as bolhas na área afetada são menos comuns e provavelmente representam aplicação não criteriosa de energia no tecido (Fig. 9.5). Os pacientes que normalmente usam retin-A em casa devem suspender o tratamento vários dias antes do procedimento. Quando há vários tratamentos programados para o paciente, o profissional deve manter um registro preciso e alterar os parâmetros de energia, conforme a necessidade. A púrpura em geral é autolimitante. A aplicação tópica de gel de arnica é recomendada. As bolhas não devem ser estouradas e devem ser mantidas com "curativo biológico" e protegidas por um curativo oclusivo úmido e um não aderente (Telfa) até que se resolvam.

No tratamento das despigmentações, há possibilidade de agravamento da lesão inicial ou de mudança da pigmentação do tecido circundante, criando, assim, um novo problema. A maioria das modalidades de tratamento das pigmentações exige que o paciente não se bronzeie ou se exponha ao sol por um período ex-

Tabela 9.2. Conduta nas complicações de *lifting* facial por região de incisão.

Região	Complicação	Solução	Como evitar
Tufos temporários	Elevação ou perda Linha capilar temporal	Transplante de folículo piloso, retalhos locais contendo cabelos	Incisão tricofítica da costeleta
Trago	A) Achatamento do trago com acesso endoauricular B) Cicatriz visível com acesso pré-trago	A) Retalho de avanço com enxerto de cartilagem B) *Resurfacing* com laser de CO_2	A) Corte substancial da pele com fechamento sem tensão B) Considerar acesso endoauricular
Lóbulo da orelha	Orelhas pontiagudas	A) Fechamento em "V-Y" com ressuspensão do lóbulo da orelha B) Avanço do SMAS com suspensão do lóbulo da orelha	A) Incorporar manguito da pele do pescoço em torno do lóbulo da orelha B) 2 a 3 mm inferiores do lóbulo da orelha esquerda que ficou sem ligação, sem nenhuma tensão
Linha capilar posterior	A) Cicatriz visível B) Divergência da linha capilar	A) Considerar transplante de cabelo B) Coaptar o retalho	A) Evitar incisão tricofítica B) Coaptação meticulosa da linha capilar

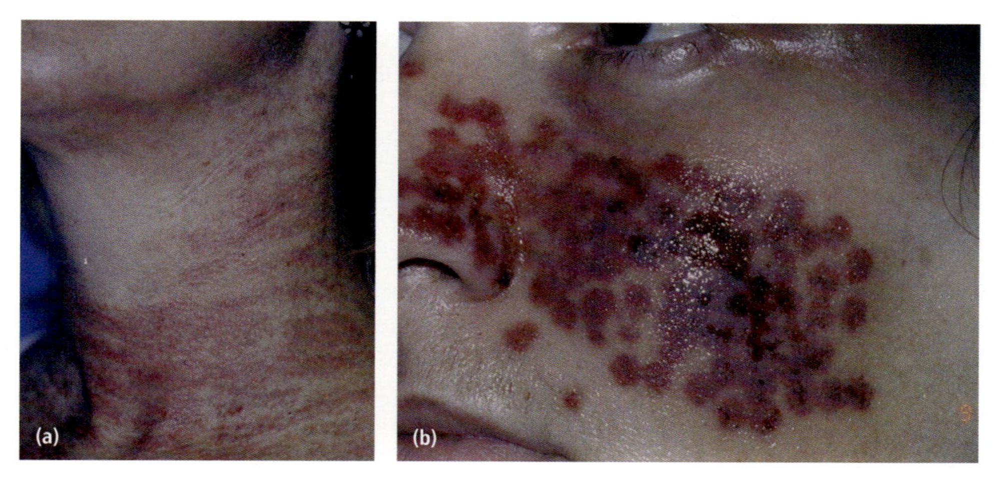

Fig. 9.5. (a) Eritema leve depois de tratamento com luz intensa pulsada. (b) Eritema, púrpura e bolhas depois de tratamento com laser KTP.

tenso antes de iniciar o tratamento. A pele mais escura e bronzeada tem maior risco de danos generalizados nos melanócitos, levando à hipopigmentação temporária ou permanente (Fig. 9.6). Quando ocorre hipopigmentação, é muito difícil tratar, de modo que evitar a energia excessiva ou adiar o tratamento nesses pacientes é essencial. O tratamento da hipopigmentação visa diminuir as partes escuras da pele que circundam a área hipopigmentada. Os bloqueadores solares com alto fator de proteção, a hidroquinona a 4% duas vezes por dia ou o ácido kójico podem ser benéficos. A configuração mais limitada de energia, usando o dispositivo inicial é benéfica para diminuir o pigmento da área não afetada que circunda a hipopigmentação, embora isso tenha o potencial de agravar o problema. Felizmente, a maioria das hipopigmentações dos tratamentos subsuperficiais melhora com o tempo. Às vezes, nos casos de hipopigmentação limitada permanente, um médico especializado em tatuagens podem cobrir permanentemente a área. A pele tatuada não se bronzeia e, assim, pode ser mais ou menos visível conforme a cor do paciente continua a mudar com a exposição ao sol. A hiperpigmentação reativa deve ser tratada com hidroquinona ou ácido kójico tópico.

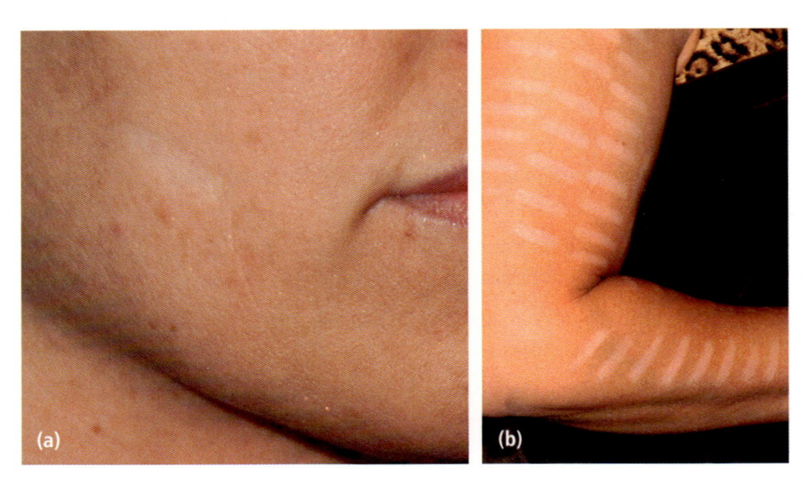

Fig. 9.6. Hipopigmentação depois de tratamento com luz intensa pulsada (a) da face; (b) do braço.

Atrofia e irregularidade de gordura subsuperficial

A atrofia e irregularidade de gordura subsuperficial foram relatadas primariamente em conjunto com as modalidades mais antigas de radiofrequência dérmica nos procedimentos de enrijecimento.[20] Com o uso das tecnologias atuais e das configurações recomendadas de energia esses fenômenos são facilmente evitados. mas permanece um lembrete de cautela sobre as consequências indesejadas desse tratamento. As tentativas de corrigir a irregularidade da subsuperfície visam adicionar volume à área afetada. O ácido hialurônico estabilizado de origem não animal injetável (NASHA), a transferência de gordura autóloga e as técnicas de subcisão foram experimentadas com graus variáveis de sucesso. As áreas que apresentam cicatrizes dérmicas unidas a tecidos mais profundos podem requerer a lise da cicatriz para formar um espaço que possa aceitar a substância preenchedora. Um método fácil para detectar aderências cicatriciais abaixo da derme é injetar um volume normal de solução salina subcutânea na área de depressão. Quando se forma uma "saliência" de solução salina ao redor da depressão, é bom planejar a lise da cicatriz antes de aplicar o preenchedor.

Reação alérgica à remoção de tatuagens

A reação alérgica à tinta durante a realização da tatuagem é bem documentada, e também ocorre nas tentativas de remoção. As tintas de tatuagem, sejam temporárias ou permanentes, contêm uma profusão de substâncias que podem levar a reações imediatas ou tardias. Os materiais que contêm mercúrio e cromo são agressores comuns nas reações alérgicas permanentes à tatuagem. Durante o processo de remoção da tatuagem com *laser*, a tinta é liberada e é livremente exposta ao sistema imunológico, onde pode ser classificada como substância estranha. Embora não seja ocorrência comum, com poucos relatos na literatura, o profissional deve estar ciente dessa possibilidade quando se confronta com um paciente que apresenta reações cutâneas depois da remoção da tatuagem. Nos poucos relatos de casos, os pacientes foram encaminhados a dermatologistas para confirmar o diagnóstico. Durante os tratamentos subsequentes, os pacientes foram tratados com prednisona para atenuar a resposta imune.[21,22]

Resurfacing *ablativo da pele*

O *resurfacing* ablativo da pele com *laser* e quimioesfoliação são uma opção relativamente não invasiva para pacientes que desejam atenuar as alterações actínicas da pele, em especial as linhas finas e rítides. Contudo, diferentemente dos procedimentos subsuperficiais já mencionados, este espectro de tratamento envolve de modo inerente a destruição controlada da epiderme, além de possível lesão da derme. As complicações são mais comuns e podem ser bastantes desfigurantes se não forem evitadas ou tratadas de modo adequado nas fases pré e pós-operatória. A avaliação pré-operatória de cor e tipo de pele é essencial para prever as complicações e modificar o tratamento, com base nesses critérios.

Infecção herpética

A infecção herpética depois do tratamento com *laser* é complicação bem conhecida. Acarreta o potencial de cicatrizes permanentes. A avaliação pré-operatória do paciente que solicitar cirurgia com *laser* deve incluir perguntas referentes à história de infecção por herpes ou sintomas prévios compatíveis com ela. É prudente, ao realizar o tratamento com *laser*, começar o tratamento supressivo antiviral para herpes antes da cirurgia. O tratamento continua depois da prevenção, até que a área tratada reepitelize, em geral, entre 10 e 14 dias. A avaliação no período pós-operatório inicial pode ser confundida pela ausência de bolhas, sendo a dor o sintoma de apresentação. Quando se suspeita de infecção herpética ou ela é confirmada pelo esfregaço de Tzank, são introduzidas altas doses de medicamentos antivirais para o herpes zóster.

Eritema persistente

O eritema persistente, que dura mais de 6 meses depois do tratamento, deve desencadear uma investigação, porque a maioria dos eritemas leves se resolve em 2 a 3 meses (Fig. 9.7). Essa complicação pode ser problemática para o paciente e o profissional, por causa da natureza multifatorial das possíveis causas do problema. As causas passíveis de tratamento são cuidados domésticos agressivos, alergia a fatores ambientais, exposição ao sol, infecção subclínica e formação de cicatriz inicial. Uma modalidade geral ao avaliar o eritema é examinar os produtos para a pele usados em casa, fatores ambientais e sintomas. A maioria dos pacientes volta a usar os produtos domésticos, inclusive os retinoides, 10 dias depois do procedimento ablativo. No entanto, a pele depois da ablação fica, em geral, mais reativa aos produtos usados em casa e aos fatores ambientais, e muitos pacientes precisam reduzir a dose ou a frequência das aplicações dos produtos por alguns meses. O tratamento agressivo com retinoides é causa comum de eritema persistente. É bom suspender todos os produtos para a pele na face com eritema persistente por algumas semanas, na tentativa de limitar o número de fatores contribuintes. As doses decrescentes de esteroides orais podem ser benéficas quando se suspeita que uma resposta alérgica de contato contribui para a reação. A aplicação de esteroides tópicos é indicada, mas deve ter duração limitada, porque pode causar eritema. O paciente deve ser questionado sobre a exposição ao sol e o uso de bloqueador solar. A pele depois da ablação é especialmente sensível à radiação UV e pode apresentar vermelhidão persistente se não tiver proteção adequada. Infelizmente, às vezes, a alergia de contato ao bloqueador solar é a causa do eritema. Nesse caso, o agente deve ser suspenso. Quando se suspeita de infecção fúngica subclínica, deve-se considerar o uso de preparo de hidróxido de potássio (KOH) para confirmar o diagnóstico e iniciar o tratamento antifúngico. O eritema persistente também pode ser precursor da formação de cicatriz depois de tratamento ablativo excessivamente agressivo. O tratamento será discutido a seguir.[23]

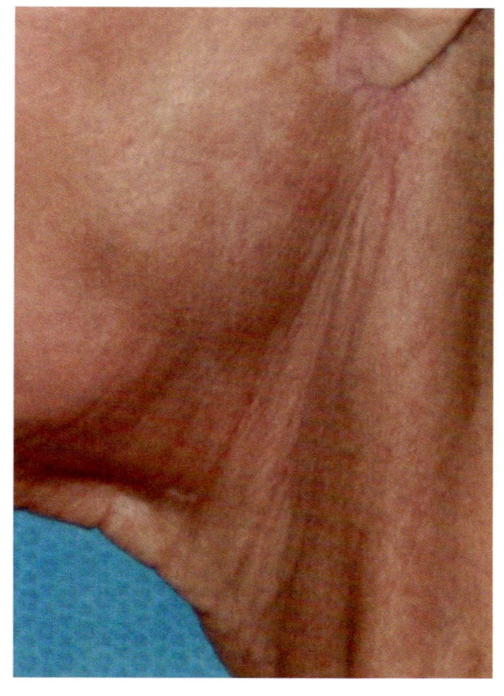

Fig. 9.7. Áreas de eritema persistente e hipopigmentação, 5 meses depois de resurfacing com laser de CO2 na face e no pescoço.

Infecções bacterianas e virais

As infecções bacterianas e virais depois de *resurfacing*, ainda que raras, podem variar de pequenas às que acarretam risco de morte. As bactérias ou leveduras podem ser responsáveis e devem ser tratadas agressivamente. Mais uma vez, a profilaxia e a vigilância no período pós-operatório são essenciais para evitar desfechos indesejados. A infecção bacteriana depois do tratamento com *laser* é causada mais comumente por *Staphylococcus aureus* e *Pseudomonas aeruginosa*.[16,24] Alguns cirurgiões recomendam a administração profilática de cefalosporinas para abranger a microbiota cutânea, enquanto outros recomendam a cobertura com quinolonas para as espécies *Pseudomonas*. Com uma taxa de infecção pós-operatória de 0,4 a 4,3%, isso não se justificaria.[16] Em um estudo com 133 pacientes, Walia e Alster não conseguiram demonstrar benefício da administração profilática de antibióticos.[25] Quando se suspeita de infecção, deve-se iniciar o tratamento empírico sem demora, enquanto se esperam os resultados de cultura. Niamtu recomendou a coloração de amostras da área afetada com KOH para diferenciar entre infecção bacteriana e por leveduras. O preparo de KOH é oportuno e pode ajudar a orientar o tratamento contra o organismo agressor. Quando se diagnostica infecção por leveduras, é indicado tratamento antifúngico.[18] O tratamento combinado de antifúngico tópico e sistêmico deve ser considerado. O fungo mais encontrado em cultura é a *Candida*, e o tratamento empírico deve visar esse organismo.[16]

Erupção de acne miliar e vulgar

A acne miliar e a vulgar também podem sobrevir no pós-operatório. A acne miliar é tão comum, que a discussão pós-operatória incluir informar o paciente que ela é esperada e será tratada assim que começar. O tratamento é tretinoína tópica. Qualquer lesão recalcitrante pode ser tratada com lise cuidadosa da lesão. A acne no pós-operatório pode variar de leve a grave e é extremamente comum.[16] Quando a acne é reconhecida, os antibióticos sistêmicos podem começar no pós-operatório imediato. O ácido retinoide tópico, os *peelings* e os antibióticos tópicos são usados quando ocorre a reepitelização.

Hiper e hipopigmentação

O profissional que realiza tratamento ablativo com *laser* deve estar bem preparado para tratar problemas de pigmentação. O paciente com pele escura, Fitzpatrick III ou mais, é mais propenso à hiperpigmentação, embora cerca de um terço do total de pacientes, independentemente da classificação de Fitzpatrick, apresentem esse problema. Muitos cirurgiões usam medicamentos tópicos no pré-operatório para reduzir o risco de hiperpigmentação. Ainda que essa prática seja comum, ainda é preciso que estudos ratifiquem sua eficácia. A hiperpigmentação desenvolve-se cerca de 3 a 4 semanas após o tratamento. O paciente deve ser instruído a usar agentes com fator de proteção solar alto. Os clareadores de pele e os *peelings* químicos são usados para trataras áreas hiperpigmentadas.

A hipopigmentação é um efeito colateral tardio verificado em pacientes 6 a 12 meses depois da cirurgia (Fig. 9.7). Essa complicação é mais frequente quando há história de *peeling* químico com fenol ou dermoabrasão. É importante avaliar se a hipopigmentação é verdadeira ou relativa. Esse fenômeno é exemplificado pelo tratamento com *laser* em uma unidade estética do corpo, e não em outras. A unidade estética que recebe *laser* aparece mais clara que a adjacente. Na hipopigmentação verdadeira, a pele pode conter áreas mais claras. O tratamento de ambas é similar. A mescla de *peelings* químicos e *laser* de CO_2 pode suavizar a transição entre as áreas de hipopigmentação. A exposição solar mínima e o medicamento Oxsoralen® podem estimular a melanogênese.[16]

Eritema persistente e cicatrizes

As cicatrizes com frequência decorrem de técnica ineficiente ou de dermatite de contato e/ou infecção da ferida. A prevenção das cicatrizes começa na fase pré-operatória. Os pacientes que usaram isotretinoína (retin-A) 2 anos antes do tratamento com *laser* têm maior risco de formação de cicatrizes. O profissional deve avaliar o paciente quanto à formação de queloide devido à alta propensão de cicatrizes depois do tratamento. A boa técnica durante o tratamento com *laser* é a melhor prevenção das cicatrizes. As densidades de alta energia e os múltiplos pulsos (*stacking*) podem resultar em cicatrizes e devem ser evitados. As peles periorbital, do terço inferior da face e do pescoço são mais propensas às cicatrizes e o ajuste da técnica e poucas incidências de baixa energia são ideais nessas áreas. Os pacientes submetidos a diversos procedimentos estéticos em conjunto com *resurfacing* com *laser* podem requerer ajuste na técnica do *laser*. Nas áreas em que a pele é separada subcutaneamente, a recomendação geral é limitar o tratamento. Nos pacientes submetidos anteriormente a *lifting* facial, o cirurgião deve reconhecer se a pele facial na área do ângulo da mandíbula foi, originalmente, pele do pescoço, quando, então, deve ser tratada com menos agressividade.

No período pós-operatório, a prevenção de cicatrizes é melhor diminuindo-se a possibilidade de dermatite de contato e com o reconhecimento precoce da formação de cicatrizes. A dermatite de contato é reconhecida como áreas eritematosas com prurido relatado pelo paciente. O eritema e a induração são indicações iniciais da formação de cicatriz. Para a dermatite de contato, o tratamento inicial visa à remoção do agente agressor. Em geral, esses agentes são sabões ou loções com fragrância, antibióticos tópicos ou cosméticos. Essas substâncias devem ser evitadas antes da reepitelização, porque esse é o momento de maior risco de dermatite de contato. Os corticosteroides tópicos de Classe I são recomendados quando se suspeita de formação de cicatriz. A injeção de corticosteroide na área também é recomendada. O *laser* de luz intensa pulsada de 585 nm pode ser usado na área, podendo ser bastante eficaz para diminuir a cicatrização e o eritema. Alster recomendou 4,5 a 5,0 J/cm^2 com tamanho de ponto de 10 mm, ou 6,5 a 7,0 J/cm^2 com ponto de 7 mm. Podem ser necessários dois ou três tratamentos em intervalos de 6 a 8 semanas.[16] O tratamento com luz intensa com filtro para as lesões vasculares também é eficaz.

Retesamento excessivo da pele e formação de ectrópio

O retesamento da pele em geral é uma das consequências indesejáveis do *resurfacing* ablativo. Infelizmente, o tratamento da pele fina da pálpebra inferior pode levar à retração pálpebra e esclera aparente inferior ou ectrópio. Esse achado é mais frequente em pacientes tratados anteriormente na área com *laser* ablativo, tiveram excisão agressiva de pele em blefaroplastia inferior ou apresentam tendão do ângulo inferior do olho. Embora essa complicação em geral se resolva com o tempo, o ectrópio persistente é um problema que em geral requer correção cirúrgica. A avaliação inicial do paciente quanto ao risco dessa complicação envolve o exame da lassidão da pele e do ângulo da pálpebra inferior. Para avaliar a lassidão da pele, recomendados pedir que o paciente olhe para cima com a boca moderadamente aberta. Isso estira a pele da pálpebra inferior até sua extensão máxima. Se uma pinça puder comprimir a pele da pálpebra inferior sem deslocar a margem palpebral para baixo, o risco esperado de ectrópio é baixo. O teste de resposta rápida (*snapback test*) vertical e horizontal é usado para avaliar a lassidão do tendão do ângulo inferior do olho. A maior lassidão da pálpebra inferior aumenta o risco de ectrópio e o encurtamento da pálpebra, conforme as forças do retesamento inferior superam a capacidade de o tendão manter a pálpebra em posição superior. Quando o encurtamento da pálpebra ou ectrópio são verificados, os esteroides tópicos e intralesional, em conjunto com massagem da pálpebra inferior, são as recomendações terapêuticas iniciais. Normalmente, o tratamento é adiado até depois da reepitelização. Como a retração da pálpebra inferior e o ectrópio são resultado de cicatrização, inicialmente são tratados como tal. A correção do ectrópio persistente e do encurtamento da pálpebra será discutida na seção sobre blefaroplastia, a seguir.

COMPLICAÇÕES DE PROCEDIMENTOS CIRÚRGICOS ESTÉTICOS

1. Blefaroplastia
2. Procedimentos na fronte e região frontal
3. Procedimentos no terço inferior da face (ritidectomia, *lifting* de pescoço, lipoescultura)
4. Implantes faciais
5. Rinoplastia

Blefaroplastia

A blefaroplastia é a cirurgia estética mais comum e, se não for realizada corretamente, pode levar a resultados insatisfatórios. Muitas das queixas iniciais dos pacientes são relacionadas a equimose, edema, irritação conjuntival ou pequena abrasão corneana. As complicações mais problemáticas da blefaroplastia podem ser evitadas com boa avaliação pré-operatória, pois muitas são associadas à posição e à função das pálpebras em relação ao bulbo ocular e sua aparência em contraste com a área periorbital circundante. Raramente, as complicações levam a transtornos visuais ou cegueira.

Edema, equimose, irritação conjuntival e abrasão corneana

Os pacientes devem ser alertados que podem esperar edema e equimose periorbital depois de procedimento palpebral. O edema pode persistir por até 3 meses depois de blefaroplastia e isso deve ser explicado para o paciente antes da cirurgia. Os pacientes que usam lente de contato devem esperar a mudança leve de grau durante esse período e podem apresentar visão borrada. A limitação desses problemas inclui técnica atraumática e, de modo ideal, evitar qualquer sangramento durante a cirurgia e remover todo o sangue do campo antes do fechamento da ferida. As soluções tópicas que contêm arnica ou bromolina pode ajudar a resolução de edema e equimose. A irritação conjuntival ou as pequenas abrasões corneanas podem ser observadas após a cirurgia. A conjuntiva injetada, com secreção aquosa, provavelmente se deve à irritação química ou mecânica durante a cirurgia e não representa infecção no pós-operatório imediato. Os colírios esteroides 4 vezes por dia durante 5 dias devem ser iniciados instantaneamente. Se houver suspeita ou presença de infecção, deve-se prescrever uma solução de antibiótico e esteroide. É preciso verificar a vedação palpebral ao fechamento para excluir a progressão inicial da ceratoconjuntivite. Se a vedação palpebral for fraca, o paciente deve usar lágrimas artificiais abundantemente durante o dia e lubrificante viscoso durante a noite.

A abrasão corneana é diagnosticada pela inspeção do olho após a instilação de colírio de fluoresceína e exame com luz azul. Às vezes, o uso de agente cicloplégico, como homotropina para evitar o blefaroespasmo, pode auxiliar durante o exame. Quando é diagnosticada, o tratamento inicial é colírio antibiótico-esteroide e lubrificantes oculares em abundância. Nas abrasões corneanas graves, o encaminhamento a um oftalmologista para a colocação de bandagem macia deve ser considerada. Felizmente, a maioria dos sintomas resolve-se em 48 horas, mas o acompanhamento de perto é necessário para garantir que não se desenvolva superinfecção bacteriana ou fúngica.

Ectrópio, entrópio, encurtamento da pálpebra, vedação palpebral insuficiente e ptose

As complicações comuns de mau posicionamento da pálpebra inferior são ectrópio, entrópio, encurtamento da pálpebra com esclera aparente, incapacidade de vedação palpebral e ptose. Os pacientes com risco desses problemas podem ser identificados durante a avaliação pré-operatória. Ectrópio, entrópio e encurtamento da pálpebra são complicações relacionadas à blefaroplastia inferior. A incapacidade de vedação da pálpebra, com sintomas resultantes de olho seco e ceratoconjuntivite, ocorre na blefaroplastia superior ou inferior muito agressiva. A ptose palpebral é uma complicação da blefaroplastia superior. Como já mencionado, a avaliação adequada da pele da pálpebra e lassidão do ângulo do olho (*snapback test*) deve ser realizada antes da blefaroplastia inferior. Os pacientes com margem infraorbital deficiente ou olhos proptóticos são particularmente propensos às complicações de posicionamento da pálpebra inferior. O ectrópio em geral resulta de excisão demasiada da pele e/ou do músculo da pálpebra inferior. A cirurgia precoce para corrigir esse problema não é recomendada, porque muitos casos respondem à massagem simples e com o passar do tempo. O período típico para espera de novo tratamento é 3 meses. Outra opção é tentar elevar o tecido mole da bochecha e remover a tensão da pálpebra inferior. Isso é obtido com vários graus de sucesso, com volumes maiores de preenchedores de tecidos moles ou procedimentos de *lifting* com gordura suborbicular do olho (SOOF). Isso pode ser bastante eficaz em pacientes que têm projeção deficiente da margem infraorbital. O enxerto de pele é realizado apenas para ectrópio persistente. Se disponível, o enxerto de pele pode ser obtido da pálpebra superior ou, menos ideal, das regiões retroauricular ou supraclavicular. A esclera aparente excessiva na parte inferior depois de blefaroplastia (encurtamento da pálpebra) é mais comum depois de blefaroplastia com acesso subciliar que envolve abertura do septo para remover gordura orbital (Fig. 9.8). O

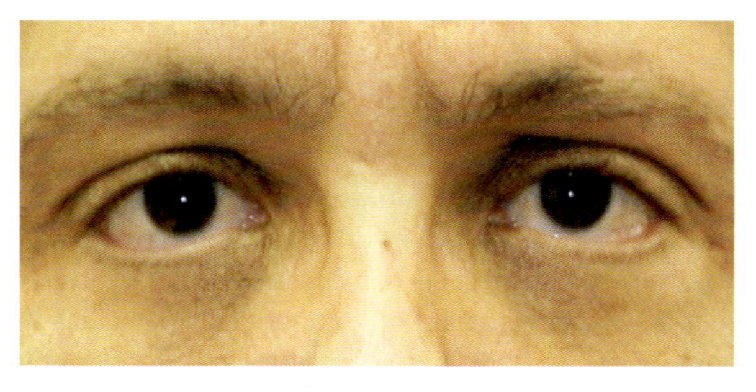

Fig. 9.8. Ectrópio e encurtamento da pálpebra observados 5 anos depois de blefaroplastia subciliar.

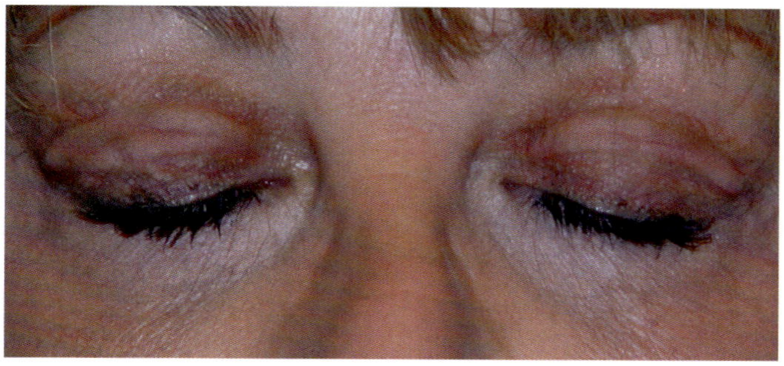

Fig. 9.9. Paciente 10 anos depois de enxerto nas pálpebras superiores. O enxerto foi feito para criar vedação adequada da pálpebra depois de blefaroplastia superior agressiva, que levou à ceratoconjuntivite.

septo cicatriza com contratura, que puxa a pálpebra inferior para baixo. Para evitar isso, alguns recomendam acesso transconjuntival à gordura orbital. Quando se observa encurtamento da pálpebra, recomendamos massagem e fechar a pálpebra, dependendo da gravidade. Nos casos de mais de 2 mm de esclera aparente na parte inferior, o cirurgião deve considerar a colocação de Frost, embora seu valor seja limitado. O tratamento conservador deve continuar por pelo menos 3 meses se o paciente tolerar. Normalmente, é necessário tratar sintomas de olho seco e irritação conjuntival durante esse período. Se a esclera aparente for recalcitrante a essas intervenções, pode ser necessária a lise da cicatriz e a cantopexia lateral da margem infraorbital. Em geral, é bom colocar um enxerto espaçador ao longo da margem orbital para apoiar o septo na nova posição. Se a esclera aparente excessiva perdurar, recomenda-se enxerto mucoso e cartilagíneo como interposição junto com a cantopexia. Os pacientes podem apresentar uma combinação de encurtamento da pálpebra e ectrópio. Nesses casos, ambos os problemas precisam ser considerados se a cirurgia corretiva for necessária. O entrópio em geral resulta de fechamento muito apertado da incisão transconjuntival ou depois da resolução de infecção local dessa incisão. Para evitar a imbricação da conjuntiva, a maioria dos cirurgiões não fecha a incisão ou coloca uma ou duas suturas finas. O entrópio pode ser uma complicação muito dolorosa para os pacientes, porque os cílios constantemente causam abrasão na conjuntiva e na córnea. Quando verificado precocemente, a massagem e/ou a abertura da incisão podem ser benéficas. Nos casos de longa duração, o enxerto da conjuntiva abaixo do tarso, com enxerto de mucosa palatina de interposição é eficaz. A falta de vedação adequada da pálpebra depois de blefaroplastia pode ser transitória e relacionada ao edema da pálpebra ou permanente e associada à remoção excessiva de pele ou músculo. Os pacientes com revisão da blefaroplastia são especialmente propensos a essa complicação, e o padrão é a marcação precisa no pré-operatório com compassos. A massagem, os lubrificantes oculares e esteroides são úteis nos casos de incapacidade de fechar os olhos. Se isso não resolver, o enxerto de pele pode ser necessário para permitir que a pálpebra superior tenha lassidão suficiente para fechar (Fig. 9.9). Nos casos de excisão excessiva do músculo orbicular do olho e perturbação do movimento, pode ser necessário colocar um peso de ouro na pálpebra superior. A ptose com frequência resulta do rompimento da aponeurose do músculo levantador da pálpebra. Seu reparo envolve encurtamento dessa aponeurose até o comprimento adequado. Esse procedimento pode ser realizado por uma incisão transconjuntival ou pela incisão da blefaroplastia, em procedimento ambulatorial.[26]

Olhos secos (ceratoconjuntivite seca)

Os olhos secos (ceratoconjuntivite seca) após blefaroplastia é uma complicação comum. Em um estudo recente, Hamaway e colaboradores verificaram que 11% dos pacientes tinham queixa de olhos secos duas semanas depois da blefaroplastia, sendo que 2% persistiam após 2 meses. Pode variar de incômodo leve a problema grave que exige encaminhamento e tratamento prolongado. A avaliação pré-operatória deve incluir os pacientes com olho seco e os que têm risco de desenvolvê-lo no pós-operatório (teste de Schirmer). Em um algoritmo proposto por Hamaway, pacientes com olho seco depois de blefaroplastia são tratados com lubrificante e esteroides tópicos e oclusão noturna. Se houver quemose, os corticosteroides sistêmicos e a oclusão são justificados. Se o problema persistir por mais de 3 meses, o oftalmologista deve ser consultado.[27]

Glaucoma de ângulo fechado

O glaucoma de ângulo fechado após blefaroplastia é uma complicação extremamente rara, com potencial de resultados devastadores. Há cerca de 5 casos relatados na literatura, com 3 deles resultando em cegueira.[28-31] O reconhecimento precoce de sinais e sintomas e o encaminhamento imediato são essenciais para limitar as sequelas. O olho pode apresentar-se injetado, com dilatação média da pupila. As queixas de dor e visão borrada depois da cirurgia devem ser investigadas quanto à pressão intraocular. É preciso lembrar que os pacientes com glaucoma de ângulo fechado em geral têm náusea, vômitos ou cefaleia. Esses sintomas podem obscurecer o diagnóstico e retardar o tratamento adequado.

A causa subjacente de **hemorragia retrobulbar** no período pós-operatório de blefaroplastia é desconhecida. Acredita-se que existam três causas: lesões nas veias orbitais posteriores, sangramento dos músculos extraoculares e gordura orbital depois da excisão de gordura. O hematoma retrobulbar pode gerar um espectro de problemas, desde dor até cegueira. Considera-se que causa transtorno visual devido ao aumento da pressão retrobulbar, que comprime o nervo óptico.[32] Os sinais de hematoma retrobulbar são dor cortante, proptose, perda do campo visual e cefaleia grave. A maioria dos hematomas retrobulbares é tratada clinicamente com agentes osmóticos ou outros, de modo a diminuir a pressão intraocular. Se necessário, a cantotomia lateral é o tratamento cirúrgico de escolha. Realiza-se com liberação do ramo inferior do ângulo lateral e do arco marginal com tesoura. A dissecação na parte posterior órbita quase nunca é necessária, e não se recomenda na maioria dos casos.

A cegueira é uma complicação relativamente rara da blefaroplastia. Em um relato de McCarthy e colaboradores, desenvolvido através de um questionário, a taxa de cegueira pós-operatória foi 0,04% em 98.514 cirurgias.[33] Infelizmente, o questionário não abrangeu a causa da cegueira. Embora a perda da visão seja, com frequência, resultado permanente de uma complicação, os transtornos visuais e os sinais e sintomas oculares devem ser energicamente investigados para evitar esse temido desfecho.

A infecção é uma ocorrência muito rara na blefaroplastia, assim como em outros procedimentos de cabeça e pescoço, devido à extensa vascularização da região. Em um estudo de Lee, 2.227 pacientes foram submetidos à cirurgia palpebral e apenas um teve infecção pós-operatória. Essa infecção foi leve e se resolveu com antibióticos, não deixando sequelas.[34]

Procedimentos na Fronte e Região Frontal

Quando a ptose da região frontal e/ou rítides profundas na fronte não são passíveis de tratamentos menos invasivos, o *lifting* pode ser excelente para o rejuvenescimento do terço superior da face. Existem muitos métodos de *lifting*, com diversas vantagens e desvantagens. As técnicas podem ser descritas como pequena incisão (endoscópica) ou grande incisão, usando a linha capilar (coronal, pretriquial, tricofítica ou acessos diretos à região frontal). Os métodos para manter a fronte no lugar depois do *lifting* são numerosos, incluindo ancoragem com sutura ou parafusos. As complicações do *lifting* da região frontal em geral serão discutidas com foco sobre as imediatas e tardias. As complicações imediatas da cirurgia da região frontal são infecção, hemorragia ou hematoma, dor e edema. A infecção é muito rara nos relatos publicados.[35-37] e é tratada com antibióticos, remoção da fonte da infecção e drenagem da incisão. A foliculite é um tipo específico de infecção observada depois de *lifting* da região frontal, e o tratamento inclui antibióticos para a microbiota cutânea, em especial *Staphylococcus aureus.*

A hemorragia e o hematoma são mais comuns que as infecções. Em geral, não se colocam drenos depois de *lifting* da fronte. Limitar o uso de anticoagulantes, a boa técnica cirúrgica e hemostasia e o uso de soluções tumefacientes que contenham epinefrina são essenciais para reduzir a ocorrência dessas complicações. Os hematomas em geral são drenados no consultório. Se houver hemorragia ou nova formação de hematoma, pode-se considerar nova cirurgia para obter a visualização adequada e o controle hemostático. Normalmente, os ramos da artéria ou da veia temporal superficial não foram cauterizados corretamente na cirurgia e contribuem para o hematoma.

A dor pós-operatória depois de *lifting* da região frontal apresenta-se como cefaleia tipo tensão. O medicamento narcótico em geral é eficaz para controlar o desconforto, sendo que a dor melhora substancialmente em 24 a 48 horas, quando o edema e a inflamação começam a se resolver.

O edema depois de *lifting* na região frontal é mais comum em fumantes. Em geral, é problema leve, que se resolve com o tempo. Tranquilizar e dar recomendações como elevação da cabeça e parar de fumar antes da cirurgia são propícias para os pacientes.

As complicações do *lifting* da região frontal a longo prazo são transtornos sensoriais, alopecia incisional, fraqueza do nervo facial motor, assimetria da região frontal e recidiva. Essas complicações são raras e, em geral, tratadas com resultados aceitáveis.

Como a maioria dos *liftings* da região frontal envolve manipulação do periósteo próximo dos nervos supraorbital e supratroclear, os **transtornos sensoriais** são frequentes no período inicial. A maioria deles é relacionada ao tipo de lesão neuropráxica (estiramento do nervo ou bloqueio de condução) e se resolver em poucas semanas. A perda sensorial prolongada com frequência é bem tolerada pelos pacientes e tem ocorrência muito baixa.[30,31] Disestesia, ardor e prurido em geral são estressantes para os pacientes e pode ser preciso tratá-los. O medicamento conservador para a dor é recomendado. Outros medicamentos são amitriptilina em dose baixa, Medrol Dose Pack ou Neurontin® (gabapentina). Há relatos de que as injeções de lidocaína e triancinolona no nervo supraorbital têm bons resultados.[30]

A alopecia incisional é comum tanto com a cirurgia endoscópica ou com abertura da região frontal. A perda de cabelo em geral é temporária e deve-se tranquilizar o paciente no pós-operatório imediato. É possível considerar o uso de Medrol Dose Pack depois da cirurgia para diminuir a probabilidade de "choque capilar" e esfoliação subsequente. A técnica cirúrgica é essencial; a incisão oblíqua na direção do cabelo pode evitar danos foliculares, e a tensão da pele deve ser evitada na linha de incisão e no local da sutura. Se a alopecia for inaceitável, realiza-se a revisão da cicatriz excisional ou, em determinados casos, enxerto de cabelo.

A fraqueza motora facial no ramo central do nervo facial é incomum e quase sempre temporária. A fraqueza na elevação da região frontal é, com frequência, vista apenas de um lado. O tratamento com toxina botulínica na região frontal funcional aumenta a simetria até a recuperação.

A recidiva deve ser esperada depois do *lifting* da região frontal e a supercorreção geralmente é realizada para resolver esse problema. A redução da recorrência depende da técnica durante a cirurgia, inclusive atenção às técnicas de fixação, liberação adequada do periósteo e das inserções musculares. Os maiores graus de recidiva podem ser encontrados em pacientes com pele espessa, e sebácea, rítides horizontais profundas, grave ptose da fronte alta. O cirurgião que enfrenta a recidiva deve reoperar para proporcionar ao paciente um resultado final aceitável.

Procedimentos do Terço Inferior da Face (Ritidectomia, Lifting *de Pescoço, Lipoescultura)*

Os *liftings* faciais, também conhecidos como ritidectomia cervicofacial, são um modo eficaz de tratar as rítides faciais que não são passíveis de tratamentos menos invasivos. O *lifting* do pescoço pode ser considerado um procedimento facial que não tem os componentes pré-auricular e temporal. A lipoaspiração ou lipoescultura é um procedimento no terço inferior da face isolado ou em conjunto com *lifting* facial para recontornar os depósitos de gordura facial. Embora muitas técnicas tenham sido descritas como um grupo de procedimentos no terço inferior da face, elas partilham muitas complicações. A finalidade desta seção é descrever o tratamento das complicações da ritidectomia cervicofacial, do *lifting* do pescoço e da lipoaspiração submentual, e não discutir o benefício entre as técnicas.

O hematoma é uma complicação comum de ritidectomia cervicofacial, *lifting* do pescoço e da lipoescultura e pode levar à necrose da pele se não for identificada imediatamente. Ocorre em cerca de 3 a 15% dos casos.[38-40] A prevenção do hematoma começa no pré-operatório, ao avaliar os pacientes quanto ao uso de anticoagulantes ou a transtornos hemorrágicos. No intraoperatório, os pacientes devem ser mantidos normotensos, porque a hipertensão é positivamente correlacionada com o hematoma pós-operatório. Além disso, o controle da pressão arterial no período perioperatório também é aconselhável, porque ela também é associada à maior formação de hematoma depois da cirurgia.

A maioria dos hematomas aparece no pós-operatório imediato, provavelmente nas primeiras 24 a 48 horas. Existem duas classificações de hematomas: hematoma maior e micro-hematoma. A diferença entre eles é o tamanho, assim como o método de tratamento de cada um. Se o hematoma for grande e/ou em expansão e exigir drenagem cirúrgica, é classificado como hematoma maior. Nesse caso, o tratamento é abertura parcial ou completa da ferida cirúrgica, com evacuação do hematoma. É prudente, nessa ocasião, tentar identificar e controlar as fontes de sangramento ativas. O micro-hematoma é tratado por aspiração com agulha e aplicação de curativos compressivos. Às vezes, esses pequenos hematomas observados e removidos com agulha 7 a 10 dias após o procedimento, quando o coágulo já se liquefaz em certo grau. Os pacientes devem ser aconselhados a limitar a atividade por pelo menos 7 a 10 dias, porque há relatos de hematoma tardio, especialmente em homens, até uma semana depois da cirurgia (Fig. 9.10).

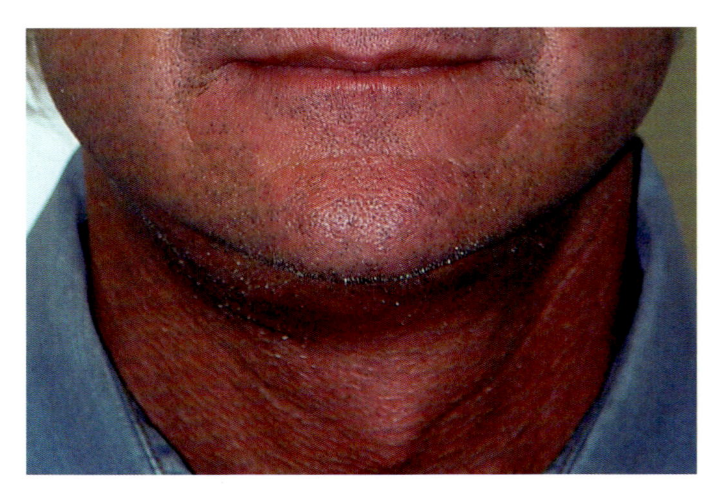

Fig. 9.10. Hematoma submentual em pacientes submetido a *lifting* facial 7 dias depois da cirurgia.

A lesão do nervo facial é uma complicação rara dos procedimentos de face e pescoço, que ocorrem em apenas 2 a 4% dos casos, embora a fraqueza transitória devida a edema seja mais comum.[41,42] O risco de lesão nervosa permanente é maior no plano nas ritidectomias profundas do que nas superficiais. Os ramos temporal e marginal da mandíbula são afetados com mais frequência. Para evitar traumatismo no nervo facial é fundamental que o cirurgião mantenha um plano de dissecação que permita sua proteção anatômica. As cânulas de lipoaspiração e as tesouras de dissecação devem ser usadas com cautela ao elevar o tecido sobre a região pré-mandibular, porque o nervo facial é menos protegido e mais vulnerável nessa área. Quando a fraqueza dos músculos da expressão facial ocorre depois da cirurgia, é importante compreender que a maioria dos casos se resolve espontaneamente. É aconselhável monitorar a diminuição dos movimentos faciais por um período de 3 semanas a 6 meses. As pequenas assimetrias podem não ser percebidas pelo paciente, mas são aparentes para o observador hábil. A assimetria persistente pode ser tratada com toxina botulínica no lado afetado. A paralisia da musculatura periorbital requer proteção do bulbo ocular. Isso pode incluir colírios e/ou oclusal do olho ou a colocação de um peso de ouro na pálpebra superior. Nos casos graves, também se pode considerar tarsorrafia temporária (ponto de Frost) para proteger o bulbo ocular.

A epidermólise superficial e a perda problemática de espessura total da pele depois de procedimentos de cabeça e pescoço ocorre com mais frequência na região pós-auricular, podendo também ser encontrada em áreas de separação da pele. A manipulação suave dos tecidos moles, a profundidade correta de dissecação e evitar a tensão no fechamento são métodos para evitar isquemia e subsequente comprometimento cutâneo. O hematoma deve ser drenado tão logo seja reconhecido. Se a isquemia persistir apesar das medidas preventivas, as áreas de esfacelo da pele devem cicatrizar por segunda intenção. A ferida deve ser tratada com Aquafor ou outro curativo úmido oclusivo, tratando-se qualquer sinal de infecção imediatamente. Quando a ferida cicatrizar, a cicatrização hipertrófica pode ser tratada com injeções de esteroide (Kenalog) e/ou *laser*. Se necessário, a revisão formal da cicatriz deve ser adiada por 6 meses, embora, em circunstâncias incomuns, a revisão primária deva ser realizada imediatamente (Fig. 9.11).[37] Em muitos casos, há lassidão insuficiente da pele para realizar a excisão da cicatriz e o fechamento. Quando isso ocorrer, os tratamentos de camuflagem da cicatriz podem minimizar a deformidade. O eritema pode ser reduzido com *laser* de luz intensa pulsada ou com luz intensa pulsada. A irregularidade da pele pode ser atenuada com *laser* ablativo de baixa energia e injeção de esteroide. As áreas de hipopigmentação são o problema mais difícil de resolver, e o encaminhamento a um médico especializado em tatuagem pode ser útil.

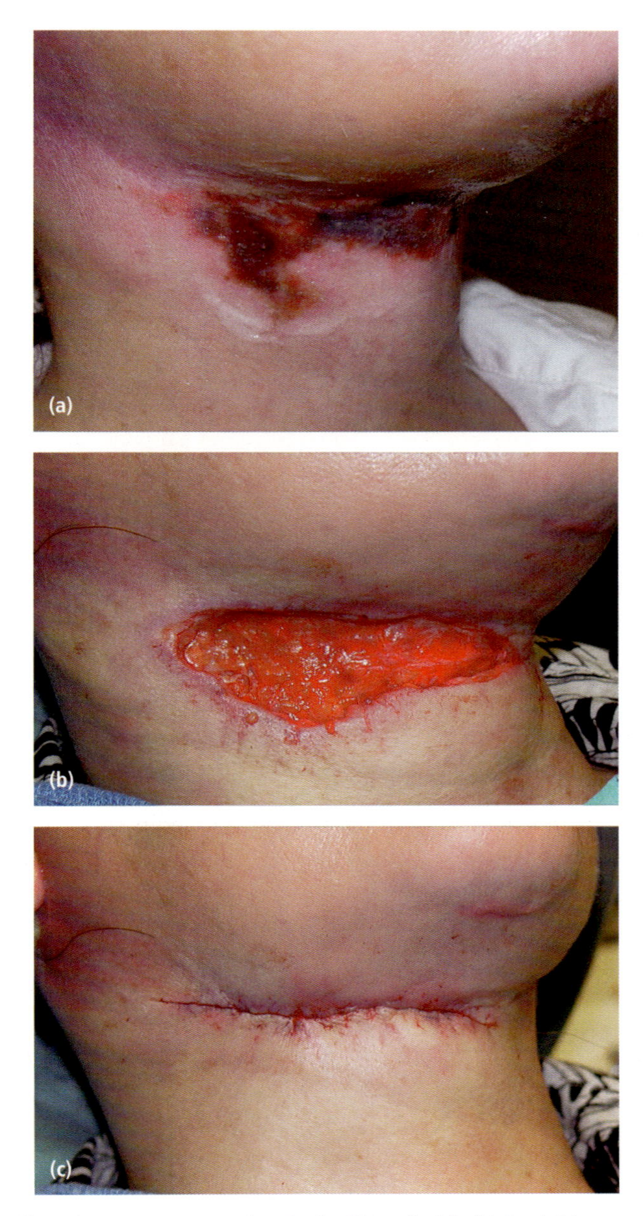

Fig. 9.11. (a) Colapso da pele uma semanas depois de *lifting* facial. (b) Desbridamento do tecido necrótico duas semanas depois do procedimento. (c) Fechamento primário do defeito.

Os transtornos neurossensoriais depois de procedimentos da parte inferior da cabeça e do pescoço são comuns, mas a maioria é autolimitada. O que mais se observa é lesão do nervo auricular maior a partir do plano de dissecação, ao longo da região do músculo esternocleidomastóideo. Sullivan encontrou incidência de embotamento permanente da orelha em 1% de seus pacientes de *lifting* facial. Além de parestesia e anestesia, que são difíceis de tratar, os pacientes podem ter disestesia.[42] Se a disestesia se desenvolver no pós-operatório, é obrigatório investigar a causa. O diagnóstico de bloqueio nervoso com anestesia local injetada na distribuição do nervo proximal pode elucidar qual nervo é responsável e proporcionar alívio temporário. Quando se suspeita de neuroma, a ressonância magnética de alta resolução pode ajudar a localizar a lesão. Os neuromas podem ser passíveis de excisão cirúrgica para promover a remissão total quando é realizada precocemente. Uma opção menos invasiva é usar antidepressivos tricíclicos ou gabapentina. Canter et al. descrevem um caso de mulher que desenvolveu dor não passível de tratamento depois de ritidectomia e teve sucesso com Neurontin 300 mg, três vezes por dia.[43]

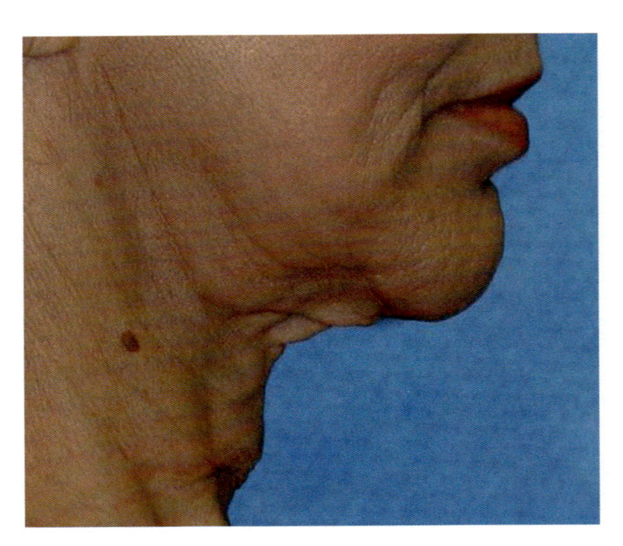

Fig. 9.12. Irregularidade submentual depois de lipoaspiração isolada. O grau de lassidão da pele dita se a correção exige retesamento da pele, como *lifting* facial.

As irregularidades de contorno são uma complicação possível depois de lipoaspiração, *lifting* facial e *lifting* do pescoço. Evitar esse problema começa com a manutenção de lipoaspiração e da lipoexcisão em plano compatível. Ainda, é preciso ter cuidado para não remover muita gordura. Os pacientes que precisam de grandes quantidades de lipoaspiração isolada podem beneficiar-se com a liberação subcutânea das estruturas mais profundas para permitir dobras passivas do envelope de tecido mole (Fig. 9.12). Os casos em que há irregularidade clara 3 meses depois da cirurgia devem ser corrigidos. As deficiências de gordura podem ser corrigidas com transferência de gordura ou com preenchedores de tecido mole. O deslizamento lateral ou as irregularidades das dobras de pele podem beneficiar-se com a liberação e ressuspensão subcutânea. Hamra descreveu em vários artigos as anormalidades de contorno que resultam de ritidectomia com vetor lateral. O deslizamento lateral é uma sequela tardia e sinal de *lifting* facial prévio:

> A tensão do vetor lateral sem oposição permite que os tecidos da bochecha descendam sobre a linha da mandíbula retesada, criando um "deslizamento lateral" ou aparência "caída" da face. Uma elevação em forma de meia-lua sobre a região malar é a parte inferior do músculo orbicular que não foi reposicionada com procedimentos convencionais.[44]

Essas sequelas tardias podem ser evitadas adicionando-se um vetor superior ao *lifting* facial original para reposicionar o tecido mole periorbital e melhorar o contorno da região malar. Hamra recomenda a liberação do arco marginal em conjunto com a remoção mínima de gordura periorbital para evitar afundamento dos olhos, que pode acentuar o desequilíbrio do contorno facial. A correção do deslizamento lateral pode requerer novo vetor de tensão da pele pela revisão do *lifting* facial. Pode-se obter maior correção melhorando-se a tonicdidade da pele com *resurfacing* ablativo, retesamento com radiofrequência ou melhorando o volume facial com enxerto de gordura ou preenchedores (Fig. 9.13).

Várias complicações de *lifting* facial e de pescoço podem ser relacionadas às várias regiões de incisão. O tufo temporal, o trago, o lóbulo da orelha, o sulco retroauricular e a linha posterior capilar são regiões que podem precisar de modificação da técnica para evitar sequelas (Tabela 9.2).

A orelha pontiaguda é uma complicação da ritidectomia na qual a arquitetura normal do lóbulo da orelha é alterada e fica tensionada inferiormente na direção do pescoço (Fig. 9.14). Normalmente, o segmento livre do lóbulo da orelha encontra a bochecha e a pele retromandibular em uma região sulcada, denominada otobásio inferior. Depois de ritidectomia, a tensão da pele inserida nessa área é anterior e inferior. Direcionar essa ligação para baixo e para a frente elimina a parte livre do lóbulo e dá a impressão de orelha "grudada". Para evitar essa complicação, é preciso planejar a incisão adequada. Uma escolha é incluir uma pequena quantidade de "tecido da bochecha" na incisão na região do lóbulo da orelha (Fig. 9.15). Isso possibilita o

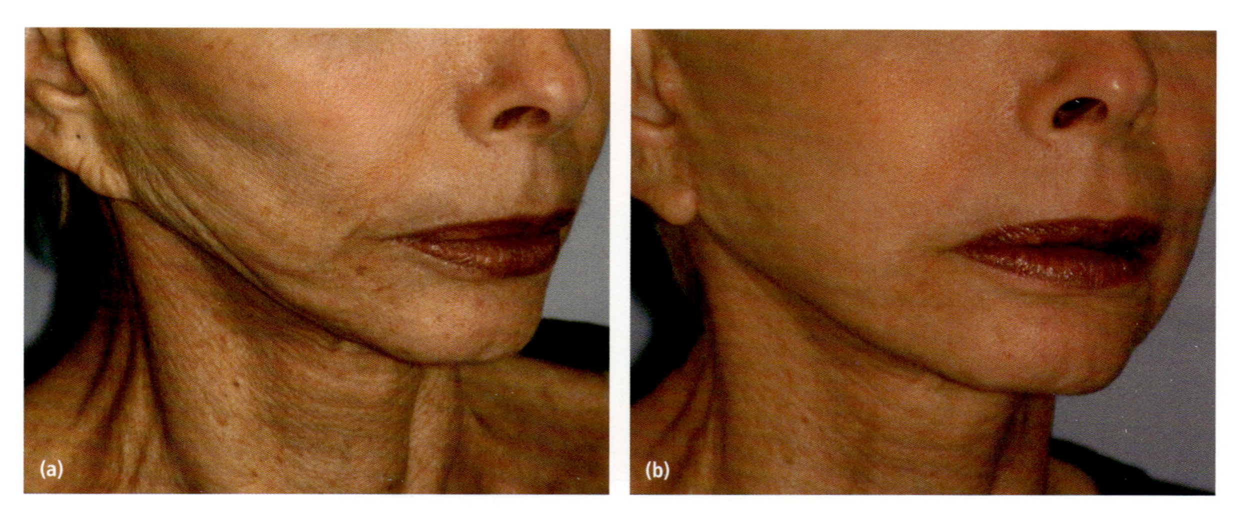

Fig. 9.13. (a) Paciente com deslizamento lateral e orelha pontiaguda. (b) Correção com revisão do *lifting* facial, resurfacing com laser de CO_2 e enxerto de gordura livre.

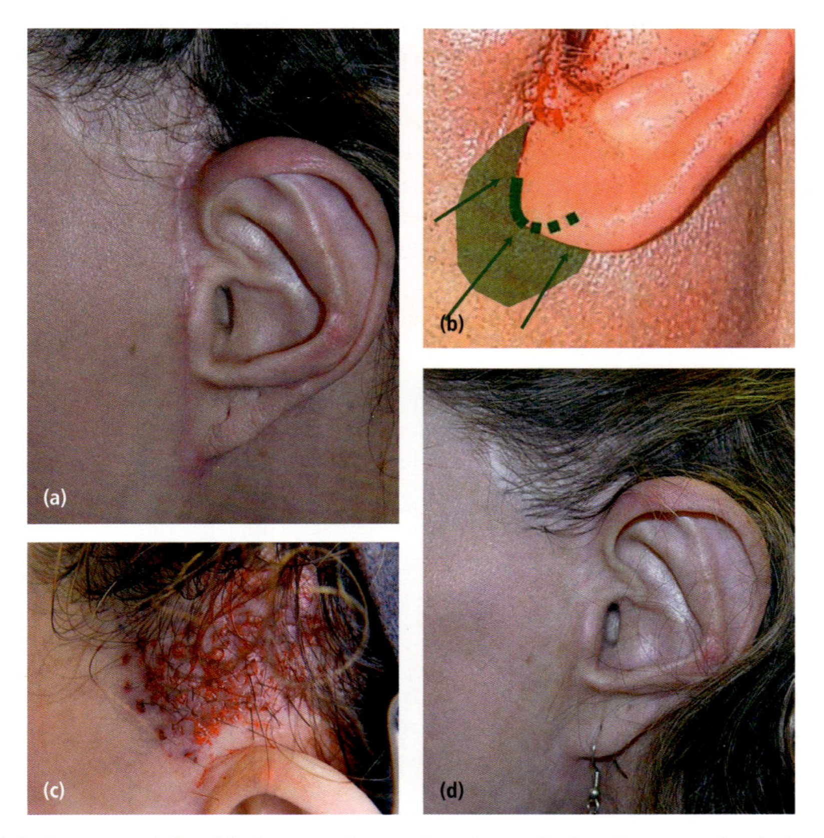

Fig. 9.14. (a) Paciente com deformidade em orelha pontiaguda, perda do tufo temporal, achatamento leve do trago e eritema incisional persistente aos 5 anos. A constelação de deformidades sugere *lifting* facial original que criou tensão excessiva da pele superficial separada ao longo da incisão. (b) A incisão original é reaberta com separação subcutânea e o avanço do SMAS é realizado. O fechamento com aspecto inferior do lóbulo da orelha fica sem inserção. (c) O tufo temporal é recriado com transplante de uma e duas unidades de folículos capilares. (d) Resultado final um ano depois da cirurgia. *Resurfacing* com *laser* de CO_2 de incisões foi realizado um mês depois da operação.

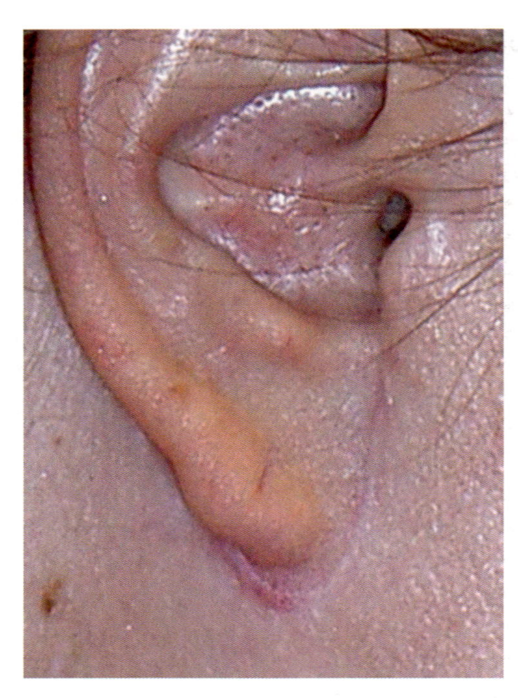

Fig. 9.15. Incisão do *lifting* facial desenhada para incorporar um manguito de tecido do pescoço em torno do lóbulo da orelha.

fechamento do otobásio inferior com ângulo solto. É fundamental que esse fechamento seja livre de tensão para evitar a "orelha pontiaguda".[45] Outra opção é deixar a parte inferior do lóbulo da orelha não inserida e sobrepor a pele do pescoço para que cicatrize por segunda intenção. Se houver desenvolvimento de orelha pontiaguda, é preciso operar e corrigir a deformidade. Um método descrito envolve a remoção de um triângulo de tecido do lóbulo. A base do triângulo é a junção da pele do lobo com a da bochecha. O triângulo é excisado e o lóbulo é reinserido em direção superior e posterior.[45] Nos casos graves, pode ser necessário separar a pele do pescoço e retesar o sistema musculoaponeurótico superficial (SMAS) subjacente para aliviar a tensão no lóbulo da orelha.

Implantes Faciais

Os implantes faciais são um método minimamente invasivo para reconstruir a face dos pacientes e levar ao contorno normal ou a uma forma mais estética. Embora os implantes tenham a vantagem de ser um método menos invasivo em comparação com o método de cirurgia ortognática, não devem ser considerados substitutos totais da correção de deformidades esqueléticas. Os implantes faciais têm baixa taxa de complicação, embora ocasionalmente causem problemas graves o suficiente que garantem remoção ou revisão.

A infecção é o motivo mais comum para a remoção do implante. Em sua série, Wang et al. mostraram a infecção como causa de remoção de 3,7% do total dos implantes de face.[46] A infecção tardia, 10 a 20 depois da colocação do implante, é possível e já foi relatada. A técnica meticulosa deve ser usada ao colocar os implantes, em especial através da cavidade da boca. Recomenda-se que qualquer processo odontogênico infeccioso seja tratado antes do procedimento através de incisão intrabucal. O colutório pré-operatório com clorexidina e a escovação dos dentes devem ser realizados para reduzir a microbiota bucal.

A infecção pode apresentar-se com dor e inchaço no local do implante. O exame físico pode revelar eritema ou flutuação na região. A comunicação do trato sinusal com a pele ou a formação de fístula na cavidade da boca não são incomuns. Uma vez reconhecidos, os implantes infeccionados devem ser removidos. Pode-se desistir do implante ou esperar pelo menos 6 meses antes de tentar a reimplantação.

Reabsorção óssea e implante exposto

A erosão óssea profunda relaciona-se com a estabilidade do implante a longo prazo e com sua segurança. A remodelação e erosão ósseas são um problema antigo dos implantes do mento.[47,48] Todos os tipos de

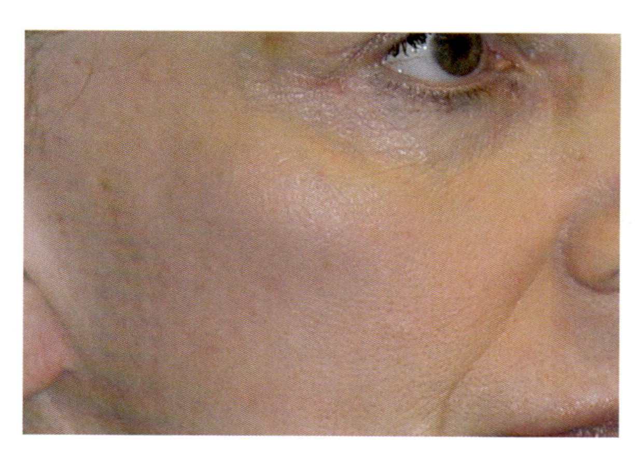

Fig. 9.16. Implante de concha de silastic visível na região malar.

implantes têm causado alterações no osso adjacente. No caso do mento, acredita-se que a pressão exercida sobre o implante pelos músculos mentuais é a causa da reabsorção. Outros profissionais acreditam que a reabsorção pode resultar da colocação subperióstea do implante. As evidências em contrário em experiências com modelos animais contestam essas suposições. Pearson et al. verificaram que a colocação ligada ao periósteo não muda a reabsorção. Também constataram que a reabsorção era maior nos implantes que recebiam menos pressão.[49] Embora não seja uma resposta definitiva para a questão da erosão óssea, esse estudo mostra que há muito a aprender sobre a erosão e suas causas. A erosão e as alterações ósseas sob os implantes são vistas com frequência nas radiografias em pacientes que estão felizes com o resultado cirúrgico e não têm sintomas. Não é uma boa decisão remover o implante por causa desse achado radiográfico. A remoção do implante pode levar a uma depressão e desfiguração do mento, o que precisa ser considerado antes. Se a erosão se tornar um problema, a remoção pode ser necessária.

Os implantes expostos ou visíveis em geral resultam de má seleção do tipo e tamanho ou de criação imprópria do alvéolo cirúrgico. A correção do implante visível em geral envolve sua remoção e possível recolocação de implante em excisão cirúrgica correta (Fig. 9.16).

A mobilidade do implante é um problema bem reconhecido de todos os materiais usados para tal. A mobilidade levou muitos cirurgiões a usarem alguma forma de fixação para manter os implantes no lugar, como parafusos de titânio. Um inconveniente dessa técnica é que pode requerer uma dissecação maior para colocar o implante. Se o implante tiver migrado em avaliação a longo prazo, pode formar-se uma cápsula. O reposicionamento nesse estágio pede dissecação maior e pode destruir o implante. O cirurgião deve discutir as opções e possibilidades antes da remoção. Isso inclui o reposicionamento com fixação ou remoção total do implante, com um período de repouso ou colocação de um novo. É preciso lembrar que a contaminação do implante e a subsequente infecção sempre são uma preocupação e a exposição do implante aumenta esse risco.

Os transtornos neurossensoriais relacionados aos implantes faciais podem ser resultado do acesso cirúrgico ou de invasão de um nervo pelo implante. Nos implantes de mento, os pacientes devem ser alertados quanto à possibilidade de parestesia na distribuição do nervo mentual. Com o implante de reconstrução malar, a distribuição dos nervos infraorbital, zigomaticofrontal e zigomaticofacial tem mais probabilidade de comprometimento. Se o implante ficar com mobilidade e causar pressão em qualquer desses nervos, o implante deve ser exposto, reposicionado e fixado. Se não houver traumatismo óbvio na ocasião da cirurgia, a sensibilidade retorna.

Rinoplastia

A rinoplastia é considerada a mais exigente dos procedimentos estéticos faciais. Como o nariz tem localização central na face, qualquer acidente no reparo ou aprimoramento estético fica imediatamente aparente. A anatomia é complicada e os pequenos ajustes intraoperatórios produzem alterações ostensivas na aparência do paciente, seja para melhor ou para pior. Isso faz com que muitos cirurgiões evitem a rinoplastia e outros se especializem nesse procedimento. Muitos pacientes beneficiam-se com essa cirurgia, seja estética, funcional ou ambas. Lidar com as complicações da rinoplastia é uma arte semelhante à própria cirurgia.

As complicações podem ser relacionadas à função, como hemorragia, infecção, comprometimento das vias aéreas ou problemas estéticos. Em geral, a deformidade é relacionada a um problema funcional.

A hemorragia em certo grau durante ou depois da rinoplastia é bastante comum. O nariz é altamente vascularizado, com irrigação sanguínea dos ramos das artérias carótidas internas e externas. A hemorragia pode ser um incômodo pequeno ou pode ser grave e exigir internação hospitalar e outra intervenção cirúrgica. A maioria das hemorragias pós-operatórias são pequenas e o tamponamento com aplicação de vasoconstritor tópico é suficiente para atingir o controle. Outros métodos incluem cola de fibrina, trombina, cautério químico e eletrocautério. Se a hemorragia persistir ou for pronunciada, pode ser necessária outra cirurgia para se obterem a visibilidade e o acesso.

A hemorragia nasal substancial, em geral, tem duas fontes: sangramento anterior a partir do plexo de Kiesselbach ou posterior a partir de um ramo da concha nasal ou septal da artéria esfenopalatina. O sangramento anterior é o mais comum e, felizmente, em geral, é de fácil controle com medidas conservadoras. O sangramento posterior é mais profuso e difícil de controlar sem cirurgia. No evento improvável de que o controle total da hemorragia não possa ser obtido na sala de cirurgia, devem-se colocar curativos infláveis na parte posterior. O paciente deve ser internado na unidade de terapia intensiva para observação. A remoção dos curativos nasais pode ser realizada depois de 24 a 48 horas. Os pacientes devem ser observados por um período adequado depois disso, quanto a sinais de nova hemorragia.

A incidência de infecção depois de rinoplastia pode ser dividida em duas categorias, com base no nível de complexidade do procedimento realizado. A cirurgia nasal é considerada complexa se envolver revisão, cirurgia depois de traumatismo grave ou uso de técnicas complexas de autoenxertos, enxertos aloplásticos ou sintéticos. Os enxerto sintéticos têm taxa de infecção particularmente alta, em comparação com a cirurgia nasal simples. A cirurgia nasal tem taxa de infecção baixa, cerca de 2,5%, enquanto outros procedimentos mais completos têm taxa de até 27%. Não se demonstrou que os antibióticos pós-operatórios reduzem a taxa de infecção na rinoplastia de rotina, mas ajudam nos casos complexos.[56] Os pequenos abscessos na sutura e as infecções superficiais da ferida com celulite podem ser tratados com antibióticos orais ou intravenosos. Os enxertos infectados em geral requerem remoção e desbridamento. O não reconhecimento e tratamento de enxerto infectado podem levar ao comprometimento da pele e perda de tecidos moles (Fig. 9.17). O abscesso septal em pacientes depois de septoplastia é quase sempre verificado depois de hematoma. Quando o abscesso septal é reconhecido, deve ser tratado agressivamente, porque pode ocorrer perda pronunciada de septo nasal e cartilagem lateral (Fig. 9.18). A mucosa do septo deve ser aberta e todo o material estranho e o enxerto, retirados; o desbridamento do tecido é realizado em todas as regiões envolvidas. Os antibióticos sistêmicos para as espécies *Staphylococcus* também devem ser empregados. O cirurgião deve decidir pela reconstrução imediata ou tardia.[51] Com frequência, aconselha-se um período de espera de 6 meses antes da reconstrução.

A obstrução das vias aéreas pode estar presente antes da rinoplastia ou se desenvolver depois do procedimento. O exame funcional pré-operatório pode alertar o cirurgião para o comprometimento das vias aéreas ou para o risco de sua obstrução após a rinoplastia. Além do exame com espéculo intranasal, deve-se realizar nasofaringoscopia ou TC. É preciso ter cuidado especial com esses pacientes, no sentido de manter a função das válvulas nasais internas e externas. Os procedimentos de estreitamento, por exemplo, podem ser contraindicados, o uso do enxerto espaçador pode ser necessário ao reduzir a projeção dorsal ou pode ser necessário enxerto alar/escora para apoiar a válvula nasal externa (Fig. 9.19). É preciso ter extremo cuidado com as técnicas destrutivas, como remoção de cartilagem ou osteotomia. A maioria dos pacientes percebe alguma obstrução nasal no pós-operatório imediato. A obstrução nasal que dura mais de 3 meses em geral não se resolve e pode exigir intervenção cirúrgica. A rinoplastia de revisão funcional em geral é complexa e pode exigir coleta de cartilagem da orelha ou da costela e, quando muito, gera resultados funcionais e estéticos comprometidos. Por isso, todas as rinoplastias devem ser consideradas "funcionais" e cosméticas durante a fase de planejamento.

As comunicações intracranianas são complicações extremamente raras da rinoplastia. O mecanismo em geral é a violação da lâmina cribriforme pelos instrumentos durante a septorrinoplastia. A rinorreia deve ser tratada em internação hospitalar e consulta no departamento de neurocirurgia. A cabeceira do leito deve ficar elevada, assim como outras medidas para diminuir e evitar picos de pressão intracraniana. Os antibióticos profiláticos são controversos. Se o extravasamento do líquido cerebroespinal for recalcitrante ao métodos menos invasivos, emprega-se o dreno lombar para diminuir a pressão intracraniana, visando o fechamento espontâneo. Os métodos locais invasivos são o último recurso, incluindo reparo endoscópico transnasal e até mesmo craniotomia.

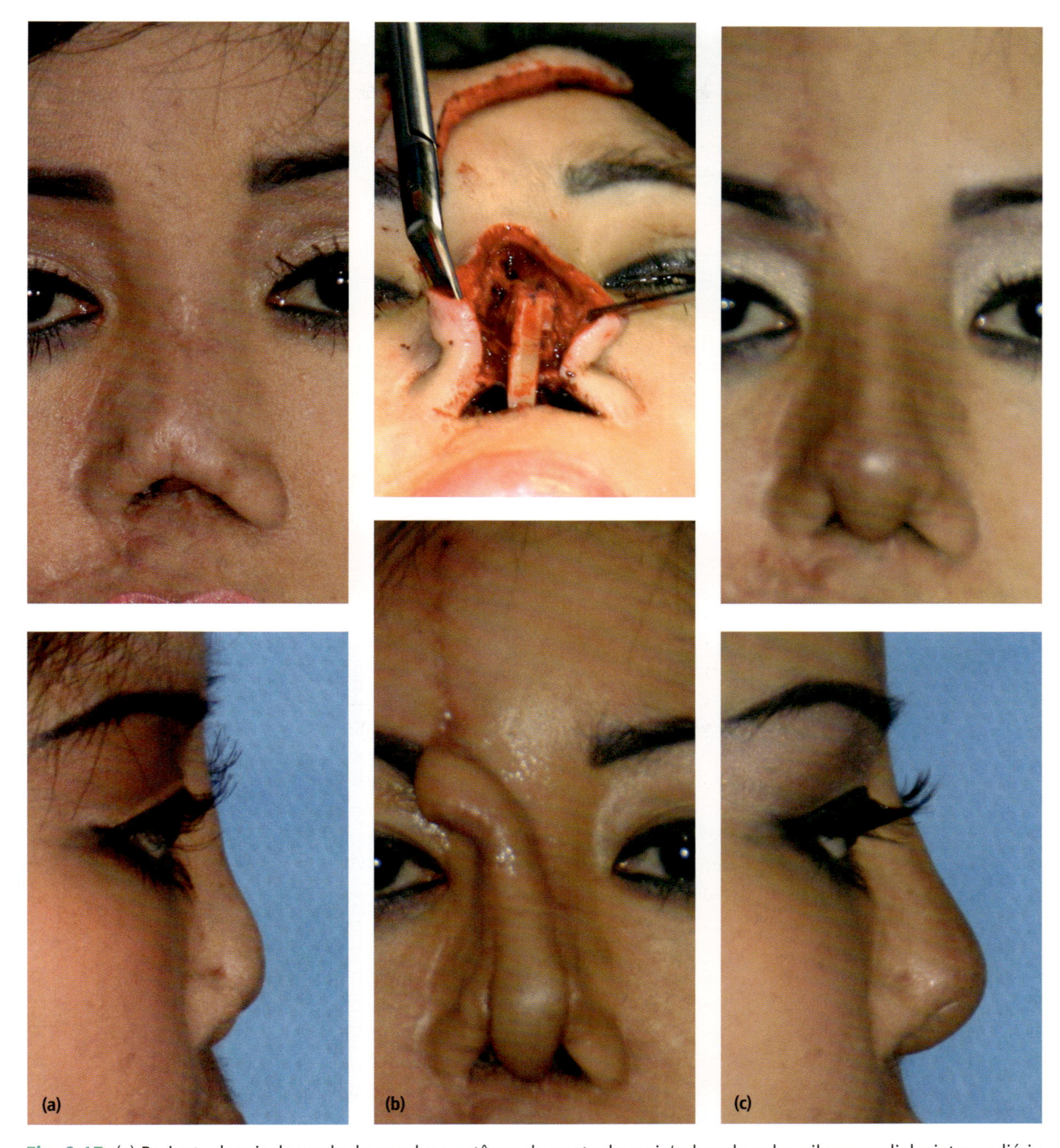

Fig. 9.17. (a) Paciente depois de perda do envelope cutâneo da ponta do nariz/columela e dos pilares medial e intermediário das cartilagens laterais inferiores depois de infecção de implante dorsal de silastic. (b) Retalho paramediano da fronte e enxerto costocondral para recriar o tecido perdido. (c) Paciente 5 meses depois da operação.

As complicações estéticas depois de rinoplastia são numerosas e podem ter muitas causas (Fig. 9.20). O que segue é uma discussão geral das complicações estéticas comuns.

A deformidade em teto aberto ocorre quando o dorso do nariz é reduzido com cinzel e os ossos nasais, o septo e a cartilagem lateral superior ficam visíveis através da pele. Resulta de um erro de julgamento na cirurgia original, na qual a osteotomia dos ossos nasais não é realizada ou não são colocados enxertos espa-

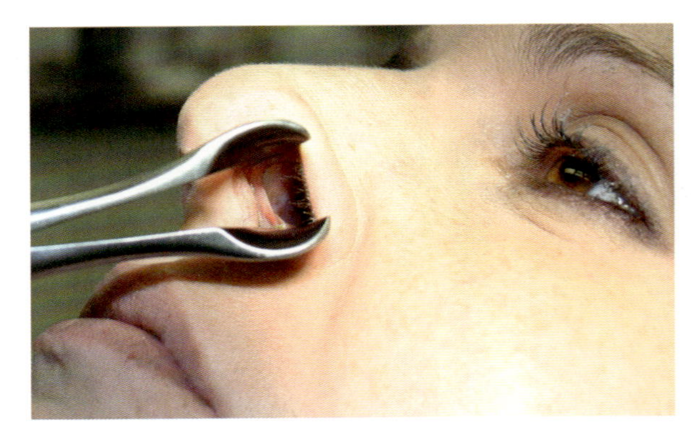

Fig. 9.18. Paciente com perfuração de septo. A paciente não percebeu o problema, mas tinha história de traumatismo nasal grave 7 anos antes.

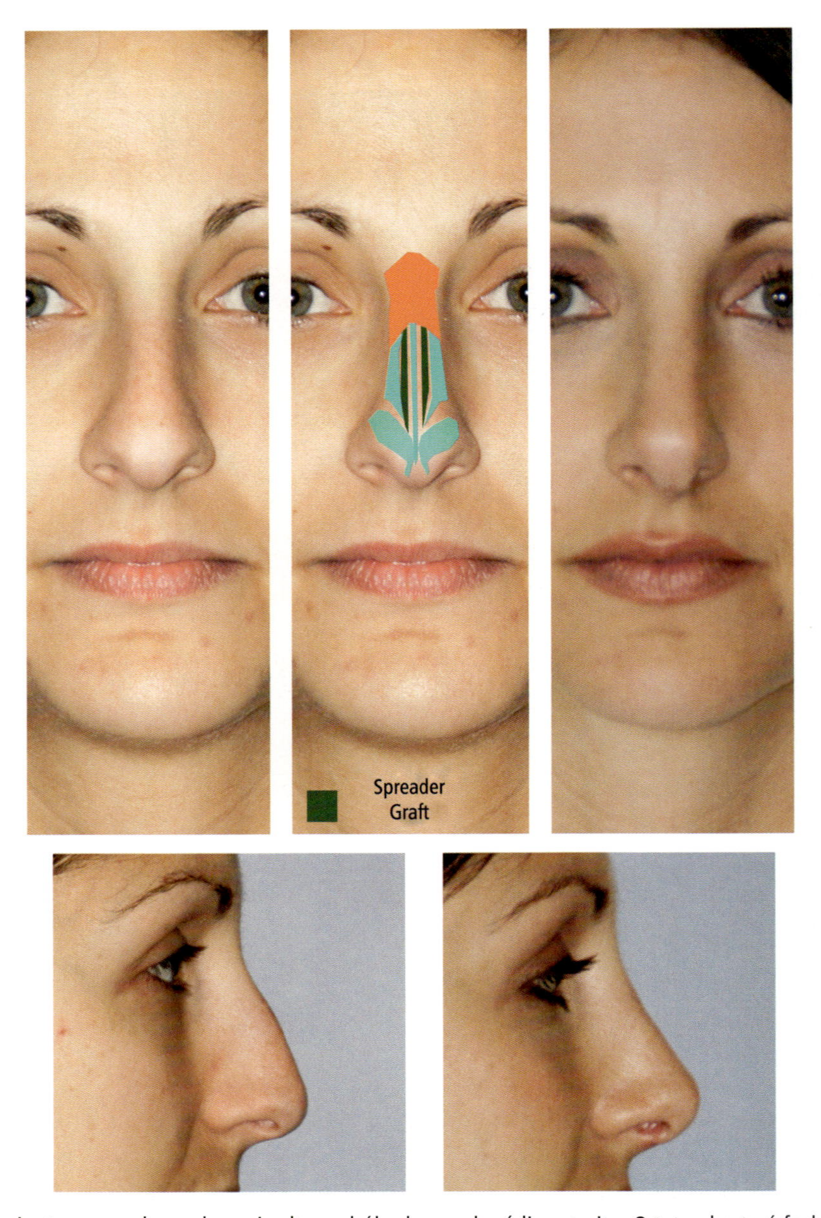

Fig. 9.19. Paciente com o dorso do nariz alto e abóbada nasal média estreita. O teto aberto é fechado com enxertos espaçadores de cartilagem septal para preservar a função e a aparência.

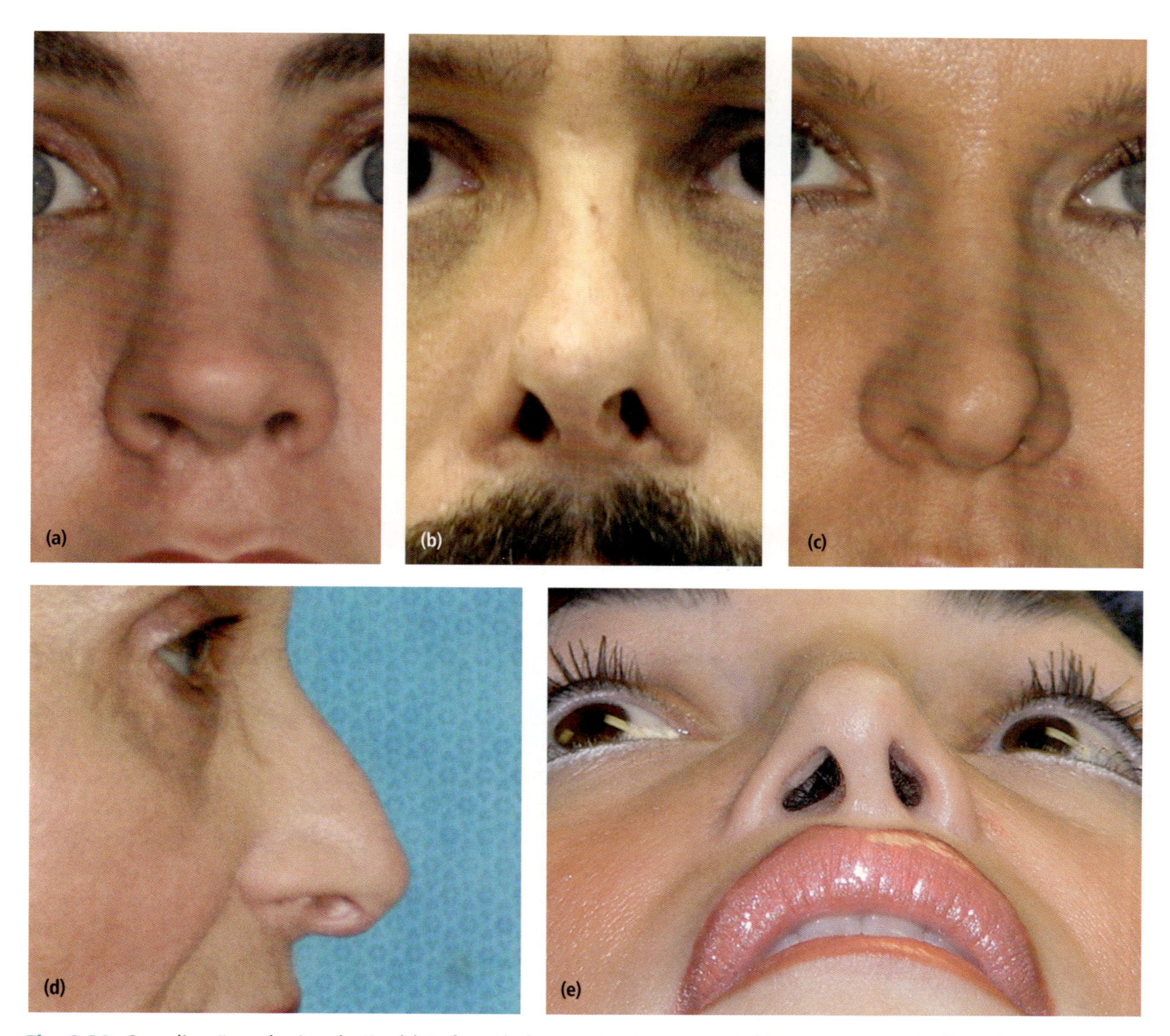

Fig. 9.20. Complicações pós-rinoplastia. (a) Deformidade em teto aberto – corrigida com osteotomias laterais e enxertos espaçadores. (b) Retração da margem alar, superrotação do ápice, excisão excessiva da raiz e correção da abóbada nasal média. A correção foi feita com enxertos costocondrais em forma de bastão, enxerto composto nas asas do nariz e septorrinoplastia a céu aberto (SROA). (c) Bossas do ápice do nariz. Corrigidas com SROA e enxerto de cartilagem auricular. (d) Deformidade em bico de papagaio. Corrigida com redução septal caudal e dorsal e SROA (e). Deformidade em ápice único, desvio de septo, ressecação excessiva da base alar, colapso da válvula nasal externa com estenose nasal. Corrigida com SROA complexa com enxertos auriculares em forma de bastão nas cartilagens laterais inferiores.

çadores. A correção da deformidade requer reoperação. Se a válvula nasal interna não estiver muito restrita, a osteotomia dos ossos nasais pode ser realizada; caso contrário, podem ser colocados enxertos espaçadores.

A deformidade do nariz em sela é um problema no qual o dorso do nariz é muito reduzido. Isso dá perfil côncavo ao dorso do nariz. É fundamental avaliar o paciente mais uma vez quando ele apresenta deformidade em sela. Se o ápice do nariz é muito projetado, a rinoplastia de revisão pode envolver a projeção da ponta. Se o ápice tiver projeção favorável, o tratamento de escolha é um enxerto dorsal. Há situações em que a revisão do ápice nasal e o enxerto são realizados simultaneamente. É importante tentar não criar uma deformidade por causa de outra. Os enxertos para corrigir o nariz em sela em geral são colocados por acesso a céu aberto, mas muitos cirurgiões estão fazendo isso por acesso fechado e relatando bons resultados. A escolha do material do enxerto é variada – desde autógenos, como cartilagem, costelas e calvária, entre outros, até material sintético, como Gore-Tex ou Medpor.

A deformidade em bico de papagaio é uma complicação frustrante e relativamente comum da rinoplastia. Três causas são identificadas classicamente: (1) falha na redução do septo cartilagíneo, (2) formação de cicatriz excessiva no ápice do nariz e (3) aparagem cefálica exagerada ou qualquer manobra que leve à desprojeção inesperada do ápice em relação ao dorso. Tendo em mente essas causas, a cirurgia para corrigir a deformidade em bico de papagaio deve ser personalizado. Se a redução inadequada da cartilagem septal for o problema, a revisão deve incluir mais redução dessa estrutura. Quando a deformidade é proveniente de cicatriz excessiva, em geral o paciente apresenta pele espessa e sebácea. A intercepção depois do procedimento primário pode ajudar a eliminar a rinoplastia de revisão em alguns casos. Quando se observa volume abaixo do ápice do nariz, no pós-operatório, pode-se tentar injeções de esteroide para limitar a formação de cicatriz. Se a revisão for necessária, deve ser realizada depois de pelo menos 6 meses a um ano depois da cirurgia original. É feita com técnica aberta e excisão de tecido fibroso ocorre junto com o novo dobramento da pele.

Qualquer número de técnicas cirúrgicas pode enfraquecer as estruturas de apoio que ajudam a manter a projeção e a rotação do ápice do nariz. O ato de realizar só a rinoplastia a céu aberto pode ser suficiente para induzir a desprojeção indesejada do ápice e/ou sua rotação para superior. A aparagem cefálica exagerada pode resultar em desprojeção e superrotação do ápice do nariz, retração da margem alar e deformidade em bico de papagaio. Na cirurgia original, a aparagem prudente dos pilares laterais podem diminuir a incidência dessa complicação. A colocação de enxerto estrutural columelar e apoio alar ou enxerto de margem alar ajuda a evitar esse problema. Se essa deformidade se desenvolver depois da rinoplastia, a cirurgia de revisão é indicada. A cirurgia de revisão é, com frequência, muito mais complicada e imprevisível que a operação original. Os enxertos estrutural columelar e de apoio são feitos de cartilagem do septo e também podem ser coletados de cartilagem da concha nasal. A abordagem aberta é classicamente usada com sutura do enxerto no lugar para evitar o deslocamento.

As bossas podem ser congênitas ou resultado da rinoplastia. Essa deformidade apresenta-se como proeminências do ápice do nariz, em geral, com bastante cartilagem aparente através da pele. A **deformidade em ápice único** é relacionada quando há uma só bossa central e a asa do nariz fica retraída, levando à proeminência do ápice, que não tem a arquitetura normal de transição para a bochecha. As bossas precoces resultam de irregularidade não corrigida da cúpula ou de pilares inclinados. As bossas tardas resultam de formação de cicatriz e as assimetrias decorrentes. A deformidade em ápice único é proveniente de ressecação agressiva dos pilares laterais e do estreitamente excessivo das técnicas de sutura/enxerto dos pilares intermediário e medial. A correção das bossas e do ápice único é realizada com técnica aberta e envolve a modificação da cartilagem do ápice suturando ou removendo a cartilagem agressora ou reparando com enxertos cartilagíneos de modo sobreposto.[52]

As deformidades em balanço, em "V" invertido e em quilha são três complicações secundárias à perda do controle das osteotomias nasais laterais. A deformidade em balanço ocorre depois da fratura de osteotomia lateral realizada muito superior na direção da glabela. A deformidade em "V" invertido é o resultado visual de colapso das cartilagens laterais superiores para dentro, na junção com os ossos nasais e, em geral, é acompanhada por disfunção da válvula interna do nariz. Pode ser observada depois de fratura agressiva de osteotomia lateral, quando os enxertos espaçadores devem ser considerados para manter as cartilagens laterais superiores em posição mais lateral. A deformidade em quilha é frequente com o "V" invertido no sentido em que as paredes laterais do nariz entram em colapso para dentro, e o dorso do nariz parece uma "ponta de quilha". A rinoplastia de revisão é indicada para corrigir essas deformidades e visa o restabelecimento de posição mais apropriada dos ossos nasais e das cartilagens laterais superiores, envolvendo técnicas de enxertos espaçadores complexas.

LEITURAS SUGERIDAS

1. Carruthers A, Carruthers J. 2009. "A single-center, dose-comparison, pilot study of the botulinum neurotoxin type A in female patients with upper facial rhytids: Safety and efficacy." Journal of the American Academy of Dermatology 60: 972.
2. Carruthers A, Lowe NJ, Menter A, et al.. 2002. "A multicenter, double-blind, randomized, placebo-controlled study of the efficacy and safety of botulinum toxin type A in the treatment of glabellar lines." Journal of the American Academy of Dermatology 46: 840.
3. Surgeons ASoP. 2000/2006/2007. "National plastic surgery statistics, cosmetic and reconstructive procedure trends." American Society of Plastic Surgeons, www.plasticsurgery.org.
4. Naumann M, and Jankovic J. 2004. "Safety of botulinum toxin type A: A systemic review and meta-analysis." Current Medical Research and Opinion 20: 981.

5. Niamtu JI. 2000. "The use of botulinum toxin in cosmetic facial surgery." In: Oral and Maxillofacial Surgery Clinics of North America, Niamtu JI, ed., 595. Philadelphia: W.B. Saunders.
6. Smith KC. 2008. "Reversible vs. nonreversible fillers in facial aesthetics: Concerns and considerations." Dermatology Online Journal 14: 3.
7. Klein AW, and Rish DC. 1983. "Bovine injectable collagen." Western Journal of Medicine 143: 231.
8. Niamtu JI. 2005. "New lip and wrinkle fillers." In: Oral and Maxillofacial Surgery Clinics of North America, Haug RH, ed., 17. Philadelphia: Elsevier.
9. Allergan: ZYDERM® and ZYPLAST® Collagen Implants. 2009. www.allergan.com, accessed June 2011.
10. Fischer J, Metzler G, and Schaller M. 2007. "Cosmetic permanent fillers for soft tissue augmentation: A new contraindication for interferon therapies." Archives of Dermatology 143: 507.
11. Wolfram D, Tzankov A, and Piza-Katzer H. "Surgery for foreign body reactions due to injectable fillers." Dermatology 213: 300.
12. Senet P, Bachelez H, Ollivaud L, et al. 1999. "Minocycline for the treatment of cutaneous silicone granulomas." British Journal of Dermatology 140: 985.
13. Baumann LS, and Halem ML. 2003. "Lip silicone granulomatous foreign body reaction treated with Aldara (imiquimod 5%)." Dermatologic Surgery 29: 429.
14. Pasternack FR, Fox LP, and Engler DE. 2005. "Silicone granulomas treated with Etanercept." Archives of Dermatology 141: 13.
15. Dreizen NG, and Framm L. 1989. "Sudden unilateral visual loss after autologous fat injection into the glabellar area." American Journal of Ophthalmology 107: 85.
16. Egido J, Arroyo R, Marcos A, and Jimenez-Alfaro I. 1993. "Middle cerebral artery embolism and unilateral visual loss after autologous fat injection into the glabellar area." Stroke 24: 615.
17. Schanz S, Schippert W, Ulmer A, et al. 2002. "Arterial embolization caused by injection of hyaluronic acid (Restylane)." British Journal of Dermatology 148: 379.
18. De Castro ACB, Collares MVM, Portinho CP, et al. 2007. "Extensive facial necrosis after infiltration of polymethylmethacrylate." Revista Brasileira de Otorrinolaringologia 73: 850.
19. Cohen SR, and Holmes RE. 2004. "Artecoll: A long-lasting injectable wrinkle filler material: Report of a controlled, randomized, multicenter clinical trial of 251 subjects." Plastic and Reconstructive Surgery 114: 964.
20. Bogle MA. 2009. Non-Surgical Skin Tightening and Lifting: Radiofrequency Energy and Hybrid Devices. China: Saunders, Elsevier.
21. England RW, Vogel P, and Hagan L. 2002. "Immediate cutaneous hypersensitivity after treatment of tattoo with Nd: YAG laser: A case report and review of the literature." Annals of Allergy, Asthma & Immunology 89: 215.
22. Ashinoff R, Levine VJ, and Soter NA. 1995. "Allergic reactions to tattoo pigment after laser treatment." Dermatologic Surgery 21: 291.
23. Niamtu JI. 2000. "Common complications of laser resurfacing and their treament." In: Oral and Maxillofacial Surgery Clinics of North America; Cosmetic Facial Surgery, Schmidt R, ed., 579. Philadelphia: W.B. Saunders.
24. Alster TS, and Lupton JR. 2002. "Prevention and treatment of side effects and complications of cutaneous laser resurfacing." Plastic and Reconstructive Surgery 109: 308.
25. Walia S, and Alster TS. 1999. "Cutaneous CO2 laser resurfacing infection rate with and without prophylactic antibiotics." Dermatologic Surgery 25: 857.
26. Lucarelli MJ, and Lemke BN. 1999. "Small incision external levator repair: Technique and early results." American Journal of Ophthalmology 127: 637.
27. Hamaway AH, Farkas JP, Fagien S, and Rohrich RJ. 2009. "Preventing and managing dry eyes after periorbital surgery: A retrospective review." Plastic and Reconstructive Surgery 123: 353.
28. Green MF, and Kadri SW. 1974. "Acute closed-angle glaucoma, a complication of blepharoplasty: Report of a case." British Journal of Plastic Surgery 27: 25.
29. Gayton JL, and Ledford JK. 1992. "Angle closure glaucoma following a combined blepharoplasty and ectropion repair." Ophthalmic Plastic & Reconstructive Surgery 8: 176.
30. Bleyen I, Rademaker R, Wolfs RC, and van Rij G. 2008. "Acute angle closure glaucoma after oculoplastic surgery." Orbit 27: 49.
31. Wride NK, and Sanders R. 2004. "Blindness from acute angle-closure glaucoma after blepharoplasty." Ophthalmic Plastic & Reconstructive Surgery 20: 476.
32. Wolfort FG, Vaughan TE, Wolfort SF, and Nevarre DR. 1999. "Retrobulbar hematoma and blepharoplasty." Plastic and Reconstructive Surgery 104: 2154.
33. McCarthy D, Wood T, and Austin W. 1974. "Eye complications with blepharoplasty or other eyelid surgery." Plastic and Reconstructive Surgery 53: 634.
34. Lee EW, Holtebeck AC, and Harrison AR. 2009. "Infection rates in outpatient eyelid surgery." Ophthalmic Plastic & Reconstructive Surgery 25: 109.
35. Jones BM, and Grover R. 2004. "Endoscopic brow lift: A personal review of 538 patients and comparison of fixation techniques." Plastic and Reconstructive Surgery 113: 1251.
36. De Cordier BC, de la Torre JI, Al-Hakeem MS, et al. 2002. "Endoscopic forehead lift: Review of technique, cases, and complications." Plastic and Reconstructive Surgery 110: 1558.
37. Elkwood A, Matarasso A, Rankin M, et al. 2001. "National plastic surgery survey: Brow lifting techniques and complications." Plastic and Reconstructive Surgery 108: 2143.

38. Grover R, Jones BM, and Waterhouse N. 2001. "The prevention of haematoma following rhytidectomy: A review of 1078 consecutive facelifts." British Journal of Plastic Surgery 54: 481.
39. Niamtu JI. 2005. "Expanding hematoma in face-lift surgery: Literature review, case presentations, and caveats." Dermatologic Surgery 32: 1134.
40. Griffin JE, and Jo C. 2007. "Complications after superficial plane cervicofacial rhytidectomy: A retrospective analysis of 178 consecutive facelifts and review of the literature." Journal of Oral and Maxillofacial Surgery 65: 2227.
41. Ghali GE, and Lustig JH. 2003. "Complications associated with facial cosmetic surgery." In: Oral and Maxillofacial Surgery Clinics of North America, August M, ed., 265. Philadelphia: W.B. Saunders.
42. Sullivan CA, Masin J, Maniglia AJ, and Stepnick DW. 1999. "Complications of rhytidectomy in an otolarygology program." Laryngoscope 109: 198.
43. Canter HI, Yilmaz B, Gurunluoglu R, and Algan H. 2006. "Use of gabapentine (neurantin) for relief of intractable pain developed after face-lift surgery." Aesthetic Plastic Surgery 30: 709.
44. Hamra ST. 2000. "Prevention and correction of the 'face-lifted' appearance." Facial Plastic Surgery 16: 215.
45. Mowlavi A, Meldrum DG, Wilhemi BJ, et al. 2005. "The 'pixie' ear deformity following face lift surgery revisited." Plastic and Reconstructive Surgery 115: 1165.
46. Wang TD. 2003. "Multicenter evaluation of subcutaneous augmentation material implants." Archives of Facial Plastic Surgery 5: 153.
47. Hasson O, Levi G, and Conley R. 2007. "Late infections associated with alloplastic facial implants." Journal of Oral and Maxillofacial Surgery 65: 321.
48. Jobe R, Iverson R, and Vistnes L. 1973. "Bone deformation beneath alloplastic implants." Plastic and Reconstructive Surgery 51: 169.
49. Pearson DC, and Sherris DA. 1999. "Resorption beneath silastic mandibular implants: effects of placement and pressure." Archives of Facial Plastic Surgery 1: 261.
50. Andrews PJ, East CA, Jayaraj SM, et al. 2006. "Prophylactic vs postoperative antibiotic use in complex septorhinoplasty surgery: A prospective, randomized, single-blind trial comparing efficacy." Archives of Facial Plastic Surgery 8: 84.
51. Rettinger G, and Kirsche H. 2006. "Complications in septoplasty." Facial Plastic Surgery 22: 289.
52. Kridel RWH, Yoon PJ, and Koch RJ. 2003. "Prevention and correction of nasal tip bossae in rhinoplasty." Archives of Facial Plastic Surgery 5: 416.

10

Cirurgia da Articulação Temporomandibular

Helen E. Giannakopoulos, DDS, MD
David C. Stanton, DMD, MD

INTRODUÇÃO

A cirurgia da articulação temporomandibular (ATM), com procedimentos invasivos e não invasivos, como artrocentese, artroscopia e artroplastia a céu aberto, como todos os outros tipos de cirurgia, pode produzir complicações.[1] Embora não seja o escopo deste capítulo, é preciso mencionar que o tratamento não cirúrgico, como tratamento com *splint* de mordida para dor miofascial ou desorganização interna, pode resultar em complicações, como a má oclusão. As complicações do tratamento da ATM podem ser transitórias e autolimitadas ou prolongadas e irreversíveis.

Para o sucesso da cirurgia da ATM, a intervenção deve ser reservada aos casos em que a fonte de dor e/ou disfunção é a estrutura da ATM propriamente dita e, além disso, seguir a experiência do tratamento conservador ou não cirúrgico. A distinção entre doença miofascial e intracapsular é fundamental. Os transtornos neurológicos e psiquiátricos concomitantes devem ser tratados adequadamente antes.

A tomada de decisão correta é difícil com relação à cirurgia da ATM, por causa da falta de corroboração de estudos clínicos randomizados bem desenhados. A maioria dos algoritmos de tratamento baseia-se na suposição que a maioria dos transtornos da ATM são autolimitados ou tratados com modalidades não cirúrgicas.[3] Ao contrário, a intervenção cirúrgica nem sempre deve ser considerada o último recurso, como nas condições graves como anquilose, tumores e deslocamento recorrente.[2] O progresso de nossa compreensão dos mecanismos moleculares, celulares e bioquímico proporcionou aos cirurgiões a capacidade de selecionar melhor a intervenção cirúrgica.[2]

Também é importante que as expectativas do paciente sejam realistas para se atingir o desfecho bem-sucedido. As expectativas razoáveis para a cirurgia da ATM são: (1) abertura interincisivos pós-operatória de 30 a 35 mm; (2) redução de 50 a 70% da dor e (3) função alimentar de 60 a 70% ou normal.[3] O objetivo deste capítulo é discutir as complicações comuns associadas à cirurgia da ATM e sua conduta.

LESÃO VASCULAR

A lesão vascular pode ocorrer durante artroscopia ou cirurgia articular a céu aberto. Os vasos sanguíneos mais suscetíveis à lesão durante a cirurgia da ATM são os ramos da artéria carótida externa, a artéria temporal superficial e a maxilar interna e plexo venoso pterigóideo. Raramente, a lesão da artéria meníngea média pode ocorrer por penetração acidental da fossa craniana média. Devido à extensa colateralização dos vasos da cabeça e pescoço, a perfusão tecidual depois de lesão não fica comprometida.

As punções ou lacerações desses vasos pode obstruir a visualização do campo cirúrgico e deve ser controlada para evitar possíveis hemorragias com risco de morte. Há certo grau de sangramento durante a maioria

Management of Complications in Oral and Maxillofacial Surgery, First Edition. Edited by Michael Miloro, Antonia Kolokythas.

dos procedimentos artroscópicos e a céu aberto. O controle da hemorragia é pressão direta, ligadura, eletrocautério, ablação com *laser*, anestésicos locais com epinefrina e embolização. É essencial garantir a hemostasia antes do fechamento na artrotomia e a evacuação de coágulos sanguíneos na artroscopia para evitar hematoma, que pode levar à infecção e ao risco de formação de aderências e possível anquilose.

Goss e Bosanquet relataram três casos de hemorragia de ramos da artéria temporal superficial em 50 artroscopias.[4] Em um estudo de cadáveres, Westesson et al. demonstraram a grande proximidade dos vasos temporais superficiais do local de inserção do sistema de cânula artroscópica.[5] O sangramento dos vasos temporais superficiais durante artroscopia pode ser evitado por palpação antes de punção e empregando-se as referências anatômicas para penetrar na articulação.[6]

Durante a artroplastia, os ramos dos vasos temporais superficiais, que são identificados durante a dissecação, podem ser profilaticamente ligados e divididos sem comprometer a perfusão tecidual, por causa da vasta circulação colateral da cabeça e pescoço. Por outro lado, a lesão dos vasos temporais superficiais pode ser evitada usando-se o retalho para retraí-las anteriormente durante o acesso padrão pré-auricular à ATM.

A hemorragia da artéria maxilar interna pode acarretar risco de vida.[7] A hemostasia depois de lesão dessa artéria é complicada devido ao acesso e visibilidade limitados do local cirúrgico. Ela cruza o colo do côndilo e a incisura sigmóidea e constatou-se que fica, em média, 20 mm abaixo da cabeça do côndilo.[8] A instrumentação às cegas nessa área pode danificar a artéria maxilar interna e causar hemorragia. Se a lesão ocorrer durante a condilectomia, a osteotomia deve ser terminada para auxiliar a visualização direta do ponto de hemorragia. Ao se encontrar o local da lesão, o vaso, dependendo do tamanho, pode ser grampeado e ligado ou cauterizado. Se a hemorragia não puder ser localizada precisamente ou o acesso for limitado, a ferida deve ser tamponada e aplica-se pressão direta. Vários agentes hemostáticos podem ser usados, quais sejam, esponjas embebidas em trombina, esponjas de gelatina (Gelfoam®), colágeno microfibrilar (Avitene®), aerossol de matriz de fibrina (Tiseel®) e celulose oxidada (Surgicel®). Flo-Seal Hemostatic Matrix Sealant®, uma matriz de gelatina derivada de colágeno bovino, que consiste em grânulos de ligação cruzada com trombina de origem humana também é eficaz.[9] Se as tentativas comuns de hemostasia falharem, devem ser tomadas medidas mais invasivas.

Na cirurgia de substituição articular total, a incisão do colo deve preceder a condilectomia, de modo que a ligação da artéria carótida imediatamente distal à bifurcação da carótida pode ser realizada com rapidez, detendo, assim, o fluxo sanguíneo a seus ramos em caso de hemorragia incontrolável (Figs. 10.1 e 10.2). Contudo, verificou-se que os múltiplos locais de ligação são mais efetivos, porque reduzem o fluxo sanguíneo colateral.[10] Em uma experiência com animais, avaliou-se a eficiência da ligadura da artéria carótida externa e seus principais ramos no controle da hemorragia da artéria maxilar interna.[7] Pelos achados, os autores concluíram que o controle da hemorragia da artéria maxilar interna tem mais com a ligadura da artéria carótida externa na fossa retromandibular, distal à origem da artéria auricular posterior, além da ligadura da artéria temporal superficial na raiz do zigomático.[7]

A capacidade de acessar um vaso mais próximo da área da lesão reduz o risco da irrigação colateral que, de outra forma, contribuiria para a perfusão. Foram relatadas a angiografia e a embolização seletiva através da canulação percutânea da artéria femoral depois de hemorragia na cirurgia da ATM.[11] A técnica de Seldinger sob orientação fluoroscópica é usada para se ter acesso ao ramo com problema. A seguir, um material indutor de trombo é introduzido no lúmen do vaso, de modo que ele seja ocluído e o sangue pare de fluir. Diversos agentes foram usados, inclusive glóbulos de metilmetacrilato, cateteres-balão, tecido de cianoacrilato adesivo, esponjas de gelatina, esponjas de álcool polivinílico, glóbulos de silicone, algodão, lã, bobinas de aço inoxidável e músculo e sangue autólogos.[12]

As complicações, embora raras, podem ocorrer com a embolização arterial e são: vasoespasmo, hemorragia, aneurisma dissecante, infecção, necrose cutânea, lesão de nervo craniano e canulação acidental ou refluxo da artéria carótida interna com acidente vascular cerebral (AVC) subsequente ou óbito.[12] O risco de complicações neurológicas permanentes com a embolização é, em geral, 1%.[11]

Há relato de pseudoaneurisma da artéria temporal superficial depois de artroscopia.[13] Essa afecção, também conhecida como falso aneurisma, é o extravasamento de sangue de artéria rompida em tecido circundante, formando um hematoma. O hematoma é contido pelos tecidos circundantes e continua a comunicar-se com a artéria. Ao exame físico, verifica-se vibração ou ruído.

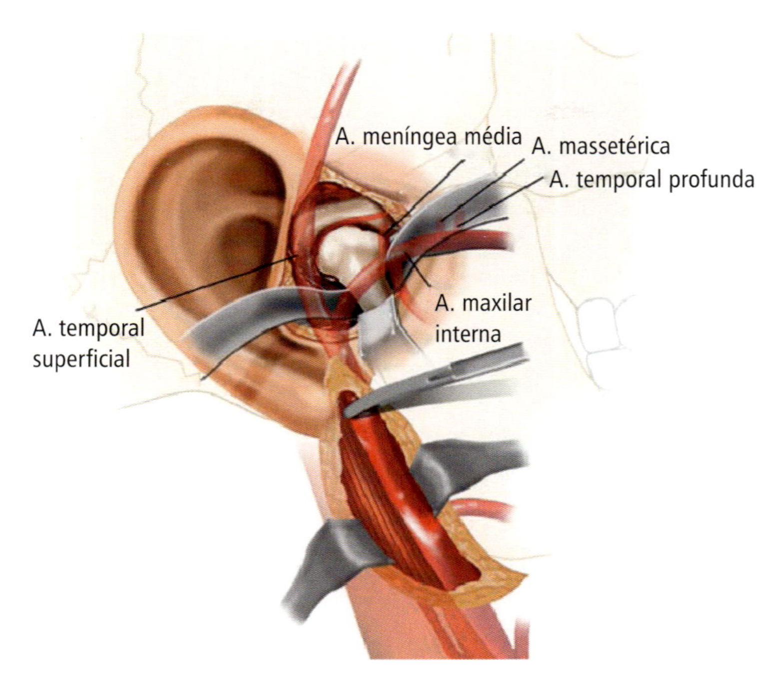

Fig. 10.1. A ligadura da artéria carótida externa sobre o ramo auricular posterior, abaixo da artéria facial transversa, é usada para controlar a hemorragia, depois de lesão da artéria maxilar e seus ramos.

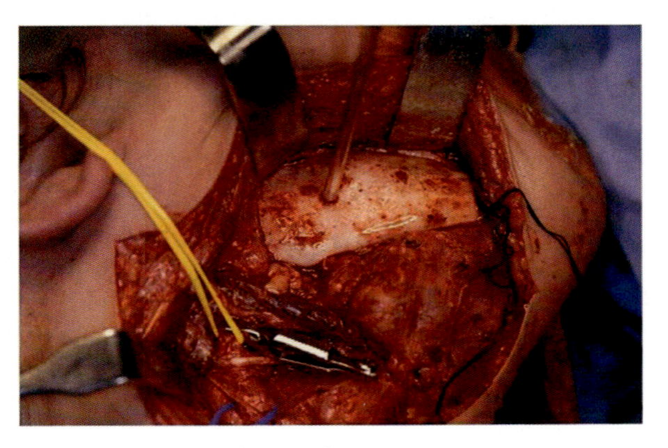

Fig. 10.2. Acesso retromandibular para controle vascular.

O diagnóstico definitivo pode ser feito com angiografia ou por ressonância magnética. A exploração cirúrgica com isolamento do vaso, ligadura e excisão ou embolização arterial podem consistir no tratamento dos pseudoaneurismas.

Moses e Topper relataram fístula arteriovenosa (AV) entre a artéria e a veia temporal superficial direita depois de artroscopia. Em operação subsequente, a fístula AV foi isolada e ligada com sutura de seda 3-0. Aos 6 meses de acompanhamento, não houve evidência de malformação vascular.[14]

LESÃO DE NERVO

A lesão dos ramos dos nervos cranianos V e VII pode ocorrer na cirurgia da ATM. A artroscopia tem menos probabilidade que a artrotomia de causar má função permanente que se manifesta como interferência na expressão facial e deformidade. A incidência relatada de lesão do nervo facial depois de cirurgia da ATM

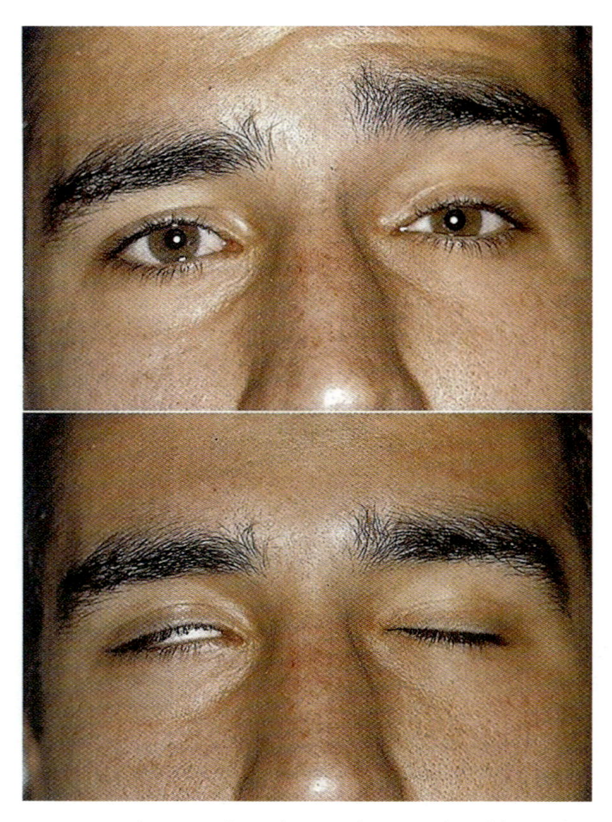

Fig. 10.3. Paresia dos ramos temporal e zigomático direitos do nervo facial (NC VII). Incapacidade de vincar a fronte e levantar a sobrancelha (acima) e de fechar o olho (abaixo) depois de lesão dos ramos temporal e zigomático do nervo facial.

varia de 1 a 25% e em geral é transitória, resolvendo-se em 3 a 6 meses.[1] As causas de neuropraxia são edema, forças de retração excessiva no retalho, eletrocautério, sutura ou grampos acidentais nos tecidos.

Os acessos cirúrgicos à ATM foram planejados de modo a proporcionar mais proteção para o nervo facial. Independentemente do acesso cirúrgico utilizado, a lesão do nervo facial é sempre um risco. Para evitar o rompimento dos ramos do nervo facial, é preciso ter conhecimento abrangente da anatomia e realizar excisão cirúrgica meticulosa. Os fatores que podem aumentar o risco de lesão nervosa são técnica cirúrgica imprópria ou anatomia articular anormal decorrente de anomalia congênita, traumatismo, tumor ou diversas cirurgias prévias.

As quatro incisões básicas na cirurgia da ATM são a pré-auricular, a endoauricular, a pós-auricular e a submandibular.[15] A incidência de lesão nervosa aumenta quando um retalho de pele isolado é levantado.[16] Durante a artroscopia, o movimento de rotação em vez de reto do trocarte e da cânula tem mais probabilidade de desviar dos nervos.[6]

O ramo temporal e, a seguir, o zigomático do nervo facial são os mais propensos à lesão, que se apresenta, respectivamente, como perda da capacidade de levantar a sobrancelha, vincar a fronte ou fechar completamente os olhos (Fig. 10.3). Essas ramos cruzam o arco zigomático em seu curso dentro da densa e inseparável fusão de periósteo, fáscia temporal e fáscia temporoparietal. Em seu estudo clássico em cadáveres, Al-Kayat e Bramley constataram que essa área perigosa de fusão ficava em média, a 2,0 cm (faixa: 0,8 a 3,5 cm) da concavidade anterior do meato auditivo externo (Fig. 10.4).[17] Portanto, a incisão vertical feita sobre o arco zigomático, que é menor que 0,8 cm até a concavidade anterior do meato auditivo externo permite a entrada segura na articulação. Além disso, a inadequação do sistema musculoaponeurótico superficial (SMAS) na borda lateral do músculo frontal deixa os ramos temporais suscetíveis à lesão.

Rudolph esclareceu, em dissecações de *lifting* facial em cadáveres, que os ramos do nervo facial são mais profundos ou ausente atrás da orelha, inferior ao zigomático e perto do lóbulo da orelha, e que a área precária, onde os ramos temporais passam a ser superficiais, está a 5 cm da margem da parótida e a 2,3 cm ± 0,6

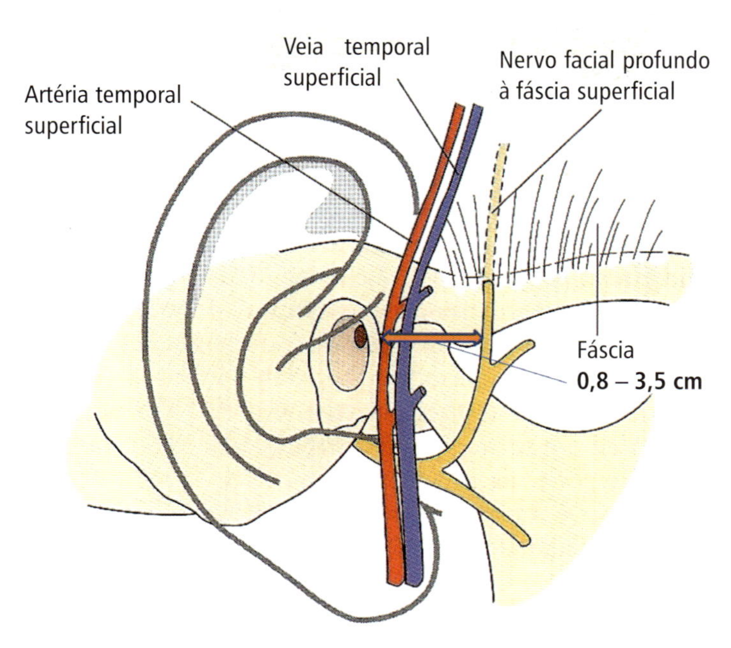

Fig. 10.4. A zona perigosa de fusão, em que o nervo facial (NC VII) é mais propenso é onde a divisão superior do nervo facial cruza o arco zigomático, a 0,8 a 3,5 cm da concavidade anterior do meato auditivo externo.17

mm de profundidade.[18] Ao contrário, verificou-se que o ramo zigomático estava bem-protegido na gordura facial à saída da glândula parótida, e também tem muitas anastomoses entre seus ramos.[18]

Felizmente, na maioria dos padrões de ramificação propostos para o nervo facial, existe ramificação distal que permite múltiplos pontos de inervação do músculo frontal. Assim sendo, Hall et al. formularam a hipótese de que o ramo mais distal do nervo facial que cruza o arco zigomático pode ser cortado transversalmente em 63% das vezes, sem causar disfunção do músculo frontal.[19]

No paciente que foi operado várias vezes, os planos cirúrgicos passíveis de definição que tornam a dissecação segura podem não estar presentes depois da cicatrização. Nesses casos, a dissecação deve ser realizada no nível do músculo temporal.[20]

Nos pacientes com lesão do nervo facial depois de cirurgia da ATM, é necessário avaliar a área afetada e o grau de déficit. Nos pacientes que têm fraqueza na fronte ou na região frontal, normalmente não é preciso intervir de imediato. As medidas pós-operatórias para o tratamento do fechamento palpebral inadequado inclui uso de lágrimas artificiais e lubrificantes oculares no momento de dormir para evitar ressecamento corneano e ceratite. O tratamento conservador com exercícios ou estimulação elétrica pode ser benéfico. Se a função do nervo não retornar, dependendo dos ramos afetados, o reparo microneurocirúrgico pode ser considerado. As injeções de toxina botulínica A nos músculos da expressão facial correspondentes no lado oposto podem ser usadas para mascarar o déficit. Um peso de ouro implantado na pálpebra superior também pode ser usado para tratar o fechamento palpebral insuficiente permanente.

A lesão dos ramos do nervo trigêmeo (nervos infraorbital, alveolar inferior, lingual e auriculotemporal) é menos comum na cirurgia da ATM. O extravasamento de líquido de irrigação pode ocasionar parestesia do ramo afetado. Nesses casos, a resolução é rápida e sem sequelas. A lesão mais grave do nervo alveolar inferior pode ocorrer por instrumentos usados para grampear a mandíbula para realizar a distração do côndilo para inferior. Também pode ser danificado durante condilectomia ou colocação de parafusos para fixar implantes mandibulares na artroplastia temporomandibular. O prognóstico de recuperação dessas lesões é menos previsível.

O nervo auriculotemporal faz trajeto ao longo dos vasos temporais superficiais, encontrados comumente no acesso pré-auricular padrão da ATM. É um nervo misto e transporta fibras nervosas simpáticas e parassimpáticas. As lesões do nervo auriculotemporal têm representação em 59% do total das lesões neurológicas durante artroscopia da ATM.[21] Dolwick et al. constataram que, em 56 pacientes submetidos à artrotomia da

ATM por acesso pré-auricular, todos tinham parestesia subsequente associada ao nervo auriculotemporal.[22] Contudo, sua ocorrência é, com mais frequência, temporária.

A síndrome do nervo auriculotemporal, também conhecida como síndrome de Frey, é sudorese gustativa, rubor e calor sobre a distribuição do nervo auriculotemporal e/ou do nervo auricular maior durante a mastigação de alimentos que são estimuladores potentes da saliva. Acredita-se que seja resultado da regeneração mal direcionada das fibras parassimpáticas lesadas para as glândulas sudoríparas écrinas na pele. A síndrome de Frey é uma complicação improvável da cirurgia da ATM, e uma pequena incisão sem extensão oblíqua superior pode diminuir esse risco.[23] Kryshtalsky e Weinberg relataram que 3 de 20 pacientes (13%) desenvolveram síndrome de Frey depois de cirurgia da ATM a céu aberto, na qual se utilizou acesso pré-auricular.[24]

O teste com amido e iodo de Minor pode ser usado para diagnosticar a síndrome de Frey.[24] Aplica-se uma solução de 3 g de iodo, 20 g de óleo de mamona e 200 ml de álcool absoluto. A região é, então, ligeiramente polvilhada com amido. O paciente é instruído a chupar uma bala de limão por 4 minutos. O resultado é positivo quando o suor dissolve o amido e reage com o iodo, produzindo uma mancha azul-escuro. O resultado é negativo quando não há mudança de cor.

O tratamento da síndrome de Frey inclui aplicação tópica de compostos anticolinérgicos, como glicopirrolato, corte transversal do nervo auriculotemporal ou implantação de dura-máter ou fáscia lata liofilizada na pele da região envolvida.[25]

INFECÇÃO

As infecções pós-cirúrgicas nas cirurgias da ATM são raras quando implantes não são colocados. Há poucos relatos de caso de infecção pós-artroscópica, incluindo otite média,[26] infecção articular[27,28] e infecção do espaço infratemporal.[29]

Quarenta e quatro pacientes em um total de 2.106 (2,09%) e de 3.285 (1,34%) implantes tiveram infecção depois de reconstrução da ATM com o sistema TMJ Concepts®. Na substituição total da ATM, a infecção imediata dos componentes é atípica. A infecção tardia pode ocorrer, e é associada à formação de biofilme.[30] Eles são comunidades associadas à superfície e envoltas em matriz que são protegidas das defesas do hospedeiro e dos antibióticos.[2] As infecções associadas a biomateriais ortopédicos para artroplastia são a segunda causa mais comum de falha do implante.[31]

Mercuri descreveu um protocolo para tratar o biofilme infectado das próteses aloplásticas da ATM: (1) remoção do dispositivo médico com biofilme infectado; (2) aplicação de espaçador de cimento ósseo impregnado por antibiótico; (3) tratamento prolongado com antibióticos sistêmicos; (4) substituição do dispositivo, e (5) outro curso de antibióticos sistêmicos.[32] Os componentes da fossa feitos de polietileno de alto pelo molecular são substituídos, e os componentes todos de metal não distorcidos são esterilizados e reutilizados com parafusos novos.[30]

As bactérias mais isoladas no biofilme infectado dos dispositivos médicos são *Staphylococcus epidermidis,*[32] *Staphylococcus aureus*, *Pseudomonas aeruginosa* e espécie *Enterococcus*. Em raras vezes, também se encontra a espécie *Candida*.[32] Os antibióticos de amplo espectro devem ser usados empiricamente, seguidos por cultura e microanálise da prótese explantada.[32]

A pesquisa futura que visa reduzir os biofilmes relacionados aos dispositivos e ampliar o sucesso do tratamento baseia-se nos seguintes objetivos: (1) criar superfícies de implante que tenham menos probabilidade de atrair células planctônicas e, assim, reduzir o acúmulo de biofilmes; (2) fabricar revestimentos que liberem antibióticos convencionais para os tecidos circundantes e líquidos que mantêm as células planctônicas; (3) usar inibidores químicos para bloquear a sinalização de célula para célula para a produção de biofilme; (4) liberar um pulso ultrassônico para aumentar o transporte de antibióticos através dos biofilmes; (5) empregar corrente elétrica baixa combinada com antibióticos para ampliar a morte das bactérias associadas ao biofilme.[33] Basicamente, o uso de técnica asséptica, antibióticos perioperatórios e cirurgia meticulosa minimiza a ocorrência de biofilme relacionado ao dispositivo.

COMPLICAÇÕES OTOLÓGICAS

A grande proximidade da orelha à ATM torna a primeira suscetível à lesão durante cirurgia. Em 1986, Sanders relatou a primeira complicação otológica, um caso de otite média em artroscopia da ATM. Em 1987,

Van Sickels et al. relataram lesão da orelha média que resultou em perda de audição e tinido.[34] Várias outras grandes séries de artroscopia relataram baixas taxas de complicação otológica, de nenhuma a 1%.[35-38]

As complicações otológicas desenvolveram-se em 26 de 202 pacientes (8,6%) submetidos à lise e lavagem artroscópica. Consistiram em coágulos sanguíneos na tuba auditiva externa (9), laceração da tuba auditiva externa (7), perda parcial da audição (5), orelha obstruída (2), vertigem (1) e perfuração da membrana timpânica com laceração da tuba auditiva externa (1).[39] As lacerações da orelha foram identificadas com frequência no intraoperatório quando havia extravasamento súbito do líquido de irrigação pela tuba auditiva externa.[39] As lacerações da tuba auditiva externa e as perfurações da membrana timpânica foram tratadas com substituição de compressa de gaze revestida por antibiótico na tuba auditiva externa, que foi removida 4 dias depois da cirurgia.[39] Houve encaminhamento subsequente a um otorrinolaringologista, e os pacientes receberam prescrição de antibióticos ou de gotas de suspensão de hidrocortisona para o ouvido. A resolução foi completa em todos os casos em algumas semanas. Os 5 casos de perda parcial da audição foram diagnosticados como edema pós-operatório da tuba auditiva externa ou da orelha média. Três casos resolveram-se espontaneamente e dois foram tratados com esteroides orais ou tópicos. Depois de um mês, a perda de audição resolveu-se completamente em todos os casos.[39]

A punção do trago e da membrana timpânica com lesão da orelha média durante a artroscopia da ATM pode ser evitada com técnica cirúrgica cuidadosa e planejamento. A entrada no espaço articular superior pode ser facilitada pelas referências anatômicas como a linha entre ângulo e trago.[40] McCain aconselhou a revisão dos estudos radiográficos pré-operatórios com atenção às estruturas anatômicas. Também alertou quanto às profundidades médias de punção, sendo a distância aproximada da pele até a metade da articulação e a cápsula medial de 25 e 50 ± 5 mm respectivamente.[6]

Na cirurgia articular a céu aberto, o acesso pós-auricular à ATM, em comparação com o acesso pré-auricular padrão, é associado a maior risco de complicações otológicas, em especial estenose da tuba auditiva externa (TAE). O cerúmen pode acumular-se e levar à otite externa.[41] O paciente pode ter também perda de audição por obliteração iatrogênica da TAE.[49] Kreutziger descreveu a abertura da TAE e como evitar essa complicação utilizando suturas de colchoeiro interrompidas subcuticulares em torno do canal e inserindo uma esponja impregnada por antibiótico.[41]

LESÃO INTRACRANIANA

A perfuração intracraniana através da cavidade glenoidal durante a inserção de cânula artroscópica é uma lesão improvável, embora relatada. Patel et al. relataram um caso de entrada na base do crânio durante artroscopia da ATM, resultando em vertigem e paralisias dos nervos oculomotor e troclear direitos, que foram atribuídas ao acúmulo de líquido na região do lobo temporal e seio cavernoso ipsilateral.[42]

A espessura média da cavidade é 0,9 mm.[43] A entrada na fossa craniana média pode resultar em ruptura dural e subsequente extravasamento de líquido cerebroespinal (LCE). A punção intracraniana acidental pode causar déficits neurológicos permanentes. A penetração da fossa craniana média também pode ocorrer durante eminectomia ou eminoplastia. Além disso, a reação de corpo estranho dos implantes aloplásticos, complicação tardia da cirurgia da ATM, pode levar à destruição da cavidade e comunicação com a fossa craniana média.

Quando se suspeita dessa lesão, deve-se obter TC e/ou RM e consulta com neurocirurgião. As rupturas da dura-máter reconhecidas no intraoperatório e com tamanho considerável devem ser reparadas imediatamente. A maioria das rupturas de dura-máter e os extravasamentos decorrentes de LCE, porém, resolve-se espontaneamente com medidas apropriadas. O extravasamento persistente de LCE, que não responde a tratamento clínico podem requerer intervenção cirúrgica. O preparo pré-operatório diligente usando imagens para identificar os indivíduos que podem ter maior risco, o conhecimento das referências anatômicas e evitar força excessiva durante a inserção da cânula ajudam a evitar essas lesões.

REAÇÕES ALÉRGICAS

Depois de encontrar pacientes com reações de células gigantes a corpo estranho de uma liga de cromo-cobalto-molibdênio após a reconstrução articular com o sistema Christensen, Sidebottom et al. introduziram o teste cutâneo na rotina do pré-operatório.[44] Para os pacientes com teste positivo, deve-se empregar prótese condilar de titânio.[45]

COMPLICAÇÕES LIMITADAS À ARTROSCOPIA

A artroscopia da ATM em geral é considerada segura. Em um estudo de 500 pacientes consecutivos (670 articulações) com desorganização interna da ATM, tratados com artroscopia entre 1995 e 2004, constatou-se taxa de complicação geral de 1,34%. A hemorragia no espaço articular foi a complicação mais comum, ocorrendo em 57 casos (8,5%).[46] Em outro estudo de 373 pacientes (451 articulações) acompanhados por um período de 10 anos, relatou-se taxa de complicação de 1,77%.[38] Nos dois estudos, a maioria dos problemas foi autolimitada.

Quebra de Instrumento

Os instrumentos finos e delicados usados na artroscopia da ATM são sujeitos à quebra. A recuperação de pequenos pedaços quebrados pode ser obtida com um instrumento tipo hemostato, que passa através do sistema de cânula do conduto endoscópico.[6]

Contudo, determinadas medidas podem minimizar a quebra dos instrumentos. É essencial verificar se o instrumental selecionado é destinado especificamente para artroscopia da ATM e que cada instrumento esteja intacto à introdução na articulação. A colocação de instrumentos através de cânulas e evitar a força excessiva também evita as quebras. A recuperação dos pedaços do instrumento quebrado deve ser realizada com abordagem sistemática. Se o instrumento não puder ser visualizado, emprega-se a radiografia para localizá-lo. A conversão para cirurgia a céu aberto pode ser necessária se as tentativas artroscópicas falharem. Assim sendo, os pacientes submetidos à artroscopia devem ser instruídos e dar o consentimento livre e esclarecido para essa possibilidade.

Extravasamento de Líquido de Irrigação

A irrigação com solução salina normal ou solução de lactato de Ringer durante a artrocentese ou artroscopia é administrada intermitente ou continuamente. Há relatos de extravasamento de líquido além do espaço articular e para os tecidos adjacentes. Esse líquido produz edema que pode apresentar-se clinicamente como parestesia, paresia, obstrução das vias aéreas e infecção. Em um estudo de 43 articulações, o extravasamento de líquido através da cápsula articular ocorreu em nove articulações (20,9%) e foi atribuído à cápsula fina na parte anterior.[47] Indresano relatou extravasamento de líquido em 3 de 100 (3%) artroscopias. Dois desses três casos não foram associados com qualquer déficit funcional e se resolveram em 24 horas, e um caso resultou em paralisia do NC VII nos ramos temporal e zigomático, que durou 6 meses.[35] Os autores acreditam que todas as complicações podem estar relacionadas à habilidade do cirurgião, porque coincidiram com as primeiras 20 artroscopias realizadas.[35]

O extravasamento de líquido medialmente pode ocasionar edema do espaço faríngeo lateral e possível obstrução das vias aéreas (Fig. 10.5). A incidência desse edema, segundo os relatos, é entre 0,45 e 2,0%.[36,43]

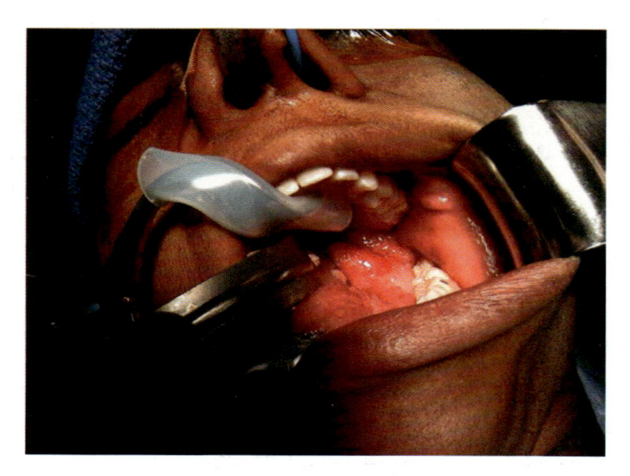

Fig. 10.5. Extravasamento de líquido de irrigação durante a artroscopia, causando edema faríngeo lateral esquerdo.

Em um relato de caso, o edema facial, cervical e laríngeo extenso exigiu intubação prolongada depois de artroscopia. A laringoscopia direta confirmou a resolução antes da extubação, 8 horas depois.[48] A obstrução das vias aéreas também foi relatada por Hendler e Levin e resultou em edema pulmonar. Nesses dois casos, houve mais dificuldade técnica devido à anquilose fibrosa da articulação.[49] Os procedimentos problemáticos e extensos, com grandes quantidades de líquido de irrigação, pode levar a sequelas graves decorrentes de extravasamento de líquidos além do espaço articular.

A atenção às profundidades de inserção do trocarte, a confirmação contínua da desobstrução do fluxo de saída e a monitoração rigorosa dos volumes de influxo e efluxo são essenciais na prevenção do extravasamento de líquido de irrigação nos tecidos circundantes. Depois do término da cirurgia e antes da extubação, é preciso inspecionar cuidadosamente as vias aéreas.

Desgaste da Fibrocartilagem

O desgaste da fibrocartilagem articular da cavidade glenoidal, do côndilo e do disco pode ocorrer durante a artroscopia. Essas lesões são evitadas com entrada cautelosa na articulação, mudança por trocarte rombo para avançar no espaço articular e visualização contínua dos instrumentos.

COMPLICAÇÕES PROLONGADAS

Má oclusão

As más oclusões depois de artrocentese e de artroscopia de lise e lavagem são consequência de edema que pode ocasionar mordida aberta posterior no lado operado. A mordida aberta tem breve duração e é autolimitada. A cirurgia mais invasiva da ATM, com alteração substancial de sua anatomia, como artroplastia com meniscectomia, remoção de implantes que falharam ou em artroplastia em *gap* ou para o tratamento de anquilose pode causar mais do que uma disfunção. Pode haver perda substancial de altura vertical, resultando em alterações oclusais, como contato prematuro ipsilateral e mordida aberta contralateral dos dentes posteriores, assim como mordida cruzada bilateral. A mordida aberta anterior pode sobrevir depois de cirurgia bilateral da ATM. Alterações oclusais semelhantes foram observadas com a condilotomia modificada.[50]

O tratamento da má oclusão e da assimetria facial exige abordagem multidisciplinar. É preciso fazer consulta com o ortodontista e o protético. O tratamento pode consistir em equilíbrio da oclusão, reabilitação protética, ortodontia, cirurgia ortognática, reconstrução aloplástica da ATM ou em combinações dessas opções.

Anquilose

A anquilose é clinicamente demonstrada como incapacidade de obter abertura adequada da boca, com dificuldade decorrente de higiene bucal, mastigação e fala (Fig. 10.6). Os problemas funcionais e a deformidade facial associada podem ser expressos como angústia psicossocial.[51,52]

As imagens da TC são necessárias para avaliar o estado da articulação e para o planejamento cirúrgico apropriado (Figs. 10.7 e 10.8). A combinação de TC e angiografia foi empregada para delinear melhor as estruturas vasculares. Recentemente, vários autores relataram o uso de sistemas de navegação por TC para o planejamento pré-operatório e orientação cirúrgica precisa em tempo real.[53]

As metas da reconstrução articular para a correção de anquilose devem incluir abertura suficiente da boca para mastigação e fala, restauração da simetria facial e redução da dor pelo menos para níveis de tratamento mais passíveis.[54] Em 1990, Kaban et al. propuseram um protocolo para o tratamento da anquilose da ATM.[55] Desde aquela época, a maioria dos autores têm seguido os princípios básicos sugeridos na série.[56,57]

O conceito de defeito de tamanho crítico foi identificado como essencial na reanquilose. É um hiato entre ossos que não pode ser unido por formação de calo em segunda intenção. Não se estabeleceu completamente o padrão aceito como defeito cirúrgico crítico em relação à anquilose da ATM. A excisão recomendada para evitar a reanquilose variou em torno de 0,5 a 4,0 cm.[58] Um defeito maior, teoricamente, reduz a probabilidade de reanquilose, mas à custa da altura do ramo e de deformidades faciais associadas.[59]

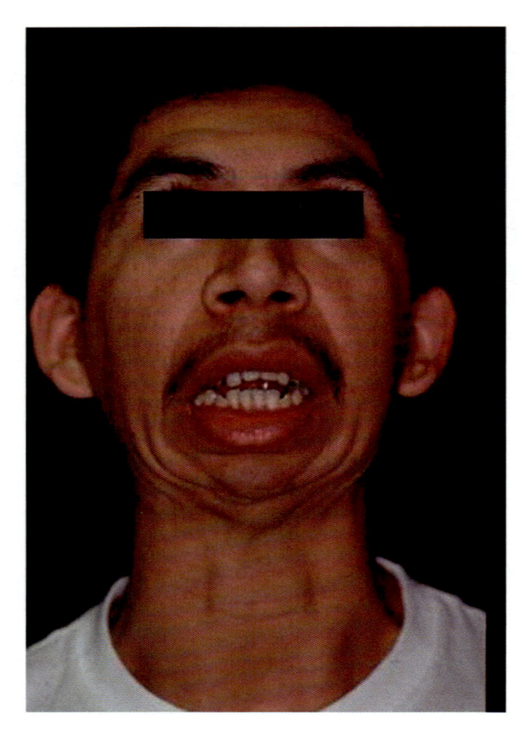

Fig. 10.6. Abertura incisal máxima limitada em paciente com anquilose da ATM.

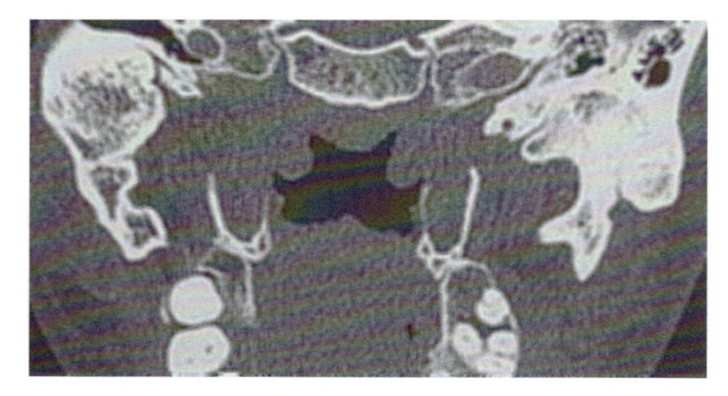

Fig. 10.7. TC mostrando anquilose bilateral da ATM.

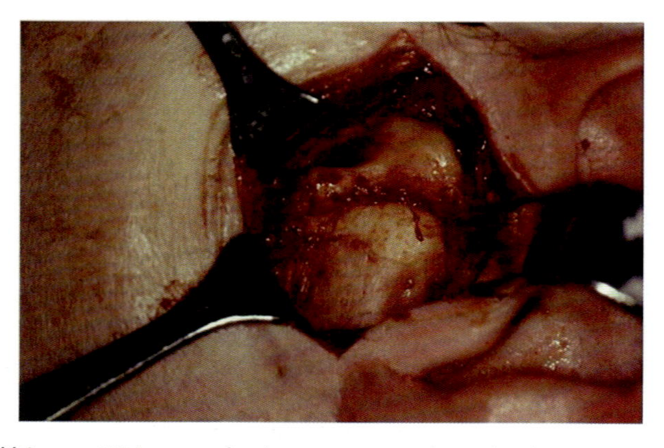

Fig. 10.8. Massa anquilótica na ATM esquerda vista na artrotomia a céu aberto.

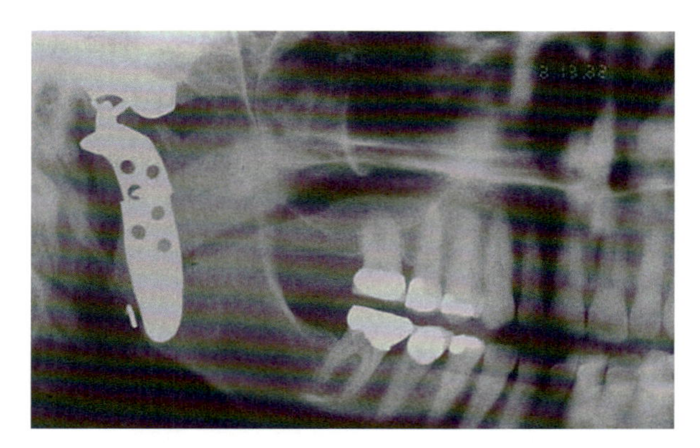

Fig. 10.9. Implante condilar fraturado.

O método preferido de reconstrução variou na literatura.[54,57,59,60] As modalidades atuais de tratamento abrangem a artroplastia em *gap* com enxerto aloplástico e autógeno, enxerto costrocondral, osteogênese por distração e artroplastia total.[51,56,61]

Independentemente da técnica escolhida para a reconstrução articular, é fundamental evitar a reanquilose. Deve-se providenciar a mobilização articular precoce. Uma variedade de outros tratamentos clínicos têm sido aplicados. A radioterapia pós-cirúrgica foi apoiada como opção para tratar a reanquilose. O uso de 10 Gy (1.000 rads) em 5 doses diárias fracionadas depois de re-excisão cirúrgica foi considerado benéfico.[62] As evidências também sugerem que os agentes anti-inflamatórios não esteroides podem inibir a re anquilose.[63] Em um estudo de Wolford e Karras, foram colocados enxertos autólogos de gordura abdominal em redor de artroplastias totais personalizadas. No grupo enxertado, 100% não apresentaram evidência de anquilose, enquanto 35% do grupo não enxertado (controle) precisaram ser reoperados para tratar a anquilose.[64]

Falha dos Materiais

Quinn afirma:

> Infelizmente, a história da reconstrução aloplástica da ATM caracterizou-se por muitas falhas que receberam grande publicidade, com base em desenho impróprio, falta de atenção aos princípios biomecânicos e ignorância do que já havia sido documentado na literatura ortopédica.[65]

Mercuri e Anspach publicaram uma revisão abrangente dos vários tipos de falha de material, incluindo: (1) reação a corpo estranho no afrouxamento do implante; (2) fratura de componente e (3) falha da fixação (Fig. 10.9).[66]

Fricton e colaboradores demonstraram desfechos mais favoráveis para o tratamento não cirúrgico e artroplastia, nos quais não se colocaram implantes aloplásticos provisórios nem permanentes.[67] Vários autores publicaram sequências de tratamento para pacientes que tiveram falha dos implantes aloplásticos. Kearns e colaboradores tiveram bons resultados com retalhos pediculados do músculo ou fáscia temporal depois de desbridamento agressivo.[68] Mercuri e Giobbie-Hurder estabeleceram a eficácia da reconstrução articular total com implantes de Proplast, Teflon e Silastic.[69] Henry e Wolford compararam 62 pacientes submetidos à reconstrução da ATM por meios autógeno ou aloplásticos, depois da remoção de implantes de Proplast ou Teflon, e observaram taxas de sucesso mais altas (88%) com a troca da prótese.[70]

Dor Crônica no Paciente Submetido a Várias Cirurgias

É importante reconhecer que algumas ATM operadas diversas vezes são falhas "iatrogênicas", cujo tratamento não deveria ter começado com cirurgia. Israel e colaboradores verificaram que "diagnóstico errado e vários tratamentos sem sucesso eram comuns nos pacientes com dor orofacial crônica".[71] Milam postulou que a dor da ATM pode dever-se a alterações neuroplásticas, mesmo na ausência de doença periférica.[72]

É preciso obter os prontuários médicos anteriores. Recomenda-se a abordagem em equipe, que inclua tratamento da dor, Neurologia, Fisioterapia e Psicologia. A reconstrução articular aloplástica pode ser necessária para melhorar a função mecânica. A intervenção cirúrgica, porém, pode não atenuar a dor, podendo, inclusive, exacerbá-la.[73]

CONCLUSÕES

A intervenção cirúrgica é própria para uma pequena porcentagem de pacientes com transtornos da ATM. A decisão de prosseguir deve basear-se em diagnóstico específico de doença intracapsular que não responde ou não é passível de modalidades não cirúrgicas de tratamento. Quando a cirurgia da ATM é considerada, a possibilidade de complicações e sua conduta devem ser discutidas com o paciente.

LEITURAS SUGERIDAS

1. Keith DA. 2003. "Complications of temporomandibular joint surgery." Oral and Maxillofacial Surgery Clinics of North America 15: 187–194.
2. Quinn PD, Giannakopoulos H, and Carrasco L. 2006. "Management of surgical failures." Oral and Maxillofacial Surgery Clinics of North America 18: 411–417.
3. Quinn PD. 2000. "Pain management in the multiply-operated temporomandibular joint patient." Journal of Oral and Maxillofacial Surgery 58(Suppl 2): 12–14.
4. Goss AN, and Bosanquet AG. 1986. "Temporomandibular joint arthroscopy." Journal of Oral and Maxillofacial Surgery 44: 614–617.
5. Westesson PL, Ericksson L, and Leidberg J 1986. "The risk of damage to facial nerve, superficial temporal vessels, disk and articular surfaces during arthroscopic examination of the temporomandibular joint." Oral Surgery, Oral Medicine, Oral Pathology, Oral Radiology, and Endodontology 62: 124–127.
6. McCain JP. 1988. "Complications of TMJ arthroscopy." Journal of Oral and Maxillofacial Surgery 46: 256.
7. Rosenberg I, Austin JC, Wright PG, et al. 1982. "The effect of experimental ligation of the external carotid artery and its major branches on haemorrhage from the maxillary artery." International Journal of Oral Surgery 11: 251–259.
8. Greene MW, Hackney FL, and VanSickels JE. 1989. "Arthoscopy of the tempormandibular joint: An anatomic perspective." Journal of Oral and Maxillofacial Surgery 47: 386–389.
9. Cillo JE, Jr., Sinn D, and Truelson JM. 2005. "Management of middle meningeal and superficial temporal artery hemorrhage from total temporomandibular joint replacement surgery with a gelatin-based hemostatic agent." The Journal of Craniofacial Surgery 16: 309–312.
10. Yin NT. 1994. "Hemorrhage of the initial part of the internal maxillary artery treated by multiple ligations: Report of four cases." Journal of Oral and Maxillofacial Surgery 52: 1066–1071.
11. Peoples JR, III, Herbosa EG, and Dion J. 1988. "Management of internal maxillary artery hemorrhage from temporomandibular joint surgery via selective embolization." Journal of Oral and Maxillofacial Surgery 46: 1005–1007.
12. Frame JW, Putnam G, Wake MJ, et al. 1987. "Therapeutic arterial embolisation of vascular lesions in the maxillofacial region." British Journal of Oral and Maxillofacial Surgery 25: 181–194.
13. Kornbrot A, Shaw AS, and Toohey MR. 1991. "Pseudoaneurysm as a complication of arthroscopy: A case report." Journal of Oral and Maxillofacial Surgery 49: 1226–1228.
14. Moses JJ, and Topper DC. 1990. "Arteriovenous fistula: An unusual complication associated with arthroscopic temporomandibular joint surgery." Journal of Oral and Maxillofacial Surgery 48: 1220–1222.
15. Kreutziger KL. 1984. "Surgery of the temporomandibular joint. I. Surgical anatomy and surgical incisions." Oral Surgery, Oral Medicine, Oral Pathology, Oral Radiology, and Endodontology 58: 637.
16. Brown WA. 1980. "Internal derangement of the temporomandibular joint: Review of 214 patients following meniscectomy." Canadian Journal of Surgery 23: 30–32.
17. Al-Kayat A, and Bramley P. 1979. "A modified pre-auricular approach to the temporomandibular joint and malar arch." British Journal of Oral and Maxillofacial Surgery 17: 91–103.
18. Rudolph R. 1990. "Depth of the facial nerve in face lift dissections." Plastic and Reconstructive Surgery 85: 537–544.
19. Hall MB, Brown RW, and Lebowitz MS. 1985. "Facial nerve injury during surgery of the temporomandibular joint: A comparison of two dissection techniques." Journal of Oral and Maxillofacial Surgery 43: 20–23.
20. Weinberg S, and Kryshtalskyj B. 1992. "Facial nerve function following temporomandibular joint surgery using the preauricular approach." Journal of Oral and Maxillofacial Surgery 50: 1048–1051.
21. Carter J, and Testa L. 1988. "Complications of TMJ arthroscopy: A review of 2,225 cases: Review of the 1988 Annual Scientific Sessions abstracts." Journal of Oral and Maxillofacial Surgery 46: M14.
22. Dolwick MF, and Kretzschmar DP. 1982. "Morbidity associated with the preauricular and perimeatal approaches to the temporomandibular joint." Journal of Oral and Maxillofacial Surgery 40: 699–700.
23. Swanson KS, Laskin DM, and Campbell RL. 1991. "Auriculotemporal syndrome following the preauricular approach to temporomandibular joint surgery." Journal of Oral and Maxillofacial Surgery 49: 680–682.
24. Kryshtalskyj B, and Weinberg S. 1989. "An assessment for auriculotemporal syndrome following temporomandibular joint surgery through the preauricular approach." Journal of Oral and Maxillofacial Surgery 47: 3–6.

25. Berrios RJ, and Quinn PD. 1986. "Frey's syndrome: Complication after orthognathic surgery." The International Journal of Adult Orthodontics and Orthognathic Surgery 1: 219–224.
26. Sanders B. 1986. "Arthroscopic surgery of the temporomandibular joint: Treatment of internal derangement with persistent closed lock." Oral Surgery, Oral Medicine, Oral Pathology, Oral Radiology, and Endodontology 62: 361–372.
27. Tarro AW. 1989. "Arthroscopic treatment of anterior disc displacement: A preliminary report." Journal of Oral and Maxillofacial Surgery 47: 353–358.
28. McCain JP, Zabiegalski NA, and Levine RL. 1993. "Joint infection as a complication of temporomandibular joint arthroscopy: A case report." Journal of Oral and Maxillofacial Surgery 51: 1389–1392.
29. Chossegros C, Cheynet F, Conrath J. 1995. "Infratemporal space infection after temporomandibular arthroscopy: An unusual complication." Journal of Oral and Maxillofacial Surgery 53: 949–951.
30. Speculand B. 2009. "Current status of replacement of the temporomandibular joint in the United Kingdom." British Journal of Oral & Maxillofacial Surgery 47: 37–41.
31. Neut D, vanHorn JR, vanKooten TG, et al. 2003. "Detection of biomaterial-associated infections in orthopaedic joint implants." Clinical Orthopaedics and Related Research 413: 261–268.
32. Mercuri LG. 2006. "Microbial biofilms: A potential source of alloplastic device failure." Journal of Oral and Maxillofacial Surgery 64: 1303–1309.
33. Costerton JW. 2005. "Biofilm theory can guide the treatment of device-related orthopaedic infections." Clinical Orthopaedics and Related Research 437: 7–11.
34. Van Sickels JE, Nishioka GJ, Hegewald MD, et al. 1987. "Middle ear injury resulting from temporomandibular joint arthroscopy." Journal of Oral Maxillofacial Surgery 45: 92–965.
35. Indresano AT. 1989. "Arthroscopic surgery of the temporomandibular joint: Report of 64 patients with long-term follow-up." Journal of Oral and Maxillofacial Surgery 47: 439–441.
36. White RD. 1989. "Retrospective analysis of 100 consecutive surgical arthroscopics of the temporomandibular joint." Journal of Oral and Maxillofacial Surgery 47: 1014–1021.
37. McCain JP, Sanders B, Koslin MG, et al. 1992. "Temporomandibular joint arthroscopy: A 6-year multicenter retrospective study of 4831 joints." Journal of Oral and Maxillofacial Surgery 50: 926–930.
38. Carls FR, Engelke W, Locher MC, et al. 1996. "Complications following arthroscopy of the temporomandibular joint: Analysis covering a 10-year period (451 arthroscopies)." Journal of Cranio-Maxillo-Facial Surgery 24: 12–17.
39. Tsuyama M, Kondob T, Seto K, et al. 2000. "Complications of temporomandibular joint arthroscopy: A retrospective analysis of 301 lysis and lavage procedures performed using the triangulation technique." Journal of Oral and Maxillofacial Surgery 58: 500–505.
40. Holmund A, and Hellsing G. 1985. "Arthroscopy of the TMJ. An autopsy study." International Journal of Oral Surgery 14: 169–175.
41. Kreutziger KL. 1987. "Extended modified postauricular incision of the temporomandibular joint." Oral Surgery, Oral Medicine, Oral Pathology, Oral Radiology, and Endodontology 63: 2–8.
42. Patel S, Jerjes W, Upile T, et al. 2010. "TMJ arthroscopy: Rare neurological complications associated with breach of the skull base." British Journal of Oral & Maxillofacial Surgery 48: 18–20.
43. Greene MW, and Van Sickels JE. 1989. "Survey of TMJ arthroscopy in oral and maxillofacial surgery programs." Journal of Oral and Maxillofacial Surgery 47: 574–576.
44. Sidebottom AJ, Speculand B, and Hensher R. 2008. "Foreign body response around total prosthetic metal-on-metal replacements of the temporomandibular joint in the UK." British Journal of Oral & Maxillofacial Surgery 46: 288–292.
45. Speculand B, Hensher R, and Powell D. 2000. "Total prosthetic replacement of the TMJ: Experience with two systems 1988–1997." British Journal of Oral & Maxillofacial Surgery 38: 360–369.
46. González-García R, Rodríguez-Campo FJ, Escorial-Hernández V, et al. 2006. "Complications of temporomandibular joint arthroscopy: A retrospective analytic study of 670 arthroscopic procedures." Journal of Oral and Maxillofacial Surgery 64: 1587–1591.
47. Sasaki K, Watahiki R, Tamura H, et al. 2002. "Fluid extravasation of the articular capsule as a complication of temporomandibular joint pumping and perfusion." The Bulletin of Tokyo Dental College 43: 237–242.
48. Goudot P, Jaquinet AR, and Richter M. 1999. "Upper airway compression after arthroscopy of the temporomandibular joint." International Journal of Oral and Maxillofacial Surgery 28: 419–420.
49. Hendler BH, and Levin LM. 1993. "Postobstructive pulmonary edema as a sequela of temporomandibular joint arthroscopy: A case report." Journal of Oral and Maxillofacial Surgery 51: 315–317.
50. Hall DH, Nickerson JW, Jr., and McKenna SJ. 1993. "Modified condylotomy for treatment of the painful temporomandibular joint with a reducing disc." Journal of Oral and Maxillofacial Surgery 51: 133–142.
51. Rowe NL. 1982. "Ankylosis of the temporomandibular joint." Journal of the Royal College of Surgeons of Edinburgh 27: 67–79.
52. Chidzonga MM. 1999. "Temporomandibular joint ankylosis: Review of thirty-two cases." British Journal of Oral & Maxillofacial Surgery 37: 123–126.
53. Malis DD, Xia JJ, Gateno J, et al. 2007. "New protocol for 1-stage treatment of temporomandibular joint ankylosis using surgical navigation." Journal of Oral and Maxillofacial Surgery 65: 1843–1848.
54. Rowe NL. 1982. "Ankylosis of the temporomandibular joint. Part 2." Journal of the Royal College of Surgeons of Edinburgh 28: 167–173.

55. Kaban LB, Perrott DH, and Fisher K. 1990. "A protocol for management of temporomandibular joint ankylosis." Journal of Oral and Maxillofacial Surgery 48: 1145–1151.
56. Chossegros C, Guyot L, Cheynet F, et al. 1999. "Full-thickness skin graft interposition after temporomandibular joint ankylosis surgery. A study of 31 patients." International Journal of Oral and Maxillofacial Surgery 28: 330–334.
57. Su-Gwan K. 2001. "Treatment of temporomandibular joint ankylosis with temporalis muscle and fascia flap." International Journal of Oral and Maxillofacial Surgery 30: 189–193.
58. Topazian RG. 1966. "Comparison of gap and interposition arthroplasty in the treatment of temporomandibular joint ankylosis." Journal of Oral Surgery 24: 405–409.
59. Salins PC. 2000. "New perspectives in the management of craniomandibular ankylosis." International Journal of Oral Maxillofacial Surgery 29: 337–340.
60. Saeed NR, and Kent JN. 2003. "A retrospective study of the costochondral graft in TMJ reconstruction." International Journal of Oral Maxillofacial Surgery 32: 606–609.
61. Ortak T, Ulusoy MG, Sungur N, et al. 2001. "Silicon in temporomandibular joint ankylosis surgery." Journal of Craniofacial Surgery 12: 232–236.
62. Reid R, and Cooke H. 1999. "Postoperative ionizing radiation in the management of heterotopic bone formation in the temporomandibular joint." Journal of Oral and Maxillofacial Surgery 57: 900–905.
63. Vuolteenaho K, Moilanen T, and Moilanen E. 2007. "Non-steroidal anti-inflammatory drugs, cyclooxygenase-2 and the bone healing process." Basic & Clinical Pharmacology & Toxicology 102: 10–14.
64. Wolford LM, and Karras SC. 1997. "Autologous fat transplantation around temporomandibular joint total joint prostheses: Preliminary treatment outcomes." Journal of Oral and Maxillofacial Surgery 55: 245–251.
65. Quinn PD. 1999. "Alloplastic reconstruction of the temporomandibular joint." Selected Readings in Oral and Maxillofacial Surgery 7(5): 1–23.
66. Mercuri LG, and Anspach WE. 2003. "Principles for the revision of total alloplastic TMJ prostheses." International Journal of Oral and Maxillofacial Surgery 32: 353–359.
67. Fricton JR, Look JO, Schiffman E, et al. 2002. "Long-term study of temporomandibular joint surgery with alloplastic implants compared with nonimplant surgery and nonsurgical rehabilitation for painful temporomandibular joint disc displacement." Journal of Oral and Maxillofacial Surgery 60: 1400–1411.
68. Kearns GJ, Perrott DH, and Kaban LB. 1995. "A protocol for the management of failed alloplastic temporomandibular joint disc implants." Journal of Oral and Maxillofacial Surgery 53: 1240–1247.
69. Mercuri LG, and Giobbie-Hurder A. 2004. "Long-term outcomes after total alloplastic temporomandibular joint reconstruction following exposure to failed materials." Journal of Oral and Maxillofacial Surgery 62: 1088–1096.
70. Henry CH, and Wolford LM. 1993. "Treatment outcomes for temporomandibular joint reconstruction after proplast-teflon implant failure." Journal of Oral and Maxillofacial Surgery 51: 352–358.
71. Israel HA, Ward JD, Horrell B, et al. 2003. "Oral and maxillofacial surgery in patients with chronic orofacial pain." Journal of Oral and Maxillofacial Surgery 61: 662–667.
72. Milam SB. 2000. "Chronic temporomandibular joint arthralgia." Oral and Maxillofacial Surgery Clinics of North America 12(1): 5–26.
73. Quinn PD. 2000. "Lorenz prosthesis." Oral and Maxillofacial Surgery Clinics of North America 12: 93–104.

11

Cirurgia Ablativa Bucal, Cabeça e Pescoço

Eric R. Carlson, DMD, MD, FACS
Daniel Oreadi, DMD

INTRODUÇÃO

Os pacientes submetidos à cirurgia ablativa devido a afecções benignas e malignas da cavidade bucal e região da cabeça e pescoço podem ter uma variedade de complicações clínicas e cirúrgicas no período peri e pós-operatório. Essas complicações podem estar relacionadas à cirurgia propriamente dita ou com comprometimentos fisiológicos preexistentes do paciente. Os pacientes com diagnóstico de câncer oral ou de cabeça e pescoço, por exemplo, ocasionalmente são idosos e deve-se considerar que apresentam imunocomprometimento. Muitos desses pacientes também são desnutridos. Os pacientes com tumores benignos e malignos com hábitos como o tabagismo e comorbidades como diabetes *mellitus*, anemia e outros diagnósticos são propensos a complicações de cicatrização pós-operatórias. Assim sendo, devem ser envidados esforços para otimizar o estado de saúde antes da cirurgia e minimizar as complicações peri e pós-operatórias, de modo a permitir que os pacientes readquiram a qualidade de vida normal depois de cirurgia ablativa. A finalidade deste capítulo é classificar as complicações associadas à cirurgia ablativa que ocorrem em pacientes com tumores malignos e benignos.

COMPLICAÇÕES RELACIONADAS À CIRURGIA ABLATIVA DE TUMORES MALIGNOS

Fatores Preditivos

Os pacientes com doença maligna da região da cabeça e do pescoço têm alto risco de desenvolvimento de complicações perioperatórias.[1] Evitar essas complicações nessa coorte de pacientes requer a identificação dos indivíduos com índices desfavoráveis de prognóstico, como idade avançada, estado nutricional comprometido e presença de afecções predisponentes a taxas de complicação mais altas.

Idade avançada

O efeito da idade avançada na morbidade cirúrgica é um assunto altamente contestado no tratamento de pacientes com doença oncológica. Uma discussão consagrada pelo tempo mostrou mortalidade operatória de quase 20% em pacientes com mais de 80 anos de idade, em comparação com menos de 5% em pacientes mais jovens.[2] Outro estudo examinou mais de 4.300 pacientes submetidos a procedimentos cirúrgicos ortopédicos, intratorácicos, abdominais e outros.[3] As complicações foram divididas de acordo com a década de vida do paciente e classificadas como cardíacas, como edema pulmonar cardiogênico, infarto do miocárdio, angina estável e parada cardíaca e como eventos não cardíacos, como pneumonia bacteriana, insuficiência respiratória, insuficiência renal ou embolia pulmonar. Determinou-se que a mortalidade hospitalar era significativamente mais alta nos pacientes com 80 anos ou mais de idade (2,6%) em relação aos com menos idade (0,7%). As principais complicações perioperatórias ocorreram em 4,3% dos pacientes com 59 anos

Management of Complications in Oral and Maxillofacial Surgery, First Edition. Edited by Michael Miloro, Antonia Kolokythas.

de idade ou menos, 5,7% dos pacientes com 60 a 69 anos, 9,6% dos pacientes com 70 a 79 anos e 125% dos pacientes com 80 anos de idade ou mais. Os autores concluíram que a idade afeta expressivamente o risco de complicações perioperatórias cardíacas e não cardíacas depois de cirurgias não cardíacas. A cirurgia não foi proibitiva, porém, nos pacientes com mais de 80 anos de idade. Na análise final, as complicações perioperatórias como infecção da ferida e hemorragia pós-operatória com formação de hematoma parecem não ser mais comuns no geral, comparadas com os pacientes mais jovens. As complicações, no entanto, parecem ocorrer com mais frequência nos pacientes idosos, inclusive as relacionadas ao diagnóstico de comprometimento cardíaco e pulmonar antes da cirurgia.

Estado nutricional comprometido

Os pacientes com câncer oral em geral são desnutridos. O equilíbrio negativo de nitrogênio observado nesses pacientes é reflexo da má nutrição que pode estar presente nos alcoólatras, nos que têm consumo oral impróprio devido à presença de tumor oral volumoso e doloroso ou perda de peso induzida por tumor.[4] Os cirurgiões verificaram os efeitos desfavoráveis do comprometimento nutricional na cicatrização das feridas cirúrgicas durante décadas, assim como o fato de a desnutrição levar ao comprometimento imunológico. A observação de que as melhores respostas imunes mediadas por linfócitos T e B desenvolvem-se depois da correção da desnutrição dá credibilidade ao fato de os pacientes desnutridos serem imunocomprometidos.[5] O índice prognóstico nutricional é um meio de avaliar quantitativamente o potencial de complicações no tratamento de câncer. O índice prognóstico nutricional, desenvolvido originalmente por Buzby et al.,[6] utiliza as variáveis de albumina e transferrina sérica, dobra da pele do tríceps e hipersensibilidade cutânea tardia para desenvolver um valor percentual. Os autores indicaram que quando esse índice é superior a 40%, os pacientes têm alto risco de desenvolver complicações com o tratamento, os que têm 20 e 39% têm risco intermediário e os que têm índice abaixo de 20% têm baixo risco de desenvolvê-las. O grupo de alto risco teve taxa de 89% de complicações importantes em comparação com 12,5% no grupo de baixo risco. Demonstrou-se que o apoio nutricional pré-operatório por mais de 7 dias diminui as complicações cirúrgicas em pacientes do grupo de alto risco.[7] Embora esses estudos não tenham sido direcionados aos pacientes com câncer oral e de cabeça e pescoço, a abordagem da desnutrição nessa população de pacientes e proporcionar apoio químico à sua eficácia (aumento da pré-albumina) antes da cirurgia reduz o risco de complicações perioperatórias.

Comorbidade clínica

O sistema tradicional de estagiamento do câncer da cavidade bucal e de cabeça e pescoço é a classificação tumor, nodo, metástase (TNM). Esse sistema estagia o câncer de acordo com o tamanho do tumor primário e a presença ou ausência de linfonodos e doença metastática remota. Embora os sistemas de estagiamento tentem fazer o prognóstico dos pacientes com câncer, infelizmente, sua deficiência é considerar apenas o tumor do paciente e não as afecções clínicas comórbidas que podem estar presentes e influenciar negativamente no prognóstico.[8] Muitos pacientes com câncer da cavidade bucal e cabeça e pescoço têm diversas comorbidades que afetam as recomendações de tratamento e o prognóstico relacionado à cirurgia ablativa. Essas comorbidades envolvem praticamente todos os sistemas de órgãos, inclusive cardíaco, pulmonar, endócrino e hepático. O risco de infarto do miocárdio ou óbito, por exemplo, excedeu 4% nos pacientes com coronariopatia não revascularizada submetidos à cirurgia de cabeça e pescoço em um estudo.[9] Curiosamente, esse estudo identificou que os grandes procedimentos cirúrgicos vasculares, torácicos, abdominais e de cabeça e pescoço são associados a maior risco de complicações cardíacas nos casos de coronariopatia não revascularizada. O método ideal para quantificar a comorbidade não foi estabelecido, embora vários índices tenham sido discutidos na literatura que inclui o índice de Kaplan-Feinstein (KFI) e o índice de comorbidade de Charlson (CCI).[10] O CCI designa pesos para as doenças (Tabela 11.1) que se considera alterarem o risco de mortalidade e são baseados em uma coorte de 604 pacientes internados no serviço médico de um hospital durante o período de 1 mês, em 1984. Foram obtidas informações de um ano de acompanhamento para 559 dos 604 pacientes. A intenção de relato original foi desenvolver uma taxonomia prognóstica para afecções comórbidas que podem alterar, isoladamente ou em combinação, o risco de mortalidade dos pacientes a curto prazo em estudos longitudinais. Os resultados desse estudo indicaram que o índice ponderado de comorbidade foi preditor significativo de um ano de sobrevida. Kim et al.[1] discutiram brevemente dados não publicados de seu centro médico, correlacionando o escore CCI e a sobrevida em 17 pacientes

Tabela 11.1. Índice ponderado de comorbidade.

Peso dado às doenças	Afecções
1	Infarto do miocárdio Insuficiência cardíaca congestiva Doença vascular periférica Doença vascular cerebral Demência Doença pulmonar crônica Doença do tecido conjuntivo Doença ulcerosa Hepatopatia leve Diabetes
2	Hemiplegia Nefropatia moderada ou grave Diabetes com lesão de órgão terminal Qualquer tumor Leucemia Linfoma
3	Hepatopatia moderada ou grave
6	Tumor sólido metastático AIDS

com câncer oral. Por exemplo, o escore CCI de 2 a 4 mostrou sobrevida de 5 anos em 64%, enquanto o de 8 a 10 mostrou sobrevida de 3 anos de 14%.

A classificação da *American Society of Anesthesiologists* (ASA) do estado físico foi desenvolvida para a avaliação de risco pré-operatório ou de eventos adversos perioperatórios. Essa classificação, porém, não é usada como preditor de complicações além do período perioperatório. Além disso, a principal preocupação com o uso da classificação da ASA é a subjetividade envolvida em sua determinação. Reid *et al.*[11] avaliaram a classificação da ASA como medida do prognóstico de uma coorte de pacientes cirúrgicos de cabeça e pescoço em comparação com o índice de Charlson. Seu estudo concluiu que a primeira delas era ligeiramente superior à segunda quanto ao valor prognóstico. Obviamente, a presença de comorbidades causa impacto no prognóstico de pacientes com câncer oral e de cabeça e pescoço.[12]

Complicações

Ausência de cura

A ausência de cura da doença continua a ser o desfecho mais importante e devastador do câncer para o paciente e para a equipe de tratamento. A doença persistente, a recorrência local ou regional, as metástases remotas ou a presença de um segundo câncer primário estão entre os motivos de fracasso mais comuns. A maioria de recorrências tem lugar 2 a 3 anos depois do término do tratamento. Como se vê, "recorrência" é um termo genérico para o desenvolvimento de doença nos linfonodos locais, regionais ou em locais distantes. Embora as taxas de sobrevida de carcinoma de células escamosas da cavidade bucal não tenham melhorado expressivamente nos últimos 30 anos, os padrões de fracasso mudaram.[1] Especificamente, a melhora progressiva da doença local e regional foi acoplada à maior mortalidade de segundos cânceres primários e metástases remotas. As falhas locais, regionais e remotas parecem ocorrer logo após o tratamento de carcinoma oral de células escamosas. Além disso, o fracasso é função do estágio do câncer, relacionada em especial ao estado histológico dos linfonodos cervicais.[13]

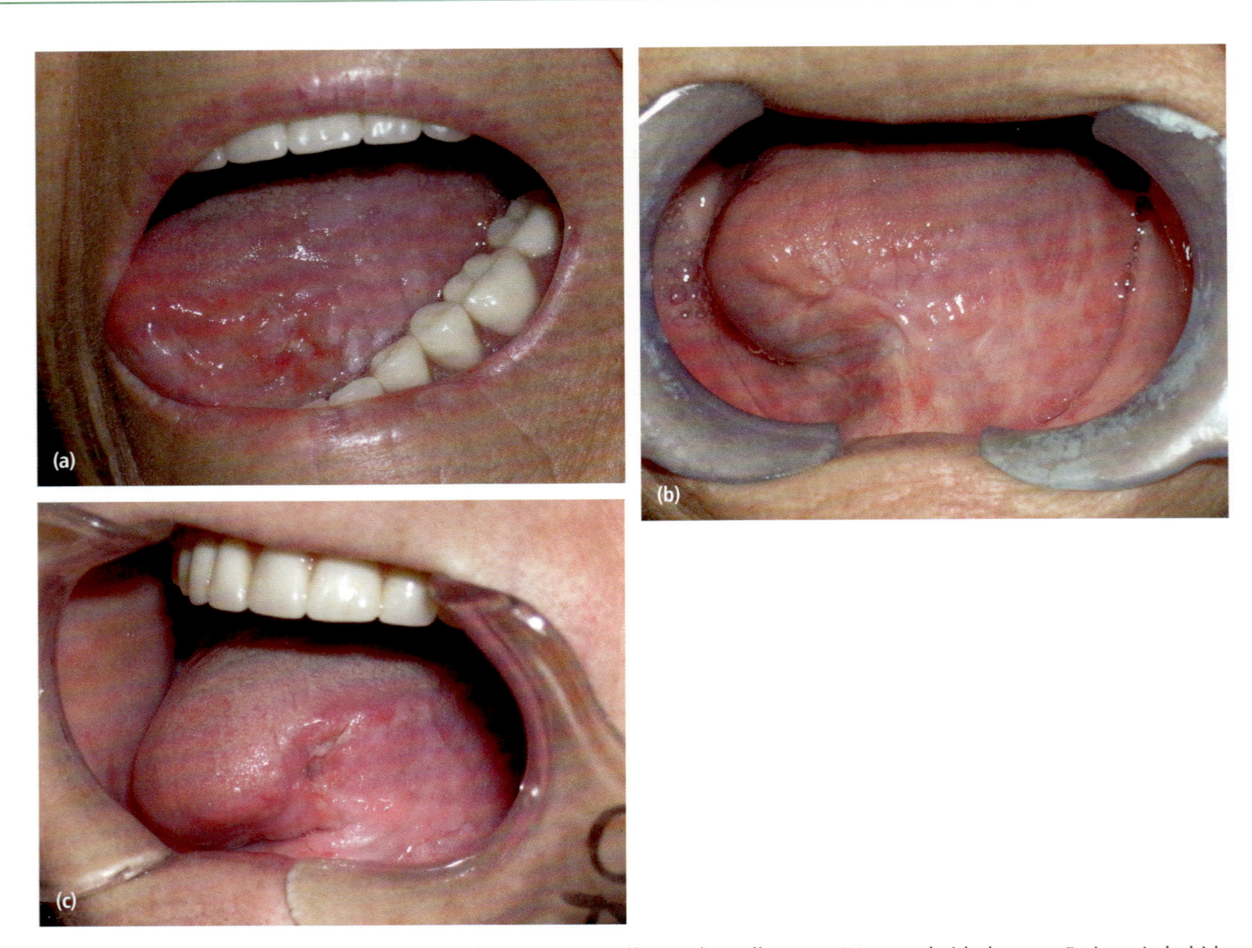

Fig. 11.1. (a) Aparência de carcinoma de célula escamosa na língua de mulher com 74 anos de idade que não ingeria bebida alcoólica nem fumava. (b) Foi submetida à glossectomia parcial e dissecação do pescoço depois do diagnóstico. A cicatrização correu bem, como se observou 3 anos depois da cirurgia. (c) A paciente apresentou recorrência aos 4 anos de pós-operatório. Realizou-se outra glossectomia parcial que identificou infecção por papilomavírus humano.

Recorrência local

A recorrência de câncer em seu local primário em geral representa a falha na eliminação de todo o câncer, até atingir margens negativas. Nesse sentido, o reaparecimento do câncer no local inicial é indicativo de persistência da doença primária ou persistência de exposição carcinogênica nesse local (Fig. 11.1). Em termos histológicos, as margens negativas foram definidas como ausência de carcinoma invasivo, carcinoma *in situ* e displasia dentro de 5 mm das margens de excisão. Assim sendo, o cirurgião oncológico planeja a ablação cirúrgica dos tumores orais com 1 a 1,5 cm de margem linear de tecido que aparece normal. O uso de cortes congelados de margens de tecido mole na amostra podem auxiliar com precisão relatada de 99%.[14] Ord e Aisner[14] relataram taxa de 100% de recorrência quando as margens estavam microscopicamente envolvidas pelo carcinoma, embora Slootweg et al. relataram recorrência local em 21,9% de seus pacientes com margens positivas.[15] Kovacs analisou retrospectivamente três subgrupos de pacientes com margens livres ou positivas relacionadas à cirurgia de carcinoma de células escamosas da cavidade bucal e da parte oral da faringe.[16] Essa análise incluiu 143 pacientes tratados apenas com cirurgia, 122 pacientes tratados com cirurgia e quimioterapia sistêmica adjuvante e 94 pacientes tratados com cirurgia e quimioterapia adjuvante. O autor concluiu que os pacientes tratados com tratamento adjuvante depois da cirurgia com margens saudáveis tinham vantagem de sobrevida em comparação com os que eram submetidos apenas à cirurgia. Em geral, a sobrevida sem doença foi melhor em grupos com tratamento adjuvante, independentemente de margens livres ou positivas. As taxas de sobrevida depois de margens cirúrgicas positivas foram piores nos 3 grupos, em comparação com os respectivos subgrupos com margens saudáveis. Uma segunda excisão em pacientes com margens positivas que, a seguir, foram submetidos a quimioterapia e radioterapia não resultou em melhora da sobrevida. A combinação de margens saudáveis e tratamento adjuvante é claramente o quadro mais favorável para a sobrevida do paciente.

Quando se verifica recorrência local, o tempo entre a identificação da recorrência e o tratamento subsequente tem significância prognóstica. Schwartz et al. observaram doença recorrente em 28% de seus 350 pacientes com carcinoma oral de célula escamosa.[17] A recorrência depois de 6 meses do tratamento do tumor primário mostrou sobrevida média de 20 meses e nenhum paciente foi curado. As recorrências depois de 6 meses resultaram em tempo de sobrevida média de 58 meses e 21% dos pacientes não necessitaram de outra cirurgia.

Recorrência regional

A execução correta da dissecação profilática do pescoço na ausência de envolvimento clínico e radiológico de linfonodos (casos N0) é um método ontologicamente sólido de reduzir as chances de recorrência regional depois de tratamento cirúrgico do câncer oral primário. Esse conceito requer apreciação da presença de doença oculta do pescoço em determinados sublocais (isto é, parte oral da língua, assoalho da boca) e, segundo os relatos, varia entre 36 e 42%.[18,19] A dissecação supraomo-hióidea do pescoço que envolve excisão dos linfonodos em bloco nos níveis I, II e III representa uma modalidade cientificamente segura do pescoço N0 em casos de câncer de língua com profundidade de invasão superior a 3 a 4 mm, assim como das lesões do assoalho da boca (Fig. 11.2). Em geral, quando o risco de envolvimento nodal oculto é superior a 20%, os linfonodos regionais exigem tratamento. Pode ser cirúrgico, dissecação seletiva do pescoço ou radioterapia na parte "em risco" do pescoço. Dada a baixa morbidade geral e as baixas taxas de complicação da dissecação seletiva do pescoço, é a modalidade preferida. Isso é apoiado também pela pouca sobrevida relatada (menos de 50%) nos casos de fracasso regional, em especial depois de radioterapia. A literatura internacional apoia a realização da dissecação eletiva do pescoço para carcinomas de célula escamosa T1N0 e T2N0 da cavidade bucal, com a identificação de doença oculta no pescoço nas amostras que variam de 36 a 42%.[20-22] Assim, numerosos autores recomendam a realização rotineira de dissecação supraomo-hióidea do pescoço no tratamento de carcinoma de célula escamosa inicial da cavidade bucal.[23-25] Relatou-se que o controle local-regional aumenta de 50% para 91% quando essa dissecação é realizada.[26] Um estudo que examinou 501 pacientes submetidos à dissecação radical do pescoço mostrou que apenas 9% deles tinham doença metastática nos linfonodos cervical no nível IV, quando a dissecação do pescoço era de natureza eletiva dos linfonodos positivos no nível V era de apenas 2%.[27] Esses dados apontam para a dissecação desnecessária dos linfonodos de níveis IV e V ao tratar pescoço N0. A única exceção a essa regra é o tratamento de câncer de língua, em cujo caso a extensão eletiva para o pescoço no nível IV provavelmente é justificada.[28]

A execução apropriada da dissecação do pescoço em casos N+ também é um método de reduzir a probabilidade de recorrências regionais. A dissecação radical de pescoço modificada e suas variantes são preferíveis no tratamento de pescoço N+, devido à oportunidade de preservar o nervo acessório que, de outra forma, levaria à síndrome de dor e mobilidade limitada do membro superior.[29] O princípio cirúrgico da dissecação radical de pescoço modificada (DRMP) baseia-se no conhecimento de que o sistema aponeurótico do pescoço envolve as estruturas internas rotineiramente removidas na dissecação radical. A DRMP funciona com esses planos de dissecação, enquanto remove uma amostra em bloco e linfonodos e estruturas circundantes metastáticos ou não. A DRMP preserva intencionalmente as estruturas anatômicas, mais comumente o nervo acessório (Fig. 11.3). Por exemplo, a DRMP tipo I envolve a preservação do nervo acessório; a de tipo II envolve preservação do nervo acessório, da veia jugular interna e a do tipo Ill envolve preservação do nervo acessório, da veia jugular interna e do músculo esternocleidomastóideo. A literatura internacional indica que a DRMP tipo I é a dissecação preferida nos casos de pescoço N+ nos cânceres da cavidade oral.[30] Essa dissecação abrange efetivamente os linfonodos cervicais metastáticos, não compromete a segurança oncológica, mantém a função quando é realizada adequadamente e proporciona incidência reduzida de recorrência regional, dependendo da histopatologia final da amostra retirada.[13] Essa modalidade é defendida por causa da observação de que os linfonodos palpáveis, mesmo os com menos de 3 cm de diâmetro, têm incidência substancial de disseminação extracapsular da doença.[31] A presença de extensão extracapsular de metástases de linfonodo cervicais pode romper os planos aponeuróticos quando o músculo esternocleidomastóideo e a veia jugular interna são preservados. Essa manobra cirúrgica provavelmente resultaria em recorrência.

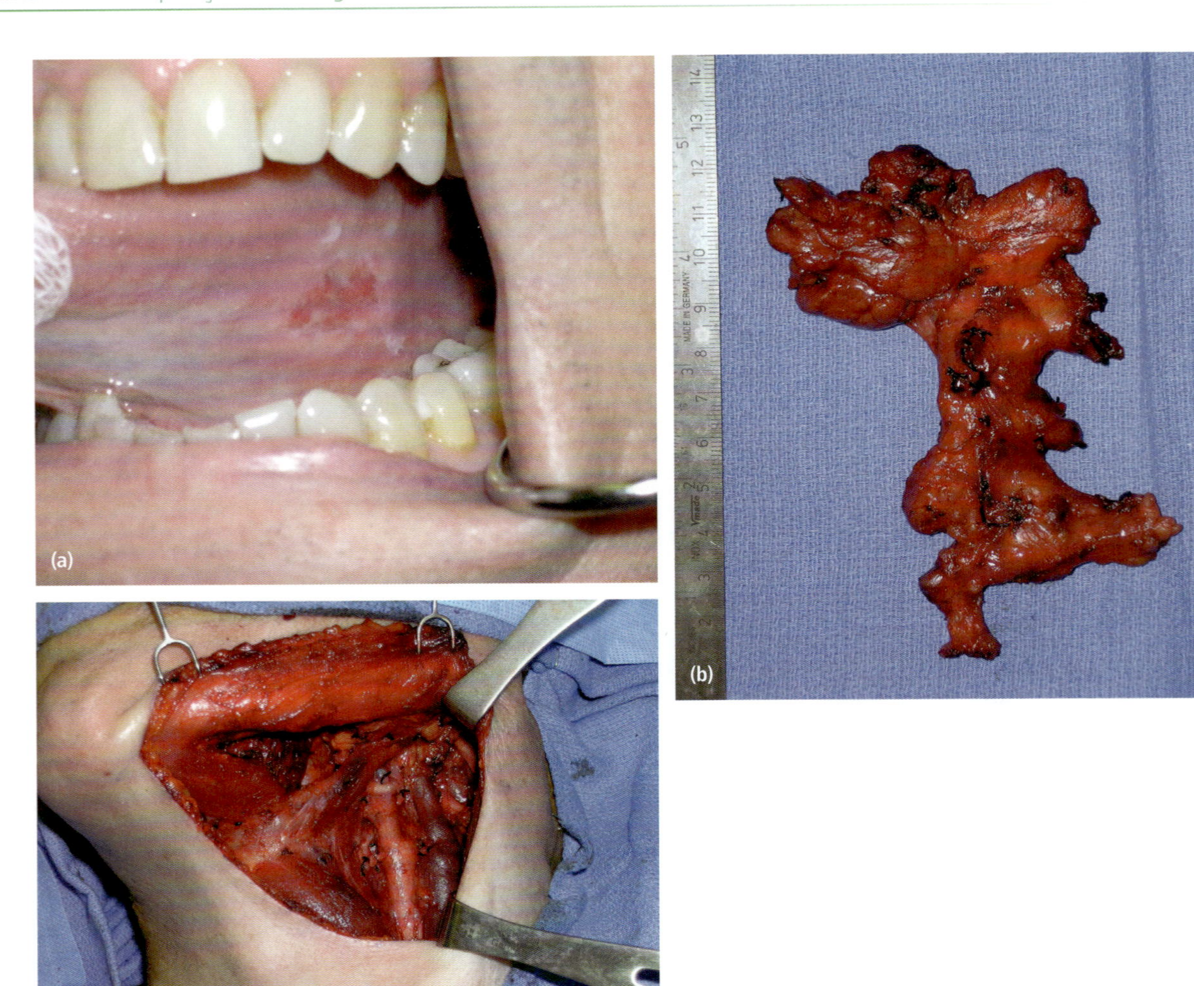

Fig. 11.2. (a) Carcinoma de célula escamosa T1N0M0 da parte esquerda da língua em homem de 60 anos de idade. (b), (c) O paciente foi submetido à glossectomia parcial esquerda e dissecação seletiva do pescoço (I-IV). A histopatologia final da amostra do pescoço identificou três linfonodos com carcinoma de célula escamosa metastático. O paciente foi submetido à radioterapia pós-operatória e não apresentou evidências de doença no pescoço 3 anos depois da operação.

A dissecção funcional do pescoço foi descrita originalmente por Rocca e Pignararo, em 1967.[32] Em 1984, esses autores relataram seus achados em 1.500 dissecações funcionais do pescoço, realizadas em 843 pacientes operados entre 1961 e 1982.[33] O câncer de laringe constituiu 87% dos pacientes nesse relatório, no qual só o tecido linfático do pescoço foi sacrificado e o músculo esternocleidomastóideo, a veia jugular interna e o nervo acessório foram preservados. Dessas 1.500 dissecações, 1.200 foram eletivas (N0), enquanto 300 foram de natureza terapêutica (N+). As recorrências regionais foram verificadas em 68 casos (8,1%). Dezesseis casos de recorrência regional ocorreram em pacientes com pescoço N0 (1,33%), enquanto 32 casos foram em pescoço N+, encontrados em 171 pacientes (30,4%). Para o cirurgião de câncer oral, é interessante a ausência de dissecação de linfonodos na dissecação funcional do pescoço de nível I.[34] Uma vez que os linfonodos de nível I são nódulos-sentinelas relacionados ao câncer, a não dissecação desse importante nível oncológico pode resultar em recorrência de linfonodos cervicais ao tratar pescoço N0 ou N+. Assim sendo, parece que a dissecação funcional do pescoço não tem função no tratamento de linfonodos cervicais em pacientes com carcinoma de célula escamosa oral.

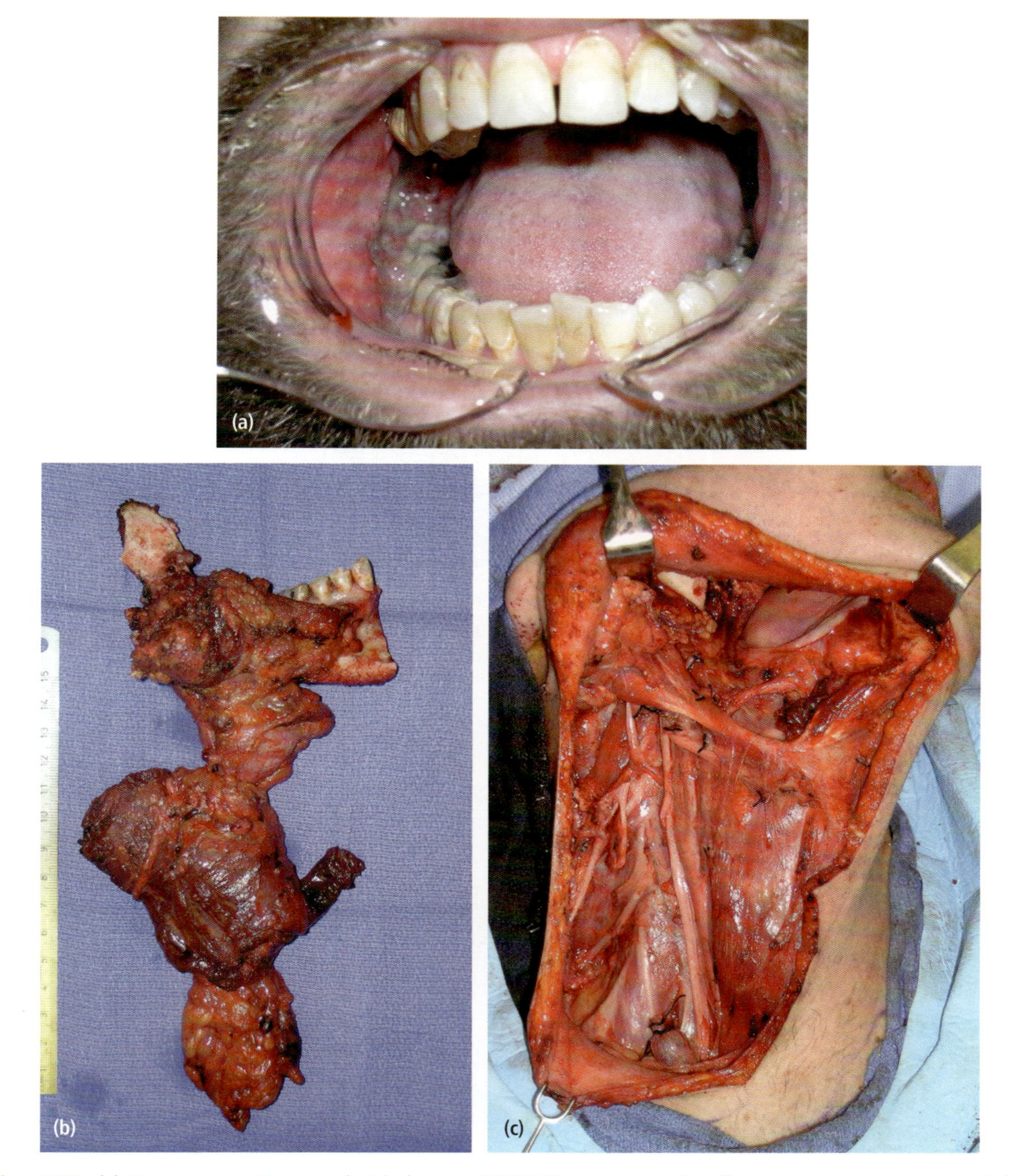

Fig. 11.3. (a) Homem aos 39 anos de idade com T4N1M0 carcinoma de célula escamosa na gengiva inferior direita, na mandíbula e no pescoço. (b), (c) Foi submetido a excisão composta da parte direita da mandíbula, gengiva e dissecação tipo I radical do pescoço modificada.

Doença metastática remota

Historicamente, acredita-se que o desenvolvimento de doença metastática remota relacionada a carcinoma de célula escamosa da cavidade bucal represente um fenômeno raro, observado apenas em 2 a 9% dos pacientes.[35] A presença de doença metastática remota pode ser revelada por achados anormais em radiografia simples do tórax solicitada rotineiramente, em PET/TC ou TC (Fig. 11.4), presença de dor no caso de metástases ósseas ou descoberta incidental de focos metastáticos durante autópsia, que pode ocorrer em paciente assintomático. Desde que as autópsias são relativamente raras depois do óbito de paciente com câncer oral, é provável que a incidência da doença metastática remota seja subestimada.[36] O local mais comum de disseminação de metástases remotas é o pulmão, com sobrevida média de aproximadamente 9 meses.[35] O segundo local mais comum dessas metástases é o osso, com sobrevida média de cerca de 2 meses.[37]

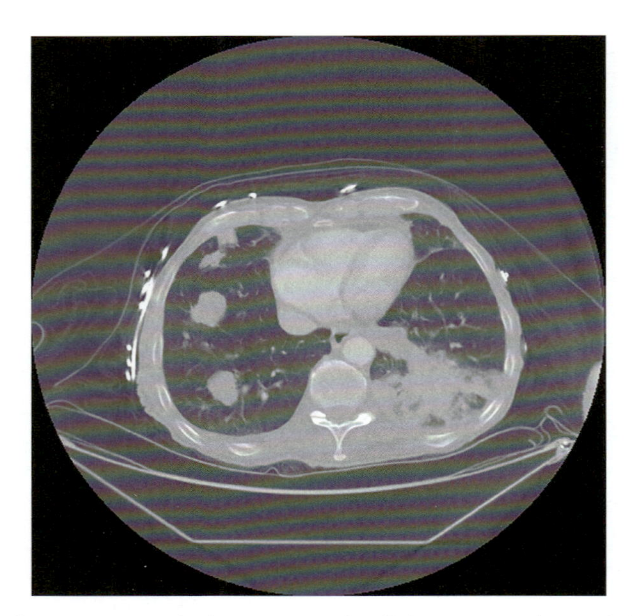

Fig. 11.4. TC de tórax de paciente tratado de carcinoma de célula escamosa da cavidade oral estágio IV 2 anos antes. A TC demonstra evidências de doença metastática no pulmão direito.

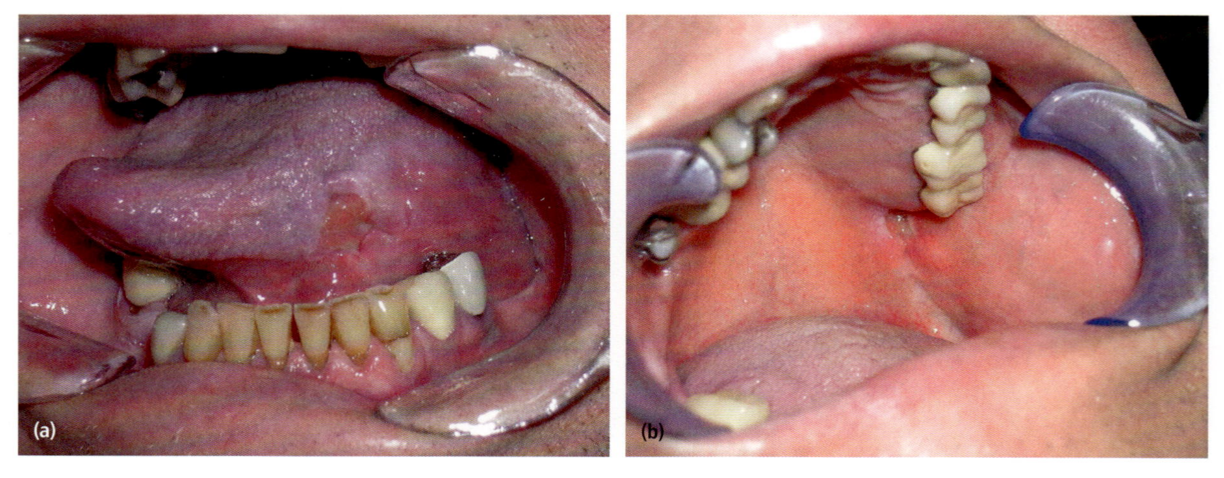

Fig. 11.5. (a) Imagens clínicas de carcinoma de célula escamosa da língua e (b) da região retromaxilar esquerda em homem aos 66 anos de idade com cânceres primários metacrônicos. Dezoito meses foi o intervalo do diagnóstico desses cânceres.

Segunda doença primária

Os segundos cânceres primários são os tumores que se desenvolvem sincrônica ou metacronicamente com o diagnóstico de carcinoma de célula escamosa oral e da região da cabeça e pescoço (Fig. 11.5). Acredita-se que existam em taxa de 5 a 7% por ano nesses pacientes.[38] Há alguma controvérsia em relação à definição mais apropriada de segundo tumor primário, mas a maioria dos autores usa os critérios de Warren e Gates:[39] (1) cada um dos tumores deve apresentar um quadro definido de doença oncológica, (2) devem ser distintos entre si e (3) a probabilidade de um deles ser metástase de outro deve ser excluída. Em geral, se o indivíduo continua a fumar depois do primeiro carcinoma de célula escamosa da cavidade bucal, tem taxa de 33% de desenvolvimento de segundo câncer primário no trato aerodigestivo superior em 5 anos, em comparação com 3 a 5% quando para de fumar.[4]

A quimioprevenção representou historicamente um meio de evitar o desenvolvimento de segundos cânceres primários. Como os retinoides são necessários para a diferenciação normal no desenvolvimento, e desde que eles revertem as características celulares associadas à doença oncológica, têm sido estudados quanto à eficácia na reversão das alterações pré-malignas na cavidade bucal, assim como na prevenção de segundos cânceres primários da região aerodigestiva superior.[40] Foram obtidos resultados promissores com o uso de retinoides; contudo, a toxicidade medicamentosa e a rápida reversão dos efeitos benéficos quando o medicamento é suspenso limitaram o uso desses agentes. Os agentes de segunda linha incluíram inibidores da ciclo-oxigenase-2. Muitas doenças oncológicas humanas, inclusive o carcinoma oral de célula escamosa, sabidamente produzem níveis superiores de prostaglandinas do que os tecidos normais nos quais se originam. A maior síntese de prostaglandinas nas células transformadas e neoplasias é considerada consequência da expressão ampliada da ciclo-oxigenase-2 (COX-2).[41] Também se acredita que as prostaglandinas sejam importantes na patogênese de câncer por causa de seus efeitos na proliferação celular, angiogênese, vigilância imunológica e apoptose. Os agentes anti-inflamatórios não esteroides e a aspirina evitam o câncer de cólon em pacientes com artrite.[42] Além disso, determinou-se que a COX-2 tem superexpressão na mucosa oral de fumantes ativos em relação às pessoas que nunca fumaram.[43] Os níveis mais altos de COX-2 são comuns em acometimentos pré-malignos e malignos, como leucoplaquia oral e câncer invasivo.[42] Várias linhas de evidências médicas indicam que a COX-2 é um alvo molecular promissor para a prevenção ou o tratamento de câncer. Em outubro de 2004, a Merck retirou o rofecoxibe (Vioxx) do mercado, depois que uma pesquisa mostrou que o fármaco poderia aumentar o risco de infartos e acidentes vasculares cerebrais. Em 17 de dezembro de 2004, a Pfizer anunciou um estudo a longo prazo de celecoxibe (Celebrex), que também sugeriu aumento do risco de infarto, embora tenham sido investigadas doses até duas vezes mais altas do que as recomendadas para o tratamento de artrite.[44]

Disfunção neurológica

A disfunção sensorial e motora relacionada à cirurgia ablativa para doença oncológica pode representar lesão nervosa acidental ou sacrifício intencional. Embora muitos dos nervos cranianos e cervicais corram risco relacionado à extirpação de doenças oncológicas orais e de cabeça e pescoço, a incidência de lesão em cada um dos nervos é função do local e do estágio do câncer primário.

Nervo acessório

A dissecação e preservação do nervo acessório são essenciais para a realização da DRMP tipo I. Como já mencionado, essa manobra cirúrgica reduz ou elimina a morbidade associada à dissecação radical do pescoço que sacrifica intencionalmente o nervo acessório, mais notavelmente a síndrome do ombro. A transecção do nervo acessório não causa uniformemente perda total da função do músculo trapézio,[45] e a preservação desse nervo tem sido associada à queda permanente do ombro em 25% dos pacientes.[46] Esse achado pode ser explicado pela lesão por tração, por desvascularização ou transecção não identificada do nervo. Quando se verifica disfunção, os pacientes apresentam limitação da abdução do braço no ombro, perda do ritmo de abdução devido à rotação anormal da escápula, escápula alada e perda do contorno inclinado normal do ombro (Fig. 11.6). É comum que os pacientes se queixem de dor. A função do ombro depois de dissecação do pescoço é um problema multifatorial. Embora o nervo acessório em geral seja considerado a única inervação do músculo trapézio, os anatomistas descreveram inervações motoras variáveis que forma um plexo com o nervo acessório e são responsáveis pela variação da inervação motora e função do músculo.[47] As contribuições para a inervação desse músculo inclui fibras para o nervo auricular magno, o nervo frênico e os ramos do plexo braquial.

Nervo facial

A dissecação e preservação do tronco principal do nervo facial e seus ramos periféricos ocorrem, em geral, relacionadas à conduta cirúrgica de neoplasias da glândula parótida. Nessas circunstâncias, a incidência de paralisia parcial do nervo facial depois de parotidectomia superficial pode ser de 40 a 58%, mas a paralisia permanente é de 0 a 3%.[1] A incidência de paralisias temporária e permanente do nervo facial aumenta com os tumores lobulares recorrentes superficiais e com os tumores profundos. O ramo mais afetado durante a parotidectomia é o mandibular marginal, devido à rara incidência de inervação cruzada de outros ramos (Fig. 11.7). O ramo mandibular marginal do nervo facial é encontrado rotineiramente durante dissecação do pescoço. A identificação e transposição superior são justificadas na dissecação do pescoço N0 e também podem ser realizadas durante o tratamento cirúrgico do pescoço N+, desde que a preservação não comprometa a segurança oncológica, em especial quando os linfonodos de nível I são clinicamente positivos. Nessas

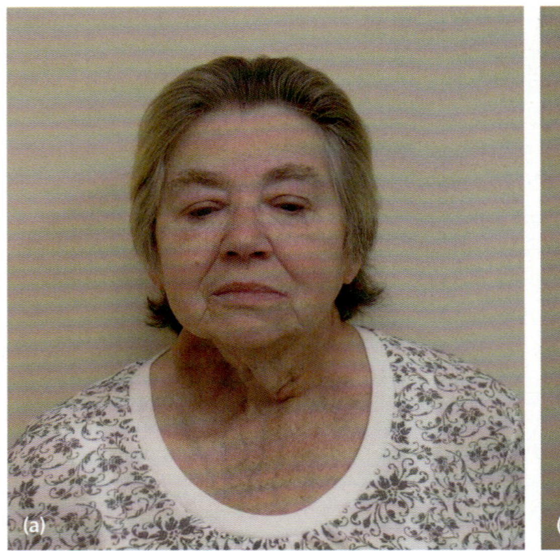

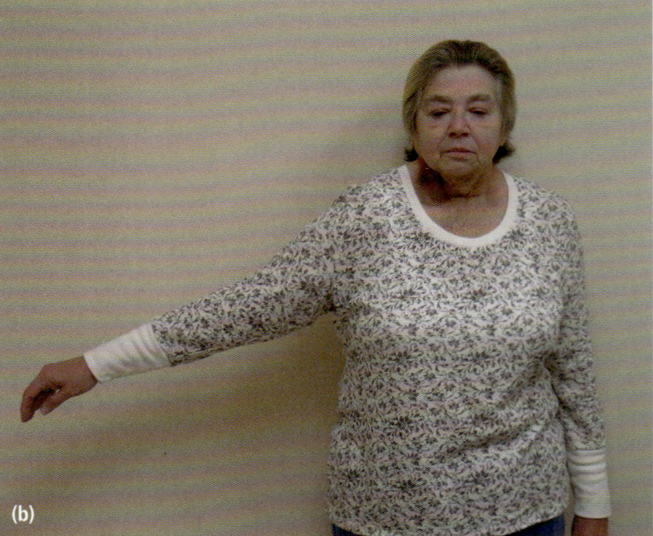

Fig. 11.6. Sequelas clínicas da dissecação radical do pescoço em mulher de 64 anos de idade. (a) Ela apresenta ombro caído e (b) incapacidade de elevar totalmente o membro superior ipsilateral.

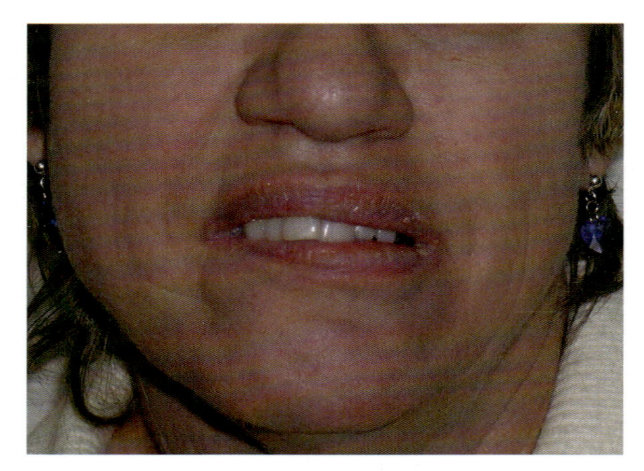

Fig. 11.7. Aparência clínica de paciente um ano depois da dissecação seletiva do pescoço, na qual o nervo mandibular marginal direito foi inadvertidamente sacrificado. O paciente apresenta postura anormal do lábio inferior ipsilateral.

circunstâncias, é prudente separar a amostra da dissecação do pescoço da margem inferior da mandíbula sem dissecação do nervo mandibular marginal dentro da fáscia que o envolve. O sacrifício desse nervo certamente tem implicações estéticas e também pode ter consequências funcionais. A falta de competência do lábio inferior, que pode ocorrer quando o nervo mandibular marginal é sacrificado, por exemplo, pode resultar em dificuldade de alimentação.

Nervo frênico

A lesão do nervo frênico durante dissecação do pescoço em geral representa uma complicação da cirurgia e não infiltração direta do tumor no nervo. A incidência geral de 8% de lesão do nervo frênico foi relatada, com paralisia diafragmática resultante depois da dissecação do pescoço.[47] O diagnóstico é feito mais comumente no pós-operatório, por radiografia torácica. A elevação ipsilateral do diafragma pelo menos um espaço intercostal acima no lado afetado é o parâmetro radiológico que deve ser satisfeito para fazer o diagnóstico de hemidiafragma devido à lesão do nervo frênico (Fig. 11.8). Os sinais de lesão do nervo frê-

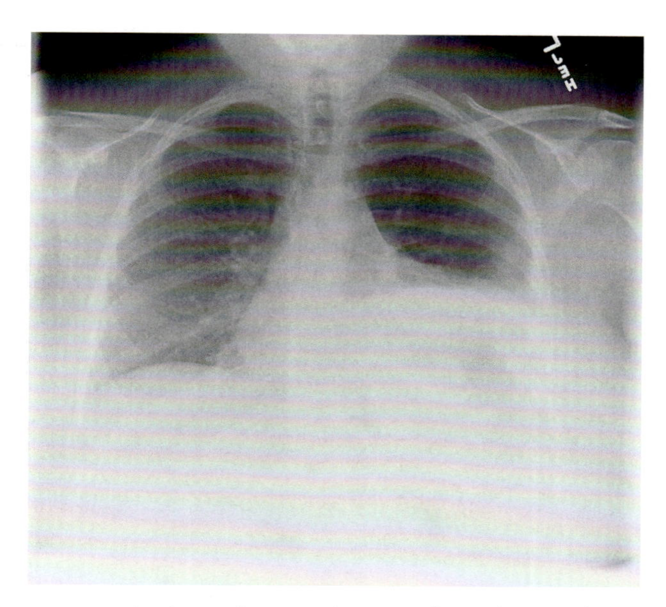

Fig. 11.8. Hemidiafragma esquerdo observado em paciente com lesão do nervo frênico esquerdo.

nico são redução, ausência ou movimento paradoxal do diafragma à inspiração; desvio do mediastino para o lado contralateral à inspiração e movimento paradoxal do diafragma durante a tosse. Esses movimentos diafragmáticos anormais podem ser vistos na fluoroscopia. Os sintomas do paciente são relacionados a comprometimento respiratório e incluem dispneia, assim como irritação cardíaca pelo diafragma deslocado, que pode resultar em palpitações, taquicardia e contrações ventriculares prematuras. Além disso, as queixas gastrointestinais incluem dor abdominal e náusea e vômitos, provavelmente devidos ao deslocamento superior do conteúdo abdominal secundário à mudança de posição do diafragma. Uma revisão de 176 pacientes submetidos à dissecação do pescoço revelou 11 pacientes que tiveram paralisia permanente do diafragma nos pós-operatório, que se resolveu 3 semanas após a cirurgia.[48] A avaliação dos relatos pós-cirúrgicos desses pacientes revelou que a infiltração do tumor perto do nervo, a hemorragia à ligação dos vasos próximos e a eletrocoagulação perto do nervo ocorreram durante essas dissecações de pescoço.

Lesões nervosas diversas

Outros nervos que são intencionalmente isolados durante a dissecação do pescoço são o hipoglosso (XII nervo craniano) e o vago (X nervo craniano). O nervo hipoglosso cruza, previsivelmente, a artéria carótida, cerca de 2 cm acima de sua bifurcação. É circundado por ramos da veia jugular interna, que deve ser prevista de modo a evitar hemorragia ao se tentar identificar e preservar o hipoglosso. A disfunção desse nervo resulta em dificuldades de fala e deglutição.

Seu sacrifício resulta em desvio ipsilateral ao se pedir para que o paciente protrua a língua (Fig. 11.9). O nervo vago situa-se posterior à artéria carótida. Sua localização deve ser visualiza antes de ligar a veia jugular interna à fossa supraclavicular ao realizar a DRMP. Dessa forma, a dissecação total da região inferior da veia jugular interna e dos linfonodos nível IV deve ser realizada de modo a visualizar o nervo vago. A lesão nesse nervo resulta em rouquidão e grande dificuldade de deglutir, com predisposição à aspiração.

Infecção da ferida

Os procedimentos cirúrgicos ablativos na cabeça e pescoço e na cavidade bucal são propensos à infecção, porque representam casos limpos-contaminados. Os antibióticos profiláticos devem ser administrados rotineiramente para limitar a incidência de infecção pós-operatória para aproximadamente 10%.[1] Mesmo assim, as infecções de ferida são bastante problemáticas para os cirurgiões que tratam esses pacientes, por causa do potencial de atraso do tratamento adjuvante, assim como devido à preocupação com a morbidade

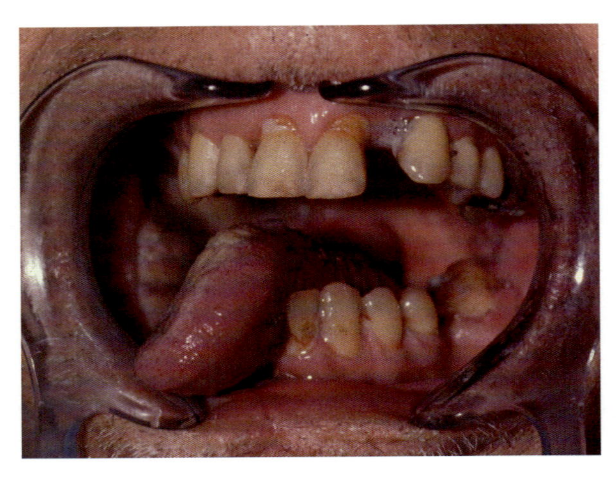

Fig. 11.9. Movimento anormal da língua em protrusão em paciente submetido ao sacrifício do nervo hipoglosso direito durante a dissecação do pescoço.

do paciente e a extensão da internação hospitalar. A identificação dos fatores de risco de infecção da ferida incluem estágio do tumor, duração da cirurgia, radiação ou quimioterapia prévia, colocação concomitante de retalho de tecido mole, estado nutricional desfavorável e comorbidades, como diabetes, que aumenta o risco de infecção do paciente.

É necessário um inóculo de 10^5 bactérias por grama de tecido para que se desenvolva infecção da ferida. A contaminação salivar em feridas cirúrgicas permite a introdução de 10^{8-9} bactérias por mililitro de saliva, e esses organismos são mais comuns em culturas de sepsia da ferida depois de cirurgia de cabeça e pescoço. A finalidade dos antibióticos perioperatórios é reduzir a contagem bacteriana na ocasião da cirurgia. A seleção do antibiótico deve ser direcionada aos organismos nativos da cavidade bucal, inclusive *Streptococcus, Staphylococcus* e espécies *Enterobacter*, assim como *Eikenella corrodeus*, *Fusobacierium*, *Escherichia coli* e outros.

Fístula quilosa

A lesão do ducto torácico durante a dissecação do pescoço e o desenvolvimento subsequente de fístula quilosa ocorrem em cerca de 1,0 a 2,5% dos cases e é relatada primariamente no lado esquerdo do pescoço.[49] O risco dessa complicação aumenta nas reoperações devido à doença persistente ou recorrente.[50] Em termos anatômicos, o ducto torácico origina-se na cisterna do quilo e passa através do hiato aórtico no diafragma. Na parte posterior do mediastino, o ducto atravessa da direita para a esquerda o mediastino superior à esquerda do esôfago e atrás do arco da aorta e da artéria subclávia esquerda proximal. Foram observadas múltiplas ramificações da porção intratorácica do ducto.[51] O ducto arqueia-se superior e lateralmente quando sai da abertura superior do tórax, passando anterior à artéria vertebral e ao tronco tireocervical e posterior às estruturas da bainha carótica. Por fim, esvazia-se nas grandes veias na raiz do pescoço, com uma válvula perto de seu final, para evitar o fluxo retrógrado. Existem muitas variações anatômicas no curso do ducto, sendo que em torno de 5% dos ductos torácicos principais terminam do lado direito do pescoço, explicando, assim, a ocorrência de maior extravasamento de quilo depois de cirurgia na parte direita do pescoço. A extensão superior do ducto também é variável. Pode estender-se até 5 cm acima da clavícula, tornando-a vulnerável à lesão mais acima no pescoço do que normalmente se espera. Além disso, são comuns as distintas terminações do ducto, com dois ou mais ramos ocorrendo em 11 a 45% dos casos.[51] Esses ramos podem esvaziar-se na mesma veia ou em veias distintas. A identificação e ligação do ducto torácico, portanto, não elimina lesões em outro ramo, de modo que a fístula quilosa pode sobrevir mesmo nas técnicas cirúrgicas mais meticulosas.

O quilo contém uma grande quantidade da gordura ingerida, assim como eletrólitos, proteína e leucócitos em concentração semelhante à do soro. A perda crônica do quilo, por conseguinte, pode ocasionar transtornos metabólicos graves decorrentes da depleção de líquido, eletrólitos, proteína e linfócitos. A perda de

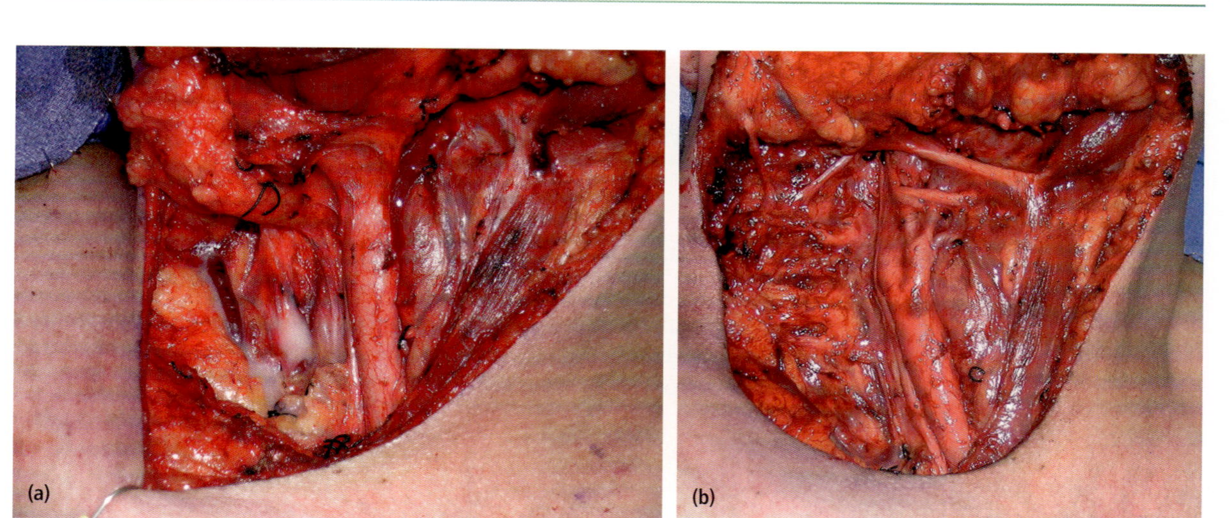

Fig. 11.10. (a) Presença de quilo na ferida de paciente submetido à dissecação radical modificada da parte direita do pescoço depois de manobra de Valsalva. (b) Sutura bem-sucedida do ducto torácico direito impedindo o extravasamento de quilo na ferida depois de segunda manobra de Valsalva.

linfócitos em uma fístula quilosa resulta em competência imunológica reduzida devida ao desenvolvimento de linfocitopenia periférica.

O tratamento da fístula quilosa é controverso. Foram sugeridas técnicas cirúrgicas e não cirúrgicas para seu tratamento. Obviamente, é desejável identificar o extravasamento de quilo durante a dissecação do pescoço. Isso é obtido observando-se extravasamento na fossa supraclavicular durante ou depois da remoção da amostra. Devido ao estado *non per os* (NPO, nada pela boca, jejum) do paciente, o quilo aparece como líquido turvo e é preciso identificar imediatamente se há alguma ruptura de integridade do ducto torácico durante a dissecação do pescoço (Fig. 11.10). Mesmo quando é identificada, a equipe de anestesia deve fazer a manobra de Valsalva para aumentar a pressão intratorácica e permitir a saída do quilo através do ducto lesado. O controle operatório primário do ducto torácico lacerado deve remediar o problema. O tratamento de extravasamento iatrogênico do quilo depois da dissecação do pescoço é dividido em conduta inicial conservadora e intervenção cirúrgica tardia. O tratamento inicial consiste em modificação da dieta, especificamente, dieta sem gordura, uso de curativo compressivo, manutenção de drenagem a vácuo na ferida do pescoço e instituição de antibióticos profiláticos de amplo espectro.[52] Outras modificações da dieta podem incluir o uso de nutrição parenteral total (NPT) e de ácidos graxos de cadeia média na alimentação enteral. Os análogos da somatostatina, como octreotídeo, também têm sido usados com êxito para permitir o selamento da fístula do ducto torácico.[50] O octreotídeo reduz a produção gastrointestinal de quilo reduzindo o fluxo sanguíneo esplâncnico e as secreções gástricas, biliares, pancreáticas e intestinais.

O tratamento cirúrgico das lesões do ducto torácico é indicado nos pacientes com fístulas de alto débito (> 300 ml/dia) com complicações metabólicas e nutricionais graves ou quilotórax coexistente a comprometimento respiratório. A cirurgia deve ser considerada também nas fístulas de baixo débito (< 500 ml/dia) que durem mais de 14 dias, cujas medidas conservadoras não foram bem-sucedidas.

Deiscência da ferida, exposição da placa de reconstrução

O colapso da ferida intrabucal não é uma complicação incomum depois de excisão composta de carcinoma de célula escamosa oral. O comprometimento nutricional, a comorbidade clínica desfavorável, a tensão sobre os fechamentos mucosos e as infecções orais podem levar ao colapso da mucosa com exposição de osso ou de placa óssea. Os retalhos miocutâneos de padrão axial e os retalhos livres com placas generosas de pele podem reduzir a chance de deiscência de mucosa devido à provisão de fechamentos sem tensão na cavidade bucal. Contudo, os retalhos de tecido mole podem ser irrigação sanguínea comprometida, o que também resulta em colapso da ferida. O resultado final da deiscência da ferida é a necessidade de fornecer alimentação enteral para desviar da cavidade bucal, cuidados frequentes com a ferida com irrigações orais e atraso do tratamento pós-operatório adjuvante (rádio e quimioterapia). O atraso da radioterapia pode ser prejudicial à sobrevida a longo prazo. Os estudos identificaram vantagem significativa na sobrevida quando a radioterapia é iniciada o mais tardar 6 a 8 semanas depois da excisão cirúrgica e a conclusão do tratamento ocorre em 100 dias, idealmente, sem interrupções. É preciso ter cuidado na cirurgia para reduzir a incidência de deiscência da ferida.

O uso de placas de reconstrução óssea para a estabilização de defeitos segmentares da mandíbula foi relatado pela primeira vez por Spiessl et al.,[53] em 1976. As vantagens do uso de placas de reconstrução óssea são a manutenção da oclusão correta, apoio dos tecidos moles faciais e estabilização da mandíbula junto com reconstrução microvascular sem defeito segmentar da mandíbula. No início, as placas ósseas eram feitas de aço inoxidável e vitálio, seguidas pelo desenvolvimento de placas ósseas de titânio de primeira geração. Essas placas ósseas de titânio de primeira geração tinham perfil maior do que as de segunda geração. Lavertu et al. examinaram as complicações iniciais e tardias associadas com a colocação de 27 placas de reconstrução óssea.[54] As complicações imediatas foram observadas em 44% dos pacientes, incluindo deiscência da ferida e exposição da placa. Dez de 12 pacientes que tiveram complicações imediatas receberam radioterapia. As complicações tardias foram relacionadas principalmente à recorrência do tumor, mas também incluíram dor, exposição da placa, infecção, afrouxamento do parafuso e fratura da placa, relatados como não relacionados à recorrência do tumor. Pelo menos uma complicação tardia ocorreu em 63% dos pacientes. Boyd et al.[55] examinaram falhas de placa e concluíram que as placas de reconstrução óssea colocadas através da sínfise são particularmente propensas à exposição.

As placas de titânio de segunda geração usam parafusos de trava e têm perfil menor do que as de primeira geração. A taxa de complicação associada ao uso de placas de segunda geração é, segundo relatos, 36%.[56] As complicações específicas foram fratura da placa, afrouxamento do parafuso, exposição da placa, infecção da ferida e má oclusão. O tempo médio para a falha dos componentes metálicos foi 14 meses após a colocação. Os autores recomendaram o uso de reconstrução óssea vascularizada primária com a colocação da placa. Relatou-se que essa reconstrução permite apoio adicional de tecido mole ao redor da placa óssea, de modo a minimizar o risco de exposição. Também se proporciona apoio ósseo da placa, minimizando, assim, o risco de fratura da placa.

A deiscência da ferida pode, ocasionalmente levar à exposição das placas de reconstrução óssea (Fig. 11.11). Nesse caso, nossa experiência é que a cobertura da placa exposta com retalhos de tecido mole não é bem-sucedida, de modo que o cirurgião deve recorrer à remoção da placa.

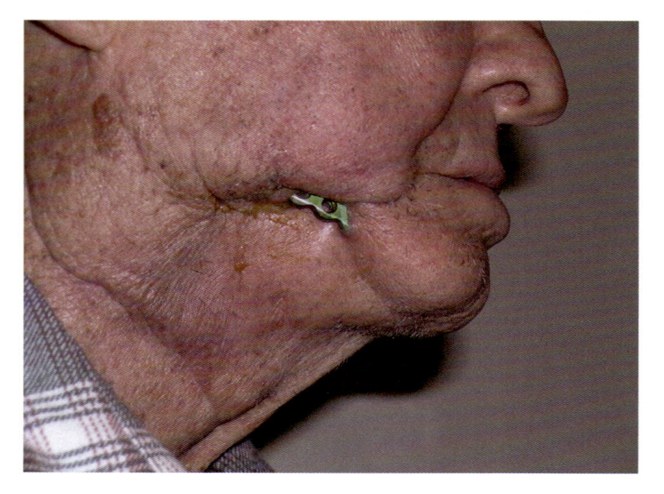

Fig. 11.11. Exposição de placa de reconstrução óssea depois de cirurgia ablativa do lado direito da mandíbula e radioterapia subsequente.

COMPLICAÇÕES RELACIONADAS À CIRURGIA ABLATIVA DE TUMORES BENIGNOS

Fatores preditivos

Os pacientes submetidos à cirurgia ablativa de tumores benignos da boca, cabeça e pescoço têm, em geral, menos probabilidade de complicações perioperatórias do que os pacientes submetidos à cirurgia ablativa de tumores malignos. Em termos gerais, os pacientes submetidos à cirurgia ablativa de neoplasias benignas têm índices prognósticos mais favoráveis, como pouca idade, estado nutricional aceitável e, muitas vezes, ausência relativa de comorbidade em comparação com os pacientes submetidos à cirurgia para neoplasias malignas. Este último ponto pode refletir a menor idade de pacientes com tumores benignos. A menos que se saiba que são imunocomprometidos, os pacientes submetidos à cirurgia de tumor benigno precisam ser classificados rotineiramente ou tratados como tal. Com essa informação, as complicações encontradas em pacientes submetidos à cirurgia de tumor benigno são, em geral, relacionadas à própria cirurgia, e não com comprometimento fisiológico preexistente. Nesse caso, a cirurgia de tumor benigno deve ser executada com precisão pré e intraoperatória, porque a sensibilidade da técnica é muito importante para reduzir complicações. Os dois tipos mais comuns de tumores benignos de cabeça e pescoço são odontogênico e salivar.

Recorrência

Tumores odontogênicos

Do ponto de vista cirúrgico, os tumores odontogênicos são classificados como os que exigem excisão para a cura e os que podem ser curados com enucleação e curetagem (Tabela 11.2). O protótipo de tumor odontogênico benigno é o ameloblastoma sólido ou multicístico, que requer excisão com 1 cm de margem óssea linear para se predizer a cura.[57] O tratamento desse tumor por meios mais conservadores, inclusive enucleação e curetagem, excisão cirúrgica e ostectomia periférica e enucleação com crioterapia com nitrogênio líquido, tem taxas de cura mais baixas do que a excisão com margens adequadas (Fig. 11.12). Quando esses tumores reaparecem após o tratamento, são erroneamente denominados "recorrências" quando, de fato, eles representam doença persistente.[58] A doença persistente é a complicação mais comum associada a ameloblastoma sólido ou multicístico. Os ameloblastomas persistentes podem levar ao óbito.[59] Uma abordagem científica das barreiras lineares e anatômicas como parte de excisão marginal ou segmentar da mandíbula ou de ma-

Tabela 11.2. Tratamento cirúrgico de tumores odontogênicos com intenção de cura.

Tumores odontogênicos que exigem excisão
Ameloblastoma sólido ou multicístico
Ameloblastoma unicístico
Subtipo mural
Odontoameloblastoma
Mixoma odontogênico
Tumor de Pindborg
Tumores odontogênicos tratados adequadamente por enucleação e curetagem
Odontoma
Tumor odontogênico adenomatoide
Ameloblastoma unicístico
Subtipo luminal
Subtipo intraluminal
Fibroma ameloblástico
Fibro-odontoma ameloblástico

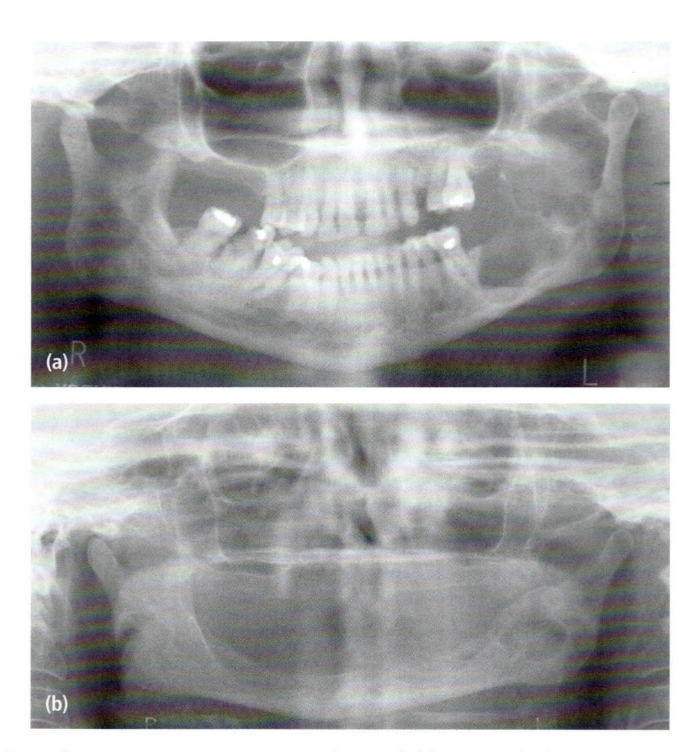

Fig. 11.12. (a) Radiografia panorâmica demonstrando ameloblastoma do lado esquerdo da mandíbula. (b) A paciente foi submetida à enucleação e curetagem do tumor e verificou-se que tem doença persistente em radiografia panorâmica obtida 5 anos depois.

xilectomia nas quais se realizam cortes histológicos de tecidos mole e duro negativos provavelmente levam à cura do paciente. Qualquer coisa menor que essa abordagem tem probabilidade de não resultar em cura.

Outro problema enigmático referente à recorrência de tumores odontogênicos é o aparecimento de doença metastática. Essa questão foi observada exclusivamente em relação ao diagnóstico de ameloblastoma sólido ou multicístico. Vários locais de metástases foram identificados relacionados a ameloblastoma sólido ou multicístico, embora o pulmão seja o local mais comum.[60-65] Quando esse é o caso, supôs-se que a aspiração do ameloblastoma era a causa de metástases remotas nos pulmões, provavelmente relacionada aos procedimentos de enucleação e curetagem. Essa premissa foi amplamente debatida, sendo que um autor indicou que a hipótese da aspiração deixa sem respostas perguntas como por que outros tumores odontogênicos não disseminaram metástases.[66] Além disso, se ocorrer a aspiração de um ameloblastoma, é mais provável que resulte em metástases dos lobos médio e inferior, o que não se encontrou na literatura. Com esses e outros problemas relacionados a esse tumor em mente, outros autores relataram que o único modo de explicar a observação de metástases de ameloblastoma é que é um tumor de malignidade de baixo grau.[67]

Tumores da parótida

O adenoma pleomórfico é um dos tumores mais comuns da glândula salivar, das glândulas em geral e da glândula parótida. Como tal, existem dados expressivos referentes à recorrência desse tumor como função de várias formas de tratamento cirúrgico. Embora os adenomas pleomórficos tenham uma pseudocápsula de tecido fibroso comprimido, brotos e pseudopodia do tumor envolvem a pseudocápsula, de modo que a enucleação simples do tumor deixa remanescências na glândula parótida circundante que não são extirpadas, levando, assim, à recorrência multifocal (Fig. 11.13). Devido a esse dilema, os cirurgiões realizaram parotidectomia superficial ou superficial parcial (limitada) para o tratamento desse diagnóstico. Não obstante, a proximidade da pseudocápsula do tumor ao nervo facial que é preservado durante a cirurgia faz com que

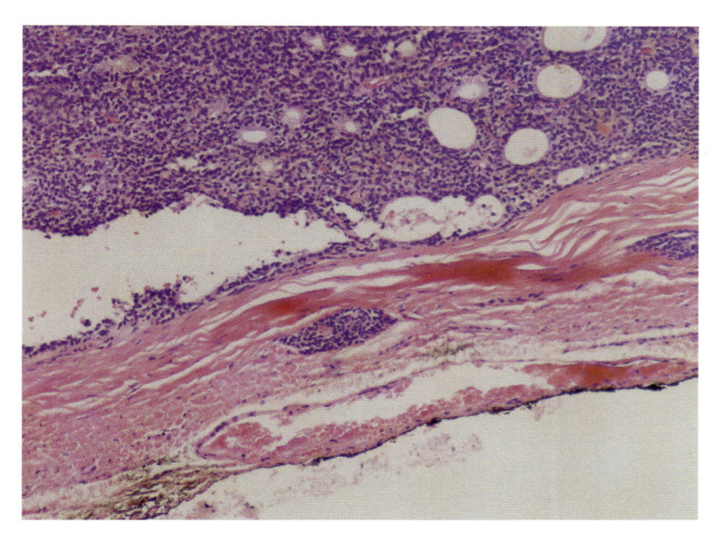

Fig. 11.13. Invasão da pseudocápsula de adenoma pleomórfico da glândula parótida.

a dissecação não deixe tecido em alguns pontos que a circundam. Porém, a taxa de recorrência do ademona pleomórfico da parótida tratado com parotidectomia parcial ou completa é extremamente alta.[68] Ghosh et al. indicaram que a invasão microscópica da cápsula não influencia na recorrência, sugerindo que uma fração de 1 mm de tecido normal seria a margem adequada e que apenas os tumores que realmente envolvesse a margem tinham risco de recidiva.[69] Esses autores salientaram que a preservação de estruturas vitais, como o nervo facial, é uma consideração mais importante que a preservação de um manguito de tecido normal na periferia da pseudocápsula.[69]

Lesão de Nervo

Lesão de nervo sensorial

O nervo alveolar inferior é, em geral, sacrificado acidentalmente durante excisão segmentar da mandíbula de tumores odontogênicos benignos, como o ameloblastoma. Embora esse ainda seja considerado benigno sem invasão nervosa, a maioria dos cirurgiões sacrifica esse nervo com a amostra, de modo a não disseminar o tumor durante o procedimento de remoção.

Lesão de nervo motor

Como já se salientou neste capítulo, o facial é o nervo motor com maior probabilidade de ser lesado durante cirurgia ablativa de neoplasias benignas da glândula parótida. Witt relatou incidência zero de paralisia permanente do nervo facial em uma série de 59 parotidectomias parciais com dissecação do nervo facial de tumores benignos e malignos de baixo grau.[71] Klintworth et al.[72] avaliaram 377 pacientes submetidos a dissecação extracapsular de tumores benignos da parótida. A função pós-operatória do nervo facial foi normal em 346 pacientes (92%) imediatamente depois da cirurgia, enquanto 23 pacientes (6%) apresentaram paresia temporária e 8 pacientes (2%) desenvolveram paresia permanente do nervo facial. Curiosamente, Ellingson et al.[73] compararam a função do nervo após parotidectomia em 67 pacientes com doença benigna comparados a 52 pacientes com doença maligna. Dos pacientes com doença benigna, 94% tinham função normal do nervo facial (House-Brackmann grau I) ou apenas leve fraqueza (House-Brackmann grade II) em comparação com 36,9% dos pacientes com doença maligna que apresentaram o mesmo. A função final do nervo facial foi a mesma em ambos os grupos. Não está claro se houve maior grau de comorbidade médica com o resultante comprometimento da cicatrização da ferida ou se houve dissecação de maior magnitude nos pacientes com doença maligna em comparação com os pacientes com doença benigna nesta série.

LEITURAS SUGERIDAS

1. Kim DD, and Ord RA. 2003. "Complications in the treatment of head and neck cancer." Oral Maxillofacial Surg Clin N Am 15: 213–227.
2. McGuirt WF, Loevy S, McCabe BF, et al. 1977. "The risks of major head and neck surgery in the aged population." Laryngoscope 87: 1378–1382.
3. Polanczyk CA, Marcantonio E, and Goldman L. 2001. "Impact of age on perioperative complications and length of stay in patients undergoing noncardiac surgery." Ann Intern Med 134: 637–643.
4. Marx RE. 1990. "Complications of head and neck cancer." Oral Maxillofacial Surg Clin N Am 2: 567–591.
5. Law DK, Dudrick DJ, and Abdou NI. 1973. "Immunocompetence of patients with protein-calorie malnutrition." Ann Int Med 79: 545–550.
6. Buzby GP, Mullen JL, Matthews DC, et al. 1980. "Prognostic nutritional index in gastrointestinal surgery." Am J Surg 139: 160–167.
7. Mullen JL, Buzby GP, Matthews DC, et al. 1980. "Reduction of operative morbidity and mortality by combined preoperative and postoperative nutritional support." Ann Surg 192: 604–613.
8. Piccirillo JF. 1995. "Purposes, problems, and proposals for progress in cancer staging." Arch Otolaryngol Head Neck Surg 121: 145–149.
9. Eagle KA, Rihal CS, Mickel MC, et al. 1997. "Cardiac risk of noncardiac surgery. Influence of coronary disease and type of surgery in 3368 operations." Circulation 96: 1882–1887.
10. Charlson ME, Pompei P, Ales KL, and MacKenzie CR. 1987. "A new method of classifying prognostic comorbidity in longitudinal studies: Development and validation." J Chron Dis 40: 373–383.
11. Reid BC, Alberg AJ, Klassen AC, et al. 2001. "The American Society of Anesthesiologists' class as a comorbidity index in a cohort of head and neck cancer surgical patients." Head Neck 23: 985–994.
12. Piccirillo JF. 2000. "Importance of comorbidity in head and neck cancer." Laryngoscope 110: 593–602.
13. Kalmins IK, Leonard AG, Sako K, et al. 1977. "Correlation between prognosis and degree of lymph node involvement in carcinoma of the oral cavity." Am J Surg 134(4): 450–454.
14. Ord RA, and Aisner S. 1997. "Accuracy of frozen sections in assessing margins in oral cancer resection." J Oral Maxillofac Surg 55: 663–669.
15. Slootweg PJ, Hordijk GL, Schade Y, et al. 2002. "Treatment failure and margin status in head and neck cancer. A critical view on the potential value of molecular pathology." Oral Oncol 38: 500–503.
16. Kovacs AF. 2004. "Relevance of positive margins in case of adjuvant therapy of oral cancer." Int J Oral Maxillofac Surg 33: 447–453.
17. Schwartz GJ, Mehra RM, Wening BL, et al. 2000. "Salvage treatment for recurrent squamous cell carcinoma of the oral cavity." Head Neck 22: 34–41.
18. Carlson ER, Cheung A, Smith BC, and Pfohl C. 2006. "Neck dissections for oral/head and neck cancer 1906–2006." J Oral Maxillofac Surg 64: 4–11.
19. Carlson ER, and Miller I. 2006. "Management of the neck in oral cancer." Oral Maxillofac Surg Clin N Am 18: 533–546.
20. Yen APW, Lam KY, Chan CL, et al. 1999. "Clinicopathological analysis of elective neck dissection for N0 neck of early oral tongue carcinoma." Am J Surg 177: 90–92.
21. Ho CM, Lam KH, and Wei WI. 1992. "Occult lymph node metastasis in small oral tongue cancers." Head Neck 14: 359–363.
22. Beenken SW, Krontiras H, and Maddox WA. 1999. "T1 and T2 squamous cell carcinoma of the oral tongue: Prognostic factors and the role of elective lymph node dissection." Head Neck 21: 124–130.
23. Medina JE, and Byers RM. 1989. "Supraomohyoid neck dissection: Rationale, indications, and surgical technique." Head Neck 11: 111–122.
24. Kligerman J, Lima RA, and Soares JR. 1994. "Supraomohyoid neck dissection in the treatment of T1/T2 squamous cell carcinoma of oral cavity." Am J Surg 168: 391–394.
25. Kowalski LP, Magrin J, Waksman G, et al. 1993. "Supraomohyoid neck dissection in the treatment of head and neck tumors." Arch Otolaryngol Head Neck Surg 119: 958–963.
26. Jalisi S. 2005. "Management of the clinically negative neck in early squamous cell carcinoma of the oral cavity." Otolaryng Clin North Am 38: 37–46.
27. Shah JP, Candela FC, and Podar AK. 1990. "The patterns of cervical lymph node metastasis from squamous cell carcinoma of the oral cavity." Cancer 66: 109–113.
28. Byers RM, Weber RS, Andrews T, et al. 1997. "Frequency and therapeutic implications of 'skip metastases' in the neck from squamous carcinoma of the oral tongue." Head Neck 19: 14–19.
29. Nahum AM, Mullally W, and Marmor I. 1961. "A syndrome resulting from radical neck dissection." Arch Otolaryngol 74: 424–428.
30. Myers EN, and Fagan JJ. 1998. "Treatment of the N+ neck in squamous cell carcinoma of the upper aerodigestive tract." Otolaryngol Clin North Am 31: 671–686.
31. Snow GB, Annyas AA, Van Slooten EA, et al. 1982. "Prognostic factors of neck node metastasis." Clin Otolaryngol 7: 185–192.
32. Bocca E, and Pignataro O. 1967. "A conservation technique in radical neck dissection." Ann Otol Rhinol Laryngol 76: 975–987.
33. Bocca E, Pignataro O, Oldini C, et al. 1984. "Functional neck dissection: An evaluation and review of 843 cases." Laryngoscope 94: 942–945.

34. Ferlito A, Rinaldo A, Robbins KT, et al. 2003. "Changing concepts in the surgical management of the cervical node metastasis." Oral Oncol 39: 429–435.
35. Kademani D, and Dierks E. 2006. "Management of locoregional recurrence in squamous cell carcinoma." Oral Maxillofac Surg Clin N Am 18: 615–625.
36. Carlson ER, and Ord RA. 2002. "Vertebral metastases from oral squamous cell carcinoma." J Oral Maxillofac Surg 60: 858–862.
37. Kowalski LP, Carvalho AL, Prinate AVM, et al. 2005. "Predictive factors for distant metastasis from oral and oropharyngeal squamous cell carcinoma." Oral Oncol 41: 534–541.
38. Gonzalez-Garcia R, Naval-Gias L, Roman-Romero L, et al. 2009. "Local recurrences and second primary tumors from squamous cell carcinoma of the oral cavity: A retrospective analytic study of 500 patients." Head Neck 31: 1168–1180.
39. Warren S, and Gates O. 1932. "Multiple primary malignant tumors. A survey of the literature and statistical study." Am J Cancer 16: 1358–1414.
40. Conley BA, and Ord RA. 1996. "Current status of retinoids in chemoprevention of oral squamous cell carcinoma: An overview." J Craniomaxillofac Surg 24: 339–345.
41. Lin DT, Subbaramaiah K, Shah JP, et al. 2002. "Cyclooxygenase-2: A novel molecular target for the prevention and treatment of head and neck cancer." Head Neck 24: 792–799.
42. Boyle JO. 2004. "Cyclooxygenase inhibition as a target for prevention of tobacco-related cancers." Clinical Cancer Research 10: 1557–1558.
43. Moraitis D, Du B, DeLorenzo MS, et al. 2005. "Levels of cyclooxygenase-2 are increased in the oral mucosa of smokers: Evidence for the role of epidermal growth factor receptor and its ligands." Cancer Res 65: 664–670.
44. http://www.cbc.ca/news/background/drugs/cox-2.html
45. tell PM, and Jones TA. 1983. "Radical neck dissection: Preservation of function of the shoulder." J Laryngol Otol 8 (Suppl): 106–107.
46. Leipzig G, Suen JY, et al. 1983. "Functional evaluation of the spinal accessory nerve after neck dissection." Am J Surg 146: 526–530.
47. August M. 1997. "Complications associated with treatment of head and neck cancer." In: Complications in Oral and Maxillofacial Surgery, Pogrel MA, Perrott DH, and Kaban LB, eds., 179–192. Philadelphia: WB Saunders Co.
48. De Jong AA, and Manni JJ. 1991. "Phrenic nerve paralysis following neck dissection." Eur Arch Otorhinolaryngol 248: 132–134.
49. Belloso A, Saravanan K, de Carpentier J. 2006. "The community management of chylous fistula using a pancreatic lipase inhibitor (orlistat)." Laryngoscope 116: 1934–1935.
50. Valentine CN, Barresi RB, and Prinz RA. 2002. "Somatostatin analog treatment of a cervical thoracic duct fistula." Head Neck 24: 810–813.
51. Spiro JD, Spiro RH, and Strong EW. 1990. "The management of chyle fistula." Laryngoscope 100: 771–774.
52. De Gier HH, Balm AJ, Bruning PF, et al. 1996. "Systematic approach to the treatment of chylous leakage after neck dissection." Head Neck 18: 347–351.
53. Spiessl B, Prein J, and Schmoker R. 1976. "Anatomic reconstruction and functional rehabilitation of mandibular defects after ablative surgery." In: New Concepts in Maxillofacial Bone Surgery, Spiessl B, ed., 160–166. Berlin: Springer-Verlag.
54. Lavertu P, Wanamaker JR, Bold EL, et al. 1994. "The AO system for primary mandibular reconstruction." Am J Surg 168: 503–507.
55. Boyd JB, Morris S, Rosen IB, et al. 1994. "The through-and-through oromandibular defect: Rationale for aggressive reconstruction." Plast Reconstr Surg 93: 44–53.
56. Colletti DP, Ord R, and Liu X. 2009. "Mandibular reconstruction and second generation locking reconstruction plates: Outcome of 110 patients." Int J Oral Maxillofac Surg 38: 960–963.
57. Carlson ER, and Marx RE. 2006. "The ameloblastoma: Primary, curative surgical management." J Oral Maxillofac Surg 64: 484–494.
58. Carlson ER, August M, and Ruggiero S. 2004. "Locally aggressive benign processes of the oral and maxillofacial region." Selected Readings in Oral and Maxillofacial Surgery 12: 1–52.
59. Ramon Y, Mozes M, and Buchner A. 1964. "A fatal case of ameloblastoma (Adamantinoma)." Br J Plast Surg 17: 320–324.
60. Sugimura M, Yamauchi T, Yashikawa K, et al. 1969. "Malignant ameloblastoma with metastasis to the lumbar vertebra: Report of case." J Oral Surg 27: 350–357.
61. Clay RP, Weiland LH, and Jackson IT. 1989. "Ameloblastoma metastatic to the lung." Ann Plast Surg 22: 160–162.
62. Oka K, Fukui M, Yamashita M, et al. 1986. "Mandibular ameloblastoma with intracranial extension and distant metastasis." Clin Neurol Neurosurg 88: 303–309.
63. Newman L, Howells GL, Coghlan KM. 1995. "Malignant ameloblastoma revisited." Br J Oral Maxillofac Surg 33: 47–50.
64. Byrne MP, Kosmala RL, Cunningham MP. 1974. "Ameloblastoma with regional and distant metastases." Am J Surg 128: 91–94.
65. Laughlin EH. 1989. "Metastasizing ameloblastoma." Cancer 64: 776–780.
66. MacIntosh RB. 1991. "Aggressive management of ameloblastoma." Oral Maxillofac Surg Clin N Am 3: 73–97.
67. Gold L, and Williams TP. 2009. "Odontogenic tumors: Surgical pathology and management." In: Oral and Maxillofacial Surgery, 2nd ed., Fonseca R, Turvey T, and Marciani R, eds., 466–508. St. Louis: Elsevier.
68. Carlson ER, and Ord RA. 2008. Textbook and Color Atlas of Salivary Gland Pathology. Diagnosis and Management, 171–198. Ames, IA: Wiley-Blackwell.

69. Ghosh S, Panarese A, Bull PD, and Lee JA. 2003. "Marginally excised parotid pleomorphic adenomas: Risk factors for recurrence and management. A 12.5 year mean follow-up study of histologically marginal excisions." Clin Otolaryngol 28: 262–266.
70. Ishikawa T, Nomura M, Nagahata H, et al. 1986. "A new method of conserving the inferior alveolar nerve during resection of the mandible." Br J Oral Maxillofac Surg 24: 107–113.
71. Witt RL. 1999. "Facial nerve function after partial superficial parotidectomy: An 11 year review 1987–1997." Otolaryngol Head Neck Surg 121: 210–213.
72. Klintworth N, Zenk J, Koch M, and Iro H. 2010. "Postoperative complications after extracapsular dissection of benign parotid lesions with particular reference to facial nerve function." Laryngoscope 120(3): 484–490.
73. Ellingson TW, Cohen JI, and Andersen P. 2003. "The impact of malignant disease on facial nerve function after parotidectomy." Laryngoscope 113: 1299–1303.

12
Câncer Labial

Cole Anderson, DMD
Jonathan S. Bailey, DMD, MD FACS

INTRODUÇÃO

O câncer de lábio compreende 30% de todas as doenças oncológicas de cabeça e pescoço e só vem depois das doenças oncológicas cutâneas.[1,2] O cirurgião bucomaxilofacial (CBM) tem a oportunidade única de participar do diagnóstico e tratamento desses. Os cirurgiões-dentistas (CD) com frequência identificam lesões pré-malignas e malignas e têm padrão de encaminhamento tradicional para os colegas cirurgiões e, tradicionalmente, o CBM é bastante envolvido no tratamento de câncer de lábio.[3-5] Embora o prognóstico do câncer de lábio inicial seja, em geral, bom,[1] até 20% dos pacientes pode desenvolver metástases linfonodais. Esses cânceres com metástases nos linfonodos são maiores (mais de 2 cm) ou de grau histológico mais alto. A linfadenectomia cervical eletiva pode ser justificada nos cânceres de lábio mal diferenciados ou indiferenciados e para os cânceres recorrentes quando o tumor inicial é maior que 2 cm. Os tumores histológicos de alto grau têm sido encontrados com metástases regionais com mais frequência, independentemente do estágio T.[6]

A incidência de câncer de lábio é aproximadamente 10 a 12 casos por 100.000 indivíduos nos Estados Unidos,[2] e a exposição ao sol é um dos fatores de risco mais comuns. Identificou-se que a região do Cinturão do Sol no sul e sudoeste dos Estados Unidos tem a maior prevalência de câncer de lábio. Outros fatores de risco são tabagismo, em especial charuto e cachimbo.[7] Os homens representam 95% do total dos casos diagnosticados[8] e se supõe que isso se deva ao tradicional papel dos gêneros, com atividades de trabalho sob o sol. Adicionalmente, as mulheres podem reduzir o risco devido ao uso de batom ou brilho labial.[9] Em geral, a maioria dos pacientes tem 53 a 66 anos de idade, provavelmente devido ao efeito cumulativo de exposição crônica ao sol. O carcinoma de célula escamosa é a variante histológica mais comum, com 90% dos relatos,[10] o melanoma, o carcinoma de célula basal e tumores salivares menores representam a minoria das lesões.

DIAGNÓSTICO/ESTAGIAMENTO

As lesões de câncer de lábio têm, quase sempre, diagnóstico precoce dado ao fato de a lesão ser em área proeminente, que leva os indivíduos a buscarem tratamento. Essas lesões podem apresentar-se com várias características clínicas. As feridas ulcerativas persistentes no vermelhão e as variantes endofíticas ou exofíticas são típicas (Figs. 12.1 a 12.3). As lesões iniciais podem apresentar-se como leucoplaquia limitada a lesões avançadas que são obviamente malignas, invadindo as estruturas anatômicas adjacentes. O lábio inferior é mais afetado e responsável por 89% das lesões. O lábio superior e a comissura dos lábios representam 7% e 4% das lesões respectivamente (Figs. 12.4 a 12.6).

O *American Joint Committee on Cancer* estabeleceu a classificação tumor, nódulo, metástase (TNM) para o estagiamento do câncer de lábio, que também é usada no estagiamento do câncer oral[11,12] (Tabela 12.1).

Management of Complications in Oral and Maxillofacial Surgery, First Edition. Edited by Michael Miloro, Antonia Kolokythas.

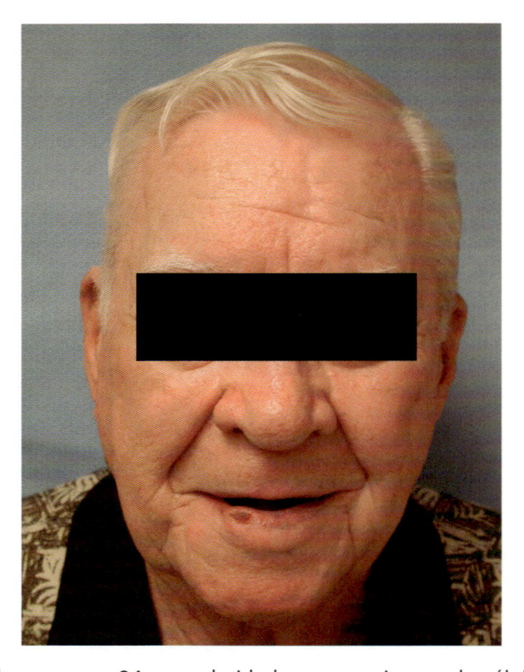

Fig. 12.1. Vista frontal de homem aos 84 anos de idade com carcinoma de célula escamosa endofítico T2N0M0 no lábio inferior. (Miloro M. 2004. *Peterson's Principles in Oral and Maxillofacial Surgery,* 2nd ed., BC Decker Inc., Hamilton, Ontário, Canadá.)

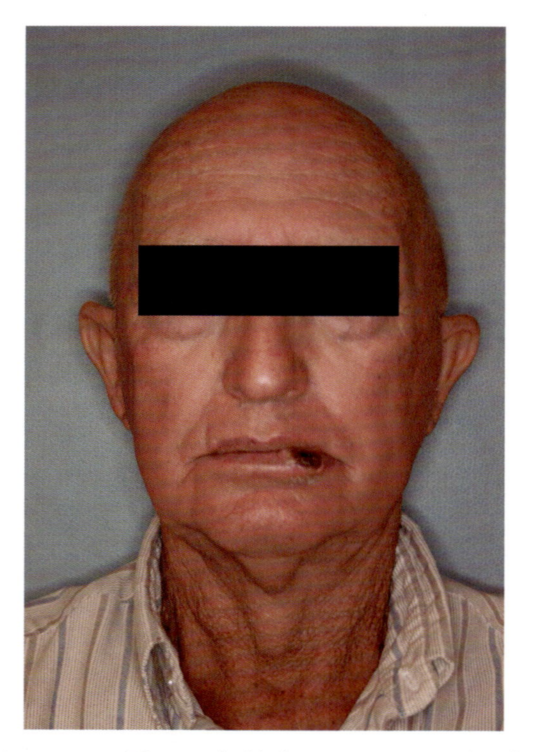

Fig. 12.2. Vista frontal de homem aos 76 anos de idade com carcinoma de célula escamosa exofítico T2N0M0 na parte esquerda do lábio inferior. (Miloro M. 2004. *Peterson's Principles in Oral and Maxillofacial Surgery,* 2nd ed., BC Decker Inc., Hamilton, Ontário, Canadá.)

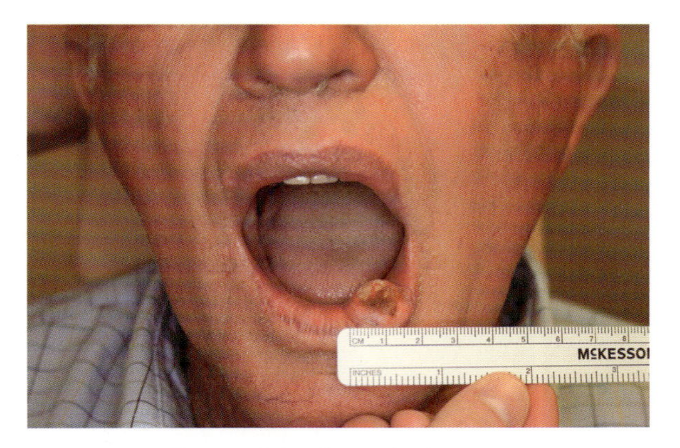

Fig. 12.3. Vista de perto de lesão exofítica umbilicada T2. (Miloro M. 2004. *Peterson's Principles in Oral and Maxillofacial Surgery,* 2nd ed., BC Decker Inc., Hamilton, Ontário, Canadá.)

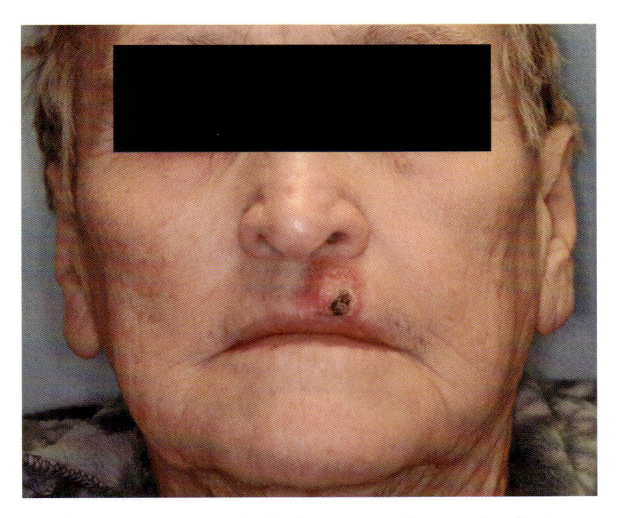

Fig. 12.4. Vista frontal de mulher aos 73 anos de idade com carcinoma de célula escamosa T1N0M0 no lábio superior.

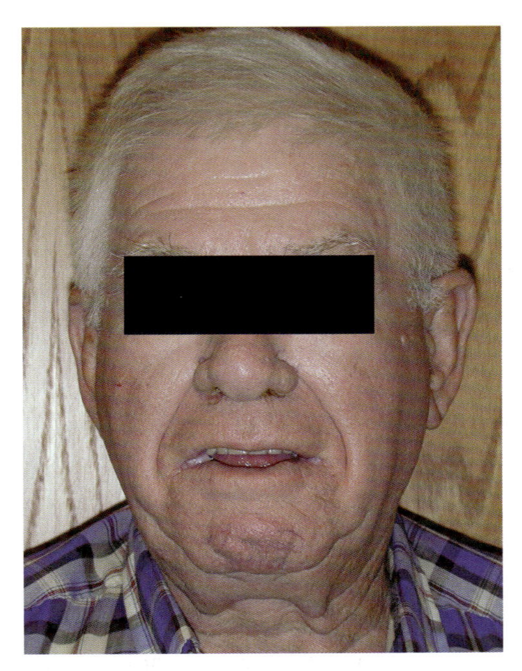

Fig. 12.5. Vista frontal de homem aos 78 anos de idade com carcinoma de célula escamosa T1N0M0 na comissura direita dos lábios.

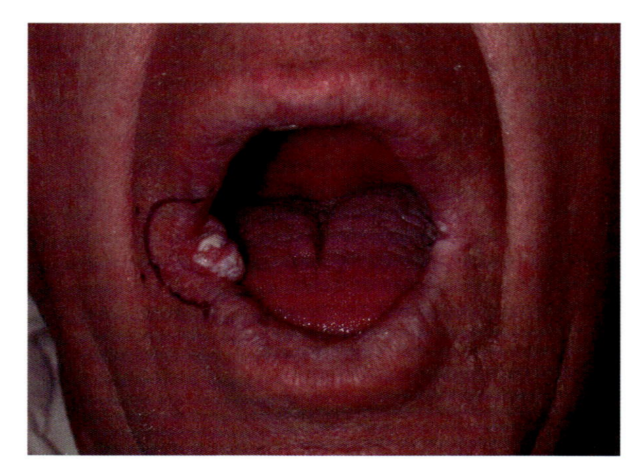

Fig. 12.6. Vista intrabucal de carcinoma de célula escamosa na comissura direita dos lábios.

Tabela 12.1. Classificação TNM (tumor, nódulo, metástase) da American Joint Committee on Cancer.

Tumor Primário (T)	
TX	O tumor primário não pode ser avaliado.
TO	Não há evidência de tumor primário.
Tis	Carcinoma in situ.
T1	Tumor com 2 cm ou menos na maior dimensão.
T2	Tumor maior que 2 cm, mas com menos de 4 cm na maior dimensão.
T3	Tumor maior que 4 cm na maior dimensão.
T4a	Doença local moderadamente avançada; erosão superficial isolada do osso/alvéolo dental por tumor gengival primário não é suficiente para classificar o tumor como T4.
	(Lábio) Tumor invade o osso cortical, nervo alveolar inferior, assoalho da boca ou pele da face, no mento ou nariz.
	(Cavidade bucal) Tumor invade só estruturas adjacentes [p. ex., osso cortical (mandíbula ou maxila) até o músculo extrínseco profundo da língua (genioglosso, hioglosso, palatoglosso e estiloglosso), seio maxilar, pele da face].
T4b	Doença local muito avançada.
	Tumor invade o espaço mastigatório, as placas pterigóideas ou a base do crânio e/ou envolve a artéria carótida interna.
Linfonodos Regionais (N)	
NX	Os linfonodos regionais não podem ser avaliados.
N0	Não há metástases nos linfonodos regionais.
N1	Metástase em um único linfonodo ipsilateral, com 3 cm ou menos na menor dimensão.
N2	Metástase em único linfonodo ipsilateral, com mais de 3 cm, mas não mais de 6 cm na maior dimensão ou em múltiplos linfonodos ipsilaterais, nenhum com mais de 6 cm na maior dimensão ou em linfonodos bilaterais ou contralaterais, nenhum com mais de 6 cm na maior dimensão.
N2a	Metástase em linfonodo ipsilateral único com mais de 3 cm, mas não mais de 6 cm na maior dimensão.
N2b	Metástase em múltiplos linfonodos ipsilaterais, nenhum com mais de 6 cm na maior dimensão.
N2c	Metástase em linfonodos bilaterais ou contralaterais, nenhum com mais de 6 cm na maior dimensão.
N3	Metástase em um linfonodo com mais de 6 cm na maior dimensão.
Metástases remotas (M)	
M0	Sem metástases.
M1	Metástases remotas.

Tabela 12.1. *Continuação*

Estágio anatômico/Grupos de prognóstico para lábio e cavidade bucal			
Estágio 0	Tis	N0	M0
Estágio I	T1	N0	M0
Estágio II	T2	N0	M0
Estágio III	T3	N0	M0
	T1	N1	M0
	T2	N1	M0
	T3	N1	M0
Estágio IVA	T4a	N0	M0
	T4a	N1	M0
	T1	N2	M0
	T2	N2	M0
	T3	N2	M0
	T4a	N2	M0
Estágio IVB	Qualquer T	N3	M0
	T4b	Qualquer N	M0
Estágio IVC	Qualquer T	Qualquer N	M1

Setenta por cento do total de cânceres de lábio apresentam-se como estágio I, enquanto os estágios II, III e IV compreendem 16%, 10% e 4% respectivamente.[8] As ferramentas diagnósticas são biópsia de incisão, história e avaliação clínicas de linfadenopatia cervical e imagens do pescoço por tomografia computadorizada (TC) com contraste ou por ressonância magnética (RM) quando indicado.

A base das modalidades de tratamento para câncer de lábio é excisão cirúrgica[7,13] ou radioterapia. O defeito cirúrgico e os efeitos colaterais indesejáveis da radiação contribuem para a morbidade do tratamento do câncer de lábio. As margens cirúrgicas para excisão podem variar de 5 mm em lesões com menos de 10 mm de diâmetro até 20 mm nas lesões maiores.[14-16] O planejamento pré-operatório do defeito cirúrgico previsto é fundamental. A manutenção da estética facial, da fala e da competência oral são as principais metas da reconstrução.

Muitas técnicas propostas foram utilizadas para a reconstrução do lábio depois de cirurgia ablativa. As opções são fechamento primário, reorganização do tecido local e transferência de tecido microvascular livre. Uma modalidade simples ao considerar a reconstrução é estimar o tamanho do defeito. As lesões T1 podem ser tratadas com excisão em cunha e fechamento primário devido à elasticidade do tecido perioral. A vermelhectomia deve ser incluída com a excisão em cunha quando indicado. Nos defeitos maiores, que ocupam um terço a dois terços do lábio, empregam-se retalhos de avanço horizontal. Para os defeitos com mais de dois terços do lábio, foram propostas diversas técnicas distintas de reorganização de tecido (p. ex., retalhos nasolabiais e em leque[17,18] (Figs. 12.7 a 12.12). Os retalhos livres também podem ser empregados nos defeitos grandes [Figs. 12.13(a)-(e); Tabela 12.2]. Seja qual for a opção reconstrutiva utilizada, muitas das complicações associadas ao tratamento de câncer de lábio giram em torno dos desafios para restaurar função, anatomia e estética pré-mórbidas.

COMPLICAÇÕES ASSOCIADAS À RECONSTRUÇÃO DO LÁBIO

Deiscência da Ferida

A deiscência da ferida é uma complicação comum relacionada à cirurgia do lábio. A cicatrização comprometida e deiscência da ferida da reconstrução são a causa dessas complicações. Isso pode ser atribuído a dois problemas principais: limitações da opção de reconstrução escolhida e comorbidades.

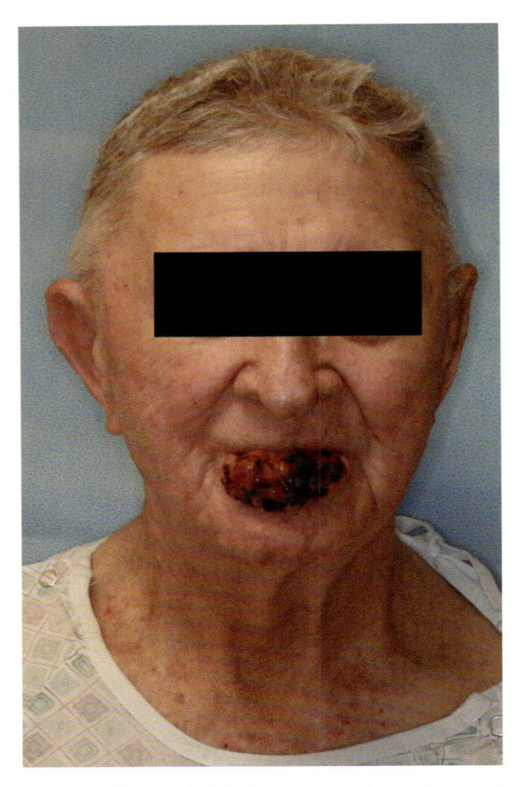

Fig. 12.7. Vista frontal de homem aos 86 anos de idade com grande carcinoma de célula escamosa fúngico T4N0M0 no lábio inferior.

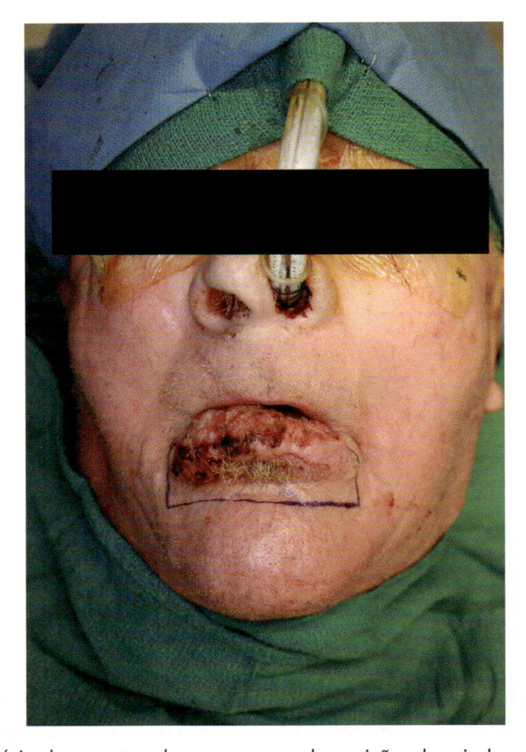

Fig. 12.8. Vista intraoperatória demonstrando as margens de excisão planejadas.

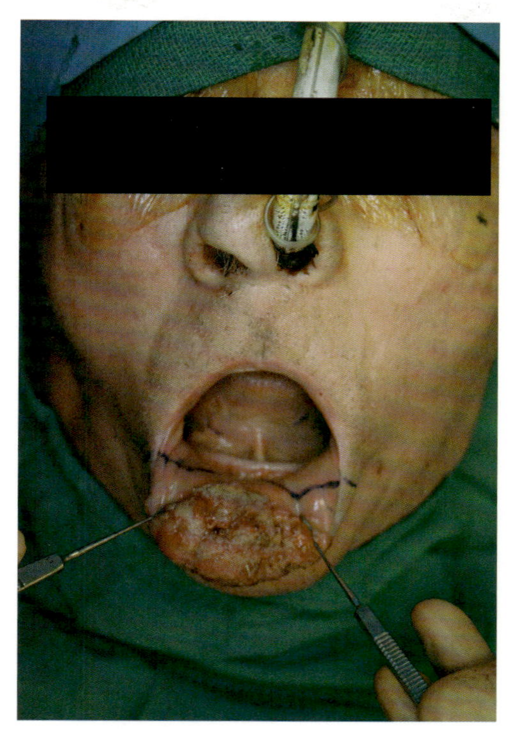

Fig. 12.9. Vista intraoperatória intrabucal das margens de excisão planejadas.

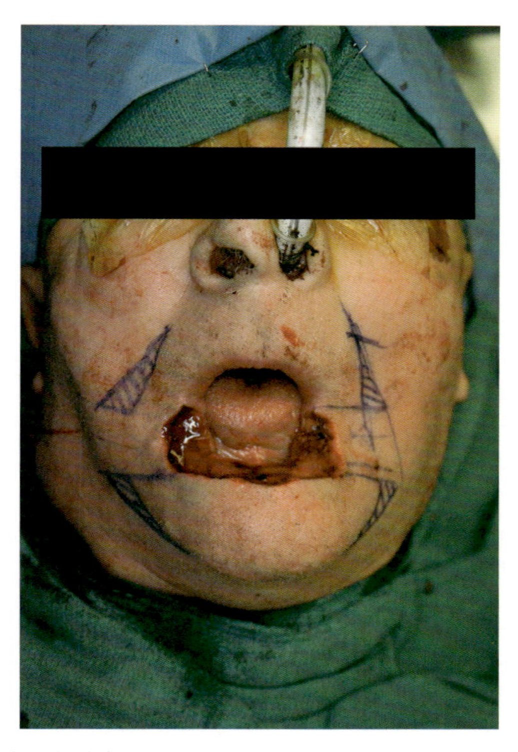

Fig. 12.10. Vista intraoperatória do defeito e reconstrução planejada com retalhos de Bernard.

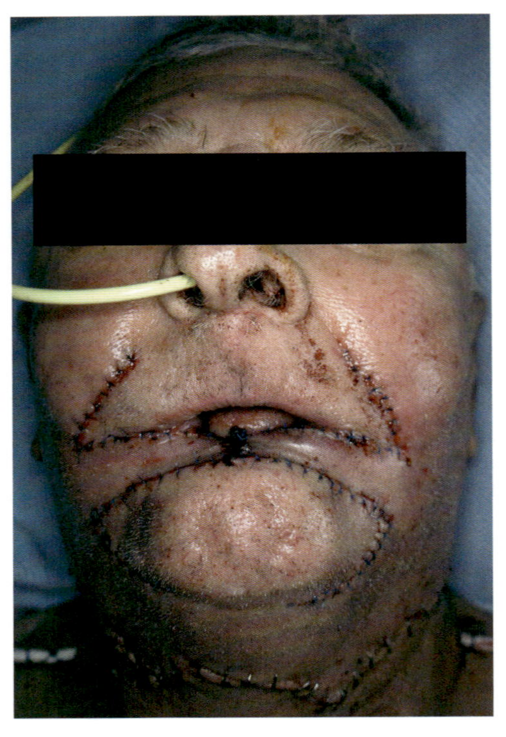

Fig. 12.11. Vista pós-operatória imediata da reconstrução do lábio inferior usando a técnica de retalhos de Bernard. Observe a tensão da ferida e a congestão venosa.

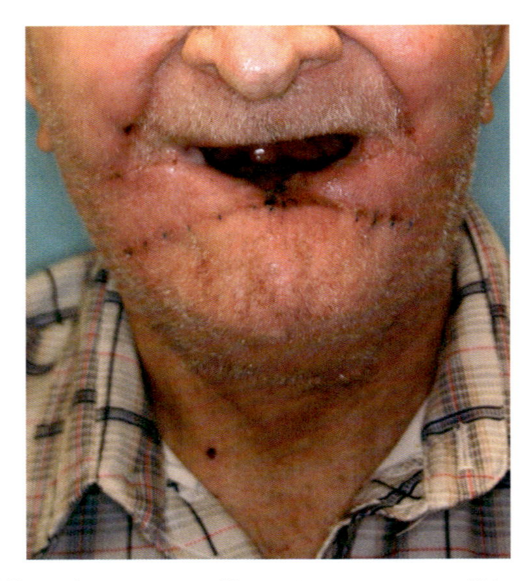

Fig. 12.12. Deiscência de lábio inferior reconstruído. A cicatrização secundária está ocorrendo na linha mediana, onde as margens da ferida entraram em colapso.

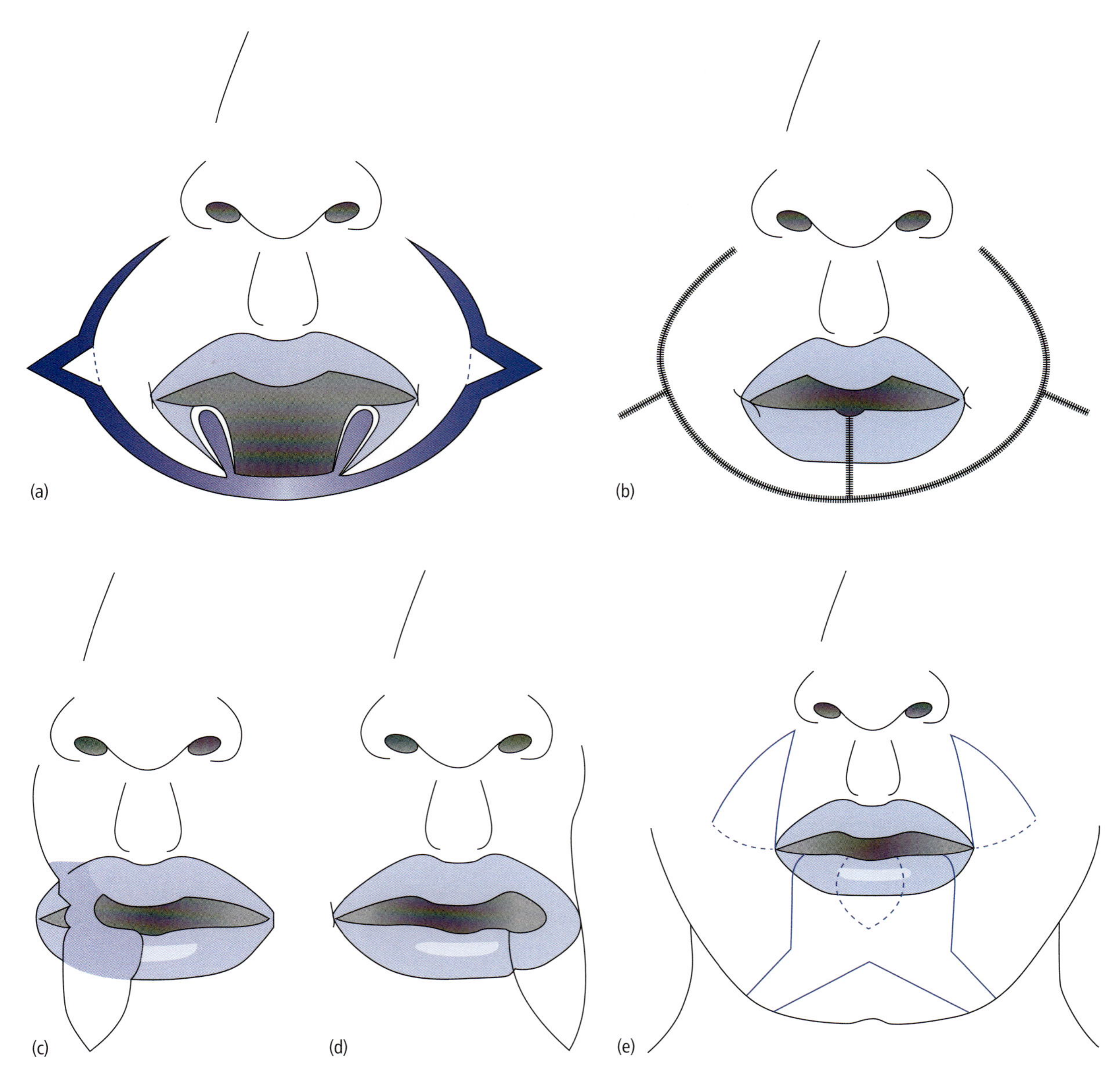

Fig. 12.13. Vista intraoperatória de excisão e reconstrução planejadas com retalhos de Karapandzic (a), (b). A figura mostra a técnica de reconstrução com retalho de Karapandzic para excisão de lesão do lábio inferior que compreende mais de um terço do lábio. (c) Retalho de Abbe de dois estágios. O vermelhão oposto é interpolado para o lábio oposto. Cerca de 3 semanas depois do procedimento inicial, o pedículo é dividido e ocorre o fechamento primário do local de coleta e do de reconstrução. (d) Retalho de Estlander com avanço do lábio superior até o defeito do lábio inferior. Note o arredondamento da comissura. (e) O retalho de Bernard é benéfico na reconstrução de defeitos que compreendem quase todo o lábio. (Edge SE, Byrd OR, Compton CC, eds. 2010. *AJCC Cancer Staging Manual,* 7th ed. New York, NY: Springer.)

Tabela 12.2. Técnicas de reconstrução labial.

Técnicas de reconstrução labial
Excisão em "V"
Vermelhectomia com avanço de mucosa
Retalhos de avanço de mucosa em "V-Y"
Retalho de língua
Retalhos de transposição de Abbe-Estlander
Retalho de Karapandzic
Retalho de Bernard
Retalho em degrau
Retalhos circum-orais de avanço
Retalho de avanço de bochecha
Retalhos em leque de Gillies
Retalhos de McGregor
Retalho microvascular livre

Tabela 12.3. Cuidados com a ferida.

Cuidados com a ferida
Desbridamento de tecido necrótico
Manter a ferida úmida
Curativos úmidos
Compactação no espaço morto
Controle das secreções orais
Tratar infecções
Proteger de lesões mecânicas
Otimizar o estado nutricional e clínico

Um contribuinte comum de colapso de ferida é isquemia marginal como resultado de tensão (Fig. 12.11). A reconstrução da anatomia perioral é influenciada por limites funcionais, como as dimensões desejadas do estoma e o tecido disponível. Se o modelo do retalho não proporcionar fechamento sem tensão ou se o retalho pediculado não for passivo, podem sobrevir isquemia do tecido e deiscência da ferida. O microambiente da ferida cirúrgica aguda reduziu inerentemente a oxigenação dos tecidos a partir da interrupção cirúrgica direta da irrigação sanguínea. A tensão criada pela reorganização do tecido local pode comprometer ainda mais a irrigação vascular. Os sinais iniciais de isquemia tecidual são congestão venosa com edema de tecido, sugerindo insuficiência venosa (Fig. 12.12). Outros sinais são deficiência de preenchimento capilar e palidez do tecido que indica comprometimento arterial.

Muitos pacientes que têm câncer de lábio apresentam comorbidades que podem comprometer o sucesso da reconstrução. As afecções comuns são transtornos metabólicos (diabetes e insuficiência renal), doença respiratória [doença pulmonar obstrutiva crônica (DPOC)] ou cardiovascular [insuficiência cardíaca congestiva (ICC)], imunossupressão e/ou desnutrição. A otimização dessas afecções clínicas pode aumentar o sucesso do tratamento e reduzir o risco de má cicatrização da ferida e colapso das feridas reconstruídas. É indicada a consulta pré-operatória com o médico de atendimento primário para otimizar essas comorbidades.

Devido à robusta vascularidade da cabeça e do pescoço, a maioria dos problemas de ferida é um pouco limitada. O tratamento em geral inclui o simples tratamento da ferida e desbridamento mínimo. Outras investigações incluem identificação e tratamento de infecção, curativos para absorver exsudados em excesso e manter as margens da ferida abertas e limpas (Tabela 12.3).[19]

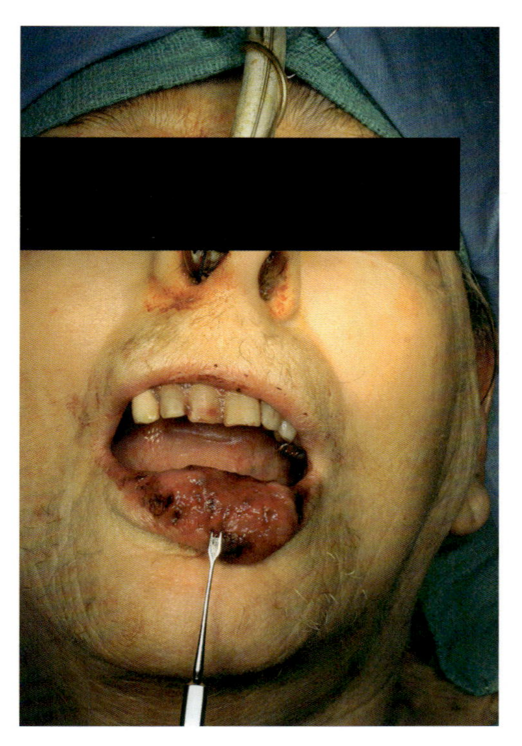

Fig. 12.14. Vista intraoperatória de mulher aos 82 anos de idade com carcinoma de célula escamosa T3N0M0 de rápido crescimento no lábio inferior.

O tratamento com oxigênio hiperbárico (OHB) foi utilizado para melhorar a cicatrização da ferida. Muitos estudos demonstraram que tal tratamento é bem-sucedido no salvamento de retalhos em situações de hipóxia e perfusão reduzida. O OHB maximiza a viabilidade do tecido, reduzindo a necessidade de repetir procedimentos.[20,21] Isso se deve a seus efeitos fisiológicos, que incluem controle de infecção por meio da potenciação da capacidade de os neutrófilos matarem bactérias, angiogênese para melhorar a oxigenação do tecido isquêmico e migração epitelial da borda da ferida.[22]

Microstomia

Os grandes cânceres de lábio T3 e T4 que exigem excisão cirúrgica são um desafio reconstrutivo para evitar a microstomia. A microstomia pode resultar em erros de articulação da fala, perda da competência oral, dificuldades de alimentação por via oral e, nos pacientes com próteses removíveis, incapacidade de utilizá-las (Figs. 12,14 a 12,17).[23]

Por exemplo, depois de técnica de retalho de Karapandzic para a reconstrução do lábio, até 24% dos pacientes requerem revisão cirúrgica por causa da microstomia.[24] Várias técnicas de revisão, variações de comissuroplastia para aumentar o tamanho da boca podem ser empregadas. Independentemente da técnica usada, a reconstrução do esfíncter oral é essencial. A competência e o controle de secreções da boca dependem da restauração dessa característica anatômica.[23]

Uma opção não cirúrgica para tratar a microstomia é um expansor gradativo de lábios ou aparelho semidinâmico de acrílico. A consulta com o especialista em prótese maxilofacial é essencial para desenhar o expansor adequado. O dispositivo é desenhado com dois braços opostos que são colocados em cada uma das comissuras do lábio e um mecanismo expansor na linha mediana para aumentar gradualmente o orifício da boca durante várias semanas para atingir abertura maior. Uma combinação de comissuroplastia e tratamento expansor de tecido pode otimizar a correção da microstomia e reduzir a recidiva.[26]

A consulta com fonoaudiólogo patologista direcionada para a deglutição, articulação da fala e inteligibilidade também é benéfica.[27]

A pouca tolerância ao uso de prótese removível é outra complicação associada à microstomia, como já mencionado. O paciente com microstomia pode achar muito difícil inserir e remover a prótese através da

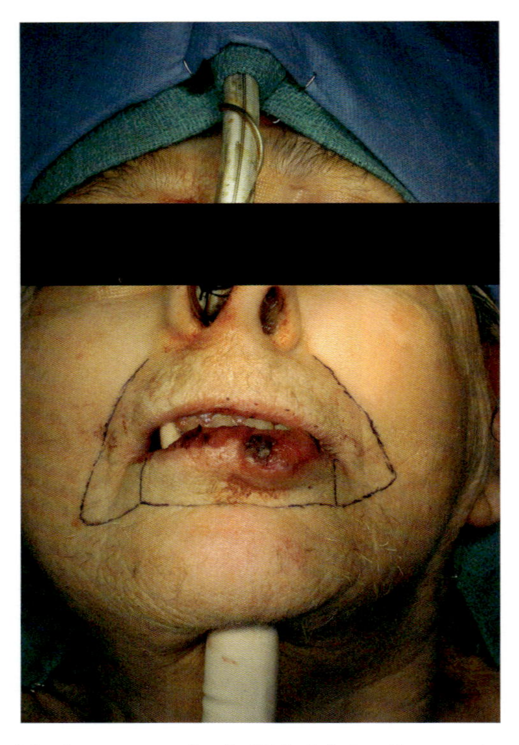

Fig. 12.15. Vista intraoperatória de reconstrução do lábio inferior. Note a microstomia e o possível traumatismo no lábio inferior decorrente da dentição remanescente.

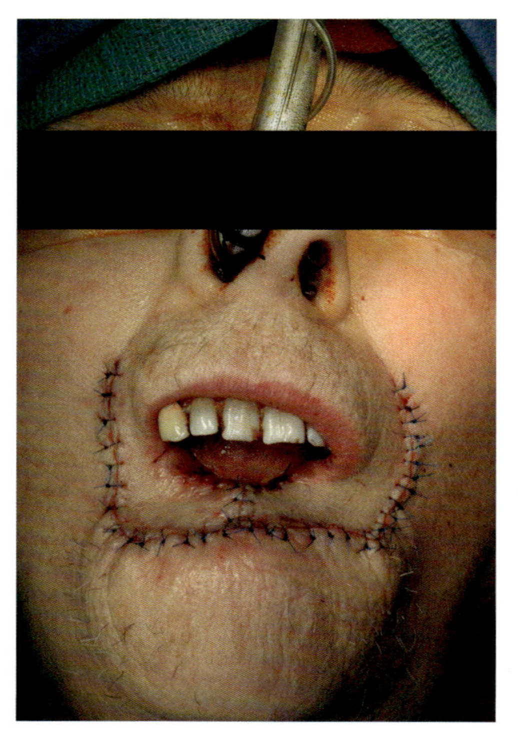

Fig. 12.16. Contratura e afinamento do lábio inferior depois de excisão (s/p) e reconstrução do câncer avançado de lábio inferior.

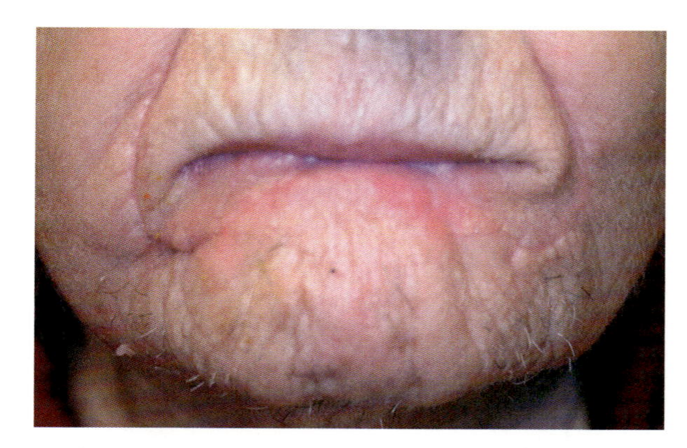

Fig. 12.17. Vista de perfil de paciente com contratura e rotação do lábio inferior para dentro.

pequena abertura da boca. Além disso, a perda do vestíbulo da boca normal, em casos de vermelhectomia quando o avanço da mucosa é usado na reconstrução, a retenção de prótese total pode ficar comprometida. Isso é mais problemático para pacientes com reabsorção expressiva da crista alveolar mandibular e vestíbulo raso. Uma alternativa ao avanço de mucosa labial para a reconstrução do vermelhão nesses casos é o retalho de língua, que permite a preservação da profundidade do vestíbulo labial.

A reabilitação com próteses nos pacientes com câncer de lábio pode requerer assistência do especialista em prótese maxilofacial. As técnicas de moldagem seccional podem ser necessárias e foram usadas em pacientes com microstomia para a confecção de prótese total removível. As próteses totais flexíveis também foram usadas para a colocação e remoção de uma boca pequena. Esses métodos usam vários segmentos de moldes que podem passar pela abertura da boca e ser montadas posteriormente para criar a prótese.[28,29]

Os pacientes com câncer de lábio em estágio avançado em geral exigem radioterapia pós-cirúrgica. A xerostomia em conjunto com a microstomia cria um problema difícil para realizar os cuidados dentais. O desenvolvimento de doença periodontal crônica, cárie dentária e abscessos dentais são problemas reais e importantes para esses pacientes.[30] Os pacientes com câncer de lábio pacientes em estágios T3 e T4 pode precisar de exodontias no momento da cirurgia ablativa para limitar a radiação das cáries, a necessidade de futuras exodontias e o possível risco de osteorradionecrose. Adicionalmente, a presença dos dentes anteriores inferiores precisa ser considerada ao planejar a reconstrução do lábio inferior, uma vez que alguns retalhos (como os de língua) não podem ser utilizados sem modificações.

Lesão Neurológica

A cirurgia ablativa do câncer de lábio pode resultar em sensibilidade alterada no lábio inferior e no mento. O ramo do nervo mentual do nervo alveolar inferior fornece a sensibilidade do lábio inferior e do mento. A lesão nesse nervo pode resultar em parestesia, que é a sensação anormal em geral caracterizada como sensibilidade reduzida, ou disestesia, que é sensação dolorosa anormal. Os pacientes com redução da sensibilidade em geral se acomodam bem sem impacto significativo na qualidade de vida. Contudo, os pacientes com dor neuropática têm impacto substancial na qualidade de vida e podem precisar de tratamento clínico com um neurologista. Há vários agentes farmacológicos para tratar a dor nervosa, inclusive carbamezepina, oxcarbazepina, baclofeno, lamotrigina, pimozida, gabapentina e genitoína. A consulta neurológica também é útil no tratamento prolongado.[31]

Desfecho de Cicatrização e Estética Ruim

Existem vários desfechos desfavoráveis evidentes da estética da reconstrução. A cicatriz, a assimetria, as proporções faciais desbalanceadas, a cor e textura discrepante dos tecidos e a descontinuidade da anatomia definida dos lábios são algumas das complicações relacionadas.

A contratura do lábio inferior ou superior pode resultar em afinamento dos lábios (Fig. 12.17). A reconstrução do vermelhão é mais frequente com retalhos mucosos de avanço. O vermelhão é um tecido mucoso modificado e, assim, a mucosa oral é boa alternativa para reconstrução. O avanço de mucosa pode ocasio-

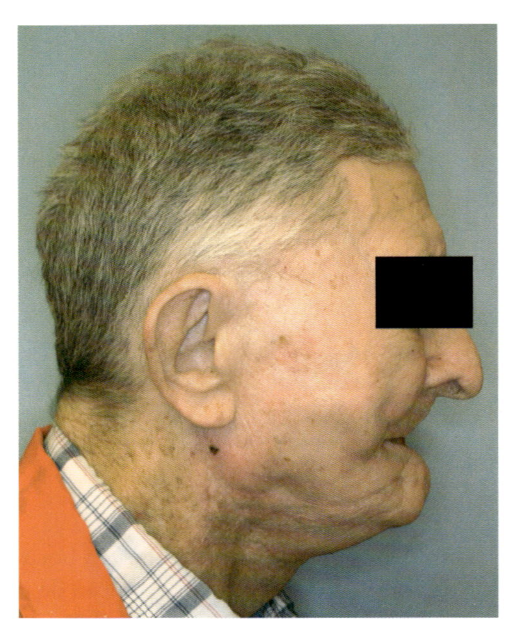

Fig. 12.18. Paciente com inversão labial e irritação do barbear.

nar afinamento do vermelhão visível e rotação do lábio para dentro. Esta última, em pacientes do gênero masculino, pode causar irritação do lábio superior com a barba do lábio inferior. Barbear-se também pode ser problemático para esses pacientes (Fig. 12.18). Embora isso represente uma complicação secundária, os pacientes normalmente notam essa mudança. No momento da reconstrução, a excisão generosa do retalho mucoso até a profundidade do vestíbulo para permitir o avanço adequado pode melhorar o desfecho.[31,32]

O planejamento pré-operatório adequado para a reconstrução do retalho também é essencial para maximizar o resultado estético. Fazer incisões nas linhas de tensão cutânea relaxadas e pregas cutâneas laterais, como a nasolabial, labiomandibular, submentual, melolabial e rítides dos lábios ajuda a esconder as incisões e a melhorar o desfecho estético.[33,34]

COMPLICAÇÕES RELACIONADAS À RADIOTERAPIA

A radioterapia é usada como adjunto da cirurgia de cânceres de lábio avançados ou como modalidade primária para o tratamento de lesões pequenas. Os problemas comuns do uso da radioterapia na cabeça e no pescoço, como dermatite, mucosite, cicatrização deficiente da ferida e pouca produção de saliva são decorrentes do tratamento do câncer de lábio. São indicados conduta sintomática da mucosite durante tratamentos e princípios fundamentais de tratamento da ferida depois da cirurgia. O tratamento prolongado da pele irradiada e frágil no mento, área labial (ou pescoço se for incluído nos campos de radiação) baseia-se na prevenção de mais lesões. A proteção da pele dos elementos ambientais inclui atenuação de frio, vento e sol que, junto com a higiene meticulosa, pode minimizar problemas.

As complicações relacionadas à mucosite são baseadas na capacidade de se alimentar e deglutir. Para os sintomas discretos, sialogogos, hidratação da boca e bochechos paliativos (isto é, lidocaína viscosa e sedativos) podem ser benéficos. Se os sintomas se tornarem tão graves que o paciente é incapaz de ter alimentação oral adequada, deve-se considerar assistência nutricional com cânulas de alimentação que desviem da cavidade bucal. O incentivo ao retorno para o consumo oral e deglutição, porém, é de suma importância para evitar dificuldades de deglutição a longo prazo por causa da radiação. A desnutrição compromete a capacidade de cicatrização relacionada à radioterapia e pode resultar em colapso da ferida e sequelas associadas.

CONCLUSÕES

Em resumo, o tratamento cirúrgico do câncer de lábio pode ser desafiante e recompensador na prática da cirurgia bucomaxilofacial. O cirurgião e o paciente podem, com frequência, esperar um resultado otimista. Contudo, as possíveis complicações podem ocasionar alterações expressivas na qualidade de vida do paciente. O cirurgião tem a responsabilidade de identificar proativamente e navegar pelas possíveis complicações que podem advir do tratamento de câncer de lábio. A adesão aos princípios fundamentais da cirurgia é essencial para minimizar as complicações. O diagnóstico preciso, o planejamento e a conduta médica adequada, além da técnica meticulosa, são o centro do tratamento bem-sucedido do pacientes com câncer de lábio.

LEITURAS SUGERIDAS

1. Hoffman HT, Karnel LH, Funk GF, et al. 1998. "The national cancer data base report on cancer of the head and neck." Archives of Otolaryngology Head and Neck Surgery 124: 951–962.
2. Moore S, Johnson N, Pierce A, et al. 1999. "The epidemiology of lip cancer: A review of global incidence and aetiology." Oral Diseases 5(3): 185–195.
3. Kaugars GE, Aggey LM, Page DG, et al. 1999. "Prevention and detection of lip cancer—the dentist's role. Journal of the California Dental Association 27(4): 318–323.
4. Awde JD, Kogon SL, and Morin RJ. 1996. "Lip cancer: A review." Journal of the Canadian Dental Association 62(8): 634–636.
5. Kademani D, Bell B, Schmidt B, et al. 2008. "Oral and maxillofacial surgeons treating oral cancer: A preliminary report from the American Association of Oral and Maxillofacial Surgeons Task Force on Oral Cancer." Journal of Oral and Maxillofacial Surgery 66: 2151–2157.
6. Zitsch RP, Lee BW, Smith RB. 1999. "Cervical lymph node metastases and squamous cell carcinoma of the lip." Head Neck: Journal for the Sciences & Specialties of the Head and Neck 21(5): 447–453.
7. De Vissher JGAM, van den Elsaker K, Grond AJK, et al. 1998. "Surgical treatment of squamous cell carcinoma of the lower lip: Evaluation of long-term results and prognostic factors—A retrospective analysis of 184 patients." Journal of Oral and Maxillofacial Surgery 56: 814.
8. Shah J. 2003. "The lips." In: Head and Neck, Surgery and Oncology, 3rd ed., 149–172. Edinburgh: Mosby.
9. Pogoda J, and Preston-Martin S. 1996. "Solar radiation, lip protection, and lip cancer in Los Angeles County women (California, United States)." Cancer Causes and Control 7: 458–463.
10. Chen J, Katz RV, Krutchkoff DJ, et al. 1992. "Lip cancer, incidence trends in Connecticut, 1935–1985. Cancer 70: 2025.
11. Lipincott JB. 1992. American Joint Committee on Cancer: Manual for Staging of Cancer, 4th ed. Philadelphia: Saunders Elsevier.
12. Larson D. 2006. "Tumors of the lips, oral cavity, and oropharynx." In: Plastic Surgery, Vol. V, 2nd ed., Mathes S, ed., 159–167. Philadlephia: Saunders Elsevier.
13. Hasson O. 2008. "Squamous cell carcionma of the lower lip." Journal of Oral and Maxillofacial Surgery 66: 1259–1262.
14. Cruse CW, and Radocha RF. 1987. "Squamous cell carcinoma of the lip." Plastic and Reconstructive Surgery 80: 787–791.
15. Brodland DG, and Zitelli JA. 1992. "Surgical margins for excision of primary cutaneous squamous cell carcinoma." Journal of the American Academy of Dermatology 27: 241–248.
16. Sikes JW, and Ghali GE. 2004. "Lip cancer." In: Peterson's Principles of Oral and Maxillofacial Surgery, Vol. 1, 2nd ed., Miloro M, ed., 559–570. Hamilton: BC Decker Inc.
17. Ord RA, and Pazoki AE. 2003. "Flap designs for lower lip reconstruction." Oral Maxillofacial Surgery Clinics of North America 15: 497–511.
18. Calhoun KH. 1992. "Reconstruction of small-medium sized defects of the lower lip." American Journal of Otolaryngology 13(1): 16–22.
19. Hom DB, and Dresner H. 2009. "General approach to a poorly healing problem wound: Practical and clinical overview." In: Essential Tissue Healing of the Face and Neck, Hom DB, et al., eds., 293–305. Shelton, CT: PMPH USA.
20. Zamboni WA, and Shah HR. 2003. "Skin grafts and flaps (compromised)." In: Hyperbaric Oxygen 2003, Indications and Results: The Hyperbaric Oxygen Therapy Committee Report," 101–107. Kensington, MD: Undersea and Hyperbaric Medical Society.
21. Tibbles PM, and Edelsberg JS. 1996. "Hyperbaric oxygen therapy." New England Journal of Medicine 334: 1642–1648.
22. Feldmeier JJ. 2009. "Hyperbaric oxygen and wound healing in the head and neck." In: Essential Tissue Healing of the Face and Neck, Hom DB, et al., eds., 367–378. Shelton, CT: PMPH USA.
23. Neligan PC. 2009. "Strategies in lip reconstruction." Clinical Plastic Surgery, 36(3): 477–485.
24. Karapandzic M. 1974. "Reconstruction of lip defects by local arterial flaps." British Journal of Plastic Surgery 27: 93.
25. Luce EA. 1995. "Reconstruction of the lower lip." Clinical Plastic Surgery 22(1): 109–121.
26. Koymen R, Gulses A, Karacayli U, et al. 2009. "Treatment of microstomia with commissuroplasties and semidynamic acrylic splints." Oral Surgery, Oral Medicine, Oral Pathology, Oral Radiology, Endodontology 107(4): 503–507.
27. Clayton NA, Ledgard JP, Haertsch PA, et al. 2009. "Rehabilitation of speech and swallowing after burns reconstructive surgery of the lips and nose." Journal of Burn Care and Research 30(6): 1039–1045.

28. Prithviraj DR, Ramaswamy S, and Romesh S. 2009. "Prosthetic rehabilitation of patients with microstomia." Indian Journal of Dental Research 20(4): 483–486.
29. Givan DA, Auclair WA, Seidenfaden JC, et al. 2010. "Sectional impressions and simplified folding complete denture for sever microstomia." J Prosthodont 19(4): 299–302.
30. Nussbaum BL. 2009. "Dental care for patients who are unable to open their mouths." Dental Clinics of North America 53(2): 323–328.
31. Gronseth G, Cruccu G, Alksne J, et al. 2008. "Practice parameter: The diagnostic evaluation and treatment of trigeminal neuralgia (an evidence-based review): Report of the Quality Standards Subcommittee of the American Academy of Neurology and the European Federation of Neurological Societies." Neurology 71(15): 1183–1190.
32. Sanchez-Conejo-Mir J, Perez Bernal AM, Moreno-Giminez JC, et al. 1986. "Follow-up of vermilionectomies: Evaluation of the technique." Journal of Dermatologic Surgery and Oncology 12(2): 180–184.
33. Renner GJ. 2007. "Reconstruction of the lip." In: Local Flaps in Facial Reconstruction, 2nd ed., Baker SR, ed., 475–524. St. Louis: Mosby.
34. Dupin C, Metzinger S, and Rizzuto R. 2004. "Lip reconstruction after ablation for skin malignancies." Clinical Plastic Surgery 31(1): 69–85.
35. Hom DB, Ho V, and Lee C. 2009. "Irradiated skin and its postsurgical management." In: Essential Tissue Healing of the Face and Neck, Hom DB, et al., eds., 224–238. Shelton, CT: PMPH USA.

13
Reconstrução dos Tecidos Duros

Miller Smith, DDS, MD
Fayette Williams, DDS, MD
Brent B. Ward, DDS, MD, FACS

INTRODUÇÃO

A restauração bem-sucedida da continuidade óssea é a base para o êxito da maioria dos procedimentos cirúrgicos reconstrutivos no esqueleto bucomaxilofacial. Existem várias considerações pré, intra e pós-operatórias que o cirurgião deve fazer sobre quais enxertos ósseos usar (transferência de osso trabecular livre, de osso cortical ou corticotrabecular sem irrigação sanguínea), retalhos ósseos (osso pediculado ou livre com seu próprio sistema vascular) ou com substitutos ósseos (fatores de crescimento, materiais alogênicos, aloplásticos e xenogênicos). O conhecimento dos possíveis riscos e complicações de cada método pode proporcionar as informações necessárias para o consentimento livre e esclarecido e permitir medidas de controle de qualidade. Em última análise, os cirurgiões devem proporcionar o melhor atendimento possível aos pacientes, minimizando os riscos e as complicações conhecidos e tendo compreensão clara sobre seu tratamento eficaz.

FATORES DO PACIENTE QUE CONTRIBUEM PARA AS COMPLICAÇÕES

Comorbidade Pré-operatória

A reconstrução primária com enxerto ósseo não vascularizado no momento da excisão por doença ou durante reconstrução de traumatismo, embora ideal, nem sempre é realizada, por vários motivos. Ocasionalmente, o tempo maior ou a perda de sangue devido à coleta do enxerto podem ser fatores limitantes para determinados pacientes. A coleta de enxerto ósseo pode ser associada a maior risco de perda de sangue no local no perioperatório e no pós-operatório que pode ocasionar desfechos adversos ao paciente. Os riscos de perda de sangue expressiva em pacientes idosos ou clinicamente comprometidos incluem complicações cardiopulmonares peri ou pós-operatórias, como infarto do miocárdio (IM) ou arritmias cardíacas e até mesmo sequelas neurológicas, como acidente vascular cerebral (AVC). Além disso, as transfusões de sangue abrigam o risco de reações adversas que podem ser fatais, enquanto a ressuscitação cristaloide ou coloide agressiva pode adicionar estresse ao sistema cardiopulmonar. A hemostasia intraoperatória é essencial para minimizar esses riscos. A anamnese completa, inclusive história cardiopulmonar e estado funcional no período pré-operatório pode proporcionar avaliação de risco precisa e determinar se é necessária alguma avaliação adicional.[1-5] Embora a maioria dos procedimentos de enxerto tenha baixo risco quanto à morbidade e mortalidade geral, os pacientes frágeis, idosos e clinicamente inadequados devem ser avaliados com cautela e otimizados no pré-operatório para garantir o tratamento seguro, com o mínimo de efeitos adversos. Isso é especialmente verdadeiro nos casos de procedimentos de reconstrução eletivos, que podem ser adiados por um período para maximizar a saúde do paciente. Em casos de cirurgia mais urgente, a avaliação pré-operatória e a discussão dos riscos com o paciente e o anestesista podem promover o atendimento apropriado e evitar desfechos adversos.

Management of Complications in Oral and Maxillofacial Surgery, First Edition. Edited by Michael Miloro, Antonia Kolokythas.

Riscos da Transfusão de Sangue

Com muitos procedimentos cirúrgicos maxilofaciais, em especial os que requerem reconstrução óssea, pode haver necessidade de transfusão de sangue no período perioperatório. No passado, os pacientes eram transfundidos com mais liberalidade para minimizar complicações cardiopulmonares maiores; contudo, não existe apoio das boas evidências para essa prática. Sabe-se que existem numerosos riscos com os produtos da transfusão: transmissão de doenças, síndrome da resposta inflamatória sistêmica (SRIS), infecção da ferida, sepsia, pneumonia, lesão pulmonar aguda (IPART), síndrome do desconforto respiratório agudo (SDRA), maior tempo de hospitalização, mais complicações pós-transfusão.[6-10] Outros autores também citaram que pode ocorrer um efeito de imunomodulação no hospedeiro, que pode aumentar o risco de recorrência de câncer, embora seja impossível definir o risco preciso. Atualmente, é aceito que as transfusões oferecem algumas ações benéficas, com melhor administração de oxigênio; contudo, isso deve limitar-se principalmente aos pacientes sintomáticos, com níveis de hemoglobina inferiores a 7 g/dl. Há controvérsia considerável sobre as diretrizes aceitáveis da transfusão para pacientes com comprometimento cardiovascular e vascular cerebral com base no risco geral. Enquanto alguns sugerem que os níveis de hemoglobina entre 8 e 10 g/dl pode ser tolerado por esses pacientes, outros acreditam que as transfusões são aceitáveis com esses níveis para evitar desfechos adversos.[6,7] O excesso de sangue e/ou a necessidade de transfusões prolonga a recuperação pós-operatória, que se associa ao maior período de internação (pneumonia, hematoma, infecção e colapso da ferida, tromboembolia), entre outros.[28]

A hemostasia meticulosa nos tecidos moles do local doador mais o uso de agentes adjuntos podem minimizar efetivamente a perda sanguínea no procedimento e no pós-operatório. A hemorragia medular com frequência é minimizada com frequência com cera óssea aplicada diretamente na medula exposta de osso trabecular. Há relatos de granulomas no local do uso da cera óssea, assim como possíveis infecções tardias.[29-37] O uso de outros hemostáticos, como celulose oxidada (Surgicel® Ethicon, www.ethicon.com) pode ser benéfico, mas sabe-se que causa parestesias nervosas quando aplicado diretamente nas áreas imediatas aos nervos.[38-41] Novos substitutos de cera reabsorvível também podem ser usados (Ostene®, Ceremed, www.ostene.com).

Houve interesse em utilizar eritropoietina perioperatória nos casos em que os pacientes são anêmicos ou quando se prevê perda de sangue substancial para minimizar a necessidade de transfusões.[25,42] Isso é especialmente verdadeiro para os pacientes cujas crenças religiosas impedem o recebimento de transfusões de sangue autólogo.[43,44] São necessários outros estudos clínicos para demonstrar o custo-benefício confiável para o uso da eritropoietina na cirurgia eletiva com risco mínimo a moderado. Mais recentemente, o uso de substitutos carreadores de oxigênio baseados em hemoglobina está sendo explorado. Seus benefícios são prazo de validade prolongado, redução do potencial imunogênico, ausência do risco de transmissão de doenças e potencial de maior capacidade de carrear oxigênio.[45] É preciso continuar a investigação para delinear o benefício desses produtos.

Problemas Nutricionais

A situação nutricional está se tornando um determinante cada vez mais importante do sucesso geral durante os procedimentos de reconstrução óssea. Os pacientes desnutridos devem ser identificados no pré-operatório por meio de avaliação clínica e exames plasmáticos apropriados. Alguns estudos constataram que 20 a 67% dos pacientes com câncer de cabeça e pescoço (muitos dos quais necessitam de procedimento de reconstrução óssea com transferência de tecido livre) são desnutridos com base em diversas variáveis na ocasião da intervenção cirúrgica.[46] Os pacientes com perda de peso recente maior que 10% antes da cirurgia são propensos a complicações pós-operatórias importantes, inclusive infecção da ferida, fístula, complicações respiratórias, infarto do miocárdio e até progressão para sepsia.[46,47] As concentrações de albumina, pré-albumina, CPR pré-operatória e o IMC foram descritos como determinantes úteis do desfecho.[48-52] Esses pacientes com baixas albumina e pré-albumina têm mais probabilidade de progredir com recuperação mais lenta e cicatrização atrasada de tecidos moles e duros; contudo, esses marcadores podem ser afetados por disfunções renal e hepática, assim como por inflamação aguda e devem ser usados no contexto do estado geral dos pacientes.[53-56] Ao contrário, proporcionar nutrição proteica aos pacientes no pré-operatório pode reduzir a estadia no hospital e melhorar a cicatrização óssea, segundo evidências das populações de cirurgias geral e ortopédica.[57,58] No pós-operatório, os procedimentos de enxerto e retalho ósseo exigem incisões intrabucais. Há debate substancial e nenhum consenso em relação ao repouso oral depois da cirurgia. Os pacientes precisam de nutrição adequada para a cicatrização da ferida. Está bem documentado que a nutrição inicial depois da cirurgia leva a melhores desfechos para o paciente, sendo especialmente verdadeiro nas reconstruções com retalhos maiores em instalações de tratamento intensivo.[59,60] Em qualquer circunstância, existem quatro opções. Primeiro, um período de repouso oral por até uma semana é defendido, às vezes, para os procedimentos gastrointestinais, mas nunca foi defendido abertamente para a cicatrização da ferida de cirurgia maxilofacial. Em geral, considera-se que o alimento particulado pode abrigar bactérias e predispor à infecção e colapso da ferida se não for limpo adequadamente. Para as reconstruções grandes ou feridas difíceis, as sondas de alimentação enteral oferecem o benefício da nutrição sem passar pela ferida bucal. Enquanto os tecidos orais estão em repouso, o paciente pode receber o suporte nutricional apropriado. Há relatos de complicações da colocação da sonda nasogástrica, inclusive a colocação em pacientes com traumatismo craniano, de alimentação intrapulmonar, fístula traqueoesofágica, sinusite, diarreia por síndrome de *dumping* e úlceras gástricas, entre outros problemas. Para determinadas reconstruções em casos de câncer, a reabilitação oral prolongada pode ocorrer e pacientes selecionados podem beneficiar-se com sonda percutânea ou em gastrotomia aberta. As principais complicações incluem localização peritoneal, perfuração do cólon ou do intestino, infecção e granulação periestomal e outros problemas relacionados à alimentação.[61-64] Alguns acreditam que a nutrição parenteral tem suas vantagens em populações específicas, mas é associada a uma taxa maior de sepsia e atrofia intestinal, em particular em instalações de tratamento intensivo.[59,62,65]

Efeitos do Diabetes Mellitus *e Uso de Corticosteroides*

O diabetes *mellitus* mal controlado e o uso de corticosteroides no perioperatório comprovadamente diminuem a cicatrização óssea e tecidual. As altas concentrações de glicose, assim como o uso prolongado de corticosteroides, inibem a ligação cruzada de colágeno, necessária para a cicatrização adequada de tecidos ósseo e mole.[66] As propriedades inibitórias adicionais sobre a angiogênese, quimiotaxia de macrócitos e neutrófilos, migração e fagocitose também são apresentadas.[67-69] A cicatrização óssea é prejudicada por alterações da função osteoblástica e osteoclástica, assim como por invaginação e remodelação vascular.[69-75] O controle inadequado da glicose também é fator de risco conhecido de deiscência no local do enxerto ósseo e falha subsequente.[76] O tratamento com glicocorticoide é comum no perioperatório, com efeito mínimo sobre a cicatrização da ferida e as taxas de infecção quando administrada por pequenos cursos e sem doses excessivas. O uso prolongado de corticosteroides, porém, inibe a síntese e a ligação cruzada de colágeno e diminui a diferenciação e a função de osteoblastos e osteoclastos, afetando, assim, a cicatrização.[77-80]

Efeitos da Nicotina

Demonstrou-se que a nicotina tem efeitos substanciais na vascularização de todos os tecidos. Ao gerar vasoconstrição microvascular, promovendo hipercoagulação com aumento dos níveis de fibrinogênio e agregação plaquetária, e criando agentes voláteis e radicais livres, produz um ambiente inflamatório que limita a cicatrização. Mesmo em baixas doses, demonstrou-se que a nicotina tem efeitos deletérios na cicatrização óssea, com supressão de proteínas morfogenéticas pró-osteogênicas do osso.[81-83] O ideal é parar de fumar bem antes dos procedimentos ósseos reconstrutivos para maximizar a capacidade de regeneração óssea. Fumar durante a fase de cicatrização no pós-operatório comprovadamente é prejudicial para a sobrevida do enxerto ósseo,[84-86] e os fumantes podem ter o dobro das complicações dos não fumantes em enxertos monocorticais.[87]

A Influência das Infecções Ativas

Em raras circunstâncias, os pacientes podem ter infecção subjacente ou inflamação grave no leito receptor ou no local doador. É imperativo que as infecções formais sejam avaliadas clinicamente antes de prosseguir com o enxerto, porque o risco de falha ou de desfechos adversos aumenta.[88] Um retalho vascularizado oferece alguma proteção em inflamações leves do local receptor; no entanto, é essencial ter prudência para minimizar a perda e falha do enxerto. A seleção adequada do paciente é fundamental e é melhor evitar os procedimentos de reconstrução em locais infeccionados quando possível.

CONSIDERAÇÕES SOBRE A SELEÇÃO DO OSSO DOADOR

Enxertos Ósseos Autógenos

O osso autógeno é o padrão de referência atual na transferência de tecido duro, e enxertos e retalhos ósseos podem ser utilizados para reconstruir defeitos ablativos, traumáticos, infecciosos e congênitos. Os enxertos autógenos possuem algumas células viáveis, mas precisa da invaginação dos vasos sanguíneos adjacentes (principalmente do periósteo e da medula adjacente) para promover a cicatrização normal e a integração ao osso nativo. Os dados sugerem que a forma e o tamanho do defeito determinam as opções corretas de reconstrução, porque o volume e a qualidade do osso necessário podem determinar o local doador correto. Os defeitos segmentares da mandíbula estão entre os principais e mais difíceis procedimentos de enxerto na região maxilofacial, devido à geometria, projeção do mento e forma curva. As complicações em geral relacionam-se com infecção, deiscência ou não união. A deiscência da ferida no pós-operatório é a complicação mais comum, podendo resultar em perda de uma parte ou de todo o enxerto.[89-92] Embora a infecção entre os grupos vascularizados e avascularizados varie entre 8 e 10%, as taxas gerais de complicação dos enxertos ósseos avascularizados podem chegar a 69%. Em uma revisão retrospectiva de 47 reconstruções de maxilar, Smolka e Lizuka[93] compararam os desfechos e as complicações de enxertos ósseos avascularizados, os retalhos de tecido mole microvascular combinados com enxertos ósseos livres e a composição de retalhos osteocutâneo microvasculares. A infecção pós-operatória ocorreu em mais da metade dos casos de enxertos ósseos livres envolvidos em tecido mole vascularizado, enquanto apenas 8% dos retalhos osteocutâneos livres desenvolveram infecção. A perda de todo o enxerto foi verificada em 25 e 16% dos enxertos ósseos livres e retalhos osteocutâneos livres, respectivamente, em especial por causa de infecção. Outras complicações foram deiscência da ferida e fístula oroantral/oronasal. Uma das principais séries de enxertos da crista ilíaca avascularizados para defeitos segmentares da mandíbula em 74 pacientes foi revisada por van Gernert et al.[94] Enquanto 76% dos pacientes tiveram desfecho bem-sucedido, 43% deles tiveram complicações pós-operatórias. Essas complicações foram expressivamente associadas ao local do defeito e à presença de comunicação intrabucal. Os autores concluíram que é melhor usar enxertos avascularizados de crista ilíaca na mandíbula para os defeitos laterais e apenas com acesso extrabucal. Pogrel publicou que os defeitos mandibulares segmentares com menos de 6 cm constituem taxa de complicações de apenas 20 a 25% com os enxertos corticais avascularizados. Quando são usados enxertos com mais de 6 cm, o risco de falha aumenta significativamente. Embora se tenha demonstrado uma taxa de união óssea bem-sucedida de 40% nos defeitos superiores a 14 cm, o osso vascularizado oferece opção mais previsível e viável e deve ser considerado sempre que possível.[95,96] É preciso ponderar a determinação de morbidade com base nas características do defeito (inclusive presença de cobertura de tecido mole), risco do local doador e extensão do procedimento nos defeitos entre 4 e 7 cm. O uso de osso vascularizado deve ser limitado aos defeitos inferiores a 4 cm, devido ao sucesso estabelecido do osso avascularizado, a menos que uma quantidade substancial de tecido mole seja necessária.

Para os enxertos de seio maxilar, as complicações pós-operatórias são, em geral, relacionadas à infecção. Quando o enxerto sinusal é prejudicado por infecção, pode ser necessária sua remoção completa e cicatrização por 6 semanas para eliminar a infecção antes de fazer novo enxerto.[97] Os hematomas na cavidade sinusal podem ocorrer por causa da dificuldade de controlar o sangramento ósseo.[98] Os pacientes com história pré-operatória de sinusite têm maior incidência de complicações depois de procedimentos de reconstrução do seio maxilar, inclusive infecções, deiscência e desenvolvimento de fístulas oroantrais.[99,100] A cobertura do enxerto ósseo com tecido mole ocasionalmente é necessária, com avaliação adequada da cobertura antes da cirurgia. Embora os retalhos locais-regionais possam ser usados como cobertura de tecidos moles, eles devem ser considerados durante o plano inicial para que o paciente possa dar o consentimento livre e esclarecido, tendo em vista os riscos conhecidos de cada retalho de tecido mole [padrão aleatório da mucosa de retalho do dedo, retalho miomucoso de artéria facial (MMAF), retalho de rotação palatal, retalho baseado na parte anterior e posterior da língua, corpo adiposo bucal, retalho temporoparietal da gálea aponeurótica, retalho de platisma na parte superior, retalho de ilha submentual, retalho pediculado do peitoral maior]. Os retalhos de tecido mole microvascular podem ser usados para cobertura, com riscos de complicações conhecidos de cada retalho.

Riscos de Aloenxertos e Xenoenxertos

Os alo e xenoenxertos têm uso crescente por causa de disponibilidade, baixo custo, ausência de morbidade no local doador e esterilidade para o armazenamento. Existem muitas opções de uso com a disponibilidade de lâminas trabeculares particuladas, corticais particuladas e corticotrabeculares. Há algumas preocupações com o risco de transmissão de doenças, mas com os procedimentos adequados de triagem e a garantia dos níveis de esterilidade (abaixo 10^{-6}), a chance de transmissão geral de patógenos é 1:1 milhão. As estimativas de transmissão específica, como HIV, variam entre 1:1,6 e 1:8 milhão e diminuem bastante quando se utilizam formulações desmineralizadas.[101-104] Há grande quantidade de técnicas para desinfetar e esterilizar os materiais de enxerto comercializados. Elas incluem desbridamento, lavagens ultrassônicas, tratamento antimicrobiano, imersão em etanol, óxido de etileno, radiação com feixe de elétrons e radiação gama. Com base no tipo de enxerto ósseo e nas técnicas empregadas pelo distribuidor, uma combinação delas é usada, enquanto se tenta manter as propriedades benéficas do enxerto.[102-104] Os xenoenxertos têm seus problemas por causa da recente preocupação dos meios de comunicação sobre a transmissão de príons e encefalopatia espongiforme bovina. Embora na literatura maxilofacial não haja relatos de transmissão, um risco teórico estimado foi calculado por grupos, com base nas técnicas de purificação. No pior cenário, está listado o risco da ordem de 1 em $10^{10,3}$ correlacionado com risco de transmissão quase inexistente com base no preparo e processo de seleção de animal.[105,106]

Proteínas Ósseas Morfogenéticas

A proteína óssea morfogenética recombinante humana 2 (rhBMP-2) demonstrou-se promissora para reconstrução óssea, embora as indicações ainda não estejam completamente definidas no momento. Talvez a sequela pós-operatória mais preocupante associada a esse tratamento seja relacionada ao inchaço impressionante que sobrevém após a colocação do enxerto. O uso de rhBMP-2 em reconstrução da coluna cervical foi associado a inchaço substancial do pescoço e disfagia em até 27% dos pacientes, resultando, em alguns casos, em hospitalização prolongada ou reinternação.[107,108] Ainda que seja difícil determinar a relevância para a reconstrução maxilar, foram levantadas preocupações semelhantes ao uso de rhBMP-2 para defeitos segmentares da mandíbula.[113] Outro fenômeno exclusivo da rhBMP-2 é a formação de osso ectópico.[110-111] Isso provavelmente se deve a derramamento da solução reconstituída no campo cirúrgico em torno do defeito. A consequência mais grave do osso ectópico seria a aquilose da articulação temporomandibular (ATM) quando é usada em torno do côndilo, mas até agora não há relatos desse problema.

A reconstrução dos defeitos de continuidade mandibular com rhBMP-2 está sendo explorado, embora existam apenas pequenas séries no momento. Em 2008, Herford e Boyne relataram sua técnica em 14 pacientes, que resultou em desfechos bem-sucedidos em todos os pacientes.[112] Herford, mais tarde, relatou dois casos em que usou rhBMP-2 com osso desmineralizado na reconstrução exitosa de defeitos do segmento lateral.[113] Esses artigos discutem a necessidade de uma técnica que mantenha espaço para o enxerto, desde que o transportador de esponja seja macio e facilmente comprimido sob o envelope de tecido mole. Outra série demonstrou desfechos bem-sucedidos com BMP-7 em defeitos segmentais da mandíbula em sete pacientes e em uma grande ostectomia periférica em três outros, sem relato de complicações. Outros autores não tiveram tanto êxito, como evidenciam Carter et al. na série de cinco pacientes descritos em 2008. Ainda que os pacientes tenham atingido união, dois tiveram não união decorrente de infecção crônica e colapso do envelope de tecido mole, que resultou em perda do enxerto.[114,115] Outras complicações da rhBMP-2 são hematoma, seroma e reabsorção óssea no local do enxerto.[111,116]

Morbidade e Complicações Específicas do Local Doador

A reconstrução óssea autógena deve considerar as possíveis complicações e a morbidade do local doador. Cada local doador tem vantagens, limitações e complicações inerentes. Nos defeitos pequenos, as fontes intrabucais são ideais. Os locais doadores extrabucais, ao contrário, implicam maior morbidade e risco, mas proporcionam quantidades maiores de material reconstrutivo.

Locais Doadores Intrabucais

As fontes intrabucais comuns de enxertos ósseos são ramo da mandíbula, sínfise, túber e processo coronoide. Uma comparação de dois locais em 50 pacientes, feita por Misch, sugeriu que a sínfise como local doador está associada a mais problemas de cicatrização em relação aos enxertos de ramo.[117] A deiscência da ferida ocorreu em 3 de 28 pacientes submetidos a enxerto da sínfise, enquanto todos os sítios doadores do ramo mandibular cicatrizaram sem colapso da ferida. O autor observou que apenas as incisões vestibulares tinham problema de cicatrização na sínfise, enquanto as incisões sulculares cicatrizaram com menos problemas. As alterações neurossensoriais pós-operatórias dos locais doadores intrabucais são relacionadas à proximidade do longo nervo bucal, do nervo alveolar inferior e do nervo mentual. Os pacientes têm menos probabilidade de perceber alterações sensoriais na distribuição do nervo bucal em comparação com o lábio inferior.[117] Misch relatou incidência de 10% de parestesia temporária do nervo mentual depois de enxertos da sínfise, mas todos os pacientes, por fim, se recuperaram. Na mesma série, 29% dos pacientes com enxertos de sínfise relataram alteração da sensibilidade nos incisivos inferiores, que durou até 6 meses. Nenhum paciente submetido a enxertos de ramo teve alterações pós-operatórias permanentes ao longo da distribuição dos nervos alveolar inferior ou bucal, embora outros autores tenham relatado taxas baixas de alterações neurossensoriais temporárias.[118] A infecção pós-operatória parece ser incomum no caso de locais doadores intrabucais. Uma revisão feira em 2009, de 32 pacientes submetidos a enxertos de ramo, verificou apenas um lugar com infecção pós-operatória localizada, que respondeu bem à incisão e drenagem.[118] Embora não haja relatos diretos, os enxertos de osso coronoide têm riscos inerentes de trismo relacionado a lesão do músculo temporal, lesão do nervo alveolar inferior e do lingual e no ramo massetérico da artéria maxilar interna, que pode causar perda de sangue profunda e aguda. Este último risco é minimizado realizando-se a osteotomia de medial para lateral. A coleta no túber produz osso de má qualidade e quantidade limitada, que leva à reabsorção inicial do enxerto. Além disso, pode ocorrer exposição do seio e sequelas associadas ou fístulas oroantrais e infecções sinusais. Por esses motivos, o túber raramente é usado como local doador.

Local de Coleta na Crista Ilíaca

A crista ilíaca é um dos locais doadores mais usados para reconstruir defeitos ósseos moderados a grandes. A crista ilíaca anterior e a posterior estão disponíveis para a coleta. A perturbação da marcha e a dor no período pós-operatório inicial são consideradas normais e se resolvem com o tempo.[119-121] A perturbação da marcha foi atribuída à excisão dos músculos glúteo, ilíaco e tensor da fáscia lata, particularmente em enxertos em bloco. Ao contrário, quando se coleta apenas osso trabecular, essa complicação pode ser limitada com a técnica cuidadosa. Apesar de ser necessário reposicionar o paciente no intraoperatório para ter acesso à crista posterior, esse local ganhou reputação de ter menos morbidade na perturbação da marcha, menos doloroso e apresentar menos hematomas.[120,122] A necessidade de reposicionamento do paciente durante a cirurgia tem seus próprios riscos, como deslocamento ou oclusão da sonda endotraqueal, lesões nos olhos ou no nariz e requer atenção especial com os campos e apoios cirúrgicos. Em um estudo prospectivo de 30 pacientes que compararam a morbidade entre o acesso anterior e o posterior para coleta de osso da crista ilíaca, os autores preferiram a parte posterior do ílio, por causa da dor e perturbação da marcha menos intensas.[123]

A infecção nesse local doador é rara e, em geral, sem importância. A resolução em geral pode ser obtida simplesmente com medidas locais que podem requerer a remoção de suturas e drenagem pelo local da incisão.[121,124,125] Os hematomas pós-operatórios podem ocorrer em até 6% dos casos e, via de regra, também são pequenos.[121,122,126] A maioria é resultante de transudação de sangue da medula, embora a artéria circunflexa ilíaca profunda e as artérias perfurantes também possam contribuir para o sangramento.[119] Mesmo que alguns cirurgiões recomendem a colocação de drenos,[119,127] isso pode ser evitado usando-se cera óssea, celulose oxidada, matriz de trombina-gelatina ativada (Floseal®, Baxter, www.haxter.com; Surgillo®, Ethicon, www.ethicon360.com) e hemostasia meticulosa dos tecidos moles. Há relato de uma complicação extremamente rara de hemorragia retroperitoneal com óbito do paciente.[128] A formação de hematoma na parte posterior do ílio pode ser minimizada por repouso pós-operatório em decúbito dorsal na primeira noite após a cirurgia. Os seromas foram uma complicação comum e podem ser tratados com aspiração e curativos de pressão. Se as medidas conservadoras falharem, seromas e hematomas podem exigir retorno à sala de cirurgia para evacuação formal.[129] As fraturas da crista ilíaca podem ocorrer depois da coleta da parte anterior ou posterior do ílio. Embora essa fratura possa ocorrer no intraoperatórios, as fraturas pós-operatórias foram descritas depois de contração súbita da musculatura lateral ao longo da crista ilíaca enfraquecida.[130] A instabilidade pélvica também pode ocorrer depois da coleta posterior na crista ilíaca por causa do enfraquecimento dos ligamentos sacroilíacos.[131] A remoção de segmento de espessura total da parte anterior do ílio foi associada a deformidades de contorno do quadril depois da cirurgia.[126,132,133] Isso pode ser evitado deixando a crista intacta e coletando osso só da placa medial, quando possível. Alternativamente, a trepanação permite a remoção dos núcleos profundos do osso enquanto mantém a integridade geral do ílio.

Há relatos de parestesia pós-operatória, mais comum na distribuição do nervo cutâneo lateral (0% a 17%).[121,125,134,135] A lesão desse nervo pode ser minimizada evitando-se tração excessiva e preservando 1 cm de osso da espinha ilíaca anterossuperior. Outros nervos em risco são ilioinguinal, ílio-hipogástrico, clúnio, isquiático e subcostal. A hérnia pós-operatória pode desenvolver-se (0 a 0,8%) com má coaptação das referências anatômicas musculares e fasciais.[135-137] O íleo pós-operatório é considerado extremamente raro e foi descrito em um relato de caso de dois pacientes.[138] A excisão cuidadosa, com proteção do periósteo, em conjunto com o conhecimento detalhado da anatomia local, ajudam a evitar complicações graves que em geral se devem à perda de orientação e agressividade.

Enxertos da Calvária

A calvária é bastante usada como fonte de osso corticotrabecular para a reconstrução maxilofacial. O local doador é facilmente incluído no campo cirúrgico, e é necessária excisão mínima para atingir o osso. Os enxertos podem ser fácil e rapidamente coletados da calvária para uma ampla gama de finalidades, inclusive reconstrução nasal, orbital aplicação na superfície mandibular, citando apenas algumas. Embora seja possível um enxerto de espessura total, a coleta só da lâmina externa em geral é a modalidade mais segura. O hematoma e o seroma pós-operatórios são as complicações mais comuns associadas ao enxerto de osso da calvária e a dor é mínima, segundo os relatos.[139] Os hematomas podem ser minimizados garantindo a hemostasia com cera óssea ou compressa que envolva o couro cabeludo. Uma revisão de 586 enxertos ósseos da calvária constatou cinco seromas e dois hematomas intracranianos com taxa de complicações gerais de 1%.[140] Esse relato também salienta a complicação com potencial de gravidade da coleta da calvária, na qual podem ocorrer perfuração acidental da lâmina cortical interna com ruptura da dura-máter ou lesão direta do córtex cerebral. As complicações neurológicas, inclusive hemiparesia pós-operatória foram relatadas, embora, por fim, tenha-se constatado que eram temporárias. Em geral, a violação da lâmina interna foi relatada na faixa de 0 a 13%, resultando, de modo variável, em hematoma subdural, extravasamento do líquido cerebroespinal, infecção do sistema nervoso central e penetração do seio sagital. Diversas considerações cirúrgicas são importantes para evitar essas complicações. Primeiro, o cirurgião deve considerar cuidadosamente a localização do enxerto. Alguns defendem enxertos do hemisfério não dominante para limitar a extensão da lesão caso ocorram complicações. Além disso, independentemente do lado, a espessura geral da calvária, que é variável com base na localização da coleta, precisa ser considerada. A parte mais espessa e mais adequada para enxerto no adulto é, em geral, situada na parte superior do parietal, mas pelo menos 2 cm lateral à linha mediana para evitar a região do seio sagital. As imagens pré-operatórias com tomografia computadorizada (TC) são defendidas por alguns cirurgiões, mas normalmente não são necessárias na população adulta. Em crianças, os procedimentos de divisão dos ossos cranianos não são usuais antes dos 3 anos de idade, e, nesse ponto, justifica-se a TC para garantir o espaço diploico. Por volta dos 9 anos de idade, o parietal atinge espessura de aproximadamente 6 mm. As técnicas cirúrgicas têm relatos variáveis. Para enxertos de córtex externo, o delineio meticuloso do local doador no díploe, seguido por biselamento criterioso de pelo menos uma borda permite a angulação apropriada do osteótomo para a separação do córtex. A preferência do cirurgião referente ao tamanho, forma e espessura da osteotomia provavelmente é decorrente da técnica meticulosa.[139-143] A exposição da dura-máter sem ruptura não é, via de regra, um evento grave, mas a cobertura da dura-máter com o pericrânio ou com substitutos comerciais da dura-máter é justificada, assim como a cobertura com antibióticos de amplo espectro. É preciso considerar a contribuição neurocirúrgica, em especial quando a complicação resulta em ruptura da dura-máter que requer reparo ou em lesão declarada do conteúdo intracraniano.[140]

As infecções pós-operatórias no local doador tendem a ser superficiais e podem ser resolvidas com drenagem.[144] A progressão para infecção do sistema nervoso central (SNC) é rara, mas pode ter resultados desastrosos. A cicatrização tardia da ferida do couro cabeludo não é comum e foi relatadas em apenas dois casos de uma série de 247 coletas de ossos cranianos em um período de 6 anos.[142] As deformidades do contorno do crânio no pós-operatório tendem a ser mínimos, embora os pacientes possam ficar incomodados quando o defeito é palpável.[142,145] Esses defeitos podem ser minimizados por biselamento generoso de suas bordas depois da coleta do enxerto.[140.146] Alternativamente, o cirurgião pode colocar lascas de osso craniano no defeito para ampliar o contorno.[142]

Pode ocorrer alopecia, cicatriz ou formação de queloide ao longo da incisão, com complicações estéticas significativas associadas à coleta do enxerto, quando essas sequelas são visíveis. O cuidado de não cortar os folículos pilosos na transversal, evitar o uso de grampos hemostáticos ou eletrocautério no retalho do couro cabeludo e considerar o local da incisão cuidadosamente em relação ao cabelo que retrocede ao longo da linha capilar, além de fechamento meticuloso da ferida ajudam a minimizar a ocorrência dessas possíveis complicações.

Enxertos Costocondrais

Os enxertos costocondrais são usados com frequência para reconstrução óssea da face, em especial quando são necessários osso e cartilagem. As complicações pós-operatórias são atelectasia, pneumonia, pneumotórax e infecção da ferida. A dor pós-operatória normal leva à imobilização da parede torácica pelo paciente, para reduzir o movimento e a dor. Outra consideração para a essa dor é que ela ocorre quando o enxerto é coletado do lado esquerdo, onde a dor pode mimetizar achados de dor aguda no peito do infarto

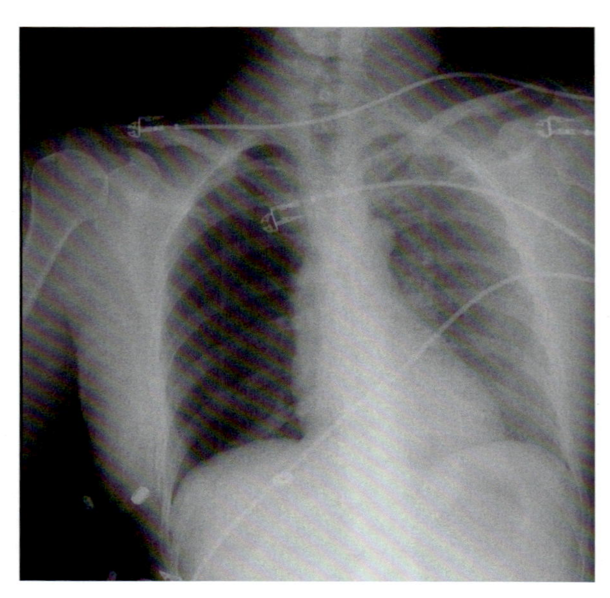

Fig. 13.1. Pneumotórax direito depois da coleta de costela.

do miocárdio. Os cirurgiões devem considerar isso com cuidado, em particular nos pacientes com alto risco de complicações cardíacas. Esse esforço inspiratório reduzido pode promover atelectasia e pneumonia. Uma série de 300 pacientes submetidos à coleta de costela constatou que a pneumonia era a complicação mais comum (oito pacientes), enquanto a atelectasia persistente ocorreu em dois pacientes.[147] A dificuldade respiratória pós-operatória aumenta conforme o número de costelas submetidas à coleta.[148] Como o controle é essencial para a recuperação respiratória depois da cirurgia nesses pacientes, o cirurgião deve considerar bloqueio do nervo intercostal com anestésico local de ação prolongada no final do procedimento.[149] O uso agressivo de espirometria de incentivo e fisioterapia torácica minimiza o risco de sequelas respiratórias que podem progredir para pneumonia.

O pneumotórax intracirúrgico em geral é evitado com o acesso amplo e a técnica cirúrgica precisa. A complicação aumenta quando há coleta de várias costelas em um único procedimento ou quando grandes porções de cartilagem são removidas. Em média, essa complicação ocorre em cerca de 5% dos pacientes (Fig. 13.1). É preciso ter cuidado em particular ao remover o periósteo das partes profundas da costela e ao trabalho na área da cartilagem, de modo a evitar danos aos tecidos subjacentes. A inspeção cuidadosa do local cirúrgico deve ser realizada depois do término da coleta, com exame da ferida submersa, enquanto o anestesista aplica pressão positiva. A verificação de qualquer ruptura clínica ou de bolhas à pressão positiva é indicativa de ruptura da pleura. O tratamento das rupturas pleurais depende do tamanho e da extensão da lesão. O reparo pode ser tentado com um cateter Foley pequeno ou Robinson vermelho, com evacuação do ar pleural sob a água antes do fechamento final. Os curativos musculares das rupturas maiores podem ser benéficos e, por fim, pode-se decidir pela colocação de sonda torácica. Além disso, é preciso reconhecer que pode sobrevir pneumotórax tardio se as bordas agudas das costelas cortadas lacerarem a pleura durante a respiração.[149] Essas extremidades remanescentes das costelas cortadas devem ser inspecionadas e alisadas se necessário antes do fechamento. Independentemente da percepção intraoperatória, está indicada a radiografia depois da cirurgia para avaliar o pneumotórax, porque ele pode estar presente apesar da falta de achados intraoperatórios. O tratamento do pneumotórax depende do tamanho, dos sintomas e de fatores relacionados ao paciente.

A infecção das feridas depois da coleta da costela são, felizmente, raras, ocorrendo em menos de 3% dos casos.[132,150-152] A dor pleurítica prolongada foi relatada[132] e pode ser atribuída à formação de cicatriz que prende a pleura à parede do tórax. As cicatrizes torácicas ocasionalmente se alargam[133] e, com frequência, cicatrizam no trajeto da sutura.[132] Essas deformidades podem ser minimizadas colocando-se suturas dérmicas profundas adequadas,[149] removendo logo as suturas da pele e fazendo incisões em linhas de tensão mínima, como a prega inframamária.

As complicações dos enxerto costocondrais intra e pós-operatórias no local receptor merecem consideração. O papel atual dos enxertos costocondrais tende a ser a reconstrução condilar, na qual se usam costela e cartilagem. A colocação da quantidade adequada de cartilagem foi discutida, em especial nas crianças em fase de crescimento, para as quais alguns sugeriram que o possível crescimento mandibular resultante, inclusive o risco de crescimento excessivo, é determinado pelo componente cartilagíneo. Embora não tenha sido estudada prospectivamente, uma camada cartilagínea de 3 mm em geral é bem aceita como reconstrução apropriada, sem risco de excesso de crescimento ou separação acidental da costela depois da cirurgia. Para evitar essa última complicação, alguns defenderam a manutenção de um manguito de periósteo e pericôndrio na junção desses tecidos. Essa técnica pode acrescentar durabilidade à junção costocondral, mas aumenta o risco de pneumotórax.

Outras complicações surgem à colocação da costela na cavidade glenoidal e sua capacidade de permanecer no lugar no pós-operatório. A fixação intermaxilar é empregada para auxiliar a estabilidade articular durante o processo de cicatrização. Além disso, alguns descreveram o uso de fios ou suturas não reabsorvíveis para suspender a cavidade glenoidal ou a região temporal à costela, proporcionando apoio adicional. A má oclusão imediata e a longo prazo é uma complicação atribuída à falha intraoperória e ao crescimento inato ou à falta dele no enxerto. Em geral, os pacientes devem estar preparados para a necessidade de um período de tratamento oclusal elástico para auxiliar no treinamento da musculatura às novas características da articulação.

Enxertos Tibiais

A tíbia ganhou popularidade devido à possibilidade de coletar osso distante no consultório, com morbidade relativamente baixa. As complicações pós-operatórias são cicatrização tardia da ferida, infecção, transtornos da marcha, fratura e dor ou parestesia persistentes. Uma revisão de 230 enxertos de tíbia na literatura ortopédica revelou taxa geral de 1,3% de complicações.[153] A cicatrização tardia da ferida ocorre na faixa de 0 a 4,5% dos casos.[153-155] Uma revisão verificou cicatrização tardia em paciente obeso, que desenvolveu seroma que exigiu desbridamento cirúrgico e fechamento com dreno de sucção.[155] A equimose é comum nos relatos, embora se resolva com o tempo.[154,156] As fraturas patológicas podem ocorrer no local doador em até 2,7% dos casos.[153,157] Os distúrbios de marcha em geral são breves e se resolvem em 10 dias,[158] embora a dificuldade deambulatória de até 3 semanas depois da cirurgia tenha sido relatada.[155] A dor persistente no local doador ocorrem em até 5% dos casos.[153,157] Uma série de 44 enxertos tibiais apresentou um paciente com dor articular persistente no pós-operatório, devido à penetração cirúrgica no espaço articular durante a coleta, o que pode ser evitado não escavando o osso na região do platô tibial.[154] Os distúrbios neurossensoriais podem ocorrer em até 7,5% dos casos, ainda que a parestesia tenda a se resolver em poucas semanas.[156]

Retalhos Ósseos Pediculados

Existem vários locais de coleta para transferência óssea com pedículo de irrigação sanguínea. A calvária, como já discorrida, pode ser transferida com a irrigação sanguínea de um retalho pediculado de fáscia temporoparietal para a parte lateral da maxila, órbita ou região lateral da mandíbula. A transferência da fáscia pode permitir a coleta de enxerto ósseo maior da parte externa do crânio;[159] contudo, o defeito ósseo e de tecido mole resultante pode ser mais proeminente depois da reconstrução. Além disso, há riscos adicionais associados à coleta da gálea temporoparietal, como alopecia, lesão do nervo facial e trismo.[159-163]

Vários outros retalhos ósseos pediculados foram descritos, com riscos e complicações semelhantes aos do enxerto ósseo livre. Ainda que proporcionem maior volume de osso por causa do pedículo periósteo com irrigação sanguínea, suas aplicações podem ser limitadas devido à quantidade de tecido mole proporcionada às limitação da orientação. Esses exemplos são enxertos costocondrais pediculados no músculo peitoral maior ou no latíssimo do dorso, ponta da escápula pediculada no latíssimo do dorso e clavícula pediculada no esternocleidomastoideo.[164,165]

ADJUNTOS DOS RETALHOS ÓSSEOS MICROVASCULARES

Retalho mio-ósseo (cutâneo) fibular

Os enxertos vascularizados da fíbula com frequência são necessários para a reconstrução de defeitos compostos maiores ou segmentares. As considerações pré-cirúrgicas concentram-se na adequação da coleta de vasos fibulares enquanto mantêm a perfusão adequada da perna através de vasos tibiais anteriores e posteriores. Embora os pulsos palpáveis da artéria dorsal do pé e da tibial posterior tenham sido indicados

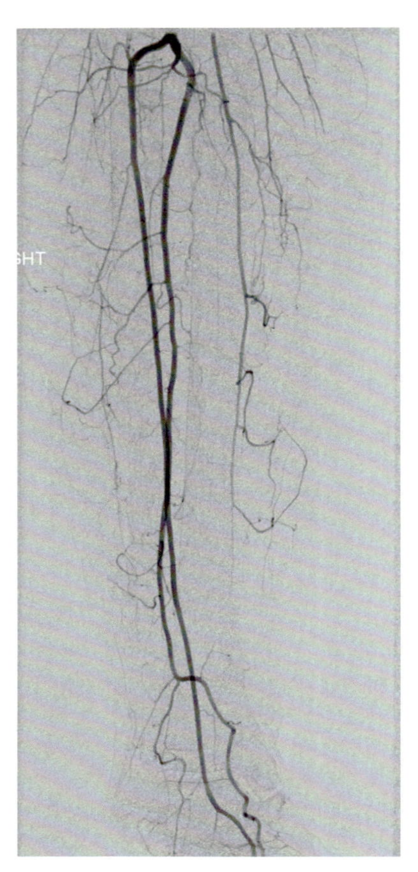

Fig. 13.2. Artéria fibular direita dominante.

como orientação confiável,[166] não são garantia de que o sacrifício da artéria fibular seja seguro, por causa da possibilidade de doença vascular periférica e variantes anatômicas normais. Kim et al. revisaram 495 angiogramas de membro inferior e verificaram hipoplasia ou ausência das artérias tibiais anteriores em 4% dos pacientes.[167] A hipoplasia ou ausência das artérias tibiais posteriores foi observada em 2%. A artéria fibular magna ocorre quando as artérias tibiais anterior e posterior são inadequadas, quando só a artéria fibular irriga o pé. Estima-se que a artéria fibular magna esteja presente em até 7% da população (Fig. 13.2).[168,169] A ausência da artéria fibular ocorrem em 0,1 a 4,0% da população. É importante saber que os pulsos normais do pé estão presentes tanto quando há artéria fibular magna quanto ausência das artérias fibulares.[170] A escolha de exames pré-operatórios por imagem do membro inferior baseia-se na preferência do cirurgião nos serviços disponíveis onde ele exerce a prática. Mesmo que a arteriografia seja considerada por muitos como o padrão de referência, esse estudo é invasivo e acarreta 3 a 5% de risco de complicações. Esses problemas são alergia ao contraste, insuficiência renal, hematoma, excisão da aorta e oclusão arterial.[168] A modalidade menos invasiva é o Doppler colorido, mas o estudo é altamente sensível à técnica e requer um profissional experiente.[171] A angiografia por tomografia computadorizada (ATC) e por ressonância magnética (ARM) passaram a ser as modalidades-padrão antes da cirurgia em muitas instituições. Sugeriu-se que a ARM é quase igual à angiografia convencional na avaliação pré-operatória para coleta de fíbula.[170] A alta sensibilidade e o valor preditivo positivo levaram alguns autores a utilizar essa modalidade rotineiramente em todos os pacientes.[172] Outra vantagem da ARM sobre a angiografia convencional é a capacidade de ver a vascularização do membro em três dimensões.

As complicações intraoperatórias na coleta de retalho fibular livre em geral são relacionadas à manutenção da integridade vascular do retalho. Embora as artérias perfurantes septocutâneas sejam incorporadas com mais facilidade ao retalho, as perfurantes musculocutâneas são encontradas comumente e exigem a inclusão de um manguito muscular em torno delas. Schusterman et al. relataram apenas 33% de sobrevida do retalho à base de irrigação septocutânea, enquanto a sobrevida aumentou para 93% com a inclusão de um manguito muscular.[173] Outras complicações podem ocorrer se o pedículo vascular do osso for danificado.

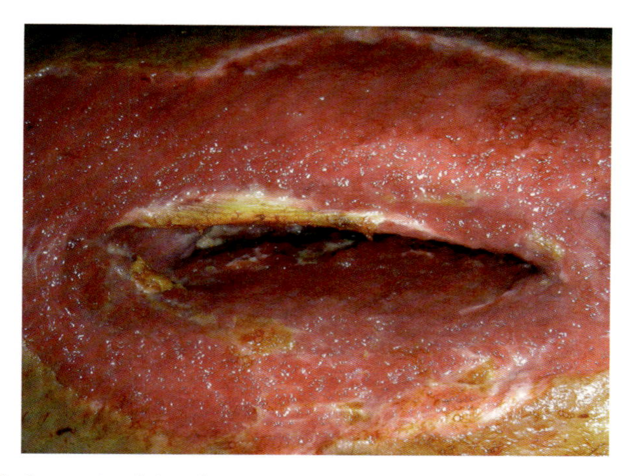

Fig. 13.3. Retalho de fíbula com local de coleta em paciente diabético, que foi fechado primariamente com colapso da ferida e a infecção, tratada com desbridamento da ferida e curativos.

É preciso ter extremo cuidado ao realizar a excisão proximal do pedículo, porque a lesão nesse nível pode inutilizar o retalho. Distalmente, a retração agressiva do osso osteotomizado antes da divisão do pedículo pode causar separação da irrigação sanguínea para o osso distal. Para evitar esse problema, alguns autores recomendam remover um pequeno segmento de osso na osteotomia distal.[174] Essa manobra proporciona uma janela através da qual o pedículo pode ser alcançado e dividido antes da mobilização lateral da fíbula.

O sítio doador da fíbula ocasionalmente apresenta cicatrização tardia, complicações ortopédicas, contorno ou deformidades estéticas e função fraca ou diminuída do hálux. A cicatrização difícil do local doador é principalmente relacionada ao componente de tecido mole de um retalho composto (Fig. 13.3). A cicatrização incompleta do enxerto cutâneo pode levar à exposição do tendão que exige tratamento da ferida durante várias semanas enquanto a cicatrização progride. A excisão suprafascial sob o retalho pode proporcionar um leito de ferida mais receptivo ao enxerto, porque minimiza a exposição dos tendões do músculo fibular longo. Problemas semelhantes de cicatrização da ferida pode sobrevir se o fechamento primário for realizado depois de coletar um retalho cutâneo com mais de 3 cm de largura. A maior tensão ao longo do fechamento em geral leva à deiscência e requer tratamento prolongado da ferida. A tentação de fechar o defeito do tecido mole em instância primária para evitar enxerto de pele deve ser ponderada com cuidado em relação à possibilidade de colapso da ferida que resulte no mesmo desfecho estético que o enxerto. A síndrome de compartimento felizmente é um fenômeno pós-operatório raro, que ocorre em menos de 1% dos casos.[175] Os problemas ortopédicos relacionam-se ao desprendimento dos músculos da fíbula, lesão ao nervo fibular ou instabilidade articular. A fíbula serve para estabilizar a articulação do tornozelo durante a função, o que requer a permanência de um segmento distal de 6 a 8 cm no lugar. Um estudo de acompanhamento de 10 anos, de Hidalgo,[176] avaliou a morbidade do local doador de 20 pacientes submetidos à coleta de retalho fibular livre. Três dos 20 pacientes relataram fraqueza ou dor intermitente na perna e apenas um foi incapaz de realizar atividades enérgicas como corrida lenta (*jogging*). Um paciente no grupo foi capaz de correr em maratona sem dificuldade. A fisioterapia pós-operatória deve ser rotineira para minimizar os transtornos funcionais.[177]

Retalho Mio-Ósseo (Cutâneo) da Artéria Circunflexa Ilíaca Profunda

O retalho livre da crista ilíaca com base na artéria circunflexa ilíaca profunda é uma fonte excelente de osso para a reconstrução maxilofacial. Contudo, a morbidade expressiva do local doador exclui o uso desse lugar como primeira escolha em muitas instituições. Ao contrário dos enxertos corticotrabeculares avascularizados, a extensão da excisão necessária para a coleta de tecido livre aumenta substancialmente a morbidade. Os problemas pós-operatórios comuns são dificuldade de andar, hérnia da parede abdominal e dor crônica.[178] As hérnias formam-se em até 12% dos pacientes.[179-181] A fraqueza prolongada da parede abdominal provavelmente progride para hérnia quando uma parte da musculatura dessa parede é coletada. Nesses casos, recomenda-se o reparo do defeito com rede na ocasião da coleta.[182] Dois casos da literatura descrevem obstrução intestinal devido à herniação no local doador que exigiu cirurgia de emergência.[183] Uma revisão de 2008 de 24 retalhos de crista ilíaca revelou apenas um hematoma no local doador que, à exploração, percebeu-se ser causado por extravasamento de medula óssea.[184] Um estudo pequeno similar constatou dois seromas em 12 pacientes, com resolução espontânea.[185] Nenhuma outra complicação pós-operatória imediata foi observada em ambos os estudos. Poucos pacientes relatam dor crônica ou alterações neurossensoriais prolongadas. A dor crônica pode ser relacionada ao uso de rede sintética para reparar o defeito da parede abdominal.[186] As raras complicações relatadas na literatura são lesão ureteral, instabilidade pélvica e semeadura de tumor.[179]

Retalho Osteofasciocutâneo Radial do Antebraço

A avaliação pré-cirúrgica da região radial do antebraço como local doador deve avaliar a capacidade de a circulação ulnar manter a viabilidade da mão após o sacrifício da artéria radial. A comunicação entre os arcos palmares superficial e profundo deve estar presente para que a coleta do retalho seja segura. Essa avaliação é realizada tradicionalmente com o teste de Allen. As artérias radial e ulnar doadoras são ocluídas pelos polegares do examinador, enquanto a mão é exanguinada por fechamento repetitivo do punho. A artéria ulnar é liberada para revelar a extensão da perfusão da mão enquanto a artéria radial permanece ocluída. Embora esse teste seja realizado com facilidade no leito, a avaliação é subjetiva e quantidades variáveis de pressão podem ser necessárias para ocluir confiavelmente a artéria radial. Outros erros podem ser introduzidos se a mão doadora estiver em hiperextensão. A confiabilidade do teste de Allen é bem aceita, embora alguns autores recomendem o teste de Allen objetivo usando Doppler e fotopletismograpia. Nuckols et al. compararam o teste de Allen tradicional com um teste de Allen objetivo assistido por Doppler em 65 pacientes e verificaram maior capacidade de detectar variações vasculares com o Doppler.[187] Notavelmente, dos 25 pacientes que tiveram teste de Allen equivocado ou subjetivo, o exame com Doppler revelou que 18 poderiam ser submetidos à coleta radial no antebraço com segurança.

O retalho livre radial do antebraço, às vezes, é coletado como retalho osteocutâneo que incorpora um segmento do rádio. A fratura do rádio remanescente é a complicação mais temida, ocorrendo em até 40% dos casos.[188] Alguns autores aconselham a colocação de placa profilática rotineira no defeito do rádio para minimizar a chance de fratura.[188-190] Outros empregam gesso pós-operatório no braço por 6 a 8 semanas ou fazem enxerto ósseo no local doador, embora essas técnicas sejam raras.[189] Os problemas mais comuns do local doador são redução da força de pinça e de aperto e preensão, diminuição da sensibilidade no dorso da mão, cicatrização demorada da ferida e deformidades.[191-194] Uma revisão retrospectiva de 52 pacientes submetidos à coleta de retalho osteocutâneo livre radial do antebraço revelou taxa de 7,7% de complicações no local doador.[190] Isso incluiu uma fratura de rádio e três casos de cicatrização tardia da ferida com exposição de tendões. A fratura ocorreu três dias depois da operação, apesar da colocação de placa profilática e considerou-se que foi devida a um parafuso solto. Foi necessário reoperar e imobilizar com gesso por 4 semanas.

Retalho Mio-Ósseo (Cutâneo) da Escápula

A escápula é uma fonte versátil de osso vascularizado que pode ser "personalizada" para defeitos complexos. As complicações do local doador são hematoma, seroma, infecção, colapso da ferida, fraqueza no ombro e dor crônica. Embora a formação de hematoma possa ser minimizada com o repouso pós-operatório e dormir em decúbito dorsal, o seroma é comum depois de excisão tão extensa nas costas. Os problemas do local doador em 36 pacientes foram revisados e revelaram 25% de seromas persistentes.[195] Há poucos dados a longo prazo em relação ao comprometimento funcional depois da coleta na escápula. Uma publicação de 2009 revisou 20 pacientes submetidos à coleta da escápula para avaliar a função do ombro, 1 e 6 meses depois da cirurgia.[196] Comparando-se com o braço não doador, o estudo demonstrou mobilidade limitada no ombro operado depois de 1 mês, com melhora aos 6 meses.

RECONSTRUÇÃO ÓSSEA

Osteogênese por Distração

A osteogênese por distração é cada vez mais comum na reconstrução óssea, como alternativa às técnicas-padrão de enxerto, com a vantagem de gerar osso de locais adjacentes. A distração osteogênica usando disco de transporte para defeitos segmentar e a distração alveolar para cristas atróficas são exemplos específicos. As dificuldades e complicações com a distração moderaram muito do entusiasmo inicial com essas técnicas. Embora existam limitações, muitas das complicações comuns podem ser evitadas com planejamento meticuloso da cirurgia e precisão cirúrgica.

A maioria das complicações relaciona-se aos instrumentos de distração e necessidade de exposição através de pele ou mucosa. A infecção não é comum, mas as infecções no trajeto do pino podem ser secundárias à ferida aberta, que deve ser mantida através da mucosa ou da pele durante a fase de distração. Como essas aberturas permitem drenagem, normalmente é necessário apenas cuidado com a ferida e irrigação local. A falha mecânica, a instabilidade ou a quebra do dispositivo é rara, menos de 6% em todos os tipos de distração em duas grandes séries de casos.[197,198] Em duas séries retrospectivas de 37 e 45 pacientes submetidos à distração alveolar, só se verificou um caso de quebra do distrator.[199,200] Outras complicações foram relatadas, como pequenas (até 75% dos casos), incluindo deiscência de tecido mole (14 a 38%) com infecções em 6 a 7%. As principais complicações foram fratura do osso basal e/ou do segmento transportado (8 a 17%).[199,200] Outra revisão de 20 pacientes submetidos à distração alveolar revelou taxa geral de complicações de 55%, incluindo fratura do segmento transportado em um paciente.[201] Outras complicações foram parestesia (14 a 28%,), hematomas (4%) e defeitos ósseos pós-operatórios no local do distrator.[199,200] A distração com transporte não é tão usada quanto as técnicas de retalho livre, que lideram os protocolos de tratamento; no entanto, uma série de 28 pacientes com defeitos maxilares, mandibulares e cranianos com taxa de falha de 21% por uma variedade de causas, inclusive três pacientes (10%) que morreram por outras doenças antes do término da distração: um paciente teve falha do dispositivo com afrouxamento do parafuso em duas ocasiões em local que recebeu radiação, um paciente desenvolveu consolidação precoce e um teve infecção fulminante. Os defeitos de até 80 mm foram submetidos à distração bem-sucedida.[202] Alguns autores relatam séries pequenas com dispositivos de distração personalizados.[203] Outras complicações surgem quando a distração não resulta em matriz óssea adequada para a cicatrização. Isso tem importância especial em pacientes depois de radioterapia, nos quais alguns acreditam que a distração tem uso limitado e que a qualidade óssea é ruim; porém, uma pequena série de seis pacientes mostrou resultados benéficos, com apenas uma falha (17%). Houve deiscência de tecido mole sobre o distrator, tratada com êxito por meio conservador em dois pacientes.[204] São necessárias avaliações de séries de casos maiores com os métodos de distração por transporte e alveolar, porque há grande variação das taxas de sucesso ao comparar a maxila e mandíbula e os métodos anterior para posterior com o supra e o subperiósteos usados.

A complicação mais frequente para os defeitos maiores decorre da impossibilidade de posicionar a matriz de osso final no local desejado. Essa complicação pode advir de falha do instrumento ou, mais comum, da incapacidade de o cirurgião colocar apropriadamente o dispositivo de distração em compatibilidade com os vetores desejados.[197,198,202,205-207] Para superar essa limitação, os cirurgiões empregaram modelos de computador para obter acurácia[208] e os dispositivos que podem ser ajustados em distração média.[209] A cirurgia assistida por computador com planejamento e modelos permite a criação de gabaritos que orientam a colocação do distrator na sala de cirurgia.[208,210,211] Ainda, é preciso ter cuidado de garantir que os gabaritos reflitam precisamente a anatomia, uma vez que muitos deles não se "travam" em uma única posição. Além disso, a natureza volumosa dos gabaritos, com frequência, requer exposição cirúrgica adicional, que deve ser considerada ao optar por seu uso.

Oxigênio Hiperbárico

O tratamento com oxigênio hiperbárico (OHB) foi recomendado por alguns autores[212-217] para tratar osteorradionecrose (ORN) em conjunto com a reconstrução cirúrgica. Embora os dados iniciais tenham parecido promissores, a utilidade do OHB foi questionada por investigações científicas exaustivas mais frequentes.[218] Em termos conceituais, parece plausível que o tratamento com OHB promova angiogênese e revascularização; contudo, o estudo clínico randomizado e controlado de Annane, que avaliou a eficácia do OHB comparado com controles sem OHB, foi concluído prematuramente devido à demonstração de desfechos piores ao usar o tratamento com OHB.[218] A reconstrução microvascular com transferência de tecido livre torna possível a reconstrução de osso e tecidos moles, que é confiável mesmo em feridas com vascularidade comprometida e evita os custos, as possível complicações e a atual incerteza da utilidade do tratamento com OHB.[219-226] As complicações do OHB incluem barotraumatismo na orelha média e nos seios, miopia e toxicidade por oxigênio nos pulmões ou no sistema nervoso central.[227,228] Outra consideração é que um estudo demonstrou tendência de aumento das complicações da transferência de tecido livre após o tratamento com OHB, em comparação com os pacientes que nunca foram expostos a essa modalidade.[222] Ainda há controvérsia substancial quanto à aplicação do OHB entre os profissionais da área maxilofacial, conforme salientam dois artigos recentes.[229,230] No momento, mais estudos clínicos controlados estão sento realizados.

Esquemas de Fixação

Há bastante variabilidade no uso de placas na reconstrução óssea. Muitos discutem o tamanho e a rigidez da placa, havendo os que apoiam as miniplacas e as placas rígidas. A tecnologia das placas na América do Norte e na Europa avançou substancialmente nas últimas três décadas, com o advento de ligas mais biocompatíveis e de titânio rígidas, com melhora das taxas de sucesso.[213] Embora se saiba que a placa deve oferecer rigidez para estabilizar os segmentos ósseos e permitir a consolidação, os conceitos de consolidação de fratura e a identificação do *stress shielding* (fenômeno onde o material implantado absorve todas as tensões, e o material ao redor (osso) acaba se desfazendo) geraram mudanças expressivas na filosofia do tratamento.[232-234] Se uma placa é usada e o torque da tensão do músculo produz forças prejudiciais sobre a placa, podem sobrevir o afrouxamento dos parafusos e a falha do enxerto, com má união ou não união. Da mesma forma, as placas que se curvam exercem tensão indevida no metal e, com o uso repetitivo em casos de má união ou não união, pode correr o risco de fratura (Fig. 13.4). Há discussões adicionais referentes ao uso de parafusos-padrão sem trava contra parafusos com fixador de roscas para a adaptação da placa ao osso, havendo muitos estudos que avaliam as vantagens e desvantagens de cada técnica na literatura.[235,245]

Ao reconstruir a continuidade com enxertos e retalhos, a fixação rígida e não rígida/semirrígida tem sido empregada e defendida na literatura. Apesar das características benéficas dos sistemas de placa com trava por estabilização do parafuso à placa para a manutenção espacial dos segmentos, o parafuso pode não estar totalmente encaixado no osso. No entanto, o mecanismo de trava do parafuso à placa impede a identificação desse problema no intraoperatório, com risco subsequente de falha do enxerto devido à estabilização imprópria. Ainda, a absorção de todas as forças mastigatórias pela placa e o escudo de estresse do enxerto podem evitar a consolidação e a união com a mandíbula nativa. Em geral, as complicações das placas são resultado do afrouxamento do parafuso (0,8% dos com trava), exposição da placa (10 a 15% intra e extrabucal), fratura da placa (0 a 8%) com infecções agudas e crônicas decorrentes (até 30%), fístulas orocutânea e má união/não união (0,7 a 8%) (Fig. 13.5).[238,246-259]

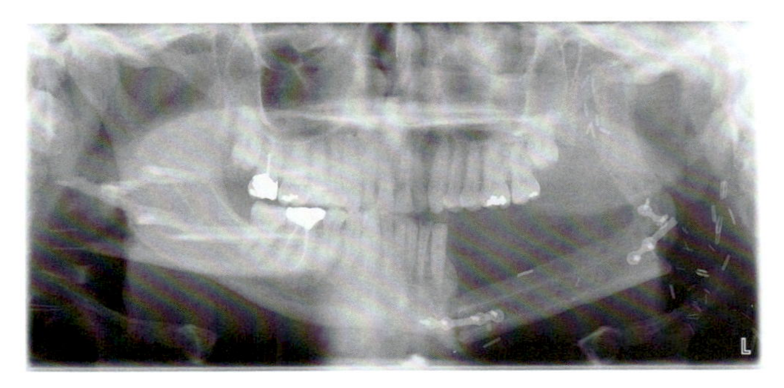

Fig. 13.4. Retalho de fíbula pós-operatório com fratura da placa e deslocamento condilar.

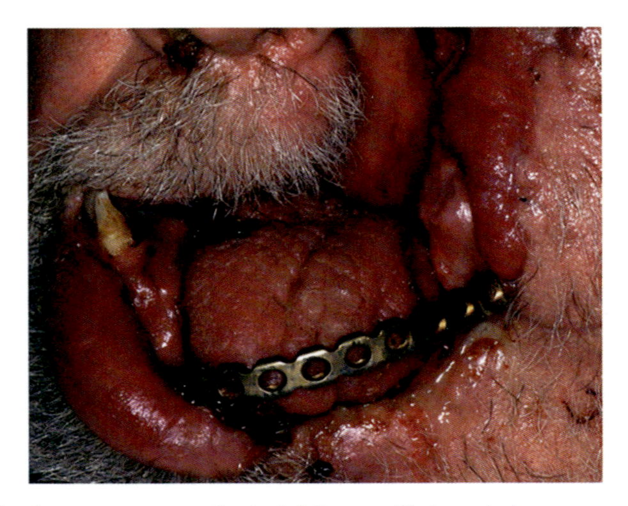

Fig. 13.5. Exposição da placa em reconstrução de defeito mandibular anterior.

Demonstrou-se que as técnicas reabsorvíveis mais recentes são úteis em determinadas aplicações clínicas, em especial na população pediátrica, na qual se requer menos rigidez para a fixação.[260] Alguns autores demonstraram sucesso com os parafusos reabsorvíveis para fixar pequenos enxertos ósseos para aplicações pré-protéticas, de modo a eliminar a recuperação dos parafusos à colocação do implante.[261-265] São necessárias outras avaliações para determinar o sucesso total e as indicações para os sistemas reabsorvíveis na reconstrução óssea.

CONSIDERAÇÕES ESPECIAIS

Infecção e Necrose do Osso

Uma das situações mais difíceis de reconstruir é a exposição de osso sem cobertura de tecido mole intra e/ou extrabucal. As feridas crônicas que não cicatrizam podem estar relacionadas a vários fatores que resultam em osso inviável. Pode advir de tecidos moles com feridas de arma de fogo ou de defeitos traumáticos avulsivos, segmentos infectados por osteomielite ou falha do aparelho, osso necrótico em falha de reconstrução óssea (tecidos ósseos vascularizados e avascularizados), osteorradionecrose (ORN), osteonecrose dos maxilares (ONM) etc. (Figs. 13.6 e 13.7). Em qualquer situação, os tecidos moles são, com frequência, inflamados ou infeccionados e fibróticos cronicamente.[220,225,226-274] O envelope de tecido mole retrai-se e expõe mais osso e, em geral, resulta um defeito composto. A conduta nessa situação complicada é onerosa e deve ser tratada de modo estratégico, considerando-se as necessidades dos tecidos moles e duros, assim como a realidade de que o comprometimento do osso nativo pode ser mais extensa do que a que se observa clínica e radiograficamente. A determinação da margem intraoperatória do osso normal é uma tarefa importante e, via de regra, difícil. Nesses casos, é preciso considerar veementemente o uso de transferência de tecido vascularizado.

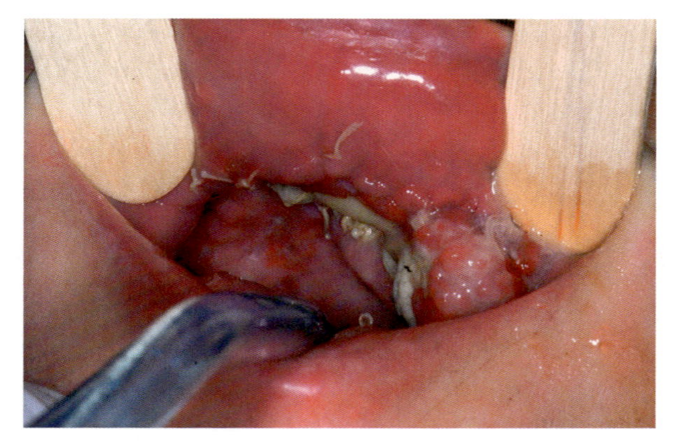

Fig. 13.6. Retalho de fíbula necrótica exposto depois de reconstrução maxilar.

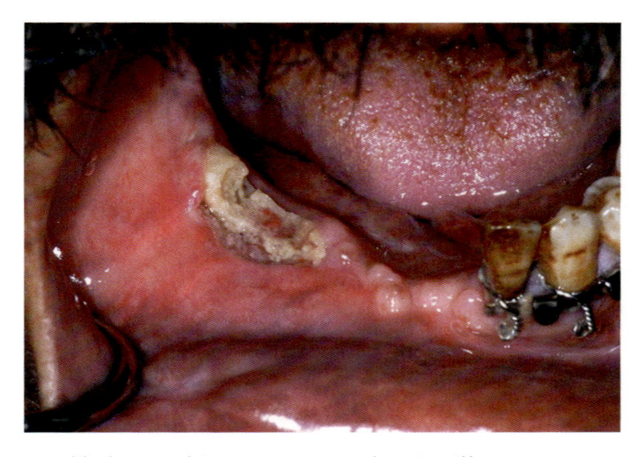

Fig. 13.7. Reconstrução mandibular necrótica com enxerto da crista ilíaca.

Problemas no Desbridamento

Embora o tratamento de osso infeccionado necrótico possa variar com base na etiologia, é universalmente aceito que os antibióticos de amplo espectro sejam iniciados e alterados conforme resultados de cultura e sensibilidade. O tratamento com antibióticos e drenagem de coleções de líquido conforme a necessidade, com frequência, faz o processo inflamatório ceder e, às vezes, há cicatrização do tecido mole e cobertura. Se a exposição persistente de osso inviável for evidente, o desbridamento pode ser necessário. O osso pode ser curetado e desbridado até o osso sangrante viável, quando possível, na tentativa de preservar a função nervosa. Se necessário, pode ser aplicada uma placa de reconstrução rígida com parafusos de aperto para apoiar os defeitos segmentares ou as áreas enfraquecidas da mandíbula.[89,275-277] Além disso, a fixação maxilomandibular pode ajudar o posicionamento do segmento durante a cirurgia.[89]

Remoção de Elementos Metálicos

Os elementos metálicos podem gerar reação de corpo estranho quando a estabilidade não é atingida e há mobilidade macroscópica dos segmentos durante a função. A falha dos elementos metálicos pode ter várias causas: encaixe ruim dos parafusos à colocação (de aperto ou não), superaquecimento do osso (preparo do orifício ou locais de osteotomia), falta de estabilidade no momento da colocação, placas de pequena espessura que não compartilham ou apoiam a carga funcional, placas mal adaptadas com parafusos sem trava e uso de materiais não biocompatíveis.[238,258,259] Esta última é menos comum, devido aos padrões rigorosos impostos pela FDA para a provação dos produtos. A recomendação de rotina é que os elementos metálicos expostos cronicamente ou danificados sejam removidos assim que forem identificados, para permitir que o tecido mole cicatrize e faça a cobertura. A avaliação da cicatrização e da consolidação no instante da remoção dos elementos metálicos é essencial. Os enxertos consolidados e substituídos por quantidade e qualidade adequadas de osso não infeccionado viável podem tolerar a remoção com facilidade dos componentes metálicos. Ao contrário, a retirada prematura do elemento metálico pode ocasionar fracasso a longo prazo quando a cicatrização óssea não ocorreu. É preciso pensar na substituição dos elementos metálicos, da fixação externa ou intermaxilar para estabilizar os segmentos ósseos quando necessário. Quando se observa infecção no momento da remoção, devem-se fazer as culturas apropriadas e instituir a cobertura com antibióticos.

CONSIDERAÇÕES DO LOCAL RECEPTOR NA RECONSTRUÇÃO

Com base em numerosos fatores individuais dos pacientes e nas necessidades da reconstrução, podem ser implementadas estratégias diferentes. Como já mencionado, o estado pré-operatório do paciente e a disponibilidade de áreas doadoras são um nível que determina as opções reconstrutivas. Estado funcional ineficiente, doença cardiopulmonar não controlada e saúde ruim podem excluir o paciente do procedimento de transferência de tecido livre microvascular por causa da necessidade de anestesia geral prolongada. A seleção de casos em geral depende da habilidade e do grau de conforto do cirurgião e do anestesista, assim como das condições de atendimento intra e pós-operatório; no entanto, podem ser atingidos bons resultados cirúrgicos em pacientes idosos e nos que têm comorbidades.[278-282] O estado nutricional deficiente com hipoalbuminemia, o controle ruim da glicose ou o uso de altas doses de esteroides precisam ser otimizados antes de se considerar a cirurgia. Os pacientes podem precisar de nutrição prolongada antes da cirurgia, com sonda nasogástrica para o consumo de proteínas e evitar mais contaminação da ferida. Embora previamente analisados até certo ponto na avaliação dos locais doadores, vários quadros clínicos merecem menção específica e/ou confirmação.

Defeitos Mandibulares Anteriores

A complexidade anatômica acoplada à tração muscular multidirecional na parte anterior da mandíbula tornam os defeitos nessa região difíceis de tratar. A reconstrução deve estabelecer continuidade óssea para evitar falha e/ou exposição dos elementos metálicos. Se a continuidade mandibular não for estabelecida, a falta de apoio do lábio e da língua resultam na deformidade característica de "*andy gump*" e desfechos funcionais desastrosos.[252,253,283,284] A continuidade mandibular com placa de reconstrução isoladamente deve ser evitada ou usada como medida provisória para estabilidade, até a reconstrução final; está bem documentado que os enxertos de bloco ósseo avascularizado oferecem resultados muito bons se colocados em defeitos não inflamados que meçam, de modo ideal, menos de 6 cm. Os defeitos com mais de 6 cm são carregados de inúmeras complicações e têm taxa de sucesso mais baixa. Como os tecidos podem estar bastante tensos anteriormente, o acesso extrabucal evita a contaminação e oferece resultado mais confiável devido à facilidade de obter o fechamento hermético dos tecidos.[94] Os enxertos de osso particulado na região anterior[285-288] devem ser evitados nos defeitos maiores, porque a matéria particulada não oferece resistência à compressão causada pelo envelope de tecido mole nessa área.

As opções ósseas vascularizadas, mio-ósseas e osteocutâneas proporcionam resultados muito bons na reconstrução de defeitos ósseos maiores e compostos, com qualquer tamanho. Pode continuar difícil atingir a união óssea completa em casos de ORN ou ONM, mas o fechamento da ferida e a restauração da função podem ser obtidas. Existem várias opções de retalho livre, e a reconstrução é personalizada para cada paciente, com base na habilidade do cirurgião e na seleção do local. Embora muitos profissionais defendam a transferência de osso vascularizado para defeitos de todos os tamanhos, a morbidade relacionada à coleta e ao tempo prolongado de anestesia devem ser considerados. Para os defeitos maiores na parte anterior da mandíbula, o osso vascularizado tem vantagem significativa com capacidade de proporcionar cobertura de tecido mole com um retalho simples.

Defeitos Mandibulares Laterais

Há muitas opções para a reconstrução dos defeitos laterais da mandíbula. Os enxertos de osso em bloco avascularizado e particulado podem ser usados, sendo que a escolha depende do tamanho do defeito a ser reconstruído.[289-294]

Defeitos Condilares

O côndilo deve ser preservado sempre que possível. Mesmo um pequeno coto condilar pode ser mantido se pelo menos dois parafusos puderem ser passados e presos ao osso reconstruído.[295] Quando o côndilo precisa ser removido, os enxertos costocondrais têm sido bastante efetivos na manutenção da função articular da mandíbula.[296] Ainda, podem ser ligados a retalhos ósseos vascularizados, de modo a oferecer função, embora muitos acreditem que são desnecessários e que a colocação direta de osso na fossa pode ser eficiente, com ou sem disco articular.[295,297-303] Existem substitutos personalizados e em estoque da fossa condilar e eles podem restabelecer a função de dobradiça da mandíbula.[296,304-307] Os implantes personalizados podem ser fabricados para reconstruir defeitos maiores, mesmo no ângulo da mandíbula. Embora eles possam ser bastante efetivos e bem-sucedidos durante 10 anos e mais, têm suas complicações inerentes e nunca devem ser colocados em leito de tecido inflamado, porque a falha é inevitável e exige remoção.[305-307] A colocação de substitutos do côndilo em estoque sem imposição de implante de fossa deve ser evitada, porque pode causar erosão e migrar para a fossa craniana com o tempo.[308] Se o côndilo puder sem mantido com excisão que não comprometa o desfecho pós-operatório,[303] essa é a opção reconstrutiva de escolha.

Defeitos Maxilares

Os pacientes podem ter sucesso nos defeitos maxilares mesmo sem reconstrução. Muitos toleram obturação de defeitos anteriores e posteriores com prótese bem ajustada confeccionada por um protético maxilofacial.[309-312] A fala e a deglutição podem ser otimizadas com essa técnica, se a estabilidade da prótese for garantida. A técnica é difícil nos defeitos grandes, anteriores e com presença de apoio palatal mínimo. Ocasionalmente, os implantes zigomáticos podem oferecer estabilidade adicional.[313] O fechamento do tecido mole de fístulas oroantrais e oronasais pode ser obtido com transferência de tecido mole locorregional (isolado ou combinado com retalhos de avanço bucal, de corpo adiposo bucal, de rotação palatal ou de tecido mole miomucoso da artéria facial)[314,315] ou com retalho livre de tecido mole (radial no antebraço, reto abdominal, paraescapular).[316,317] Para uma reabilitação com prótese fixa definitiva, é necessário osso, e os enxertos avascularizados só podem ser usados se for possível obter cobertura de tecido mole. Os defeitos maiores justificam a transferência de tecido mole, inclusive retalhos mio-ósseos ou osteocutâneos.[272,317-320]

CIRURGIA AUXILIADA POR COMPUTADOR

No processo de planejamento e execução dos planos cirúrgicos, a tecnologia emergente tem dado ao cirurgião do século XXI a capacidade de planejar com antecedência as reconstruções ósseas maiores, assim como de ter orientação intraoperatória. Acreditamos que a adoção dessa tecnologia pelo autor limitou expressivamente as complicações e otimizou os desfechos por meio da simulação do plano cirúrgico, inclusive a pré-fabricação de placas e gabaritos cirúrgicos, que acrescentam eficiência cirúrgica com redução dos tempos de operação (diminuindo, assim, o risco de hemorragia que exija transfusão e os anestésicos de ação prolongada), ampliação da precisão cirúrgica da colocação de osso para futura reconstrução com implante. Com isso em mente, é correto considerar a cirurgia auxiliada por computador (CAC), neste capítulo, que tem como meta final ajudar os cirurgiões a limitarem as complicações da reconstrução óssea maior.

Graças aos avanços da CAC, essas cirurgias terão um papel expandido na reconstrução óssea maxilofacial. O uso da TC por feixe cônico no consultório e o menor tempo de cirurgia obtido com técnicas de prototipagem rápidas, como estereolitografia, têm muito valor comercial para o cirurgião de cabeça e pescoço, e certamente têm o potencial de reduzir complicações.[321,322] Observa-se o uso crescente de guias de corte e de otimização de osteotomias para a reconstrução óssea que utilizam transferência de tecido livre.[210,323-327]

Com a reconstrução óssea, as metas são recapitular a forma pré-operatória para que se obtenha a função. Embora a colocação perfeita do osso não garanta a restauração completa da função, todos os esforços são envidados para apoiar os tecidos moles com fins reabilitadores. Recentemente, ficou claro que a CAC tem muitas vantagens para o cirurgião. Isso salienta que menos tempo de operatório, planejamento pré-operatório e uso intraoperatório de gabaritos pré-fabricados e navegação têm ajudado o cirurgião a prever as dificuldades e a evitá-las de maneira coordenada.[210,322-336] Por fim, permite desfechos melhores e previsíveis.

Os *software* para o planejamento pré-operatório estão ficando cada vez mais poderosos; entre eles, encontram-se: Brain-suite®, Brainlab, www.brainlab.com; Mimics® e Surgicase®, Materialise, www.materialise.com; Voxim®, IVS technology GmbH, www.ivs-technology.de/en; In Vivo, Anatomage, www.anatomage.com; Nobelguide, NohelBiocare, www.nobelbiocare.com e 3dMDVultus, 3dMD, www.3dmd.com. O cirurgião tem agora muitas opções para reduzir o tempo de cirurgia e tentar resultados mais previsíveis (Figs. 13.8 a 13.10).

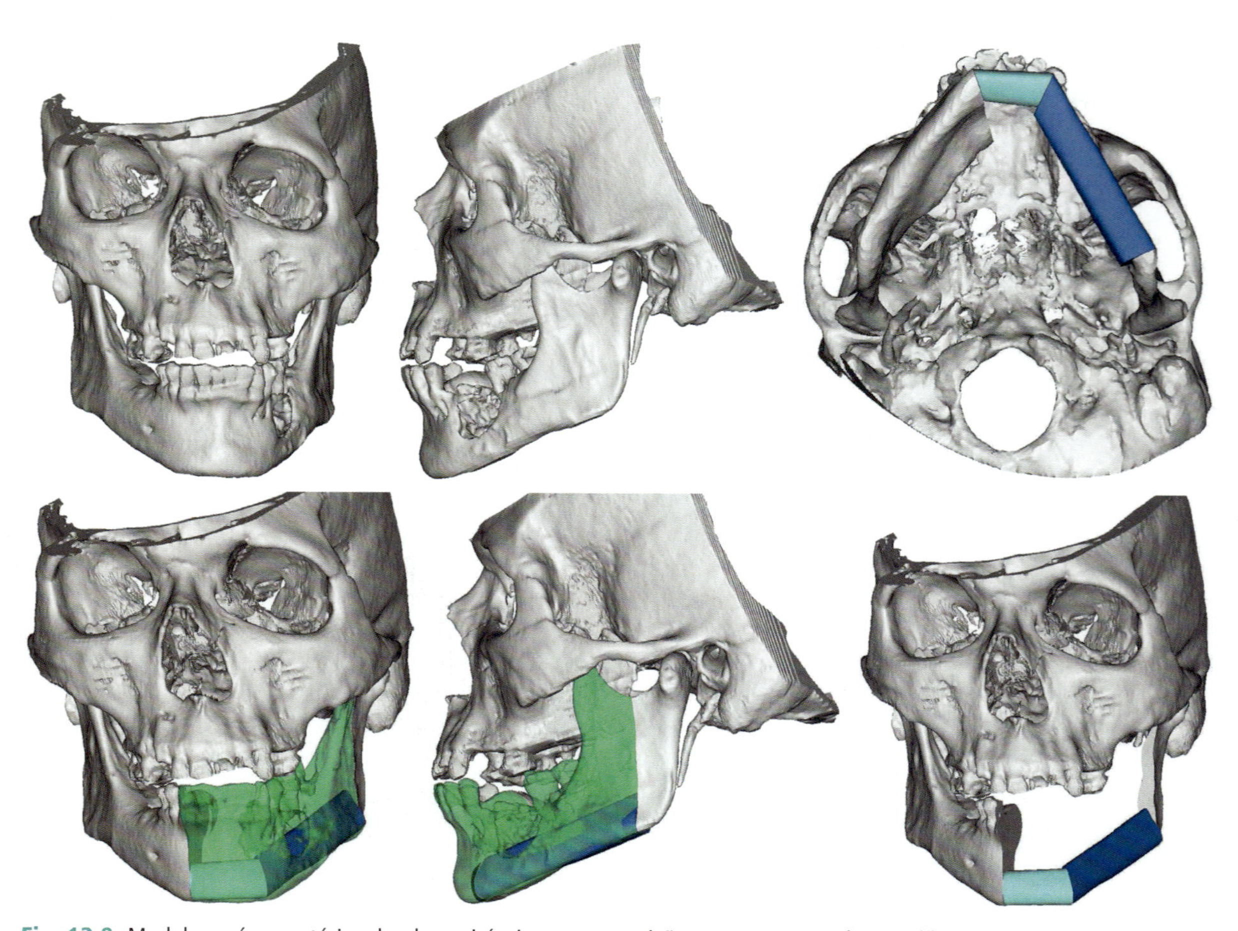

Fig. 13.8. Modelos pré-operatórios do plano cirúrgico para a excisão e reconstrução da mandíbula.

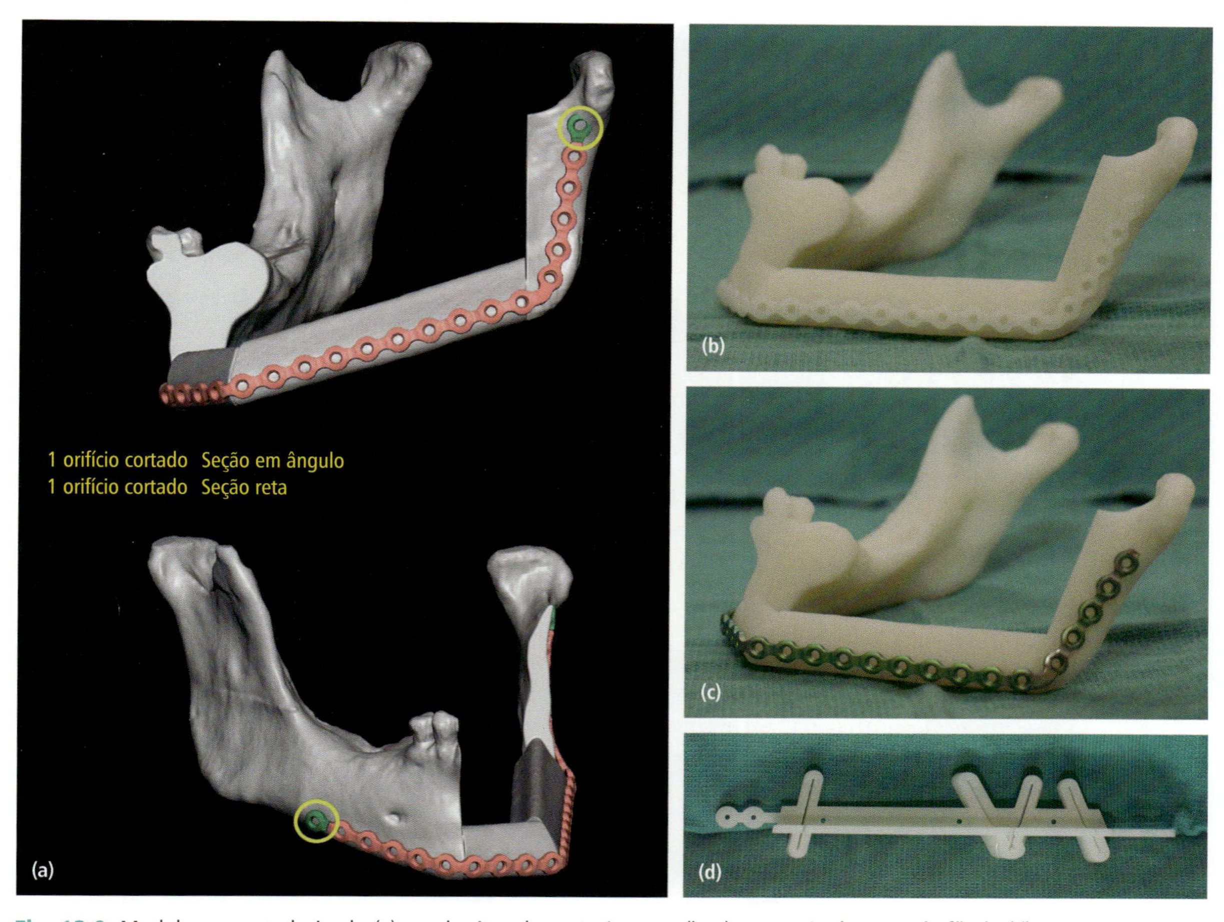

Fig. 13.9. Modelo computadorizado (a) e gabaritos de prototipagem (b, c) com guia de corte da fíbula (d).

Infelizmente, hão há um programa unificado para todas as modalidades, mas cada um deles tem sua aplicação. Assim, podemos separar as modalidades de CAC em imagens, modelos táteis, planejamento pré-operatório e navegação intraoperatória.

Imagens Digitais e Comunicações em Medicina

A precisão sempre crescente das imagens e seu formato padronizado [*digital imaging and communications in medicine* (DICOM)] permitiram acesso direto à tomografia computadorizadas (TC) e à ressonância magnética (RM) e a fácil visualização de diversos observadores, para fins de interação. Os avanços tecnológicos garante melhor clareza das imagens em intervalos decrescente de cortes para estudo de TC e RM com doses de radiação sempre decrescentes devido à melhora dos leitores e dos sensores.[337,338] A dispersão da imagem, causada por objetos radiodensos no campo visualizado (restaurações dentárias, *piercings*, implantes e elementos metálicos), continua a ser um problema para a visualização em continuidade. Os *software* oferecem agora processamento de imagens para limpar os dados perdidos por artefatos.[210,339] Esses programas têm estratégias avançadas de imagem que possibilitam que o cirurgião identifique estruturas e referências anatômicas essenciais. Não só é possível identificar medidas lineares e ângulos como na cefalometria, mas também áreas e volumes podem ser apreciados.[339] Os cirurgiões podem prever o tamanho do defeito e planejar de acordo.[340] A reconstrução com imagem tridimensional (3D) garante a apreciação do deslocamento da fratura em vítimas de traumatismo e a extensão do comprometimento ósseo em cistos patológicos e tumores que exigem excisão. As principais estruturas (nervos, vasos) podem ser identificadas em todo seu trajeto e a margem de envolvimento pode ser prevista para a excisão anatômica. Os estudos atuais estão em andamento para prever medidas de área e volume das vias aéreas no pré e pós-operatório para que os desfechos cirúrgicos sejam bons.

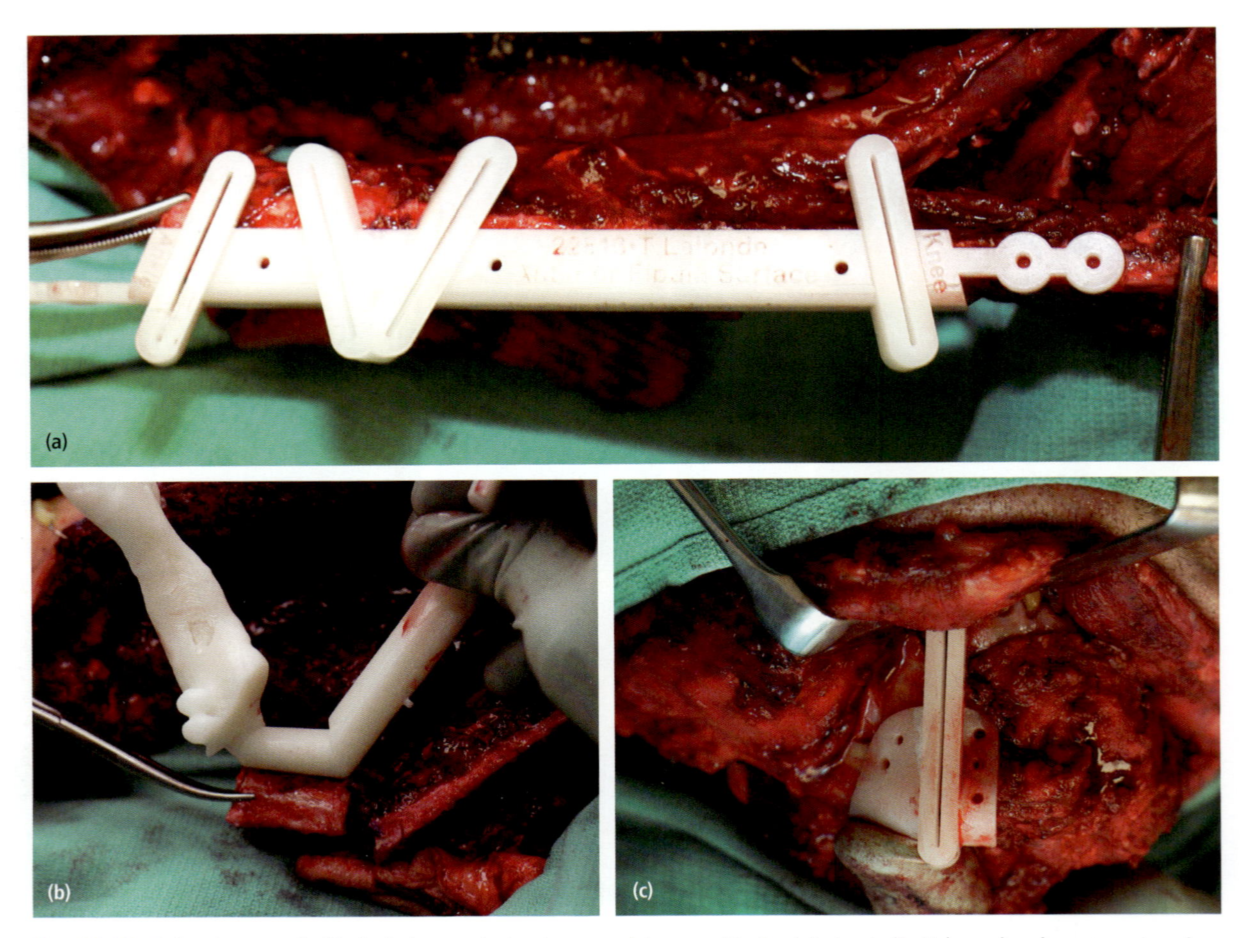

Fig. 13.10. Guias de corte de fíbula (acima e abaixo à esquerda) e mandibular (abaixo à direita) usados durante a cirurgia.

Reconstrução Orbital

Há um grande volume de literatura que apoia o uso de registros de dados volumétricos para a reconstrução orbital. Mesmo que no passado se pensasse que a reconstrução do assoalho orbital podia ser realizada com rede de titânio, polietileno poroso, polidioxanona (PDS) reabsorvível ou calvária, os resultados subóticos foram evidentes por vários motivos. Incluem procedimentos impróprios de acesso, causando dificuldade de cicatrização das pálpebras (entrópio e ectrópio), mas fundamentalmente, erros de reposicionamento do globo nos planos anteroposterior e superoinferior. Isso foi um fator importante na reconstrução do assoalho ou margem, perdidos por traumatismo ou excisão patológica.[341-346] Metzger e Schmelzeisen demonstraram, pela análise do volume orbital, que embora os seres humanos sejam únicos, os dados de imagem mapearam e salientaram valores médios de contornos orbitais específicos. Isso possibilitou a fabricação de dois tamanhos (pequeno e grande) de placas de titânio pré-contornadas para recriar tridimensionalmente o volume orbital de homens e mulheres. Essas placas podem ser extremamente úteis na maioria dos pacientes e reduzem muito o tempo de cirurgia, minimizando os problemas volumétricos depois da reconstrução orbital primária.[347-349] A Synthes (www.synthes.com) é, atualmente, a única empresa que fornece placas pré-contornadas para essa aplicação.

Modelos Táteis de Prototipagem Rápida

A conversão dos arquivos DICOM para um formato universal (.stl) resulta em reconstrução com menos perda anatomia de superfície para permitir a fabricação de um modelo tátil representativo. Pode ser feito um modelo para replicar as áreas de interesse na proporção 1:1. Isso proporciona várias vantagem pré e intraoperatórias para o cirurgião. A definição anatômica do modelo é limitada pela correção da varredura e pode ser perdida se o processamento da imagem não reduzir o artefato antes da fabricação. Além disso, as

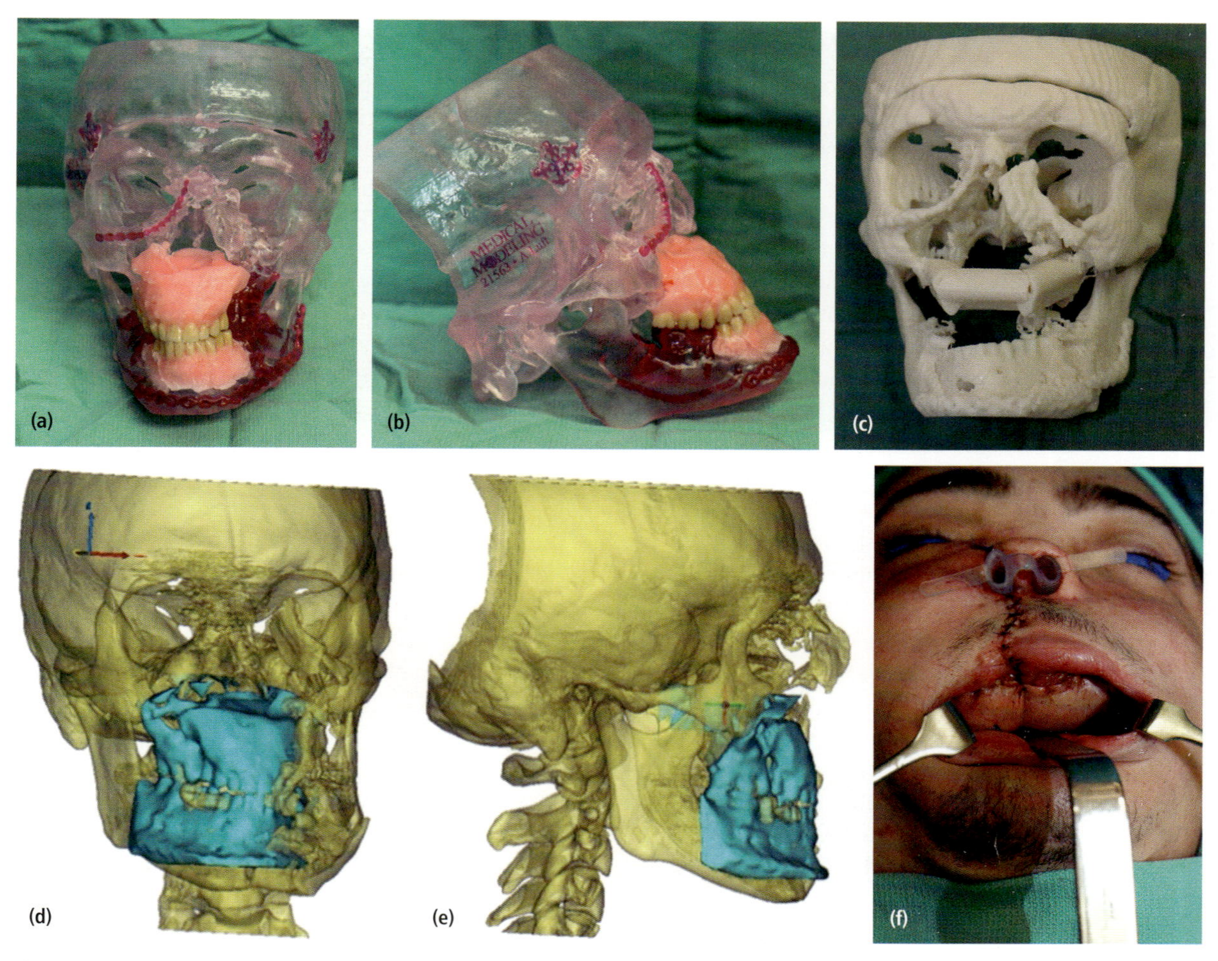

Fig. 13.11. Plano pré-operatório com modelo de cera da prótese apoiada por implante prevista (acima à direita e no centro); fusão da imagem (abaixo, à direita e centro). Colocação de fíbula pré-operatória gerada por computador (acima à direita); colocação intraoperatória (abaixo à direita).

regiões com osso fino podem parecer defeitos nos modelos, por causa das limitações inerentes da tecnologia de prototipagem, a menos que a imagem seja manipulada antes. Existem muitas técnicas de prototipagem, inclusive estereolitografia, sinterização seletiva a *laser*, impressão 3D, modelagem por deposição de material fundido e impressora multijet. Todas têm vantagens e são de fácil acesso, mas a estereolitografia e a sinterização seletiva a *laser* podem ter custo mais alto. A estereolitografia tem a capacidade exclusiva de produzir modelos claros, com uma segunda cor que salienta áreas predeterminadas de interesse (dentes, nervos, vasos, tumores e outras estruturas) (Fig. 13.11). Observa-se a crescente familiarização com os modelos e serviços estereolitográficos de empresas como a Medical Modeling (www.medicalmodeling.com); contudo, o acesso a instalações locais de prototipagem está cada vez mais difundido. Os custos de impressoras e materiais de prototipagem rápida estão diminuindo e logo serão mais acessíveis no mercado para uso estéril e não estéril. Com um modelo, o cirurgião pode fazer medidas pré-operatórias para determinar osteotomias, excisão patológica e também saberá as dimensões aproximadas para a reconstrução óssea. Alguns cirurgiões inclusive realizam a cirurgia nos modelos antes do procedimento propriamente dito. As placas de titânio podem ser pré-curvadas para que se adaptem exatamente ao osso subjacente com exposição livre e menos trabalho na têmpera do metal. Isso reduz muito o tempo cirúrgico e possibilita desfechos melhores com a redução de outras complicações.[321,322,335,350,351] Os implantes personalizados de articulação temporomandibular (ATM) são fabricados diretamente sobre o modelo, como modelagem em cera antes de serem fundidos no metal.[306] Pode-se teorizar que, no futuro, as placas de reconstrução serão fabricadas para todos os pacientes individualmente; no entanto, suas propriedades não podem ser reproduzidas de maneira confiável para aplicações personalizadas neste momento.

Planejamento pré-operatório com software

Alguns programas oferecem recursos de cirurgia virtual que permitem que o cirurgião compreenda melhor o que acontecerá durante a cirurgia. Os procedimentos de reconstrução que requerem manipulação de estruturas ósseas (cirurgia ortognática, osteogênese por distração, cirurgia craniomaxilofacial, reconstrução de traumatismos e de excisão patológica) podem ser planejados, promovendo uma via para desfechos mais previsíveis. Essa estratégia é mais comum em 2D e 3D para instruções para o paciente e previsão pós-operatória em cirurgia ortognática, embora vários outros caminhos estejam evoluindo. Embora os tecidos moles possam ser manipulados individualmente, foram estabelecidos algoritmos normativos para proporcionar a estimativa mais próxima dos resultados.[352] É impossível prever cada paciente e isso deve ser transmitido a eles para que não tenham expectativas irreais. A deformidade de contorno causada por processos patológicos ou de desenvolvimento podem ser planejados virtualmente, mimetizando o lado não afetado ou criando um gabarito normal. Um modelo tátil esterilizável pode ser criado para pré-curvar as placas ou dar forma a enxertos/retalhos ósseos durante a cirurgia. Os *splints*/placas para cirurgia ortognática podem ser fabricados em planos pré-operatórios virtuais que usam estratégias de prototipagem rápida e evitam as armadilhas do planejamento laboratorial com articuladores e suas imprecisões inerentes. Para vários procedimentos de reconstrução, o plano pré-operatório permite que o cirurgião faça as osteotomias virtualmente e desenvolva gabaritos de corte por estratégias de prototipagem rápida que serão usados na maxila ou mandíbula. Isso pode reduzir o dano em estruturas vitais causadas por osteotomias complicadas. Ainda, os enxertos e retalhos ósseos podem ser conformados, contornado e posicionados virtualmente para permitir a reconstrução individualizada. Os gabaritos de corte com medidas predeterminadas conhecidas também podem ser preparados para realizar osteotomias previsíveis, diminuindo, assim, o tempo de cirurgia.[210,322-336] Por último, os dispositivos de distração podem ser planejados virtualmente para garantir a orientação correta nos três planos do espaço. A prototipagem rápida cria gabaritos de posicionamento para a colocação confiável, o que evita a consolidação precoce ou prematura que ligue os dispositivos.[210]

Em todos os campos da cirurgia, o objetivo é a reconstrução funcional e isso é sempre obrigatório na cirurgia maxilofacial. Como a reconstrução do osso subjacente causa impacto a todos os dentes circundantes, a reabilitação oral abrangente requer a recapitulação não só do osso na posição anatômica, mas também da colocação dos implantes em posição funcional que permita a restauração da dentição. Com o plano e a orientação cirúrgica, o osso subjacente pode ser colocado no lugar correto e os implantes podem ser posicionados onde ficarão estáveis e com boa orientação para aceitar as cargas funcionais. Muitas cirurgias podem ser planejadas de uma vez para oferecer resultados ideais e minimizar as complicações e a necessidade de outros procedimentos.

Navegação e Imagens Intraoperatórias

A cirurgia auxiliada por computador melhorou drasticamente os desfechos dos procedimentos neurocirúrgicos, porque proporciona a identificação do posicionamento do instrumento em 3D em tempo real (também conhecido como 4D quando realizado em tempo real). A imagem pré-operatória de corte fino é necessária para ter o registro exato do paciente. O registro sobre tecidos duros como os dentes e o osso melhora a precisão, embora os leitores a *laser* e os sensores eletromagnéticos estejam melhorando a acurácia das medidas de tecido mole. A cirurgia maxilofacial tem aplicações em evolução para seu uso, em especial nos campos de excisão patológica e reconstrução pós-traumática. Muitos tumores podem ser alcançados e excitados evitando-se as estruturas vitais por causa da identificação de sua proximidade e de planos teciduais seguros. Isso é especialmente verdadeiro para os tumores que envolvem a base do crânio ou a parte nasal ou oral da faringe.[210,323,328,329,332,334] A osteotomia pode ser realizada com precisão e os vasos e nervos podem ser evitados usando-se os dispositivos de localização na peça de mão.[210,323] A reconstrução orbital é otimizada com a identificação de instrumentos e de sua proximidade com o nervo orbital, assim como o posicionamento adequado dos implantes posteriormente. O *software* de planejamento pré-operatório também pode ser usado em procedimentos reconstrutivos, permitindo o posicionamento preciso do osso em casos complexos e quando outras referências anatômicas estáveis se perdem. A navegação intraoperatória com planos virtuais pode ajudar, confirmando a colocação do osso e evitando erros críticos.[323,336]

As imagens intraoperatórias passaram a ser o padrão de atendimento para muitos procedimentos ortopédicos e vasculares, enquanto seu uso nos procedimentos maxilofaciais ainda está engatinhando. A literatura apoia o uso de TC intraoperatória como medida de garantia de qualidade para identificar o posicionamento correto do osso na reconstrução pós-traumática. Desfechos mais previsíveis são observados na reconstrução do assoalho orbital e reposicionamento do zigomático, e mais aplicações continuam a se desenvolver.

Complicações da cirurgia assistida por computador

É preciso reconhecer que enquanto auxilia a evitar complicações, a tecnologia descrita nesta seção tem seu próprio conjunto de complicações que o cirurgião deve reconhecer. Os gabaritos criam algumas dificuldades intraoperatórias para o cirurgião apesar de seu uso crescente. Em uma situação ideal, as guias podem ser usadas para reposicionar segmentos ósseos, mas, às vezes, existem interferências ósseas que limitam a adaptação perfeita do enxerto/retalho. O cirurgião experiente sabe que deve usá-las só como guias e, se o julgamento durante a cirurgia envolver preocupações, medidas apropriadas devem ser tomadas para garantir o resultado ideal (caso se relacione com o gabarito/guia ou discernimento cirúrgico). Por exemplo, existem guias para osteotomia de segmentos de retalhos da fíbula, que podem não permitir a adaptação perfeita do retalho ou criar hiatos injustificáveis quando posicionados no local doador com placa pré-curvada. A pré-curvatura da placa com um modelo de prototipagem rápida depende da correção da varredura, da semelhança do tamanho do tumor em comparação com a primeira varredura obtida e da forma do enxerto ósseo se adaptar corretamente à placa.[355] No fim, a orientação computadorizada pode ampliar significativamente a técnica cirúrgica, mas nunca pode substituir o discernimento clínico.

CONCLUSÕES

Já foi dito que a melhor conduta nas complicações é evitá-las. As considerações a serem analisadas, que estão entre as principais para cada paciente, são comorbidades do paciente, disponibilidade de locais doadores, constituição física, tamanho e localização do defeito, tipo do defeito (ósseo ou composto) e condição do local receptor. Ainda, a discussão aberta com os pacientes é importante como parte da obtenção do consentimento livre e esclarecido, havendo a compreensão de que várias abordagens são exequíveis, cada uma com seus riscos e benefícios específicos inerentes ao paciente. Permitir que os pacientes se envolvam no processo de decisão é importante quando muitas opções podem levar a resultados similares. As tecnologias computadorizadas são um novo caminho para tentar limitar o número de complicações da reconstrução óssea.

Há muitos dados na literatura de outras especialidades cirúrgicas que corroboram o fato de que as complicações surgem de várias fontes evitáveis e inevitáveis. Além disso, a taxa de complicações de cada cirurgião, cirurgia e pacientes são únicos. Os cirurgiões precisam realizar procedimentos que possam competentemente otimizar o desfecho de cada paciente e monitorar suas complicações de modo a permitir a otimização de suas técnicas.

LEITURAS SUGERIDAS

1. Mukherjee D, and Eagle KA. 2003. "Perioperative cardiac assessment for noncardiac surgery: Eight steps to the best possible outcome." Circulation 107: 2771–2774.
2. Fleisher LA, Beckman JA, Brown KA, et al. 2009. "2009 ACCF/AHA focused update on perioperative beta blockade incorporated into the ACC/AHA 2007 guidelines on perioperative cardiovascular evaluation and care for noncardiac surgery." J Am Coll Cardiol 54: e13–e118.
3. Schroeder BM. 2002. "Updated guidelines for perioperative cardiovascular evaluation for noncardiac surgery. American College of Cardiology. American Heart Association." Am Fam Physician 66: 1096; 1099–1100; 1103–1094 passim.
4. ACC/AHA Task Force Report. 1996. "Special report: Guidelines for perioperative cardiovascular evaluation for noncardiac surgery. Report of the American College of Cardiology/American Heart Association Task Force on practice guidelines (Committee on Perioperative Cardiovascular Evaluation for Noncardiac Surgery)." J Cardiothorac Vasc Anesth 10: 540–552.
5. Eagle KA, Brundage BH, Chaitman BR, et al. 1996. "Guidelines for perioperative cardiovascular evaluation for noncardiac surgery. Report of the American College of Cardiology/American Heart Association Task Force on Practice Guidelines (Committee on Perioperative Cardiovascular Evaluation for Noncardiac Surgery)." J Am Coll Cardiol 27: 910–948.
6. Napolitano LM, Kurek S, Luchette FA, et al. 2009. "Clinical practice guideline: Red blood cell transfusion in adult trauma and critical care." J Trauma 67: 1439–1442.
7. Napolitano LM, Kurek S, Luchette FA, et al. 2009. "Clinical practice guideline: Red blood cell transfusion in adult trauma and critical care." Crit Care Med 37: 3124–3157.
8. Taniguchi Y, and Okura M. 2003. "Prognostic significance of perioperative blood transfusion in oral cavity squamous cell carcinoma." Head Neck 25: 931–936.
9. Bove JR. 1987. "Transfusion-associated hepatitis and AIDS. What is the risk?" N Engl J Med 317: 242–245.

10. Ward JW, Holmberg SD, Allen JR, et al. 1988. "Transmission of human immunodeficiency virus (HIV) by blood transfusions screened as negative for HIV antibody." N Engl J Med 318: 473–478.
11. Vamvakas EC, and Blajchman MA. 2007. "Transfusion-related immunomodulation (TRIM): An update." Blood Rev 21: 327–348.
12. Blajchman MA. 2005. "Transfusion immunomodulation or TRIM: What does it mean clinically?" Hematology 10(Suppl 1): 208–214.
13. Blajchman MA. 2002. "Immunomodulation and blood transfusion." Am J Ther 9: 389–395.
14. Bock M, Grevers G, Koblitz M, et al. 1990. "Influence of blood transfusion on recurrence, survival and postoperative infections of laryngeal cancer." Acta Otolaryngol 110: 155–160.
15. Von Doersten P, Cruz RM, Selby JV, et al. 1992. "Transfusion, recurrence, and infection in head and neck cancer surgery." Otolaryngol Head Neck Surg 106: 60–67.
16. Schuller DE, Scott C, Wilson KM, et al. 1994. "The effect of perioperative blood transfusion on survival in head and neck cancer." Arch Otolaryngol Head Neck Surg 120: 711–716.
17. Johnson JT, Taylor FH, and Thearle PB. 1987. "Blood transfusion and outcome in stage III head and neck carcinoma." Arch Otolaryngol Head Neck Surg 113: 307–310.
18. Jackson RM, and Rice DH. 1989. "Blood transfusions and recurrence in head and neck cancer." Ann Otol Rhinol Laryngol 98: 171–173.
19. Jones KR, and Weissler MC. 1990. "Blood transfusion and other risk factors for recurrence of cancer of the head and neck." Arch Otolaryngol Head Neck Surg 116: 304–309.
20. Woolley AL, Hogikyan ND, Gates GA, et al. 1992. "Effect of blood transfusion on recurrence of head and neck carcinoma. Retrospective review and meta-analysis." Ann Otol Rhinol Laryngol 101: 724–730.
21. Ell SR, and Stell PM. 1991. "Blood transfusion and survival after laryngectomy for laryngeal carcinoma." J Laryngol Otol 105: 293–294.
22. Alun-Jones T, Clarke PJ, Morrissey S, et al. 1991. "Blood transfusion and laryngeal cancer." Clin Otolaryngol Allied Sci 16: 240–244.
23. Barra S, Barzan L, Maione A, et al. 1994. "Blood transfusion and other prognostic variables in the survival of patients with cancer of the head and neck." Laryngoscope 104: 95–98.
24. McCulloch TM, VanDaele DJ, Hillel A. 1995. "Blood transfusion as a risk factor for death in stage III and IV operative laryngeal cancer. The Department of Veterans Affairs Laryngeal Cancer Study Group." Arch Otolaryngol Head Neck Surg 121: 1227–1235.
25. Sturgis EM, Congdon DJ, Mather FJ, et al. 1997. "Perioperative transfusion, postoperative infection, and recurrence of head and neck cancer." South Med J 90: 1217–1224.
26. Waymack JP, Fernandes G, Yurt RW, et al. 1990. "Effect of blood transfusions on immune function. Part VI. Effect on immunologic response to tumor." Surgery 108: 172–177; discussion 177–178.
27. Waymack JP, and Chance WT. 1988. "Effect of blood transfusions on immune function: IV. Effect on tumor growth." J Surg Oncol 39: 159–164.
28. Patel RS, McCluskey SA, Goldstein DP, et al. 2010. "Clinicopathologic and therapeutic risk factors for perioperative complications and prolonged hospital stay in free flap reconstruction of the head and neck." Head Neck 32: 1345–1353.
29. De Riu G, Meloni SM, Raho MT, et al. 2008. "Delayed iliac abscess as an unusual complication of an iliac bone graft in an orthognathic case." Int J Oral Maxillofac Surg 37: 1156–1158.
30. Sudmann B, Bang G, and Sudmann E. 2006. "Histologically verified bone wax (beeswax) granuloma after median sternotomy in 17 of 18 autopsy cases." Pathology 38: 138–141.
31. Anfinsen OG, Sudmann B, Rait M, et al. 1993. "Complications secondary to the use of standard bone wax in seven patients." J Foot Ankle Surg 32: 505–508.
32. Sudmann B, Anfinsen OG, Bang G, et al. 1993. "Assessment in rats of a new bioerodible bone-wax-like polymer." Acta Orthop Scand 64: 336–339.
33. Solheim E, Pinholt EM, Bang G, et al. 1992. "Effect of local hemostatics on bone induction in rats: A comparative study of bone wax, fibrin-collagen paste, and bioerodible polyorthoester with and without gentamicin." J Biomed Mater Res 26: 791–800.
34. Low WK, and Sim CS. 2002. "Bone wax foreign body granuloma in the mastoid." ORL J Otorhinolaryngol Relat Spec 64: 38–40.
35. Wolvius EB, van der Wal KG. 2003. "Bone wax as a cause of a foreign body granuloma in a cranial defect: A case report." Int J Oral Maxillofac Surg 32: 656–658.
36. Aurelio J, Chenail B, and Gerstein H. 1984. "Foreign-body reaction to bone wax. Report of a case." Oral Surg Oral Med Oral Pathol 58: 98–100.
37. Mattsson T, Anderssen K, Koendell PA, et al. 1990. "A longitudinal comparative histometric study of the biocompatibility of three local hemostatic agents." Int J Oral Maxillofac Surg 19: 47–50.
38. Loescher AR, and Robinson PP. 1998. "The effect of surgical medicaments on peripheral nerve function." Br J Oral Maxillofac Surg 36: 327–332.
39. Alkan A, Inal S, Yildirim M, et al. 2007. "The effects of hemostatic agents on peripheral nerve function: An experimental study." J Oral Maxillofac Surg 65: 630–634.
40. Nagamatsu M, Podratz J, Windebank AJ, et al. 1997. "Acidity is involved in the development of neuropathy caused by oxidized cellulose." J Neurol Sci 46: 97–102.

41. Nagamatsu M, Low PA. 1995. "Oxidized cellulose causes focal neuropathy, possibly by a diffusible chemical mechanism." Acta Neuropathol 90: 282–286.
42. Helfaer MA, Carson BS, James CS, et al. 1998. "Increased hematocrit and decreased transfusion requirements in children given erythropoietin before undergoing craniofacial surgery." J Neurosurg 88: 704–708.
43. Pogrel MA, and McDonald A. 1995. "The use of erythropoietin in a patient having major oral and maxillofacial surgery and refusing blood transfusion." J Oral Maxillofac Surg 53: 943–945.
44. Genden EM, and Haughey BH. 1996. "Head and neck surgery in the Jehovah's Witness patient." Otolaryngol Head Neck Surg 114: 669–672.
45. Natanson C, Kern SJ, Lurie P, et al. 2008. "Cell-free hemoglobin-based blood substitutes and risk of myocardial infarction and death: A meta-analysis." JAMA 299: 2304–2312.
46. Van Bokhorst-de van der Schueren MA, van Leeuwen PA, Sauerwein HP, et al. 1997. "Assessment of malnutrition parameters in head and neck cancer and their relation to postoperative complications." Head Neck 19: 419–425.
47. Sepehr A, Santos BJ, Chou C, et al. 2009. "Antibiotics in head and neck surgery in the setting of malnutrition, tracheotomy, and diabetes." Laryngoscope 119: 549–553.
48. Tang YJ, Sheu WH, Liu PH, et al. 2007. "Positive associations of bone mineral density with body mass index, physical activity, and blood triglyceride level in men over 70 years old: A TCVGHAGE study." J Bone Miner Metab 25: 54–59.
49. Wang CS, and Sun CF. 2009. "C-reactive protein and malignancy: Clinico-pathological association and therapeutic implication." Chang Gung Med J 32: 471–482.
50. Heikkila K, Ebrahim S, and Lawlor DA. 2007. "A systematic review of the association between circulating concentrations of C reactive protein and cancer." J Epidemiol Community Health 61: 824–833.
51. Iizuka T, and Lindqvist C. 1991. "Changes in C-reactive protein associated with surgical treatment of mandibular fractures." J Oral Maxillofac Surg 49: 464–467.
52. Khandavilli SD, Ceallaigh PO, Lloyd CJ, et al. 2009. "Serum C-reactive protein as a prognostic indicator in patients with oral squamous cell carcinoma." Oral Oncol 45: 912–914.
53. Kudsk KA, Tolley EA, DeWitt RC, et al. 2003. "Preoperative albumin and surgical site identify surgical risk for major post-operative complications." JPEN J Parenter Enteral Nutr 27: 1–9.
54. Fang JC, Chirag DN, and Dym H. 2006. "Nutritional aspects of care." Oral Maxillofac Surg Clin North Am 18: 115–130; vii.
55. Gibbs J, Cull W, Henderson W, et al. 1999. "Preoperative serum albumin level as a predictor of operative mortality and morbidity: Results from the National VA Surgical Risk Study." Arch Surg 134: 36–42.
56. Beck FK, and Rosenthal TC. 2002. "Prealbumin: A marker for nutritional evaluation." Am Fam Physician 65: 1575–1578.
57. Schurch MA, Rizzoli R, Slosman D, et al. 1998. "Protein supplements increase serum insulin-like growth factor-I levels and attenuate proximal femur bone loss in patients with recent hip fracture. A randomized, double-blind, placebo-controlled trial." Ann Intern Med 128: 801–809.
58. Ruberg RL. 1984. "Role of nutrition in wound healing." Surg Clin North Am 64: 705–714.
59. Hernandez G, Velasco N, Wainstein C, et al. 1999. "Gut mucosal atrophy after a short enteral fasting period in critically ill patients." J Crit Care 14: 73–77.
60. Kubrak C, Olson K, Jha N, et al. 2010. "Nutrition impact symptoms: Key determinants of reduced dietary intake, weight loss, and reduced functional capacity of patients with head and neck cancer before treatment." Head Neck 32: 290–300.
61. Ziccardi VB, Ochs MW, and Braun TW. 1993. "Indications for enteric tube feedings in oral and maxillofacial surgery." J Oral Maxillofac Surg 51: 1250–1254.
62. Falender LG, Leban SG, and Williams FA. 1987. "Postoperative nutritional support in oral and maxillofacial surgery." J Oral Maxillofac Surg 45: 324–330.
63. Urban KG, and Terris DJ. 1997. "Percutaneous endoscopic gastrostomy by head and neck surgeons." Otolaryngol Head Neck Surg 116: 489–492.
64. Koretz RL. 2007. "Do data support nutrition support? Part II. Enteral artificial nutrition." J Am Diet Assoc 107: 1374–1380.
65. Koretz RL. 2007. "Do data support nutrition support? Part I: Intravenous nutrition." J Am Diet Assoc 107: 988–996; quiz 998.
66. Goodson WH, 3rd, and Hunt TK. 1979. "Wound healing and the diabetic patient." Surg Gynecol Obstet 149: 600–608.
67. Devlin H, Garland H, and Sloan P. 1996. "Healing of tooth extraction sockets in experimental diabetes mellitus." J Oral Maxillofac Surg 54: 1087–1091.
68. Yoo HK, and Serafin BL. 2006. "Perioperative management of the diabetic patient." Oral Maxillofac Surg Clin North Am 18: 255–260; vii.
69. Loder RT. 1988. "The influence of diabetes mellitus on the healing of closed fractures." Clin Orthop Relat Res 232: 210–216.
70. Goodman WG, and Hori MT. 1984. "Diminished bone formation in experimental diabetes. Relationship to osteoid maturation and mineralization." Diabetes 33: 825–831.
71. Frost HM, and Villanueva AR. 1961. "Human osteoblastic activity. III. The effect of cortisone on lamellar osteoblastic activity." Henry Ford Hosp Med Bull 9: 97–99.
72. Hahn TJ, Halstead LR, Teitelbaum SL, et al. 1979. "Altered mineral metabolism in glucocorticoid-induced osteopenia. Effect of 25-hydroxyvitamin D administration." J Clin Invest 64: 655–665.
73. Hough S, Avioli LV, Bergfeld MA, et al. 1981. "Correction of abnormal bone and mineral metabolism in chronic streptozotocin-induced diabetes mellitus in the rat by insulin therapy." Endocrinology 108: 2228–2234.
74. Levin ME, Boisseau VC, and Avioli LV. 1976. "Effects of diabetes mellitus on bone mass in juvenile and adult-onset diabetes." N Engl J Med 294: 241–245.

75. Yano H, Ohya K, and Amagasa T. 1996. "Insulin enhancement of in vitro wound healing in fetal rat parietal bones." J Oral Maxillofac Surg 54: 182–186.
76. Schwartz-Arad D, Levin L, and Sigal L. 2005. "Surgical success of intraoral autogenous block onlay bone grafting for alveolar ridge augmentation." Implant Dent 14: 131–138.
77. Dan AE, Thygesen TH, and Pinholt EM. 2010. "Corticosteroid administration in oral and orthognathic surgery: A systematic review of the literature and meta-analysis." J Oral Maxillofac Surg 68: 2207–2220.
78. Tiwana PS, Foy SP, Shugars DA, et al. 2005. "The impact of intravenous corticosteroids with third molar surgery in patients at high risk for delayed health-related quality of life and clinical recovery." J Oral Maxillofac Surg 63: 55–62.
79. Thoren H, Snall J, Kormi E, et al. 2009. "Does perioperative glucocorticosteroid treatment correlate with disturbance in surgical wound healing after treatment of facial fractures? A retrospective study." J Oral Maxillofac Surg 67: 1884–1888.
80. Canalis E, Mazziotti G, Giustina A, et al. 2007. "Glucocorticoid-induced osteoporosis: Pathophysiology and therapy." Osteoporos Int 18: 1319–1328.
81. Ma L, Zheng LW, Sham MH, et al. 2010. "Effect of nicotine on gene expression of angiogenic and osteogenic factors in a rabbit model of bone regeneration." J Oral Maxillofac Surg 68: 777–781.
82. Ma L, Sham MH, Zheng LW, et al. 2011. "Influence of low-dose nicotine on bone healing." J Trauma 70: E117–121.
83. Zheng LW, Ma L, and Cheung LK. 2008. "Changes in blood perfusion and bone healing induced by nicotine during distraction osteogenesis." Bone 43: 355–361.
84. Haber J, and Kent RL. 1992. "Cigarette smoking in a periodontal practice." J Periodontol 63: 100–106.
85. Riebel GD, Boden SD, Whitesides TE, et al. 1995. "The effect of nicotine on incorporation of cancellous bone graft in an animal model." Spine (Phila Pa 1976) 20: 2198–2202.
86. Kan JY, Rungcharassaeng K, Lozada JL, et al. 1999. "Effects of smoking on implant success in grafted maxillary sinuses." J Prosthet Dent 82: 307–311.
87. Lambert PM, Morris HF, and Ochi S. 2000. "The influence of smoking on 3-year clinical success of osseointegrated dental implants." Ann Periodontol 5: 79–89.
88. Lewis VL, Jr., Cook JQ, and Bailey MH. 1990. "Infection following cranial bone grafting—A need for caution?" Ann Plast Surg 24: 276–278.
89. Benson PD, Marshall MK, Engelstad ME, et al. 2006. "The use of immediate bone grafting in reconstruction of clinically infected mandibular fractures: Bone grafts in the presence of pus." J Oral Maxillofac Surg 64: 122–126.
90. Tolman DE. 1995. "Reconstructive procedures with endosseous implants in grafted bone: A review of the literature." Int J Oral Maxillofac Implants 10: 275–294.
91. Misch CM, and Misch CE. 1995. "The repair of localized severe ridge defects for implant placement using mandibular bone grafts." Implant Dent 4: 261–267.
92. Adamo AK, and Szal RL. 1979. "Timing, results, and complications of mandibular reconstructive surgery: Report of 32 cases." J Oral Surg 37: 755–763.
93. Smolka W, and Iizuka T. 2005. "Surgical reconstruction of maxilla and midface: Clinical outcome and factors relating to postoperative complications." J Craniomaxillofac Surg 33: 1–7.
94. van Gemert JT, van Es RJ, Van Cann EM, et al. 2009. "Nonvascularized bone grafts for segmental reconstruction of the mandible –A reappraisal." J Oral Maxillofac Surg 67: 1446–1452.
95. Foster RD, Anthony JP, Sharma A, et al. 1999. "Vascularized bone flaps versus nonvascularized bone grafts for mandibular reconstruction: An outcome analysis of primary bony union and endosseous implant success." Head Neck 21: 66–71.
96. Pogrel MA, Podlesh S, Anthony JP, et al. 1997. "A comparison of vascularized and nonvascularized bone grafts for reconstruction of mandibular continuity defects." J Oral Maxillofac Surg 55: 1200–1206.
97. Garg AK. 1999. "Augmentation grafting of the maxillary sinus for placement of dental implants: Anatomy, physiology, and procedures." Implant Dent 8: 36–46.
98. Levin L, Herzberg R, Dolev E, et al. 2004. "Smoking and complications of onlay bone grafts and sinus lift operations." Int J Oral Maxillofac Implants 19: 369–373.
99. Raghoebar GM, Batenburg RH, Timmenga NM, et al. 1999. "Morbidity and complications of bone grafting of the floor of the maxillary sinus for the placement of endosseous implants." Mund Kiefer Gesichtschir 3(Suppl 1): S65–69.
100. Timmenga NM, Raghoebar GM, Boering G, et al. 1997. "Maxillary sinus function after sinus lifts for the insertion of dental implants." J Oral Maxillofac Surg 55: 936–939; discussion 940.
101. Eneroth CM, and Martensson G. 1961. "Closure of antro-alveolar fistulae." Acta Otolaryngol 53: 477–485.
102. Holtzclaw D, Toscano N, Eisenlohr L, et al. 2008. "The safety of bone allografts used in dentistry: A review." J Am Dent Assoc 139: 1192–1199.
103. Buck BE, Malinin TI, and Brown MD. 1989. "Bone transplantation and human immunodeficiency virus. An estimate of risk of acquired immunodeficiency syndrome (AIDS)." Clin Orthop Relat Res 240: 129–136.
104. Khan SN, Cammisa FP, Jr., Sandhu HS, et al. 2005. "The biology of bone grafting." J Am Acad Orthop Surg 13: 77–86.
105. Wenz B, Oesch B, and Horst M. 2001. "Analysis of the risk of transmitting bovine spongiform encephalopathy through bone grafts derived from bovine bone." Biomaterials 22: 1599–1606.
106. Sogal A, and Tofe AJ. 1999. "Risk assessment of bovine spongiform encephalopathy transmission through bone graft material derived from bovine bone used for dental applications." J Periodontol 70: 1053–1063.
107. Shields LB, Raque GH, Glassman SD, et al. 2006. "Adverse effects associated with high-dose recombinant human bone morphogenetic protein-2 use in anterior cervical spine fusion." Spine (Phila Pa 1976) 31: 542–547.

108. Smucker JD, Rhee JM, Singh K, et al. 2006. "Increased swelling complications associated with off-label usage of rhBMP-2 in the anterior cervical spine." Spine (Phila Pa 1976) 31: 2813–2819.
109. Bell RB, and Gregoire C. 2009. "Reconstruction of mandibular continuity defects using recombinant human bone morphogenetic protein 2: A note of caution in an atmosphere of exuberance." J Oral Maxillofac Surg 67: 2673–2678.
110. Bennett M, Reynolds AS, and Dickerman RD. 2006. "Recent article by Shields et al. titled 'Adverse effects associated with high-dose recombinant human bone morphogenetic protein-2 use in anterior cervical spine fusion.'" Spine (Phila Pa 1976) 31: 2029–2030.
111. Benglis D, Wang MY, and Levi AD. 2008. "A comprehensive review of the safety profile of bone morphogenetic protein in spine surgery." Neurosurgery 62: ONS423–431; discussion ONS431.
112. Herford AS, and Boyne PJ. 2008. "Reconstruction of mandibular continuity defects with bone morphogenetic protein-2 (rh-BMP-2)." J Oral Maxillofac Surg 66: 616–624.
113. Herford AS. 2009. "rhBMP-2 as an option for reconstructing mandibular continuity defects." J Oral Maxillofac Surg 67: 2679–2684.
114. Carter TG, Brar PS, Tolas A, et al. 2008. "Off-label use of recombinant human bone morphogenetic protein-2 (rhBMP-2) for reconstruction of mandibular bone defects in humans." J Oral Maxillofac Surg 66: 1417–1425.
115. Clokie CM, and Sandor GK. 2008. "Reconstruction of 10 major mandibular defects using bioimplants containing BMP-7." J Can Dent Assoc 74: 67–72.
116. Tumialan LM, Pan J, Rodts GE, et al. 2008. "The safety and efficacy of anterior cervical discectomy and fusion with polyetheretherketone spacer and recombinant human bone morphogenetic protein-2: A review of 200 patients." J Neurosurg Spine 8: 529–535.
117. Misch CM. 1997. "Comparison of intraoral donor sites for onlay grafting prior to implant placement." Int J Oral Maxillofac Implants 12: 767–776.
118. Soehardi A, Meijer GJ, Strooband VF, et al. 2009. "The potential of the horizontal ramus of the mandible as a donor site for block and particular grafts in pre-implant surgery." Int J Oral Maxillofac Surg 38: 1173–1178.
119. Marx R. 2005. "Bone harvest from the posterior ilium." Atlas of the Oral and Maxillofacial Surgery Clinics of North America 13: 109–118.
120. Kessler P, Thorwarth M, Bloch-Birkholz A, et al. 2005. "Harvesting of bone from the iliac crest—Comparison of the anterior and posterior sites." Br J Oral Maxillofac Surg 43: 51–56.
121. Tayapongsak P, Wimsatt JA, LaBanc JP, et al. 1994. "Morbidity from anterior ilium bone harvest. A comparative study of lateral versus medial surgical approach." Oral Surg Oral Med Oral Pathol 78: 296–300.
122. Marx RE, and Morales MJ. 1988. "Morbidity from bone harvest in major jaw reconstruction: A randomized trial comparing the lateral anterior and posterior approaches to the ilium." J Oral Maxillofac Surg 46: 196–203.
123. Nkenke E, Weisbach V, Winckler E, et al. 2004. "Morbidity of harvesting of bone grafts from the iliac crest for preprosthetic augmentation procedures: A prospective study." Int J Oral Maxillofac Surg 33: 157–163.
124. Keller EE, and Triplett WW. 1987. "Iliac bone grafting: Review of 160 consecutive cases." J Oral Maxillofac Surg 45: 11–14.
125. Canady JW, Zeitler DP, Thompson SA, et al. 1993. "Suitability of the iliac crest as a site for harvest of autogenous bone grafts." Cleft Palate Craniofac J 30: 579–581.
126. Wolfe SA, and Kawamoto HK. 1978. "Taking the iliac-bone graft." J Bone Joint Surg Am 60: 411.
127. David R, Folman Y, Pikarsky I, et al. 2003. "Harvesting bone graft from the posterior iliac crest by less traumatic, midline approach." J Spinal Disord Tech 16: 27–30.
128. Brazaitis MP, Mirvis SE, Greenberg J, et al. 1994. "Severe retroperitoneal hemorrhage complicating anterior iliac bone graft acquisition." J Oral Maxillofac Surg 52: 314–316.
129. Mazock JB, Schow SR, and Triplett RG. 2003. "Posterior iliac crest bone harvest: Review of technique, complications, and use of an epidural catheter for postoperative pain control." J Oral Maxillofac Surg 61: 1497–1503.
130. Zijderveld S, ten Bruggenkate CM, van Den Bergh JPA, et al. 2004. "Fractures of the iliac crest after split-thickness bone grafting for preprosthetic surgery: Report of 3 cases and review of the literature." Journal of Oral and Maxillofacial Surgery 62: 781–786.
131. Coventry MB, and Tapper EM. 1972. "Pelvic instability: A consequence of removing iliac bone for grafting." J Bone Joint Surg Am 54: 83–101.
132. Laurie SW, Kaban LB, Mulliken JB, et al. 1984. "Donor-site morbidity after harvesting rib and iliac bone." Plast Reconstr Surg 73: 933–938.
133. Korlof B, Nylen B, and Rietz KA. 1973. "Bone grafting of skull defects. A report on 55 cases." Plast Reconstr Surg 52: 378–383.
134. Grillon GL, Gunther SF, and Connole PW. 1984. "A new technique for obtaining iliac bone grafts." J Oral Maxillofac Surg 42: 172–176.
135. Beirne OR. 1986. "Comparison of complications after bone removal from lateral and medial plates of the anterior ilium for mandibular augmentation." Int J Oral Maxillofac Surg 15: 269–272.
136. Cockin J. 1971. "Autologous bone grafting: Complications at the donor site." J Bone Joint Surg Br 53: 153.
137. Kinninmonth AW, and Patel P. 1987. "Herniation through a donor site for iliac bone graft." J R Coll Surg Edinb 32: 246.
138. James JD, Geist ET, and Gross BD. 1981. "Adynamic ileus as a complication of iliac bone removal: Report of two cases." J Oral Surg 39: 289–291.
139. Jackson IT, Helden G, and Marx R. 1986. "Skull bone grafts in maxillofacial and craniofacial surgery." J Oral Maxillofac Surg 44: 949–955.

140. Kline RM, Jr., and Wolfe SA. 1995. "Complications associated with the harvesting of cranial bone grafts." Plast Reconstr Surg 95: 5–13; discussion 14–20.
141. Pensler J, and McCarthy JG. 1985. "The calvarial donor site: An anatomic study in cadavers." Plast Reconstr Surg 75: 648–651.
142. Jackson IT, Adham M, Bite U, et al. Update on cranial bone grafts in craniofacial surgery. Ann Plast Surg 1987;18: 37–40.
143. Whitaker LA, Munro IR, Salyer KE, et al. 1979. "Combined report of problems and complications in 793 craniofacial operations." Plast Reconstr Surg 64: 198–203.
144. Jackson IT, Smith J, and Mixter RC. 1983. "Nasal bone grafting using split skull grafts." Ann Plast Surg 11: 533–540.
145. Petroff MA, Burgess LP, Anonsen CK, et al. 1987. "Cranial bone grafts for post–traumatic facial defects." Laryngoscope 97: 1249–1253.
146. Frodel JL, Jr., Marentette LJ, Quatela VC, et al. 1993. "Calvarial bone graft harvest. Techniques, considerations, and morbidity." Arch Otolaryngol Head Neck Surg 119: 17–23.
147. Sawin PD, Traynelis VC, and Menezes AH. 1998. "A comparative analysis of fusion rates and donor-site morbidity for autogeneic rib and iliac crest bone grafts in posterior cervical fusions." J Neurosurg 88: 255–265.
148. Munro IR, and Guyuron B. 1981. "Split-rib cranioplasty." Ann Plast Surg 7: 341–346.
149. Caccamese JF, Jr., Ruiz RL, and Costello BJ. 2005. "Costochondral rib grafting." Atlas Oral Maxillofac Surg Clin North Am 13: 139–149.
150. Skouteris CA, and Sotereanos GC. 1989. "Donor site morbidity following harvesting of autogenous rib grafts." J Oral Maxillofac Surg 47: 808–812.
151. James DR, and Irvine GH. 1983. "Autogenous rib grafts in maxillofacial surgery." J Maxillofac Surg 11: 201–203.
152. Woods WR, Hiatt WR, and Brooks RL. 1979. "A technique for simultaneous fracture repair and augmentation of the atrophic edentulous mandible." J Oral Surg 37: 131–135.
153. O'Keeffe RM, Jr., Riemer BL, and Butterfield SL. 1991. "Harvesting of autogenous cancellous bone graft from the proximal tibial metaphysis. A review of 230 cases." J Orthop Trauma 5: 469–474.
154. Mazock JB, Schow SR, and Triplett RG. 2004. "Proximal tibia bone harvest: Review of technique, complications, and use in maxillofacial surgery." Int J Oral Maxillofac Implants 19: 586–593.
155. Catone GA, Reimer BL, McNeir D, et al. 1991. "Tibial autogenous cancellous bone as an alternative donor site in maxillofacial surgery: A preliminary report." J Oral Maxillofac Surg 50: 1258–1263.
156. Chen YC, Chen CH, Chen PL, et al. 2006. "Donor site morbidity after harvesting of proximal tibia bone." Head Neck 28: 496–500.
157. Hughes CW, and Revington PJ. 2002. "The proximal tibia donor site in cleft alveolar bone grafting: Experience of 75 consecutive cases." J Craniomaxillofac Surg 30: 12–16; discussion 17.
158. Marchena JM, Block MS, and Stover JD. 2002. "Tibial bone harvesting under intravenous sedation: Morbidity and patient experiences." J Oral Maxillofac Surg 60: 1151–1154.
159. McCarthy JG, and Zide BM. 1984. "The spectrum of calvarial bone grafting: Introduction of the vascularized calvarial bone flap." Plast Reconstr Surg 74: 10–18.
160. Lai A, and Cheney ML. 2000. "Temporoparietal fascial flap in orbital reconstruction." Arch Facial Plast Surg 2: 196–201.
161. Parhiscar A, Har-El G, Turk JB, et al. 2002. "Temporoparietal osteofascial flap for head and neck reconstruction." J Oral Maxillofac Surg 60: 619–622.
162. Cesteleyn L. 2003. "The temporoparietal galea flap." Oral Maxillofac Surg Clin North Am 15: 537–550; vi.
163. Cesteleyn L, Helman J, King S, et al. 2002. "Temporoparietal fascia flaps and superficial musculoaponeurotic system plication in parotid surgery reduces Frey's syndrome." J Oral Maxillofac Surg 60: 1284–1297; discussion 1297–1288.
164. Cuono CB, and Ariyan S. 1980. "Immediate reconstruction of a composite mandibular defect with a regional osteomusculocutaneous flap." Plast Reconstr Surg 65: 477–484.
165. Kowalik S. 1980. "Reconstruction of mandible with pedicle bone grafts." Int J Oral Surg 9: 45–48.
166. Wood MB. 2007. "Free vascularized fibular grafting—25 years' experience: Tips, techniques, and pearls." Orthop Clin North Am 38: 1–12; v.
167. Kim D, Orron DE, and Skillman JJ. 1989. "Surgical significance of popliteal arterial variants. A unified angiographic classification." Ann Surg 210: 776–781.
168. Ahmad N, Kordestani R, Panchal J, et al. 2007. "The role of donor site angiography before mandibular reconstruction utilizing free flap." J Reconstr Microsurg 23: 199–204.
169. Young DM, Trabulsy PP, and Anthony JP. 1994. "The need for preoperative leg angiography in fibula free flaps." J Reconstr Microsurg 10: 283–287; discussion 287–289.
170. Fukaya E, Grossman RF, Saloner D, et al. 2007. "Magnetic resonance angiography for free fibula flap transfer." J Reconstr Microsurg 23: 205–211.
171. Futran ND, Stack BC, Jr., and Zaccardi MJ. 1998. "Preoperative color flow Doppler imaging for fibula free tissue transfers." Ann Vasc Surg 12: 445–450.
172. Kelly AM, Cronin P, Hussain HK, et al. 2007. "Preoperative MR angiography in free fibula flap transfer for head and neck cancer: Clinical application and influence on surgical decision making." AJR Am J Roentgenol 188: 268–274.
173. Schusterman MA, Reece GP, Miller MJ, et al. 1992. "The osteocutaneous free fibula flap: Is the skin paddle reliable?" Plast Reconstr Surg 90: 787–793; discussion 794–788.
174. Cascarini L, Coombes DM, and Brown AE. 2007. "Minimizing risk to the vascularity of the osteotomized fibula: A technical note." Int J Oral Maxillofac Surg 36: 751.

175. Han CS, Wood MB, Bishop AT, et al. 1992. "Vascularized bone transfer. J Bone Joint Surg Am 74: 1441–1449.
176. Hidalgo DA, and Pusic AL. 2002. "Free-flap mandibular reconstruction: A 10-year follow-up study." Plast Reconstr Surg 110: 438–449; discussion 450–431.
177. Anderson AF, and Green NE. 1991. "Residual functional deficit after partial fibulectomy for bone graft." Clin Orthop Relat Res 267: 137–140.
178. Boyd JB, Rosen I, Rotstein L, et al. 1990. "The iliac crest and the radial forearm flap in vascularized oromandibular reconstruction." Am J Surg 159: 301–308.
179. Seiler JG, 3rd, and Johnson J. 2000. "Iliac crest autogenous bone grafting: Donor site complications." J South Orthop Assoc 9: 91–97.
180. Rogers SN, Lakshmiah SR, Narayan B, et al. 2003. "A comparison of the long-term morbidity following deep circumflex iliac and fibula free flaps for reconstruction following head and neck cancer." Plast Reconstr Surg 112: 1517–1525; discussion 1526–1517.
181. Lyons AJ, James R, and Collyer J. 2005. "Free vascularised iliac crest graft: An audit of 26 consecutive cases." Br J Oral Maxillofac Surg 43: 210–214.
182. Iqbal M, Lloyd CJ, Paley MD, et al. 2007. "Repair of the deep circumflex iliac artery free flap donor site with Protack (titanium spiral tacks) and Prolene (polypropylene) mesh." Br J Oral Maxillofac Surg 45: 596–597.
183. Tan NC, Brennan PA, Senapati A, et al. 2009. "Bowel obstruction following deep circumflex iliac artery free flap harvesting." Br J Oral Maxillofac Surg 47: 645–647.
184. Yilmaz M, Vayvada H, Menderes A, et al. 2008. "A comparison of vascularized fibular flap and iliac crest flap for mandibular reconstruction." J Craniofac Surg 19: 227–234.
185. Puxeddu R, Ledda GP, Siotto P, et al. 2004. "Free-flap iliac crest in mandibular reconstruction following segmental mandibulectomy for squamous cell carcinoma of the oral cavity." Eur Arch Otorhinolaryngol 261: 202–207.
186. Flum DR, Horvath K, and Koepsell T. 2003. "Have outcomes of incisional hernia repair improved with time? A population-based analysis." Ann Surg 237: 129–135.
187. Nuckols DA, Tsue TT, Toby EB, et al. 2000. "Preoperative evaluation of the radial forearm free flap patient with the objective Allen's test." Otolaryngol Head Neck Surg 123: 553–557.
188. Nunez VA, Pike J, Avery C, et al. 1999. "Prophylactic plating of the donor site of osteocutaneous radial forearm flaps." Br J Oral Maxillofac Surg 37: 210–212.
189. Villaret DB, and Futran NA. 2003. "The indications and outcomes in the use of osteocutaneous radial forearm free flap." Head Neck 25: 475–481.
190. Kim JH, Rosenthal EL, Ellis T, et al. 2005. "Radial forearm osteocutaneous free flap in maxillofacial and oromandibular reconstructions." Laryngoscope 115: 1697–1701.
191. Bardsley AF, Soutar DS, Elliot D, et al. 1990. "Reducing morbidity in the radial forearm flap donor site." Plast Reconstr Surg 86: 287–292; discussion 293–284.
192. Smith AA, Bowen CV, Rabczak T, et al. 1994. "Donor site deficit of the osteocutaneous radial forearm flap." Ann Plast Surg 32: 372–376.
193. Swanson E, Boyd JB, and Manktelow RT. 1990. "The radial forearm flap: Reconstructive applications and donor-site defects in 35 consecutive patients." Plast Reconstr Surg 85: 258–266.
194. Inglefield CJ, and Kolhe PS. 1994. "Fracture of the radial forearm osteocutaneous donor site." Ann Plast Surg 33: 638–642; discussion 643.
195. Germann G, Bickert B, Steinau HU, et al. 1999. "Versatility and reliability of combined flaps of the subscapular system." Plast Reconstr Surg 103: 1386–1399.
196. Nkenke E, Vairaktaris E, Stelzle F, et al. 2009. "Osteocutaneous free flap including medial and lateral scapular crests: Technical aspects, viability, and donor site morbidity." J Reconstr Microsurg 25: 545–553.
197. Norholt SE, Jensen J, Schou S, et al. 2011. "Complications after mandibular distraction osteogenesis: A retrospective study of 131 patients." Oral Surg Oral Med Oral Pathol Oral Radiol Endod 111: 420–427.
198. Shetye PR, Warren SM, Brown D, et al. 2009. "Documentation of the incidents associated with mandibular distraction: Introduction of a new stratification system." Plast Reconstr Surg 123: 627–634.
199. Enislidis G, Fock N, Millesi-Schobel G, et al. 2005. "Analysis of complications following alveolar distraction osteogenesis and implant placement in the partially edentulous mandible." Oral Surg Oral Med Oral Pathol Oral Radiol Endod 100: 25–30.
200. Perdijk FB, Meijer GJ, Strijen PJ, et al. 2007. "Complications in alveolar distraction osteogenesis of the atrophic mandible." Int J Oral Maxillofac Surg 36: 916–921.
201. Wolvius EB, Scholtemeijer M, Weijland M, et al. 2007. "Complications and relapse in alveolar distraction osteogenesis in partially dentulous patients." Int J Oral Maxillofac Surg 36: 700–705.
202. Gonzalez-Garcia R, and Naval-Gias L. 2010. "Transport osteogenesis in the maxillofacial skeleton: Outcomes of a versatile reconstruction method following tumor ablation." Arch Otolaryngol Head Neck Surg 136: 243–250.
203. Hibi H, and Ueda M. 2011. "Supraperiosteal transport distraction osteogenesis for reconstructing a segmental defect of the mandible." J Oral Maxillofac Surg 69: 742–746.
204. Gonzalez-Garcia R, Rodriguez-Campo FJ, Naval-Gias L, et al. 2007. "The effect of radiation in distraction osteogenesis for reconstruction of mandibular segmental defects." Br J Oral Maxillofac Surg 45: 314–316.
205. Ettl T, Gerlach T, Schusselbauer T, et al. 2010. "Bone resorption and complications in alveolar distraction osteogenesis." Clin Oral Investig 14: 481–489.

206. Shetye PR, Giannoutsos E, Grayson BH, et al. 2009. "Le Fort III distraction: Part I. Controlling position and vectors of the midface segment." Plast Reconstr Surg 124: 871–878.
207. McCarthy JG, Stelnicki EJ, and Grayson BH. 1999. "Distraction osteogenesis of the mandible: A ten-year experience." Semin Orthod 5: 3–8.
208. Poukens J, Haex J, and Riediger D. 2003. "The use of rapid prototyping in the preoperative planning of distraction osteogenesis of the cranio-maxillofacial skeleton." Comput Aided Surg 8: 146–154.
209. Hurmerinta K, and Hukki J. 2001. "Vector control in lower jaw distraction osteogenesis using an extra-oral multidirectional device." J Craniomaxillofac Surg 29: 263–270.
210. Edwards SP. 2010. "Computer-assisted craniomaxillofacial surgery." Oral Maxillofac Surg Clin North Am 22: 117–134.
211. Gateno J, Teichgraeber JF, and Aguilar E. 2000. "Distraction osteogenesis: A new surgical technique for use with the multiplanar mandibular distractor." Plast Reconstr Surg 105: 883–888.
212. Marx RE, Johnson RP, Kline SN. 1985. "Prevention of osteoradionecrosis: A randomized prospective clinical trial of hyperbaric oxygen versus penicillin." J Am Dent Assoc 111: 49–54.
213. Myers RA, and Marx RE. 1990. "Use of hyperbaric oxygen in postradiation head and neck surgery." NCI Monogr 9: 151–157.
214. Aitasalo K, Niinikoski J, Grenman R, et al. 1998. "A modified protocol for early treatment of osteomyelitis and osteoradionecrosis of the mandible." Head Neck 20: 411–417.
215. Hart GB, and Mainous EG. 1976. "The treatment of radiation necrosis with hyperbaric oxygen (OHP)." Cancer 37: 2580–2585.
216. Hao SP, Chen HC, Wei FC, et al. 1999. "Systematic management of osteoradionecrosis in the head and neck." Laryngoscope 109: 1324–1327; discussion 1327–1328.
217. Mounsey RA, Brown DH, O'Dwyer TP, et al. 1993. "Role of hyperbaric oxygen therapy in the management of mandibular osteoradionecrosis." Laryngoscope 103: 605–608.
218. Annane D, Depondt J, Aubert P, et al. 2004. "Hyperbaric oxygen therapy for radionecrosis of the jaw: A randomized, placebo-controlled, double-blind trial from the ORN96 study group." J Clin Oncol 22: 4893–4900.
219. Chang DW, Oh HK, Robb GL, et al. 2001. "Management of advanced mandibular osteoradionecrosis with free flap reconstruction." Head Neck 23: 830–835.
220. Hirsch DL, Bell RB, Dierks EJ, et al. 2008. "Analysis of microvascular free flaps for reconstruction of advanced mandibular osteoradionecrosis: A retrospective cohort study." J Oral Maxillofac Surg 66: 2545–2556.
221. Curi MM, Oliveira dos Santos M, Feher O, et al. 2007. "Management of extensive osteoradionecrosis of the mandible with radical resection and immediate microvascular reconstruction." J Oral Maxillofac Surg 65: 434–438.
222. Gal TJ, Yueh B, and Futran ND. 2003. "Influence of prior hyperbaric oxygen therapy in complications following microvascular reconstruction for advanced osteoradionecrosis." Arch Otolaryngol Head Neck Surg 129: 72–76.
223. Coskunfirat OK, Wei FC, Huang WC, et al. 2005. "Microvascular free tissue transfer for treatment of osteoradionecrosis of the maxilla." Plast Reconstr Surg 115: 54–60.
224. Sandel HDt, and Davison SP. 2007. "Microsurgical reconstruction for radiation necrosis: An evolving disease." J Reconstr Microsurg 23: 225–230.
225. Suh JD, Blackwell KE, Sercarz JA, et al. 2010. "Disease relapse after segmental resection and free flap reconstruction for mandibular osteoradionecrosis." Otolaryngol Head Neck Surg 142: 586–591.
226. Cannady SB, Dean N, Kroeker A, et al. 2011. "Free flap reconstruction for osteoradionecrosis of the jaws—Outcomes and predictive factors for success." Head Neck 33: 424–428.
227. Tibbles PM, and Edelsberg JS. 1996. "Hyperbaric–oxygen therapy." N Engl J Med 334: 1642–1648.
228. Ambiru S, Furuyama N, Aono M, et al. 2008. "Analysis of risk factors associated with complications of hyperbaric oxygen therapy." J Crit Care 23: 295–300.
229. Freiberger JJ, and Feldmeier JJ. 2010. "Evidence supporting the use of hyperbaric oxygen in the treatment of osteoradionecrosis of the jaw." J Oral Maxillofac Surg 68: 1903–1906.
230. Bessereau J, and Annane D. 2010. "Treatment of osteoradionecrosis of the jaw: The case against the use of hyperbaric oxygen." J Oral Maxillofac Surg 68: 1907–1910.
231. Klotch DW, Gal TJ, and Gal RL. 1999. "Assessment of plate use for mandibular reconstruction: Has changing technology made a difference?" Otolaryngol Head Neck Surg 121: 388–392.
232. Dechow PC, Ellis E, 3rd, and Throckmorton GS. 1995. "Structural properties of mandibular bone following application of a bone plate." J Oral Maxillofac Surg 53: 1044–1051.
233. Throckmorton GS, Ellis E, 3rd, Winkler AJ, et al. 1992. "Bone strain following application of a rigid bone plate: An in vitro study in human mandibles." J Oral Maxillofac Surg 50: 1066–1073; discussion 1073–1064.
234. Zoumalan RA, Hirsch DL, Levine JP, et al. 2009. "Plating in microvascular reconstruction of the mandible: Can fixation be too rigid?" J Craniofac Surg 20: 1451–1454.
235. Chiodo TA, Ziccardi VB, Janal M, et al. 2006. "Failure strength of 2.0 locking versus 2.0 conventional Synthes mandibular plates: A laboratory model." J Oral Maxillofac Surg 64: 1475–1479.
236. Collins CP, Pirinjian-Leonard G, Tolas A, et al. 2004. "A prospective randomized clinical trial comparing 2.0-mm locking plates to 2.0-mm standard plates in treatment of mandible fractures." J Oral Maxillofac Surg 62: 1392–1395.
237. Doty JM, Pienkowski D, Goltz M, et al. 2004. "Biomechanical evaluation of fixation techniques for bridging segmental mandibular defects." Arch Otolaryngol Head Neck Surg 130: 1388–1392.
238. Gellrich NC, Suarez-Cunqueiro MM, Otero-Cepeda XL, et al. 2004. "Comparative study of locking plates in mandibular reconstruction after ablative tumor surgery: THORP versus UniLOCK system." J Oral Maxillofac Surg 62: 186–193.

239. Haug RH, Fattahi TT, and Goltz M. 2001. "A biomechanical evaluation of mandibular angle fracture plating techniques." J Oral Maxillofac Surg 59: 1199–1210.
240. Haug RH, Peterson GP, and Goltz M. 2002. "A biomechanical evaluation of mandibular condyle fracture plating techniques." J Oral Maxillofac Surg 60: 73–80; discussion 80–71.
241. Haug RH, Street CC, and Goltz M. 2002. "Does plate adaptation affect stability? A biomechanical comparison of locking and nonlocking plates." J Oral Maxillofac Surg 60: 1319–1326.
242. Madsen MJ, and Haug RH. 2006. "A biomechanical comparison of 2 techniques for reconstructing atrophic edentulous mandible fractures." J Oral Maxillofac Surg 64: 457–465.
243. Madsen MJ, McDaniel CA, and Haug RH. 2008. "A biomechanical evaluation of plating techniques used for reconstructing mandibular symphysis/parasymphysis fractures." J Oral Maxillofac Surg 66: 2012–2019.
244. Schupp W, Arzdorf M, Linke B, et al. 2007. "Biomechanical testing of different osteosynthesis systems for segmental resection of the mandible." J Oral Maxillofac Surg 65: 924–930.
245. Soderholm AL, Rahn BA, Skutnabb K, et al. 1996. "Fixation with reconstruction plates under critical conditions: The role of screw characteristics." Int J Oral Maxillofac Surg 25: 469–473.
246. Blackwell KE, and Lacombe V. 1999. "The bridging lateral mandibular reconstruction plate revisited." Arch Otolaryngol Head Neck Surg 125: 988–993.
247. Boyd JB. 1994. "Use of reconstruction plates in conjunction with soft-tissue free flaps for oromandibular reconstruction." Clin Plast Surg 21: 69–77.
248. Boyd JB, Mulholland RS, Davidson J, et al. 1995. "The free flap and plate in oromandibular reconstruction: Long-term review and indications." Plast Reconstr Surg 95: 1018–1028.
249. Davidson J, Boyd B, Gullane P, et al. 1991. "A comparison of the results following oromandibular reconstruction using a radial forearm flap with either radial bone or a reconstruction plate." Plast Reconstr Surg 88: 201–208.
250. Head C, Alam D, Sercarz JA, et al. 2003. "Microvascular flap reconstruction of the mandible: A comparison of bone grafts and bridging plates for restoration of mandibular continuity." Otolaryngol Head Neck Surg 129: 48–54.
251. Alonso del Hoyo J, Fernandez Sanroman J, Rubio Bueno P, et al. 1994. "Primary mandibular reconstruction with bridging plates." J Craniomaxillofac Surg 22: 43–48.
252. Pogrel MA. 2010. "Who was Andy Gump?" J Oral Maxillofac Surg 68: 654–657.
253. Steckler RM, Edgerton MT, and Gogel W. 1974. "Andy Gump." Am J Surg 128: 545–547.
254. Hannam AG, Stavness IK, Lloyd JE, et al. 2010. "A comparison of simulated jaw dynamics in models of segmental mandibular resection versus resection with alloplastic reconstruction." J Prosthet Dent 104: 191–198.
255. Hidalgo DA. 1989. "Titanium miniplate fixation in free flap mandible reconstruction." Ann Plast Surg 23: 498–507.
256. Robey AB, Spann ML, McAuliff TM, et al. 2008. "Comparison of miniplates and reconstruction plates in fibular flap reconstruction of the mandible." Plast Reconstr Surg 122: 1733–1738.
257. Futran ND, Urken ML, Buchbinder D, et al. 1995. "Rigid fixation of vascularized bone grafts in mandibular reconstruction." Arch Otolaryngol Head Neck Surg 121: 70–76.
258. Knott PD, Suh JD, Nabili V, et al. 2007. "Evaluation of hardware-related complications in vascularized bone grafts with locking mandibular reconstruction plate fixation." Arch Otolaryngol Head Neck Surg 133: 1302–1306.
259. Farwell DG, Kezirian EJ, Heydt JL, et al. 2006. "Efficacy of small reconstruction plates in vascularized bone graft mandibular reconstruction." Head Neck 28: 573–579.
260. Eppley BL. 2005. "Use of resorbable plates and screws in pediatric facial fractures." J Oral Maxillofac Surg 63: 385–391.
261. Burger BW. 2010. "Use of ultrasound-activated resorbable poly-D-L-lactide pins (SonicPins) and foil panels (Resorb-X) for horizontal bone augmentation of the maxillary and mandibular alveolar ridges." J Oral Maxillofac Surg 68: 1656–1661.
262. Quereshy FA, Dhaliwal HS, El SA, et al. 2010. "Resorbable screw fixation for cortical onlay bone grafting: A pilot study with preliminary results." J Oral Maxillofac Surg 68: 2497–2502.
263. Chacon GE, Ellis JP, Kalmar JR, et al. 2004. "Using resorbable screws for fixation of cortical onlay bone grafts: An in vivo study in rabbits." J Oral Maxillofac Surg 62: 1396–1402.
264. Ricalde P, Caccamese J, Norby C, et al. 2008. "Strength analysis of 6 resorbable implant systems: Does heating affect the stress-strain curve?" J Oral Maxillofac Surg 66: 2493–2497.
265. Reichwein A, Schicho K, Moser D, et al. 2009. "Clinical experiences with resorbable ultrasonic-guided, angle-stable osteosynthesis in the panfacial region." J Oral Maxillofac Surg 67: 1211–1217.
266. Nocini PF, Saia G, Bettini G, et al. 2009. "Vascularized fibula flap reconstruction of the mandible in bisphosphonate-related osteonecrosis." Eur J Surg Oncol 35: 373–379.
267. Futran ND. 2009. "Maxillofacial trauma reconstruction." Facial Plast Surg Clin North Am 17: 239–251.
268. Engroff SL, and Kim DD. 2007. "Treating bisphosphonate osteonecrosis of the jaws: Is there a role for resection and vascularized reconstruction?" J Oral Maxillofac Surg 65: 2374–2385.
269. Patel V, McLeod NM, Rogers SN, et al. 2011. "Bisphosphonate osteonecrosis of the jaw—A literature review of UK policies versus international policies on bisphosphonates, risk factors and prevention." Br J Oral Maxillofac Surg 49: 251–257.
270. Khan AA, Sandor GK, Dore E, et al. 2008. "Canadian consensus practice guidelines for bisphosphonate associated osteonecrosis of the jaw." J Rheumatol 35: 1391–1397.
271. Slough CM, Woo BM, Ueeck BA, et al. 2008. "Fibular free flaps in the management of osteomyelitis of the mandible." Head Neck 30: 1531–1534.

272. Chepeha DB, Khariwala SS, Chanowski EJ, et al. 2010. "Thoracodorsal artery scapular tip autogenous transplant: vascularized bone with a long pedicle and flexible soft tissue." Arch Otolaryngol Head Neck Surg 136: 958–964.
273. 2Iseli TA, Yelverton JC, Iseli CE, et al. 2009. "Functional outcomes following secondary free flap reconstruction of the head and neck." Laryngoscope 119: 856–860.
274. Buchbinder D, and St Hilaire H. 2006. "The use of free tissue transfer in advanced osteoradionecrosis of the mandible." J Oral Maxillofac Surg 64: 961–964.
275. Mehra P, Van Heukelom E, and Cottrell DA. 2009. "Rigid internal fixation of infected mandibular fractures." J Oral Maxillofac Surg 67: 1046–1051.
276. Koury ME, Perrott DH, and Kaban LB. 1994. "The use of rigid internal fixation in mandibular fractures complicated by osteomyelitis." J Oral Maxillofac Surg 52: 1114–1119.
277. Koury M, and Ellis E, 3rd. 1992. "Rigid internal fixation for the treatment of infected mandibular fractures." J Oral Maxillofac Surg 50: 434–443; discussion 443–434.
278. Otto S, Abu-Id MH, Fedele S, et al. 2010. "Osteoporosis and bisphosphonates-related osteonecrosis of the jaw: Not just a sporadic coincidence—A multi-centre study." J Craniomaxillofac Surg 39: 272–277.
279. Ruggiero SL, Dodson TB, Assael LA, et al. 2009. "American Association of Oral and Maxillofacial Surgeons position paper on bisphosphonate-related osteonecrosis of the jaw—2009 update." Aust Endod J 35: 119–130.
280. Pautke C, Bauer F, Tischer T, et al. 2009. "Fluorescence-guided bone resection in bisphosphonate-associated osteonecrosis of the jaws." J Oral Maxillofac Surg 67: 471–476.
281. Patel RS, McCluskey SA, Goldstein DP, et al. 2010. "Clinicopathologic and therapeutic risk factors for perioperative complications and prolonged hospital stay in free flap reconstruction of the head and neck." Head Neck 32: 1345–1353.
282. Shaari CM, Buchbinder D, Costantino PD, et al. 1998. "Complications of microvascular head and neck surgery in the elderly." Arch Otolaryngol Head Neck Surg 124: 407–411.
283. Bak M, Jacobson AS, Buchbinder D, et al. 2010. "Contemporary reconstruction of the mandible." Oral Oncol 46: 71–76.
284. Wolff KD, Holzle F, and Eufinger H. 2003. "The radial forearm flap as a carrier for the osteocutaneous fibula graft in mandibular reconstruction." Int J Oral Maxillofac Surg 32: 614–618.
285. Morrison A, and Brady J. 2010. "Mandibular reconstruction using nonvascularized autogenous bone grafting." Curr Opin Otolaryngol Head Neck Surg 18: 227–231.
286. Lawson W, and Biller HF. 1982. "Mandibular reconstruction: Bone graft techniques." Otolaryngol Head Neck Surg 90: 589–594.
287. Carlson ER, Marx RE. 1996. "Part II. Mandibular reconstruction using cancellous cellular bone grafts." J Oral Maxillofac Surg 54: 889–897.
288. Marx RE, Snyder RM, and Kline SN. 1979. "Cellular survival of human marrow during placement of marrow-cancellous bone grafts." J Oral Surg 37: 712–718.
289. 2Zenn MR, Hidalgo DA, Cordeiro PG, et al. 1997. "Current role of the radial forearm free flap in mandibular reconstruction." Plast Reconstr Surg 99: 1012–1017.
290. Takushima A, Harii K, Asato H, et al. 2001. "Mandibular reconstruction using microvascular free flaps: A statistical analysis of 178 cases." Plast Reconstr Surg 108: 1555–1563.
291. Kroll SS, Robb GL, Miller MJ, et al. 1998. "Reconstruction of posterior mandibular defects with soft tissue using the rectus abdominis free flap." Br J Plast Surg 51: 503–507.
292. Hanasono MM, Zevallos JP, Skoracki RJ, et al. 2010. "A prospective analysis of bony versus soft-tissue reconstruction for posterior mandibular defects." Plast Reconstr Surg 125: 1413–1421.
293. Alvi A, and Myers EN. 1996. "Skin graft reconstruction of the composite resection defect." Head Neck 18: 538–543; discussion 543–534.
294. Iino M, Fukuda M, Nagai H, et al. 2009. "Evaluation of 15 mandibular reconstructions with Dumbach Titan Mesh-System and particulate cancellous bone and marrow harvested from bilateral posterior ilia." Oral Surg Oral Med Oral Pathol Oral Radiol Endod 107: e1–8.
295. Potter JK, and Dierks EJ. 2008. "Vascularized options for reconstruction of the mandibular condyle." Semin Plast Surg 22: 156–160.
296. Tang W, Long J, Feng F, et al. 2009. "Condyle replacement after tumor resection: Comparison of individual prefabricated titanium implants and costochondral grafts." Oral Surg Oral Med Oral Pathol Oral Radiol Endod 108: 147–152.
297. Nahabedian MY, Tufaro A, and Manson PN. 2001. "Improved mandible function after hemimandibulectomy, condylar head preservation, and vascularized fibular reconstruction." Ann Plast Surg 46: 506–510.
298. Guyot L, Richard O, Layoun W, et al. 2004. "Long–term radiological findings following reconstruction of the condyle with fibular free flaps." J Craniomaxillofac Surg 32: 98–102.
299. Engroff SL. 2005. "Fibula flap reconstruction of the condyle in disarticulation resections of the mandible: A case report and review of the technique." Oral Surg Oral Med Oral Pathol Oral Radiol Endod 100: 661–665.
300. Khariwala SS, Chan J, Blackwell KE, et al. 2007. "Temporomandibular joint reconstruction using a vascularized bone graft with Alloderm." J Reconstr Microsurg 23: 25–30.
301. Gonzalez-Garcia R, Naval-Gias L, Rodriguez-Campo FJ, et al. 2008. "Vascularized fibular flap for reconstruction of the condyle after mandibular ablation." J Oral Maxillofac Surg 66: 1133–1137.
302. Gonzalez-Garcia R, Naval-Gias L, Rodriguez-Campo FJ, et al. 2007. "Predictability of the fibular flap for the reconstruction of the condyle following mandibular ablation." Br J Oral Maxillofac Surg 45: 253.

303. Petruzzelli GJ, Cunningham K, and Vandevender D. 2007. "Impact of mandibular condyle preservation on patterns of failure in head and neck cancer." Otolaryngol Head Neck Surg 137: 717–721.
304. Infante-Cossio P, Torres-Lagares D, Martinez-de-Fuentes R, et al. 2006. "Dental restoration with endosseous implants after mandibular reconstruction using a fibula free flap and TMJ prosthesis: A patient report." Int J Oral Maxillofac Implants 21: 481–485.
305. Mercuri LG, and Swift JQ. 2009. "Considerations for the use of alloplastic temporomandibular joint replacement in the growing patient." J Oral Maxillofac Surg 67: 1979–1990.
306. Wolford LM, Dingwerth DJ, Talwar RM, et al. 2003. "Comparison of 2 temporomandibular joint total joint prosthesis systems. J Oral Maxillofac Surg 61: 685–690; discussion 690.
307. Mercuri LG, Edibam NR, and Giobbie-Hurder A. 2007. "Fourteen-year follow-up of a patient-fitted total temporomandibular joint reconstruction system." J Oral Maxillofac Surg 65: 1140–1148.
308. Westermark A, Koppel D, and Leiggener C. 2006. "Condylar replacement alone is not sufficient for prosthetic reconstruction of the temporomandibular joint." Int J Oral Maxillofac Surg 35: 488–492.
309. Moreno MA, Skoracki RJ, Hanna EY, et al. 2010. "Microvascular free flap reconstruction versus palatal obturation for maxillectomy defects." Head Neck 32: 860–868.
310. Irish J, Sandhu N, Simpson C, et al. 2009. "Quality of life in patients with maxillectomy prostheses." Head Neck 31: 813–821.
311. Kermer C, Poeschl PW, Wutzl A, et al. 2008. "Surgical treatment of squamous cell carcinoma of the maxilla and nasal sinuses." J Oral Maxillofac Surg 66: 2449–2453.
312. Eckardt A, Teltzrow T, Schulze A, et al. 2007. "Nasalance in patients with maxillary defects—Reconstruction versus obturation." J Craniomaxillofac Surg 35: 241–245.
313. Schmidt BL, Pogrel MA, Young CW, et al. 2004. "Reconstruction of extensive maxillary defects using zygomaticus implants." J Oral Maxillofac Surg 62: 82–89.
314. Arce K. 2007. "Buccal fat pad in maxillary reconstruction." Atlas Oral Maxillofac Surg Clin North Am 15: 23–32.
315. Cheung LK, Samman N, and Tideman H. 1994. "Reconstructive options for maxillary defects." Ann R Australas Coll Dent Surg 12: 244–251.
316. Fernandes R. 2007. "Reconstruction of maxillary defects with the radial forearm free flap." Atlas Oral Maxillofac Surg Clin North Am 15: 7–12.
317. Triana RJ, Jr., Uglesic V, Virag M, et al. 2000. "Microvascular free flap reconstructive options in patients with partial and total maxillectomy defects." Arch Facial Plast Surg 2: 91–101.
318. Brown JS, and Shaw RJ. 2010. "Reconstruction of the maxilla and midface: Introducing a new classification." Lancet Oncol 11: 1001–1008.
319. Valentini V, Gennaro P, Torroni A, et al. 2009. "Scapula free flap for complex maxillofacial reconstruction." J Craniofac Surg 20: 1125–1131.
320. Clark JR, Vesely M, and Gilbert R. 2008. "Scapular angle osteomyogenous flap in postmaxillectomy reconstruction: Defect, reconstruction, shoulder function, and harvest technique." Head Neck 30: 10–20.
321. Cohen A, Laviv A, Berman P, et al. 2009. "Mandibular reconstruction using stereolithographic 3-dimensional printing modeling technology." Oral Surg Oral Med Oral Pathol Oral Radiol Endod 108: 661–666.
322. Chow LK, and Cheung LK. 2007. "The usefulness of stereomodels in maxillofacial surgical management." J Oral Maxillofac Surg 65: 2260–2268.
323. Bell RB, Weimer KA, Dierks EJ, et al. 2011. "Computer planning and intraoperative navigation for palatomaxillary and mandibular reconstruction with fibular free flaps." J Oral Maxillofac Surg 69: 724–732.
324. Xia JJ, Phillips CV, Gateno J, et al. 2006. "Cost–effectiveness analysis for computer–aided surgical simulation in complex cranio–maxillofacial surgery." J Oral Maxillofac Surg 64: 1780–1784.
325. Juergens P, Krol Z, Zeilhofer HF, et al. 2009. "Computer simulation and rapid prototyping for the reconstruction of the mandible." J Oral Maxillofac Surg 67: 2167–2170.
326. Hirsch DL, Garfein ES, Christensen AM, et al. 2009. "Use of computer-aided design and computer-aided manufacturing to produce orthognathically ideal surgical outcomes: A paradigm shift in head and neck reconstruction." J Oral Maxillofac Surg 67: 2115–2122.
327. Leiggener C, Messo E, Thor A, et al. 2009. "A selective laser sintering guide for transferring a virtual plan to real time surgery in composite mandibular reconstruction with free fibula osseous flaps." Int J Oral Maxillofac Surg 38: 187–192.
328. Bell RB, and Markiewicz MR. 2009. "Computer-assisted planning, stereolithographic modeling, and intraoperative navigation for complex orbital reconstruction: A descriptive study in a preliminary cohort." J Oral Maxillofac Surg 67: 2559–2570.
329. Bell RB. 2010. "Computer planning and intraoperative navigation in cranio-maxillofacial surgery." Oral Maxillofac Surg Clin North Am 22: 135–156.
330. Varol A, and Basa S. 2009. "The role of computer-aided 3D surgery and stereolithographic modelling for vector orientation in premaxillary and trans-sinusoidal maxillary distraction osteogenesis." Int J Med Robot 5: 198–206.
331. Gateno J, Xia JJ, Teichgraeber JF, et al. 2007. "Clinical feasibility of computer-aided surgical simulation (CASS) in the treatment of complex cranio-maxillofacial deformities." J Oral Maxillofac Surg 65: 728–734.
332. Jayaratne YS, Zwahlen RA, Lo J, et al. 2010. "Computer-aided maxillofacial surgery: An update." Surg Innov 17: 217–225.
333. Orentlicher G, Goldsmith D, and Horowitz A. 2010. "Applications of 3-dimensional virtual computerized tomography technology in oral and maxillofacial surgery: Current therapy." J Oral Maxillofac Surg 68: 1933–1959.

334. Lubbers HT, Obwegeser JA, Matthews F, et al. 2011. "A simple and flexible concept for computer-navigated surgery of the mandible." J Oral Maxillofac Surg 69: 924–930.
335. Farina R, Plaza C, and Martinovic G. 2009. "New transference technique of position of mandibular reconstructing plates using stereolithographic models." J Oral Maxillofac Surg 67: 2544–2548.
336. Xia JJ, Gateno J, and Teichgraeber JF. 2009. "A new paradigm for complex midface reconstruction: A reversed approach." J Oral Maxillofac Surg 67: 693–703.
337. Ludlow JB, and Ivanovic M. 2008. "Comparative dosimetry of dental CBCT devices and 64–slice CT for oral and maxillofacial radiology." Oral Surg Oral Med Oral Pathol Oral Radiol Endod 106: 106–114.
338. Suomalainen A, Kiljunen T, Kaser Y, et al. 2009. "Dosimetry and image quality of four dental cone beam computed tomography scanners compared with multislice computed tomography scanners." Dentomaxillofac Radiol 38: 367–378.
339. Schutyser F, and van Cleynenbreugel J. 2009. "From 3-D volumetric computer tomography to 3-D cephalometry." In: Three-Dimensional Cephalometry: A Color Atlas and Manual, Swennen GRJ, Schutyser F, and Hausamen J-E, eds., 2–11. Berlin: Springer.
340. Cavalcanti MG, Santos DT, Perrella A, et al. 2004. "CT-based analysis of malignant tumor volume and localization. A preliminary study." Braz Oral Res 18: 338–344.
341. Schon R, Metzger MC, Weyer N, et al. 2007. "Microplate osteosynthesis of orbital floor fractures." Br J Oral Maxillofac Surg 45: 165.
342. Jaquiery C, Aeppli C, Cornelius P, et al. 2007. "Reconstruction of orbital wall defects: Critical review of 72 patients." Int J Oral Maxillofac Surg 36: 193–199.
343. Rohner D, Hutmacher DW, Cheng TK, et al. 2003. "In vivo efficacy of bone-marrow-coated polycaprolactone scaffolds for the reconstruction of orbital defects in the pig." J Biomed Mater Res B Appl Biomater 66: 574–580.
344. Gellrich NC, Schramm A, Hammer B, et al. 2002. "Computer-assisted secondary reconstruction of unilateral posttraumatic orbital deformity." Plast Reconstr Surg 110: 1417–1429.
345. Hammer B, Kunz C, Schramm A, et al. 1999. "Repair of complex orbital fractures: Technical problems, state-of-the-art solutions and future perspectives." Ann Acad Med Singapore 28: 687–691.
346. Hammer B, and Prein J. 1995. "Correction of post-traumatic orbital deformities: Operative techniques and review of 26 patients." J Craniomaxillofac Surg 23: 81–90.
347. Metzger MC, Schon R, Tetzlaf R, et al. 2007. "Topographical CT-data analysis of the human orbital floor." Int J Oral Maxillofac Surg 36: 45–53.
348. Metzger MC, Schon R, Schulze D, et al. 2006. "Individual preformed titanium meshes for orbital fractures." Oral Surg Oral Med Oral Pathol Oral Radiol Endod 102: 442–447.
349. Metzger MC, Schon R, Weyer N, et al. 2006. "Anatomical 3-dimensional pre-bent titanium implant for orbital floor fractures." Ophthalmology 113: 1863–1868.
350. Christensen AM. 2007. "Tactile surgical planning using patient-specific anatomic models." In: Distraction Osteogenesis of the Facial Skeleton, Bell WH, and Guerrero CA, eds. Hamilton: BC Decker.
351. Derand P, and Hirsch JM. 2009. "Virtual bending of mandibular reconstruction plates using a computer-aided design." J Oral Maxillofac Surg 67: 1640–1643.
352. Marchetti C, Bianchi A, Muyldermans L, et al. 2011. "Validation of new soft tissue software in orthognathic surgery planning." Int J Oral Maxillofac Surg 40: 26–32.
353. Pohlenz P, Blake F, Blessmann M, et al. 2009. "Intraoperative cone–beam computed tomography in oral and maxillofacial surgery using a C-arm prototype: First clinical experiences after treatment of zygomaticomaxillary complex fractures." J Oral Maxillofac Surg 67: 515–521.
354. Heiland M, Schulze D, Blake F, et al. 2005. "Intraoperative imaging of zygomaticomaxillary complex fractures using a 3D C-arm system." Int J Oral Maxillofac Surg 34: 369–375.
355. Santler G, Karcher H, and Ruda C. 1998. "Indications and limitations of three-dimensional models in cranio-maxillofacial surgery." J Craniomaxillofac Surg 26: 11–16.

14

Reconstrução de Tecidos Moles

Dongsoo David Kim, DMD, MD, FACS
Daniel Petrisor, DMD, MD

INTRODUÇÃO

É fundamental compreender as possíveis complicações associadas à reconstrução de tecidos moles da cabeça e pescoço. Isso permite que o cirurgião preveja eventos indesejáveis e tome as medidas para tratá-los ou preveni-los. As complicações da reconstrução de tecidos moles podem ser divididas em duas categorias gerais: as que envolvem o local receptor e as que envolvem o local doador. As complicações do local receptor são necrose total ou parcial do retalho, infecção, fístula, deiscência da linha de sutura e hematoma ou seroma. As complicações do local doador são semelhantes e podem incluir hematoma ou seroma, infecção, má cicatrização e outras complicações específicas baseadas no local doador em particular. Este capítulo analisa as complicações associadas aos retalhos miocutâneos usados comumente e com vários retalhos livres específicos e prevenção geral e conduta nessas complicações.

COMPLICAÇÕES EM RETALHOS PEDICULADOS DE TECIDO MOLE

Retalho Miocutâneo do Músculo Peitoral Maior

O retalho miocutâneo do músculo peitoral maior (RMPM) é tradicionalmente uma das principais opções de reconstrução da cavidade bucal, da parte oral da faringe e dos defeitos cutâneos da cabeça e pescoço. Pode ser usado com uma ilha de pele ou como retalho miofascial. Embora sua popularidade tenha diminuído nas últimas duas décadas com o uso difundido e a confiabilidade dos retalhos livres microvasculares, o RMPM ainda tem um papel importante na reconstrução de cabeça e pescoço. A utilização desse retalho agora é importante nos procedimentos de recuperação depois de falha de retalho livre, como cobertura de volume muscular dos grandes vasos do pescoço e em circunstâncias em que a reconstrução microcirúrgica é contraindicada ou não há profissionais especializados.

A taxa geral de complicações do RMPM chega, segundo os relatos, a 44 até 63%.[1-5] A maioria das complicações são consideradas pequenas, e o tratamento da ferida em geral é suficiente para resolver a maior parte delas.[1] Deiscência da ferida, necrose das bordas do retalho, infecção local, seromas, hematomas, problemas no local doador e fístulas são possíveis complicações menores. Essas complicações não são exclusivas do RMPM e podem sobrevir com qualquer método de reconstrução, em especial nos pacientes comprometidos clinicamente, desnutridos e com câncer de cabeça e pescoço menos que o ideal para cirurgia.[1]

Embora as taxas gerais de complicação sejam altas, a maioria dos estudos mostra taxa complicações maiores relativamente baixa com o RMPM, que varia de 2,4 a 4%.[1,6,7] A necrose total ou parcial do retalho superior a 25% são duas complicações maiores possíveis [Fig. 14.1 (a), (b)]. A melhor sobrevida de retalhos cutâneos pode ser obtida delineando o retalho a permanecer sobre o músculo peitoral maior e minimizando

Management of Complications in Oral and Maxillofacial Surgery, First Edition. Edited by Michael Miloro, Antonia Kolokythas.

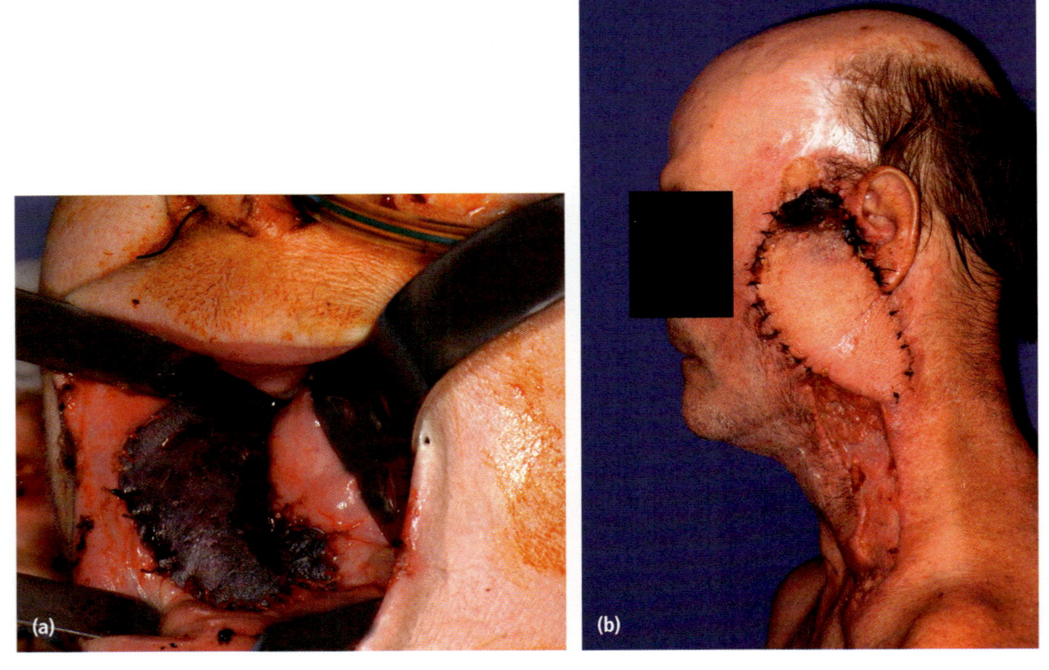

Fig. 14.1. (a) Perda total do retalho livre radial do antebraço, que reveste um defeito mandibular direito. (b) Perda parcial de retalho miocutâneo do peitoral maior, que reveste a região periauricular.

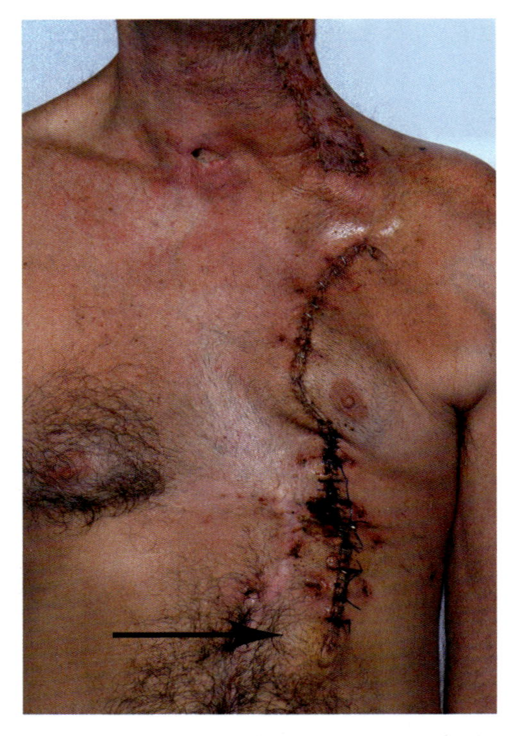

Fig. 14.2. Extensão da coleta do retalho cutâneo sobre a bainha do músculo reto (seta), resultando em perda parcial [ver Fig. 14.1(b)].

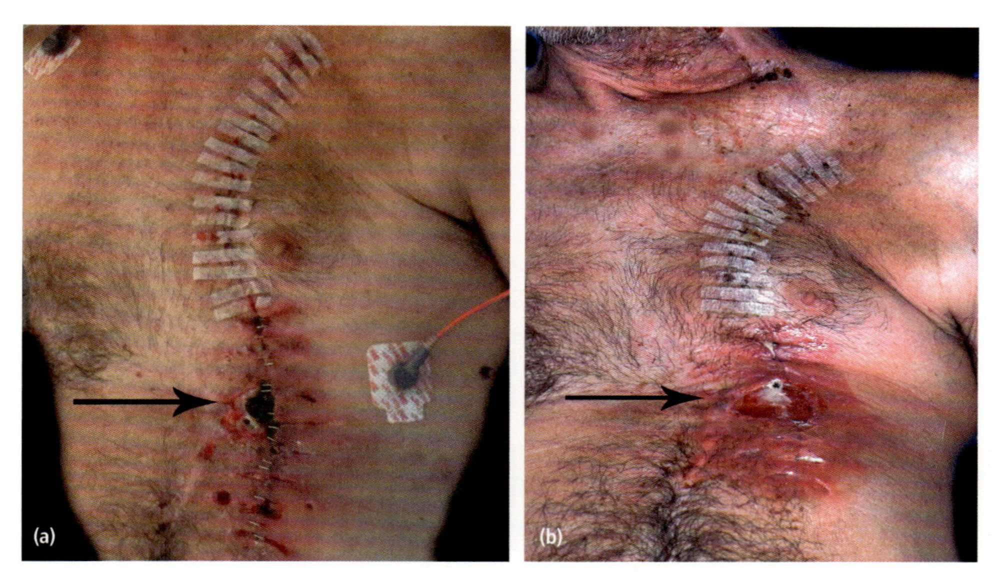

Fig. 14.3. (a) Colapso da ferida no local doador (seta) devido ao fechamento primário com tensão. (b) Ferida no local doador depois de remoção dos grampos e desbridamento do tecido necrótico.

sua extensão sobre a bainha do músculo reto anterior (Fig. 14.2), com a excisão meticulosa ao redor do retalho de pele, sem uso de cautério monopolar e prendendo o retalho ao músculo e à fáscia subjacente com suturas provisórias.[7]

Dependendo do tamanho do retalho de pele necessário para o defeito, o fechamento primário do retalho do peitoral maior pode não ser possível. Esse problema é mais provável em pacientes muito magros do gênero masculino. O enxerto de espessura parcial pode ser necessário para o fechamento desses locais doadores. Isso é preferido com relação ao colapso tardio da ferida devido ao fechamento primário com tensão excessiva [(Fig. 14.3(a), (b)].[8]

Retalho Submentual em Ilha

O retalho submentual em ilha é uma opção viável para defeitos de cabeça e pescoço. Sua localização cervical assegura boa combinação de cor e textura para a reconstrução facial. Esse retalho baseia-se na artéria submentual, ramo homogêneo da artéria facial; a drenagem venosa se dá pela veia submandibular na veia facial.[9,10] A excisão do pedículo permite a boa mobilidade do retalho. Esse retalho também pode ser coletado em fluxo inverso, dependendo da irrigação da artéria angular.[11] Um estudo que comparou os dois padrões de retalhos submentuais mostrou taxa de sucesso de 95% e 94,4% para o retalho da artéria submentual em ilha e o retalho inverso da artéria submentual respectivamente.

As complicações relatadas com esse retalho são interrupções da drenagem venosa, perda parcial ou total do retalho, hematoma embaixo do retalho e lesão do nervo mandibular marginal.[12] Em uma série, seis de nove casos tiveram interrupção da drenagem venosa depois de elevação do retalho, mas isso não causou sua perda.[9] O problema foi superado em 4 a 5 dias sem qualquer intervenção.

Sterne et al. descreveram o uso de retalho submentual em ilha em 12 pacientes em reconstrução intrabucal.[12] Um paciente teve perda parcial do retalho, um teve perda total, teve hematoma sob o retalho e dois tiveram lesão do nervo mandibular marginal. Para abordar o problema da lesão nervosa, Sterne et al. recomendam a identificação e preservação do nervo mandibular marginal antes de elevar o retalho, o que ajuda evitar lesões acidentais. Outros defendem permanecer próximo da região posterior do platisma do ângulo da mandíbula até a região mediana do corpo ao fazer a incisão do limite superior ipsilaleral do retalho. Isso protege bem o nervo e torna desnecessário identificá-lo.[13]

Retalho Paramediano da Fronte

A pele da fronte é reconhecida como local doador ideal para *resurfacing* do nariz, por causa da boa combinação cor e textura, assim como de sua localização anatômica favorável. O retalho paramediano da fronte é, portanto, bastante usado para reconstrução nasal. As complicações associadas ao retalho paramediano da fronte são raras, porque a irrigação sanguínea axial superficial tem vascularização robusta.

A excelente vascularização desse retalho torna incomum a necrose distal do retalho e reduz acentuadamente o risco de infecção. Essa característica do retalho paramediano da fronte também é responsável por sua complicação mais comum, qual seja, formação de hematoma. Com frequência, a região distal do retalho é removida de seu músculo e tecido subcutâneo e tem propensão para o sangramento pós-operatório.[14] Pode haver um espaço morto entre o retalho afinado e o defeito nasal subjacente, que é uma área em que pode haver formação de hematoma. Para evitar essa complicação, é preciso prestar muita atenção à hemostasia em toda a área da superfície cruenta do retalho. As bandagens de compressão com aplicadas com várias suturas de reforço passando por toda a espessura do retalho até a passagem nasal e de volta podem ser benéficas se a hemorragia for significativa.[14] Contudo, os curativos de reforço não são usados rotineiramente, porque podem prejudicar a circulação para a parte distal do retalho.

COMPLICAÇÕES DOS RETALHOS LIVRES MICROVASCULARES

A transferência de tecido livre microvascular (TTLM) depois de extirpação de tumor ou de traumatismo é extremamente confiável para obter a reconstrução bem-sucedida de cabeça e pescoço. Antes de todas as vantagens da TTLM está a possibilidade de construir o retalho doador de acordo com as necessidades específicas do local de ablação. Por exemplo, um retalho radial do antebraço fino e flexível seria ideal para um defeito do assoalho da boca ou da língua, enquanto o volume muscular e o grande retalho de pele do reto do abdome podem ser melhores para defeitos de glossectomia total ou maxilectomia. Os retalhos pediculados descritos antes neste capítulo são menos adequados para defeitos que precisam de volume extremo de tecido ou de tecido muito fino, flexível e móvel.

Devido ao aumento do tempo cirúrgico e à necessidade de especialização técnica, a TTLM é percebida, com frequência como menos confiável e de maior custo do que o retalho rotacional. Contudo, vários estudos que compararam a TTLM com retalhos rotacionais para reconstrução de cabeça e pescoço sugeriram que talvez isso não seja verdadeiro. Brown et al. mostraram que o risco de complicações pós-operatórias em pacientes submetidos à reconstrução com retalho livre não foi expressivamente maior do que os pacientes compatíveis que receberam retalho pediculado.[15] Seus dados sugerem uma tendência de menor estadia na unidade de terapia intensiva (UTI) e hospital com a TTLM, embora as diferenças não tenham sido estatisticamente significativa. Além disso, várias revisões identificaram que o retalho miocutâneo do peitoral maior tem maior risco de complicações pós-operatórias graves, como fístula, perda do retalho, infecção e hematoma, em comparação com os retalhos radiais do antebraço e do reto do abdome.[16,17]

As desvantagens da TTLM incluem as exigências técnicas da equipe cirúrgica, do pessoal da sala de cirurgia, do anestesista e da UTI. O tempo de anestesia inicial para TTLM é maior do que para as reconstruções não microvasculares, mas os estudos demonstraram que o custo geral, o tempo de hospitalização e de internação na UTI e a incidência de complicações não aumentam substancialmente com a TTLM.[15,18] A possibilidade de perda total do retalho também é uma desvantagem distinta da TTLM. Mesmo os microcirurgiões mais experientes terão falhas, em geral por causa de trombose. No entanto, como já mencionado, os retalhos radiais do antebraço e do músculo reto do abdome demonstraram menor incidência de perda do retalho que o miocutâneo do peitoral maior.[16,17] Vários estudos grandes mostraram incidência de 0,8 a 2,9% de falha do retalho livre e de 3% de necrose parcial do retalho.[19,20] A situação atual da TTLM evoluiu de um procedimento radical e de último recurso, com alta taxa de fracasso no primeiro e uma escolha mais confiável em muitos tipos de reconstrução de tecidos moles da cabeça e pescoço.

Os estados de hipercoagulação são a única contraindicação verdadeira para a TTLM (Tabela 14.1).[21] Isso inclui doenças como policitemia, trombocitose e, possivelmente, anemia falciforme. O risco de trombose nessas condições é muito alto para justificar a TTLM. As pacientes que recebem o medicamento antiestrógeno tamoxifeno para prevenção ou tratamento de câncer de mama devem suspender esse medicamento antes da cirurgia, porque se sabe que tem atividade trombogênica.[22] Além disso, os fumantes devem ser encorajados a parar pelo menos uma semana antes da cirurgia por motivos semelhantes, além do risco de menor perfusão do retalho e problemas gerais de cicatrização da ferida.

Não se demonstrou que a idade seja um fator de risco significativo de complicações pós-operatórias com TTLM. Embora os estudos tenham implicado que a idade avançada acarreta maior disco de permanência prolongada no hospital, de complicações e óbito durante a internação,[23,24] outros não demonstraram dife-

Tabela 14.1. Estados de hipercoagulação.

HEREDITÁRIO	ADQUIRIDO
Deficiência de antitrombina III	Imobilização prolongada
Deficiência de proteína C	Gravidez
Deficiência de proteína S	Cirurgia/traumatismo
Resistência à proteína ativada	Anticoncepcionais orais/antiestrógenos
Fator V de Leiden	Homocistinúria
Disfibrinogenemia	Deficiência de vitamina K
Deficiência de ativador de plasminogênio	Coagulação intravascular disseminada
Deficiência de plasminogênio	Tabagismo
Deficiência de fator XII	Síndrome nefrótica
Policitemia	L-asparaginase
Trombocitose	Diabetes mellitus
Anemia falciforme	Hiperlipidemia
Deficiência de cofator II da heparina	Doença oncológica
	Lúpus anticoagulante
	Anticorpo anticardiolipina

rença significativa depois de cirurgia de reconstrução maior de cabeça e pescoço.[25] Porém, a idade avançada é associada a doença aterosclerótica e maior fragilidade vascular, que pode ser um problema específico, embora não absoluto na TTLM. A aterosclerose é mais problemática ao avaliar o paciente para a coleta de retalho da fíbula, por causa da preocupação com a perfusão da parte distal do membro inferior. Em qualquer caso, o efeito real da aterosclerose em uma anastomose microvascular não é conhecido. O diabetes *mellitus* predispõe os pacientes à doença microvascular e aterosclerose, que podem resultar em cicatrização tardia da ferida, infecção e possível perda do retalho.

Por fim, os pacientes pediátricos podem ter vasos com calibres muito pequenos e menos confiáveis, principalmente quando têm menos de 1 mm de diâmetro.

A conduta pós-operatória dos pacientes submetidos à TTLM é tão importante quanto a técnica cirúrgica. Os protocolos variam entre as instituições e não se baseiam em evidências científicas de eficácia, mas, sim, na preferência e experiência do cirurgião. Contudo, para minimizar complicações pós-operatórias, determinados padrões devem ser aplicados a todas as reconstruções com retalho livre, independentemente do lugar.

A pressão no pedículo microvascular deve ser evitada todas as vezes. Na reconstrução de cabeça e pescoço, tiras ou faixas circunferenciais, como as de traqueostomia ou de tendas de oxigênio podem comprimir facilmente os vasos do pescoço. Da mesma maneira, a distorção ou tensão indevida nos vasos deve ser evitada, em especial durante o pós-operatório imediato. A posição do pescoço que otimiza a geometria vascular deve ser estritamente mantida. Essa posição pode ser sustentada com sedação pós-operatória com assistência ventilatória. Um agente paralisante também pode ser acrescentado a esse tratamento farmacológico. A preferência do autor é não sedar a maioria dos pacientes no período pós-operatório, enquanto o paciente for capaz de compreender e seguir as instruções para manter a posição neutra da cabeça.

A hemodinâmica pode ser mantida o mais perto possível dos limites normais. Evitar a hiper ou hipotensão extrema é essencial para evitar hematomas, enquanto se mantém a perfusão do retalho. O equilíbrio da capacidade carreadora de oxigênio do sangue e sua viscosidade também devem ser atingidos. Embora haja pouca evidência científica, o hematócrito de 28 a 30% é, em geral, aceito como meta no período pós-operatório imediato.

Os protocolos de monitoração do retalho variam drasticamente entre as instituições. Embora existam várias modalidades de monitoração dos retalhos atualmente, na maioria das reconstruções bucomaxilofaciais, o retalho de pele pode ser imediatamente examinado e sua aparência clínica é o padrão atual de monitoração (Fig. 14.4). Os parâmetros avaliados são cor, capilares, enchimento, turgidez e calor. A frequência de avaliações pós-operatórias em série também varia por instituição, a cada uma até 4 horas. A frequência tem base

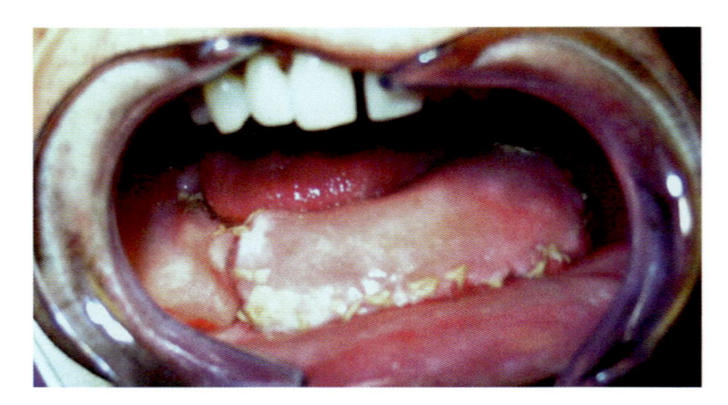

Fig. 14.4. Surgimento precoce no pós-operatório de retalho de pele saudável em reconstrução mandibular. Observe a cor e a textura natural da pele, com inchaço mínimo. Este retalho está mole, quente e tem bom enchimento capilar. (De Kim D e Ghali GE. "Postablative reconstruction techniques for oral cancer." *Oral and Maxillofacial Surgery Clinics of North America,* Vol. 18 No. 4, Elsevier, Nov. 2006, 573-604.)

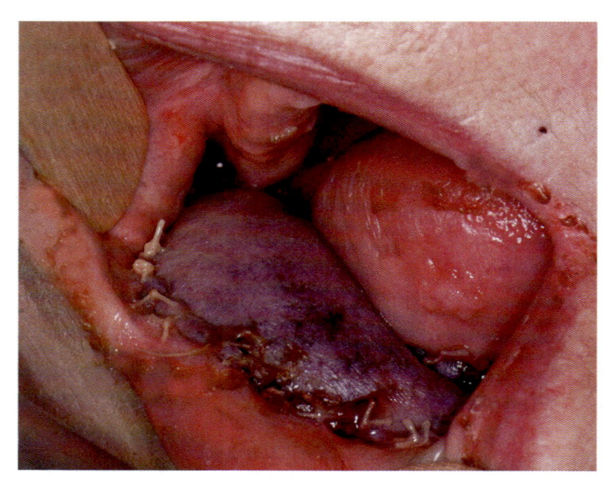

Fig. 14.5. Retalho radial do antebraço 3 dias depois da cirurgia mostrando sinais de congestão venosa. Observe a presença de edema significativo e aparência de equimose na pele. Um teste de punção nesse retalho resultaria em rápido retorno de sangue escuro.

no fato de que o tempo entre o início de um evento trombótico e seu reconhecimento pode ser crítico para o salvamento do retalho.[26] Em retalhos de pele de porco, o tempo crítico é 7 horas.[27] Entre 8 a 12 horas talvez não seja possível restabelecer a circulação do retalho.[28]

Possivelmente, o adjunto mais comum ao exame clínico é o teste de punção. Emprega-se uma agulha de calibre 25 no centro do retalho, avaliando-se a rapidez, a cor e a quantidade de retorno do sangue. Um retalho saudável expele sangue vermelho-vivo depois de ligeira demora (1 a 3 segundos). O retorno rápido de sangue escuro, combinado com equimose do retalho, sugere insuficiência venosa (Fig. 14.5). A consistência do sangue em retalho venoso congestionado foi comparada com a do óleo do cárter. Por fim, a ausência de retorno sanguíneo, com retalho frio ao toque e de cor pálida sugere trombose arterial. Embora esse exame muito usado esteja sujeito a muitos erros entre os observadores, pode ser uma ajuda valiosa na avaliação clínica.

A modalidade seguinte mais usada na monitoração do retalho é a sonda Doppler manual de superfície. O uso prático da sonda Doppler é basicamente para confirmar o fluxo arterial, mas se propôs sua capacidade de confirmar o fluxo venoso.[29] A observação de uma mudança no caráter das "fases" do sinal Doppler pode ajudar a identificar a falha iminente do retalho. No entanto, como as complicações trombóticas são, em geral, de natureza venosa, a utilidade desse métodos fica bastante limitada. Além disso, é preciso estar atento ao fato de os sinais Doppler obtidos no local de anastomose não serem confiáveis, devido à proximidade das artérias carótidas.

Como evitar Complicações no Estágio de Anastomose Vascular

Antes da anastomose vascular, o retalho deve ser inserido no defeito, e qualquer tunelização necessária para a passagem do pedículo deve ser realizada. Na reconstrução da cavidade bucal, o fechamento hermético do retalho com a mucosa oral deve ser obtido para evitar a complicação catastrófica de extravasamento de saliva e formação de fístula. A contaminação salivar da anastomose vascular resulta em trombose. As suturas tipo colchoeiro ou interrompidas não reabsorvíveis ou de reabsorção lenta (Vicryl®) proporcionam a eversão da borda da ferida e vedação hermética. Uma vez que a inserção estiver completa ou quase, presta-se atenção ao preparo dos vasos receptores e doadores.

Independentemente do tipo de vaso ou da técnica de anastomose, o preparo inicial de todos os vasos receptores é essencialmente o mesmo. É preciso ter cuidado extremo ao dissecar os vasos a serem utilizados. Em nenhum momento a parede do vaso deve ser apertada com algum instrumento. A única parte do vaso que pode ser manuseada é a túnica adventícia. A excisão descuidada pode resultar em vasos aparentemente intactos, que têm danos na túnica íntima que promoverão a formação de trombo.

É preciso ter cuidado especial durante a anastomose venosa, porque as paredes do vaso são muito mais finas e mais suscetíveis a danos por tração forte, excisão e outras manipulações. Devem ser usados movimentos menores e mais controlados para evitar danificar as veias.

Outra armadilha da anastomose venosa é a maior probabilidade de sutura na "parede posterior". A colocação de pinça de joalheiro no lúmen do vaso para facilitar a passagem da agulha ajuda a evitar esse erro. Alternativamente, um assistente habilidoso pode evitar a sutura da parede posterior aplicando um fluxo suave de solução salina heparinizada no lúmen do vaso para que ele fique abaulado durante a sutura. No entanto, essa técnica cria uma mudança na óptica do procedimento, porque o cirurgião precisa visualizar o vaso através do líquido, o que reduz a percepção e pode afetar a precisão da colocação da agulha.

Salvamento do Retalho

O retalho ameaçado deve ser identificado o mais cedo possível para aumentar a possibilidade de salvamento da reconstrução. Dependendo do tempo do evento trombótico, a reoperação é necessária para revisar uma ou mais das anastomoses microvasculares. Alternativamente, os métodos não cirúrgicos de salvamento podem ser indicados se o evento ocorrer no pós-operatório tardio. As técnicas de salvamento do retalho não são bem documentadas. Os procedimentos específicos dependem da situação clínica e da aparência dos vasos anastomosados.

Por exemplo, um hematoma em expansão no pescoço pode comprimir o efluxo venoso, fazendo com que pareça equimótico e edematoso. Nessa circunstância, o pescoço deve ser explorado, e o único procedimento de salvamento necessário é a evacuação do hematoma junto com coagulação bipolar ou clampeamento dos vasos que estão sangrando, para que o efluxo venoso seja restaurado. Contudo, em outras instâncias, pode ser necessário abrir e revisar as anastomoses venosas e arteriais. Em veias femorais de ratos, a maioria das tromboses venosas ocorreu em 24 horas desde a anastomose.[30] Em uma situação clínica, isso reduziria a trombose da anastomose venosa, o que justifica a exploração cirúrgica imediata.

Uma vez que a artéria ou veia trombosada é identificada, o comprimento dos vasos deve ser palpado para determinar a extensão do coágulo. No local do coágulo, a trombose é firme, ao passo que os vasos serão compressíveis proximal e distal a ele. Se a trombose não puder ser identificada por palpação, um teste de privação pode ser realizado ocluindo-se o lúmen do vaso a jusante, aplicando-se a movimento a montante e liberando a seguir (Fig. 14.6). O rápido enchimento do vaso em geral indica fluxo adequado.

Se a trombose estiver presente, a anastomose pode ser aberta removendo-se algumas ou todas as suturas ou excisando a anastomose existente. A área da trombose pode ser removida, tentando-se nova anastomose em um novo local, ou o trombo pode ser removido com catéteres de balão. Essa escolha de técnica depende da circunstância clínica, do comprimento e calibre do vaso e da qualidade da abertura nele existente. Por exemplo, se a trombose ocorreu devido a dano endotelial no local original da anastomose, essa parte da artéria ou veia deve ser removida e uma nova anastomose criada em local não danificado.

Outra situação que pode exigir revisão das anastomoses microvasculares é distorção ou compressão do pedículo vascular. Essa compressão pode ocorrer devido a hematoma, por fontes externas, como conexões traqueais ou má orientação do pedículo vascular no pescoço. É melhor evitar essas situações completamente, mas quando elas ocorrerem, deve-se reorientar o pedículo e suspendê-lo com suturas colocadas com cuida-

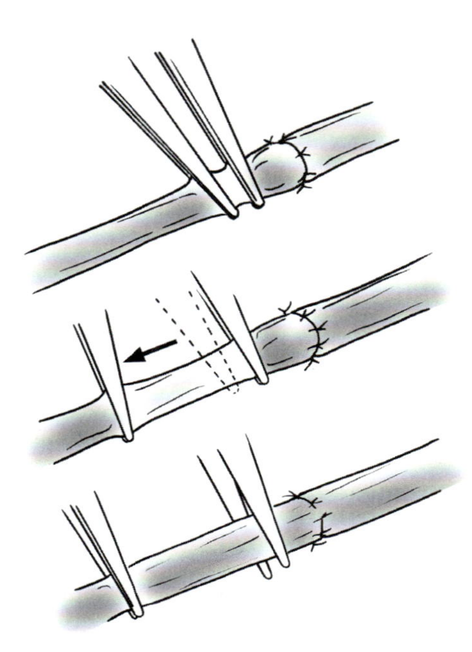

Fig. 14.6. Teste de privação (De: Kim D. "Microvascular free tissue reconstruction of the oral cavity." *Selected Readings in Oral and Maxillofacial Surgery,* Vol. 12 N. 4. Elsevier, August 2004,)

do. Alternativamente, a anastomose pode ser excisada, o vaso cortado e a anastomose revisada, ou escolhe-se outro vaso receptor para melhorar a geometria do pedículo.

Os tratamentos de exsanguinação devem ser analisados como opção para as anastomoses de retalhos venosos que não podem ser reparadas ou cujo reparo falhou. Essas modalidades mantêm a perfusão, permitindo a viabilidade continuada do tecido, enquanto ocorre a neovascularização. Esses tratamentos sabidamente são benéficos em reimplantações de dedo, mas a reconstrução da cabeça e pescoço requer exanguinação de uma área superficial muito maior de tecido, que pode levar à considerável perda de sangue e necessidade de transfusão. Na verdade, um artigo relatou que uma média de 13 unidades de hematócritos por paciente era necessária para manter as concentrações apropriadas de hemoglobina.[31] O tratamento com sanguessugas medicinais na TTLM de cabeça e pescoço deve ser feito com muito cuidado, para que as sanguessugas não migrem para o esôfago ou a laringe. Além disso, a profilaxia com antibióticos com penicilina antipseudomonas, ou uma fluoroquinolona deve ser instituída antes do tratamento com sanguessugas para evitar infecção por *Aeromonas hydrophila.*[32]

COMPLICAÇÕES DO LOCAL DOADOR DO RETALHO LIVRE MICROVASCULAR DEVIDO AO LOCAL DOADOR

A morbidade do local doador é uma grande preocupação para os cirurgiões de reconstrução. Diferentes locais doadores de retalho livre podem apresentar perfil de morbidade. Contudo, muitos dos retalhos mais usados, como o radial do antebraço, reto do abdome e anterolateral da coxa têm níveis bastante aceitáveis de morbidade pós-operatória, com poucos déficits a longo prazo.

Retalho Livre Radial do Antebraço

O retalho livre radial do antebraço (RLRA) passou a ser o carro-chefe para a reconstrução de tecidos moles na cavidade bucal. Os estudos relatam taxas de sucesso para o RLRA na reconstrução de cabeça e pescoço reconstrução de até 98%. Mesmo com a alta taxa de sucesso do RLRA, a morbidade do local doador continua a ser um problema.

As tentativas de fechamento primário podem resultar em síndrome de compartimento, uma complicação grave. Em geral, o defeito do local doador do retalho radial do antebraço é fechado com enxerto de pele de

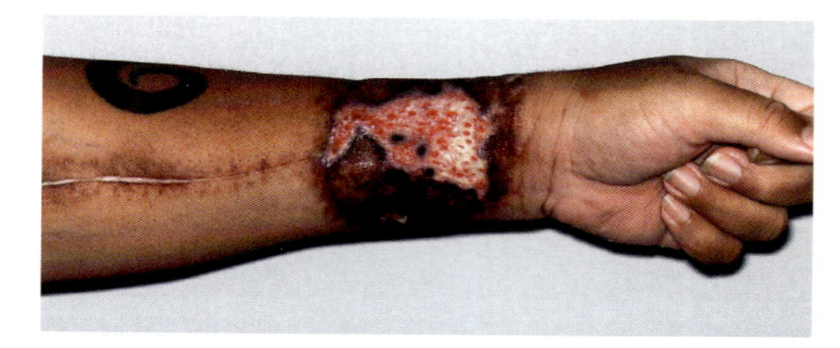

Fig. 14.7. Perda parcial de enxerto de pele por causa de sutura inadequada em "almofada para alfinetes" e bandagem de compressão no enxerto.

espessura parcial ou total. Em geral, isso resulta em problema primário com RLRA, a saber, desfecho estético ruim no local doador. Vários autores relatam perda parcial do enxerto de pele e cicatrização demorada da ferida em 22 a 40% dos pacientes, com exposição de tendões em até 13% deles (Fig. 14.7).

A criação de um leito ideal para enxerto de pele no local doador começa com a excisão cuidadosa do retalho. É preciso prestar atenção para deixar uma fina película de paratendão sobre os tendões dos flexores do punho; caso contrário, as complicações da ferida por falha do enxerto serão um problema. Os grampos vasculares devem necessariamente controlar os numerosos ramos da musculatura circundante e evitar a formação de hematoma sob o enxerto de pele. Além disso, o enxerto deve ser perfurado para permitir a saída de líquido durante a cicatrização. O enxerto deve ser comprimido sobre o leito receptor com gaze Vaseline® e gaze apoiada por um imobilizador de gesso fabricado para a região volar da parte inferior do braço e da mão. O imobilizador deve ficar no lugar por 7 dias para evitar forças de cisalhamento sobre o enxerto de pele. Antes de colocar o curativo final, deve-se verificar a perfusão dos dedos indicador e polegar, analisando o enchimento capilar.

Há relato de isquemia crítica da mão, que é um complicação gravíssima do RLRA. A irrigação sanguínea do braço e da mão vem dos ramos radial e ulnar da artéria braquial. A artéria radial termina no arco palmar profundo e a ulnar leva para o arco palmar superficial. Quando o retalho radial do antebraço é coletado, a irrigação sanguínea da mão e dos dedos passa a depender exclusivamente da artéria ulnar. A irrigação sanguínea para o terceiro, quarto e quinto dedos normalmente vem da artéria ulnar, de modo que a perfusão do polegar e do indicador fica em maior risco quando esse retalho é coletado.

Para que ocorra isquemia do polegar e do indicador, devem estar presentes duas variações anatômicas. Primeiro, o arco palmar superficial não tem ramos para o polegar e o indicador. Segundo, os arcos palmares superficial e profundos não têm nenhum ramo comunicante. Um estudo em cadáveres mostrou essa combinação de anomalias em cerca de 12% das amostras.[33] O teste de Allen preciso é essencial para evitar possíveis complicações isquêmicas depois da coleta do retalho. Se o teste de Allen for errôneo ou difícil de interpretar, o mapeamento da artéria radial pode determinar objetivamente o padrão de fluxo e a reversão do fluxo depois da oclusão da artéria radial.

A infecção no local doador é rara, mas é uma complicação grave. O tratamento envolve reconhecimento precoce de sinais e sintomas de infecção (eritema da ferida, efusão, febre etc.), administração de antibióticos intravenosos, desbridamento de material necrótico e irrigação sequencial da ferida [Fig. 14.8 (a), (b)].

Retalho Miocutâneo do Reto do Abdome

As principais complicações do local doador do retalho miocutâneo do reto do abdome (RMRA) são as hérnias pós-operatórias. Ao considerar o RMRA, é preciso revisar a anatomia da parede anterior do abdome, porque a preservação das bainhas fasciais é fundamental para evitar a formação de hérnias abdominais pós-operatórias. A bainha do músculo reto do abdome estende-se do púbis até o processo xifoide e é formado pela aponeurose fibrosa dos músculos abdominais. Contudo, é importante compreender que a posição da parede posterior da bainha muda no nível da espinha ilíaca anterossuperior, demarcada pela linha arqueada (Fig. 14.9). Acima da linha arqueada, a bainha posterior do reto é formada por extensões da fáscia transversal e parte da aponeurose oblíqua interna e essa bainha de camada dupla é adequada para evitar hérnias. Abaixo da linha arqueada, a bainha posterior do músculo reto do abdome é formada só pela fáscia transversal. Assim, abaixo da linha arqueada, podem ocorrer complicações de protuberâncias ou hérnias se a fáscia não for reforçada pela preservação da bainha anterior, fechando-a como uma camada separada.

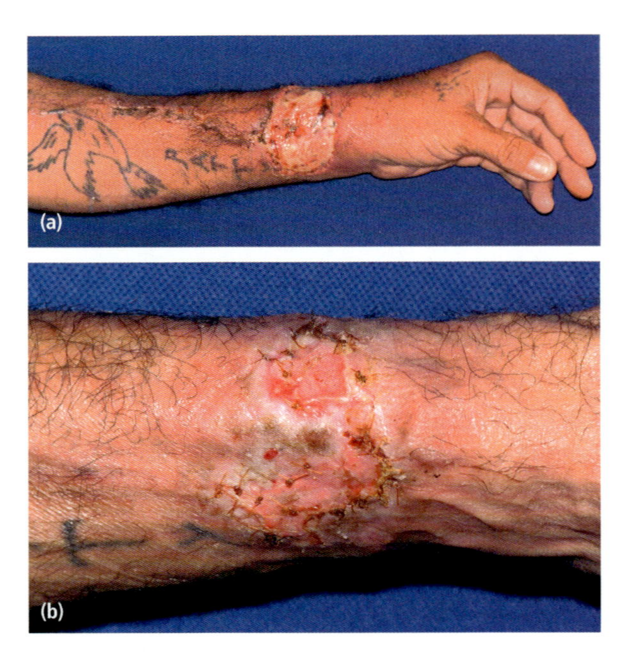

Fig. 14.8. (a) Infecção no local doador radial do antebraço e perda do enxerto cutâneo de espessura lateral. (b) Local doador depois da administração de antibióticos IV, desbridamento da pele necrótica do enxerto, irrigação periódica com solução salina no leito da ferida e repetição de enxerto de espessura parcial.

1. Aponeurose oblíqua externa
2. Aponeurose oblíqua interna
3. Músculo transverso do abdome

Músculo reto do abdome acima da linha arqueada

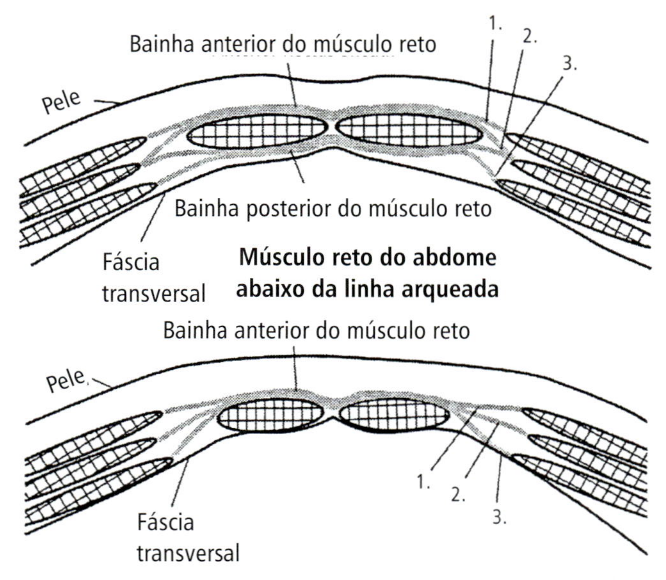

Fig. 14.9. Aponeuroses formando a bainha do reto do abdome. Acima da linha arqueada, a bainha do reto está completa na parte posterior. Abaixo da linha arqueada, o músculo faz contato com a fáscia transversal. (De: Kim D. "Microvascular free tissue reconstruction of the oral cavity." *Selected Readings in Oral and Maxillofacial Surgery,* Vol. 12 N. 4. Elsevier, August 2004.)

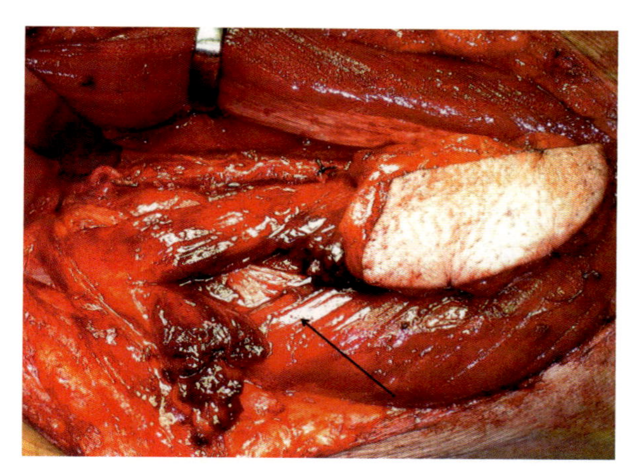

Fig. 14-10. Excisão através do músculo vasto lateral para remoção de retalho anterolateral da coxa. Seta – m. vasto lateral. (De Miloro M et al. 2011. *Peterson's Principles of Oral and Maxillofacial Surgery,* 3rd ed. PmPH-USA, Shelton, TC).

Assim, o fechamento do RMRA deve começar com a coaptação da porção inferior da parede anterior cortada da bainha do músculo reto do abdome. A porção superior, coletada com o retalho, também pode ser fechada com suturas de reabsorção lenta relativamente grandes. Deve-se ter o cuidado de não puncionar a bainha posterior do reto do abdome com as agulhas de sutura ou outros instrumentos cortantes que possam produzir lesão visceral.

Retalho Anterolateral da Coxa

Ainda que muitos dos retalhos livres antes mencionados tenham perfis de morbidade bastante razoáveis, um novo padrão precisa ser desenvolvido para a morbidade aceitável do local doador na reconstrução com retalho livre. Com retalhos perfurantes, a região cutânea a ser coletada é dissecada diretamente com o vaso perfurante da pele, através do tecido intermediário até o vaso-fonte. Por exemplo, o retalho com vaso perfurante epigástrico inferior profundo evita a morbidade da coleta do músculo reto do abdome com a pele e suas sequelas.

O retalho anterolateral da coxa (RALC) é um retalho perfurante baseado nos ramos perfurantes cutâneos do ramo descendente da artéria circunflexa femoral lateral, um ramo da artéria femoral profunda. É preciso ter cuidado ao dissecar a artéria e a veia fonte para evitar lesão ao nervo para o músculo vasto lateral. Quando é necessária a excisão intramuscular, o músculo deve ser coaptado depois de se obter hemostasia (Fig. 14.10).

Esse retalho tem o benefício do fechamento primário do local doador se as dimensões do retalho de pele forem inferiores a 6 a 9 cm (Fig. 14.11). Os retalhos de pele maiores podem exigir enxertos. Poucas complicações do local doador são associadas a esse retalho, além da fraqueza temporária do músculo vasto lateral quando é necessária a excisão intramuscular ou quando o nervo que inerva esse músculo sofre lesão.

TRATAMENTO DE COMPLICAÇÕES SELECIONADAS

Perda Total ou Parcial do Retalho

A necrose total do retalho ocorre em menos de 8% da maioria dos principais estudos sobre retalhos miocutâneos (p. ex., retalho do músculo peitoral maior) e ainda menos na maioria das séries de transferência de retalhos livres[1,3,7,19,20] [(Fig. 14.12 (a) e (b)]. Os fatores físicos que ocasionam influxo arterial deficiente ou obstrução de efluxo venoso são, via de regra, a causa. Podem ser causados por pressão no pedículo, que resulta de curativos, conexões da traqueostomia, hematoma ou retalhos de pele sobrejacentes, como já se mencionou. A atenção meticulosa a esses fatores impede a perda do retalho ou, quando reconhecidos e corrigidos precocemente, salvam o retalho comprometido. Ainda, vários detalhes da técnica podem afetar o fluxo de sangue do músculo para a pele. As incisões da pele biseladas para dentro podem alterar os vasos perfurantes no retalho de pele, a falha na sutura da pele ao músculo e fáscia subjacentes pode levar ao cisalhamento dos

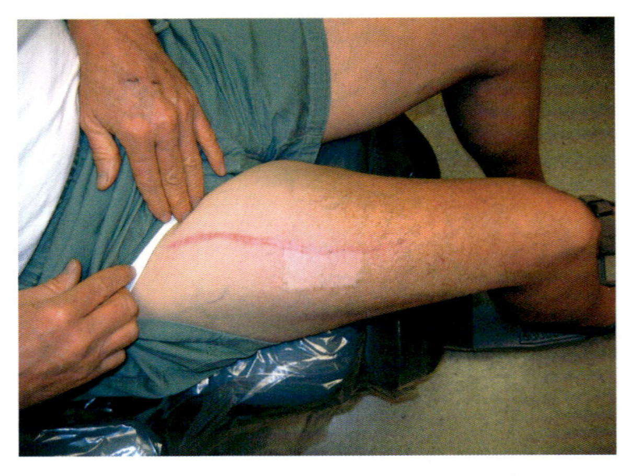

Fig. 14.11. Resultado após o fechamento primário de retalho anterolateral da coxa.

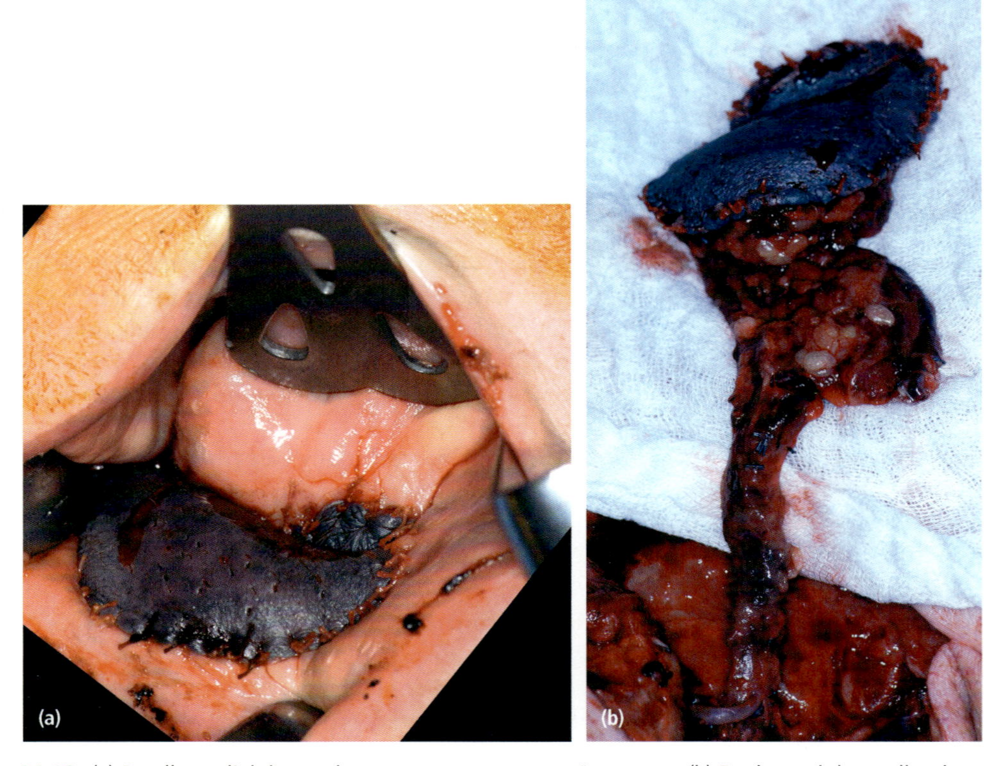

Fig. 14.12. (a) Retalho radial do antebraço com grave congestão venosa. (b) Perda total do retalho decorrente de formação de coágulo venoso.

vasos perfurantes durante a manipulação e a inserção do retalho no local do defeito, a falta da suspensão do volume muscular dos retalhos miocutâneos até o periósteo ou as placas de reconstrução podem fazer tensão entre o músculo e a pele, e a posição final do retalho podem levar à necrose da pele se ela for afastada do músculo ou excessivamente comprimida ou dobrada.[34] A necrose total do retalho deve ser tratada com a remoção do tecido necrótico, desbridamento e irrigação do leito da ferida e reconstrução restauradora com retalho secundário ou fechamento primário.

A perda parcial de retalhos rotacionais é mais frequente do que a necrose total e, em geral, envolve perda de todo ou parte do retalho de pele e sua gordura subcutânea com retenção da viabilidade do músculo subjacente [Fig. 14.1(b)].[1,3] Quando há necrose de pele significativa, é preciso desbridar imediatamente para evitar a infecção e a progressão para a perda de qualquer músculo subjacente.[34] As tentativas de fechamento primário da ferida resultante devem ser realizadas com a separação suave dos tecidos circundantes. Em casos em que o fechamento primário não for possível, deve-se deixar a ferida cicatrizar por segunda intenção, sempre que a formação de fístulas não seja uma preocupação ou haja indicação de retalho secundário de tecido mole para fechar o defeito.

Infecção

A incidência relatada de infecção em cirurgia oncológica de cabeça e pescoço aproxima-se de 90% em feridas limpas-contaminadas sem antibióticos perioperatórios. Essa taxa foi reduzida para 10 a 20% com a profilaxia com antibióticos. As infecções de ferida são uma preocupação constante para o cirurgião que trabalha com reconstrução de tecidos moles de cabeça e pescoço, por causa de seu impacto sobre o prognóstico do paciente, a morbidade, a extensão da internação e os custos gerais. Prevenção, identificação e tratamento adequado continuam a ser prioridades para todos os cirurgiões.

A identificação pré-operatória dos pacientes de alto risco de infecção da ferida pode ser difícil. Acredita-se que os fatores que aumentam a incidência de infecção são: estado físico do paciente de acordo com as diretrizes da *American Society of Anesthesiologists* (ASA), duração da cirurgia, traqueostomia pré-operatória, radioterapia ou quimioterapia prévias, estado nutricional e afecções comórbidas. A literatura é repleta de dados conflitantes sobre a significância de cada uma dessas variáveis e sua associação à infecção da ferida.[35-38]

A pesquisa indicou que os inóculos bacterianos de 1 x 10^5 bactérias por grama de tecido são necessários para que sobrevenha infecção.[39] A contaminação salivar nas feridas cirúrgicas permite a introdução de 1 x 10^{8-9} bactérias por milímetro de saliva,[40] e esses organismos crescem em cultura em sepsia da ferida depois de cirurgia de cabeça e pescoço. O papel da profilaxia perioperatória com antibióticos é reduzir o inóculo bacteriano no momento da cirurgia. Muitos estudos sobre administração profilática de antibióticos concluíram unanimemente que os antibióticos perioperatórios têm efeito profundo na redução da incidência de infecção das feridas. A seleção dos antibióticos visa os organismos que habitam a cavidade bucal – *Eikenella corrodens, Bacteroides* spp., *Staphylococcus* coagulase-negativos, *Streptococcus* spp., *Enterobacter* spp., *Fusobacterium* e *Escherichia coli* foram as bactérias usualmente isoladas nas infecções de cabeça e pescoço. A ampicilina/sulbactam (3 g por via intravenosa a cada 6 horas) e clindamicina (900 mg por via intravenosa a cada 8 horas) emergiram de numerosos estudos clínicos que avaliaram antibióticos diferentes para uso nesse contexto.[41] Demonstrou-se que a duração dos antibióticos perioperatórios não tem benefício adicional para os intravenosos, além de 24 horas depois da cirurgia. Na verdade, muitos dos dados derivados de estudos em pacientes gerais com problemas de cabeça e pescoço submetidos a procedimentos limpos-contaminados, de modo que sua aplicação na reconstrução com retalhos tem sido uma dúvida. Contudo, Carroll et al. estudaram essa questão em um estudo clínico randomizado, prospectivo e duplo-cego que abrangeu 74 pacientes. Os pacientes do estudo foram divididos em grupo com antibiótico de cursos breve e longo (900 mg de clindamicina a cada 8 horas); não se constatou diferença significativa nas taxas de infecção entre os grupos.

Por fim, o uso de antibióticos tópicos em cirurgia limpa-contaminada de cabeça e pescoço também foi estudado, porém, em menor extensão. Estudos-piloto relataram o uso de vários antibióticos (clindamicina, piperacilina/tazobactam, Peridex™ [3M, St. Paul, MN]) na forma de colutórios e adicionados à solução de irrigação.[42-45] Todos esses estudos-piloto mostraram redução expressiva das bactérias aeróbias e anaeróbias cultivadas nas feridas intraoperatórias. Em um estudo, 99% de algumas espécies foram reduzidas em locais cultivados do pescoço, depois de um único colutório com clindamicina.[43] Ainda que esses estudos-piloto sejam promissores, não há estudos prospectivos grandes publicados para verificar esses achados.

Para o paciente de reconstrução com retalho com suspeita de ter infecção, os sinais e sintomas clínicos serão análogos a qualquer infecção pós-operatória. São eles: febre, vermelhidão ao redor da incisão, inchaço, flutuação, efusão e mau odor. O tratamento inicial pode simplesmente ser um procedimento no próprio leito para liberar algumas suturas ou grampos do pescoço, abrir a cavidade do abscesso e obter amostras para cultura e sensibilidade. Se isso não for o ideal, pode ser necessário fazer drenagem formal em sala de cirurgia, em especial em reconstruções com retalho livre, devido à possibilidade de a infecção promover trombose nas anastomoses microvasculares. Pode ser vantajoso explorar formalmente o local com suspeita de infecção para identificar áreas de incitação, como contaminação salivar crônica através de deiscência da ferida intrabucal.

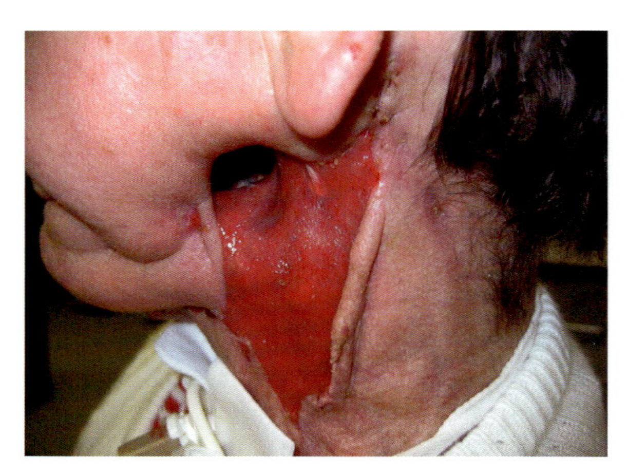

Fig. 14.13. Fístula orocutânea em carcinoma recorrente de língua depois de radioterapia e salvamento cirúrgico por reconstrução com retalho do músculo peitoral maior.

Formação de Fístula

Uma complicação especialmente problemática depois cirurgia de cabeça e pescoço é a formação de fístulas orais e faringocutâneas (FOC) (Fig. 14.13). Relatou-se ocorrência de até 30% depois de excisões compostas. Muitas das mesmas variáveis implicadas na infecção da ferida também se aplicam à FOC, inclusive estado nutricional, radioterapia prévia, técnica cirúrgica, comorbidade e reconstrução com retalho. Independentemente da causa, uma vez que há FOC, ela deve ser identificada rapidamente e tratada de modo a evitar complicações graves.

A identificação da FOC pode ser difícil. Febre, eritema da ferida e efusão aproximadamente uma semana depois da cirurgia sugerem presença de FOC. Com o provável mecanismo de fechamento inadequado ou colapso do defeito mucoso, esse sintoma parece cronologicamente plausível. Um sinal precoce de FOC é a presença de líquido transparente e bolhoso nos drenos de sucção fechada.[46] A identificação das FOC e de infecções das feridas no início do período pós-operatório podem diminuir a morbidade, a internação hospitalar e o custo dessas complicações.[42,47]

O tratamento da FOC visa prevenir complicações com risco de morte, enquanto minimiza as sequelas funcionais e cosméticas. Como ocorrem em todas as infecções de ferida, a drenagem de qualquer coleção, os testes de cultura e sensibilidade, o desbridamento cirúrgico e o uso apropriado de antibióticos são os passos iniciais da conduta. Muitas fístulas pequenas em pacientes não submetidos à radioterapia cicatrizam com medidas conservadoras.[48] É fundamental, porém, que a árvore traqueobronquial seja protegida de saliva ou líquidos purulentos com cânulas de traqueostomia com manguito e desvio da fístula para evitar aspiração.[46]

A contaminação do sistema da artéria carótida por saliva ou material infeccioso é preocupante. Qualquer fístula que ameace a artéria carótida deve ser tratada como emergência cirúrgica, porque a ameaça de ruptura arterial é iminente. Essa é uma complicação rara, mas muito grave, observada na bifurcação da carótida. A prevenção inclui uso de incisões não trifurcadas, retalhos espessos de pele abaixo do platisma, manipulação cuidadosa dos tecidos e prevenção da infecção da ferida. O tratamento inclui desbridamento adequado de material infectado e tecido necrótico em torno das artérias e cobertura com retalhos musculares (em geral do peitoral maior) para proteção. A transferência de tecido livre microvascular também é uma opção para a cobertura da carótida quando não há tecido regional.[46]

Formação de Hematoma

O risco de hematoma existem sempre que se realiza um procedimento cirúrgico [Fig. 14.14 (a)-(d)]. Isso é especialmente real na região altamente vascularizada da cabeça e pescoço. O melhor meio de lidar com essa complicação é a prevenção. Isso tem início com anamnese detalhada do paciente, inclusive história medicamentosa e uso de medicamentos de venda livre. A aspirina é um dos muitos medicamentos de venda livre e tem efeito irreversível nas plaquetas.[34]

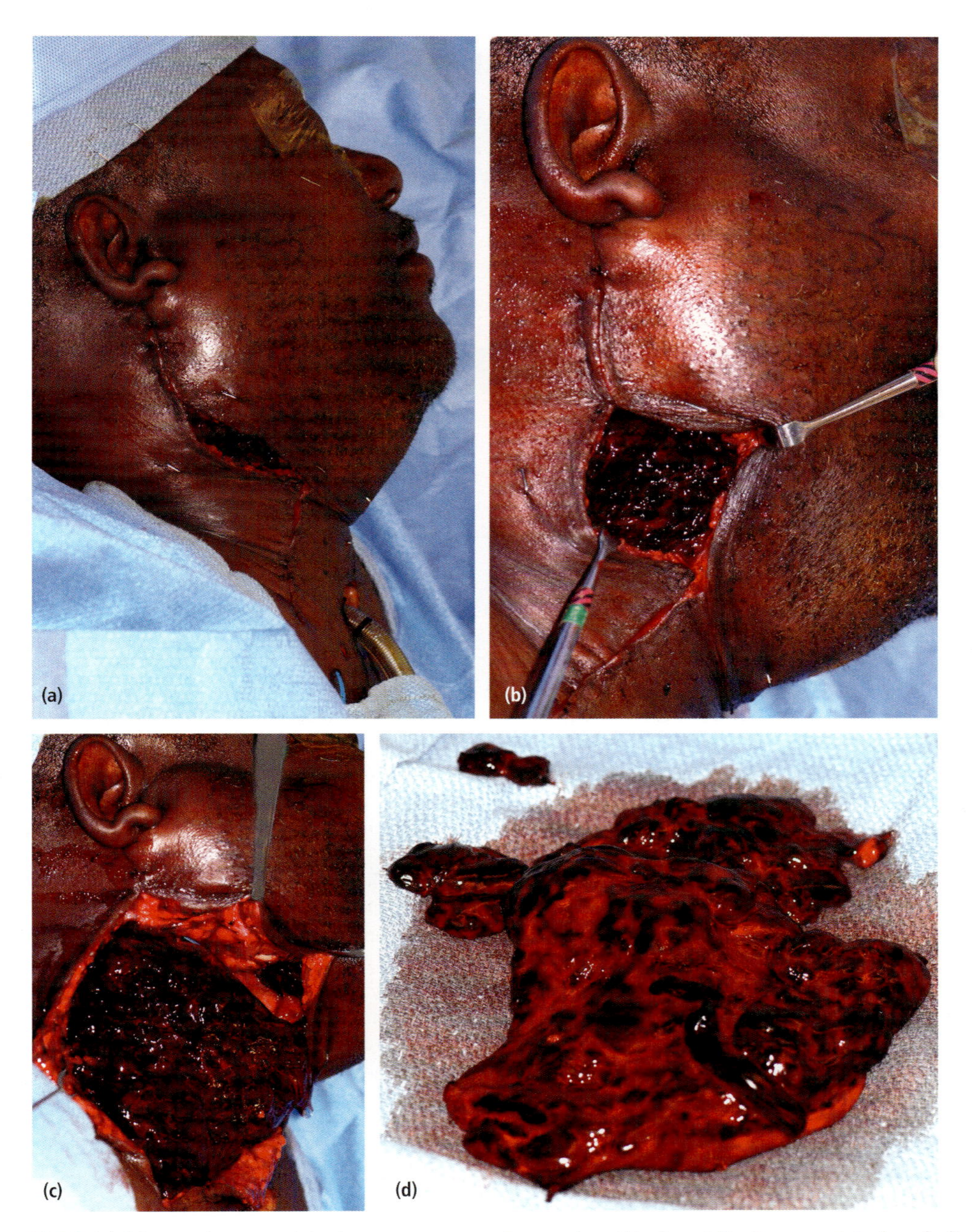

Fig. 14.14. (a) Edema pós-operatório do pescoço em paciente submetido à excisão de massa intrabucal, dissecação do pescoço e reconstrução com retalho microvascular livre. (b), (c) A exploração da ferida revela grande hematoma no pescoço. (d) Evacuação do hematoma no pescoço.

No intraoperatório, o cirurgião deve obter boa hemostasia por meio de hemoclipes ou ligaduras e eletrocautério. Além disso, deve-se colocar um dreno em determinadas feridas. O uso de um sistema fechado em oposição ao dreno aberto de Penrose age reduzindo a probabilidade de infecção.[34] Porém, o dreno não deve ser usado como substituto para atingir a hemostasia intraoperatória adequada.

Uma vez que ocorre hematoma, ele deve ser evacuado para reduzir a probabilidade de infecção da ferida e necrose do retalho. O ferro presente nos hematomas é um nutriente para as bactérias, deixando o corte mais propenso à infecção.[34,49] Ainda, muitos acreditam que a incidência de necrose de retalhos cutâneos quando há hematoma aumenta devido aos mecanismos dos radicais livres.

CONCLUSÕES

As metas da reconstrução cirúrgica bucomaxilofacial são restauração da função e preservação da aparência normal. Isso implica trabalhar em uma região anatômica complexa com o obstáculo adicional da contaminação da boca e da faringe. Falha total ou parcial do retalho, deiscência da linha de sutura, morbidade do local doador, infecção da ferida, formação de hematoma e seroma e fístulas são apenas algumas das complicações que podem ser encontradas. Essas complicações ocorrem no local doador, local receptor ou em ambos. O uso de medidas preventivas para evitar complicações e o reconhecimento e tratamento apropriado imediatos ajudam a minimizar a morbidade associada ao tratamento.

LEITURAS SUGERIDAS

1. Kroll SS, Goepfert H, et al. 1990. "Analysis of complications in 168 pectoralis major myocutaneous flaps used for head and neck reconstruction." Ann Plast Surg 25(2): 93–97.
2. Liu R, Gullane P, et al. 2001. "Pectoralis major myocutaneous pedicled flap in head and neck reconstruction: Retrospective review of indications and results in 244 consecutive cases at the Toronto General Hospital." J Otolaryngol 30(1): 34–40.
3. El-Marakby HH. 2006. "The reliability of pectoralis major myocutaneous flap in head and neck reconstruction." J Egypt Natl Canc Inst 18(1): 41–50.
4. Zou H, Zhang WF, et al. 2007. "Salvage reconstruction of extensive recurrent oral cancer defects with the pectoralis major myocutaneous flap." J Oral Maxillofac Surg 65(10): 1935–1939.
5. Ethier JL, Trites J, et al. 2009. "Pectoralis major myofascial flap in head and neck reconstruction: Indications and outcomes." J Otolaryngol Head Neck Surg 38(6): 632–641.
6. Vartanian JG, Carvalho AL, et al. 2004. "Pectoralis major and other myofascial/myocutaneous flaps in head and neck cancer reconstruction: Experience with 437 cases at a single institution." Head Neck 26(12): 1018–1023.
7. Ramakrishnan VR, Yao W, et al. 2009. "Improved skin paddle survival in pectoralis major myocutaneous flap reconstruction of head and neck defects." Arch Facial Plast Surg 11(5): 306–310.
8. Myers EN, ed. 2008. Operative Otolaryngology: Head and Neck Surgery. Philadelphia: Saunders Elsevier.
9. Abouchadi A, Capon-Degardin N, et al. 2007. "The submental flap in facial reconstruction: Advantages and limitations." J Oral Maxillofac Surg 65(5): 863–869.
10. Parmar PS, and Goldstein DP. 2009. "The submental island flap in head and neck reconstruction." Curr Opin Otolaryngol Head Neck Surg 17(4): 263–266.
11. Kim JT, Kim SK, et al. 2002. "An anatomic study and clinical applications of the reversed submental perforator-based island flap." Plast Reconstr Surg 109(7): 2204–2210.
12. Sterne GD, Januszkiewicz JS, et al. 1996. "The submental island flap." Br J Plast Surg 49(2): 85–89.
13. Pistre V, Pelissier P, et al. 2001. "Ten years of experience with the submental flap." Plast Reconstr Surg 108(6): 1576–1581.
14. Baker SR. 2007. Local Flaps in Facial Reconstruction. St. Louis: Mosby Elsevier.
15. Brown MR, McCulloch TM, et al. 1997. "Resource utilization and patient morbidity in head and neck reconstruction." Laryngoscope 107(8): 1028–1031.
16. Schusterman MA, Kroll SS, et al. 1991. "Intraoral soft tissue reconstruction after cancer ablation: A comparison of the pectoralis major flap and the free radial forearm flap." Am J Surg 162(4): 397–399.
17. Kroll SS, Reece GP, et al. 1992. "Comparison of the rectus abdominis free flap with the pectoralis major myocutaneous flap for reconstructions in the head and neck." Am J Surg 164(6): 615–618.
18. Huang RD, Silver SM, et al. 1992. "Pectoralis major myocutaneous flap: Analysis of complications in a VA population." Head Neck 14(2): 102–106.
19. Suh JD, Sercarz JA., et al. 2004. "Analysis of outcome and complications in 400 cases of microvascular head and neck reconstruction." Arch Otolaryngol Head Neck Surg 130(8): 962–966.
20. Pohlenz P, Blessmann M, et al. 2007. "Postoperative complications in 202 cases of microvascular head and neck reconstruction." J Craniomaxillofac Surg 35(6–7): 311–315.
21. Ayala C, and Blackwell KE. 1999. "Protein C deficiency in microvascular head and neck reconstruction." Laryngoscope 109(2 Pt 1): 259–265.
22. Peverill RE. 2003. "Hormone therapy and venous thromboembolism." Best Pract Res Clin Endocrinol Metab 17(1): 149–164.
23. Bhattacharyya N, and Fried MP. 2001. "Benchmarks for mortality, morbidity, and length of stay for head and neck surgical procedures." Arch Otolaryngol Head Neck Surg 127(2): 127–132.
24. Polanczyk CA, Marcantonio E, et al. 2001. "Impact of age on perioperative complications and length of stay in patients undergoing noncardiac surgery." Ann Intern Med 134(8): 637–643.
25. Shaari CM, and Urken ML. 1999. "Complications of head and neck surgery in the elderly." Ear Nose Throat J 78(7): 510–512.
26. Hidalgo DA, and Jones CS. 1990. "The role of emergent exploration in free-tissue transfer: A review of 150 consecutive cases." Plast Reconstr Surg 86(3): 492–498; discussion 499–501.
27. Kerrigan CL, Zelt RG, et al. 1984. "Secondary critical ischemia time of experimental skin flaps." Plast Reconstr Surg 74(4): 522–526.
28. May JW, Jr., Chait LA, et al. 1978. "The no-reflow phenomenon in experimental free flaps." Plast Reconstr Surg 61(2): 256–267.

29. Jones NF. 1992. "Intraoperative and postoperative monitoring of microsurgical free tissue transfers." Clin Plast Surg 19(4): 783–797.
30. Hui KC, Zhang F, et al. 2002. "Assessment of the patency of microvascular venous anastomosis." J Reconstr Microsurg 18(2): 111–114.
31. Chepeha DB, Nussenbaum B., et al. 2002. "Leech therapy for patients with surgically unsalvageable venous obstruction after revascularized free tissue transfer." Arch Otolaryngol Head Neck Surg 128(8): 960–965.
32. Kubo T, Yano K, et al. 2002. "Management of flaps with compromised venous outflow in head and neck microsurgical reconstruction." Microsurgery 22(8): 391–395.
33. Urken ML. 1995. "Free flaps. Fascial and fasciocutaneous flaps. Radial forearm." In: Atlas of Regional and Free Flaps for Head and Neck Reconstruction, Urken ML, Sullivan MJ, and Biller HF, eds., 149–168. New York: Raven Press.
34. Eisele DW. 1993. Complications in Head and Neck Surgery. St. Louis: Mosby.
35. Becker GD. 1986. "Identification and management of the patient at high risk for wound infection." Head Neck Surg 8(3): 205–210.
36. Brown BM, Johnson JT, et al. 1987. "Etiologic factors in head and neck wound infections." Laryngoscope 97(5): 587–590.
37. Coskun H, Erisen L, et al. 2000. "Factors affecting wound infection rates in head and neck surgery." Otolaryngol Head Neck Surg 123(3): 328–333.
38. Penel N, Lefebvre D, et al. 2001. "Risk factors for wound infection in head and neck cancer surgery: A prospective study." Head Neck 23(6): 447–455.
39. Cruse P. 1977. "Infection surveillance: Identifying the problems and the high-risk patient." South Med J 70(Suppl 1): 4–8.
40. Bartlett JG, and Gorbach SL. 1976. "Anaerobic infections of the head and neck." Otolaryngol Clin North Am 9(3): 655–678.
41. Blanchaert RH, Jr. 2002. "Oral and oral pharyngeal cancer: An update on incidence and epidemiology, identification, advances in treatment, and outcomes." Compend Contin Educ Dent 23(12 Suppl): 25–29.
42. Simons JP, Johnson JT, et al. 2001. "The role of topical antibiotic prophylaxis in patients undergoing contaminated head and neck surgery with flap reconstruction." Laryngoscope 111(2): 329–335.
43. Balbuena L, and Stambaugh KI, et al. 1998. "Effects of topical oral antiseptic rinses on bacterial counts of saliva in healthy human subjects." Otolaryngol Head Neck Surg 118: 625–629.
44. Grandis JR, Vickers RM, et al. 1994. "The efficacy of topical antibiotic prophylaxis for contaminated head and neck surgery." Laryngoscope 104: 719–724.
45. Kirchner JC, Edberg SC, et al. 1988. "The use of topical oral antibiotics in head and neck prophylaxis: Is it justified?" Laryngoscope 98: 26–29.
46. Bumpous JM, and Johnson JT. 1995. "The infected wound and its management." Otolaryngol Clin North Am 28(5): 987–1001.
47. Mandell-Brown M, Johnson JT, et al. 1984. "Cost-effectiveness of prophylactic antibiotics in head and neck surgery." Otolaryngol Head Neck Surg 92(5): 520–523.
48. Coleman JJ, 3rd, 1986. "Complications in head and neck surgery." Surg Clin North Am 66(1): 149–167.
49. Krizek TJ, and Davis JH. 1965. "The role of the red cell in subcutaneous infection." J Trauma 5: 85–95.
50. Angel, MF, Narayanan K, et al. 1986. "The etiologic role of free radicals in hematoma-induced flap necrosis." Plast Reconstr Surg 77(5): 795–803.

15

Retalhos Ósseos (Compostos Microvasculares)

Rui Fernandes, DMD, MD, FACS
Phil Pirgousis, MD, DMD, FACS FRACDS(OMS)

INTRODUÇÃO

A transferência de tecido livre microvascular está estabelecida e é uma opção reconstrutiva de rotina na cirurgia de cabeça e pescoço. Além disso, foi adotada por unidades bucomaxilofaciais em todo o mundo, nas quais a reconstrução dos defeitos com retalho livre é considerada agora o padrão de referência de tratamento.[1] A cirurgia reconstrutiva microvascular continua desafiadora em termos técnicos e sensível ao cirurgião, embora as taxas de sucesso relatadas da cirurgia de retalho livre tenham estado constantemente entre 96 e 99%.[2-5]

Apesar do aprimoramento contínuo das técnicas microcirúrgicas, dos avanços tecnológicos e do acúmulo de experiência, uma pequena porcentagem de retalhos livres falha na maioria dos centros importantes. Ao contrário de outras opções reconstrutivas com técnicas menos existentes, a falha da microcirurgia representa uma situação devastadora para pacientes e cirurgiões.[6] Para os pacientes, o sofrimento psicológico e físico é crescente, além da hospitalização prolongada, outras cirurgias e aumento dos custos de tratamento. As comorbidades do paciente e a anestesia geral adicional podem causar impacto na recuperação e no desfecho. Para os cirurgiões, o fracasso do retalho livre é uma situação única e estressante, na qual o defeito persistente requer cobertura com menos locais doadores disponíveis, em especial quando é necessário tecido composto para se obterem os resultados funcionais e estéticos ideais. Além disso, a disponibilidade de vasorreceptor para reanastomose nas proximidades das anastomoses que falharam fica, com frequência, comprometida. O tamanho do defeito original em geral é maior depois do desbridamento necessário e as estruturas vasculares criticamente expostas que precisam cobertura imediata pode complicar a situação. Este capítulo visa delinear as várias complicações associadas aos retalhos ósseos compostos para a reconstrução de cabeça e pescoço, com referência à literatura, e proporcionar estratégias para evitar a tratar quando necessário.

RETALHO OSTEOCUTÂNEO RADIAL DO ANTEBRAÇO

O retalho radial do antebraço tem muita popularidade, sobretudo para a reconstrução de tecido mole; no entanto, sua contraparte osteocutânea foi superada por outros retalhos ósseos devido ao pouco volume de reserva óssea e morbidade substancial no local doador.

Isquemia da Mão

A insuficiência vascular da mão depois da coleta do retalho radial do antebraço ainda é a complicação mais devastadora. Há muitos relatos que apoiam esse fenômeno apesar do teste de Allen normal no pré-operatório.[7,8] Esses eventos isquêmicos emergem com frequência do arco palmar superficial incompleto com ramos ausentes combinados para o polegar e o indicador e falta de comunicação com o arco palmar

Management of Complications in Oral and Maxillofacial Surgery, First Edition. Edited by Michael Miloro, Antonia Kolokythas.

profundo.[9] O tratamento requer exploração cirúrgica imediata e restabelecimento do fluxo radial com reconstrução com enxerto venoso. Outras causas incluem fechamento da pele com muita tensão e compressão do curativo do antebraço, que produz síndrome de compartimento. A limitação da ortese apenas à cobertura volar e a exposição da mão para a monitoração da mão pode evitar isso.

Fratura do Rádio

O retalho osteocutâneo radial inicialmente foi definido como o primeiro retalho livre confiável para a reconstrução dos defeitos de continuidade mandibular.[10] Esse retalho rapidamente perdeu prioridade e foi substituído pelos retalhos ósseos superiores, devido à reserva óssea limitada e à incidência substancial de fratura do rádio depois da cirurgia. Os primeiros relatos mostraram incidência de fratura de até 28 a 43%,[10-13] embora as séries maiores tenham relatado incidências de 23%[14] e 31%.[15] O aprimoramento da técnica de osteotomia e fixação profilática interna reduziu essa complicação incapacitante para 15%.[16] As sequelas graves frequentes de fratura patológica do rádio são deformidade do punho e da força de preensão devido à função deteriorada do músculo flexor longo do polegar. Os estudos biomecânicos confirmaram perda de 75% ou mais de força no rádio humano em curvatura,[17] e da tíbia de ovelhas em torção,[18] quando 50% da circunferência são removidas. O biselamento dos cortes proximal e distal da osteotomia tem efeito mínimo de reforço no rádio remanescente, de até 5%.[18] A fratura pós-operatória do rádio pode ser minimizada aderindo-se rigorosamente às dimensões ósseas que não excedam 30% de sua área transversal e 40% de sua circunferência.[19] Pode-se dar proteção adicional ao rádio com apoio externo com gessos acima do cotovelo ou ortese pré-moldada para garantir 6 a 8 semanas de imobilização; contudo, as taxas de fratura continuam altas, de até 19%.[20] A fixação profilática interna com placa de compressão dinâmica (PCD) é o método mais eficiente de aumentar a força de torção e curvatura do rádio osteotomizado, o que é apoiado por estudo de várias séries clínicas grandes.[21-24] As posições anterior e posterior da placa são igualmente eficazes na redução das taxas gerais de fratura para 2,6%, sendo que a posição posterior fornece mais reforço e significativamente menos problemas de consolidação.[22] A cirurgia de revisão nas instâncias citadas é, poucas vezes, necessária em apenas 0,4% dos casos.

Déficit Sensório-motor

A lesão neurológica resultante de coleta de retalho radial no antebraço varia na literatura, mas, em geral, é bem pior no retalho osteocutâneo.[25] A lesão direta nos nervos mediano e ulnar é incomum, mas quando se apresenta, ocasiona incapacidade expressiva. Richardson et al.,[25] em seu estudo prospectivo, observaram 36% de incidência de redução na força de preensão, de pinça e amplitude de movimento do punho, em comparação com o braço-controle não operado e o grupo fasciocutâneo (16%). O mais importante é que a deterioração funcional foi maior nos pacientes com fratura de rádio depois de retalhos compostos. Outros autores encontraram resultados semelhantes em relação à morbidade funcional.[13,14,26] O déficit sensorial da coleta do retalho radial do antebraço continua comum, com incidências similares nas variáveis composta e fasciocutânea, e nos métodos de excisão sub e suprafascial.[27] Os déficits sensitivos objetivos e subjetivos são maiores na distribuição do nervo radial do que nos dermátomos dos nervos mediano e ulnar.[25,28] Kerawala et al.[28] identificaram incidência de 76% de perda sensorial subjetiva na distribuição do nervo, sendo que 84% dos pacientes apresentaram evidência objetiva de déficit de sensibilidade com picadas de alfinete, temperatura e discriminação de dois pontos. Os neuromas dolorosos e a disestesia são relativamente raros, com incidência de 2 a 10%. A recuperação da sensibilidade parece melhorar com o tempo, sendo que os estudos mais prolongados relatam resolução cerca de 12 meses depois da cirurgia.[25,28] A familiarização completa da anatomia regional e o conhecimento da localização do ramo superficial do nervo radial podem evitar essa complicação.

Falha de Enxerto de Pele no Local Doador

Isso continua ser a complicação mais problemática do retalho livre radial composto e fasciocutâneo do antebraço e tem sido uma das áreas mais estudadas.[29,30] Numerosos autores demonstraram déficits funcionais e estéticos objetivos estatisticamente significativos na forma de exposição de tendão, contratura e dor resultante de perda do enxerto cutâneo e cicatrização demorada da ferida. A falha de enxerto de pele de espessura parcial varia de 19 a 53% na literatura. A exposição do tendão ocorreu em 13 a 33% dos pacientes e a aderência do tendão, em 18,7 a 33%.[27] O enxerto de espessura total tem taxa de sucesso, segundo relatos,

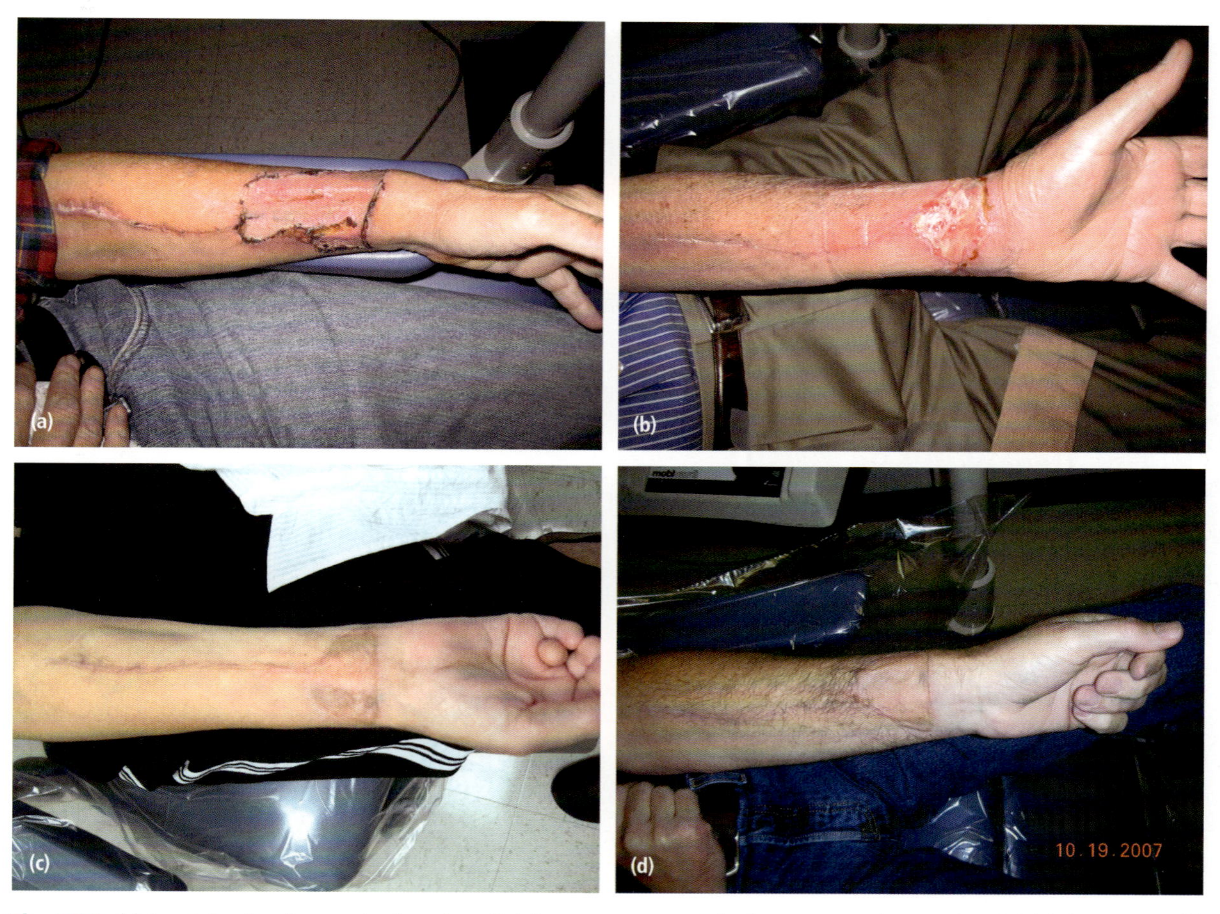

Fig. 15.1. (a) Local doador de enxerto de pele radial de espessura parcial; observe a excelente coleta inicial do enxerto. (b) Falha de local doador de enxerto de pele parcial, com exposição das estruturas subjacentes. Esses pacientes são inicialmente tratados com curativos úmidos a secos para estimular a cicatrização por segunda intenção ou podem ser novamente operados para fazer a reaplicação do enxerto. (c) Local doador depois da retirada completa de enxerto de espessura total. (d) Local doador depois da retirada completa de enxerto de espessura parcial.

de 93%, e produz resultados estéticos superiores.[30] Outros métodos publicados de reparo do local doador de pele inclui expansão de tecido no pré-operatório, sutura em bolsa,[31] enxertos fasciais de espessura parcial pré-fabricados,[32] derme alogênica[33] e curativos de ferida com pressão negativa a vácuo.[34] Contudo, os números relatados nessas séries são pequenos, e não foram demonstrados resultados superiores aos do enxerto de pele convencional.

A maximização da retirada do enxerto de pele é facilitada através de técnica cirúrgica meticulosa, boa homeostasia, preservação do paratendão durante a coleta do retalho e imobilização do punho com ortese volar por dias depois da operação [Figs. 15.1 (a)-(d)].

RETALHO FIBULAR OSTEOCUTÂNEO

A primeira transferência microvascular de retalho livre da fíbula para a reconstrução mandibular em modelo de cão foi realizada em 1974.[35] Em 1975, Ian Taylor relatou pela primeira vez a transferência de fíbula livre para a reconstrução de defeitos do membro inferior.[36] Mais tarde, Hidalgo adaptou esse retalho para a reconstrução mandibular.[37] Desde então, o retalho de fíbula atingiu popularidade universal como retalho ósseo de escolha para a maior parte dos defeitos maxilofaciais. Seu osso cortical espesso, a forma tubular, o bom comprimento (até 25 cm), a camada de pele, a tolerância a osteotomias múltiplas, o longo pedículo vascular e o grande calibre vascular fazem com que seja bem adequado para a reconstrução do osso facial.[38]

Isquemia e Comprometimento Vascular do Pé

O comprometimento vascular do pé é a complicação mais devastadora que emerge da coleta de retalho livre da fíbula. A base anatômica para tanto está nas anomalias vasculares congênitas ou adquiridas nos vasos do membro inferior. Normalmente, a artéria fibular tem contribuição mínima para a irrigação do pé, sendo a irrigação dominante fornecida pelos vasos tibiais anteriores e posteriores. Em 7 a 10% dos casos, esses dois vasos que em geral são dominantes podem ser bastante atenuados ou individualmente ausentes, e a irrigação vascular primária deriva da artéria fibular. A ausência congênita dos vasos fibulares é rara, com incidência de 0,1% na população.[39] A insuficiência vascular adquirida nos membros inferiores é, com frequência, associada à aterosclerose, em especial em pacientes idosos. As imagens pré-operatórias com angiografia por tomografia computadorizada (TC), por ressonância magnética (RM) ou a angiografia de rotina podem evitar isquemia que ponha o membro em risco. A síndrome de compartimento por fechamento da ferida com tensão excessiva pode produzir complicações isquêmicas desastrosas.

Transtornos da Marcha

Vários autores relatam morbidade inicial e tardia correlacionada a transtorno de marcha, embora os parâmetros objetivamente mensuráveis com frequência excedam a morbidade percebida subjetivamente.[40] Apesar de relatos de alterações da marcha, a paresia dos flexores dos dedos do pé e do hálux e das alterações de sensibilidade, a maioria dos pacientes é capaz de deambular normalmente. A perda da fíbula e da membrana interóssea, que constituem a origem dos músculos profundos, produz perturbação muscular e consequente perda da função.[41] A marcha antálgica é um fenômeno comum depois da coleta de retalho da fíbula, sendo que os estudos da marcha mostram passada curta característica com o membro inferior afetado.[42] O pé caído é uma complicação incomum, porém incapacitante, que incide acentuadamente na deambulação e advém de traumatismo cirúrgico no músculo extensor longo do hálux.[43] A instabilidade e rigidez do tornozelo também foram relatadas e surgem quando menos de 6 cm da parte distal fíbula são preservados, levando à rotação externa do tálus abaixo do platô tibial e resultante de deformidade em valgo.[44] Os estudos isocinéticos revelam reduções expressivas na mobilidade e força do tornozelo durante os seus quatro movimentos. A mobilidade do joelho não é afetada; contudo, a força diminuída durante sua flexão e extensão é aparente na avaliação objetiva.[41,42]

Flexão Limitada do Hálux

Quase todos os pacientes desenvolvem limitação da flexão do hálux, condizente com a inclusão do músculo flexor longo do hálux no retalho. Esse fenômeno não interfere na deambulação.[45] As lesões nos ramos do nervo fibular e a cicatrização do músculo do compartimento posterior são causas adicionais.

Lesões Neurológicas

O nervo fibular comum corre risco durante a coleta de retalho fibular. Tem funções sensorial e motora, com transtornos de sensibilidade relatados em até 24% dos casos na distribuição superficial ou profunda do nervo fibular.[46] Os transtornos motores levam à fraqueza em flexão dorsal em cerca de 7% dos casos, resultante do dano nos ramos do nervo fibular e deformidade equinovara associada.[47] A lesão no nervo fibular comum é evitada pela limitação da excisão proximal a mais de 6 cm da cabeça da fíbula e por não exercer tração durante a excisão proximal.

Atraso na Cicatrização da Ferida

O fechamento primário do local doador da camada de pele em geral é possível quando a largura do retalho é inferior a 5 cm. Os retalhos maiores em geral exigem o uso de enxertos de espessura parcial de um segundo local doador para a cobertura do defeito. Estima-se que a perda do enxerto de pele de espessura total ou parcial varie de 17 a 28% dos casos, com necrose parcial dos tendões e/ou músculos fibulares em até 5%. As infecções do local doador ocorrem em cerca de 7% dos pacientes.[48] A otimização do enxerto coletado é facilitada pela aplicação meticulosa de curativos compressivos e imobilização do membro inferior com ortese por 10 dias depois da cirurgia. Os antibióticos intravenosos de amplo espectro depois da cirurgia reduzem as taxas de infecção [Figs. 15.2 (a), (b)].

Perda da Camada de Pele

A confiabilidade da camada de pele associada ao retalho composto de fíbula foi questionada inicialmente por alguns autores,[37] depois de necrose isquêmica devido à tênue irrigação para a pele da fíbula. Mais recen-

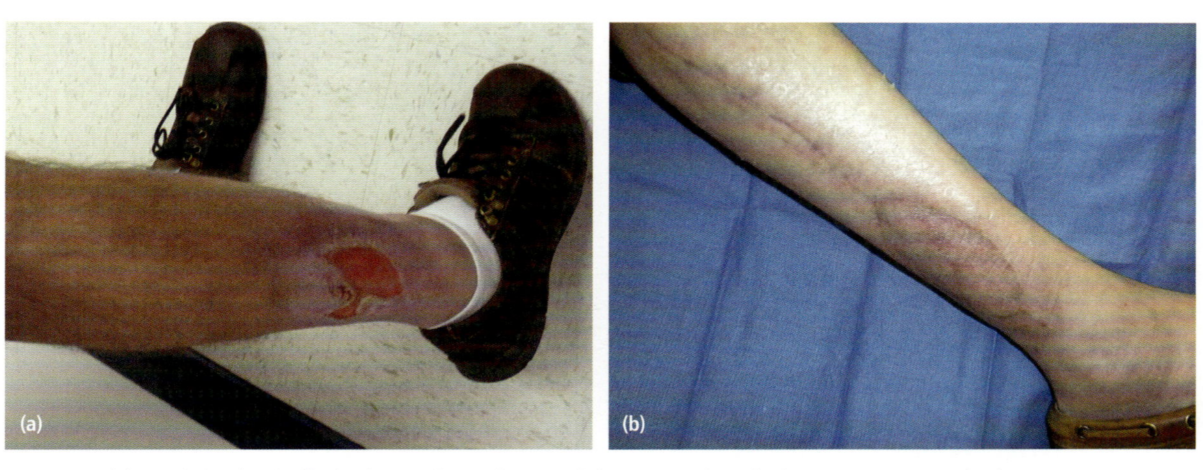

Fig. 15.2. (a) Local doador da fíbula depois de perda parcial do enxerto de pele de espessura parcial. Observe a cicatrização por segunda intenção e a contração do defeito. (b) Local doador na fíbula depois de cicatrização completa do enxerto de pele de espessura parcial.

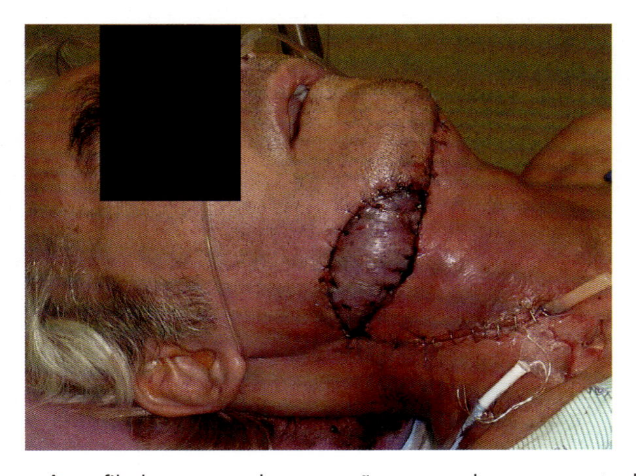

Fig. 15.3. Retalho osteocutâneo fibular mostrando congestão venosa do componente de camada da pele.

temente, porém, Wei et al.[49] descreveram dois tipos de vasos perfurantes que irrigam da pele da fíbula. Os vasos perfurantes septocutâneos atravessam apenas o septo crural posterior, enquanto os septomiocutâneos fazem trajeto primeiro através dos músculos flexor longo do hálux, tibial posterior ou sóleo, antes de entrar no septo e na pele. É importante identificar estes últimos vasos perfurantes, de modo a incluir um manguito protetor ao seu redor. Yoshimura et al.[50] verificaram que 71% dos perfurantes cutâneos são septomiocutâneos e apenas 29% são septocutâneos. Outros estudos angiográficos em cadáveres identificaram que 20% das dissecações de 80 pernas não tinham perfurantes septocutâneos, enquanto outros 6,25% não tinham os perfurantes septomiocutâneos, mas não mencionaram casos de ausência total de ambos. A confiabilidade absoluta da camada de pele, assim, variou de 93 a 94%.[51] Recomenda-se que seja incluído um manguito do músculo flexor longo do hálux e do sóleo na excisão para proteger esses delicados vasos perfurantes e evitar isquemia na ilha de pele (Fig. 15.3).

RETALHO LIVRE DA ESCÁPULA

O retalho livre da escápula é comprovadamente uma opção extremamente valiosa nas cirurgias de reconstrução de cabeça e pescoço. Sua capacidade de fornecer múltiplos retalhos de pele, o músculo latíssimo do dorso, o serrátil anterior e o osso da escápula, todos com base em um único pedículo, torna esse sistema de retalhos unicamente apropriado para as esculturas tridimensionais complexas necessárias na cabeça e no pescoço. Uma vantagem nítida na população idosa é a deambulação livre no pós-operatório inicial, não ocorrendo nas situações com retalhos da fíbula e da crista ilíaca.[52]

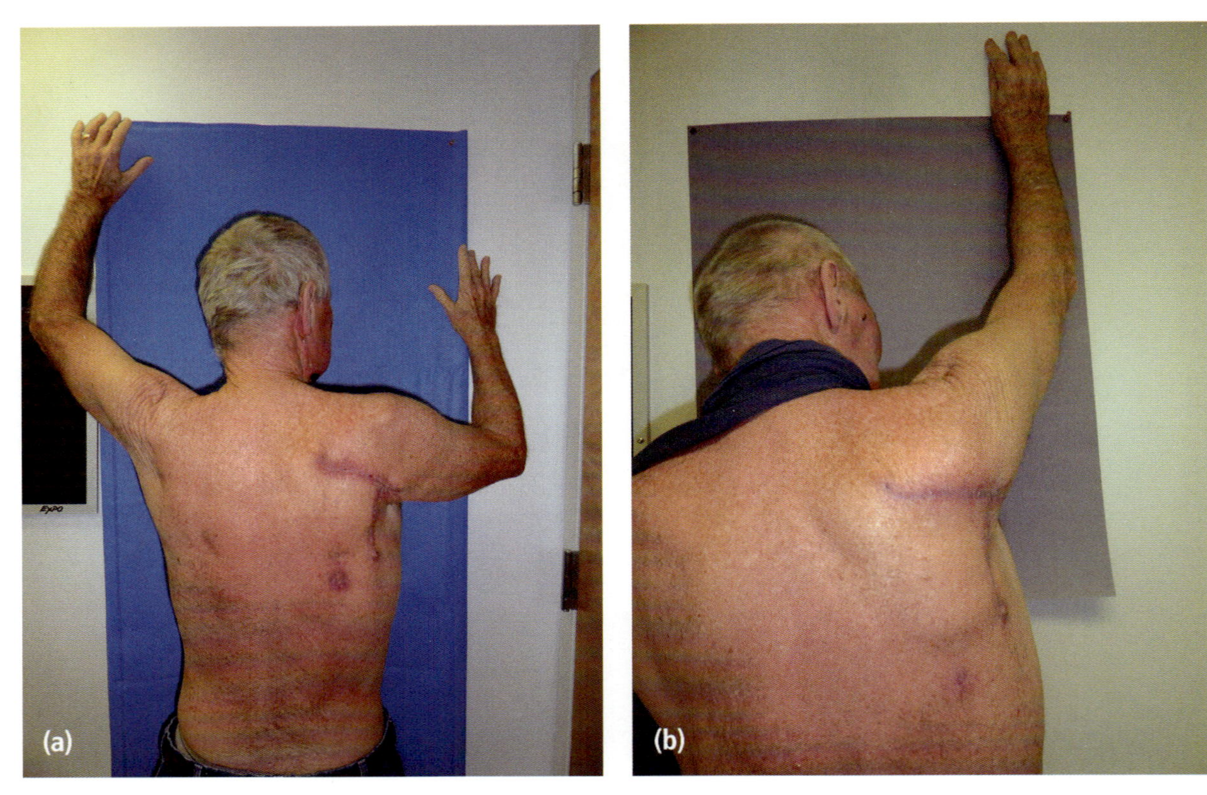

Fig. 15.4. (a) Cicatrização do local de coleta de retalho composto de escápula; observe a restrição inicial de movimento. (b) Aumento da amplitude de movimento com resolução da restrição inicial e atenuação da cicatriz no local doador.

Disfunção do Ombro

A fraqueza no ombro resulta da divisão dos músculos do manguito rotador – redondos maior e menor – da borda lateral da escápula durante a coleta do retalho. Pode sobrevir incapacidade expressiva, em particular quando é acoplada a disfunção do ombro associada à paresia do nervo acessório depois de dissecação do pescoço. A restrição de elevação, extensão e adução do braço são os movimentos prejudicados com mais frequência no ombro.[53]

Escápula Alada

Essa complicação normalmente resulta do distanciamento dos músculos redondos maior e menor da borda lateral da escápula e da falha de reaproximação depois do término da coleta do retalho.[54] Os músculos redondos desnervados e fibróticos também podem produzir essa complicação. A atenção específica à ancoragem desses músculos em orifícios perfurados na escápula remanescente, em geral evita esse problema. A fisioterapia pós-operatória intensa também maximiza a mobilidade com retorno da função pré-mórbida 6 meses depois da cirurgia [Figs. 15.4 (a), (h)].[55,56]

RETALHO LIVRE DA CRISTA ILÍACA

O retalho livre da crista ilíaca muito provavelmente fornece a maior quantidade de reserva óssea para a reconstrução de cabeça e pescoço. Sua localização distante do local de trabalho da equipe de cirurgia ablativa de cabeça e pescoço permite a coleta sincrônica, enquanto sua forma inerente é bem adequada para a reconstrução dos ossos faciais.[57] Esse é evitado com frequência devido à técnica de coleta aparentemente complicada, ao pedículo vascular relativamente curto e ao pequeno calibre dos vasos. Outros, porém, demonstraram excelentes desfechos com esse retalho.[58]

Taylor et al.[59] e Sanders e Mayou,[60] em 1979, identificaram e relataram separadamente que a artéria e veias circunflexas ilíacas profundas fornecem os pedículos mais confiáveis e favoráveis para a transferência livre do ílio. Taylor et al.[59] também esclareceram a irrigação sanguínea endóstea e perióstea do ílio em estudos

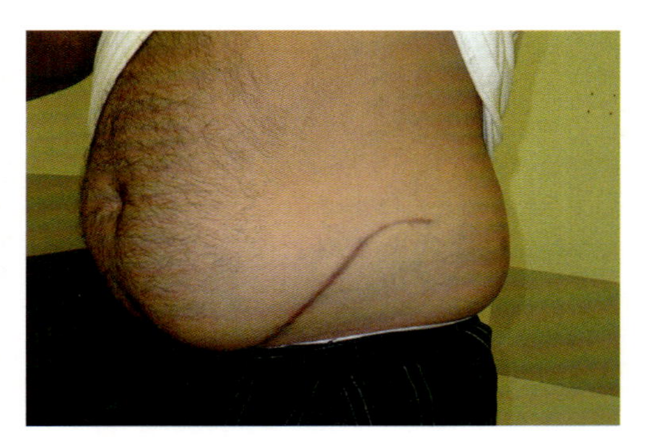

Fig. 15.5. Local doador de retalho livre da ACIP; note a ausência de hérnias ou fraqueza da parede abdominal.

com injeção de contraste. O trabalho experimental de Ramasastry et al.,[61] em 1984, identificou o ramo ascendente da artéria circunflexa ilíaca profunda (ACIP) como a principal irrigação sanguínea para o músculo oblíquo interno, o que permite a transferência do retalho composto.

Hérnias Ventrais

Essa complicação é resultado do enfraquecimento da parede abdominal com a coleta do músculo oblíquo interno e da desnervação do músculo reto, cujos nervos motores fazem trajeto no plano neurovascular entre o músculo oblíquo interno e do transverso do abdome.[62] As hérnias incisionais, embora raras e assintomáticas, ocorrem em 3[63] a 9%[64] dos pacientes. O reparo em rede para reforçar a parede abdominal pode eliminar esse fenômeno.

Deformidade de Contorno

Apesar de ser clinicamente óbvio, os pacientes negam subjetivamente qualquer insatisfação estética relevante (Fig. 15.5).[65]

Sequelas Neurológicas

A lesão por corte transversal ou tração do nervo cutâneo femoral lateral resulta em prejuízo da sensibilidade na parte lateral da coxa.[66] O traumatismo grave nos nervos femoral lateral e ilioinguinal pode produzir dor e disestesia na coxa.

Transtornos de Deambulação e Marcha

Os efeitos pós-operatórios imediatos e a curto prazo na deambulação são comuns depois de coleta de retalho livre da crista ilíaca, sendo a marcha antálgica e a fraqueza do quadril operado as sequelas usuais. Os relatos da literatura demonstraram por testes ortopédicos objetivos e controlados que a deambulação resolve-se 6 meses depois da cirurgia.[63,65] Os distúrbios da marcha também foram relatados em decorrência de paresia do femoral, devido à lesão por tração ou tensão no fechamento da ferida.[58,63]

FALHA DO RETALHO

Uma ampla gama de causas está envolvida na falha do retalho, além da perfusão inadequada e da necrose. A conduta na falha do retalho varia entre o *retalho em vias de falha* e o *retalho já perdido*. O *retalhos em vias de falha* é o que pode ser salvo, desde que tomem medidas imediatas para reverter a(s) causa(s) do fracasso. O *retalho já perdido* é aquele cuja isquemia irreversível levou à necrose parcial ou total do tecido, que exige cuidados imediatos com a ferida, desbridamento do local ou reconstrução adicional.

Conduta no Retalho em Vias de Falha

O momento da apresentação de comprometimento vascular é essencial para salvar o retalho e é crítico, dependendo da precisão da monitoração do retalho depois da cirurgia. Chen et al.,[67] em uma grande série de 1.142 retalhos livres, re-exploraram 113 pacientes (9,9%) por causa de comprometimento vascular, e 51,3%

deles apresentaram sinais de comprometimento 4 horas depois da cirurgia, 82,3% nas primeiras 24 horas e 95,6% nas primeiras 72 horas. Também era evidente que os retalhos com sinais precoces de comprometimento circulatório tiveram taxas de salvamento muito baixas, dando mais ênfase e apoio à monitoração diligente do retalho no pós-operatório para intervenção rápida. A re-exploração precoce do retalho em vias de falha é fundamental para o salvamento antes do estágio do fenômeno sem refluxo.[68] As taxas de sucesso depois do salvamento de retalhos comprometidos variam de 28 a 87,5% nos relatos publicados [Figs. 15,6 (a), (b)].[69,70]

Conduta não Cirúgica

O tratamento com sanguessugas, hirudoterapia, data do século XIV a.C no antigo Egito. Provou ser eficaz para aliviar a congestão venosa em retalho livres comprometidos. O mecanismo relaciona-se com a secreção de hirudina, um anticoagulante potente, e de hialuronidase, que permite a dissipação da hirudina na ferida, em combinação com anti-histamínico para hemorragia prolongada por vasodilatação. Smoot et al.[71] e Soucacos et al.[72] salvaram 17 de 20 pacientes com retalhos com insuficiência venosa em membros superiores e inferiores (Fig. 15.7).

Avaliação Radiológica

A cintilografia óssea com Tecnécio-99m-metileno difosfonato (Tc-99m MDP) tem sido usada com frequência para verificar a patência anastomótica de retalhos microvasculares, assim como a viabilidade do osso composto. Representa uma técnica segura, delicada e não invasiva de avaliação sequencial da viabilidade óssea e mantém um papel importante na avaliação do retalho ósseo composto com precisão para 6 semanas

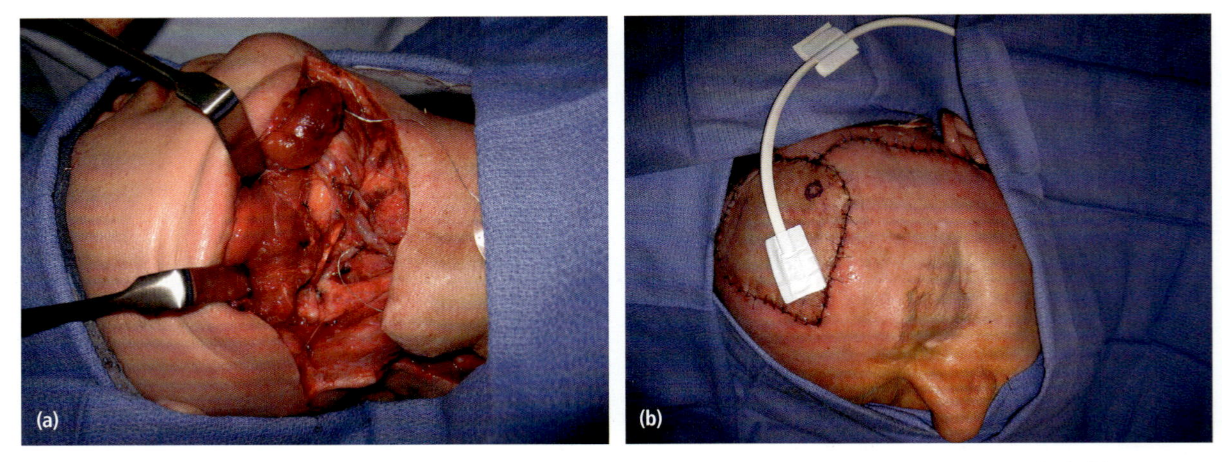

Fig. 15.6. (a) Inserção do retalho livre depois do término da anastomose e colocação de Doppler implantável. (b) Monitoração do retalho com sonda de saturação de oxigênio.

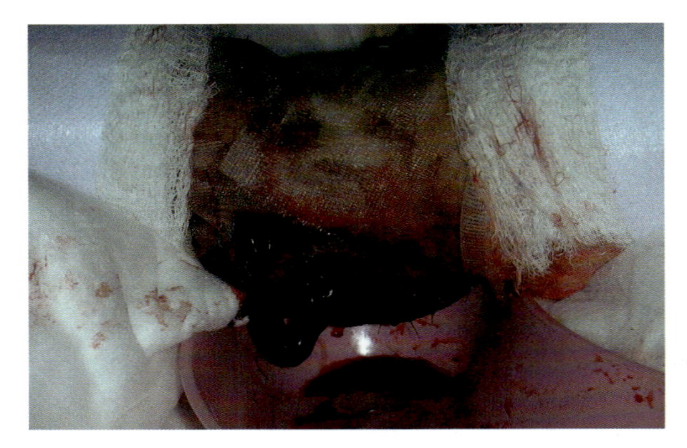

Fig. 15.7. Congestão considerável do retalho com aplicação de sanguessugas para melhorar o efluxo venoso.

de pós-operatório.[73] Da mesma forma, a tomografia computadorizada de emissão de fóton único (SPECT) radioisotópica foi usada com êxito para avaliar a viabilidade óssea em retalhos livres, proporcionando características melhoradas de imagem e detalhes estruturais do osso transplantado.[74] Além disso, a tomografia por emissão de pósitrons com ^{18}F também mostrou ser altamente precisa na determinação da viabilidade do enxerto no pós-operatório imediato, com base na quantidade de influxo de fluoreto.[75] Todas essas modalidades de imagem são comprovadamente sensíveis e precisas para determinar a viabilidade nos pós-operatórios imediato e tardio dos retalhos ósseos compostos, inclusive em situações de insuficiência vascular.

LEITURAS SUGERIDAS

1. Brown JS, Magennis P, Rogers SN, et al. 2006. "Trends in head and neck microvascular reconstructive surgery in Liverpool (1992–2001)." British Journal of Oral and Maxillofacial Surgery 44(5): 364–370.
2. Khouri RK, and Shaw WW. 2009. "Reconstruction of the lower extremity with microvascular free flaps: A 10-year experience with 304 consecutive cases." Head & Neck 31: 45–51.
3. Bianci B, Copelli C, Ferrari S, et al. 2009. "Free flaps: Outcomes and complications in head and neck reconstructions." Journal of Cranio-Maxillofacial Surgery 37(8): 438–442.
4. Urken ML, Buchbinder D, Costantino PD, et al. 1998. "Oromandibular reconstruction using microvascular composite flaps: Report of 210 cases." Archives of Otolaryngology Head and Neck Surgery 124(1): 46–55.
5. Nakatsuka T, Harii K, Asato H, et al. 2003. "Analytical review of 2372 free flap transfers for head and neck reconstruction following cancer resection." Journal of Reconstructive Microsurgery 19: 363–368.
6. Yu P, Chang DW, Miller MJ, et al. 2009. "Analysis of 49 cases of flap compromise in 1310 free flaps for head and neck reconstruction." Head & Neck 31: 45–51.
7. Jones BM, and O'Brien CJ. 1985. "Acute ischaemia of the hand resulting from elevation of a radial forearm flap." British Journal of Plastic Surgery 38(3): 396–397.
8. Varley I, Carter LM, Wales CJ, et al. 2008. "Ischaemia of the hand after harvest of a radial forearm flap." British Journal of Oral and Maxillofacial Surgery 46(5): 403–405.
9. Coleman T, and Anson B. 1961. "Arterial patterns in the hand based upon a study of 650 specimens." Surgical Gynaecology & Obstetrics 113: 409–424.
10. Soutar DS, and McGregor IA. 1986. "The radial forearm flap in intraoral reconstruction: The experience of 60 consecutive cases." Plastic & Reconstructive Surgery 78: 1–8.
11. McGregor IA. 1985. "Fasciocutaneous flaps in intraoral reconstruction." Clinics in Plastic Surgery 12: 453–461.
12. Timmons MJ, Missotten FE, Poole MD, et al. 1986. "Complications of radial forearm flap donor sites." British Journal of Plastic Surgery 39: 176–178.
13. Boorman JG, Brown JA, and Sykes PJ. 1987. "Morbidity in the forearm flap donor arm." British Journal of Plastic Surgery 40: 207–212.
14. Bardsley AF, Soutar DS, Elliot D, et al. 1990. "Reducing morbidity in the radial forearm flap donor site." Plastic & Reconstructive Surgery 86: 287–294.
15. Vaughan ED. 1990. "The radial forearm free flap in orofacial reconstruction. Personal experience in 120 consecutive cases." Journal of Craniomaxillofacial Surgery 18: 2–7.
16. Thoma A, Khadaroo R, Grigenas O, et al. 1999. "Oromandibular reconstruction with the radial-forearm osteocutaneous flap: Experience with 60 consecutive cases." Plastic & Reconstructive Surgery 104: 368–380.
17. Swanson E, Boyd JB, and Mulholland RS. 1990. "The radial forearm flap: A biomechanical study of the osteotomized radius." Plastic & Reconstructive Surgery 85: 267–272.
18. Meland NB, Maki S, Chao EY, et al. 1992. "The radial forearm flap: A biomechanical study of donor-site morbidity utilizing sheep tibia." Plastic & Reconstructive Surgery 90: 763–773.
19. Collyer J, and Goodger NM. 2005. "The composite radial forearm free flap: An anatomical guide to harvesting the radius." British Journal of Oral & Maxillofacial Surgery 43: 205–209.
20. Clark S, Greenwood M, Banks RJ, et al. 2004. "Fracture of the radial donor site after composite free flap harvest: A ten-year review." Surgical Journal of the Royal College of Surgeons of Edinburgh & Ireland 2: 281–286.
21. Avery CM, Danford M, and Johnson PA. 2007. "Prophylactic internal fixation of the radial osteocutaneous donor site." British Journal of Oral & Maxillofacial Surgery 45: 576–578.
22. Werle AH, Tsue TT, Toby EB, et al. 2000. "Osteocutaneous radial forearm free flap: Its use without significant donor site morbidity." Otolaryngology Head & Neck Surgery 123: 711–717.
23. Villaret DB, and Futran NA. 2003. "The indications and outcomes in the use of osteocutaneous radial forearm free flap." Head Neck 25: 475–481.
24. Kim JH, Rosenthal EL, Ellis T, et al. 2005. "Radial forearm osteocutaneous free flap in maxillofacial and oromandibular reconstructions." Laryngoscope 155: 1697–1701.
25. Richardson D, Fisher SE, Vaughan ED, et al. 1997. "Radial forearm flap donor-site complications and morbidity: Prospective study." Plastic & Reconstructive Surgery 99: 109–115.
26. Brown MT, Cheney ML, Glicklich RL, et al. 1996. "Assessment of functional morbidity in the radial forearm free flap donor site." Archives of Otolaryngology Head and Neck Surgery 122: 991–994.

27. Lutz BS, Wei FC, Chang SC, et al. 1999. "Donor site morbidity after suprafascial elevation of the radial forearm flap: A prospective study in 95 consecutive cases." Plastic & Reconstructive Surgery 103: 132–137.
28. Kerawala CJ, and Martin IC. 2006. "Sensory deficit in the donor hand after harvest of radial forearm free flaps." British Journal of Oral & Maxillofacial Surgery 44: 100–102.
29. Emerick KS, and Deschler DG. 2007. "Incidence of donor site skin graft loss requiring surgical intervention with the radial forearm free flap." Head & Neck 29: 573–576.
30. Sidebottom AJ, Stevens L, Moore M, et al. 2000. "Repair of the radial free flap donor site with full or partial thickness skin grafts: A prospective randomized controlled trial." International Journal of Oral & Maxillofacial Surgery 29: 194–197.
31. Winslow CP, Hansen J, Mackenzie D, et al. 2000. "Pursestring closure of radial forearm fasciocutaneous donor sites." Laryngoscope 110: 1815–1818.
32. Wolff KD, Ervens J, and Hoffmeister B. 1996. "Improvement of the radial forearm donor site by prefabrication of fascial-split thickness skin grafts." Plastic & Reconstructive Surgery 98: 358–362.
33. Lee J-W, Jang Y-C, and Oh S-J. 2005. "Use of the artificial dermis for free radial forearm flap donor site." Annals of Plastic Surgery 55: 500–502.
34. Avery C, Pereira A, Moody M, et al. 2000. "Negative pressure wound dressing of the radial forearm donor site." International Journal of Oral & Maxillofacial Surgery 29: 198–200.
35. Ostrup LT, and Fredrickson JM. 1974. "Distant transfer of a free, living bone graft by microvascular anastomoses. An experimental study." Plastic & Reconstructive Surgery 54: 274–284.
36. Taylor GI, Miller GD, and Ham FJ. 1975. "The free vascularized bone graft. A clinical extension of microvascular techniques." Plastic & Reconstructive Surgery 55: 533–544.
37. Hidalgo DA. 1989. "Fibula free flap: A new method of mandible reconstruction." Plastic & Reconstructive Surgery 84: 71–79.
38. Kim D, Orron DE, and Skillman JJ. 1989. "Surgical significance of popliteal artery variants: A unified angiographic classification." Annals of Surgery 210: 776.
39. Lippert H, and Pabst R. 1985. Arterial Variations in Man: Classification," 60–63. New York: JF Bergman Verlag.
40. Zimmermann CE, Borner B-I, Hasse A, et al. 2001. "Donor site morbidity after microvascular fibula transfer." Clinical Oral Investigation 5: 214–219.
41. Youdas JW, Wood MB, Cahalan TD, et al. 1988. "A quantitative analysis of donor site morbidity after vascularized fibula transfer." Journal of Orthopaedic Research 6: 621–629.
42. Lee J-H, Chung C-Y, Myoung H, et al. 2008. "Gait analysis of donor leg after free fibular flap transfer." International Journal of Oral & Maxillofacial Surgery 37: 625–629.
43. Coghlan BA, and Townsend PL. 1993. "The morbidity of the free vascularised fibula flap." British Journal of Plastic Surgery 46: 466–469.
44. Pacelli LL, Gillard J, McLoughlin SW, et al. 2003. "A biomechanical analysis of donor-site ankle instability following free fibula graft harvest." Journal of Bone & Joint Surgery of America 85: 597–603.
45. Hidalgo DA, and Rekow A. 1995. "A review of 60 consecutive fibula free flap mandible reconstructions." Plastic & Reconstructive Surgery 96: 585–596; discussion 597–602.
46. Anthony JP, Rawnsley JD, Benhaim P, et al. 1995. "Donor leg morbidity and function after fibula free flap mandible reconstruction." Plastic & Reconstructive Surgery 96: 146–152.
47. Goodacre TE, Walker CJ, Jawad AS, et al. 1990. "Donor site morbidity following osteocutaneous free fibula transfer." British Journal of Plastic Surgery 43: 410–412.
48. Papadopoulos NA, Schaff J, Bucher H, et al. 2002. "Donor site morbidity after harvest of free osteofasciocutaneous fibular flaps with an extended skin island." Annals of Plastic Surgery 49: 138–144.
49. Wei FC, Chen HC, Chuang CC, et al. 1986. "Fibula osteoseptocutaneous flap: Anatomic study and clinical application." Plastic & Reconstructive Surgery 78: 191–199.
50. Yoshimura M, Shimada T, Hosokawa M. 1990. "The vasculature of the peroneal tissue transfer." Plastic & Reconstructive Surgery 85: 917–921.
51. Shusterman MA, Reece GP, Miller MJ, et al. 1992. "The osteocutaneous free fibula flap: Is the skin paddle reliable?" Plastic & Reconstructive Surgery 90: 787–793.
52. Hallock GG. 1997. "Permutations of combined free flaps using the subscapular system." Journal of Reconstructive Microsurgery 13: 47–54.
53. Swartz WM, Banis JC, Newton ED, et al. 1986. "The osteocutaneous scapular flap for mandibular and maxillary reconstruction." Plastic & Reconstructive Surgery 77: 530.
54. Coleman SC, Burkey BB, Day TA, et al. 2000. "Increasing use of the scapula osteocutaneous free flap." Laryngoscope 110: 1419–1424.
55. Clark JR, Vesely M, and Gilbert R. 2008. "Scapular angle osteomyogenous flap in postmaxillectomy reconstruction: Defect, reconstruction, shoulder function, and harvest technique. Head & Neck 30: 10–20.
56. Nkenke E, Vairaktaris E, Stelzle F, et al. 2009. "Osteocutaneous free flap including medial and lateral scapular crests: Technical aspects, viability and donor site morbidity." Journal of Reconstructive Microsurgery 25: 545–554.
57. Brown JS. 1996. "Deep circumflex iliac artery free flap with internal oblique muscle as a new method of immediate reconstruction of maxillectomy defect." Head & Neck 412–421.
58. Urken ML, Vickery C, Weinberg H, et al. 1989. "The internal oblique-iliac crest osseomyocutaneous free flap in oromandibular reconstruction: Report of 20 cases." Archives of Otolaryngology Head and Neck Surgery 115: 339–349.

59. Taylor GI, Townsend P, and Corlett R. 1979. "Superiority of the deep circumflex iliac vessels as the supply for free groin flaps: Experimental work." Plastic & Reconstructive Surgery 64: 595–604.
60. Sanders R, and Mayou B. 1979. "A new vascularized bone graft transferred by microvascular anastomosis as a free flap." British Journal of Surgery 66: 787–788.
61. Ramasastry SS, Tucker JB, Swartz WM, et al. 1984. "The internal oblique muscle flap: An anatomic and clinical study." Plastic & Reconstructive Surgery 73: 721–733.
62. Urken ML, Weinberg H, Vickery C, et al. 1991. "The internal oblique-iliac crest free flap in composite defects of the oral cavity involving bone, skin and mucosa." Laryngoscope 101: 257–270.
63. Boyd JB, Rosen I, Rotstein L, et al. 1990. "The iliac crest and the radial forearm flap in vascularized oromandibular reconstruction." American Journal of Surgery 159: 301–308.
64. Duncan MJ, Manktelow RT, Zuker RM, et al. 1985. "Mandibular reconstruction in the radiated patient: The role of osteocutaneous free tissue transfers." Plastic & Reconstructive Surgery 76: 829–840.
65. Rogers SN, Lakshmiah SR, Narayan B, et al. 2003. "A comparison of the long-term morbidity following deep circumflex iliac and fibula free flaps for reconstruction following head and neck cancer." Plastic & Reconstructive Surgery 112: 1517–1525.
66. Boyd JB. 1989. "Deep circumflex iliac groin flaps." In: Microsurgical Reconstruction of the Head and Neck, Baker SR, ed., 55–81. New York: Churchill Livingstone.
67. Chen K-T, Mardini S, Chuang DC-C, et al. 2007. "Timing of presentation of the first signs of vascular compromise dictates the salvage outcome of free flap transfers." Plastic & Reconstructive Surgery 120: 187–195.
68. Ames A, Wright RL, Kowada M, et al. 1968. "Cerebral ischaemia II. The no-reflow phenomenon." American Journal of Pathology 52: 437–453.
69. Nakatsuka T, Harii K, Asato H, et al. 2003. "Analytical review of 2372 free flap transfers for head and neck reconstruction following cancer resection." Journal of Reconstructive Microsurgery 19: 363–368.
70. Bui DT, Cordeiro PG, Hu QY, et al. 2007. "Free flap reexploration: Indications, treatment, and outcomes in 1193 free flaps." Plastic & Reconstructive Surgery 119: 2092–2100.
71. Smoot EC, Ruiz-Inchaustegui JA, and Roth AC. 1995. "Mechanical leech therapy to relieve venous congestion." Journal of Reconstructive Microsurgery 11: 51–55.
72. Soucacos PN, Beris AE, Malizos KN, et al. 1994. "Successful treatment of venous congestion in free skin flaps using medicinal leeches." Microsurgery 496–501.
73. Takato T, Harii K, and Nakatsuka T. 1988. "The sequential evaluation of bone scintigraphy: An analysis of revascularised bone grafts." British Journal of Plastic Surgery 41: 262–269.
74. Moskowitz GW, and Lukash F. 1988. "Evaluation of bone graft viability." Seminars in Nuclear Medicine 3: 246–254.
75. Schliephake H, Berding G, Knapp WH, et al. 1999. "Monitoring of graft perfusion and osteoblast activity in revascularised fibula segments using 18F- positron emission tomography." International Journal of Oral & Maxillofacial Surgery 28: 349–355.

Índice Remissivo

Os números de páginas seguidos por "f" indicam figuras. Os números de páginas seguidos por "t" indicam tabelas.

Ablação da base da língua por radiofre¬quência, 157
Abscesso, como complicação da sinusite, 81
Achatamento malar, 91-92, 91f-92f
Acidente vascular cerebral (derrame), com complicação da anestesia, 16
Adenoma pleomórfico, 262-263, 263 f
Adenotonsilectomia, 155-156
Afecções de hipercoagulação, 321t
Agentes hemostáticos, 234, 284
Aloenxertos, 286 287
Alopecia
  como complicação da cirurgia craniofacial, 194
  como complicação da cirurgia estética, 219
Ameloblastoma, 261-262, 261t, 262f
American Society of Anesthesiologists (ASA)
  classificação de estado físico, 4, 5t, 249
  Diretrizes NPO, 15
Amicar (ácido épsilon-aminocaproico), 28
Amplitude de movimento, da mandíbula depois de cirurgia ortognática, 127
Anastomose vascular, complicações da, 323
Anestesia ambulatorial, complicações, 3-23
  cardiopulmonares, 13-17
    arritmias cardíacas, 16-17
    asma, aguda, 14
    aspiração, 15
    broncoespasmo, 14
    depressão/parada respiratória, 13-14
    eventos vasculares agudos, 16
    hipertensão/hipotensão, 17
    laringoespasmo, 14-15
    período de jejum pré-operatório (diretrizes NPO), 15
  colocação de linha IV e, 20
  em pacientes pediátricos, 20-22
    cardiovasculares, 22
    prevenção e conduta, 22-23
    respiratórias, 21-22
  endócrinos, 18-19
    crise suprarrenal, 19
    hipoglicemia, 18
  gastrointestinais, 18
  imunológicos, 19
  incidência, 11
  náusea e vômitos, 18
  neurológicas, 11-13
    convulsões, 13
    síncope, 11
    supersedação, 11-13
  posicionamento do paciente e, 20
  prevenção, 4-11
    características/seleção do paciente, 4-6, 5t
    características/seleção do procedimento, 6
    em pacientes pediátricos, 22-23
    equipamento e materiais de emergência, 10, 10t
    monitoração intraoperatória do paciente, 8-9
    monitoração pós-operatória, 10-11
    prontidão da equipe, 9-10
    triagem do paciente, 6-8
  psiquiátricas e emocionais, 19
  reações de hipersensibilidade, 19
  visão geral, 3-4
Anestesia. Ver também Considerações sobre anestesia ambulatorial para apneia obstrutiva do sono, 151
  hipotensiva, 153
Angina, como complicação da anestesia, 16
Angioedema, 19
Anormalidades do filtro, com reparo de fenda labial, 178-179, 179f
Anormalidades eletrolíticas, com complicação de cirurgia craniofacial,193
Anquilose, articulação temporomandibular (ATM), 73, 75, 75f, 241, 242f, 243
Ansiedade, como complicação da anestesia, 19
Antibióticos
  para cirurgia da articulação temporomandibular, 238
  para cirurgia de avanço maxilomandibular, 162-163
  para cirurgia de implante, 48
  para cirurgia de reconstrução de tecidos moles, 329
  para feridas por mordida, 57
  para fratura dos maxilares, 66
  para infecção de cirurgia ablativa, 257-258
  para infecção do local cirúrgico, 27
  para osteomielite, 38
Antifibrinolíticos, 28
Apertognatismo, 111
Apneia do sono. Ver Apneia obstrutiva do sono (AOS)
Apneia obstrutiva do sono (AOS), 149-172
  comorbidades associadas a, 150t
  considerações pós-operatórias, 170-172
    controle da pressão arterial, 172
    edema e obstrução das vias aéreas, 171
    manutenção da oxigenação, 171-172
    monitoração, 170
    profilaxia da trombose venosa profunda (TVP), 172
    tratamento da dor e sedativos, 170-171
  fase intraoperatória, 152-153
    conduta com as vias aéreas, 152-153, 152t
    controle da pressão arterial, 153
  fase pré-operatória, 150-152
    considerações da história clínica, 150
    considerações sobre anestesia, 151
    consulta e liberação médica, 151
    CPAP, 151-152
    medicamentos, 151
  procedimentos cirúrgicos, 154-170
    avanço do genioglosso, 157-160, 158f, 581-139t 160f
    avanço do hioide, 157
    avanço maxilomandibular (AMM), 161f-169, 161f, 162f-167f
    cavidade nasal, 154-155, 155f
    glossectomia, 157
    hipofaríngea, 157-159
    orofaríngea, 155-156
    osteogênese por distração (OD), 169
    por localização da obstrução das vias aéreas obstrução, 154t
    procedimentos palatais, 156
    tonsilectomia, 155-156
    traqueostomia, 170
  tratamento não cirúrgico, 149

Management of Complications in Oral and Maxillofacial Surgery, First Edition. Edited by Michael Miloro, Antonia Kolokythas.

visão geral, 149
Arritmias cardíacas, como complicação da anestesia, 16-17
Artéria alveolar superior posterior, 99
Artéria fibular magna, 292
Artéria maxilar interna, hemorragia, 234
Artéria temporal superficial, sangramento da, 234
Asma, aguda, 14
Aspiração, 15, 33, 361
Assimetria nasal, como complicação de reparo de fenda labial, 180-181
Atrofia e irregularidade da gordura, como complicação de procedimento estético, 212
Audição, cirurgia da articulação temporomandibular e, 239
Avaliação clínica, de paciente de cirurgia de implante, 42-43, 43f
Avaliação do paciente, pré-operatória para cirurgia de implante, 41-12
Avaliação radiológica, de retalho microvascular, 342-343
Avanço da espinha geniana (AEG), 157-159
complicações de, 158-159, 158t
técnica, 158t
Avanço de geniotomia, 139, 159t, 160f
Avanço do genioglosso, 157-160
Avanço do hioide, 157
Avanço maxilomandibular (AMM), 155, 160-169
complicações
alterações faciais antiestéticas, 168
falha da fixação, 164f
falha do parafuso, 165f
fratura de placa, 164f
infecção, 161-163
insuficiência velofaríngea, 168-169
lesão de nervo, 160-161
má oclusão, 161, 162f
não união, 166-167
necrose isquêmica, 167-168
recidiva esquelética, 166
respiratórias, 169
momento de, 160
taxa de sucesso, 160
AVAP (protocolo de apoio de vida avançado pediátrico), 23
Biofilme, próteses da articulação temporomandibular e, 238
Blefaroplastia, 215-218
ectrópio, entrópio, encurtamento da pálpebra, vedação palpebral insuficiente e ptose, 216-217, 216f-217f
edema, equimose, irritação conjuntival e abrasão corneana, 216
glaucoma, ângulo fechado, 218
Bloqueio cardíaco, 17
Bolhas, como complicação de procedimento estético, 210, 211f
Bossas, como complicação de rinoplastia, 229f, 230
Bradicardia, 17
Broncodilatadores, 14
Broncoespasmo, como complicação da anestesia, 14
Bruxismo, fraturas de componente do implante e, 42
Câncer de lábio, 267-281
complicações da radioterapia, 280
complicações da reconstrução cirúrgica, 271-280
cicatriz e resultado cosmético ruim, 279, 280, 279f-280f
deiscência da ferida, 271, 274f, 276, 277
lesão neurológica, 279
microstomia, 277, 278f, 279
cuidados com a ferida, 276t
diagnóstico, 267, 268f-270f
estagiamento, 267, 270t-271t, 271
incidência, 267
técnicas de reconstrução, 271, 272f-275f, 276t
visão geral, 267
Capnografia, 9
Carcinoma de célula escamosa, 249, 255, 250f, 252f-254f
Cavidade nasal, cirurgia da apneia obstrutiva do sono, 154-155
CCI (Índice de comorbidade de Charlson), 248
Cegueira
como complicação da cirurgia craniofacial, 194
como complicação de cirurgia ortognática, 126
Ceratoconjuntivite seca, 217
Cicatrização da ferida
paciente de cirurgia ortognática e, 126
tardia com retalho da fíbula, 338
Cicatrizes
como complicação de procedimento estético, 214, 215
ectrópio, 62
lábio, 179
nasal, 96-97
traqueostomia, 101
Cicloxigenase-2 (COX-2), 255
Cirurgia ablativa, complicações, 247-263
deiscência da ferida, 259-260
disfunção neurológica, 255-257
nervo acessório espinal, 255, 256f
nervo facial, 255-256, 236t, 263
nervo frênico, 256-257, 257f
nervo hipoglosso, 257, 258f
nervo vago, 257
doença metastática remota, 253, 254f
fatores preditivos, 247-249
comorbidade médica, 248-249, 249t
estado nutricional comprometido, 248
idade avançada, 247-248
fístula quilosa, 258-259, 259f
fracasso na cura, 249-250
infecção, 257-258
reconstrução de exposição de placa, 260, 260f
recorrência local, 250-251, 250f
recorrência regional, 251-252, 251f
segunda doença primária, 254-255
tumores benignos e, 261-263
fatores preditivos, 261
lesão de nervo motor, 263
lesão de nervo sensitivo, 263
recorrência de tumores da parótida, 262-263, 263 f
recorrência de tumores odontogênicos, 261-262, 261t, 262f
tumores malignos e, 247-260
Cirurgia auxiliada por computador, 299-305
complicações, 305
imagens digitais e comunicações em Medicina (DICOM), 301
modelos táteis de prototipagem rápida, 302-304, 303f
navegação e imagens intraoperatórias, 304-305
planejamento pré-operatório com soft¬ware, 304
reconstrução orbital, 302
visão geral, 299-301, 300f, 301f
Cirurgia craniofacial, 192-194, 195f-196f
complicações intraoperatórias, 192-191
complicações pós-operatórias tardias, 194, 195f-196f
Cirurgia da articulação temporomandibular, 233-244
complicações da artroscopia, 240-241
desgaste da fibrocartilagem, 241
extravasamento de líquido de irrigação, 240-241, 240f
quebra de instrumento, 240
complicações otológicas, 238-239
complicações prolongadas, 241-244
anquilose, 241, 242f, 243
dor crônica, 243-244
falha dos materiais, 243
má oclusão, 241
expectativas da, 233
infecção, 238
lesão de nervos, 235-238, 236f, 237f
lesão intracraniana, 239
lesão vascular, 233-235, 235f
reações alérgicas, 239
Cirurgia de implante, 41-52
complicações, 45-51
deslocamento de implantes, 47-48, 47f
doença peri-implantar, 51
fratura de mandíbula, 50-51, 50f
hematoma sublingual, 48
integração fibrosa, 49, 49f
intraoperatórias, 45-48, 46f, 47f
lesão do nervo alveolar inferior, 13-17, 47f
pós-operatórias precoces, 48
pós-operatórias tardias, 49-51
sinusite, 49-50

planejamento pré-operatório, 41-45
avaliação clínica, 42-43, 43f
avaliação do paciente, 41-42
planejamento do tratamento protético e cirúrgico, 43-13, 44f
profilaxia com antibióticos, 48
Cirurgia do pescoço, ablativa, 247-263
Cirurgia do terceiro molar, complicações da, 25-38
aspiração/ingestão, 35, 36t
deslocamento dos dentes, 33-35, 34f
dor e edema, 33
extração do dente errado, 31-32, 31f
fístula oroantral, 29-31, 30f
fratura mandibular, 28-29, 29f
infecção, 26-27
lesão da articulação temporomandibular, 33
lesão das estruturas ósseas adjacentes, 32-33, 32f
lesão dos dentes adjacentes, 31-32
neurológicas, 35-37
osteíte alveolar, 25-26
osteomielite, 37-38, 37f-38f
sangramento/hemorragia, 27-28, 28t
taxa de complicações, 25
tratamento de, 25-26
Cirurgia ortognática, complicações da, 109-130, 110f
avanço maxilomandibular (AMM), 160-169
cirurgia da mandíbula
osteotomia de ramo sagital, 120-123, 121f-124f
osteotomia de ramo vertical intrabucal (ORVI), 120, 121f
cirurgia da maxila, 112-118
comprometimento das vias aéreas, 118
hemorragia, 117-118, 118f
lesão de nervo, 117
mobilização e posicionamento da maxila, 116
osteotomia segmentar, 115-116, 115f
problemas com tecido mole, 113, 114f-115f
problemas de fixação, 113
traumatismo dentário, 113
genioplastia, 118-119
complicações perioperatórias, 118-119, 119f
complicações pós-operatórias, 119
complicações pré-operatórias, 118
infecção, 161-163
intraoperatórias, 112-124, 112f
cirurgia da mandíbula, 120-124
cirurgia da maxila, 112-116
genioplastia, 118-119
hemorragia, 117-118, 118f
lesão de nervo, 117
por localização da osteotomia, 110f
pós-operatória, 124-130, 124f
alteração do paladar, 128
audição, 127
cicatrização da ferida, 126
complicações a curto prazo, 124-129
complicações prolongadas, 129-130
dor, 125
estabilidade, 129
falha de componente metálico, 126, 128
formação de sequestro, 128
inchaço, 125
lesão de nervo craniano 129-130
má oclusão, 125
nasal e seio, 127
náusea, 125
neurológicas, 126
nutrição, 126
problemas da ATM, 127, 130
problemas ortodônticos, 128-129
problemas transversais, 128
psicológicas, 126
sangramento, 125, 127
satisfação do paciente, 129
splints, 127-128
pré-operatórias, 109-112, 110f
diagnóstico, 109
motivação do paciente, 110
preparo ortodôntico, 111
problemas das vias aéreas, 111
problemas dentais, 111-112
problemas médicos, 110-111
Classificação de Mallampati, 4
Coleta de costela, 289-291, 290f
Colocação de linha IV, complicações relacionadas com, 20
Comorbidade clínica, como preditor de complicação de cirurgia ablativa, 248-249, 249t
Complicações cardiopulmonares da anestesia ambulatorial, 13-17
arritmias cardíacas, 16-17
asma, aguda, 14
aspiração, 15
broncoespasmo, 14
depressão/parada respiratória, 13-14
eventos vasculares agudos, 16
hipertensão/hipotensão, 17
laringoespasmo, 14, 15
período de jejum pré-operatório (diretrizes NPO), 15
Complicações da anestesia ambulatorial, 18-19
crise suprarrenal, 19
hipoglicemia, 18
Complicações da artroscopia, articulação temporomandibular, 240-241
desgaste da fibrocartilagem, 241
extravasamento de líquido de irrigação, 240-241, 240f
quebra de instrumento, 240
Complicações da traqueostomia, 100-102, 101f
Complicações de cirurgia estética, 203-230
procedimentos cirúrgicos, 215-230
blefaroplastia, 215-218
ectrópio, entrópio, encurtamento da pálpebra, vedação palpebral insuficiente e ptose, 216-217, 216f-217f
edema, equimose, irritação conjuntival e abrasão corneana, 216
glaucoma, ângulo fechado, 218
implantes faciais, 224-225
exposição, 224-225, 2251
infecção, 224
mobilidade do implante, 225
transtornos neurossensoriais, 225
procedimentos na fronte e nas sobrancelhas, 218-219
alopecia, 219
dor pós-operatória, 218
edema, 219
fraqueza motora facial, 219
recidiva, 219
sangramento/formação de hematoma, 218
transtornos sensoriais, 219
procedimentos no terço inferior da face, 219-224
deformidade em orelhas pontiagudas, 222, 2231, 224
epidermólise superficial, 220, 221f
hematoma, 219-220, 220f
irregularidades de contorno, 222, 221-223f
lesão de nervo facial, 220
transtornos neurossensoriais, 221
rinoplastia, 225-230, 227f-229f
bossas, 229f, 230
comunicações intracranianas, 226-227
deformidade do nariz em sela, 229
deformidade em "quilha", 230
deformidade em "V" invertido, 230
deformidade em balanço, 230
deformidade em bico de papagaio, 229f, 230
deformidade em teto aberto, 227, 229, 229f
hemorragia, 226
infecção, 226, 227f
obstrução das vias aéreas, 226, 228f
procedimentos conservadores, 203-215
hematoma por infecção, 206-208, 2071
injeção intra-arterial de materiais preenchedores, 210
salto..... ablative skin resurfacing, 212-215
ectropion, 215
exuberant skin tightening, 215
herpetic infection, 212-213
infection, 214
milia and acne eruption, 214
persistent erythema, 213, 213f
scarring, 214-215
toxina botulínica, 203-205, 204f
inclinação da sobrancelha e da pálpebra, 205

ptose da pálpebra superior, 204-205, 204f
sangramento no local da injeção, 205
volumizadores e preenchedores injetáveis para tecido mole, 205-210, 206t
reação alérgica a agente preenchedor e formação de granuloma, 209-210
tratamento estético de pele não ablativo e ablativo, 210-215
atrofia e irregularidade da gordura subsuperficial, 212
conduta nas complicações de lifting facial por região ou incisão, 211t
despigmentação, 210-212, 212f
edema, 210
eritema, púrpura e bolhas, 210, 211f
Complicações gastrointestinais da anestesia, 18
Complicações imunológicas da anestesia, 19
Complicações nasais e sinusais, da cirurgia ortognática, 127
Complicações neurológicas
da anestesia ambulatorial, 11-13
convulsões, 13
síncope, 11
supersedação, 11-13
da cirurgia ortognática, 126
em cirurgia do terceiro molar, 35-37
Complicações psicológicas, de cirurgia ortognática, 126
Complicações psiquiátricas e emocionais da anestesia, 19
Complicações respiratórias
da anestesia
complicações cardiopulmonares
pacientes obesos, 5
pacientes pediátricos, 21-22
pode avanço maxilomandibular, 169
por coleta de costela, 289-291, 290f
Comunicação intracraniana, como complicação de rinoplastia, 226-227
Comunicação oroantral, como complicação de cirurgia do terceiro molar, 29-31, 30f
Conduta nas vias aéreas, em pacientes com apneia obstrutiva do sono, 152, 153, 152t
Contorno do vermelhão, 178
Convulsões, 13
Corticosteroides, uso perioperatório e efeito sobre a consolidação óssea, 285
CPAP (pressão positiva contínua das vias aéreas), 149-151, 171-172
Crise suprarrenal, como complicação da anestesia, 19
Crista ilíaca, como local doador de enxerto ósseo, 288
Cyclokapron (ácido tranexâmico), 28
Dacrocistorrinotomia, 94
Defeitos condilares, 299
Déficit motor, como complicação de retalho radial do antebraço, 336
Deformidade de "Andy Gump", 298
Deformidade do nariz em sela, 95, 96f, 229
Deformidade em "quilha", 230
Deformidade em "V" invertido, 230
Deformidade em balanço, 230
Deformidade em bico de papagaio, 229f, 230
Deformidade em orelhas pontiagudas, como complicação de cirurgia estética, 222, 223f, 224
Deformidade em teto aberto, 227, 229, 229f
Deiscência da ferida
como complicação de cirurgia ablativa, 259-260
como complicação de enxerto ósseo, 286
como complicação de reparo de fenda labial, 176
em cirurgia de reconstrução do lábio, 271, 274f
Deiscência de mucosa, como complicação de cirurgia ortognática, 126
Dente incluso
definição, 25
indicações e tempo de remoção, 25
Dentes adjacentes, lesão durante a cirurgia, 31-32
Depressão respiratória, em anestesia ambulatorial, 13-14
Deslocamento de dentes, como complicação da cirurgia do terceiro molar, 33-35, 34f
Deslocamento de implantes dentários, 47-48, 47f
Despigmentação, como complicação de procedimento estético, 210-212, 212f
Desvio do septo, 95-96
Diabetes mellitus, efeito na consolidação óssea, 285
Diretrizes NPO, 15
Discrepância de Bolton, 25
Discrepância de relação cêntrica/oclusão cêntrica (RC/OC), 144
Discrepância RC/OC (relação cêntrica/oclusão cêntrica), 144
Disfunção da tuba auditiva (de Eustáquio), como complicação da cirurgia ortognática, 127
Disfunção do ombro, como complicação de retalho livre da escápula, 340
Dissecação radical do pescoço modificada (DRMP), 251-252
Doença cardiovascular triagem de pacientes para anestesia, 7-8
Doença de Addison, 19
Doença de Von Willebrand, 27
Doença peri-implantar, 51
Dois níveis de pressão positiva nas vias aéreas (BiPAP), 149
Dor como complicação da cirurgia estética, 218
como complicação da reconstrução labial, 279
como complicação de cirurgia ortognática, 125
conduta com pacientes com apneia obstrutiva do sono, 170-171
dor crônica no paciente com múltiplas operações, 243-244
pós-operatória depois de cirurgia do terceiro molar, 33
Ectrópio
cicatricial, 62
como complicação de procedimento estético, 215
lateral, 62, 631-641
medial, 62, 62f
Edema faríngeo lateral, 240-241, 240f
Edemacomo complicação da cirurgia estética, 219
como complicação de procedimento estético, 210
em paciente com apneia obstrutiva do sono, 171
extravasamento de líquido de irrigação, 240-241, 240f
vias aéreas, 171
Edemacomo complicação de cirurgia ortognática, 125
pós-operatória depois de cirurgia do terceiro molar, 33
Embolia aérea, 48, 193
Embolia
aérea, 48, 193
em cirurgia da articulação temporomandibular (ATM), 234
risco de complicações neurológicas permanentes, 234
Enoftalmia, como complicação de fratura orbital, 85, 87, 861-87f
Entrópio, traumático, 63, 64f, 65
Enxerto de osso autógeno, 285-286
Enxerto ósseo
aloenxerto, 286-287
autógeno, 285-286
complicações, 286
considerações sobre o local receptor, 298-299
defeitos condilares, 299
defeitos mandibulares anteriores, 298-299
defeitos mandibulares laterais, 299
defeitos maxilares, 299
de calvária, 288-289
em avanço maxilomandibular (AMM), 166-167, 167f
enxertos costocondrais, 289-291, 290f
infecções ativas, 285
locais doadores intrabucais, 287-288
local de coleta na crista ilíaca, 288

morbidade do local doador e complicações, 287
pediculado, 281
tibial, 281
xenoenxerto, 286-287
Enxertos com osso da calvária, 288-289
Enxertos costocondrais, 289-291, 290f
Enxertos de tíbia, 281
Epidermólise superficial, como complicação de cirurgia estética, 220, 221f
Epinefrina, para broncoespasmo, 14
Epistaxia, como complicação de fratura nasal, 95
Eritema, como complicação de procedimento estético, 210, 211f, 213, 213f
Eritropoietina, 284
Erupção de acne, como complicação de procedimento estético, 214
Escápula alada, 340, 340f
Estenose da tuba auditiva externa, 239
Estenose das narinas, 179, 180f
Estetoscópio pré-cordial (esofágico), 9
Estruturas ósseas adjacentes, lesão, 32-33
Exames de laboratório, para a anestesia dos pacientes, 7
Expansão rápida da maxila cirurgicamente assistida (ERMCA), 128
Exposição da placa lingual, como complicação de cirurgia do terceiro molar, 37
Extração do dente errado, 31-32, 31t
Extravasamento de líquido cerebroespinal (LCE) com complicação da fratura de seio frontal, 82-83, 83f
como complicação da cirurgia craniofacial, 194
como complicação da cirurgia da articulação temporomandibular, 239
Extravasamento de líquido de irrigação, em artroscopia de articulação temporomandibular, 240-241, 240f
Extrema sonolência diurna (ESD), 151
Falha de componentes metálicos, como complicação de cirurgia ortognática, 126, 128
Falha do local do enxerto de pele no local doador, como complicação de retalho radial do antebraço, 336-337
Falha dos materiais, como complicação da cirurgia da articulação temporomandibular, 243, 243f
Faringoplastia do esfíncter, 189, 191, 191f
Fibrocartilagem, desgaste de, 241
Fístula arteriovenosa (AV), 235
Fístula oroantral, 330, 330f
Fístula orocutânea, 330, 330f
Fístula oronasal, depois de cirurgia segmentar da maxila, 115f
Fístula quilosa, 258-259, 259f
Fístula traqueocutânea (FTC), 101
Fístula tráqueo-inominada (FTI), 101
Fístula arteriovenosa (AV), 235
fístula traqueocutânea (FTC), 101
fístula traqueoinominada (FTI), 101
oroantral, 29-31
orocutânea, 330, 330f
oronasal, 115f
palatal
técnicas de fechamento, 186-187
tratamento de, 185-186
quilosa, 258-259, 259f
Fístulas faringocutâneas, 330
Flexão do hálux, limitada, como complicação do retalho de fíbula, 338
Formação de hematoma sublingual, com cirurgia de implante, 48
Formação de sequestro, em cirurgia ortognática, 128
Formação de sialocele, com lesão da glândula parótida, 59
Fraqueza motora facial, como complicação da cirurgia estética, 219
Fratura da placa pterigóidea durante a osteotomia de Le Fort, 115f
Fratura de Le Fort, 97-99, 97f
Fratura de placa cortical óssea vestibular durante a extração do terceiro molar, 32-33
Fratura do rádio, como complicação de retalho radial do antebraço, 336
Fratura do túber da maxila, durante a extração do terceiro molar, 32, 32f
Fratura piramidal da maxila, 115f
Fraturas crânio-orbitais, 89, 90f
Fraturas de implante, 42-43, 43f
Fraturas do complexo orbitozigomaticomaxilar, 89-92
achatamento malar, 91-92, 91f-92f
complicações neurossensoriais, 92
Fraturas do complexo zigomaticomaxilar, 92
Fraturas do seio frontal, 76-84
deformidade estética, 84
extravasamento de líquido cerebroespinal, 82-83, 83f
metas do tratamento, 76
princípios de conduta, 77
sinusite, 77-81
taxa de complicações, 76-77
Fraturas do temporal, 100, 100f
Fraturas mandibulares, 65-76
"unilateral dupla", 71, 72f
alargamento mandibular, 71, 71f
assimetria facial 71, 72f
como complicação da cirurgia do terceiro molar, 28-29, 29f
como complicação de cirurgia de implante, 50-51, 50f
dentes na linha de fratura, 65-66
edêntula atrófica, 70, 70f
fraturas de ângulo da mandíbula, 68
fraturas de ângulo, 68-669, 68f
fraturas de côndilo, 72-73
assimetria facial, 73, 75f
má união/má oclusão, 73, 74f
infecções, 66
lesão de nervo facial, 76
lesão do nervo trigêmeo, 76
má união/má oclusão, 66, 68
metas do tratamento, 65
não união, 69-70, 69f
princípios da fixação interna rígida, 67f
princípios de fixação, 65
Fraturas nasais, 93-97, 96f
cicatrizes nasais, 96-97
deformidade do nariz em sela, 95, 96f
desvio de septo, 95-96
epistaxia, 95
hematoma do septo, 95
Fraturas naso-orbital-etmoidais (NOE), 93-95, 94f
deformidade do nariz em sela, 95
obstrução do ducto nasolacrimal, 94
telecanto, 94, 941
Fraturas orbitais, 84-89
Fraturas por explosão e explosão para dentro, 84, 85f
enoftalmia, 85, 87, 86f-87f
fraturas crânio-orbitais, 89, 90f
limitação dos movimentos dos músculos extraoculares, 84-85
mau posicionamento da pálpebra, 87-88
Fraturas
complexo orbitozigomaticomaxilar, 89-92
componente do implante, 42-43, 43f
cortical óssea vestibular, 32-33
crista ilíaca, 288
mandíbula, 28-29, 29t, 50-51, 50f, 65-76
maxila, 97-100, 97f-99f
nasal, 95-97, 96f
naso-orbital-etmoidal (NOE), 93-95, 94f
orbital, 84-89
osteotomia segmentar com cirurgia ortognática, 115-116, 115f
seio frontal, 76-84
temporal, 100, 100f
túber da maxila, 32, 32f
FTC (fístula traqueocutânea), 101
FTI (fístula tráqueo-inominada), 101
Genioplastia, 118-119
complicações perioperatórias, 118-119, 119f
complicações pós-operatórias, 119
complicações pré-operatórias, 118
Glossectomia, 157
Hematoma do septo, 95
Hematoma como complicação da reconstrução de tecidos moles, 330-331, 331f
como complicação de cirurgia estética, 218-220, 220f
como complicação de enxerto ósseo, 288-289

epidural, 81f
injeção de volumizadores e preenchedores de tecido mole, 206-208, 207f
na cavidade sinusal, 286
septal, 95sublingual, 48
Hemidiafragma, 257, 257f
Hemofilia, 27
Hemorragia/sangramento
com cirurgia da articulação temporomandibular, 233-235,235f
com cirurgia de implante, 48
como complicação da cirurgia craniofacial, 193
como complicação da cirurgia do terceiro molar, 27-28
como complicação da cirurgia estética, 218
como complicação de cirurgia ortognática
perioperatório, 117
pós-operatório, 125, 127
como complicação de enxerto ósseo, 288
como complicação de fratura maxilar, 99-100
como complicação de palatoplastia, 185
como complicação de reparo de fenda labial, 176
como complicação de rinoplastia, 226
local de injeção de toxina botulínica, 203
tratamento, 28
Hérnia, como complicação de retalho livre da crista ilíaca, 340
Hipertensão
como complicação da anestesia, 17
em paciente com apneia obstrutiva do sono, 172
Hipoglicemia, como complicação da anestesia, 187
Hipotensão, como complicação da anestesia, 17
Idade
resposta à anestesia e, 12
risco da anestesia e, 5-6
risco de supersedação e, 12
Íleo, pós-operatório, 288
Implantes faciais, 224-225
infecção, 224
mobilidade do implante, 225
reabsorção óssea e exposição de implante, 224-225, 225f
transtornos neurossensoriais, 225
Inclinação da sobrancelha e da pálpebra, 205
Incompetência velofaríngea, 111
Índice apneia hipopneia (AHI), 149
Índice de Atividade de Duke, 4, 5t
Índice de comorbidade de Charlson (CCI), 248
Índice de Kaplan-Feinstein (KFI), 248
Infarto do miocárdio, como complicação da anestesia, 16
Infecção herpéticas, como complicação de procedimento estético, 212-213
Infecção no local da cirurgia (ILC), em cirurgia do terceiro molar, 26-27
Infecção
como complicação da cirurgia craniofacial, 193
como complicação de avanço maxilomandibular, 161-163
como complicação de cirurgia ablativa, 257-258
como complicação de cirurgia da articulação temporomandibular, 238
como complicação de enxerto ósseo, 288, 289
como complicação de fratura mandibular, 66
como complicação de implante facial, 224
como complicação de palatoplastia, 185
como complicação de procedimento estético, 214
como complicação de reconstrução de tecido duro, 297
como complicação de reconstrução de tecidos moles, 329
como complicação de rinoplastia, 226, 227f
depois de coleta de costela, 290
em cirurgia do terceiro molar, 26-27
em osteogênese por distração, 144
enxerto ósseo e, 285
mordidas de animais, 55-57
sinusite, 77-81
Ingestão, como complicação da cirurgia do terceiro molar, 35
Inserção de máscara laríngea para vias aéreas, 14
Insônia, 171
Insuficiência velofaríngea (IVF), 156, 168-169
complicações de cirurgia, 192
técnicas cirúrgicas em, 189- 192, 190f-191f
tratamento de, 188-189
Integração fibrosa, implante, 49, 49f
Intubação endotraqueal, 14
Intubação
em pacientes com apneia obstrutiva do sono, 152-153
técnicas para, 152t
Irregularidades de contorno, como complicação da cirurgia estética, 222, 222f-223f
Isquemia
da mão como complicação de retalho radial do antebraço, 325
do pé como complicação do retalho de fíbula, 338
necrose da maxila, 167-168
Isquemia da mão, como complicação de retalho radial do antebraço, 335-336
Isquemia do pé, como complicação do retalho de fíbula, 338
Isquemia miocárdica, como complicação da anestesia, 16
IVF. Ver Insuficiência velofaríngea
Jejum pré-operatório, 15
Laringe, câncer da, 252
Laringoespasmo, como complicação da anestesia, 15
Lesão da articulação temporomandibular (ATM) com cirurgia ortognática, 127, 130
como complicação de cirurgia do terceiro molar, 33
Lesão de nervo craniano, como complicação da cirurgia ortognática
lesão perioperatória, 117
problemas pós-operatórios, 129-130
Lesão de nervo facial
com osteogênese por distração, 139
como complicação da cirurgia da articulação temporomandibular, 235-237, 236f, 237f
como complicação da cirurgia estética, 220
como complicação de cirurgia ablativa, 255-256, 256f, 263
como complicação de cirurgia ortognática, 126, 130
como complicação de fratura mandibular, 70
periférica, 59-60, 591, 60f
Lesão de nervo
como complicação de cirurgia ablativa, 255-257
nervo acessório espinal, 233, 2361
nervo facial, 233-256, 256f, 263
nervo frênico, 256-257, 257f
nervo hipoglosso, 237, 258f
nervo vago, 257
como complicação de cirurgia da articulação temporomandibular, 235-238, 36f-237f
durante osteotomia de Le Fort, 117
Lesão do broto dental, com osteogênese por distração, 139
Lesão do ducto parotídeo, 57-39, 58f
Lesão do ducto torácico, 258
Lesão do nervo acessório espinal, como complicação de cirurgia ablativa, 255, 256f
Lesão do nervo alveolar inferior (NAI)
com cirurgia de implante, 45-47
com osteogênese por distração, 139
como complicação da cirurgia ablativa, 263
como complicação da cirurgia da articulação temporomandibular, 237
como complicação de avanço maxilomandibular, 160-161
em cirurgia do terceiro molar, 35-36
Lesão do nervo auriculotemporal, como complicação da cirurgia da

articulação temporomandibular, 237-238
Lesão do nervo cutâneo femoral lateral, 288, 341
Lesão do nervo cutâneo femoral lateral, como complicação de retalho livre da crista ilíaca, 311
Lesão do nervo fibular, como complicação do retalho de fíbula, 338
Lesão do nervo frênico, como complicação de cirurgia ablativa, 256-257, 257f
Lesão do nervo hipoglosso, como complicação da cirurgia ablativa, 257, 258f
Lesão do nervo infraorbital, 92, 237
Lesão do nervo lingual
como complicação da cirurgia da articulação temporomandibular, 237
como complicação do avanço maxilomandibular, 161
em cirurgia do terceiro molar, 36
Lesão do nervo mediano, como complicação de retalho radial do antebraço, 336
Lesão do nervo trigêmeo
como complicação da cirurgia da articulação temporomandibular, 237
como complicação de fratura mandibular, 76
Lesão do nervo ulnar, como complicação de retalho radial do antebraço, 336
Lesão do nervo vago, como complicação de cirurgia ablativa, 257
Lesão dos nervos ilioinguinais, como complicação de retalho livre da crista ilíaca, 341
Lesão intracraniana, como complicação da articulação temporomandibular, 239
Lesão nasolacrimal, 60-61, 61f
Lesão neurológica
como complicação da reconstrução labial, 279
como complicação de retalho radial do antebraço, 336
como complicação do retalho de fíbula, 338
Lesão vascular com cirurgia da articulação temporomandibular, 233-235, 235f
Lesões de tecido mole, 55-65
ectrópio, 62, 63f-64f
entrópio, 63, 64f, 65
lesão de ducto nasolacrimal, 60-61, 61f
lesão de nervo facial, periférico, 59-60, 59f-60f
lesão do ducto parotídeo, 57-59, 58f
mordidas de animais, 53-57, 57f
Lesões na orelha, 239
Lesões por mordidas, 55-57, 57f
Ligadura da artéria carótida externa, 234, 235f
Limitação dos movimentos dos músculos extraoculares, como complicação de fratura orbital, 84-85
Línguaablação da base da língua por radiofrequência, 157
carcinoma de célula escamosa, 250f, 252f-254f
Líquido de irrigação, extravasamento durante artroscopia, 240-241, 240f
Localização imprópria da aplicação do preenchedor
hematoma, 206-208, 207t
injeção intra-arterial de preenchedor, 210
Má oclusão
como complicação da cirurgia da articulação temporomandibular, 241
como complicação de avanço maxilomandibular, 161, 162f
como complicação de cirurgia ortognática, 125
como complicação de fratura mandibular, 66, 68
como complicação de fratura maxilar, 98
Má união mandibular, 66, 68, 73, 71f
Malformação arteriovenosa (MAV), 27, 28f
Mandíbula cirurgia ortognática, 120, 123, 121f-124f
defeitos laterais da mandíbula, 299
defeitos mandibulares anteriores, 298-299
hipomobilidade, 73
Manobra de Heimlich, 35
Manobra de Valsalva, 259f
Mau posicionamento da pálpebra, como complicação de fratura orbital, 87-88
MAV (malformação arteriovenosa), 27, 28f
Maxilacirurgia ortognática, 112-118
defeitos, 299
enxertos sinusais, 286
mobilização, 116
necrose isquêmica da, 167-168
Medicamento e equipamento de emergência, 10, 10t
Medicamentos antieméticos, 18t
Meningite, como complicação de sinusite, 80
Metoprolol, 17
Microstomia, como complicação da reconstrução labial, 277, 278f, 279
Mília, 214
Modelos táteis de prototipagem rápida, 302-304
Monitor bispectral (BIS), 9
Monitoração da frequência e ritmo cardíaco, 9
Monitoração do paciente, intraoperatória, 8-9
capnografia, 9
estetoscópio pré-cordial (esofágico), 9
frequência e ritmo cardíacos, 9
monitor bispectral (BlS), 9
oximetria de pulso, 8-9
pressão arterial, 9
Monitoração pós-operatória, 10-11, 23
Mordida de felinos, 56
Mordidas de animais, 55-57, 371
Mordidas de cães, 56, 57f
Mordidas humanas, 57
Motivação do paciente, cirurgia ortognática e, 110
Mucocele e mucopiocele, 78
Mucosite como complicação da radioterapia, 280
Não união
como complicação de avanço maxilomandibular, 166-167
como complicação de fratura mandibular, 69-70, 69f
Náusea e vômitos pós-operatórios (NVPO), 18
Náusea
como complicação da anestesia, 18
como complicação de cirurgia ortognática, 125
Necrose de retalho, como complicação do reparo de fenda labial, 176
Necrose óssea, 297, 297f
Necrose, retalho, 327-328
Neuromas, como complicação de retalho radial do antebraço, 336
Nicotina, efeitos vasculares da, 285
Nutrição
complicação, 248
paciente de cirurgia ortognática e, 126
procedimentos de reconstrução óssea e, 284
Obesidade, anestesia complicações e, 4-5
Obstrução do ducto nasolacrimal, 94
Obstrução nasal, como complicação de reparo de fenda labial, 176
Olho
incapacidade de fechar, 205
traumatismo, 93, 93f
OSB (osteotomia sagital bilateral), 128, 160
Osteíte alveolar
conduta na cirurgia do terceiro molar, 25-26
definição, 25
descrição, 26
incidência de, 25-26
Osteogênese por distração, 137-146
complicações, 294-295
em pacientes com apneia obstrutiva do sono, 169
fase intraoperatória, 139-164
colocação imprópria de dispositivo, 139, 141, 142f
lesão dental, 139
osteotomia incompleta, 141, 142f
parestesia, 139
fase pós-operatória, 142-145
distração inadequada, 143-144, 143f-144f
falha do dispositivo, 142-143
infecção, 144, 145f

regeneração óssea inadequada, 145, 146f
na reconstrução óssea, 294-295
planejamento pré-operatório
planejamento do vetor de distração, 138, 139f-140f
seleção do paciente, 137-138
vantagens e desvantagens, 137
visão geral, 137
Osteomielite
como complicação da cirurgia do terceiro molar, 37-38, 38f
como complicação da sinusite, 80
tipos, 37, 37t
tratamento, 38
Osteorradionecrose, 295
Osteotomia de Le Fort I, 112-117, 160
Osteotomia de ramo vertical intrabucal (ORVI), 120, 121f, 129
Osteotomia desfavorável (divisão ruim), 111-112
genioplastia, 119
incompleta em osteogênese por distração, 141
Le Fort, 112-117, 160
osteotomia de ramo sagital, 128-129
osteotomia de ramo vertical intrabucal (ORVI), 120, 121f, 129
osteotomia sagital bilateral (OSB), 128, 160
Osteotomia sagital bilateral (OSB), 128, 160
Osteotomia sagital do ramo, 120-123, 121f-124f, 128-129
Osteotomia segmentar da maxila, 115-116, 115f
Osteotomia, divisão sagital (OS), 120-123, 121f-124f
Otite média por artroscopia da articulação temporomandibular, 238-239
Oximetazolina, 30
Oximetria de pulso, 8-9
Pacientes pediátricos
complicações da anestesia, 20-22
cardiovasculares, 22
prevenção e conduta, 22-23
respiratórias, 21-22
vias aéreas, 21, 211
Palatoplastia, 181-192
complicações perioperatórias, 185
diferenças de desfecho, 182-184
fístula palatal
técnicas de fechamento, 186-187
tratamento de, 185-186
insuficiência velofaríngea (IVF)
complicações de cirurgia, 192
técnicas cirúrgicas para, 189-192, 190f-191f
tratamento de, 188-189
procedimentos
Bardach, 182, 183f
Purlow, 182-I84, 184f
recuo em "V-Y", 182
von Langenheck, 182-184
PAP (pressão positiva das vias aéreas), 149-150
Parada respiratória, em anestesia ambulatorial, 13-14
Paralisia do diafragma, 256-257
Parestesia
com lesão do nervo cutâneo femoral lateral, 288
com osteotomia por distração, 139
como complicação da cirurgia do terceiro molar, 36-37
como complicação da reconstrução labial, 279
como complicação de avanço maxilomandibular, 160-161
Perda da camada de pele, como complicação do retalho de fíbula, 338-339, 339f
Período de jejum pré-operatório, 15
Planejamento do tratamento protético, 43-45, 44f
Planejamento do vetor de distração, 138, 139f-140f
Planejamento pré-operatório, para cirurgia de implante, 41-45
Pneumotórax, como complicação de coleta na costela, 290, 290f
Polipectomia, 154
Posicionamento do paciente, complicações relacionadas ao, 20
Pressão arterial
anestesia hipotensiva, 153
controle para paciente com apneia do sono, 172
controle para pacientes com apneia obstrutiva do sono, 153
monitoração intraoperatória, 9
Pressão positiva contínua das vias aéreas (CPAP), 149-151, 171-172
Pressão positiva das vias aéreas (PAP), 149-150
Problemas das vias aéreas
como complicação de palatoplastia, 185
edema em paciente com apneia obstrutiva do sono, 171
em paciente ortognático, 111
obstrução como complicação de rinoplastia, 226, 228f
Problemas labiais, como complicação de reparo de fenda labial, 177-179, 178f-179f
Problemas ortodônticos, como complicação de cirurgia ortognática, 128-129
Procedimentos estéticos da fronte e supercílio, 218-219
alopecia, 219
dor pós-operatória, 218
edema, 219
fraqueza motora facial, 219
recidiva, 219
sangramento/formação de hematoma, 218
transtornos sensoriais, 219
Procedimentos estéticos do terço inferior da face, 219-224
deformidade em orelhas pontiagudas, 222, 223f, 224
epidermólise superficial, 220, 221f
hematoma, 219-220, 220f
irregularidades de contorno, 222, 222f-223f
lesão de nervo facial, 220
transtornos neurossensoriais, 221
Procedimentos palatais para apneia obstrutiva do sono, 156
Profilaxia da trombose venosa profunda (TVP), 172
Profilaxia da TVP (trombose venosa profunda), 172
Proteína óssea morfogenética recombinante humana 2 (rhBMP-2), 287
Protocolo de apoio de vida avançado pediátrico (AVAP), 23
Pseudoaneurisma da artéria temporal superficial, 234
Psicose induzida por esteroides, em cirurgia ortognática, 126
Ptose da pálpebra superior, 204-205
Púrpura, como complicação de procedimento estético, 210, 211f
Radioterapia
complicações relacionadas a, 280
para câncer de lábio, 271, 280
RALC (retalho anterolateral de coxa), 327, 328f
Reabsorção óssea, como complicação de implante facial, 224-225, 223f
Reação alérgica
como complicação da cirurgia da articulação temporomandibular, 239
remoção de tatuagem, 212
Reação anafilática, 19
Reações de hipersensibilidade, como complicação da anestesia, 19
Reconstrução de tecido mole, complicações, 317-332
fístula, 330
hematoma, 330-331, 331f
infecção, 329
perda de retalho, 327-329, 328f
retalhos microvasculares livres, 320-324
anastomose vascular, 323
complicações do local doador, 324-327, 325f-327f
salvamento de retalho, 323-324
retalhos pediculados de tecido mole, 317-320, 318f-319f
retalho mio-cutânero do peitoral maior (PMMT), 317, 319, 318f-319f
retalho paramediano da fronte, 319-320
retalho submentual em ilha, 319
Reconstrução de tecidos duros, 283-305

cirurgia auxiliada por computador, 299-305
complicações, 305
modelos táteis de prototipagem rápida, 302-304, 303f
navegação e imagens intraoperatórias, 304-305
planejamento pré-operatório com software, 304
reconstrução orbital, 302
visão geral, 299-301, 300f, 301f
considerações sobre a seleção do osso doador, 285-291
aloenxertos, 286 287
enxertos com osso da calvária, 288-289
enxertos costocondrais, 289-291, 290f
enxertos de tíbia, 291
enxertos ósseos autógenos, 285-286
local de coleta na crista ilíaca, 288
local doador intrabucal, 287-288
proteínas morfogenéticas do osso, 287
retalhos pediculados de osso, 291
xenoenxertos, 286-287
considerações sobre o local receptor, 298-299
defeitos condilares, 299
defeitos mandibulares anteriores, 298-299
defeitos mandibulares laterais, 299
defeitos maxilares, 299
fatores determinados pelo paciente, 283-285
comorbidade pré-operatória, 283-284
controle do diabetes, 285
infecções ativas, 285
problemas do estado nutricional, 284-285
riscos da transfusão de sangue, 284
uso de nicotina, 285
necrose óssea e infecção, 297
problemas de desbridamento, 298
reconstrução óssea, 294-297
esquemas de fixação, 295-296, 295f
osteogênese por distração, 294-295
oxigênio hiperbárico, 295
remoção de componentes de metal, 298
retalhos ósseos microvasculares, 291-294
retalho mio-ósseo (cutâneo) da escápula, 294
retalho mio-ósseo (cutâneo) de artéria circunflexa ilíaca profunda, 293-294
retalho mio-ósseo (cutâneo) fibular, 291-293, 292f-293f
retalho osteofasciocutâneo radial do antebraço, 294
Reconstrução orbital, assistida por computador, 302
Recorrência local, de tumores malignos, 250-251, 250f
Recorrência regional, de tumores malignos, 251-233, 251f-253f
Redução da concha nasal, 154-155
Redução submucosa por radiofrequência, 155
Regra dos 10, 175
Remoção de tatuagem, reação alérgica a, 212
Reparo de fenda labial, complicações, 175-181
assimetria nasal, 180-181
complicações iniciais, 175-176
deiscência do lábio, 176
hemorragia, 176
necrose de retalho, 176
obstrução nasal, 176
complicações tardias, 176-177, 177f
crescimento facial, 181
estenose da narina, 179, 1801
problemas cutâneos do lábio, 177-179
anomalias do filtro, 178-179, 179f
lábio superior apertado, 178
lábio superior curto, 178, 178f
lábio superior longo, 177-178
visão geral, 175
Resurfacing ablativo de pele, complicações, 212-215
cicatrizes, 214-215
ectrópio, 215
eritema persistente, 213, 213f
erupção de mílias e acne, 214
infecção herpética, 212-213
infecção, 214
retesamente exuberante de pele, 215
Retalho anterolateral de coxa (RALC), 327, 328f
Retalho da fíbula, 337-339, 339f
cicatrização atrasada da ferida, 338, 339f
flexão limitada do hálux, 338
isquemia do pé/comprometimento vascular, 338
lesões neurológicas, 338
perda da camada de pele, 338-339, 339f
transtorno da marcha, 338
Retalho de Abbé, 275f
Retalho de Bernard, 275f
Retalho de Estlander, 275f
Retalho faríngeo baseado superiormente, 189, 190f
Retalho livre da escápula, 339-340
disfunção do ombro, 340
escápula alada, 340, 340f
Retalho livre de artéria circunflexa ilíaca profunda (ACIP), 340, 341f
Retalho livre de crista ilíaca, 340-341
deformidade de contorno, 341, 34 It
hérnia ventral, 340
sequelas neurológicas, 341
transtorno da marcha, 341
Retalho livre radial do antebraço (RLRA), 324-325, 325f
Retalho miocutâneo do reto do abdome (RMRA), 323-327, 3261
Retalho miocutânero do peitoral maior (RMPM), 317, 319, 318f-319f
Retalho mio-ósseo (cutâneo) da escápula, 294
Retalho mio-ósseo (cutâneo) de artéria circunflexa ilíaca profunda, 293-294
escápula, 294
fíbula, 291,293, 292f 293f
Retalho mio-ósseo da fíbula (cutâneo), 291-293, 292f, 293f
Retalho osteocutâneo fibular, 337-339, 339f
cicatrização atrasada da ferida, 338, 339f
flexão limitada do hálux, 338
isquemia do pé/comprometimento vascular, 338
lesões neurológicas, 338
perda da camada de pele, 338-339, 339f
transtorno da marcha, 338
Retalho osteocutâneo radial do antebraço, 335-337, 337f
déficit sensorial/motor, 336
falha do local doador de enxerto, 336-337
fratura do rádio, 336
isquemia da mão, 335-336
Retalho osteofasciocutâneo radial do antebraço, 294
Retalho paramediano da fronte, 319-320
Retalho radial do antebraço, 322f, 328f, 335-337, 337f
déficit sensorial/motor, 336
falha do local doador de enxerto, 336-337
fratura do rádio, 336
isquemia da mão, 335-336
Retalho submentual em ilha, 319
Retalhos microvasculares livres, 320-324
anastomose vascular, 323
complicações do local doador, 324-327, 325f-327f
retalho anterolateral da coxa, 327, 328f
retalho livre radial do antebraço, 324-325, 325f
retalho miocutâneo do reto do abdome, 325-327, 326f
salvamento do retalho 323-324
Retalhos ósseos compostos microvasculares, complicações de, 335-343
falha do retalho, 341-343
avaliação radiológica, 342-343
conduta não cirúrgica, 342, 342f
tratamento de, 341-342
retalho fibular osteocutâneo, 337-339, 339f
cicatrização atrasada da ferida, 338, 339f
flexão limitada do hálux, 338
isquemia do pé/comprometimento vascular, 338
lesões neurológicas, 338
perda da camada de pele, 338-339, 339f
transtorno da marcha, 338
retalho livre da escápula, 339-340
disfunção do ombro, 340
escápula alada, 340, 340f
retalho livre de crista ilíaca, 340-341
deformidade de contorno, 341, 341f

hérnia ventral, 340
sequelas neurológicas, 341
transtorno da marcha, 341
retalho osteocutâneo livre radial do antebraço, 335-337, 337f
déficit sensorial/motor, 336
falha do local doador de enxerto, 336-337
fratura do rádio, 336
isquemia da mão, 335-336
Retalhos ósseos microvasculares, 291-294
retalho mio-ósseo (cutâneo) da escápula, 294
retalho mio-ósseo (cutâneo) de artéria circunflexa ilíaca profunda, 293-294
retalho mio-ósseo (cutâneo) fibular, 291-293, 292f-293f
retalho osteofasciocutâneo radial do antebraço, 294
Retalhos pediculados de osso, 281
Retalhos pediculados de tecido mole, 317-320, 318f-319f
retalho miocutâneo do peitoral maior (RMPM), 317, 319, 318f-319f
retalho paramediano da fronte, 319, 320
retalho submentual em ilha, 319
Retesamento da pele, exuberante, como complicação de procedimento estético, 215
Revisão de sistemas, 6
Rinite medicantentosa, 30
Rinite seca, 155
Rinoplastia, 225-230, 227f-229f
bossas, 229f, 230
comunicações intracranianas, 226-227
deformidade do nariz em sela, 229
deformidade em "quilha", 230
deformidade em "V" invertido, 230
deformidade em balanço, 230
deformidade em bico de papagaio, 229f, 230
deformidade em teto aberto, 227, 229, 229f
hemorragia, 226
infecção, 226, 227f
obstrução das vias aéreas, 226, 228f
Rinorreia, LCE, 83
RLRA (retalho livre radial do antebraço), 324-325, 325f
RMPM (retalho miocutânero do peitoral maior), 317, 319, 318f-319f
Ruptura do bulbo ocular, 93, 93f
Ruptura dupla
como complicação da cirurgia da articulação temporomandibular, 239
como complicação de enxerto ósseo, 289
Sangramento/hemorragia
com cirurgia da articulação temporomandibular, 233-233, 235f
com cirurgia de implante, 48
como complicação da cirurgia do terceiro molar, 27-28
como complicação da cirurgia estética, 218
como complicação de cirurgia craniofacial, 193
como complicação de cirurgia ortognática
perioperatório, 117
pós-operatórios, 125, 127
como complicação de enxerto ósseo, 288
como complicação de fratura maxilar, 99-100
como complicação de palatoplastia, 185
como complicação de reparo de fenda labial, 176
como complicação de rinoplastia, 226
local de injeção de toxina botulínica, 205
tratamento, 28
Seio cavernoso, 81, 82f
Seleção do paciente para anestesia ambulatorial, 6-8
Septo nasal, desvio do, 154
Septoplastia, 154-155, 155f
Septorrinoplastia a céu aberto (SRPA), 229f
Sequestros ósseos, como complicação de cirurgia do terceiro molar, 37
Síncope, 11
Síndrome de Frey, 238
Síndrome de Nager, 146f
Sinéquias endonasais, 96f
Sinusite
como complicação da fratura de seio frontal, 77-81
como complicação de cirurgia de implante, 49-50
como complicação de fratura maxilar, 99
complicações
abcesso intracraniano, 81
meningite, 80
mucocele e mucopiocele, 78
orbital, 79-80, 80f
osteomielite, 80
seio cavernoso, 81, 82f
Splints, com cirurgia ortognática, 127-128
SRPA (septorrinoplastia a céu aberto), 229f
Sucção tonsilar (Yankauer), 15
Succinilcolina, para laringoespasmo, 15
Supersedação, 11-13
Taquicardia, 17
Técnica de reconstrução dom retalho de Karapandzic, 275f, 277
Telecanto, 94, 94f
Terapia fonoaudiológica, 111
Teste com amido e iodo de Minor, 238
Teste de gravidez, 7
Teste de secreção de Schirmer, 61
Testes cardíacos, 7-8
Tonsilectomia, 155-156
Toxina botulínica, complicações, 203-205, 204f
inclinação da sobrancelha e da pálpebra, 205
ptose da pálpebra superior, 204-205, 204f
sangramento no local da injeção, 205
Transferência de tecido livre microvascular (TTLM), 320
Transfusão de sangue, riscos de, 284
Transtorno na marcha
como complicação de retalho livre da crista ilíaca, 341
como complicação do retalho de fíbula, 338
Transtornos motores, como complicação do retalho de fíbula, 338
Transtornos neurossensoriais como complicação da cirurgia estética, 221
como complicação de implante facial, 225
de fraturas do complexo orbitozigomaticomaxilar, 92
Transtornos sensoriais
coleta de retalho radial no antebraço, 336
como complicação da cirurgia estética, 219
Traqueostomia, 170
Tratamento antitrombótico, 27
Tratamentocomoxigêniohiperbárico(OHB)
em cirurgia de reconstrução do lábio, 279
em paciente de cirurgia ortognática, 126
para osteomielite, 38
para osteorradionecrose, 295
Tratamento medicinal com sanguessugas, 324, 342, 342f
Trauma. Ver Trauma maxilofacial
Traumatismo maxilofacial, 55-102
anquilose da articulação temporomandibular, 73, 75, 75f
complicações da traqueostomia, 100-102, 101f
fraturas do complexo orbitozigomaticomaxilar, 89-92
achatamento malar, 91-92, 91f-92f
complicações neurossensoriais, 92
fraturas do seio frontal, 76-84
deformidade estética, 84
extravasamento de líquido cerebroespinal, 82-83, 83f
metas do tratamento, 76
princípios de conduta, 77
sinusite, 77-81
taxa de complicações, 76-77
fraturas do temporal, 100, 100t
fraturas mandibulares, 65 76
fraturas naso-orbital-etmoidais (NOE), 93-95, 94f
deformidade do nariz em sela, 93
obstrução do ducto nasolacrimal, 94
telecanto, 94, 94f
fraturas orbitais, 84-89
enoftalmia, 85, 87, 86f-87f
fraturas crânio-orbitais, 89, 90f
limitação dos movimentos dos músculos extraoculares, 84-85
mau posicionamento da pálpebra, 87-88
por explosão e por explosão para dentro, 84, 83f

hipomobilidade mandibular, 73
lesão de nervo facial, 76
lesão do nervo trigêmeo, 76
lesões de tecido mole, 55-65
ectrópio, 62, 631-64f
entrópio, 63, 641, 65
lesão do ducto parotídeo, 57-59, 58f
lesão do nervo facial, periférico, 59-60, 59f-60f
lesão nasolacrimal, 60-61 ,61f
mordidas de animais, 35-57, 57f
maxila, 97-100, 97f-99f
hemorragia, 99-100
má oclusão, 98
sinusite, 99
visão geral, 97-98
nasal, 95-97, 96f
cicatrizes nasais, 96-97
deformidade do nariz em sela, 95, 96f
desvio do septo, 95-96
epistaxia, 95
hematoma do septo, 93
traumatismo ocular, 93, 93f
Trombose
de retalho microvascular livre, 323
seio cavernoso, 81, 82f
TTLM (transferência de tecido microvascular livre), 320
Tubo endotraqueal, laceração do, 118
Tumor de glândula salivar, 262-263, 263f
Tumor edematoso de Pott, 80, 811
Tumores da parótida, 262-263, 263 f
Tumores malignos, complicações relacionadas à cirurgia ablativa em, 247-260
Tumores odontogênicos, 261-262, 261t, 262f
Uvulopalatofaringoplastia (UPFP), 149, 156
Uvulopalatoplastia assistida por laser (UPAL), 136
Ventilação com pressão positiva, 15
Vermelhonectomia, 271, 279
Volumizadores e preenchedores, complicações com injeção em tecido mole, 205-210, 206t
reação alérgica a agente preenchedor e formação de granuloma, 209-210
Vômitos
como complicação da anestesia, 18
medicação antiemética, 18t
Xenoenxertos, 286-287
Xerostomia, 279

edelbra

Impressão e Acabamento

E-mail: edelbra@edelbra.com.br
Fone/Fax: (54) 3520-5000

IMPRESSO EM SISTEMA CTP